1 MONTH OF
FREE
READING

at

www.ForgottenBooks.com

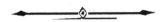

By purchasing this book you are
eligible for one month membership to
ForgottenBooks.com, giving you
unlimited access to our entire
collection of over 1,000,000 titles via
our web site and mobile apps.

To claim your free month visit:

www.forgottenbooks.com/free1003866

ISBN 978-0-331-02211-7
PIBN 11003866

COULOMMIERS. — TYP. PAUL BRODARD ET Cⁱᵉ.

REVUE
DE CHIRURGIE

PARAISSANT TOUS LES MOIS

DIRECTEURS : MM.

OLLIER
Professeur de clinique chirurgicale
à la Faculté de médecine
de Lyon.

VERNEUIL
Professeur de clinique chirurgicale
à la Faculté de médecine
de Paris.

RÉDACTEURS EN CHEF : MM.

NICAISE
Professeur agrégé
à la Faculté de médecine de Paris,
Chirurgien de l'hôpital Laennec.

ET

F. TERRIER
Professeur agrégé
à la Faculté de médecine de Paris,
Chirurgien de l'hôpital Bichat.

QUATRIÈME ANNÉE, 1884

IV

PARIS

ANCIENNE LIBRAIRIE GERMER BAILLIÈRE ET Cⁱᵉ

FÉLIX ALCAN, ÉDITEUR

108, BOULEVARD SAINT-GERMAIN, 108

—

1884

REMARQUES CLINIQUES

SUR

UNE DEUXIÈME SÉRIE DE 25 OVARIOTOMIES
Par F. TERRIER

Au mois de mai 1882[1], j'ai déjà fait paraître dans ce journal quelques remarques cliniques sur mes vingt-cinq premières ovariotomies ; fidèle au programme que je me suis alors tracé, je continue à publier ma statistique des vingt-cinq ovariotomies suivantes, et je m'efforce toujours d'en tirer des déductions cliniques et opératoires.

C'est qu'il ne suffit pas, comme on le fait trop souvent, de pratiquer plusieurs fois la même opération pour en déduire aussitôt des conclusions rigoureuses et pour essayer d'édicter des règles opératoires absolues. En général, les choses sont plus complexes, et, quelles que soient les connaissances qu'on acquiert par la lecture des auteurs qui ont traité le sujet qui vous occupe, encore faut-il avoir par-devers soi une certaine expérience opératoire, expérience toujours longue à acquérir, quelle que puisse être l'habileté manuelle dont on est doué.

Comme dans mon premier travail, je passerai successivement en revue l'âge de mes opérées, leurs antécédents génitaux, la date d'apparition de la tumeur et les phénomènes qu'elle a déterminés.

Abordant l'intervention chirurgicale, j'insisterai sur la méthode listérienne utilisée dans tous les cas, sur la durée de l'opération et enfin sur ses complications, en particulier sur l'inclusion des kystes ou des tumeurs polykystiques dans l'épaisseur des ligaments larges, question que j'ai déjà ébauchée en quelque sorte dans une récente communication faite à la Société de chirurgie[2].

Quelques remarques sur la nature des tumeurs enlevées, sur leur siège et sur leur volume termineront ce mémoire. Toutefois il est un point sur lequel j'insisterai : c'est l'étude des causes qui ont entraîné

1. *Revue de chirurgie*, t. II, p. 349, mai 1882.
2. Séance du 4 juillet 1883, *Bull. et Mém. de la Soc. de chirurgie*, nouv. série, t. IX, p. 557, 1883.

la mort des opérées, causes parfois multiples et toujours très importantes à discuter, surtout lorsque l'autopsie a pu être faite, ce qui est
arrivé dans la plupart des cas.

Ici encore, comme dans mon premier travail statistique, j'aurai
quelques considérations à présenter sur les résultats éloignés de
l'ovariotomie.

Dans cette deuxième série d'ovariotomies, l'âge des opérées a moins
varié que dans notre première série. Avant vingt et un ans, nous
n'avons qu'une malade (obs. 48); de vingt et un à trente ans, encore
une seule malade (obs. 29); de trente et un à quarante ans, quatre
malades (trente-deux ans, deux fois trente-trois ans et trente-sept ans);
de quarante et un à cinquante ans, dix opérées (quarante-deux,
quarante-trois, trois fois quarante-quatre, quarante-six, deux fois
quarante-sept, quarante-huit et quarante-neuf ans); de cinquante et
un à soixante ans, huit opérées, dont six de cinquante-deux ans, une
de cinquante-quatre ans et une autre de soixante ans.

Une seule malade avait soixante-cinq ans (obs. 47.)

En fait, la plupart des opérées de cette deuxième série avaient de
quarante à cinquante-cinq ans (19 observations sur 25).

Nous pouvons donc répéter ce que nous avons déjà formulé [1], à
savoir que les néoformations kystiques sont rares avant vingt ans
et au delà de cinquante-deux ans. De plus, dans cette série nouvelle,
nous trouvons la confirmation de la proposition qui consiste à dire
que les kystes se développent d'ordinaire pendant la vie sexuelle de
la femme. Huit fois, il est vrai, les kystes ont été opérés deux ans
(obs. 26), trois ans (obs. 27), cinq ans (obs. 31), neuf ans (obs. 28
et 36), douze ans (obs. 33) et même quinze ans (obs. 43 et 47) après
la ménopause. Mais encore faut-il remarquer que, dans l'observation
26, le kyste datait de plus de trois ans, c'est-à-dire d'une époque à laquelle la malade était encore réglée; peut-être en était-il de
même dans l'observation 27, bien que la malade ne se soit aperçue
de sa tumeur que depuis deux années. En somme, il n'y a que sept
opérées après la ménopause, proportion presque analogue à celle de
notre première série; on peut cependant faire remarquer que la
ménopause n'est pas, autant qu'on pouvait le penser, une condition
de non-développement des tumeurs kystiques des ovaires. C'est là
un correctif à ajouter aux conclusions relatives à l'âge et à l'influence
de la vie sexuelle.

Neuf des femmes que nous avons opérées ont eu régulièrement leurs

1. *Loc. cit.*, p. 350.

époques jusqu'au moment de l'intervention chirurgicale (obs. 32, 34, 35, 38, 44, 45, 46, 48 et 50). Deux fois l'état général fort grave des malades peut expliquer l'arrêt des menstrues (obs. 40 et 41). Trois fois les règles étaient devenues irrégulières (obs. 29, 37 et 39), et deux fois même il y eut des métrorrhagies (obs. 29 et 39). Dans l'observation 49, les règles très normales, s'arrêtèrent deux mois avant l'opération, et la malade se croyait enceinte, illusion partagée par un médecin ; enfin, deux fois après un intervalle d'aménorrhée assez long, qui même peut être considéré comme la ménopause, l'écoulement sanguin reparaît et détermine des pertes abondantes (obs. 30 et 42).

Le développement des kystes ovariques peut donc n'influer en rien l'écoulement menstruel, fait facile à comprendre lorsque le kyste est unique, mais plus difficile à expliquer lorsque les deux ovaires sont malades. Or, sur les neuf observations dans lesquelles les règles ont été normales jusqu'au moment de l'opération, *six* fois les deux ovaires étaient malades et ont dû être enlevés (obs. 34, 35, 44, 45, 46 et 48). Au contraire, dans les cas où les règles étaient soit irrégulières, soit complètement arrêtées, nous n'avons que deux faits (obs. 37 et 49) dans lesquels on fit une double ovariotomie. Encore faut-il remarquer que, dans l'observation 49, les menstrues ont été régulières jusque deux mois avant l'opération, et cela malgré deux ovaires malades depuis plus de un an.

En résumé, il ne paraît pas y avoir de relations à établir entre la transformation kystique des ovaires et la persistance ou l'arrêt de l'écoulement menstruel. Notons cependant qu'après la ménopause le développement des néoformations ovariques paraît déterminer des phénomènes congestifs du côté de l'utérus, d'où la réapparition d'un écoulement sanguin plus ou moins abondant et plus ou moins irrégulier (obs. 27 et 28, aussi 30 et 42). Ici donc, comme pour notre première série, il nous est encore impossible de formuler quelques conclusions positives.

De mes 25 nouvelles opérées, 2 sont vierges, 5 n'ont pas eu d'enfants, 5 ont eu un enfant, 7 deux enfants, 2 quatre enfants, 1 cinq, 1 sept, 1 dix et enfin 1 onze enfants. En résumé, sur 25 femmes, 18 ont eu des enfants et 7 sont sans enfants. Cette proportion est à peu près identique à celle que j'avais obtenue dans ma première série d'opérations.

Parmi les femmes opérées après la ménopause, une était vierge (obs. 26), deux étaient restées stériles (obs. 28 et 36), une avait eu 1 enfant (obs. 33) ; deux, deux enfants (obs. 27 et 43), une cinq (obs. 31), et enfin une sept enfants (obs. 47).

On peut donc dire que le développement des tumeurs kystiques ne paraît pas empêcher la grossesse, fait bien connu et qui résulte soit de l'apparition plus ou moins tardive de l'affection, soit de son développement unilatéral. Sur les huit ovariotomies doubles que nous avons faites dans cette nouvelle série, deux femmes avaient eu un enfant (obs. 34 et 35), deux autres 2 enfants (obs. 37 et 45), enfin une 10 enfants (obs. 44). Trois fois les femmes étaient restées stériles, mais dans un cas il s'agissait d'une vierge (obs. 46), dans un deuxième cas la jeune fille n'avait eu qu'un seul rapport sexuel (obs. 48), et dans le troisième cas la jeune femme venait de se marier, si bien que dès l'apparition de sa tumeur elle se crut enceinte, comme je l'ai dit plus haut.

Enfin, pour terminer ce qui a trait aux accidents génitaux, nous n'avons trouvé que trois opérées qui aient fait des fausses couches (obs. 29, 30 et 34). Déjà nous avons remarqué combien cette proportion nous paraissait faible, et nous pensions devoir accuser l'insuffisance des observations de notre première série. Or, dans cette seconde série, l'attention fut toujours attirée sur ce point, et nous voyons que la proportion n'a pas varié, comme nous le supposions a *priori*.

Le début, ou plutôt l'apparition de la néoformation avant toute intervention chirurgicale curative a été assez variable. Six fois, il ne s'est pas écoulé une année entre le début appréciable du mal et l'opération (obs. 28, 29, 34, 35, 48 et 49). Les interventions les plus hâtives ont eu lieu au cinquième mois dans deux cas (obs. 29 et 34), mais il est très probable que les néoformations s'étaient développées depuis plus longtemps sans que les malades s'en soient aperçues.

Chez cinq malades, les accidents dataient d'une année (obs. 27, 31, 42, 44 et 46); chez trois autres, de 15 (obs. 45), 16 (obs. 36) et 19 à 20 mois (obs. 30). Dans deux cas, la néoformation était apparue deux ans avant l'opération (obs. 38 et 39); dans un autre cas, entre deux et trois ans (obs. 47), quatre fois (obs. 26, 32, 37 et 40) trois années avant. Dans l'observation 33, le début date de quatre ans; il est de cinq ans dans l'observation 43, de cinq à six ans dans l'observation 41. Enfin la tumeur existait depuis neuf années dans l'observation 50.

En résumé, sur ces 25 cas, 11 malades avaient des accidents depuis un an ou moins d'une année, 5 depuis deux ans ou moins de deux années, 5 depuis trois ans ou moins de trois années, 1 depuis quatre ans, 1 depuis cinq ans, 1 depuis cinq à six ans, et enfin 1 depuis neuf années.

Toutes les fois que cela nous a été permis, nous nous sommes efforcés d'opérer aussi près que possible du début apparent du mal, alors bien entendu que le diagnostic était incontestable. Dans deux cas cependant (obs. 43 et 50), l'intervention a été retardée, mais parce que le diagnostic d'ascite avait été accepté à tort et qu'il ne fut abandonné qu'ultérieurement.

Quels sont les principaux phénomènes morbides déterminés par les néoformations de nos malades? Dans quelques cas, le développement du ventre ou la présence d'une tumeur intra-abdominale fut le seul symptôme signalé par les patientes (obs. 29, 34, 37, 43 et 50,; le plus souvent, à ce développement du ventre s'ajoutait des douleurs parfois très vives et survenant par crises (obs. 27, 31, 32, 35, 38, 44, 45, 46 et 48).

Deux fois on signale des accidents de péritonisme (obs. 38 et 39) et quatre fois des poussées de péritonite (obs. 26, 36, 40 et 47); or il faut faire remarquer de suite que dans ces cas, sauf dans l'observation 36, on trouva des adhérences fort étendues. Comme je l'ai déjà fait remarquer [1], les poussées de péritonite entraînent donc le plus sou- vent un pronostic sérieux vu la multiplicité probable des adhérences. Répétons encore ici que l'absence de tout retentissement péritonéal n'indiquent pas fatalement l'absence d'adhérences; mais il est probable qu'elles sont peu étendues. Les observations 34, 37, 43 et 50, déjà signalées, viennent appuyer cette manière de voir, car dans ces divers cas les adhérences étaient nulles ou presque nulles.

Les troubles digestifs sont très fréquents; nous les trouvons notés dans 8 observations (26, 27, 28, 30, 31, 38, 39 et 44), auxquelles on doit ajouter les 4 observations dans lesquelles on a constaté des poussées péritoniques; en tout 12 cas.

Parmi les autres phénomènes morbides produits par les kystes ovariens, il faut noter l'ascite, que nous avons rencontrée six fois (obs. 28, 31, 34, 39, 40 et 47). Nous ne parlons ici que d'une ascite assez abondante et non du léger épanchement de liquide séreux qu'on trouve souvent dans le péritoine et qui ne se révèle que difficilement à l'observateur (obs. 27, 30, 32, 35, 37, 42, 44, 45 46 et 48), soit par suite de sa petite quantité, soit à cause des dimensions considérables de la tumeur kystique. Quand l'ascite est considérable, lorsqu'elle se reproduit après une ou plusieurs ponctions, c'est que l'on a affaire à une tumeur polykystique offrant des végétations extérieures, comme je l'ai déjà signalé [2] et comme vient encore le prouver l'observation

1. *Loc. cit.*, p. 352.
2. *Loc. cit.*, p. 353.

34. Dans ce cas, on fit cinq ponctions évacuatrices de liquide ascitique, et la tumeur de l'ovaire droit offrait des végétations extérieures.

Dans d'autres cas, l'ascite est inflammatoire (obs. 28) et contient
des masses pseudo-membraneuses (obs. 39, 40, 47) ; elle peut même
s'accompagner de fièvre (obs. 39). On conçoit que le pronostic à
déduire de cette complication soit entièrement différent de celui
d'une ascite symptomatique de végétations. Enfin, dans une observation, l'ascite inflammatoire résultait de la ponction faite huit jours
avant l'opération. En effet, lors de l'opération, on put s'assurer *de
visu*, que l'ouverture faite au kyste par le fin trocart explorateur
n'était pas oblitérée et que le liquide kystique coloré en brun s'écoulait dans la cavité péritonéale. Du reste, la malade guérit très bien
de l'opération.

Notons que cette variété d'ascite inflammatoire est relativement
rare, puisque dans notre première série de 25 ovariotomies nous
n'en avions pas observé un seul cas, et répétons encore que son
pronostic est grave, car sur les 5 cas que nous avons observé nous
comptons trois morts par péritonite aiguë.

L'œdème des parois abdominales, œdème dû la plupart du temps
au volume considérable du ventre, a été observé quatre fois (obs. 26,
28, 31 et 41). Dans un seul cas il s'accompagnait de varices lymphatiques de l'hypogastre (obs. 41) ; il est vrai que dans cette observation l'œdème envahissait non seulement la paroi abdominale, mais
les jambes, les fesses et les reins ; en un mot, la malade était cachectique.

Du reste cet état général grave avec amaigrissement extrême a été
noté dans 7 cas (obs. 26, 28, 30, 39, 40, 41 et 47), si bien que dans
4 observations (26, 39, 40 et 47) les malades gardaient le lit depuis
un certain temps. Il n'est pas besoin d'insister sur le pronostic d'opérations faites dans ces conditions mauvaises et parfois désespérées ;
aussi sur les 7 cas signalés ci-dessus, nous comptons 6 morts.

L'œdème des jambes est mentionné six fois (obs. 28, 32, 35, 36,
39 et 46) ; dans un cas, nous avons dit qu'il envahissait les fesses et
le dos (obs. 41) ; enfin une fois il fut douloureux, la malade eut de la
phlegmatia (obs. 45).

Dans cette deuxième série d'opérations, nous n'avons rencontré que
deux fois des phénomènes thoraciques dus à la tumeur ; encore ces
accidents étaient-ils bornés à une difficulté mécanique de la respiration, difficulté résultant du refoulement du diaphragme et de la
distension du ventre par la masse kystique (obs. 39 et 41).

Signalons encore, parmi les phénomènes morbides dus aux kystes ovariens, de fréquentes envies d'uriner (obs. 31) et des accidents de rétention d'urine (obs. 48). Nous croyons toutefois que les troubles de la miction sont plus souvent observés qué nous ne l'avons noté et qu'il y a là une lacune à corriger dans nos observations futures.

De nos 25 opérées, 24 ont été ponctionnées une ou plusieurs fois, soit que ces ponctions aient été nécessaires pour assurer le diagnostic, ponctions exploratrices; soit qu'il ait fallu les pratiquer pour diminuer momentanément le volume du ventre, en d'autres termes qu'on ait eu recours à une opération palliative.

La ponction a été faite une fois, dans les observations 31, 33, 35, 36, 37, 38, 44, 45, 46, 48 et 49, en tout 11 cas; deux fois, dans les observations 26, 27, 28, 32, 39, 42 et 47, soit 7 cas; trois fois, dans l'observation 43; quatre fois, dans les observations 40 et 41; cinq fois, dans les observations 30 et 34; enfin neuf fois, dans l'observation 50.

Notons que dans l'observation 34 la ponction, répétée cinq fois, avait pour but non de vider le kyste, mais d'évacuer le liquide ascitique qui se reproduisait incessamment; elle servit aussi à assurer le diagnostic.

Une fois, enhardi par l'innocuité de ces ponctions, faites bien entendu avec les précautions indiquées dans notre première revue [1], nous avons dans une première séance évacué d'abord le liquide ascitique, puis vingt-quatre heures après ponctionné une loge kystique (obs. 40). Dans l'observation 44, ces deux ponctions furent pratiquées dans la même séance, d'abord celle de l'ascite, puis celle d'un lobe de la tumeur. Il n'y eut pas l'ombre d'accident dans les deux cas.

En somme, dans tous ces faits, la multiplicité des ponctions ne détermina d'accidents qu'une seule fois (obs. 31); encore ceux-ci furent-ils légers et n'empêchèrent-ils pas la malade de très bien guérir de son opération.

Je reviens sur ce qui est arrivé chez cette malade : une ponction exploratrice fut faite le 1er octobre 1880 et permit de retirer 1 litre de liquide brunâtre, qui fut analysé de suite. Le lendemain, il y eut quelques vomissements et un peu de fièvre, accidents qui disparurent vite, et au bout de trois jours la malade allait très bien. Toutefois le volume du ventre était un peu augmenté, et on constata la présence d'un léger épanchement ascitique qui n'existait pas avant la ponction. L'opération, faite le 9 octobre, permit de s'assurer que le liquide ascitique était coloré en brun, comme celui qui avait été

1. Loc. cit., p. 357.

retiré par la ponction exploratrice. Or cette coloration résultait du passage du liquide du kyste par l'ouverture faite huit jours avant au moyen du trocart explorateur, ouverture restée béante et par laquelle on voyait suinter le liquide kystique. De plus, le trajet suivi par le trocart explorateur dans l'épaisseur de la paroi abdominale s'était enflammé, et les tissus voisins étaient infiltrés de sérosité purulente. Peut-être y avait-il eu issue de la sérosité kystique dans le tissu cellulaire.

Quoi qu'il en soit, cette non-oblitération de l'ouverture faite au kyste est un accident assez sérieux pouvant déterminer des phénomènes péritonitiques, surtout lorsque l'issue du liquide kystique est abondante, c'est-à-dire lorsqu'on utilise de gros trocarts, comme on le faisait jadis. Il y a donc tout avantage à n'employer que les trocarts de petites dimensions, comme ceux des aspirateurs généralement employés aujourd'hui. Encore vaut-il mieux se servir d'une aiguille ou du plus petit trocart, plutôt que du trocart le plus volumineux, en particulier lorsqu'il s'agit d'une ponction exploratrice. Dans ce cas, en effet, la poche kystique n'est souvent pas entièrement vidée, d'où la possibilité de l'accident que nous venons d'indiquer plus haut.

Une considération assez importante aussi, c'est l'utilité de faire la ponction sur la ligne médiane, au moins autant qu'on le peut. Les tissus qu'on traverse ainsi sont généralement moins épais que sur les parties latérales de l'abdomen; ils sont peu vasculaires et n'exposent pas l'opérateur à embrocher l'artère épigastrique, comme je l'ai vu arriver dans une ponction d'ascite. Enfin, s'il survient des phénomènes inflammatoires sur le trajet de la ponction, si ce trajet tend à suppurer, comme dans notre fait (obs. 31), il suffira après l'ouverture du ventre nécessitée par l'opération, il suffira, dis-je, d'exciser le trajet enflammé et de laver les parties avec la solution phéniquée forte, pour obtenir une réunion parfaite et par première intention.

Je puis donc répéter ici que la ponction est généralement sans danger, qu'il est prudent et souvent nécessaire de l'utiliser dans la plupart des cas; cependant ne pas faire de ponction ne peut être considéré comme une *faute grave* [1], au moins dans certaines circonstances. En voici un exemple (obs. 29) : Il s'agit d'une jeune femme de vingt-trois ans, qui depuis cinq mois s'aperçoit que son ventre augmente de volume; l'état général est excellent, sauf un peu d'amaigrissement. L'abdomen, assez régulièrement globuleux,

1. S. Duplay, Préface de la traduction de Spencer Wells, p. xi, Paris, 1883.

est sonore dans le flanc droit ; la palpation permet de reconnaître l'existence d'une tumeur un peu bosselée, occupant l'hypogastre, l'ombilic, les deux fosses iliaques et le flanc gauche. Cette tumeur est rénitente et fluctuante. Le toucher vaginal indique une mobilité complète de l'utérus. Dans ce cas, le diagnostic de kyste multiloculaire de l'ovaire paraissait tellement évident, qu'on ne fit pas de ponction avant l'ovariotomie. La malade guérit très bien, malgré une *phlegmatia*, développée quinze jours après l'opération.

Or ces faits ne sont pas très rares ; souvent même la multiplicité des lobes de la masse morbide est tellement évidente qu'une erreur de diagnostic est impossible, et, comme l'opération est LA SEULE CHOSE A FAIRE pour guérir la malade, on peut parfaitement intervenir sans ponctionner au préalable.

En résumé, considérer la ponction comme un *crime* (Stilling) est absurde, mais regarder son abstention comme une *faute grave* (S. Duplay) nous paraît une exagération. Il faut se garder des *jamais* et des *toujours*, dans une science d'observation comme la médecine ou la chirurgie. Nous conseillons donc la ponction dans tous les cas où elle peut être de quelque utilité, soit pour soulager les malades, soit pour assurer le diagnostic.

Le mode opératoire que nous avons suivi dans cette deuxième série d'ovariotomies a été toujours le même, en ce sens que nous avons utilisé dans toute sa rigueur la méthode de Lister, et que nous avons abandonné le ou les pédicules dans la cavité abdominale, au moins toutes les fois que cela nous a été possible, c'est-à-dire vingt-quatre fois sur vingt-cinq.

Disons de suite que, tout en utilisant la méthode listérienne, c'est-à-dire en nous servant des solutions et du pansement phéniqués, tout en opérant sous le spray, nous nous sommes toujours astreint à exiger une extrême propreté des éponges, des instruments et des mains des aides et de l'opérateur. Si, en effet, nous sommes grand partisan de la méthode du professeur Lister, c'est à la condition qu'elle ne dispense pas de prendre toutes les précautions possibles au point de vue d'une exquise propreté opératoire.

J'ai dit que, toutes les fois qu'il nous a été possible, nous avons fait la ligature du ou des pédicules, et qu'ils ont été de suite réduits et abandonnés dans la cavité abdominale, méthode que nous avions déjà utilisée avec cinq succès, sur six cas de notre première série [1].

Une seule fois (obs. 26) les deux ligatures placées sur le pédicule ont été faites au catgut ; dans les autres opérations, on s'est servi

1. *Loc. cit.* p., 359.

de soie trempée dans la solution phéniquée forte, c'est-à-dire au 20ᵉ.

On conçoit que le nombre des ligatures appliquées sur le ou les pédicules soit variable et résulte surtout de la largeur de ces pédicules. Le plus souvent, deux ligatures suffisent (obs. 27, 28, 29, 33, 36, 38, 40, 41 et 47); parfois il en faut trois (obs. 30, 32 et 50), rarement quatre (obs. 31).

Lorsqu'on fait une double ovariotomie, d'ordinaire il suffit aussi de 2 ligatures pour chaque ovaire (obs. 34, 35, 37 et 48); quelquefois on place 3 et 4 ligatures sur le pédicule du kyste (obs. 44 et 46), alors que le pédicule du second ovaire ne nécessite qu'une double ligature.

Enfin, dans certains cas, les choses sont plus complexes et résultent souvent alors de l'*inclusion des kystes dans l'épaisseur des ligaments larges* : telles sont les observations 39, 42, 43, 45 et 49. Nous reviendrons sur ces faits spéciaux, mais dès maintenant nous pouvons dire qu'ils nécessitent une multiplicité plus grande de ligatures, le ou les pédicules kystiques étant en quelque sorte dédoublés, comme nous l'avons déjà signalé à la Société de chirurgie [1].

Dans toutes ces ligatures, nous avons suivi la méthode qui consiste à rendre chaque anse de fil dépendante de l'anse voisine; en d'autres termes, nous avons fait la ligature en chaîne, préconisée par Thorthon. Nous n'avons jamais étreint le pédicule avec une seule ligature, pour éviter le glissement du fil et par conséquent des accidents graves d'hémorrhagies, accidents auxquels on est fatalement exposé si l'on ne prend pas ces précautions.

L'agent constricteur a été presque toujours du fil de soie trempé dans la solution phéniquée forte; nous l'avons préféré au catgut, parce qu'il est plus facile à manier et surtout parce qu'on peut mieux serrer les tissus compris dans l'anse de la ligature. Toutefois, lorsque le catgut est très souple et suffisamment résistant, on peut l'utiliser avec profit, comme le fait toujours notre excellent ami et collègue M. Just Championnière.

Voyons maintenant les cinq ovariotomies qui ont nécessité un manuel opératoire en quelque sorte spécial.

Dans l'observation 39, les adhérences à l'épiploon, à l'intestin et au cœcum étaient étendues, le kyste offrait un large et court pédicule répondant au côté droit de l'utérus. Deux ligatures de soie disposées en chaîne furent placées sur l'angle utérin droit; trois autres ligatures furent placées sur le ligament large, au-dessous de la trompe très largement dilatée et œdématiée. Les ligatures appliquées sur l'angle utérin cédèrent, d'où la nécessité de lier deux

1. Séance du 4 juillet 1883.

artères utérines et de faire une suture en surjet avec du fin catgut sur le bord supérieur voisin du ligament large, dans le but d'éviter une hémorrhagie ultérieure.

Ici donc, pas encore d'inclusion dans le ligament large, mais large adhérence du kyste à tout le bord supérieur de ce ligament et à l'angle utérin, d'où en fait deux pédicules, un interne utérin, l'autre externe utéro-ovarien formé par le ligament large.

Dans l'observation 42, la tumeur, située à droite, était retenue en dedans par un pédicule, saisi et sectionné entre deux pinces : c'était le pédicule utérin. Un lobe profondément placé dans le cul-de-sac recto-utérin y adhérait fortement. Enfin il y avait un second pédicule externe, qui fut lié et sectionné : c'était le pédicule utéro-ovarien.

Donc deux pédicules, l'un interne utérin, l'autre externe ou utéro-ovarien, qui durent être liés tous deux. De plus, les adhérences du cul-de-sac utéro-rectal s'accompagnaient très certainement d'un dédoublement de la partie supérieure du ligament large droit, ce qui explique la séparation du pédicule en deux faisceaux; notons toutefois que la remarque n'en a pas été faite lors de l'opération.

Le dédoublement par inclusion du kyste dans le ligament large est incontestable dans l'observation 43.

Après avoir vidé la grande loge kystique, on trouve vers le bassin un gâteau polykystique qui paraît enclavé et adhérent. De gros vaisseaux situés à gauche d'une masse kystique sont saisis par deux pinces en T et sectionnés entre ces pinces. C'était le pédicule utéro-ovarien; il fut lié plus tard. Le kyste principal est alors ponctionné et vidé, ce qui permet de mieux agir dans le bassin. La lame péritonéale du ligament large qui se prolonge sur la masse polykystique est ouverte, et celle-ci est peu à peu énucléée. En bas et à gauche, la tumeur, qui pénètre profondément dans le bassin, est isolée à l'aide des ciseaux, et on arrive à des vaisseaux qu'on coupe entre deux ligatures. Le kyste multiloculaire ainsi libéré est amené au dehors. Le pédicule de l'angle gauche de l'utérus est lié avec deux fils de soie disposées en X ; ce qui permet d'enlever la tumeur. On applique alors deux ligatures de soie sur le pédicule utéro-ovarien.

Donc : section du pédicule utéro-ovarien, qui est lié ultérieurement; ponction d'une loge, ouverture de la lame péritonéale du ligament large, énucléation du kyste avec les doigts et des ciseaux, formation d'un pédicule interne ou utérin, qui, lié et sectionné, permet d'enlever la tumeur. C'est là un type très net d'inclusion dans le ligament large.

Un autre type plus complexe est celui de l'observation 45.

Après avoir détruit des adhérences intestinales et ponctionné une loge kystique, on introduit la main dans la cavité abdominale, et l'on constate l'existence de masses polykystiques des deux ovaires, masses très largement unies aux deux ligaments larges et à l'utérus. On attaque la masse gauche, sur laquelle on voit la trompe et de gros vaisseaux; ceux-ci sont sectionnés entre deux ligatures en soie. En déchirant les tissus et en évacuant successivement les diverses loges kystiques, on énuclée peu à peu et de dehors en dedans la masse polykystique qui plonge dans le ligament large. Les adhérences internes à l'angle utérin sont contournées avec le doigt, et on y place un fort fil de soie avant de les sectionner. Ainsi isolée, la masse morbide est enlevée.

A droite, on tente aussi l'énucléation après ponction et ouverture de diverses loges kystiques. Cette énucléation, fort difficile, vu les adhérences, se fait soit avec les doigts, soit avec des ciseaux mousses. En dehors, on trouve une sorte de pédicule vasculaire qui est saisi et lié; il est probablement formé par les vaisseaux utéro-ovariens. En arrière, il existe de si intimes adhérences avec le rectum, qu'une partie de la tunique musculeuse externe de cet intestin est déchirée et reste sur la paroi du kyste; toutefois on finit par libérer le rectum, dont plusieurs artérioles doivent être liées. La masse polykystique droite tient encore au bord et à l'angle droit de l'utérus, et il est impossible de l'en séparer. Nous fûmes donc obligé de passer à la base de cette masse deux broches en X et une anse de fil de fer, qui, suffisamment serrée à l'aide du ligateur Cintrat, permit de faire un pédicule avec le kyste et les adhérences utérines.

En somme : à gauche, ligature du pédicule utéro-ovarien, énucléation de toute la masse polykystique, qui tient encore par le pédicule utérin, qu'on lie et coupe en dernier lieu.

A droite, mêmes manœuvres, plus difficiles, parce que le kyste était plus adhérent et que le pédicule vasculaire utéro-ovarien était moins net. Toutefois on lie ce pédicule externe, mais on ne peut dissocier les adhérences au bord et à l'angle droits de l'utérus. Il fallut donc faire avec la tumeur un pseudo-pédicule, qui fut maintenu au dehors. Le succès couronna d'ailleurs cette laborieuse opération.

Enfin, la 49e observation offre encore un exemple très net du dédoublement des lames d'un ligament large par la masse morbide.

Le pédicule de la tumeur est fort large, car la masse polykystique pénètre en bas dans les lames dédoublées du ligament large droit. Les vaisseaux utéro-ovariens sont pris entre deux pinces courbes.

(modèle Terrier) et sectionnés; le kyste est alors séparé d'adhérences épiploïques et intestinales, puis énucléé avec les doigts des lames du ligament large. Cette énucléation est poursuivie jusqu'à l'angle supérieur de l'utérus; là existe un pédicule vasculaire, qui est saisi et sectionné entre deux pinces courbes; le kyste est alors enlevé. On *lie* ensuite les pédicules externe et interne avec deux fils de soie phéniqués et croisés en X. Des vaisseaux du ligament large dédoublé saignent beaucoup et sont liés avec du fil de soie fin. On fait ainsi plus de six ligatures.

Ici encore, section du pédicule utéro-ovarien, qui est lié plus tard; énucléation du kyste et formation d'un pédicule interne, qui est sectionné et lié ultérieurement.

En fait, dans ces divers cas, le mode opératoire a notablement varié, quoique d'ailleurs soumis à de grandes règles de conduite, à savoir : 1° la formation de pédicules multiples, un externe utéro-ovarien et un interne utérin; 2° l'énucléation de la tumeur soit avec les doigts, soit avec des instruments mousses, soit même avec des instruments tranchants, auquel cas il faut autant qu'on le peut sectionner les vaisseaux entre deux ligatures ou bien appliquer de suite des pinces hémostatiques sur leurs ouvertures.

Mais, nous ne saurions trop le répéter, ces règles, déjà indiquées par nous à la Société de chirurgie sont essentiellement générales et comportent fatalement des exceptions, surtout dans leur détail d'application, et cela quoi qu'on ait pu dire. L'observation 45 en est un exemple frappant : d'un côté, les règles que nous venons d'indiquer ont pu être suivies; de l'autre, il fut impossible de s'y conformer, parce que le pédicule utéro-ovarien était lui-même dissocié et que d'autre part les adhérences utérines étaient intimes. Il a donc fallu recourir à l'ancienne méthode de pédiculisation du kyste et maintenir ce pédicule à l'extérieur.

La durée des opérations est en rapport, avons-nous déjà dit [1], avec les difficultés opératoires, la présence de deux kystes ovariques et surtout aussi avec l'habileté du chirurgien. Dans cette deuxième série, en effet, les opérations ont été rapidement conduites, car 16 fois elles ont duré moins d'une heure, soit : 25 et 26 minutes (obs. 37 et 48), 30 minutes (obs. 36, 38, 44 et 50), 33, 35 et 36 minutes (obs. 34, 35, 42, 46, 47 et 33), 45 minutes (obs. 31), 50 minutes (obs. 41 et 43) et enfin 55 minutes (obs. 40).

De une heure à une heure et demie de durée, nous comptons 7 ob-

1. *Loc. cit.*, p. 359.

servations soit : 1 heure (obs. 27), plus d'une heure (obs. 28 et 30), une heure 10 (obs. 39), une heure 15 (obs. 32 et 49), enfin 1 heure 20 (obs. 45). Dans un seul cas (obs. 26), l'opération dura 2 heures. Une fois le temps n'a pas été noté (obs. 29).

A ce propos, on nous permettra une remarque laissée un peu trop systématiquement dans l'ombre par les opérateurs : c'est le rôle souvent important que jouent les aides pour abréger la durée de l'opération, et nous ne saurions adresser trop de remerciements à nos collègues et amis MM. Just Championnière, Ch. Périer et P. Berger, qui nous aident habituellement.

Dans notre première série, la durée moyenne de l'opération étant de une heure et demie environ, elle est tombée ici à moins d'une heure.

Nous nous sommes déjà demandé si l'on pouvait établir une relation entre la gravité du pronostic opératoire et la durée de l'intervention chirurgicale, et cette question a été résolue en partie par l'affirmative dans notre premier mémoire [1]. Ici, sur les neuf décès, l'opération a duré 4 fois plus d'une heure (2 heures, obs. 26 ; plus d'une heure, obs. 28, 30, 39) ; dans le 5e cas, elle dura 50 minutes (obs. 41). Enfin quatre fois l'intervention avait été rapide, car elle était terminée au bout de 30 (obs. 38 et 44) et de 35 minutes (obs. 42 et 47).

On peut donc répéter que la longue durée de l'opération est un élément qui doit entrer en ligne de compte dans la gravité du pronostic ; mais il faut ajouter que la proposition inverse n'est pas absolument exacte, en ce sens qu'il peut survenir de graves accidents après une opération très rapidement exécutée (obs. 38, 42, 44 et 47).

Nous avons dit que l'opération peut être de plus longue durée, à cause des complications opératoires ; or, parmi celles-ci, il faut noter les adhérences, soit aux parois abdominales, soit à l'épiploon, soit enfin aux viscères voisins.

Dans nos 25 nouvelles observations, les adhérences ont encore été presque la règle, car nous les trouvons notées 18 fois.

Les adhérences à la paroi abdominale antérieure sont toujours les plus ordinaires ; elles ont été rencontrées 15 fois (obs. 26, 28, 30, 31, 32, 33, 35, 37, 39, 40, 41, 43, 47, 49 et 50), tantôt très étendues (obs. 26), tantôt au contraire peu importantes. Après ces adhérences et par ordre de fréquence, il faut noter celles de l'épiploon, observées 10 fois (obs. 26, 28, 30, 31, 38, 39, 40, 41, 47 et 49) [2]. Notons

1. *Loc. cit.*, p. 360.
2. Nous les avions observées aussi 10 fois dans nos 25 premières opérations, *loc. cit.*, p. 360.

que, toutes les fois que ces adhérences nécessitaient l'emploi de pinces hémostatiques ou en T, nous avons fait ultérieurement des ligatures soit avec du catgut fin, soit le plus souvent avec de la fine soie phéniquée, ligatures qui ont toujours été abandonnées dans la cavité abdominale.

Les adhérences intestinales, beaucoup plus sérieuses et toujours très vasculaires, sont signalées dix fois : quatre fois à l'intestin grêle (obs. 26, 41, 45 et 49), une fois au méso-côlon (obs. 30), trois fois au gros intestin (obs. 33, 39 et 40), une fois à l'appendice cœcal (obs. 49) et enfin une fois au rectum (obs. 45). Dans une observation, le kyste était très adhérent au cul-de-sac recto-utérin (obs. 42) ; enfin, dans un autre cas, c'était avec la trompe du côté opposé que la tumeur avait contracté des adhérences (obs. 50).

Dans un cas (obs. 29), l'existence ou la non-existence des adhérences n'a pas été notée ; enfin six fois (obs. 27, 34, 36, 44, 46 et 48) la tumeur polykystique était entièrement libre dans la cavité abdominale.

Nous ferons remarquer de suite que l'inclusion du kyste ou d'une partie du kyste dans le dédoublement du ligament large correspondant ne peut être regardée comme une adhérence, ainsi qu'on l'a écrit. Il s'agit dans l'espèce d'une véritable disposition anatomique résultant du mode de développement de la tumeur, disposition qui ne nécessite pas le moindre phénomène pathologique, comme le fait fatalement une adhérence.

L'existence des adhérences influe-t-elle sur le résultat opératoire ? Nous croyons devoir répondre par l'affirmative ; en effet, sur nos neuf décès, nous avons 4 observations où il existait des adhérences pariétales, épiploïques et à l'intestin (obs. 26, 41, 30 et 39) ; dans 2 autres cas, il existait des adhérences pariétales et épiploïques (obs. 28 et 47) ; enfin, dans un cas, la tumeur adhérait au cul-de-sac recto-utérin (obs. 42). Sept fois donc sur neuf, il y avait des adhérences étendues, entraînant fatalement un plus grand traumatisme. Mais ici, comme pour la durée de l'opération, dont les adhérences constituent un facteur, on peut voir survenir des accidents mortels, alors qu'il n'y a que des adhérences épiploïques non exagérées (obs. 38), ou bien même lorsqu'il n'y a pas du tout d'adhérences, comme dans l'observation 44. Nous avions signalé un fait analogue dans notre première série [1].

En résumé, lorsqu'elles ne sont pas trop étendues, les adhérences peuvent être vaincues avec succès ; mais, dans le cas contraire, elles

1. *Loc. cit.*, p. 361.

constituent un élément important d'insuccès opératoire, surtout lorsqu'elles siègent dans le bassin ou qu'elles portent sur une certaine longueur de l'intestin grêle ou du gros intestin.

Comme dans notre première série, presque toutes les tumeurs que nous avons enlevées étaient des kystes multiloculaires types, offrant tantôt des masses polykystiques très multipliées, tantôt de grosses poches faciles à évacuer pendant l'opération. Dans un seul cas (obs. 34) l'un des kystes, le plus volumineux, offrait des végétations extérieures d'où l'ascite persistante qui avait nécessité 5 ponctions.

Une seule fois, le kyste était uniloculaire et dermoïde (obs. 38) ; enlevé il pesait 1 kilogramme et renfermait une énorme quantité de matière sébacée mêlée de poils très fins, provenant de la face interne du kyste.

Dans l'observation 45, nous retrouvons bien mentionnée l'existence de matière sébacée dans la masse polykystique droite ; mais les caractères cliniques de la tumeur sont ceux des kystes multiloculaires. Nous avons signalé déjà un fait analogue dans notre première série de 25 ovariotomies (obs. 6) [1].

En résumé, 23 fois sur 25 cas, il s'agissait de kystes multiloculaires types, kystes si bien décrits et si bien étudiés par MM. Malassez et de Sinety.

La nature de la tumeur de l'observation 42 mérite de nous arrêter quelques instants. Dans ce cas en effet, quoique présentant tous les symptômes d'un kyste multiloculaire, la masse morbide pouvait être considérée comme solide au point de vue opératoire, car on dut l'extraire en masse, les ponctions répétées pénétrant dans des poches de très petites dimensions et ne diminuant en aucune façon le volume de la tumeur.

L'examen histologique de cette production fut fait au Collège de France par M. Gilson, sous la direction de M. Malassez ; en voici un résumé :

Les coupes présentent à considérer l'enveloppe de la tumeur et la tumeur elle-même.

L'enveloppe offre une mince couche de cellules polygonales représentant le feuillet péritonéal, et au-dessous existe un tissu fibreux très épais, sans fibres élastiques.

Quant à la tumeur, elle présente trois aspects selon les points où on l'examine.

1. *Loc. cit.*, p. 361.

Lorsque la coupe tombe sur un point où existent des kystes, on voit des cavités régulières, tapissées par un épithélium pavimenteux et remplies de globules blancs, séparées les unes des autres par un fin réticulum fibrineux. Autour de ces cavités kystiques, le tissu cellulaire est devenu fibreux. A côté de ces kystes existent d'autres cavités en forme de boyaux et tapissées de cellules polyédriques qui en certains points forment plusieurs couches et tendent à remplir la cavité du boyau.

Dans d'autres parties de la tumeur, on ne voit que du tissu cellulaire embryonnaire (tissu sarcomateux), traversé çà et là par des travées fibreuses et des vaisseaux qui offrent leurs parois altérées par la prolifération de leur tunique interne. Dans ce tissu sarcomateux existent des taches blanches réfringentes, qui ne sont autres que des noyaux de dégénérescence caséeuse, car ils ne sont pas colorés en noir par l'acide osmique.

Enfin, dans une troisième partie de la tumeur, nous voyons un tissu qui ressemble beaucoup à celui du carcinome; c'est un tissu conjonctif adulte, circonscrivant des cavités irrégulières, contenant des cellules arrondies, de volume intermédiaire entre les cellules embryonnaires et les cellules épithéliales vraies. Ces cellules offrent les caractères du sarcome et du carcinome, fait vérifié par M. Malassez. On n'aurait donc pas affaire à une tumeur kystique par néoformation épithéliale, ni à une tumeur kystique par néoformation fibro-sarcomateuse; ce serait un état *intermédiaire* entre ces deux tumeurs.

Ces tumeurs, qui ont été décrites par Billroth sous le nom de sarcome *alvéolaire*, auraient leur analogie dans le tissu normal de l'ovaire du fœtus; quoi qu'il en soit, il est bien certain qu'il s'agit là d'une néoformation différente de l'épithélioma myxoïde, néoformation dont le pronostic clinique doit être aussi différent. Malheureusement nous n'avons pu suivre cette opérée, qui a été emportée rapidement par une péritonite aiguë et suppurée. Peut-être la nature de la tumeur, qui offrait des adhérences du côté du bassin, a-t-elle été pour quelque chose dans l'issue funeste de l'opération.

Le siège des productions kystiques est assez important à noter. 10 des kystes multiloculaires s'étaient développés du côté gauche (obs. 27, 28, 32, 35, 36, 37, 41, 43, 47 et 50), 8 du côté droit (obs. 26, 31, 34, 39, 40, 42, 46 et 49); dans 4 cas, le siège de la tumeur n'a pas été noté; dans 2 cas (obs. 45 et 48), les kystes siégeaient des deux côtés; enfin le kyste dermoïde s'était développé à droite.

On peut donc répéter ici les remarques que nous avons déjà formulées dans notre première série [1], savoir que les kystes multilo-

1. *Loc. cit.*, p. 362.

culaires paraissent un peu plus fréquents à gauche qu'à droite, et que les kystes dermoïdes semblent siéger au contraire de préférence du côté droit.

Notons que dans 6 observations (obs. 34, 35, 37, 44, 46 et 49) le second ovaire suspect ou manifestement kystique a été extirpé.

Le poids des tumeurs enlevées est fort variable, comme on le conçoit bien, et résulte à la fois des liquides et des solides qu'elles contiennent.

Les plus volumineuses tumeurs pesaient 23 kilogrammes (obs. 26), 18 kilogrammes (obs. 30), 14 kilogrammes (obs. 41), de 10 à 12 kilogrammes (obs. 43), 11 kilogrammes (obs. 35), 10 kilogrammes (obs. 40, 46 et 49), 9 k. 250 (obs. 47). Parmi celles qui pesaient le moins, on peut citer les observations 39 (2 k. 500), 28 et 38 (3 k. 500), 42 (4 k. 500).

Mais, dans ces évaluations, il faut tenir aussi un certain compte des proportions de matières solides sur les liquides, proportions qui peuvent être presque égales, par exemple dans l'observation 26 (12 500 grammes de liquide et 10 500 de solides), ou au contraire fort différentes, par exemple dans l'observation 50 (18 litres de liquide pour 570 grammes de matières solides). Nous avons déjà dit que, dans l'observation 42, la tumeur était entièrement ou presque entièrement solide et pesait 4 500 grammes.

Dans 8 observations, le poids de la masse morbide n'a pas été noté (obs. 27, 31, 34, 36, 43, 44, 45 et 48). Il a été consigné avec soin dans les 17 autres cas, comme l'indique le tableau suivant :

Obs. 26,	12 500 gr. de liquide et	10 500 gr. de solides.
— 28,		3 500 —
— 29,	6 000 —	1 300 —
— 30,	10 000 —	8 000
— 32,	12 000 —	8 500
— 33,	3 000 —	3 500 —
— 35,	8 000 —	3 000 —
— 37,	3 000 —	1 800 —
— 38,	2 500 —	1 000
— 39,	600 —	900
— 40,	5 000 —	5 000
— 41,	7 000 —	7 000 —
— 42,		4 500 —
— 46,	8 000 —	1 800 —
— 47,	7 000 —	2 250 —
— 49,	6 000 —	4 500 —
— 50,	18 000 —	570 —

En somme, ces divers éléments sont utiles à connaître, en ce sens que, par leur lecture, on peut se rendre assez bien compte de la nature de la tumeur enlevée. Le poids des liquides et des éléments solides est-il égal ou à peu près, on peut conclure qu'il s'agissait d'une masse polykystique à loges assez larges ; y a-t-il une énorme différence entre les deux poids, c'est que la tumeur était ou presque solide (obs. 42) ou presque liquide (obs. 50).

Nous arrivons à la partie la plus importante de ce travail, celle qui a trait aux insuccès et de laquelle nous nous efforcerons de tirer quelques enseignements cliniques.

Dans cette deuxième série d'ovariotomies, la proportion des insuccès a été relativement considérable, puisque nous comptons 16 guérisons et 9 morts, alors que dans notre première série, nous avions eu 22 succès et 3 morts seulement.

Avant toute explication plausible de cette différence dans les résultats obtenus, nous allons examiner brièvement les observations des opérées qui ont succombé, insistant surtout sur les cas dans lesquels l'autopsie a pu être faite.

Obs. XXVI (résumée). — Mlle M.... (de Moulins), cinquante-deux ans, a passé la ménopause depuis deux ans ; le kyste date de trois ans et a déterminé des accidents péritonitiques et de vives douleurs; on a fait deux ponctions peu efficaces, car le liquide est visqueux et coule très peu.

L'abdomen est énorme (131 centimètres de circonférence) et presque rempli totalement par la tumeur. La malade est fort amaigrie et faible.

L'opération, difficile vu des adhérences considérables à la paroi abdominale antérieure, à l'épiploon et à l'intestin grêle, a duré deux heures.

La tumeur pesait près de vingt-trois kilogrammes.

La mort survint au bout de trente-six heures, sans phénomène de péritonite et en quelque sorte par épuisement.

L'autopsie n'a pu être faite. Notons qu'au moment de la mise en bière le ventre était à peine ballonné, ce qui confirme l'opinion formulée sur la cause probable de la mort, cause autre qu'une péritonite.

Obs. XXVIII (résumée). — Mme Lerendu, née Calbot, cinquante-deux ans; ménopause depuis onze ans; l'affection date de six mois au moins et a marché vite.

L'abdomen a 115 centimètres de circonférence; l'état général est mauvais; souffle cardiaque. On a fait deux ponctions.

L'opération, pénible, a duré plus d'une heure; adhérences nombreuses à la paroi et surtout au grand épiploon. Pendant l'opération on remarque l'hyperhémie du péritoine pariétal et viscéral, ce qui explique l'ascite assez abondante constatée lors de l'ouverture du ventre.

Des accidents de péritonite caractérisés surtout par des vomissements verts et de la dyspnée, apparaissent au bout de quarante heures, et la malade meurt trois jours et demi après l'opération.

Autopsie, faite trente-six heures après la mort. — La décomposition cadavérique est déjà fort avancée ; le ventre est très ballonné. Il faut noter que la température ambiante est élevée (32° centigrades).

L'estomac, distendu, renferme de la bile et des gaz. Les intestins (petit et gros) sont injectés ; leur séreuse est dépolie, et quelques anses d'intestin grêle sont adhérentes entre elles et unies par un exusdat blanchâtre, renfermant même du pus crémeux vers l'ombilic.

Sérosité sanguinolente dans le ventre. Un peu de sang épanché au niveau de la section du pédicule, qui d'ailleurs adhère à l'S iliaque.

Pas de sérosité louche ou purulente vers le bassin.

Poumon congestionnés, adhérences pleurales étendues à droite, cœur flasque et gras, sans lésions valvulaires. Reins gras et congestionnés, foie très gras et hyperhémié.

En fait, *péritonite généralisée* offrant quelques points *suppurés* juste derrière la suture de la paroi abdominale. Notons que la péritonite ne paraît pas avoir pris naissance vers le bassin, ni vers le pédicule du kyste adhérent à une portion de l'S iliaque.

Obs. XXX (résumée). — Mme Brachet, quarante-sept ans, ménopause depuis deux ans, deux métrorrhagies ; début depuis dix-neuf à vingt mois ; on a fait cinq ponctions. L'état général est mauvais, l'abdomen volumineux : 110 centimètres de circonférence.

L'opération est longue, dure plus d'une heure, il y a des adhérences à la paroi abdominale, à l'épiploon et au méso-côlon transverse.

Accidents de péritonite aiguë n'apparaissant qu'au bout de trente-six heures et entraînant la mort le quatrième jour après l'opération.

Autopsie, vingt-sept heures après la mort. — Intestin très distendu par des gaz ; dans la partie supérieure de l'abdomen, les anses sont légèrement dépolies mais, dans la région sous-ombilicale la séreuse est très injectée, poisseuse, ecchymosée même par points. Les lésions de la péritonite adhésive sont plus accentuées sur les anses situées au contact de la plaie abdominale ; plusieurs même adhèrent à ce niveau à la paroi. Le péritoine pariétal est dépoli et ecchymosé.

L'excavation pelvienne est remplie de sérosité sanguinolente, mais ne paraît pas renfermer de pus.

Les autres organes sont sains. Il existe un myome de l'utérus.

Dans ce cas, la *péritonite exsudative* et non suppurée, paraît plus accentuée du côté du petit bassin, c'est-à-dire du côté du pédicule.

Obs. XXXVIII (résumée). — Mme Briffard, quarante-quatre ans, réglée régulièrement, début depuis deux ans, une ponction a été faite. Tumeur assez volumineuse : 90 centimètres de circonférence au niveau de l'ombilic ; santé ébranlée.

Opération facile, ne durant que trente minutes ; il y avait de nombreuses adhérences à l'épiploon. C'était un kyste dermoïde.

Accidents de péritonite au bout de trente-six heures, caractérisés surtout par de l'oppression et fort peu de douleur ; pas de vomissements.

Autopsie. — La suture abdominale n'est pas complètement réunie vers son milieu; en haut, au-dessous du premier point de suture, il y a un petit abcès. Le péritoine de la paroi abdominale antérieure est rouge et congestionné; il adhère en quelques points aux anses intestinales.

L'épiploon congestionné est recouvert par du pus à sa partie supérieure; la ligature qu'on y a faite est entièrement cachée par un exsudat et n'offre pas de suppuration.

Accolement des anses intestinales distendues par des gaz; l'S iliaque adhère au pédicule du kyste. A gauche, il y a du pus entre les anses intestinales. Sérosité dans le petit bassin, sanguinolente en arrière de l'utérus, purulente en avant de cet organe.

Congestion des poumons, cœur gras; péri-hépatite et foie gras; reins congestionnés.

Dans ce cas la *péritonite* est *suppurée* par places et ne semble pas s'être développée soit au niveau de la ligature épiploïque, soit au niveau du pédicule, car les fils qui y avaient été placés étaient déjà entourés d'un exsudat plastique non suppuré.

Obs. XXXIX (résumée). — Mme D..., de Malesherbes, cinquante-deux ans, réglée irrégulièrement, début depuis deux ans; deux ponctions. Abdomen volumineux : 111 centimètres de circonférence ombilicale; l'état général est très mauvais, il y a une ascite inflammatoire et de la fièvre; la malade ne peut quitter le lit.

Opération longue (une heure dix); adhérences à la paroi, à l'épiploon et au gros intestin (cœcum et colon ascendant et descendant). Très large pédicule.

Péritonite aiguë, rapidement développée, avec vomissements et surtout énorme distension du ventre par les gaz; une ponction faite au niveau de l'estomac permet d'évacuer des gaz et soulage la malade. Toutefois les accidents péritoniques persistent, et la mort survient à la fin du troisième jour.

On n'a pu faire d'autopsie, mais ici encore la *péritonite* n'est pas discutable.

Obs. XLI (résumée). — Mme Silender, quarante-neuf ans; la tumeur paraît dater de cinq à six ans, mais elle s'est développée surtout dans ces derniers mois; état général mauvais, ventre énorme : 146 centimètres de circonférence, œdème du ventre, de la vulve, des membres inférieurs et du dos; pas de fièvre; quatre ponctions.

L'opération, assez pénible, vu les adhérences à la paroi, à l'épiploon et à l'iléon, a duré presque une heure (cinquante minutes).

Cinq jours après l'opération, phénomènes de congestion pulmonaire; deux jours après, diarrhée persistante, avec fièvre, épanchement pleural à gauche. Mort au quatorzième jour.

Autopsie. — La plaie abdominale est parfaitement réunie; la paroi abdominale adhère aux viscères sous-jacents; 1/4 de litre de sérosité sanguinolente existe dans l'abdomen. Tous les viscères semblent unis entre eux par suite de péritonite adhésive, sans traces de suppuration, les adhérences laches et faciles à rompre, permettent d'isoler les anses de l'intestin grêle et du gros intestin, très distendus par des gaz. L'estomac, adhérent au foie et au diaphragme, est très dilaté.

Dans le petit bassin, on retrouve le pédicule; les fils à ligature ont presque disparu, recouverts par l'exsudat plastique qui existe entre la partie supérieure libre et la partie inférieure de ce pédicule.

Le foie est gras, les reins sont un peu adhérents à leur enveloppe.

A gauche, il existe un épanchement séreux dans la plèvre.

Le poumon droit est fortement congestionné. Le cœur est gras.

Les lésions thoraciques sont, on le voit, assez graves pour expliquer l'issue funeste; de plus il existait une véritable *péritonite adhésive* généralisée.

Obs. XLII (résumée). — Mme Bourgoin-Lebègue, quarante-six ans, troubles menstruels et métrorrhagies; tumeur datant d'une année, deux ponctions exploratrices. Tumeur de moyenne dimension : 87 centimètres de circonférence ombilicale. L'état général est médiocre.

L'opération a été rapidement faite (35′), adhérences dans le cul-de-sac recto-utérin; deux pédicules, l'un utérin et l'autre utéro-ovarien, tous deux réduits.

Développement rapide d'une *péritonite aiguë;* mort au bout de soixante-trois heures.

Autopsie. — Réunion de la plaie abdominale. Congestion du péritoine qui recouvre les intestins; les anses dilatées sont réunies par un exsudat ou des fausses membranes; pus sur le mésentère et derrière la paroi abdominale au niveau d'un point de suture (le deuxième en comptant de haut en bas); sérosité sanguinolente dans le cul-de-sac utéro-rectal, dont les parois sont vascularisées, ecchymosées et dépouillées même de revêtement péritonéal dans leur plus grande étendue.

Les pédicules sont intacts et les fils plongés dans un exsudat fibrineux qui les cache. Utérus avec un fibrome; reins congestionnés. Le deuxième ovaire est sain.

Nous avons déjà dit que la tumeur enlevée offrait une structure toute spéciale, qui la rapprochait des sarcomes.

Obs. XLIV (résumée) — Mme Rufflé, quarante-quatre ans, bien réglée; la tumeur, pas très volumineuse, daterait d'une année. On fait deux ponctions dont une évacue du liquide ascitique visqueux. L'état général fut très modifié peu de temps avant l'opération par un violent chagrin.

L'opération fut très simple et dura trente minutes. Le deuxième ovaire kystique dut être enlevé. On remarqua l'état granuleux du péritoine.

Accidents rapides de *péritonite suraiguë,* qui emporte l'opérée au bout de trente-six heures.

Autopsie. — Liquide séro-purulent dans l'abdomen; le péritoine des anses intestinales et celui de la paroi sont congestionnés et même ecchymosés.

Il y a presque 1/4 de litre de pus dans le bassin, autour de l'utérus et de ses annexes, sans qu'on puisse savoir si la suppuration s'est primitivement développée de ce côté.

Foie normal, traces de périsplénite, reins adhérents à leur capsule fibreuse. Congestion pulmonaire double. Altérations de la valvule mitrale.

Obs. XLVII (résumée). — Mme H...., de Paris, soixante-cinq ans, tumeur datant de deux ou trois ans, accidents de péritonite répétés, deux ponctions. L'état général est très sérieux, la malade ne se lève plus, pas de fièvre, tuméfaction du ventre assez considérable : 97 centimètres de circonférence.

Opération rapide en trente-cinq minutes. Collapsus après l'opération, traité par des injections d'éther; accidents de péritonite au troisième jour, qui marchent d'une façon lente et insidieuse, donnent lieu à des vomissements fécaloïdes, comme dans l'étranglement interne.

Mort au sixième jour ; l'autopsie n'a pu être faite.

Un premier fait qui peut frapper le lecteur, c'est que dans tous ces cas les opérées avaient plus de 40 ans, soit : 44 ans (obs. 38 et 44), 46 ans (obs. 42), 47 ans (obs. 30), 49 ans (obs. 41), 52 ans (obs. 26, 28 et 39) et enfin 65 ans (obs. 47). Quatre fois les malades n'étaient plus réglées (obs. 26, 28, 30 et 47).

L'ancienneté de la tumeur ne peut être prise en sérieuse considération; dans deux cas seulement elle paraissait dater de 3 ans (obs. 26) ou de 5 à 6 ans (obs. 41). Notons même que son développement rapide a été noté près de 5 fois (obs. 26, 28, 30, 39 et 42).

Dans la plupart des cas, c'est-à-dire 5 fois sur 9, l'état général des malades était mauvais (obs. 26, 28, 30, 39, 41), et l'opération se faisait dans de détestables conditions; la santé était des plus médiocres dans 3 autres cas (obs. 38, 42 et 47); enfin une seule fois on ne pouvait rien dire de l'état général, si ce n'est que, peu de temps avant l'opération, la malade avait éprouvé une vive émotion suivie d'un chagrin profond (obs. 44).

La tumeur était volumineuse dans les observations 26, 28, 30, 39, 41 et 47 ; soit dans 6 cas ; et deux fois elle avait donné naissance à une véritable ascite inflammatoire sur la valeur pronostique de laquelle nous avons déjà insisté (obs. 39 et 41).

Cinq fois sur 9 (obs. 26, 28, 30, 39 et 41), l'opération a été difficile et a duré 2 heures (obs. 26), plus d'une heure (obs. 28, 30 et 39) ou presque une heure (obs. 41). Ajoutons cependant que dans 4 cas l'intervention fut facile et rapidement conduite (de 30 à 35 minutes de durée).

Parmi les complications opératoires, nous devons signaler des adhérences intestinales (obs. 30, 39, 41) et des adhérences au cul-de-sac utéro-rectal (obs. 42). Une seule fois, on dut faire une double opération, le second ovaire étant malade (obs. 44).

En résumé, on peut dire que l'âge avancé des opérées, la rapidité de développement du kyste, son influence fâcheuse sur l'état général, une tumeur volumineuse, une opération pénible, due surtout au volume et à des adhérences intestinales ou pelviennes, sont de mauvaises conditions qui aggravent singulièrement le pronostic opératoire.

La cause la plus ordinaire de la mort est, comme on l'a vu, la péritonite ; nous l'avons constatée 5 fois sur six autopsies, et 7 fois sur 9 elle paraît avoir amené la mort de nos opérées.

Dans un cas (obs. 26), la malade semble avoir succombé à l'épuisement qui suit le choc traumatique, et cela au bout de 36 heures ; malheureusement on ne put faire l'autopsie pour vérifier cette appréciation clinique.

La péritonite peut être non suppurée (obs. 30), suppurée par places (obs. 28 et 42) ou bien entièrement suppurée (obs. 38 et 44) ; dans ces divers cas, elle peut évoluer en moins de 2 jours (obs. 38) ou bien se prolonger jusqu'au 4e jour (obs. 30). En général, la question se juge du 2e au 4e jour.

Dans les observations 39 et 47, les opérées moururent très certainement de péritonite généralisée, l'une au 3e jour (obs. 39), l'autre au 6e jour (obs. 47). Malheureusement on ne put faire les autopsies, et l'examen *post mortem* eût été des plus importants dans l'observation 47, à cause de la longue durée des accidents, de leur marche étrange et surtout à cause des vomissements fécaloïdes des derniers jours, vomissements identiques à ceux qu'on observe dans l'étranglement intestinal.

Enfin, la malade de l'observation 44 ne succomba qu'au 14e jour, après avoir présenté des troubles respiratoires graves, dus à une congestion intense du poumon droit, puis à une pleurésie gauche, congestion et épanchement constatés à l'autopsie. Mais il est encore un point sur lequel il convient d'insister : c'est l'état de ses viscères abdominaux. Ceux-ci offraient des adhérences de tous côtés, soit entre eux, soit aux parois abdominales ; en d'autres termes, il existait une véritable péritonite chronique adhésive, avec un peu d'épanchement séro-sanguinolent. Cet état, qui pendant la vie s'était traduit par des coliques, des gargouillements incessants et de la diarrhée, aurait-il pu s'améliorer et même guérir ? Telle est la question qu'on doit se poser et qui ne peut être encore résolue, les faits de cette nature étant heureusement rares.

En résumé, sur les 9 décès, on peut compter 8 morts rapides,

soit par épuisement, soit par péritonite suppurée ou non, et 1 mort
tardive, résultant d'accidents thoraciques graves et peut-être aussi
de péritonite adhésive chronique.

Un mot, en terminant, sur les résultats éloignés de l'ovariotomie.
Comme nous le pensions dans notre premier travail [1], la réduction
du ou des pédicules dans la cavité abdominale supprime presque
complètement un accident éloigné : l'éventration. En effet, dans cette
seconde série, chez les femmes qu'il nous a été permis de revoir,
nous n'avons observé qu'un seul fait d'éventration sérieuse gênante :
c'est l'opérée du n° 36, qui, malgré nos avis, a voulu reprendre de
suite son fatigant travail de femme de ménage. Dans la plupart des
autres cas, ou bien l'éventration est nulle (obs. 27, 34, 37 et 40),
ou bien elle est très peu accentuée et offre à peine le volume d'un
œuf de pigeon (obs. 31, 32, 33, 45, 46, 49 et 50). Une seule fois nous
avons constaté une petite hernie ombilicale (obs. 40).

Les opérées qui étaient encore réglées avant l'opération, et auxquelles on n'a fait que l'ablation d'un ovaire, sont restées régulièrement réglées après l'intervention (obs. 40 et 50) ; dans un cas cependant la menstruation est irrégulière et abondante (obs. 29).

La santé est redevenue florissante, et la plupart des opérées que j'ai
revues étaient très notablement engraissées (obs. 31, 32, 36, 40 et 50).
Dans un cas seulement, l'état général resta assez mauvais, et la malade eut ultérieurement une pleurésie (obs. 33) ; enfin une seule fois
on observerait de temps en temps de véritables crises de péritonisme ; ces derniers renseignements m'ont été fournies par le
Dr Cheurlot, médecin de la malade.

Lors de l'ablation des deux ovaires, les phénomènes observés ultérieurement sont assez nets, comme nous allons le voir. Cette ablation double a été faite 8 fois, et 7 fois les opérés ont bien guéri.

Tout d'abord, l'écoulement menstruel disparaît absolument; c'est
au moins ici la règle (obs. 34, 37, 45, 46, 48 et 49) ; une seule fois il
y eut un écoulement 7 mois après l'opération, mais depuis rien ne
s'est plus montré (obs. 35). Si donc dans certains cas, comme nous
l'avons signalé dans notre premier mémoire [2], les règles peuvent
continuer quelque temps par une sorte d'habitude, le plus souvent
elles sont supprimées et ne reparaissent plus après l'opération.

Un second phénomène bien fréquent, c'est l'engraissement très
notable et même exagéré des femmes qui ont subi l'ablation des deux

1. Page 366.
2. Page 367.

ovaires (obs. 34, 35, 37, 45, 46, 48 et 49) ; il fut tel dans quelques-uns de ces cas que je dus prescrire un régime diététique tout spécial.

Enfin, chez nos 7 opérées, trois ont conservé leurs appétits sexuels (obs. 34, 48 et 49) ; ils étaient nuls avant comme après l'opération chez une malade (obs. 35). Les trois autres n'ont pu être interrogées à cet égard.

Signalons encore un phénomène qui suit fatalement l'ablation des deux ovaires chez les femmes encore réglées et qui gêne assez long-longtemps les opérées : ce sont des poussées congestives vers la face, des bouffées de chaleur, identiques à celles qui tourmentent les femmes arrivées à l'époque de la ménopause (obs. 36, 45, 46, 48 et 49).

De cette deuxième série de 25 ovariotomies, nous pouvons tirer les conclusions suivantes, plus ou moins analogues à celles que nous avons déduites de l'examen analytique de nos 25 premières opérations :

1° L'ovariotomie se pratique d'ordinaire pendant la période sexuelle de la femme, c'est-à-dire de 20 à 40 ans ; toutefois il est encore fréquent d'avoir à opérer des femmes arrivées à la ménopause, entre 45 et 55 ans.

2° Les kystes de l'ovaire influent peu sur la menstruation. Les kystes doubles même n'arrêtent pas l'écoulement des règles.

3° L'ascite considérable indique des tumeurs polykystiques végétantes ; en outre, elle peut avoir une origine inflammatoire et serait alors d'un pronostic sérieux au point de vue du résultat opératoire.

4° La ponction ne doit jamais être négligée, soit pour soulager les malades, soit pour affirmer le diagnostic. Dans quelques cas cependant, le diagnostic est tellement net qu'on peut ne pas la pratiquer avant l'opération.

5° La méthode qui consiste à abandonner le ou les pédicules dans la cavité abdominale est d'un emploi beaucoup plus simple et surtout empêche une complication ultérieure très fâcheuse : l'éventration.

6° Cette méthode opératoire doit-elle être incriminée dans les cas où sont survenus des accidents ? Nous ne le croyons pas, et nous avons fait remarquer que l'âge des opérées, leur état général grave et les difficultés opératoires jouent à cet égard un rôle plus considérable.

7° Les kystes multiloculaires sont de beaucoup les plus fréquents, et les adhérences soit à la paroi, soit à l'épiploon, sont presque la règle, comme nous l'avons déjà dit.

8° Le volume, le poids des tumeurs peut être considérable ; il a atteint 23 kilogrammes dans une de nos observations.

9° La mort peut survenir exceptionnellement par épuisement, mais le plus ordinairement elle résulte d'une *péritonite aiguë* suppurée ou non.

10° Parfois il peut se développer une véritable *péritonite chronique adhésive*, dont la gravité n'est pas encore absolument connue. Cette forme de péritonite ne s'observe-t-elle que dans les cas où l'on a réduit le pédicule ? Le fait nous semble possible.

11° Les résultats éloignés d'une double ovariotomie sont, pour la grande majorité des cas, la cessation absolue des règles, un engraissement parfois anormal, l'apparition de poussées congestives très persistantes et fort gênantes, comme il en survient normalement à l'époque de la ménopause.

12° L'ablation des deux ovaires n'influe pas fatalement sur les appétits sexuels, et ceux-ci peuvent rester entièrement conservés.

	NOMS	AGE		DATE DE L'OPÉ-RATION	LIEU DE L'OPÉ-RATION	NATURE DU KYSTE	CÔTÉ DU KYSTE	TRAITEMENT DU PÉDICULE	DURÉE DE L'OPÉ-RATION	RÉSULTAT
Inédit.	Mlle M. de Montluzin.	52	Fille, Menstruée.	22 mai 1881 Ave. M. le professeur Verneuil.	Paris.	K. multilo-culaire.	Droit.	Laissé abandonné dans l'abdomen. Méthode de Lister.	2 heures.	Mort par épuisement...
id.	Mme Bocqueteville.	57	Femme, Ménopausée, 2 ou 3 enfants.	7 juin 1881.	Salpêtrière.	K. multilo-culaire.	Gauche.	Laissé abandonné dans l'abdomen. Méthode de Lister.	1 heure.	Guérison. Revue en 1881 et 1882. Souffrait parfois d'accidents péritonéaux...
id.	Mme Lerendu.	52	Femme, Ménopausée.	21 juillet 1881.	Salpêtrière.	K. multilo-culaire.	Gauche.	Laissé abandonné dans l'abdomen. Méthode de Lister.	1 h. ½.	Mort... péritonite...
id.	Mme Bardeau.	53	Fille, 2 enfants. 1 fausse couche.	11 août 1881.	Salpêtrière.	K. multilo-culaire.	?	Laissé abandonné dans l'abdomen. Méthode de Lister.	?	Guérison. Phlegmon...
id.	Mme J. Barclet.	17	Femme, 1 enfant, 1 fausse couche. Menstruée.	17 août 1881.	Salpêtrière.	K. multilo-culaire.	?	Laissé abandonné dans l'abdomen. Méthode de Lister.	Plus d'une heure.	Morte par péritonite...
id.	Mme B. G. Hellouy.	71	Femme, Ménopausée, 6 enfants.	9 octobre 1881.	Petite.	K. multilo-culaire.	Droit.	Laissé abandonné dans l'abdomen. Enkistement. Lister complet.	2 heures.	Guérison. Échare... section. Morte très lente en 1881...
id.	Mme G. Armand.	42	Femme, 1 enfant.	14 novembre 1881.	Salpêtrière.	K. multilo-culaire.	Gauche.	Laissé abandonné. Mé-thode de Lister.	1 h. ½.	Guérison. Phlegmon...
id.	Mme Maccolmd.	53	Femme, Ménopausée, 1 enfant.	28 octobre 1881.	Salpêtrière.	K. multilo-culaire.	?	Laissé abandonné. Mé-thode de Lister.	35 minutes.	Guérison. Plusieurs mois...
id.	Mme Lhommeau-Filoure.	33	Femme, 1 enfant, 1 fausse couche.	12 novembre 1881.	Salpêtrière.	K. multilo-culaire.	Droit. L'un kystique...	Pédicule lié et aban-donné. Lister com-plet.	33 minutes.	Guérison. Morte d'une affection nouvelle en 1884.
id.	Mme Bose.	51	Femme, 1 enfant.	15 novembre 1881.	Salpêtrière.	K. multilo-culaire.	Gauche droit kystique...	Pédicule lié et aban-donné. Lister com-plet.	5 minutes.	Guérie au bout... Vivait très bien en 1884.
id.	Mme Moleon.	52	Femme, Ménopausée.	25 novembre 1881.	Salpêtrière.	K. multilo-culaire.	Gauche.	Pédicule lié et aban-donné. Lister com-plet.	30 minutes.	Guérison. Vivait en 1883. Exploration...

	Nom	No.	Renseignements	Date	Lieu	Nature	Côté	Pédicule	Durée	Résultat
Id.	Mme H. (de St-Omer).	37.	Femme. 2 enfants.	2 décembre 1880.	Paris.	K. multiloculaire.	Gauche. L'ovaire droit kystique en avait enlevé.	Pédicules liés et abandonné. Lister complet.	25 minutes	Guérison. Allait très bien en 1883.
Id.	Mme Briffard.	38.	Femme.	7 janv. 1881.	Salpêtrière.	Kyste dermoïde.	Droit.	Péd. lié et abandonné. Lister complet.	30 minutes	Mort de péritonite suppurée.
Id.	Mme D. (de Malesherbes).	39.	Femme. 4 enfants.	22 mars 1881. Avec M. le prof. Verneuil.	Paris.	K. multiloculaire.	Droit.	Pédicule lié et réduit. Lister complet.	1 h. 10 m.	Mort de péritonite.
Id.	Mme Paindeblé.	40.	Femme. 11 enfants.	4 avril 1881.	Salpêtrière.	K. multiloculaire.	Droit.	Pédicule lié et réduit. Lister complet.	55 minutes	Guérison. Allait bien en 1883.
Id.	Mme Silender.	41.	Femme. 4 enfants.	14 octobre 1881.	Salpêtrière.	K. multiloculaire.	Gauche.	Pédicule lié et réduit. Lister complet.	30 minutes	Mort au 14e jour avec des accidents pulmonaires. Péritonite adhésive.
Id.	Mme Bourgoin-Lebègue.	42.	Femme. 2 enfants.	21 octobre 1881.	Salpêtrière.	K. multiloculaire (sarcome alvéolaire).	Droit.	Deux pédicules liés et réduits. Lister complet.	35 minutes	Mort par péritonite suppurée.
Id.	Mme Dupuis-Gentine.	43.	Femme. 2 enfants. Ménopause.	19 novemb. 1881.	Salpêtrière.	K. multiloculaire.	Gauche.	Deux pédicules liés et réduits. Lister complet.	50 minutes	Guérison rapide. Allait bien en 1883.
Id.	Mme Ruffé.	44.	Femme. 10 enfants.	22 décembr. 1881.	Salpêtrière.	K. multiloculaire.	?.. Le second ovaire kystique est enlevé.	Pédicules liés et réduits. Lister complet.	30 minutes	Mort de péritonite suppurée aiguë.
Id.	Mme Frémendity.	45.	Femme. 2 enfants.	12 janvier 1882.	Salpêtrière.	K. multiloculaire dans les ligaments larges.	Deux ovaires.	Pédicule gauche lié et réduit, pédicule droit au dehors. Lister complet.	1 h. 20 m.	Guérison. Allait très bien à la fin de 1883.
Id.	Mlle J. (de Montreuil).	46.	Fille.	28 janvier 1882.	Paris.	K. multiloculaire.	Droit. Le 2e ovaire kystique est enlevé.	Pédicules liés et réduits. Lister complet.	35 minutes	Guérison. Elle allait très bien en 1883.
Id.	Mme H. (de Paris).	47.	Femme. 7 enfants. Ménopause.	4 mars 1882.	Paris.	K. multiloculaire.	Gauche.	Pédicule lié et réduit. Lister complet.	35 minutes	Mort avec des accidents d'étranglement interne dus probabl. à une péritonite.
Id.	Mlle Blanche Blanc.	48.	Fille.	23 avril 1882.	Salpêtrière.	K. multiloculaire.	Deux côtés.	Pédicules liés et réduits. Lister complet.	25 minutes	Guérison. Revue en 1883. Allaitait très bien.
Id.	Mme San-Pietro.	49.	Femme.	7 mai 1882.	hôpital	K. multiloculaire.	Droit. 2e ovaire kystique enlevé.	Pédicules liés et réduits. Lister complet.	1 h. 15 m.	Guérison. Allait très bien en 1883.
Id.	Mme Ambeaume.	50.	Femme. 2 enfants.	1er juillet 1882.	Salpêtrière.	K. multiloculaire.	Gauche.	Pédicule lié et réduit. Lister complet.	30 minutes	Guérison. Va très bien en 1883.

DE L'ARTHROTOMIE IGNÉE
ET DU CHAUFFAGE ARTICULAIRE
COMBINÉS AVEC LE PANSEMENT ANTISEPTIQUE IODOFORMÉ ET L'IMMOBILISATION
DANS LES SYNOVITES ET OSTÉO-SYNOVITES FONGUEUSES

Par le Dr VINCENT

Agrégé, chirurgien en chef de la Charité de Lyon.

Rien, dans ce que je vais dire, ne m'appartient en propre. Bien des chirurgiens ont ouvert les articulations, les ont soumises à l'action du feu, les ont immobilisées, et je ne suis pas plus l'inventeur du pansement antiseptique que de l'iodoforme. La seule innovation que je puisse revendiquer, et qui fait l'objet de cette note, consiste en la réunion systématique de ces moyens pour réaliser une intervention aussi énergique qu'exempte de danger, s'adressant à la synovite fongueuse articulaire, en général, et spécialement à celle du genou.

Habituellement, quand un malade se présente avec une arthrite chronique, du gonflement articulaire, de l'épaississement de la synoviale et des tissus conjonctifs périarticulaires, on lui propose des boutons de feu et l'immobilisation dans un bandage inamovible, dans une gouttière, si les vésicatoires réitérés, la teinture d'iode et autres révulsifs modificateurs ont déjà été vainement employés jusque-là.

Trop souvent, on retrouve, après ce traitement, l'articulation aussi fongueuse et quelquefois même davantage. On refait un nouveau bandage, après de nouvelles cautérisations; en fin de compte, la suppuration arrive, et l'on doit procéder à une résection ou à une amputation. Telle est l'histoire surtout de nos arthropathes à diathèse scrofulo-tuberculeuse, de nos pauvres clients des hôpitaux. Les foyers tuberculeux de la synoviale n'ont pas été influencés par les brûlures cutanées auxquelles on s'est livré dans leur voisinage. Leur existence parasitaire a été simplement prolongée un peu plus longtemps, grâce à la dérivation cutanée, grâce à l'immobilisation de la jointure; puis la réaction éliminatrice fatale s'est produite et la suppuration s'est montrée.

L'insuccès de ces cautérisations superficielles a conduit à l'*igni-puncture*, qui se propose, par la pénétration de pointes de fer rouge au sein des masses fongueuses, d'en provoquer la sclérose curatrice. Le principe est excellent, mais les moyens mis en usage n'atteignent pas toujours le but. On pourrait dire que l'ignipuncture réussit dans les cas où elle n'est pas rigoureusement indiquée et échoue dans les cas où elle l'est.

Le raclage articulaire, dit encore arthroxésis, qui est préconisé par Volkmann, Schede, Letiévant, Mollière, Bœckel, etc., nous semble constituer une intervention exagérée ou insuffisante. Elle est exagérée lorsque pour une synovite simple, fongueuse, bien entendu, vous enlevez avec votre impitoyable et aveugle curette tout ce qui a l'aspect fongueux. Ainsi que le démontre depuis si longtemps notre excellent maître M. Ollier, par les magnifiques résultats de ses résections arti-culaires, tout n'est pas fatalement voué à une destruction tubercu-leuse dans un tissu fongueux. Après l'élimination des foyers tuber-culeux, les éléments non envahis, simplement irrités par la présence des bacilles qu'ils s'efforcent d'expulser, se modifient, reviennent à l'état normal ou à un état voisin de l'état normal, pour servir à la reconstitution des articulations et à leur bon fonctionnement phy-siologique. Je n'insiste pas davantage, renvoyant pour plus ample informé au mémoire publié récemment par M. Ollier sur ce point capital, qui établit la ligne de démarcation entre les résections faites dans le véritable esprit de la méthode sous-périostée et celles qui n'en empruntent plus ou moins légitimement que l'étiquette, comme c'est le cas généralement en Allemagne, où nous avons vu faire les résections comme on devait les pratiquer il y a cinquante ou soixante ans.

J'ai dit plus haut que le raclage articulaire pouvait être insuffi-sant. Il en est ainsi lorsqu'on a affaire à des ostéites articulaires fongueuses. Il nous paraît impossible de nettoyer suffisamment avec une curette les multiples anfractuosités des foyers osseux, d'une part, et, d'autre part, d'assurer complètement l'écoulement des pro-duits exsudatifs de ces cavités et des nombreux diverticules de l'ar-ticulation. En pareil cas, on doit réséquer les extrémités osseuses ma-lades. Je fais cependant une exception à cette règle pour les enfants. Mais je ne m'occupe point ici des ostéites fongueuses articulaires, qui sont, à mon avis, absolument justiciables, en général, de la ré-section, au nom de la théorie tuberculeuse, bacillaire ou non, comme au nom de la clinique. Nous n'avons en vue actuellement que les arthropathies fongueuses d'origine synoviale et encore limitées en majeure partie aux parties molles des articulations. C'est pour elles que nous proposons et que nous avons pratiqué avec succès l'opération suivante, pendant la suppléance que nous faisons à la clinique du professeur Ollier.

Voici brièvement en quoi elle consiste :

1° *Soins préliminaires.* — La sécurité ne s'acquiert qu'au prix de précautions antiseptiques minutieuses. Le matin de l'opération, le malade prendra un grand bain de propreté. Au moment de l'opération, lavage du champ opératoire au savon et à la brosse. Je suppose que ce soit le genou, comme dans mes observations; cette région doit être lavée sur toutes ses faces. Le rasoir retranchera ensuite toutes les productions pileuses. Après le rasage, on fera une irrigation abondante avec de l'eau phéniquée forte.

2° *Opération.* — Celle-ci se divise en deux temps : le premier constitue l'arthrotomie, l'ouverture de l'article par la section des portions fongueuses; le second consiste dans le chauffage de l'articulation et des fongosités.

A. *Arthrotomie.* — Avec le cautère cultellaire du thermocautère de Paquelin, ou avec un bistouri désinfecté dans l'huile bouillante ou à la flamme, on incise, parallèlement à l'axe du membre, les bosselures qui correspondent aux plus fortes agglomérations de fongosités. L'incision doit commencer un peu avant et finir un peu au-delà de la différence de niveau de la bosselure avec les parties normales. Elle doit traverser la peau, le tissu cellulaire plus ou moins lardacé, les synoviales, les masses fongueuses et ouvrir la cavité articulaire. Nous avons fait ainsi des incisions de 8 à 9 centimètres. Toutes les bosselures sont fendues successivement de la sorte. Dans l'intervalle des tranchées pénétrantes, nous faisons des raies de feu superficielles. Si des artères donnent, on les éteint en promenant à leur niveau le cautère, dont on a laissé tomber la température.

Lorsque les végétations sont ulcérées, infiltrées de pus, il ne faut pas craindre de les labourer avec l'un des gros cautères des anciens arsenaux. A l'aide de crochets, on soulève la rotule et le tendon rotulien, en accrochant la lèvre interne des deux grandes incisions latérales principales et l'on promène le fer rouge dans l'articulation malade. Nous ne craindrions même pas dans certains cas graves avec fongosités latérales et postérieures (j'ai en vue le genou particulièrement) de mettre l'articulation tout à fait à découvert, au moyen d'une incision transversale sous-rotulienne qui compléterait l'incision dite en H de la résection, afin de pouvoir mieux se rendre compte de la situation d'abord, et, si la conservation est possible, sans résection, de pouvoir mieux fouiller avec le feu tous les recessus fongueux. Dans les cas que nous avons eu a traiter jusqu'à présent, nous avons pu nous borner aux incisions longitudinales décrites précédemment.

Lorsque les os sont envahis superficiellement par les fongosités, la section ignée doit aller jusqu'à eux. Mais alors le thermo-cautère de Paquelin n'est plus suffisant. Il faut s'armer de l'un des anciens cautères, de gros cautères pointus, et cribler la surface osseuse malade de trous en godets, dont la profondeur variera avec le degré de ramollissement du tissu osseux. Chez les jeunes sujets, la cautérisation ignée des os peut être portée très-loin et donner d'excellents résultats. Les os courts spongieux et les extrémités spongieuses des os longs peuvent être forés de part en part avec le fer rouge, *tunnellisés*, suivant l'expression et la pratique de M. Ollier. Le fer rouge a sur les os mous ou ramollis une action modificatrice des plus heureuses. Ils s'échauffent aisément, grâce à la conductibilité de leurs trabécules pour le calorique. Le calorique a non seulement une action modificatrice en tant que révulsif, qu'excitant; il exerce en outre une action léthale sur les bacilles, les microgermes qui peuvent être la cause de la carie osseuse.

B. *Chauffage de l'articulation et des fongosités*. — C'est à cette action spéciale, démontrée par les expérieuces de Pasteur, de Chauveau et autres, que nous avons recours pour compléter notre opération. A l'aide d'un cautère de gros volume chauffé au charbon, nous desséchons les parois des tranchées pénétrantes que nous avons faites au sein des fongosités. Celles-ci atteignent en peu de temps une température suffisamment élevée croyons-nous, pour que les bacilles qui les occupent soient frappés de mort. L'articulation tout entière se trouve bientôt portée à un degré de chaleur qui est intolérable au doigt et qui doit faire périr les micro-organismes. Au bout de quelques instants, un lavage phéniqué de l'articulation et des surfaces mises à jour complète le second temps de l'opération.

3° *Pansement*. — Le pansement doit être aussi aseptique que possible. Je procède de la manière suivante : Je saupoudre d'iodoforme les parois des tranchées pénétrantes. Le genou est enveloppé d'une couche de compresses de lint à l'acide borique et trempées au moment même dans une solution phéniquée forte; et, au-dessus de laquelle on met une couche de gaz phéniquée et une couche de coton salicylé. Ce pansement antiseptique va du milieu de la jambe au milieu de la cuisse. Le makintosch et les bandes placées, on entoure le membre inférieur de ouate ordinaire, et l'on fait un bandage silicaté muni d'attelles latérales de toile, de carton ou de bois mince.

L'opération est ainsi achevée.

Jusqu'à présent, elle n'a été suivie d'aucune réaction fébrile, excepté chez un jeune homme qui a eu pendant plusieurs jours une température très-élevée, sans le moindre trouble gastrique ni autre. Il ne souffrait pas, buvait et mangeait comme de coutume. Sans le thermomètre, nous n'aurions pas soupçonné cet état fébrile, que je rapprocherais volontiers de celui qui accompagne les injections iodées dans l'hydrocèle. Est-ce l'absorption de l'iodoforme entier ou décomposé qui en est cause? S'agit-il là simplement d'une fièvre aseptique dépendant du travail inflammatoire provoqué par les cautérisations? Je ne sais. Quoi qu'il en soit, les résultats immédiats sont excellents, et l'innocuité de l'arthrotomie ignée appliquée aux grandes articulations nous paraît démontrée, ce qui n'avait pas été fait jusqu'à présent, que nous sachions. Lorsque, au bout de quinze jours à trois semaines, on ouvre le bandage, on trouve les plaies roses, vermeilles, parsemées de paillettes d'iodoforme; l'articulation est indolore, fermée. Ce n'est qu'au deuxième pansement, c'est-à-dire au bout d'un mois environ, qu'on voit la diminution de volume de l'articulation s'accuser nettement. Les opérés peuvent marcher dans les salles au bout de cinq semaines — plusieurs se levaient, à notre insu, dès la seconde semaine — dans leur bandage ouato-silicaté aseptique. Ils souffrent si peu qu'ils ne comprennent pas la nécessité du repos.

Il ne nous est pas encore possible de donner des résultats éloignés et définitifs. Ils seront publiés avec les observations dans la thèse inaugurale de l'un de nos élèves.

DE L'AGGRAVATION DES PROPATHIES
PAR LE TRAUMATISME

Par M. A. VERNEUIL

Dans une discussion récente à la Société de chirurgie, j'ai avancé que le traumatisme, même le plus bénin, atteignant un sujet malade, pouvait aggraver l'affection antérieure et en accéler la marche jusqu'à la mort inclusivement.

Cette déclaration, sans être formellement niée au sein de la docte assemblée, ne semble pas pourtant y avoir été généralement admise. On a cru sans doute qu'il s'agissait là de coïncidences ou de cas très exceptionnels, sinon de faits mal interprétés.

Or j'affirme que ces aggravations des propathies par le traumatisme sont au contraire très évidentes et même assez communes, et, comme les observations bien prises sont plus probantes que tous les raisonnements, je publie la suivante, recueillie dans le service de mon cher disciple et ami le Dr Bouilly, par son interne, M. Hamonic.

Cancer viscéral latent. Fracture simple de jambe. Aggravation rapide du cancer. Mort cinquante-deux jours après l'accident.

Le 4 mars 1883, L. M...., cinquante et un ans, afficheur, robuste, bien constitué, jouissant d'une santé parfaite et n'accusant aucun antécédent héréditaire, tombe du haut d'une échelle de 4 mètres; il entre aussitôt à l'hôpital Beaujon, 2e pavillon, lit 14.

Fracture des deux os de la jambe sans plaie ni gonflement considérable. Le fragment supérieur du tibia soulève la peau; réduction facile, contention dans une gouttière; applications résolutives.

Le 10 mars, les phénomènes inflammatoires primitifs étant dissipés, on applique des attelles plâtrées, qui maintiennent exactement les fragments.

Depuis le 7, il existe un état gastrique sans fièvre. Langue sale, blanchâtre, conservant sur ses bords l'empreinte des dents; anorexie, constipation. Le 10, on prescrit trois verres d'eau de Sedlitz, qui procurent plusieurs selles; soulagement, retour de l'appétit.

Le 13, la constipation s'est reproduite; quelques nausées, mauvaise digestion; moral triste; 25 grammes d'huile de ricin, deux selles.

Le 14, nouveau soulagement, mais sensation de faiblesse; une teinte sub-ictérique de la peau appelle l'examen du côté du foie.

Cet organe n'est pas augmenté de volume dans sa totalité; mais on constate à la palpation sur son bord antérieur, au niveau des fausses côtes, une petite tumeur régulière, dure et douloureuse au toucher. On soupçonne l'existence d'une production maligne; mais le malade, interrogé de nouveau, répète qu'il ne souffrait en aucune façon avant sa chute.

On prescrit quelques centigrammes d'extrait thébaïque à l'intérieur et un emplâtre de ciguë *loco dolenti*.

Le 17, altération des traits, joues creuses, augmentation de l'ictère, répugnance pour les aliments, un peu de diarrhée. La tumeur a augmenté; elle offre environ cinq centimètres de diamètre. Tout va bien du côté de la fracture.

Extrait de quinquina, diascordium et sous-nitrate de bismuth.

Le 25, la peau est d'un jaune-brun sale; la diarrhée a disparu, mais les vomissements l'ont remplacée; le lait même n'est pas gardé. Douleurs vives dans l'hypochondre droit, s'irradiant du côté des lombes. La tumeur, dure, légèrement bosselée et douloureuse au toucher, présente le volume du poing; léger œdème du membre inférieur gauche et de la cuisse droite, rien dans les urines.

Le 30, un peu d'amélioration dans l'état général; moins de douleurs, moral assez bon; l'alimentation modérée est supportée, les selles sont assez régulières; cependant la tumeur s'étend vers l'épigastre.

Le 4 avril, les douleurs reparaissent, ainsi que les troubles gastriques et intestinaux.

Le 10, l'œdème occupe les deux membres en entier; on constate une ascite assez considérable; amaigrissement extrême; teinte ictérique; cachexie manifeste, peu de douleurs, tendance au sommeil. La tumeur déborde en bas les fausses côtes de 15 centimètres et envahit tout l'épigastre.

Tout va bien du côté de la jambe; une petite eschare qui s'était formée au voisinage de la fracture s'élimine spontanément.

L'apyrexie est toujours complète.

Le 17, progrès rapides de la cachexie. Ascite en voie d'accroissement continuel. Un peu de lait seul est supporté. Abattement et somnolence. Depuis plusieurs jours, l'urine, d'une teinte acajou, est chargée de bile; elle laisse un dépôt abondant, épais, adhérent, d'un rouge foncé; ni albumine ni sucre.

Le 20, faiblesse extrême. La tumeur, de plus en plus volumineuse, soulève fortement et déjette en dehors le rebord des fausses côtes; elle se prolonge jusqu'à l'ombilic et à l'hypochondre gauche, et descend même dans la fosse iliaque droite.

Mort le 25 dans la soirée.

Autopsie. — Poumon droit, adhérences générales; tubercules non ramollis aux deux sommets. Quelques-uns renferment au centre un peu de matière caséeuse.

Cœur sain; orifices et valvules à l'état normal.

L'estomac contient deux litres d'un liquide semblable à du sang altéré. La muqueuse présente des points multiples d'ecchymose, et au voisinage du pylore une large tache d'un rouge foncé. Les parois sont très épaissies au niveau de la petite courbure; elles ne présentent pas de tumeur circonscrite, mais bien une infiltration cancéreuse générale.

Foie énorme, pesant sept kilogrammes, dur, bosselé, bourré de noyaux cancéreux blancs, lardacés; il présente un prolongement qui descend jusque dans la fosse iliaque.

Rate normale.

Reins congestionnés.

La tête du pancréas renferme un noyau cancéreux qui paraît être l'origine du mal, parce que les tumeurs du foie ont les caractères du cancer secondaire.

Intestins et cerveau sains.

Le foyer de la fracture n'offre rien d'insolite. Le cal est encore fibreux.

Remarques. — Ce fait, qui n'est pas le premier dans son genre [1], est à la fois très simple et très démonstratif.

Un homme qui se dit, se croit et paraît du reste fort bien portant, tombe et se fait une fracture de jambe exempte de toute complication au moment même et dans la suite. Rien ne prouve que dans la chute la région hépatique ait été contusionnée. Il meurt cinquante-deux jours après, non point certes de la fracture, mais d'un cancer de foie.

Bien que l'origine traumatique du cancer en général soit parfaitement démontrée, on ne saurait l'invoquer ici, parce qu'il s'est écoulé à peine quatre jours entre l'accident et l'apparition des premiers phénomènes gastriques, et que dix jours après la chute on constatait déjà la présence d'une tumeur du foie. De toute évidence, celle-ci existait donc avant la blessure, mais elle était restée jusqu'alors absolument latente.

Dès que survint le trauma, trauma bénin s'il en fut, car à lui seul il n'aurait jamais fait mourir personne, la scène change. Le patient entre aussitôt à l'hôpital et y reçoit les meilleurs soins; soustrait à toutes les influences fâcheuses, il doit guérir sans incident. Or c'est tout le contraire qui arrive. Un état gastrique se prononce et s'aggrave sans trêve jusqu'à la terminaison fatale, parallèlement à l'évolution anatomique du néoplasme hépatique.

Sans doute on pourra dire que la marche rapide du cancer du foie a été observée déjà en l'absence de tout traumatisme et que celui-

1. Voir l'observation de M. Méricamp dans la thèse de M. Cerné, 1882, p. 52.

ci n'a joué présentement aucun rôle. A une telle négation on doit
répondre en multipliant les observations, ce que je ne manquerai
pas de faire. Mais je puis néanmoins rappeler combien.il est rare de
voir un cancer du foie parcourir toutes ses phases depuis le premier
trouble gastrique signalé jusqu'à la mort en cachexie profonde en
cinquante jours. Je préfère rapprocher ce cas de celui qu'a cité M. Méricamp et qui est plus remarquable encore, puisqu'un homme assez
bien portant pour travailler, mourait aussi d'un cancer hépatique onze
jours après une fracture simple du péroné.

Si des fractures sans importance aucune et sans réaction fébrile
quelconque aggravent de la sorte des propathies latentes, comment
croire qu'une opération chirurgicale n'en pourrait pas faire autant, en
dépit de traitement local et de l'emploi des antiseptiques les plus
puissants?

Quant aux causes de ces aggravations, je les entrevois trop vaguement encore pour exposer le peu que je crois savoir à cette heure.

DEUX FAITS D'HYSTÉRECTOMIE ABDOMINALE

Par Georges Poinsot (de Bordeaux).

La valeur réelle de l'hystérectomie abdominale est encore trop discutée, ses indications et même certaines particularités de son manuel opératoire demeurent jusqu'ici trop variables [1] pour que le chirurgien puisse légitimement se soustraire à l'obligation de publier les faits cliniques qu'il observe. C'est donc à titre de documents qu'il m'a paru bon de faire connaître les deux observations qui suivent.

Obs. I. — Mme H...., âgée de trente-cinq ans, couturière, demanda mes soins en avril 1879, pour une affection abdominale dont elle souffrait depuis environ quinze mois. Plusieurs médecins avaient déjà été consultés : les deux premiers avaient cru à une grossesse; un troisième, éclairé par la marche et la durée des accidents, avait parlé de tumeur, sans en préciser la nature et le siège. La malade avait été prise, deux mois avant ma visite, de vomissements incoercibles, s'accompagnant de douleurs abdominales fort vives; son état d'émaciation était devenu très marqué et sa faiblesse extrême. Ayant connaissance de faits de tumeur enlevée par une opération, elle m'avait appelé pour réclamer une intervention de ce genre.

En voyant la malheureuse femme, je fus frappé du degré de misère physiologique auquel elle était réduite ; l'image d'un squelette revêtu de peau n'a jamais été mieux en sa place. Les vomissements glaireux se répétaient environ toutes les deux heures; ils étaient toujours fort douloureux; mais de temps en temps se déclaraient des crises atroces qui arrachaient des hurlements à la malade. Le pouls était faible, mais régulier; les poumons ne présentaient aucune apparence de lésion. En examinant le ventre, je trouvai une tumeur que l'absence d'ascite et la maigreur extrême de la malade permettaient de délimiter exactement. Cette tumeur, du volume d'une tête d'adulte et située sur la ligne médiane, avait une consistance inégale, dure par places, élastique et rénitente sur d'autres points ; elle présentait une forme bosselée, et c'étaient les bosselures qui offraient la moindre résistance. Elle était mobile d'un côté à l'autre, et ces mouvements se communiquaient au col utérin, qui, au toucher, paraissait avoir subi une élévation notable. Les membres inférieurs n'étaient pas œdématiés.

1. Voir la *Revue critique* de M. Schwartz, in *Revue de chirurgie*, 1882, juin ; 1883, février et mars.

Je portai le diagnostic de *tumeur kystique de l'utérus*, probablement de nature maligne.

Comme il n'existait aucun signe de cachexie cancéreuse, que le système circulatoire était sain et que les poumons fonctionnaient normalement, je ne crus pas devoir refuser à la malade l'intervention qu'elle me réclamait : mais, avant de me décider, je demandai en consultation mon collègue et ami le docteur Lande. Celui-ci partagea mon avis, et l'opération fut résolue.

Je la pratiquai le 15 avril avec l'aide des docteurs Lande, Gendron, et de MM. Grégory, Peyre et Tourou, alors internes de l'hôpital Saint-André. Toutes les précautions antiseptiques, y compris le spray, furent observées. Une incision de vingt centimètres, partant du pubis et remontant au-dessus de l'ombilic, en le contournant, permit d'arriver sur le péritoine. L'hémostase bien assurée, la séreuse fut ouverte, et aussitôt la tumeur se présenta. Je pus alors constater qu'elle n'avait pas d'adhérences, et il me fut aisé de l'amener au dehors. Pour parer aux inconvénients qui pouvaient résulter de cette diminution brusque de la pression intra-abdominale, j'eus le soin de faire comprimer l'aorte. Deux broches d'acier furent passées en croix dans le pédicule de la tumeur, formé par la partie supérieure du col utérin ; un serre-nœud de Cintrat servit à étreindre le col au-dessous des broches. La tumeur fut ensuite sectionnée au-dessus des broches à l'aide du thermo-cautère. A ce moment (l'opération avait duré environ quarante-cinq minutes), je fus averti que le pouls radial baissait rapidement, malgré la compression de l'aorte. Je fis alors suspendre le chloroforme et procédai, sans tarder, à la toilette du péritoine. Celle-ci achevée promptement, car il n'y avait pas eu d'hémorrhagie, je réunis la plaie par deux plans de sutures, superficiel et profond. Vers la fin de ce temps opératoire, la malade se réveilla et accusa quelque sensibilité ; toutefois le pouls était à peine perceptible, les extrémités froides, l'haleine glacée. Je fis alors pratiquer plusieurs injections d'éther pendant que j'achevais le pansement. Les premières injections semblèrent ranimer la malade, qui trouva assez de force pour nous remercier d'avoir bien voulu accéder à sa demande, préférant, disait-elle, la mort à ses souffrances antérieures. Mais, au bout d'une heure, le collapsus reparaissait, et la mort avait lieu dans l'après-midi.

La tumeur, examinée dans le laboratoire d'anatomie pathologique, fut reconnue pour un fibro-sarcome kystique ; elle pesait 1650 grammes ; les kystes dont elle était parsemée étaient de petit volume, le plus gros égalant à peu près un œuf de poule.

Dans ce fait, la terminaison fatale ne peut être attribuée qu'à l'état de faiblesse extrême où se trouvait la malade antérieurement à l'opération. Celle-ci ne dura qu'un temps relativement court ; la perte de sang qui l'accompagna fut minime ; mais la malade, épuisée par ses souffrances et l'absence prolongée de toute alimentation, ne put se relever du shock opératoire et s'éteignit rapidement. L'événement pouvait être prévu ; je l'avais fait pressentir à la famille, et il avait fallu les instances les plus pressantes pour me déterminer à une intervention dont je redoutais surtout les conséquences immédiates. Le cas était désespéré, et, la malade étant condamnée, dans un laps de temps nécessairement court, à une mort inévitable, j'avais cru, avec mon collègue Lande, qu'il ne fallait point lui enlever la chance unique de survie que lui offrait l'opération.

Mon second fait est relatif à l'extirpation d'un corps fibreux sous-péritonéal ; c'est donc, pour employer l'expression proposée par M. Schwartz, un fait de myomectomie plutôt que d'hystérectomie. Cette fois encore, des accidents menaçants firent juger l'intervention nécessaire ; mais leur origine et leur intermittence avaient permis à l'état général de se maintenir bon, et l'opération, en dehors de sa moindre gravité, fut abordée dans des conditions suffisamment favorables.

Obs. II. — Marie G..., journalière, âgée de cinquante-cinq ans, entre le 28 août 1882 à l'hôpital Saint-André, où elle est placée salle 8, dans le service de M. le professeur Lanelongue, que je supplée pendant les vacances. C'est une femme grande, d'apparence robuste, sans antécédents morbides : elle a toujours vécu à la campagne, en s'occupant des travaux des champs. Réglée à l'âge de quinze ans, elle s'est mariée à vingt-deux ans et n'a pas eu d'enfants ; ses menstrues se sont supprimées il y a cinq ans. Dix-huit mois après, elle a commencé à éprouver quelques douleurs dans le côté droit du ventre ; un peu de repos suffisait du reste à les apaiser, et elle a pu, jusqu'aux derniers temps, conserver ses occupations. Les douleurs duraient depuis un an, quand elle a constaté dans la fosse iliaque droite, au point même où les douleurs étaient le plus vives, l'existence d'une petite grosseur dont elle compare le volume à celui d'un œuf. La santé générale demeurait toujours bonne ; mais, en février 1882, la malade fut frappée du développement rapide que prit son ventre. Elle consulta à cette époque notre regretté confrère le docteur Baudet, de Cadillac, qui reconnut une ascite ; il existait en même temps un prolapsus utérin assez facile à réduire ; ce prolapsus, au dire de la malade, datait seulement de quelques mois. Une ponction fut faite en avril, alors que l'abondance de l'épanchement avait amené une rétention d'urine complète et des accidents dyspnéiques inquiétants. Après l'évacuation du liquide ascitique, on put constater qu'il existait bien réellement dans le ventre, du côté droit, une tumeur du volume du poing. En juillet, l'épanchement s'était reproduit, avec son cortège d'accidents mécaniques, et il fallut, pour la seconde fois, recourir à une ponction. Le liquide se reproduisant encore, et avec plus de rapidité que la première fois, la malade se décida à venir à Bordeaux.

Quand je l'examine, le lendemain de son entrée, je trouve un développement considérable du ventre, qui donne l'aspect d'une grossesse arrivée à son terme; la cicatrice ombilicale est soulevée en doigt de gant, et la tension des parois empêche presque absolument d'explorer l'abdomen. L'utérus est en prolapsus, et il est fort malaisé de le réduire; il existe une légère dyspnée, et, la veille au soir, l'interne de garde a dû pratiquer le cathétérisme. La malade a eu pendant la nuit quelques crises de suffocation.

Je me décide immédiatement à faire une ponction avec le trocart ordinaire à ascite, et évacue huit litres d'une sérosité absolument citrine. Je cherche alors la tumeur dans la fosse iliaque droite, mais je ne trouve rien en ce point : c'est seulement sur la ligne médiane que je rencontre une tumeur arrondie, faiblement saillante au-dessus du pubis. Pendant cette partie de l'examen, l'utérus était demeuré prolabé. Je le réduis à ce moment et vois la tumeur remonter jusque dans la fosse iliaque droite, où me l'avait signalée la malade. Cette tumeur est dure, résistante, arrondie, sans bosselures; elle présente le volume d'une tête d'enfant à terme. Elle est absolument mobile dans l'abdomen; mais les mouvements qu'on lui imprime se communiquent en partie à l'utérus. Il existe cependant entre elle et cet organe une certaine indépendance, et l'utérus ne participe guère qu'aux déplacements un peu étendus. En présence de ces signes, je diagnostique un corps fibreux sous-péritonéal pédiculé.

La pathogénie des accidents est facile à établir : quand l'épanchement, consécutif à l'irritation de la séreuse par la tumeur jouant le rôle de corps étranger, a repoussé vers le haut la masse intestinale, la tumeur, plus lourde que la sérosité et en outre attirée par l'utérus, à cause de la tendance de ce dernier au prolapsus, s'engage dans le petit bassin, où elle est fixée par le poids du liquide épanché et par les contractions des parois abdominales. Ainsi s'expliquent les troubles observés du côté de la miction et l'irréductibilité relative du prolapsus.

Les suites de la ponction furent des plus simples, mais l'épanchement ne tarda pas à revenir, et le 20 septembre il fallut procéder à une nouvelle évacuation.

La malade, à qui j'avais fait, dès le début, entrevoir l'imminence d'une opération, me demanda encore quelques jours pour réfléchir, et je dus me contenter de la ponction palliative.

Cette fois, la reproduction du liquide se fit plus rapidement encore, et, le 6 octobre, les accidents de dysurie et une certaine gêne respiratoire avaient reparu. La malade ayant pris avis de sa famille et s'étant remise absolument entre mes mains, je décidai l'opération pour le 10 octobre.

Je la fis ce jour-là, avec l'aide de mes collègues les docteurs Boursier et Lefour, et en présence de M. le docteur Burguet, médecin des hôpitaux.

Après avoir pris toutes les précautions antiseptiques anté-opératoires, et sous la sauvegarde du spray phéniqué, je pratiquai sur la ligne médiane de l'abdomen une incision partant du pubis et s'étendant sur une hauteur de douze centimètres. Arrivé sur le péritoine, après hémostase complète des tissus divisés, je ponctionnai la séreuse avec le bistouri et donnai issue à une grande quantité de sérosité. J'agrandis ensuite l'incision avec les ciseaux conduits sur le doigt ; à ce moment, la tumeur se présenta en face de la plaie, et je pus aisément la saisir et l'amener au dehors. Elle tenait au fond de l'utérus par un pédicule très court et épais, dont la circonférence égalait à peu près celle d'une pièce de deux francs; de plus, elle était rattachée au corps de l'organe par un système de vaisseaux partant de sa partie supérieure, libres dans leur plus grande longueur et disposés autour d'elle comme les agrès d'un ballon. Ces vaisseaux étaient, pour la plupart, très volumineux, et deux ou trois n'étaient pas moins gros que le petit doigt : on eût dit, suivant la comparaison de Spencer Wells, de véritables intestins de lapin. Je commençai par couper isolément chacun de ces vaisseaux entre deux ligatures de catgut, puis je traversai le pédicule avec une broche d'acier, et au-dessous je plaçai un fil métallique serré avec l'instrument de Cintrat. Je n'eus aucune difficulté pour amener le pédicule au dehors, et cette partie de l'opération s'exécuta avec la plus grande simplicité. Quand je crus avoir poussé assez loin la constriction du serre-nœud, je sectionnai le pédicule avec le thermo-cautère, en empiétant un peu sur la tumeur; puis j'en badigeonnai toute la surface laissée à l'extérieur avec le perchlorure de fer.

La toilette du péritoine achevée, je suturai la plaie suivant ma méthode ordinaire : plan de sutures profondes avec fil d'argent et plaques de Lister; sutures superficielles, très rapprochées les unes des autres, avec crin de cheval. J'appliquai ensuite le pansement avec protective, gaze phéniquée et gutta-percha laminée, en ayant soin d'y comprendre le serre-nœud. L'abdomen fut soumis à une compression élastique à l'aide de ouate et d'une large ceinture de flanelle.

L'opération ayant été pratiquée à l'amphithéâtre de clinique, la malade fut rapportée dans la salle commune.

Pulvérisations phéniquées toutes les deux heures ; glace ; champagne.

La malade, en se remettant du chloroforme, a deux ou trois vomissements glaireux. Dans l'après-midi, elle accuse quelques coliques. Cathétérisme le soir.

Temp. avant l'opération, 37°; temp. du soir, 37°,8.

11 octobre. — Nuit bonne; les coliques sont devenues assez vives dans la soirée ; l'interne du service a fait à la malade une injection d'un centigramme de morphine. A la suite, les douleurs se sont calmées, et la malade a dormi quelques heures.

Elle prend le champagne avec plaisir.

Temp. du matin 38°,4; temp. du soir, 38°.6.

12 octobre. — Nuit calme, mais sans sommeil. La malade attribue cette insomnie à l'odeur des pulvérisations phéniquées. Elle n'éprouve d'ailleurs ni souffrances ni malaise. Elle a évacué quelques gaz par le rectum et uriné sans le secours de la sonde.

Pouls à 76. Temp. 38°.

Comme je puis voir, à travers la gutta-percha, que les pièces de pan-

sement ont été souillées par de la sérosité sanguinolente, je renouvelle
le pansement. La réunion de la plaie paraît assurée.

Dans l'après-midi, la malade prend quelques gorgées de bouillon froid,
et, à la suite, elle a un vomissement. Le champagne est toujours bien
supporté.

Temp. du soir, 38°,2.

13 octobre. — Les vomissements ne se sont pas renouvelés. La malade
a eu des coliques, qu'elle attribue à des gaz et que l'émission de quelques
uns de ceux-ci a en effet calmées.

Temp. matin 37°,8. — Temp. soir, 37°,6.

14 octobre. — Même état. Temp. m., 37°,4. — Temp. s., 37°,6.
Pouls à 70.

15 octobre. — L'état général est des plus satisfaisants.

Pansement : J'enlève les sutures profondes. Le serre-nœud tend à s'enfoncer dans l'abdomen, malgré la broche qui traverse le pédicule.

Temp. m., 37°. — Temp. s., 37°,6.

16 octobre. — Temp. 37°,8. — Pouls à 76.

17 octobre. — Pansement. J'enlève les sutures superficielles.

La réunion de la plaie est absolue, sauf au niveau du pédicule. Je m'a-
perçois que la broche qui traversait ce dernier, sous l'influence des tractions s'exerçant de l'intérieur, a coupé les tissus et ne maintient plus
rien.

Temp., 37°,4.

La malade prend un œuf mou et un peu de vin de Bordeaux.

18-21 octobre. — La malade commence à s'alimenter; l'aspect général
est excellent, et il faut insister fortement pour qu'elle consente à garder
le repos dans le décubitus.

22 octobre. — Pansement. Le serre-nœud est enfoncé dans la plaie
d'au moins 3 centimètres. J'augmente sa constriction.

26 octobre. — Pansement. Le serre-nœud tient toujours, bien que rendu
à la fin de sa course. Evidemment, il est fixé par le tissu de bourgeonnement. Je lui imprime quelques mouvements pour le dégager, mais sans
résultat.

28 octobre. — Le serre-nœud se dégage et vient avec un léger effort.
La cicatrisation est définitive le 2 novembre.

Je présentai la malade à la Société de médecine de Bordeaux dans
sa séance du 20 novembre. Il n'existait aucune tendance à l'éventration ; la cicatrice était solide et résistante.

La malade, revue dans ces derniers temps, presque un an après
l'opération, jouit d'une excellente santé ; sa cicatrice ne présente
aucun élargissement.

Chez nos deux opérées, je traitai le pédicule par la méthode extra-
péritonéale, c'est-à-dire que je le laissai au dehors en l'y fixant à l'aide

de broches d'acier. Quand je fis ma première opération, le procédé
de Kleberg (d'Odessa) n'était pas dans la pratique, et j'avais, d'autre
part, présent à l'esprit un fait d'hystérectomie pratiquée en ma présence pour un corps fibreux et dans lequel le pédicule, lié en deux
parties avec un très fort catgut, avait été réduit dans l'abdomen.
Cinq heures après, la malade, en faisant un effort pour se relever,
succombait brusquement, et à l'autopsie on constatait qu'une des
ligatures ayant glissé, il s'était produit une hémorrhagie foudroyante
par un vaisseau du pédicule [1]. Il me parut alors plus sage de fixer le
pédicule dans la plaie, ce que je fis sans difficultés.

Chez ma seconde malade, cette conduite me parut imposée par
l'existence d'un prolapsus utérin. Je jugeai qu'en fixant à la paroi
abdominale le fond de la matrice sur lequel s'implantait le pédicule,
je guérirais cette infirmité désagréable ; je me trouvai de la sorte
mettre en pratique la méthode de traitement du prolapsus que pré-
conisait deux mois plus tard (décembre 1882) le Dr Caneva, de
Milan [2]. Je ne sais si beaucoup de chirurgiens voudront, à l'instiga-
tion de ce distingué confrère, pratiquer la laparotomie pour chercher
la cure d'un prolapsus simple ; mais, le ventre une fois ouvert, il
m'était loisible de profiter de cette circonstance et de tenter la cure
radicale de la complication. Le succès a d'ailleurs répondu à mon
attente, et la malade n'a point vu son prolapsus se reproduire.

1. Le fait n'a pas été publié.
2. *Gazetta degli Ospitali*, 20 décembre 1882.

REVUE GÉNÉRALE

LE TRAITEMENT ANTISEPTIQUE
DES
PLAIES CHIRURGICALES ET LE PANSEMENT A L'IODOFORME
DANS LES CLINIQUES ALLEMANDES

Par E. DOYEN, interne des hôpitaux.

I. — LA DOCTRINE ANTISEPTIQUE EN ALLEMAGNE. — QUELQUES RÉSULTATS OPÉRATOIRES.

Ayant eu l'occasion de visiter en 1883 plusieurs cliniques allemandes, nous croyons utile de rapporter en quelques pages ce que nous y avons vu.

Les procédés opératoires ne diffèrent guère des nôtres. Chemin faisant, nous noterons quelques particularités.

Les pansements nous arrêteront davantage, ainsi que les procédés antiseptiques employés avant et pendant l'opération.

Dans toutes les cliniques que nous avons visitées l'on suit la méthode antiseptique.

Si on lui fait subir des modifications plus ou moins heureuses, en cherchant à multiplier ses procédés et ses agents, les principes sur lesquels elle repose sont toujours considérés comme ayant la même valeur absolue, contrairement à ce qui est énoncé dans une revue récente de M. de Santi [1].

Nous nous occuperons surtout des pansements à l'acide phénique, au sublimé et à l'iodoforme. Ces trois substances, en effet, paraissent être aujourd'hui les trois antiseptiques les plus sûrs et les plus généralement employés. Nous comparerons, pour terminer, ces trois modes de pansement, en essayant de montrer les avantages du dernier.

Chacun s'accorde pour reconnaître dans les statistiques allemandes la rareté des insuccès opératoires. Les laparotomies, l'extirpation des tumeurs du corps thyroïde et de l'utérus cancéreux se font souvent.

---

1. De Santi, *Dernières évolutions des pansements antiseptiques* (Arch. gén. de méd., mars 1883).

Les résultats immédiats sont fort remarquables. Nous citerons quelques exemples :

Nous avons vu enlever par le Pr Czerny un sarcome de l'épiploon de la grosseur de la tête, avec résection d'un fragment de l'estomac. Le diagnostic avait été fait et développé quelques jours auparavant, dans une clinique sur une série de cinq ou six tumeurs abdominales de nature différente. Ce sarcome s'était développé aux dépens de l'épiploon gastro-colique, jusqu'au contact des tuniques du côlon transverse et de l'estomac, qui nulle part n'étaient envahies par le néoplasme. Le côlon et une partie de la grande courbure furent isolés par une dissection minutieuse. Une forte ligature, avec un tube de caoutchouc rouge, permit de former un pédicule. Mais une rondelle des parois gastriques, d'un diamètre de 5 à 6 centimètres, fut enlevée avec la tumeur. On reconnut à l'examen de la pièce que les adhérences n'étaient que celluleuses, et qu'il eût été possible d'éviter l'ouverture du viscère. L'estomac fut réduit après suture de la solution de continuité.

Le même jour, le professeur d'Heidelberg opérait une jeune fille de dix-huit ans, présentant depuis quelques mois une tumeur de nature indéterminée, adhérant au fond de l'utérus et facile à sentir au travers des parois de l'abdomen. L'opération fut laborieuse. Sous l'incision, il n'existait plus de cavité péritonéale. Un épais gâteau tuberculeux qui ne contenait pas encore de points caséeux ni purulents, adhérait en avant aux parois abdominales dans toute la zone sous-ombilicale et se prolongeait en bas dans le petit bassin, au contact de l'utérus.

Le Pr Czerny extirpa avec une dextérité remarquable tout ce qui pouvait être enlevé.

Pour les points anfractueux, il se servit de la curette. Les surfaces mises à nu furent nettoyées avec soin et saupoudrées d'iodoforme. La plaie abdominale était cicatrisée le septième jour. La malade n'avait eu ni fièvre ni vomissements. L'opéré du sarcome de l'épiploon était également guéri.

Nous nous arrêterons quelques lignes sur la pédiculisation à l'aide du tube élastique.

Nous avons vu employer ce procédé pour la première fois par le docteur Jules Bœckel de Strasbourg pour la confection du pédicule utérin dans une extirpation de corps fibreux par la voie abdominale. Un trocart est passé immédiatement au-dessus de la ligature, et la canule laissée à demeure, afin d'empêcher le retrait du moignon cervical. Le pédicule est sectionné au-dessus, les gros vaisseaux liés isolément.

Deux fortes ligatures en masse assurent l'hémostase.

L'application du tube élastique est plus facile, plus rapide et tout aussi efficace que l'étranglement du pédicule avec le serre-nœud.

Notons également que le docteur Jules Bœckel fait sans inconvénient, quand l'incision médiane est insuffisante, une seconde incision transversale destinée à lui donner plus de jour.

Pour la fermeture du ventre, il a renoncé aux sutures profondes de

fil d'argent. Des sutures perdues de catgut assurent la réunion de la
séreuse et de l'aponévrose. Des points superficiels maintiennent les
muscles et la peau.

La plupart des chirurgiens allemands n'hésitent guère à faire l'extirpation des tumeurs malignes, toutes les fois qu'il est possible de tout
enlever.

Le docteur Czerny, sur douze opérés environ d'hystérectomie totale
pour affection cancéreuse du col, n'a perdu de l'opération que deux ou
trois malades.

Plusieurs ont survécu quelques mois et même près d'un an.

Dans les salles du professeur Billroth, nous avons vu deux femmes
opérées de résection du pylore, l'une, depuis huit jours, l'autre depuis
deux ans. Le professeur nous fit remarquer que cette dernière venait
d'être opérée de nouveau, avec succès, d'un petit noyau cancéreux développé au niveau de la cicatrice, aux dépens de la paroi abdominale et
du péritoine pariétal. Ces deux femmes quittaient l'hôpital quelques
jours après.

Quel est le secret de ces succès opératoires ?

Tous sont unanimes pour les attribuer uniquement à la rigueur de
leurs précautions antiseptiques.

II. — LES HÔPITAUX ET L'HYGIÈNE HOSPITALIÈRE.

Les opérés n'ont pas en Allemagne un tempérament spécial, une résistance particulière qui leur permette de mieux supporter les grands délabrements chirurgicaux. Au contraire, les cicatrices scrofuleuses et les
adénopathies du cou sont d'une fréquence extrême, et il ne se passe
guère de jour qu'on ne fasse à la clinique du professeur Billroth l'extirpation de quelques ganglions tuberculeux.

A part le bel hôpital d'Heidelberg, construit sur des plans nouveaux et
formé de pavillons isolés, les hôpitaux que nous avons visités sont vieux
et composés d'immenses corps de bâtiments à plusieurs étages. A Würtz-
bourg, les salles, sortes de chambrées de huit à douze lits, sont basses et
étroites. Les malades de médecine et de chirurgie occupent des pièces
voisines.

Le grand hôpital de Vienne contient 3 000 lits. Malgré cette accumulation de malades et l'activité des services, les résultats chirurgicaux
y sont fort satisfaisants. Quand le temps le permet, tous les malades
transportables passent la journée hors des salles. Les hommes valides
portent avec leur matelas, sur des bancs spéciaux, dans le jardin de
l'hôpital, ceux qui ne peuvent marcher.

Les salles sont propres et bien tenues. Fréquemment on enlève la
poussière des murs et du parquet à l'aide de bâches humides. Le linge
est prodigué pour les opérations et les opérés. Le service est fait avec
régularité. Les malades sont soignés avec sollicitude.

. Les garçons de salle restent d'ordinaire dans les services assez longtemps pour s'accoutumer à la pratique du chirurgien.

III. — Les précautions antiseptiques avant et pendant l'opération.

Avant d'aborder la technique des pansements, nous décrirons l'ensemble des précautions antiseptiques destinées à protéger le champ opératoire et à assurer la guérison rapide de la plaie.

Les salles d'opérations sont des amphithéâtres vastes et bien éclairés. Chaque jour, avant la clinique, les gradins de bois sont arrosés et balayés. La partie centrale, dont le sol est bitumé et disposé pour l'écoulement des eaux, est lavée largement. Deux irrigateurs d'Esmarch, avec de longs tubes de caoutchouc, terminés par un embout mobile, soit conique, soit en pomme d'arrosoir, sont suspendus à une hauteur de 2 m. 1/2 à 3 mètres. D'un côté, la vitrine aux instruments. De l'autre, un double lavabo auquel est annexé, pour la purification des mains, un petit réservoir d'eau phéniquée. Sur des tables mobiles, divers bassins de porcelaine et de métal pour les serviettes, les compresses phéniquées [1] et les éponges [2], dont les plus petites sont montées sur des pinces à forci-pressure.

Dans l'un des bassins, sont des pelotons (*Bauschen*) de coton hydrophile, rangés méthodiquement et destinés à remplacer les éponges dans certains cas. Leur longueur est de 4 à 5 centimètres, leur épaisseur de 2. On les prépare en imbibant d'eau phéniquée un fragment de coton hydrophile, que l'on pelotonne ensuite entre les doigts. On peut encore les disposer à l'extrémité d'une baguette de bois, pour s'en servir dans les plaies profondes ou les cavités naturelles. Ils ne servent jamais qu'une fois et possèdent sur les éponges l'avantage d'être toujours aseptiques.

1. Les serviettes et les compresses, fraîchement lavées, sont maintenues quelques jours dans l'eau tiède. On les exprime, et on les fait bouillir une heure dans une solution phéniquée à 5 0/0. On les garde dans une même solution froide, que l'on renouvelle le troisième jour, puis tous les quinze jours. A la fin de la seconde semaine, on peut commencer à les employer (von Hacker, *Anleitung sur Antis. Wundbehand. nach der am Prof. Billroth's Klinik gebrauchlichen Meth.*, Wien, 1883, p. 18).

2. Les éponges, de belle qualité, sont placées sèches dans un linge de toile et martelées avec un maillet de bois afin de les débarrasser du sable qu'elles renferment. On les lave dans l'eau tiède et on les exprime plusieurs fois avec soin. Pour les blanchir, on les place vingt-quatre heures dans une solution de permanganate de potasse à 1/1000, que l'on renouvelle au bout des douze premières heures. On les lave à l'eau tiède, et on les plonge dans un mélange formé, pour vingt-cinq éponges, de cinq litres d'une solution d'hyposulfite de soude à 1 0/0 et d'un litre d'une solution à 8 0/0 d'acide chlorhydrique concentré. On les y agite quelques minutes. Dès qu'elles sont devenues blanches, on les lave largement, et on les abandonne trois jours sous un courant d'eau froide. On les maintient de nouveau quatre jours dans l'eau tiède à la température de 35 ou 38°, en prenant soin de la renouveler tous les soirs. On les conserve enfin dans de l'eau phéniquée à 5 0/0. Cette solution est renouvelée d'abord le troisième jour, puis tous les quinze jours. Comme les linges de toile, on ne les emploiera qu'au bout de la deuxième semaine. Si l'on veut blanchir des éponges qui ont déjà servi, on devra les purifier du sang et de la graisse dont elles sont imprégnées en les lavant à l'eau courante durant un ou deux jours, ou mieux en les faisant séjourner une heure dans une solution concentrée de carbonate de soude (von Hacker, *loc. cit.*, p. 17).

Cet avantage est grand, si l'on veut nettoyer, dans un pansement, les lèvres d'une plaie réunie et l'orifice du trajet des drains, qu'une éponge pourrait infecter. S'il s'agit d'une plaie suppurante, leur prix de revient minime rend leur emploi plus économique que celui des éponges, qu'il est nécessaire de brûler après le contact de matières septiques.

Les instruments sont bien entretenus. Les mors des pinces hémostatiques doivent être nettoyés avec soin. Une heure avant l'opération, les instruments nécessaires sont plongés dans une solution antiseptique. Un second bassin contient les aiguilles et les fils à suture. Les drains sont conservés dans des bocaux de verre et baignent dans la solution phéniquée à 5 0/0.

Plusieurs vases d'eau phéniquée, pour les mains, sont à la portée de l'opérateur. Les objets de pansement, que nous décrirons plus tard, sont renfermés dans des boites spéciales.

Le chirurgien et les assistants se lavent les mains, se nettoient les ongles et font usage pour leur purification d'une solution phéniquée à 2 1/2 0/0.

Ils sont revêtus de grands surtouts de toile, qu'on renouvelle chaque jour.

Le malade a pris d'ordinaire plusieurs bains de propreté. Les poils sont rasés à l'avance.

Un aide administre le chloroforme, pendant que l'on dispose le champ opératoire. Le professeur Billroth conseille, pour l'anesthésie, un mélange de 3 p. de chloroforme, 1 p. d'éther, 1 p. d'alcool absolu, comme donnant plus de sécurité que le chloroforme seul.

L'administration de ce mélange, n'est pas confiée à un aide spécial. La tête de l'opéré est tantôt tenue fort élevée, tantôt laissée pendante hors de la table.

La partie à opérer est nettoyée avec la brosse et le savon. Au besoin, on emploiera l'huile, l'essence de térébenthine ou l'éther. Puis on pratique une large irrigation phéniquée.

Pour le rectum et le vagin, après avoir administré plusieurs lavements, on fait d'abondants lavages avec l'eau phéniquée à 1 0/0. — On peut employer finalement la solution de sublimé à 1/1000, qui est beaucoup plus antiseptique.

Ces précautions, complétées par le tamponnement à la gaze iodoformée après l'opération, permettent de pratiquer sans danger d'accidents septiques les opérations variées sur le vagin et le col utérin. C'est grâce à elles que les Allemands obtiennent des succès dans l'hystérectomie totale.

Pour les laparatomies, chez la femme, le vagin et les parties génitales sont désinfectés par le même procédé et bourrés de gaze iodoformée. Ainsi, on n'a pas à craindre la péritonite purulente si l'on ouvre le canal cervical, comme c'est la règle dans l'hystérectomie partielle, ou bien s'i arrive de perforer les culs-de-sac vaginaux.

A la tête, les cheveux sont enfermés dans une serviette phéniquée, nouée sur l'occiput.

Quand la température l'exige, les autres parties du corps sont soigneusement enveloppées de couvertures de laine. Par-dessus, des pièces de toile cirée et des serviettes phéniquées, ne laissant à nù que le champ opératoire, servent à protéger le reste du corps contre l'écoulement du sang et des autres liquides.

Durant toute l'opération, d'abondantes irrigations phéniquées assurent l'asepsie de la plaie. L'hémostase est faite aussi parfaitement que possible.

Les vaisseaux sont liés au cours de l'opération. MM. les professeurs Billroth, Czerny, Bœckel, emploient à cet effet la soie phéniquée [1]. M. le professeur Maas, le catgut chromique [2].

L'opération terminée, on fait la toilette de la plaie. Des contre-ouvertures sont pratiquées aux parties déclives, soit avec le bistouri, soit à l'aide d'une longue pince courbe, à mors plats, dont l'un est terminé par une extrémité lancéolaire. Les tissus sont transpercés de dedans en dehors ; le drain est saisi et attiré dans la plaie. Les drains sont de caouchouc rouge, résistants et perforés en spirale. Ils sont placés debout, coupés au ras de la peau et maintenus à l'aide d'une épingle anglaise désinfectée, qui a sur le fil l'avantage d'être toujours propre et de les empêcher de s'enfoncer plus avant. L'épingle est garnie de gaze iodoformée. Presque toujours, les parties profondes sont maintenues en rapport à l'aide d'un fil d'argent dont les deux extrémités sont tordues ensemble ou bien enroulées séparément sur deux plaques de plomb. Les sutures superficielles, qui se font soit à la soie, soit au catgut chromique, sont fort rapprochées. Le professeur Billroth emploie fréquemment pour la peau la suture en surjet.

Chaque fois que la disposition des lambeaux, la nature de la plaie ne permettent pas d'obtenir la réunion totale, on recherchera au moins une réunion partielle, pour hâter le processus de réparation.

La bande d'Esmarch est généralement employée dans les opérations sur les membres. On évite la constriction exagérée, toujours suivie d'une hémorrhagie en nappe fort abondante. Tous les vaisseaux apparents sont liés avec soin. On applique un pansement antiseptique compressif. Le malade est reporté sur son lit. Le membre est maintenu presque vertical à l'aide d'un lacs. Alors seulement on retire la bande élastique. Cette pratique est excellente chez les gens affaiblis et réduit à presque rien la perte de sang.

---

1. La soie, dévidée sur des bobines percées de trous, est bouillie une heure dans l'eau phéniquée à 5 0/0, puis enroulée sur des bobines de verre et conservée dans une solution phéniquée au même titre. Cette solution est renouvelée tous les quinze jours. Cette soie, dite soie de Czerny, est préférée, aux cliniques de Vienne et d'Heidelberg, au catgut et au fil d'argent pour les ligatures et pour les sutures de la peau.

2. Le catgut chromique de Lister est préparé par l'immersion du catgut ordinaire, pendant deux jours, dans une solution aqueuse d'acide chromique à 0,24 0/0, additionnée de 5 0/0 d'acide phénique. Il est bon de conserver ce catgut dans l'alcool ou l'eau de sublimé.

Nous avons omis à dessein le spray, qui n'est jamais employé à la clinique de Vienne pour les opérations courantes. La pulvérisation phéniquée est réservée pour les cas où l'on ouvre une grande cavité séreuse. L'opération se fait dans une salle spéciale, petite, facile à chauffer, bien ventilée, ne contenant aucun meuble inutile. Une heure avant d'amener le malade, on pratique la pulvérisation pendant quinze ou vingt minutes. Le brouillard phéniqué précipite sur les murs et le sol toutes les poussières et les germes en suspension dans l'air et devient ainsi inutile durant l'opération.

Le professeur Billroth craint les effets toxiques qui suivent l'absorption si rapide des gouttelettes phéniquées par le péritoine. Outre la suppression du spray durant l'opération, il fait placer pour les laparotomies les éponges, les linges, les instruments, les fils de soie, dans une solution faible, à 1 0/0. Tous ces objets ont été préalablement purifiés à l'aide d'une solution forte. Aussi n'observe-t-on jamais les urines noires.

Le chirurgien n'est pas gêné par le spray, et le malade supporte mieux l'anesthésie prolongée dans un milieu d'air. pur que dans une atmosphère saturée de vapeurs phéniquées.

Grâce à cet ensemble de précautions antiseptiques, la plaie se trouve dans des conditions favorables à une guérison rapide.

Le chirurgien assurera le succès par un pansement bien ordonné.

IV. — Inconvénients du pansement de Lister. Les pansements a Strasbourg, Heidelberg, Vurtzbourg, Munich et Vienne.

Il est de règle générale, en Allemagne, de pratiquer des pansements rares, comme étant moins coûteux et favorisant la réunion des plaies. Le pansement de Lister, accepté avec enthousiasme par les chirurgiens allemands, tomba bientôt en discrédit. Son application est délicate et minutieuse. La moindre faute cause des insuccès, que l'on attribue au pansement lui-même. Ou bien ce sont des érythèmes, des eczémas phéniqués dus soit à l'impureté de l'acide, soit à l'imperfection des solutions et du mode d'emploi.

La gaze, si bien préparée qu'elle soit, perd rapidement son acide phénique, et le pansement doit être renouvelé fréquemment, ce qui en augmente beaucoup le prix de revient.

De là de nombreuses tentatives pour y substituer un autre pansement.

Nous ne parlerons ici que des pansements que nous avons vu pratiquer :

I. *La naphtaline et le sucre.* — *La sciure de bois.* — Lors do notre passage à Strasbourg, le professeur Lücke expérimentait un mélange de naphtaline et de sucre, ainsi que la sciure de bois, rendue antiseptique par le lavage avec une solution de sublimé; ces substances solides sont renfermées entre plusieurs doubles de gaze, puis appliquées sur les plaies. Leur action antiseptique n'est pas douteuse, mais elles ne possèdent comme qualités particulières que leurs propriétés absorbantes pour les liquides.

Les sachets de sciure de bois ou de naphtaline s'appliquent mal sur les plaies. Le contenu se tasse rapidement et forme des masses dures par la dessiccation des liquides absorbés. Ces pansements enfin n'ont pas cette souplesse moelleuse de la gaze et de la ouate, si nécessaire à la protection de la ligne des sutures.

II. *Le pansement au sublimé à la clinique de Vurtzbourg.* — Le professeur Maas emploie exclusivement la gaze au sublimé. Cette gaze est de la gaze ordinaire, lavée et dégraissée, par conséquent hydrophile, que l'on rend antiseptique en la plongeant dans une solution de sublimé à 1/1 000. Cette gaze est ensuite vigoureusement exprimée. On l'emploie humide.

Les ligatures et les sutures, à la clinique de Vurtzbourg, sont faites au catgut chromique. Le drainage est pratiqué autant que possible avec un gros catgut, qui traverse la plaie de part en part, grâce à deux contre-ouvertures. Un protective est appliqué sur la ligne de réunion. Par-dessus, de la gaze au sublimé chiffonnée. Puis, un bandage roulé fait avec la même gaze, pliée suivant sa longueur en bandes de huit à dix doubles. Une épaisse couche de coton hydrophile, un imperméable de gutta-percha, et de la ouate ordinaire, pour garnir les limites du pansement. Enfin, une bande de toile ou de gaze, et une bande apprêtée, que l'on applique humide et qui, en séchant, forme sur la région sous-jacente un véritable appareil inamovible.

A la suite d'une résection, le pansement peut être laissé deux à trois semaines. Le malade ne souffre pas, grâce à l'immobilité du membre, maintenu en outre par une attelle de fer.

Nous avons vu le premier pansement d'une résection du coude, le vingt et unième jour après l'opération. La réunion était parfaite. Les fils de catgut, en partie résorbés, n'avaient pas déterminé d'irritation locale. La température ne dépasse pas d'ordinaire 38° ou 38°,5.

L'anse de catgut suffit pour assurer le drainage dans les premiers temps qui suivent l'opération.

Nous avons vu dans les salles du professeur Maas un bon nombre de réséqués traités de la sorte, presque tous avec le même succès. Mais nous devons dire qu'on fait en Allemagne des résections pour de simples synovites fongueuses non suppurées, avec peu ou point de lésions osseuses. Il est naturel d'obtenir dans ces cas une guérison rapide et des résultats satisfaisants. Les mêmes malades guérissent souvent en France par l'immobilisation prolongée.

Nous ferons remarquer toutefois que l'immobilisation du genou doit être assurée durant plusieurs mois et souvent plus d'une année, tandis que nous avons vu un certain nombre de réséqués marcher assez bien à la fin du deuxième mois. Pour la hanche, les résultats sont médiocres. Il est en effet presque impossible d'enlever tous les points malades et d'obtenir la coaptation exacte des surfaces osseuses.

A Vurtzbourg, le sublimé n'est employé que pour les pansements et la purification des instruments. La solution à 1/1 000 est toxique et dan-

gereuse au contact de vastes surfaces absorbantes. Le lavage d'un genou
a déterminé un cas d'hydrargyrisme assez grave. Au cours de l'opération, le professeur Maas emploie l'irrigation avec la solution phéniquée
à 5 0 0.

Le sublimé a en outre l'inconvénient de fendiller l'épiderme et de
gercer les mains tout autant, sinon plus que les solutions phéniquées.

Pendant les grandes opérations, on pulvérise de l'acétate d'alumine
à 5 0 0.

III.•*Le pansement phénique rare à la clinique de Munich*. — A
Munich, le professeur Nussbaum, qui avait abandonné le lister pour le
pansement à l'iodoforme, observa par l'emploi de cet agent des cas nombreux d'intoxication, dont plusieurs mortels. Aujourd'hui, il suit de
nouveau la méthode de Lister dans toute sa rigueur, avec cette double
modification que le spray n'est employé ni pour les pansements ni pour
les opérations courantes, et qu'il laisse les pansements trois ou quatre
jours en place.

IV. *Le pansement à l'iodoforme*. — Nous arrivons enfin au pansement à l'iodoforme dont nous avons apprécié successivement les résultats
dans les services des professeurs Bœckel, Czerny et Billroth.

La pratique de ces chirurgiens est sensiblement la même. L'opération
tout entière est faite à l'acide phénique. Les serviettes, les compresses
les éponges, les fils à sutures, les drains, les instruments, tout est purifié
par la solution phéniquée.

L'iodoforme, à son tour, constitue la base du pansement. Son emploi
est général à la clinique de Vienne. Nous l'y trouvons sous forme de
poudre, de gaze iodoformée hydrophile et adhérente, glycérine iodoformée, collodion iodoformé, vaseline iodoformée, et de bâtonnets médicamenteux.

La gaze iodoformée hydrophile [1] contient de 10 à 20 0/0 d'iodoforme.
Elle sert à panser presque toutes les plaies opératoires.

La gaze iodoformée adhérente [2], qui doit ses propriétés au mélange de
colophane et de glycérine qui sert à sa fabrication, contient une propor-

---

1. La gaze, lavée et dégraissée, est froissée dans les mains, puis parsemée, à
l'aide d'un sablier, de poudre d'iodoforme. On la frotte ensuite entre les mains
jusqu'à ce qu'elle soit uniformément colorée. L'imprégnation d'iodoforme est
alors suffisante. On enlève l'excès en secouant légèrement cette gaze. Il faut,
pour préparer 6 mètres 1/2 de gaze, 30 gr. d'iodoforme. La gaze bien faite contient 10 à 20 0/0 de cette substance et revient à 40 ou 50 centimes le mètre (Von
Hacker, *loc. cit.*, p. 24).

2. La gaze adhérente se prépare avec la même gaze dégraissée que l'on plonge
dans une solution alcoolique de colophane additionnée de glycérine. On la laisse
alors sécher, puis on l'imprègne d'iodoforme, comme la gaze hydrophile. Il faut,
pour 6 mètres de gaze, une solution de 100 grammes de colophane dans 1200 gr.
d'alcool à 95°, additionnée de 50 gr. de glycérine et 230 gr. d'iodoforme pulvérisé.
A la clinique du professeur Billroth, où cette gaze est préparée en grand, on
emploie pour la faire, au lieu de gaze ordinaire, de la gaze phéniquée. Le prix
de revient est à peu près le même. Un mètre de cette gaze iodoformé adhérente
coûte environ 2 fr. (Von Hacker, *loc. cit.*, p. 25).

tion d'iodoforme double de la précédente. Elle adhère intimement aux surfaces cruentées et s'emploie soit pour panser les plaies intéressant les cavités muqueuses, soit, par exemple, à la face ou après un évidement osseux, pour arrêter un hémorrhagie en nappe.

La glycérine iodoforméo, simple mélange d'iodoforme et de glycérine dans les proportions de 10 à 20 0/0, sert à pratiquer des injections dans la pleurotomie, l'hydrocèle, les abcès froids ou par congestion, après l'évacuation du liquide séro-fibrineux ou du pus.

Nous avons vu plusieurs fois pratiquer cette opération. D'après les assistants du professeur Billroth, elle est complètement inoffensive et donne d'excellents résultats. Souvent, dans les abcès froids, on est obligé de répéter les injections à différents intervalles, avant d'obtenir la guérison définitive. L'iodoforme aurait dans ces cas une action locale et vraiment spécifique contre les produits tuberculeux.

Le collodion iodoformé [1] sert à la réunion des petites plaies du visage. On doit, avant de l'appliquer, les sécher avec soin. Après une autoplastie des lèvres ou du nez, où il est difficile de faire un pansement ordinaire, les sutures sont simplement recouvertes d'une pellicule de collodion iodoformé. On évite ainsi la suppuration des points de suture, qui se voit fréquemment à l'air libre, et surtout l'éclosion d'un érysipèle.

La vaseline à l'iodoforme, préparée en incorporant par trituration à 100 parties de vaseline blanche 20 à 50 parties d'iodoforme porphyrisé, sert de topique sur certaines plaies ou excoriations.

Enfin, les bâtonnets médicamenteux à l'iodoforme [2] sont employés pour modifier les fistules rebelles ou l'intérieur de la cavité utérine [3].

Le pansement à l'iodoforme a été étudié complètement par Rohmer dans la *Revue de chirurgie* 1882, p. 574, 673 et 760, et par Berger dans la *Revue des sciences médicales*, avril 1883; nous n'y insisterons pas davantage.

1. Collodion officinal, 10; iodoforme, 1. La dissolution est facilitée par l'addition d'une petite quantité d'éther.

2. Iodoforme pulv............ 20
Gomme arabique.
Glycérine........ } ãã.... 2
Amidon ....

(Von Hacker, *loc. cit.*, p. 22.)

3. La gaze phéniquée est préparée à la clinique du professeur Billroth par le procédé de Bruns, légèrement modifié. On verse dans une solution de 2 000 gr. de colophane dans 12 litres d'alcool à 95°, une solution de 500 gr. d'acide phénique pur cristallin dans un poids égal de glycérine. 200 mètres de gaze dégraissée sont dévidés à l'aide d'un appareil spécial dans cette solution jusqu'à imprégnation suffisante, puis enrou!és de nouveau sur les cylindres de bois. Dès que l'excès du liquide s'est écoulé, on enroule la gaze sur un cylindre de plus grand diamètre, afin de favoriser l'évaporation de l'alcool. Cette manipulation dure environ deux heures et demie. La gaze sèche en vingt-quatre heures environ. On la conserve dans des boîtes de métal soigneusement closes. Un mètre de cette gaze ne coûte que 20 à 25 centimes, car la moitié du mélange liquide s'en écoule pendant la fabrication et peut servir de nouveau (Von Hacker, *loc. cit.*, p. 23).

REVUE DES SOCIÉTÉS SAVANTES

SOCIÉTÉ DE CHIRURGIE
21 novembre — 19 décembre 1883.

M. VERNEUIL. *Fractures de la rotule.*

M. Verneuil présente une rotule fracturée comminutivement et réunie par un cal osseux, provenant du service de M. Lancereaux. Cette pièce vient d'un homme de quarante-neuf ans, qui, entré pour de la tuberculose pulmonaire, se fractura la rotule en tombant dans les salles. Soixante-sept jours après son accident, ce malade succomba aux progrès de son affection pulmonaire et l'on constata à l'autopsie l'existence d'un cal osseux exclusivement interfragmentaire, comme on peut le vérifier sur la pièce que M. Verneuil met sous les yeux de ses collègues. La fracture était comminutive.

M. BERGER fait remarquer qu'il s'agit d'une fracture comminutive par cause directe, peut-être sans écartement dès le début.

M. NICAISE fait les mêmes réserves sur la pièce présentée par M. Verneuil; il s'agit là en effet d'une fracture par écrasement peut-être incomplète et sans déchirure du périoste; l'examen de la pièce montre qu'il ne s'est pas produit d'ostéite entre les fragments; il faudrait faire une coupe pour savoir s'il y a un vrai cal osseux ou si les fragments ne sont pas restés réunis par des portions tassées de tissu spongieux. M. Nicaise demande à M. Verneuil s'il n'y avait pas do caillots sanguins dans l'articulation à l'autopsie; il a en effet trouvé un caillot fibrineux dans l'articulation de l'épaule, deux mois après une luxation de cette articulation.

M. VERNEUIL. On n'a rien trouvé dans l'articulation. Quant à l'ostéite, son absence s'explique par ce fait que le périoste de la rotule paraît impropre à la formation de stalactites osseuses que l'écartement des fragments n'empêcherait pas de se produire isolément sur chacun d'eux.

M. HENRIET *Des fractures de la rotule et du rôle de l'atrophie musculaire dans les fonctions du membre blessé.* Rapport de M. RICHELOT.

Chez un malade atteint de troubles moteurs dans le membre inférieur droit, suite lointaine et exceptionnelle d'une paralysie infantile, M. Henriet observa successivement l'apparition d'une hémohydarthrose traumatique du genou du côté malade, puis d'une fracture de la rotule de cause musculaire qui resta inaperçue pendant plusieurs jours et fut suivie d'un écartement de quatre travers de doigt entre les fragments. L'atrophie musculaire avait été auparavant soignée et améliorée, et, grâce à la renaissance de son triceps, ce malade marchait mieux avec sa fracture de rotule qu'au moment où il avait une rotule saine et des muscles atrophiés.

M. QUEIREL. *Cinq observations d'hystérectomie.*

M. FORT. *Plusieurs observations d'hystérectomie et d'ovariotomie.*

Rapport de M. LUCAS-CHAMPIONNIÈRE.

Dans l'opération de l'hystérectomie pour les corps fibreux, un point important est encore en discussion : c'est le traitement du pédicule. Les premiers opérateurs, et parmi eux Péan et Kœberlé, laissaient toujours le pédicule au dehors; depuis, des tentatives ont été faites pour éviter cette complication du traitement ulterieur des opérés, mais les résultats de la réduction du pédicule ont presque tous été déplorables. Une statistique intégrale n'apprendrait pas grand'chose sur la valeur relative des deux méthodes de traitement, les uns, comme Schrœder, opérant tous les corps fibreux un peu volumineux et les autres ne se décidant à intervenir que quand les accidents leur forcent la main, de sorte que les malades ne se trouvent pas dans des conditions de résistance comparables.

Personnellement, M. Lucas-Championnière a fait deux opérations de Porro, qui ont été suivies de succès (la réduction du pédicule est injustifiable dans cette opération), et deux hystérectomies avec traitement extrapéritonéal du pédicule, dont l'une a guéri après des accidents réflexes formidables probablement dus en partie à l'inclusion d'une portion de la vessie dans le pédicule et dont l'autre est en bonne voie. Dans un seul cas, il a réduit le pédicule, à cause de l'insubordination de la malade, chez laquelle les pansements auraient été impossibles, et la mort est survenue le quatrième jour. M. Queirel a obtenu trois succès sur cinq cas avec le traitement externe du pédicule, et M. Fort deux morts sur trois opérations, en le réduisant. En résumé, M. Lucas-Championnière se rattache au traitement extra-péritonéal du pédicule, l'autre procédé exposant à des désastres inattendus. Il fait toutefois des réserves à cette proposition générale : les vaisseaux de la trompe et de l'ovaire doivent être liés à part et réduits, et l'on peut accepter le traitement intra-péritonéal quand les tumeurs fibreuses sont sous-péritonéales ou quand des adhérences rendent impossible la fixation du pédicule dans la plaie abdominale.

M. Lucas-Championnière étudie ensuite ce que chacune de ces communications présente de particulier. M. Queirel a eu sur cinq cas, trois guérisons et deux morts, l'une par hémorrhagie et l'autre par dépression au bout de quarante-huit heures. Il conclut avec raison de son travail que l'hystérectomie est indiquée en cas de troubles généraux ou d'augmentation rapide du corps fibreux et que, même en l'absence d'hémorrhagie, la gêne de la marche et les troubles circulatoires peuvent justifier l'intervention. Mais il exagère quand il compare l'hystérectomie à l'ovariotomie. Les kystes de l'ovaire en effet, fatalement progressifs, constituent une indication opératoire bien plus impérieuse que les fibromes, que peuvent améliorer la ménopause, la grossesse et même un traitement hydrominéral ; en outre, après l'ovariotomie, le shock et l'épuisement sont les seules causes de mort en dehors de la péritonite septique, que M. Lucas-Championnière n'a jamais rencontrée, tandis qu'on peut observer après l'hystérectomie des accidents réflexes formidables, pouvant débuter le sixième et même le neuvième jour après l'opération la plus simple; ces accidents sont rares au contraire après l'ovariotomie et n'accompagnent que les opérations compliquées. Ils sont d'autant moins à craindre que l'on enlève une plus petite portion de l'utérus.

Dans la communication de M. Fort, il faut relever une extirpation incomplète par le vagin de tumeurs fibreuses multiples volumineuses avec application d'un serre-nœud, qui fut suivie de mort par hémorrhagie et septicémie; le serre-nœud et l'écraseur ne valent rien pour ces opérations, il faut énucléer avec des ciseaux ou faire franchement l'hystérectomie. Cet auteur a fait trois hystérectomies, deux avec réduction du pédicule et mort et une qui a guéri, avec pédicule externe. Enfin il a pu guérir une malade atteinte de grossesse extra-utérine ancienne.

M. TERRIER. *De l'hystérectomie.*

M. Terrier a pratiqué sept fois cette opération et a eu quatre morts et trois guérisons, au nombre desquelles il met une malade opérée il y a quinze jours et en très bonne voie. Les opérations comprennent deux ordres de cas bien distincts : dans les uns, l'hystérectomie a été pratiquée de parti pris pour des tumeurs de l'utérus, et dans les autres elle a été faite forcément comme complément de l'ovariotomie, à cause d'adhérences inséparables, dans des cas par conséquent déjà difficiles et graves en dehors même de l'ablation de l'utérus.

Trois des opérations de M. Terrier, dont deux morts et un succès, appartiennent à cette dernière catégorie. Chez la première malade, on avait diagnostiqué une tumeur solide de l'utérus et un kyste de l'ovaire, et on trouva pendant l'opération deux tumeurs, l'une liquide et l'autre solide, de l'ovaire, avec adhérences à l'utérus impossibles à séparer. Traitement externe du pédicule, maintenu par des broches en croix. Opération durant deux heures un quart, sans spray, mais avec les précautions antiseptiques. Mort le troisième jour de péritoine aiguë. La seconde malade, âgée de soixante-trois ans, avait un énorme kyste de l'ovaire très ancien, adhérent au plancher du bassin et qui ne put être enlevé qu'incomplètement, malgré la résection de l'utérus. Mort de shock. Enfin la troisième malade avait une énorme tumeur fibro-kystique intra-péritonéale qui nécessita la résection d'une portion d'utérus; le pédicule fut maintenu au dehors par des broches en croix; cette malade, opérée depuis quinze jours, est en bonne voie de guérison.

Sur les quatre malades qui ont subi l'hystérectomie de propos délibéré M. Terrier a obtenu deux guérisons et deux morts. La première avait un corps fibreux du volume d'une tête d'adulte et mourut le cinquième jour avec des phénomènes nerveux; le pédicule avait été maintenu au dehors. La seconde, dont l'observation a été publiée dans le n° 4 de la *Revue de chirurgie* de 1881, qui avait un sarcome kystique de l'utérus et qui fut soignée aussi avec le pédicule au dehors, guérit parfaitement et va encore très bien aujourd'hui ; elle est régulièrement réglée. Chez la troisième malade, il restait après la section une portion de corps fibreux dans le pédicule, et son ablation diminua le volume de celui-ci au point de néces- siter sa réduction, qui fut faite après l'application de la suture en chaine de Thorton et une hémostase très complète ; la malade mourut cependant d'hémorrhagie. Aussi M. Terrier conseille-t-il dans ce cas d'ajouter à la suture en chaine, qui se relâche, l'affrontement des surfaces de l'entonnoir creusée dans l'utérus, par le procédé de Schrœder. La dernière malade portait une tumeur fibreuse peu volumineuse et une énorme ascite, qui rendait très difficile le diagnostic, qui ne fut complet qu'après l'incision abdominale. M. Terrier chercha à attirer la tumeur et à la pédiculiser avec deux fils de fer et des ligateurs Cintrat ; mais la tumeur se coupa sous la constriction : on put alors décortiquer le fibrome d'un côté, puis de l'autre, formant ainsi une cupule creusée dans le tissu utérin, sans qu'on ait constaté de communication avec la cavité utérine. Après avoir rétabli en arrière par sept sutures au catgut la continuité de cette cupule, qui avait été déchirée pendant l'énucléation, M. Terrier en sutura les bords à la paroi abdominale et y plaça deux drains. La guérison fut complète. Ce procédé accidentel est bon à noter dans le cas où l'on se trouverait en face d'une tumeur dont le volume rendrait l'énucléation possible ; M. Lu- cas-Championnière l'a d'ailleurs déjà employé une fois depuis.

En résumé, il y a trois types opératoires :

1° Pédiculisation de la tumeur avec des broches et un fil de fer, par le procédé classique ;

2° Réduction du pédicule après hémostase complète et définitive, pour laquelle la suture en chaine est insuffisante : il faudrait y ajouter la suture des lèvres de la plaie utérine ou employer des fils élastiques ;

3° Enucléation du fibrome s'il est volumineux et suture des bords de la cavité ainsi formée, rétrécie au besoin, aux lèvres de la plaie abdo- minale.

En somme, l'hystérectomie est une opération très acceptable, qu'il faut perfectionner pour qu'elle devienne moins grave.

M. Pozzi. *Sur la ligature élastique.*

M. Pozzi croit la ligature élastique très utile après l'hystérectomie pour parer à l'hémorrhagie ; il résume devant la Société la manière de faire des chirurgiens qui l'emploient et présente une pince qu'il a fait construire pour faciliter l'application de cette ligature. C'est un ligateur construit sur le plan de celui de Cintrat et muni d'un petit excentrique qui permet d'aplatir et de fixer les tubes de caoutchouc. On peut se ser- vir de cette pince pour placer les ligatures ou la laisser à demeure comme un clamp.

Quand on réduit le pédicule avec une ligature élastique, cette der- nière s'élimine constamment.

M. Terrier. Très bonne quand le pédicule reste au dehors, cette liga- ture est discutable quand on le réduit ; il faut chercher si la suppuration qu'elle entraine forcément est compensée par la sécurité qu'elle donne contre l'hémorrhagie, et s'il n'y aurait pas d'autre moyens d'assurer l'hémostase.

M. Dieu. *Documents pour servir à l'histoire des kystes hydatiques de l'orbite.* Rapport de M. Chauvel.

Ce travail, qui contient l'indication bibliographique très exacte de tous les cas authentiques de cette affection, se termine par les conclusions suivantes :

1° Les kystes hydatiques de l'orbite sont analogues à ceux des autres régions; rarement toutefois on y rencontre des crochets.

2° Ils sont plus fréquents chez les hommes; on les a rencontrés de quatre ans et demi à quarante-deux ans.

3° Leurs symptômes sont ceux des autres tumeurs de l'orbite : douleurs violentes névralgiformes, quelquefois tendance au sommeil, etc. Le frémissement hydatique n'est pas appréciable.

4° Leur marche est généralement assez lente; elle a été de six ans dans un cas; quelquefois elle peut être rapide. Ces kystes peuvent communiquer avec le cerveau, qui leur transmet alors des battements (M. Chauvel conteste cette conclusion).

5° La ponction et l'analyse du liquide sont nécessaires au diagnostic.

6° Le pronostic est sérieux pour l'œil; la vision a été en effet sur 21 cas affaiblie 6 fois, perdue 12 fois et conservée 3 fois seulement. Une ponction précoce le rendrait moins sombre. Il est moins grave pour la vie.

7° Il faire une ponction pour assurer le diagnostic, et ensuite, dès que la nature de la tumeur est reconnue, inciser largement et enlever les membranes hydatiques quand elles se présentent à l'orifice.

M. Chrétien. *Suture nerveuse du médian avec restauration fonctionnelle de la sensibilité et des mouvements.* Rapport de M. Richelot.

Dans son rapport présenté à ce sujet à la Société le 23 mai dernier, M. Richelot s'était arrêté aux conclusions suivantes : après la section d'une gros tronc nerveux, la sensibilité se rétablit plus ou moins complètement par les voies collatérales, mais les mouvements restent abolis, parce qu'il n'y a pas d'innervation collatérale pour les muscles; malgré la suture nerveuse, aucun fait n'a encore démontré *chez l'homme* le rétablissement du courant nerveux à travers une cicatrice.

L'observation de M. Chrétien parait démontrer la possibilité de la régénération nerveuse. Il s'agit d'un garçon de 18 ans qui avait eu le nerf médian sectionné au-dessus du poignet ; les deux bouts furent suturés au catgut et les muscles régulièrement électrisés. Deux mois après l'opération, les mouvements reparaissaient un peu, et dix-huit mois après les mouvements étaient faciles et corrects, et toute trace d'atrophie avait disparu. Ce retour fonctionnel ne peut s'expliquer par l'anastomose du médian et du cubital dans la paume de la main. En outre, M. Richelot a trouvé une observation analogue dans la *Lancet* du 4 août 1883. Suture du nerf radial six mois après sa division complète, avec restauration fonctionnelle douze mois après l'opération, chez un sujet de treize ans et demi.

La régénération nerveuse est donc possible chez l'homme, au moins chez les sujets jeunes.

M. Berger. *Tumeur de la joue.*

Il s'agit d'un homme de trente ans qui depuis l'âge de quatorze ans porte à la joue une tumeur molle qui augmente sans cesse.

M. Berger croit à l'existence d'un angiome veineux développé au niveau de la boule graisseuse de Bichat. En même temps existait au même point un calcul salivaire qui a été enlevé.

M. Gouguenheim. *Laryngotomie inter-crico-thyroidienne. Insuccès.*

Un malade subit cette opération pour une sténose glottique de cause obscure; elle se fait très facilement, sauf une fracture du cartilage cricoïde, qui était carié, et le malade meurt brusquement un jour et demi après. L'autopsie ne fait rien trouver au cœur ni au poumon qui puisse expliquer la mort; la canule était bien en place, et M. Gouguenheim se demande quelle peut être la cause d'un dénouement aussi rapide, qu'il n'a jamais observé après la trachéotomie chez l'adulte.

La carie du cricoïde, impossible à diagnostiquer quand elle est isolée comme ici, doit-elle être considérée comme une contre-indication à l'emploi de ce procédé de trachéotomie.

Accessoirement M. Gouguenheim dit qu'il a déjà pratiqué l'*anesthésie chez des asphyxiques* par obstacle laryngien et que des symptômes menaçants cèdent d'une façon remarquable à la chloroformisation, qui rend en même temps l'opération très facile. L'anesthésie dans les affections laryngiennes mériterait d'être étudiée; peut-être, sans penser bien entendu à la présenter comme pouvant remplacer la trachéotomie, pourrait-elle dans le croup amener une sédation de phénomènes asphyxiques imminents.

M. Monod. *Rapport sur des observations de taille hypogastrique envoyées par MM.* Mouchet, Jobart, Villeneuve *et* Giroux.

Le procédé employé dans tous ces cas a été le procédé actuel, et les résultats ont été excellents et rapides, sauf la fistule temporaire chez un malade; on peut dire que la taille hypogastrique est la moins meurtrière de toutes les tailles, et telle est l'opinion de M. Guyon, qui la pratique maintenant de préférence; mais, il faut prendre garde de la faire trop facilement quand on n'est pas habitué à la lithotritie; dans les cas actuels en particulier, il n'est pas prouvé que la lithotritie n'eût pas été possible; le volume et l'extrême dureté de la pierre sont les deux principales et presque les deux seules indications de la taille.

En résumé, la taille hypogastrique est une opération bonne, sûre et simple. La pratique courante est en somme celle des anciens maîtres avant les complications apportées par frère Côme et Belmas, sauf l'emploi du ballon rectal.

M. Trélat. *Taille hypogastrique.*

M. Trélat apporte un nouveau fait de taille hypogastrique faite avec succès par la méthode améliorée. Il met au premier rang les lavages antiseptiques et les tubes évacuateurs,et croit le ballon de Petersen utile, mais non indispensable.

M. Villeneuve, de Marseille. *Hystéro-épilepsie après un traumatisme opératoire.* Rapport de M. Terrier.

Mlle B..., âgée de vingt et un ans, portait au-dessus du sourcil droit un petit kyste séreux (?), pour l'ablation duquel elle fut endormie. Une crise hystérique violente,la première de toutes, éclata au milieu de l'opération, le chloroforme dut être donné en grande quantité. Huit jours après survint une nouvelle attaque, puis les crises se répétèrent tous les jours et bientôt deux ou trois fois par jour. En outre à chaque époque survint une poussée d'ecthyma, dit M. Villeneuve, qui s'atténua chaque fois. M. Terrier pense qu'il s'agit plutôt d'un herpès traumatique par névrite. Un traitement par les bromures alcalins, les douches et une saison d'eau n'empêcha pas les crises de se reproduire à chaque époque depuis l'opération.

En somme, il s'agit d'une jeune fille,née d'une mère nerveuse, mais sans manifestation antérieure du même genre, chez laquelle les crises apparaissent et persistent après une opération. D'après les détails de l'observation, M. Terrier croit qu'il s'agit de grande hystérie plutôt que d'hystéro-épilepsie.

La crise première peut être mise ici sur le compte de l'émotion, du chloroforme ou de traumatisme qui y a contribué puisqu'elle n'est survenue qu'au milieu de l'opération. M. Terrier examine successivement la valeur de ces trois facteurs comme cause déterminante d'une première manifestation hystérique.

L'influence de l'émotion n'est pas douteuse, et il est inutile d'y insister. Celle de l'anesthésie serait acceptable, d'après M. Charcot; en tout cas, elle est une occasion fréquente d'attaque chez les hystériques confirmées. Pour le traumatisme, Brodie reconnaît qu'il peut faire éclater des accidents locaux ou généraux ; sous le nom d'*hystérie locale*, M. Charcot a décrit les accidents qui peuvent survenir chez les hystériques latentes sous l'influence d'un traumatisme même léger et qui consistent en hyperesthésie cutanée avec irradiations contractures, centripètes, pouvant être suivies plus tard d'analgésie et de parésie, accidents parfois d'une ténacité désespérante.

Les accidents généraux, les attaques vraies, survenant après les traumatismes sont plus rares et moins connus. Ils apparaîtraient plus souvent sous cette influence chez les sujets prédisposés dont la diathèse s'éveille que chez des hystériques confirmées.

M. Nicaise signale comme exemple de développement d'accidents nerveux sous l'influence d'une émotion le cas d'un malade actuellement dans son service pour une fracture de la colonne vertébrale consécutive à une chute d'un échafaudage pendant une attaque d'épilepsie et dont la pre-

mière attaque a eu lieu pendant la Commune au moment où l'on s'apprê-
tait à le fusiller. Cet homme n'a aucun antécédent héréditaire de ce
genre.

Quant à l'influence des anesthésiques sur les accidents nerveux, elle
peut s'exercer en des sens différents : tantôt elle les produit, tantôt elle les
fait cesser. M. Nicaise a observé une cataleptique que l'on ne pouvait
réveiller qu'en lui faisant respirer du chloroforme.

M. Verneuil ne connait pas de cas dans lesquels l'anesthésie ait fait
éclater pour la première fois des accidents hystériques. Il rapporte deux
faits dans lesquels le traumatisme, isolé de toute autre cause, a déterminé des phénomènes d'hystérie locale.

M. Polaillon communique à la Société une observation de *hoquet hystérique* survenu après une amputation du gros orteil chez une jeune fille
qui n'avait jamais présenté de symptôme d'hystérie. Ce hoquet a cédé
en quelques jours au chloral et aux antispasmodiques.

M. Poulet. *Angiome pulsatile traumatique de la tempe et du pavillon de l'oreille traité sans succès par la ligature des artères afférentes
et les injections coagulantes et extirpé avec succès.* Rapport de M. Richelot.

(Voir le compte rendu de la séance du 3 octobre, in *Revue de chirurgie*, n° de novembre 1883, page 902.)

Des cas d'embolie pulmonaire grave et même de mort après l'emploi
des injections coagulantes montrent que ce mode de traitement n'est pas
sans danger; en outre, il aboutit souvent à des insuccès et demande pas
mal de temps. Il est donc préférable de recourir à l'extirpation, qui a
toujours ou presque toujours donné des succès.

M. Dubourg, de Bordeaux. *Sur quelques observations d'ostéotomie
appliquée au redressement des membres.* Rapport de M. Polaillon.

Dans les deux premiers cas, M. Dubourg a fait l'ostéotomie chez des enfants de quatre ans pour un genu valgum double chez l'un d'eux et
simple dans l'autre. La guérison a été rapide et complète. M. Polaillon
est partisan de l'ostéotomie par le procédé de Mac Ewen; mais il ne la
croit pas indiquée dans des cas semblables où l'ostéoclasie par le procédé de
Delore est facile et moins dangereuse,quels que soient les progrès de l'antiseptie. L'ostéoclaste de M. Collin permet d'éviter tout désordre articulaire, n'a jamais occasionné d'accidents mortels et n'échoue que chez les
adultes, dont les os sont trop durs; aussi chez ces derniers, mais seulement chez eux, l'ostéotomie est-elle préable.

La troisième observation de M. Dubourg a trait à une incurvation rachitique du tibia traitée par l'ostéotomie linéaire et guérie seulement
après suppuration au bout de deux mois chez un enfant de 28 mois. Elle
montre une tendance abusive et regrettable à opérer,car chacun sait qu'à
cet âge les courbures rachitiques peuvent encore disparaitre, de même
qu'elles peuvent se reproduire après l'opération.

Dans le dernier cas, au contraire, l'opération était parfaitement justifiée; M. Dubourg a fait une ostéotomie cunéiforme pour redresser un

genou ankylosé à angle droit après une résection pour tumeur blanche mal surveillée; le malade a très bien guéri et peut marcher.

M. Reclus a fait 9 ostéoclasies avec l'appareil de M. Collin et a eu 9 succès. Les malades avaient de deux à sept ans.

M. Verneuil, sans être hostile à l'ostéotomie, préfère l'ostéoclasie pour le genu valgum et les incurvations rachitiques. En cherchant à redresser une ankylose angulaire, M. Verneuil a fracturé le fémur près de l'articulation chez un enfant qui a guéri avec une jambe droite; on pourrait faire de parti pris cette rupture osseuse, facilitée par la fragilité persistante des os après les tumeurs blanches. On sait que dans ces cas il faut commencer par exagérer la flexion avant de redresser.

M. Berger. L'ostéoclasie est l'opération de choix chez l'enfant.

M. Terrillon a fait un certain nombre d'ostéoclasies manuelles en 1878 et 1879, avec grande facilité, il ne croit pas qu'un appareil soit utile pour des enfants de trois à cinq ans.

M. de Saint-Germain. *Présentation d'un ostéotome.*

Pour les jambes en lame de sabre présentant une double déviation antéro-postérieure et latérale, de sorte que les plantes des deux pieds se regardent, les manipulations et les appareils n'ont plus d'effet après deux ans et l'on doit recourir à l'ostéotomie cunéiforme, qui peut seule redresser ces membres. L'éburnation des os rend cette opération très longue, très difficile et très pénible avec le ciseau; d'autre part, la scie a l'inconvénient de faire de la poussière d'or. Pour enlever le coin osseux, M. de Saint-Germain a imaginé un instrument composé de deux mors coupants analogues à un bec de perroquet et de deux énormes bras de levier qui doivent être manœuvrés par un aide pendant que le chirurgien place lui-même les mors sur l'os dénudé. Dans les expérimentations faites sur le cadavre, le coin enlevé a été parfait sans aucun éclatement de la diaphyse, et M. de Saint-Germain se propose d'employer cet instrument à la première occasion.

Ostéotomie et ostéoclasie (suite de la discussion).

MM. Polaillon et Labbé rappellent que M. Robin, de Lyon, a présenté à la Société un ostéoclaste avec lequel M. Daneil Mollière a fait quatre-vingt-une opérations sans le moindre incident fâcheux. La moyenne de la consolidation a été de trente-cinq jours pour les adultes.

M. Tillaux rappelle qu'il a pratiqué le premier à Paris l'ostéoclasie manuelle; au lieu de presser, comme Delore, sur le sommet de l'angle formé par la jambe (couchée sur sa face externe), quand la hanche et le talon reposent sur une table, M. Tillaux fait appliquer par un aide la face interne de la cuisse sur une table, le condyle interne étant près du bord de la table, et redresse le membre en se servant de la jambe comme bras de levier; c'est ce procédé qui a inspiré à M. Collin l'idée de son appareil. M. Tillaux fait une grande différence entre le genu valgum rachitique et le genu valgum vrai, l'opération, rarement indiquée pour le premier, étant tout à fait autorisée pour le second, qu'il est extrêmement rare de pouvoir guérir autrement. D'après les résultats de sa pratique, il préfère l'ostéoclasie à l'ostéotomie, le seul reproche à la première opération étant d'exposer à des lésions ligamenteuses qu'il n'a jamais observées dans les trente cas qu'il a opérés, sauf peut-être chez une malade du service de M. Duplay.

M. DELENS a fait depuis 1875 le redressement du genu valgum sur dix sujets, deux fois par l'ostéoclasie manuelle, qui a causé des désordres articulaires traduits par un épanchement immédiat et un peu de gêne dans la marche; quatre fois avec l'ancien appareil Collin, qui a amené aussi presque constamment de l'épanchement articulaire et une vraie arthrite dans un cas; les malades ont pû porter un appareil inamovible quatre ou cinq mois et ne marchaient pas encore très bien quand ils ont été perdus de vue; enfin quatre fois par l'ostéotomie, qui n'a amené ni réaction articulaire, ni accident quelconque, et n'a nécessité qu'un séjour au lit de cinq semaines environ. L'avantage paraît donc rester à l'ostéotomie; mais il faut dire que l'appareil Collin modifié, prenant ses deux points d'appui sur le fémur, n'expose plus aux lésions articulaires et donne des résultats qu'on ne peut composer à ceux de l'ancien appareil; aussi M. Delens se-rait-t-il tenté de revenir à son emploi.

M. VERNEUIL. Le genu valgum ordinaire, non rachitique, par défaut d'ossification des cartilages interépiphysaires, est parfaitement curable par les moyens mécaniques sans opération quand il est récent, mais le traitement demande cinq ou six mois. Le nouvel appareil de M. Collin, vrai ostéoclaste et non syndesmoclaste, comme l'ancien, peut cependant déterminer de l'arthrite quand la fracture siège trop près de l'articulation; aussi vaudrait-il peut-être mieux de chercher à faire constamment une fracture sus-condylienne du fémur.

M. NEPVEU. *Résection de la hanche.*

M. Nepveu rapporte l'observation d'une résection de la hanche pratiquée par M. Verneuil pour une coxalgie d'enfance chez une jeune fille de dix-sept ans. La malade a guéri avec ankylose coxo-fémorale complète et un raccourcissement de 10 centimètres. Elle présente encore une petite fistulette et marche bien.

M. BERTIN, de Gray. *Trois observations cliniques.* Rapport de M. RI-CHELOT.

La première observation a trait à un *rein flottant;* la seconde à un *abcès du rein* survenu après un accouchement.

Dans sa dernière observation, M. Bertin rapporte un cas de traitement d'un très volumineux *angiome de la région parotidienne* et de la joue chez un enfant d'un an par ligature de la carotide primitive. Cette li-gature n'a été suivie d'aucun effet fâcheux; la tumeur s'est affaissée, et les battements ont reparu ensuite dans le bout périphérique de l'artère.

M. HACHE.

REVUE ANALYTIQUE

I. — Pathologie générale.

L'HISTOGENÉSE ET L'HISTOLOGIE DES SARCOMES, par le prof. **Ackrmann** (de Halle) (*Volkmann's Sammlung klinischer Vorträge*, n° 233, 234).

Les sarcomes ont une structure fasciculée. Dans l'axe du faisceau se trouve souvent, et toujours dans les premiers stades du développement, un vaisseau sanguin, qui ne consiste primitivement qu'en un tube endo_ thélial. A ce tube s'appliquent extérieurement les corpuscules caudiculé ou fibro-plastiques ou cellules fusiformes, variables de forme et de gran deur, qui donnent naissance à de fines fibrilles identiques à celles d u tissu conjonctif. Les mailles du réseau que forment les fibrilles en s'anas tomosant, sont remplies de sérum contenant de la mucine.

Le sarcome se développe par prolifération des cellules adventices de s vaisseaux capillaires de nouvelle formation. A mesure que la structure fibrillaire se développe, la surface extérieure du faisceau se lisse et se trouve alors recouverte d'une simple couche de cellules plates. Ces cellules ont apparemment la signification de l'endothélium des espaces lymphatiques interfasciculaires formés par la surface extérieure des faisceaux.

Les cellules plasmatiques se trouvent presque toujours dans les sarcomes en quantités considérables; elles forment l'élément caractéristique des sarcomes à grandes cellules rondes. Dans les sarcomes à petites cellules rondes, on trouve, outre les éléments fibro plastiques, des leucocytes et des éléments ressemblant aux corpuscules muqueux ou à certaines cellules glandulaires. On rencontre encore dans les sarcomes des « Mastzellen » et des cellules géantes qui proviennent des éléments fibro-plastiques.

Le sarcome mélanique se développe probablement par prolifération des cellules pigmentaires qui entourent les vaisseaux du tissu-mère. Le myxome a perdu son droit à une existence indépendante depuis qu'on a démontré que la mucine est un élément constant de tous les tissus appartenant aux substances conjonctives. Ce qu'on a appelé siphonome, cylindrome, sarcome utriculaire, angiosarcome appartient au sarcome. L'expression de sarcome plexiforme n'est pas juste non plus. Je ne puis pas admettre davantage celle d'angiome muqueux prolifère.

La propriété essentielle du sarcome consistant dans la prolifération de l'endothélium qui tapisse les espaces lymphatiques, le nom de sarcome ou mieux d'endothéliome interfasciculaire sera le plus caractéristique. S'il s'agit d'un développement cellulaire dans l'intérieur des vaisseaux sanguins, on a un sarcome ou endothéliome intravasculaire.

Une tumeur analogue se développe dans les séreuses et se produit par prolifération des cellules endothéliales des petits vaisseaux lymphatiques. On l'a appelée carcinome endothélial, il faudrait lui donner le nom d'endothéliome ou sarcome lymphangiomateux.

Si des particules de la tumeur primitive se détachent et sont entraînées par la circulation, elles continuent à proliférer loin du tissu-mère dans le tissu avec lequel ils sont en contact, pour donner une tumeur secondaire.

Les sarcomes ne proviennent pas de germes embryonnaires, mais de la prolifération d'éléments complètement développés, auxquels il faut reconnaitre une prédisposition héréditaire ou acquise qui à un certain moment de leur vie les fait proliférer d'une manière atypique. L'irritation ne joue qu'un rôle secondaire, et il est douteux qu'elle soit absolument nécessaire pour la genèse d'une tumeur.

Le sarcome consiste en une hyperplasie de cellules conjonctives, qui d'ordinaire arrivent aussi à un volume anormal, et ce sont les vaisseaux normaux et complètement développés du tissu conjonctif normal qui lui donnent naissance. Les sarcomes envoient dans leur voisinage leurs faisceaux pourvus d'un vaisseau central et amènent l'atrophie des tissus par la compression qu'exerce leur développement. L'accroissement se fait toujours dans la direction des éléments qui offrent la moindre résistance. La malignité de la tumeur, en tant qu'elle dépend de sa rapidité d'accroissement, est en rapport direct avec la facilité que trouvent les cellules à proliférer.

Souvent il se produit des foyers nécrosiques ou hémorrhagiques, qui donnent alors lieu à la catégorie des cysto-sarcomes.

D. E. MULLER (de Strasbourg).

QUELQUES VARIÉTÉS DE SARCOMES DES MEMBRES CHEZ LES ENFANTS, par **Valude**, in *Revue mensuelle des maladies de l'enfance*, t. I, p. 412, septembre 1883.

Ce travail contient trois observations de sarcome développé aux dépens des os des membres ou du périoste, avec examen histologique complet des tumeurs enlevées.

HARTMANN.

TUMEURS MALIGNES DE L'ENFANCE, par **de Saint-Germain**, in *Rev. mens. des mal. de l'enfance*, t. I, p. 27, janvier 1883.

Cinq observations de tumeurs malignes, non carcinomateuses, accompagnées de l'examen histologique. L'hérédité manque ; la cachexie est rare ; la marche est extrêmement rapide ; enfin dans deux cas de sarcome embryonnaire, on a pu observer la régression des tumeurs, alors qu'aucun nouveau traitement interne n'avait été adopté, alors que les opérations les plus graves avaient été tentées sans succès et que la récidive avait suivi de très près les tentatives infructueuses. L'intervention chirurgicale, incessamment renouvelée, peut donc à la fin rester maîtresse du terrain et une période réparatrice venir combler une partie des pertes des tissus.

HARTMANN.

CONTRIBUTION A L'ÉTUDE DES KYSTES A CONTENU HUILEUX par **A. Broca et G. Vassaux**, in *Arch. d'ophth.* juillet et août 1883.

A propos d'une observation de kyste dermoïde de la queue du sourcil, à contenu huileux, recueillie dans le service de M. Panas, observation analogue à celle publiée ici même (p. 806, octobre 1883) par M. Nicaise, les auteurs ont rassemblé les faits analogues qui existent dans la science. A la suite de l'histoire du malade et de l'examen très complet du liquide et de la paroi du kyste, nous trouvons le résumé de 29 cas incontestables de kystes à contenu huileux observés dans différentes régions. Une particularité à noter dans l'histoire de ces kystes, c'est que, quoique dermoïdes en général, ils sont transparents ; cela tient à la nature du contenu. L'huile serait fournie par les glandes sébacées de la paroi ; il se pourrait aussi que les granulations graisseuses contenues dans les cellules dégénérées fussent susceptibles d'être mises en liberté, en sorte qu'un kyste primitivement caséeux deviendrait huileux par transformation directe de son contenu.

HARTMANN.

TUMEUR GRAISSEUSE CONGÉNITALE SOUS LE MUSCLE OCCIPITO-FRONTAL, par le Dr Tancrede, in *Philadelphia med. Times*, vol. XIII, n° 410 808, 11 août 1883.

La tumeur est surtout intéressante par son origine fœtale. A trois semaines, elle était de la grosseur d'un haricot ; le seul caractère qui fît songer à un lipome était sa surface lobulée ; par exclusion, on en fit un kyste congénital. A l'ablation, on vit qu'elle siégeait sous l'aponévrose du muscle occipito-frontal. L'examen microscopique montra que c'était un lipome pur.

Dr LAURAND.

ULCÈRE PRÉSENTANT DES HÉMORRHAGIES SUPPLÉMENTAIRES par le **D. Hooper**, in *Philadelphia med. Times*, vol. XIII, n° 400, p. 433, 24 mars 1883.

Ulcère syphilitique de la jambe qui, trois ans après son début, commença à suppléer l'hémorrhagie menstruelle, tantôt coexistant avec un flux périodique atténué, tantôt le remplaçant complètement pendant trois ou quatre époques. L'écoulement était alors si abondant que le pied baignait dans le sang. Sous l'influence d'un traitement local et général, l'ulcère était en voio de guérison, lorsque survint une époque : les bourgeons charnus prirent une teinte rouge et enflammée, et il y eut transsudation abondante d'un sérum sanguinolent; le pied était très enflé, chaud, douloureux, au point qu'on dut enlever le bandage. A l'époque suivante, la congestion et la transsudation furent presque nulles. Enfin l'ulcère se cicatrisa. Divers auteurs ont cité des cas analogues. Les plus curieux sont celui de Blundell, où un ulcère de la main suppléait à l'hémorrhagie utérine, et celui de Boring, où, l'amputation ayant été nécessitée par l'extension de l'ulcère, on vit, aux époques, paraitre sur le moignon des phlyctènes sanglantes.

Dr LAURAND.

REMARQUES SUR LES ALTÉRATIONS DU SANG DANS L'ERYSIPÈLE, par le Dr **Norton Whitney**, de Tokio (Japon), in *Philadelphia med. Times*, vol. XIII, n° 399, p. 394, 10 mars 1883.

Les observations ont été faites sur soixante et quelques cas d'érysipèle. Les altérations portent principalement sur les globules rouges; leur dimension est de près d'un dixième moindre que celle des globules normaux. Manasseïn avait rencontré déjà ce caractère dans la septicémie, la fièvre traumatique, et en général dans les températures élevées ou chez les animaux séjournant dans un milieu surchargé d'acide carbonique.

Les globules adhèrent entre eux, mais d'une façon irrégulière, qui n'est plus la disposition norma'e en piles. L'élasticité semble perdue; ils sont comme ramollis; la moindre pression les aplatit en flaments allongés ou fusiformes; parfois même, ils forment comme un courant jaunâtre qui traverse la préparation.

La décoloration apparait très rapidement, ainsi que l'état crénelé, de même que dans le typhus et la pyohémie la proportion des globules blancs s'élève; dans quelques cas, 1 blanc pour 30 et même pour 15 rouges. Ces globules blancs sont de volume bien moindre qu'à l'état sain, parfois ils dépassent à peine les dimensions du globule rouge.

Dans presque tous les cas s'observent des globules petits, arrondis, fortement réfringents, analogues aux Hématoblastes d'Hayem et aux corpuscules élémentaires de Zimmermann. Des éléments semblables se rencontreraient dans la scarlatine et la fièvre typhoïde.

Dans 5 cas, tous graves, bactéries également dans le pus et l'urine, qui purent être cultivées pendant dix-huit mois; des inoculations tentées par l'auteur avec du sang et des urines restèrent sans succès : sur 25 cas de tentatives analogues, Tillmann n'aurait réussi que cinq fois. Fehleisen est arrivé à produire un érysipèle, avec cycle fébrile caractéristique, ohez une femme de 58 ans atteinte de sarcomes multiples de la peau, par des inoculations de bactéries, à la quatrième génération de culture, prises dans les lymphatiques enflammées.

La formation du réseau de fibrine se produit très rapidement dans presque toutes les observations.

Enfin l'auteur a recherché l'action d'une solution de chlorure de fer sur les globules malades, et il a trouvé qu'elle faisait disparaitre leur aspect visqueux.

Dr LAURAND.

ULCÈRE CHRONIQUE DE LA JAMBE, GUÉRI PAR UN ÉRYSIPÈLE PHLEGMONEUX, par le Dr Nicholls, in *Philadelphia med. Times*, vol. XIII, n° 412, 854 p., 8 septembre 1883.

Un ulcère siégeait à la partie antérieure de la jambe gauche depuis près de quinze ans. Un érysipèle se développe autour de lui : le tissu cellulaire se prit donnant lieu à un phlegmon assez étendu qui suppura. Plusieurs foyers abcédés s'ouvrirent et se remplirent de nouveau. La suppuration fut longue; mais une marche salutaire avait été imprimée à l'ulcère, qui diminua graduellement et, trois mois après le début des phénomènes inflammatoires, était cicatrisé.

Dr LAURAND.

DISPARITION D'UNE TUMEUR DU SEIN A LA SUITE D'UN ÉRYSIPÈLE, par le Dr Stein (*Wracth*, t. III, n° 16, p. 262 (Saint-Pétersbourg, année 1882).

L'auteur rapporte l'histoire d'une femme de quarante-huit ans, qui présentait une tumeur du sein droit développée depuis une année. La mamelle était très dure à la palpation, mamelonnée, immobile sur les couches profondes; la peau, adérente, présentait par places une coloration rouge violacée; point de ganglions appréciables dans l'aisselle. La malade, très affaiblie et anémiée, présentait un teint jaune pâle. Le caractère de la tumeur, l'état de cachexie assez avancé et l'âge de la malade faisaient diagnostiquer une tumeur maligne du sein, cancer ou sarcome; elle disparut à la suite d'un érysipèle

---

PYOHÉMIE AYANT DURÉ SIX MOIS ET SUIVIE DE GUÉRISON, par le Dr Kildaffe, in *Philadelphia med Times*, vol. XIII, n° 400, p. 427, 24 mars 1883.

C'est à la suite d'un écrasement de l'index droit qu'apparaissent des phénomènes d'abord locaux de complication inflammatoire, puis bientôt de la fièvre, de l'élévation de température, avec réaction générale. Le premier accident est un phlegmon de l'index, du médius, remontant jusqu'au poignet : incision sans issue de pus; puis la seconde articulation de l'index se prend et devient le siège d'une arthrite : incision cruciale de la paume de la main et de toute la longueur du médius jusqu'à l'os. Pendant les deux semaines suivantes, six abcès se succèdent sur les faces antérieure et postérieure du bras. Alors surviennent des phlegmasies viscérales : orchite double, pneumonie bâtarde du poumon gauche, congestion du foie, jaunisse, diarrhée dysentériforme avec selles purulentes et sanglantes. Les reins se prennent; pus et sang dans les urines; rétention d'urine, cathétérisme, incontinence d'urine, et abcès urineux au périnée. Pendant ce temps reparaissent des abcès au bras ; la deuxième phalange du médius est amputée ; enfin la série des accidents se termine par un large abcès vers la pointe de l'omoplate, qui finit par communiquer avec l'aisselle, formant une cavité qui va en avant jusqu'au sternum et en arrière jusqu'au-dessous des muscles de la gouttière. Malgré ces atteintes successives, le malade reprit le dessus et, après six mois de lutte, revint à la santé.

Dᴿ LAURAND.

PUSTULE MALIGNE, TRANSMISE PAR UN INSECTE DE LA TRIBU DES ACARIDES. GUÉRISON PAR LES INJECTIONS HYPODERMIQUES DE TEINTURE D'IODE. Par le Dᴿ **Rigabert** (de Taillebourg). In *Journal des connaissances médicales*, 51ᵉ année, IIIᵉ série, t. VI, n° 29, 19 juillet 1883, page 227.

Fait intéressant par le mode de transmission et le succès du traitement. La pustule maligne siégeait à la région sous-scapulaire gauche, avec ses caractères très tranchés et ayant une largeur de 8 centimètres. Le traitement ne fut institué que six jours après le début, le médecin n'ayant été appelé qu'alors ; il consista en trois injections, de dix gouttes chacune, d'une solution de 2 grammes de teinture d'iode pour 100 grammes d'eau, injections pratiquées un peu en dehors de l'aréole vésiculaire. Ceci le premier jour. Elles furent répétées le lendemain et le surlendemain, en s'éloignant de l'aréole, et remplacées pendant quatre jours par des badigeonnages d'iode. La malade prenait, en outre, à l'intérieur, toutes les deux heures, deux gouttes de teinture d'iode. Au bout de dix jours, la guérison était complète. Quant à la transmission, elle s'explique par le voisinage immédiat de la malade avec une étable à moutons, et le fait que le chien, gardien du troupeau, était familier de la maison de la malade. Un insecte analogue à celui trouvé au foyer de la pustule fut rencontré, quelques jours après, adhérent à la peau du chien. C'était un ixode, de la tribu des acarides.

Dᴿ LAURAND.

II. — Voies urinaires.

LA NÉPHRITE A FRIGORE, par **Lancereaux**, in *Annales des maladies des organes génito-urinaires*, t. I, p. 31, 1882.

M. **Lancereaux** fait suivre de quelques réflexions les observations de deux de ses malades. L'influence du froid est incontestable, la lésion porte sur les épithéliums des tubes contournés ; le traitement consiste à rétablir les fonctions de la peau et à mettre le malade au régime exclusif du lait cru.

HARTMANN.

Du REIN MOBILE, par **Guiard**, in *Ann. des mal. des org. génito-urin.*, t. I, p. 636 et 696, septembre et octobre 1883.

Nous trouvons ici un résumé de l'histoire du rein mobile. Le chapitre principal est celui du traitement. L'auteur résume de la façon suivante les indications thérapeutiques de l'ectopie rénale :

1º Peu ou point de signes fonctionnels. Traitement presque nul, précautions hygiéniques.

2º Crises douloureuses. Repos dans la position horizontale, surtout au moment des règles. Médication calmante.

3º Phénomènes inflammatoires. Bains. Cataplasmes, vésicatoires.

4º Douleurs continues. Même prescription. En outre, bandage ou ceinture. Patienter autant que possible jusqu'à la ménopause.

5º Enfin, si les phénomènes généraux sont inquiétants, la santé profondément atteinte, il convient de recourir à une opération.

Si le rein est ou parait à peu près sain, pratiquer la fixation suivant la méthode de Hahn.

S'il est atteint de lésions graves, sarcome encéphaloïde, hydronéphrose, pyélo-néphrite suppurée, on sera autorisé à pratiquer de préférence par la voie abdominale l'opération radicale de la néphrectomie.

HARTMANN.

CONTRIBUTION A LA CHIRURGIE DU REIN, CAS D'UN REIN MOBILE FIXÉ AU MOYEN D'UNE OPÉRATION SANGLANTE, par **Bassini** (*Ann. univ. di med. et chir.*, sept., 1882, vol. 261, page 281).

Femme de vingt-sept ans, malade depuis trois ans; elle commença à souffrir, sans cause connue, à la région lombo-épicolique, où elle ressentait des tiraillements, et à la région iliaque droite, où elle ressentait comme un poids. Le diagnostic de rein mobile fut facile. Pour remédier aux douleurs, l'auteur se proposa d'ouvrir la paroi abdominale postérieure et de fixer le rein; l'incision fut faite le long du bord externe de la masse sacro-lombaire et allant du dernier espace intercostal à la crête iliaque. En sectionnant avec précaution les aponévroses abdominales et en rasant les aponévroses d'enveloppe de la masse musculaire, il arriva facilement sur l'atmosphère graisseuse du rein, qu'il ne trouva pas à sa place, mais dans la fosse iliaque droite. La pression de la main le fit remonter au niveau de la plaie; l'opérateur découvrit son bord convexe et une partie de la face antérieure, et appliqua un premier point de suture au milieu du bord convexe; un deuxième sur la face postérieure, sur la limite du bord convexe, prenait en même temps les tissus profonds de la lèvre postérieure de la plaie. Un troisième point fut placé de même sur la face antérieure, près du bord convexe, qu'il réunit à la lèvre antérieure de la plaie. Pour mieux fixer le rein, le tissu cellulo-adipeux qui recouvre la moitié inférieure de cet organe fut divisé en quatre chefs, et chacun d'eux fut réuni : le premier aux parties molles du bord inférieur et de la face externe de la douzième côte; le deuxième un peu au-dessous de

cette côte, à la lèvre antérieure de la plaie; le troisième à la lèvre postérieure; le quatrième, qui correspondait à l'extrémité inférieure du rein,
fut réuni aussi à la lèvre postérieure de la plaie, à un travers de doigt
au-dessous du précédent et à deux travers de doigt au-dessous de la
deuxième côte. Tout fut fait au catgut. Tube à drainage.

La sécrétion urinaire est restée tout le temps parfaitement normale.
Le neuvième jour, la cicatrisation était complète, et le vingtième la malade
sortait de l'hôpital. L'auteur l'a revue deux fois, et la guérison s'est toujours maintenue.

CATUFFE.

· NÉPHROTOMIE POUR HYDRONÉPHROSE, GUÉRISON, par **Cabot** (*The Boston
med. and. surg. journal* février 1883, vol. CVIII, p. 173).

Une fille âgée de dix ans fait une chute; pendant les deux ou trois jours
suivants, ses urines sont sanglantes. Plusieurs semaines après, elle remarque que le côté droit du ventre se ballonne. Cette tuméfaction augmente progressivement, et la jeune malade entre à l'hôpital trois mois
après l'accident.

Elle présente une tumeur fluctuante, remplissant le côté droit de l'abdomen et étendue jusqu'à la ligne médiane. Matité se continuant avec
celle du foie et du rein et descendant jusqu'à un pouce de l'épine iliaque
antérieure.

18 avril 1882. — Ponction aspiratrice donnant issue à 44 onces d'un liquide légèrement jaunâtre, à réaction alcaline et contenant de l'albumine
(1/4 pour cent) et des globules sanguins à diverses périodes de dégéne-
rescence.

27 avril. — Deuxième ponction. Liquide teinté de rouge; un peu d'urée.

6 mai. — Incision verticale le long du bord externe du carré lombaire.
Kyste incisé et suturé à la peau : sortie de deux à trois pintes d'un liquide
ambré. Double tube à drainage. Pansement de Lister.

Le liquide examiné contient de l'urée, de l'acide urique, des globules
sanguins et des cellules épithéliales.

14 juin. — Plaie complètement fermée.

19 juin. — Sortie de la malade.

Depuis cette époque, cette enfant a été parfaitement bien.

L'urine qui coulait par la plaie et à travers la vessie était également
colorée, ce qui prouve que le rein conservait son activité et que l'uretère
était redevenu perméable. Quand la fistule fut complètement fermée, la
tumeur ne se reproduisit pas.

L'auteur préfère l'incision lombaire, parce qu'il pense que le danger de
péritonite est plus sûrement évité.

Le rétablissement de la fonction urinaire dans ce cas montre que la
néphrectomie eût été une mauvaise opération, car elle aurait détruit sans
nécessité un organe utile.

Dans les cas d'hydronéphrose d'origine traumatique, la ponction ou
l'incision agit comme dans les cas de rétention d'urine de même cause.

On sait que si, au moment de la distension de la vessie, un accident vient mettre obstacle au passage de l'urine, la ponction vésicale suffit pour rendre au canal sa perméabilité. De même, l'aspiration ou l'incision lombaire délivre l'uretère de sa compression et rétablit son calibre.

Si l'aspiration n'est pas suivie de fièvre, on peut la répéter souvent. Il y a des cas de guérison après huit aspirations. Mais, quand la fièvre apparaît, l'incision seule doit être mise en pratique.

G. CARRON.

NÉPHRECTOMIE, PAR INCISION ABDOMINALE, POUR UN REIN FLOTTANT ; GUÉRISON ; par le Dr Gill **Wylie**, in *Philadelphia med. Times*, vol. XIV, n° 416, p. 114 (*Comptes rendus de la New-York patholog. Society*).

Femme de trente-quatre ans. Bonne santé, sauf des douleurs très violentes dans le côté droit du ventre. On sent, la malade étant debout, la présence d'un rein flottant. Incision à droite de l'ombilic ; vaisseaux liés avec un fil de soie ; plaie abdominale suturée. La malade rend, dans les premiers jours, vingt-quatre onces d'urine (680 grammes) journellement, puis, plus tard, plus d'un litre. Le huitième jour, on enlève les sutures. En dehors d'un petit abcès de la paroi abdominale, guérison rapide et parfaite. L'urine, qui avant l'opération contenait de l'albumine et du pus, ne contient plus qu'un peu de pus, soit que l'autre rein soit malade, soit qu'il y ait suppuration de l'uretère lié. Le rein enlevé contenait des tubercules et des bacilles de la tuberculose.

Le Dr Jocabi fait remarquer que ce n'est que rarement qu'un rein flottant nécessite la néphrectomie ; il en a vu une trentaine, chez des femmes, des enfants, des hommes, et pas une seule fois l'opération n'a été pratiquée. Il recommande le port d'un bandage.

Dr LAURAND.

DU DÉVELOPPEMENT SPONTANÉ DES GAZ DANS LA VESSIE, par **Guiard**, in *Ann. des mal. des org. gén. urin.*, tome Ier, pages 242, 285 et 363, 1883.

Après quelques mots sur les premières observations qui ont servi à établir la réalité du fait du développement spontané des gaz dans la vessie, M. Guiard passe à la description de ce symptôme. L'émission des gaz n'est en général précédée d'aucune sensation particulière ; elle a lieu après celle de l'urine. Au moment où ils s'échappent, les gaz produisent parfois une véritable détonation, à laquelle succèdent un gargouillement dû au mélange des gaz et des dernières gouttes d'urine. Ces gaz n'ont aucune odeur ; leur émission est irrégulièrement intermittente, sans que rien paraisse l'influencer. Les urine sont toujours acides ; deux fois on les a examinées au microscope, et l'on a constaté des vibrions en grande quantité. Tous les malades qui ont présenté ce symptôme avaient été sondés plusieurs fois.

Comment expliquer ces faits ? Des recherches historiques ne ressort rien qui satisfasse l'esprit. Pour M. Guiard, ces gaz seraient le résultat d'une fermentation. Ses quatre malades étaient glycosuriques. On peut aisément supposer que l'introduction de la sonde a suffi pour apporter les germes nécessaires à la fermentation acide de ces urines sucrées, fermentation qui a lieu si facilement à l'air libre. M. Guiard propose de donnee à ce symptôme le nom de pneumaturie, qu'il préfère au mot pneumatosr vésicale que lui donnaient les anciens et à celui de pneumo-urie usité par Raciborski et Keyes. Le mémoire se termine par la relation des sept observations qui lui ont servi de base.

HARTMANN.

———

CAS DE FIBROME PAPILLAIRE DE LA VESSIE CHEZ UNE FEMME OPÉRÉE AVEC SUCCÈS, par **Frédéric Thorne** (*The Lancet*, 13 janvier 1883, p. 58).

Il s'agit d'une femme agée de vingt-huit ans, présentant d'abondantes hématuries qu'on mit d'abord sur le compte d'une ulcération tuberculeuse et pour laquelle on fit usage d'injections. Frédéric Thorne, consulté, pensa qu'il y avait dans la vessie quelques polypes. Le diagnostic fut confirmé par la sortie spontanée d'un petit fragment charnu du volume d'un petit pois, dans lequel l'examen microscopique révéla la présence de vaisseaux sanguins. L'opération était alors indiquée. La malade étant endormie, on pratiqua la dilatation de l'urèthre, et on trouva en effet une masse molle, attachée par un pédicule à la paroi de la vessie. Cette masse attirée au dehors avec une pince, on en sectionna la base avec des ciseaux, et le point d'implantation fut touché avec la teinture d'iode. La malade alla bien pendant quelques jours ; mais le dixième jour elle eut' une violente hémorrhagie, qui céda aux hémostatiques *intus et extra*. La tumeur, examinée par M. Butlin, était un bel exemple de fibrome papillaire. « Je pense que ces tumeurs, ajoute l'auteur, sont rares chez les jeunes sujets, mais je n'hésite pas à déclarer que, dans les hématuries de cause obscure chez la femme, on doit pratiquer la dilatation de l'urèthre pour éclairer le diagnostic. »

POUSSON.

———

EXPLORATION DE LA VESSIE PAR LA SECTION DE LA PORTION PÉRINÉALE DE L'URÈTHRE COMME MOYEN DE DIAGNOSTIC DES MALADIES DE L'URÈTHRE, *voie thérapeutique offerte par cette section lorsqu'il existe des tumeurs, des calculs enkystés, etc.*, par **sir Henry Thompson**, in *the Lancet*, 3 février 1883, page 181, et 10 février, page 225.

L'auteur, après avoir rappelé les avantages d'une pareille exploration et étudié le manuel opératoire, rapporte quatorze cas où il l'a pratiquée ; dans six de ces cas, il enleva des tumeurs du réservoir urinaire.

ALF. POUSSON.

CONTRIBUTION CLINIQUE A L'ÉTUDE DE LA TAILLE HYPOGASTRIQUE, par Guyon, in *Annales des maladies des organes génito-urinaires*, t. Iᵉʳ, p. 1 et 97.

Dans ce travail, M. Guyon publie huit observations personnelles et à leur propos les différentes modifications qu'il a été amené à introduire dans la pratique de la taille hypogastrique. C'est ainsi qu'il a été conduit à préconiser la section rapide de la vessie après la lésion des plexus veineux antévésicaux, à se servir d'un ballon rectal en caoutchouc vulcanisé blanc à parois épaisses, à faire le drainage en flûte de Pan, à passer la tenette à chaîne articulée ou à faire le grugement pour les calculs très volumineux, à suturer ses tubes à drainage par un fil d'argent aux bords de la plaie.

Dès le début, M. Guyon a pratiqué le refoulement du tissu cellulo-graisseux et du cul-de-sac péritonéal tant pour éviter la lésion de ce cul-de-sac que pour ne pas léser les plexus veineux. A propos de la dilatation de la vessie, il rejette la distension forcée, la dilatation systématique de Petersen, à laquelle il substitue la dilatation successive (presser doucement sur le piston de la seringue en attendant que les premières révoltes de la vessie se soient apaisées).

Une des supériorités de la taille hypogastrique est de permettre l'emploi des pansements antiseptiques pour le traitement de la plaie, dont le chirurgien est maître aussi bien pendant l'opération que pendant le traitement.

La vessie doit être lavée à l'acide borique, les lèvres de la plaie avec la solution phéniquée forte. Ce n'est que vers le sixième ou huitième jour que l'on peut placer une sonde à demeure, lorsque la plaie dont on a suturé l'angle supérieur est en partie réunie.

Les résultats obtenus par M. Guyon sont plus satisfaisants que ceux que donnent les autres procédés de taille (sur 8 opérés, 5 guérisons, soit 62,5 0/0), surtout si l'on a égard à ce fait que les malades avaient cinquante à soixante-quatorze ans, que dans deux observations le malade était cachectique et que dans tous les cas il s'agissait de calculs très volumineux et très durs. C'est du reste là l'indication de la taille hypogastrique. Dans les autres cas, la lithotritie reste le procédé de choix, et l'on ne doit proposer la taille que si le broiement est impossible. Les lésions rénales, quoique rendant l'opération fort incertaine dans ses résultats, ne constituent pas une contre-indication. Chez la femme, la taille hypogastrique n'a pas la même importance que chez l'homme, vu la possibilité d'extraire des calculs volumineux avec un traumatisme très limité, taille vaginale, dilatation de l'urèthre.

                                                          HARTMANN.

———

TAILLE HYPOGASTRIQUE, par M. Monod (*Gazette hebdomadaire*, 26 janvier 1883, page 62).

Tout en reconnaissant que le ballonnement rectal n'est pas un temps indispensable de la taille sus-pubienne, M. Monod se déclare cependant partisan décidé de la méthode de Petersen. Par l'emploi du ballon, on obtient en effet, non un champ opératoire plus vaste, mais une application plus exacte et une sorte d'adhérence de la vessie à la paroi abdominale. Or l'accident le plus à craindre dans une opération de taille sus-pubienne est l'inflammation du tissu cellulaire rétro-pubien. Celle-ci reconnaît pour cause l'écoulement du liquide intra-vésical et plus encore le contact des doigts et des instruments derrière le pubis. Avec le ballon, ces inconvénients disparaissent; la vessie arrive sous la main de l'opérateur, qui peut à son aise l'inciser, la vider et au besoin même y appliquer des sutures Quoique abandonnée en France, la suture de la vessie ne mérite pas cette défaveur; certains chirurgiens anglais l'emploient systématiquement et M. Monod n'est pas éloigné de croire qu'un jour peut-être on en rappellera de cette sorte de proscription.

M. Monod appelle l'attention des chirurgiens sur un accident opératoire peu fréquent : la rupture de la vessie pendant l'injection. Malgré la prudence avec laquelle l'opérateur pratique la distension de la vessie, il peut arriver que celle-ci, déjà altérée par le long séjour de la pierre, vienne à se rompre, ce que l'on reconnaît à la disparition de la matité sus-pubienne. Cet accident n'amène pas toujours de suites fâcheuses, surtout quand on a soin de refouler avec le doigt le péritoine descendu jusqu'au pubis. Le mieux cependant est de se prémunir contre cette éventualité, ce que l'on peut faire en ne dépassant pas le chiffre de 300 grammes dans la quantité de liquide à injecter dans la vessie.

A. DAMALIX.

SUR LA TAILLE HYPOGASTRIQUE, par le docteur **Makeeff** (Compte rendu de la séance du 7 avril de la Société des médecins russes, *Wratch*, 1883, n° 15, p. 234, Saint-Pétersbourg).

L'auteur, à propos d'une taille hypogastrique pratiquée par lui et suivie de succès, expose ainsi ses idées sur ce procédé opératoire :

Sur onze opérations faites par l'auteur au moyen de cette méthode, il n'y eut que deux cas de mort; dans l'un de ces cas, la mort était due à un érysipèle de la face; dans l'autre cas, le malade succomba par suite d'épuisement.

D'après l'auteur, cette opération, grâce à la méthode antiseptique, doit être mise au même rang que la taille périnéale.

Chez tous les sujets opérés par lui, l'auteur n'a jamais remarqué le passage de l'urine par la plaie; il a employé la sonde à demeure.

SCHRE'DER.

BIBLIOGRAPHIE

Des synovites fongueuses articulaires et tendineuses, par le Dr A. Chandelux. — Paris, A. Delahaye et E. Lecrosnier. 1883.

Après avoir passé rapidement en revue la disposition et la structure normales des synoviales articulaires et tendineuses, l'auteur consacre un long chapitre à l'étude anatomique des fongosités, les divisant en fongosités inflammatoires simples et en fongosités du type des tumeurs blanches, qui diffèrent entre elles surtout au point de vue histologique. Se rencontrant assez rarement, les premières consistent en petits mamelons de tissu embryonnaire présentant exactement la structure des bourgeons charnus ; elles sont susceptibles de se fusionner entre elles et de concourir à la formation d'une ankylose de guérison. Tout autre est la constitution des fongosités des tumeurs blanches et, se basant sur l'examen de nombreuses préparations et sur les résultats déjà signalés par d'autres (Volkmann, Lannelongue, Kiener et Poulet), le Dr Chandelux établit l'existence aussi bien dans les synoviales articulaires que dans les gaines tendineuses (Terrier et Verchère) de synovites fongueuses à nodules embryonnaires, de synovites fongueuses à évolution fibro-caséeuse, de synovites tuberculeuses à éruption discrète et à lente extension.

Mais l'histologie ne permet pas à elle seule d'affirmer la nature diathésique des productions fongueuses, aussi l'auteur relate-t-il avec détail les expériences intéressantes de Schüller, de König, de Hueter, qui montrent la synovite fongueuse reproduite chez des chiens en inoculant des tubercules pris ailleurs que dans les articulations et la fongosité articulaire d'une tumeur blanche, inoculée chez un animal, déterminant l'éclosion d'une tuberculose miliaire aiguë. Y a-t-il là une preuve suffisante de la nature tuberculeuse des fongosités du type des tumeurs blanches ? Le Dr Chandelux en est à peu près convaincu, bien que dans un certain nombre d'examens des observateurs compétents aient vainement cherché la caractéristique des produits tuberculeux, le bacille de Koch.

Examinant la part qui revient au traumatisme dans le développement des arthrites ou des synovites fongueuses, il rappelle la remarquable expérience de Schuller, qui, inoculant de la matière tuberculeuse à des animaux et déterminant un traumatisme plus ou moins violent sur l'une des articulations du même animal, produisait dans la jointure ainsi contuse une évolution tuberculeuse caractérisée. L'étude clinique est brièvement traitée ; puis vient un exposé des différents traitements.   F. B.

CONTRIBUTION A L'ÉTUDE DE LA PATHOGÉNIE DES ULCÈRES IDIOPATHIQUES
DE LA JAMBE, par **Michel Schreider**. Paris, 1883.

Comme on le voit, ce travail inaugural n'est qu'un chapitre très étudié
de l'histoire des ulcères de jambe ; M. Schreider y examine l'étiologie et
la pathogénie de cette affection si fréquente et si mal connue. La relation
de l'état général avec l'ulcère, l'influence de l'âge, de la profession, du
sexe, sont passées en revue ; dans la partie qui a trait à la pathogénie,
l'auteur tient grand compte des divers troubles coexistants ou préexistants
aux ulcères et cherche à en déterminer la valeur.

Ce sont les sujets dont l'état général permet de les classer parmi les
arthritiques ou les herpétiques qui offrent surtout des ulcères de jambe.
Contrairement à Parent-Duchâtelet, M. Schreider croit que les ulcères
sont surtout fréquents de quarante à cinquante ans, et non de vingt à
trente.

Les professions ne jouent qu'un rôle secondaire dans l'étiologie des
ulcères ; elles font naître des causes, occasionnelles. Des écorchures, des
contusions, accidents dus au métier du malade, portant sur une jambe
dont la circulation est défectueuse, sur un terrain déjà préparé, provoquent des solutions de continuité insignifiantes, qui sont les points de
départ de la maladie. C'est pourquoi les femmes exerçant des professions
moins sujettes aux traumatismes offrent plus rarement des cas d'ulcères.

Croyant qu'il serait prématuré d'écrire un chapitre complet de pathogénie, l'auteur ne fait que réunir et analyser les éléments disséminés un
peu partout. La pathogénie de l'ulcère est très complexe. Il y a trois
causes efficientes du travail ulcératif ; ces trois facteurs, par leur ordre
d'apparition et de succession, sont groupés par l'auteur de la manière
suivante :

1° La *phlébectasie veineuse*, apparaissant bien avant les autres troubles, entre vingt et trente ans. La dilatation variqueuse des veines profondes est surtout en cause. Chez tous ses malades, M. Schreider a constaté
des varices superficielles, peu ou pas apparentes ; mais tous ont présenté
des symptômes indiquant une phlébectasie profonde. Les varices sont les
causes constantes, peut-être principales, mais non pas uniques de l'ulcération ; il faut donc autre chose que la phlébectasie et ses conséquences
pour que l'ulcération survienne.

2° La *dégénérescence athéromateuse des artères* est une cause puissante qui s'ajoute à la première. Elle apparaît généralement de quarante
à cinquante ans, époque à laquelle l'ulcère de jambe se rencontre le plus
souvent. Prenant pour point de départ les opinions de Cornil et Ranvier, qui regardent les altérations anatomiques des veines variqueuses
comme analogues, sinon identiques aux lésions athéromateuses des artères,
M. Schreider a examiné soigneusement sur tous ses malades l'état du
système artériel, en prenant des tracés sphygmographiques, en palpant
les artères superficielles et en auscultant le cœur. Les résultats de ces

recherches ont été concluants : tous les malades, malgré la diversité d'âge, étaient *athéromateux*. Rapprochant de ces données les faits déjà signalés par d'autres travaux sur le même sujet, en particulier par les résultats obtenus par les travaux anatomo-pathologiques de M. Quenu, l'auteur arrive à la conclusion que nous avons annoncée plus haut.

3° Comme troisième et dernière cause jouant un rôle dans l'apparition et la marche de la maladie, M. Schreider invoque l'altération des troncs nerveux qui survient sous l'influence de la sclérose générale atteignant tous les tissus, sclérose provoquée elle-même par les troubles vasculaires déjà préexistants. L'action secondaire et pour ainsi dire accessoire du système nerveux est prouvée, d'après l'auteur, par deux ordres de faits, dont les uns sont tirés de la clinique et les autres se déduisent de l'examen anatomo-pathologique des nerfs. Les premiers se rapportent à l'altération de la sensibilité sur des jambes atteintes d'ulcères, altérations qui, peu marquées au début, vont en s'aggravant dans les périodes avancées de la maladie. Cette altération, signalée par M. F. Terrier pour la première fois, se rapporte à la sensibilité générale, tactile et thermique. Comme autre preuve du même ordre, l'auteur étudie tous les troubles préexistants ou coexistants avec l'ulcère, troubles qui ont une grande analogie avec les lésions purement trophiques qu'on rencontre dans les maladies du système nerveux central et dans les névrites ascendantes.

Les données anatomo-pathogéniques comme preuves d'un certain rôle joué par le système nerveux dans la pathogénie de l'ulcère sont fournies par les lésions matérielles des troncs nerveux qui furent constatées directement par MM. Gombaud et Reclus. Un cas d'autopsie fait par l'auteur a confirmé ces recherches.

A ce travail sont annexées 18 observations, dont 14 se rapportent aux cas où l'ulcère est dû au trouble vasculaire primitif et à l'influence de l'altération secondaire du système nerveux. Les observations 15 et 16 démontrent l'influence du traumatisme et de ses conséquences sur la marche et l'apparition de l'ulcère. Les deux dernières se rapportent au cas où l'ulcération est apparue après traumatisme sur des jambes antérieurement saines et ne présentant aucun trouble nutritif.

F. T.

Le Propriétaire-Gérant : FÉLIX ALCAN.

Coulommiers. — Typ. PAUL BRODARD et Cⁱᵉ.

DE L'INCISION ANTISEPTIQUE DE L'HYDROCÈLE

Par le Dr G. JULLIARD

Professeur de clinique chirurgicale à Genève.

Parmi les innombrables procédés qui ont été tour à tour préconisés pour le traitement de l'hydrocèle (topiques, révulsifs, électricité, acupuncture, caustiques, séton, drainage, etc.), deux seuls en définitive, l'incision et l'injection irritante, sont restés dans la pratique.

L'incision, telle qu'on la faisait avant l'antisepsie, consistait à ouvrir la cavité vaginale sur toute sa hauteur et à la remplir de charpie. La suppuration s'établissait, et la guérison avait lieu par suppuration et granulation. Cette méthode, qui est la plus ancienne de toutes, avait de grands inconvénients. La guérison ne s'obtenait qu'au prix d'une suppuration qui durait fort longtemps et pendant laquelle les malades, obligés de garder le lit, étaient exposés à toutes les complications qui peuvent résulter de l'infection.

Aussi rien d'étonnant à ce que l'apparition de l'injection irritante ait été accueillie avec une grande faveur; c'est à juste titre que l'injection iodée, la meilleure de toutes les injections irritantes, devint aussitôt d'un usage général. Cette opération très simple, moins efficace certainement que l'autre, mais ne comportant pas de suppuration, eut bien vite détrôné l'incision, celle-ci étant dès lors réservée comme ressource extrême pour les hydrocèles qui avaient résisté à l'injection.

Mais la méthode antiseptique a changé beaucoup de choses en chirurgie; et l'incision de l'hydrocèle est précisément une de celles-là.

C'est M. le professeur Volkmann qui, le premier, a montré tout le parti qu'on peut tirer de cette méthode appliquée à l'incision de l'hydrocèle. Il a montré que, grâce aux procédés actuels, cette opération, qui entraînait autrefois des suppurations prolongées, guérissait par première intention et en quelques jours.

Le principal inconvénient qui avait fait justement renoncer à cette opération étant ainsi écarté, l'incision reprend tout son avantage;

et cet avantage consiste surtout à être le plus sûr et le plus efficace de tous les procédés.

En effet, l'injection iodée a le grand inconvénient de ne procurer souvent qu'une guérison temporaire, quand elle n'est pas d'emblée impuissante à faire disparaître la tumeur.

M'étant trouvé un jour en présence d'une hydrocèle que j'avais inutilement traitée par deux injections iodées, je me décidai à l'inciser. Le succès fut complet; en quelques jours, mon malade fut guéri de son hydrocèle, dont il avait attendu vainement pendant deux mois d'être débarrassé par l'injection.

Depuis lors, j'ai fait un bon nombre d'incisions d'hydrocèle, et comme cette opération, pour donner vraiment tous ses avantages, doit être faite d'une certaine façon, je vais exposer la manière dont j'ai procédé et les résultats que j'ai obtenus.

Pour faire l'incision de l'hydrocèle, on a toujours soumis les malades à l'anesthésie générale, afin de leur éviter la douleur prétendue très forte de l'opération et pour obtenir une immobilité complète. Après avoir moi-même suivi cette pratique pendant quelque temps, j'y ai renoncé, et voici pourquoi :

Quel que soit l'agent que l'on emploie, et surtout si l'on se sert du chloroforme, l'anesthésie peut occasionner des accidents mortels, et ces accidents, impossibles à prévoir, s'observent tout aussi bien dans les petites opérations que dans les grandes, si ce n'est même plus. En un mot, tout malade qu'on endort risque sa vie. Or j'estime qu'il ne faut pas faire courir à un malade des chances pareilles pour le débarrasser d'une hydrocèle.

Je ne me suis jamais non plus servi de l'anesthésie locale. Elle ne peut s'obtenir que par une réfrigération intense des tissus. Cette réfrigération amènera une contraction énergique du scrotum; qui sera très gênante pour faire convenablement l'incision. Mais il y a plus : les vaisseaux seront aussi contractés, et il en résultera qu'un certain nombre d'entre eux ne donneront pas au moment où ils seront coupés. Ils pourront ainsi passer inaperçus et ne seront ni tordus ni liés. Puis, l'opération terminée et le pansement placé, la chaleur reviendra, les vaisseaux contractés se dilateront, et un écoulement sanguin se produira.

Tout le monde sait que les opérations faites avec l'anesthésie locale saignent relativement fort peu, au moment où on les fait; mais qu'en revanche, quelques instants après, il se produit à la surface de la plaie un suintement en nappe, dû à une dilatation paralytique des capillaires qui succède à leur contracture. Cet inconvénient de l'anesthésie locale n'a aucune importance dans les opérations où l'on ne cherche pas la réunion, quand on opère un ongle incarné par exemple. Mais il n'en est pas de même dans une incision d'hydrocèle : ici, le moindre suintement sanguin qui se fera entre les lèvres de la plaie réunie suffira parfaitement pour faire manquer la première intention.

J'opère donc mes malades sans les endormir. Du reste, l'incision d'une hydrocèle se supporte très bien sans anesthésie. L'opération n'est pas longue; l'incision de la peau est seule douloureuse, mais elle ne dure que quelques secondes; le reste n'est pas plus pénible qu'une injection iodée.

Car, après tout, l'injection iodée n'est pas une affaire aussi ano-dine qu'on veut bien le dire. Elle provoque toujours de la douleur dans le testicule, sur le trajet du cordon et jusqu'aux lombes; et cette douleur est parfois très violente. J'ai opéré une fois un malade qui, au moment de l'injection, éprouva une douleur telle qu'il faillit se trouver mal; or, je n'ai jamais rien observé de pareil dans aucune de mes incisions. Je dirai même que la douleur de l'incision est moins forte que celle de l'injection; j'en citerai pour preuve le cas de l'observation 48. Le malade avait été opéré deux fois par l'injection iodée; l'hydrocèle ayant récidivé, je l'incisai. Le patient m'a déclaré qu'il avait moins souffert de l'incision que des injections iodées, qui pourtant lui avaient été faites par un des plus habiles chirurgiens des hôpitaux de Paris.

Quant à moi, j'ai toujours vu mes malades opérés sans anesthésie supporter l'opération sans faire de mouvements et sans se plaindre; aucun d'entre eux n'a accusé de douleur violente, comme cela se voit encore assez souvent avec l'injection. L'anesthésie locale ou générale est donc parfaitement superflue. Et, comme l'anesthésie générale comporte toujours du danger, que l'anesthésie locale peut avoir des inconvénients pour la réunion, il faut se garder d'y avoir recours.

Avant de faire l'incision, la région doit être soigneusement dé-sinfectée. A cet effet, M. Volkmann lave la partie inférieure de l'abdomen, le scrotum, le périnée et le haut des cuisses avec la solu-tion phéniquée à 3 pour 100, en les frictionnant énergiquement avec une brosse à ongle; on a même été jusqu'à conseiller le grat-tage au moyen d'un couteau.

Ceci fait grand honneur aux scrotums qui ont été opérés de cette manière; ils sont, paraît-il, de force à supporter sans broncher la solution phéniquée à 3 pour 100, avec accompagnement de la brosse à ongle et du couteau. Les nôtres sont plus délicats, et je ne conseillerai à personne de leur infliger un traitement aussi corsé. Dans les premiers temps que je faisais de l'antisepsie, ayant un jour une hernie étranglée à opérer, je lavai la région avec une solution phéniquée à 3 pour 100 et la brosse à ongles. Il s'ensuivit une violente irritation de la peau du scrotum et du pénis, qui suppura et se détacha par lambeaux. Mon malade guérit néanmoins, mais il a plus perdu que gagné à la méthode antiseptique. Il ne faut donc pas oublier que la peau du scrotum est d'une délicatesse extrême, et qu'elle ne supporte pas impunément les solutions trop concentrées ni les frictions trop fortes.

C'est pourquoi je lave la région avec une solution phéniquée à 1 gr. 25 pour 100. Cette solution n'irrite pas la peau, et elle est bien suffisante comme antiseptique. En définitive, l'incision de l'hydrocèle n'est pas une opération dans laquelle on doive craindre outre mesure l'infection purulente. Il est donc superflu de prendre des précautions antiseptiques aussi rigoureuses que si l'on ouvrait une articulation. Ce qu'il faut surtout ménager, c'est la première intention; or, dans cette région, la première intention est incompatible avec l'emploi de solutions trop fortes, qui seront toujours irritantes.

Je n'emploie également que des solutions chaudes. Tout lavage froid fera contracter le scrotum, tandis que les lotions chaudes relâchent la peau, l'assouplissent et permettent de l'étaler facilement sur la tumeur. Ces lavages doivent être faits avec ménagement, avec une éponge douce ou du coton. On voit que je suis très loin de la brosse à ongles et du grattage au couteau.

La région étant bien nettoyée, je fais tendre la peau sur la tumeur, et je l'incise de haut en bas. C'est dire que je fais une grande incision.

Beaucoup de chirurgiens préfèrent une petite incision. Je ne suis pas de cet avis; voici mes raisons :

1° La grande incision est la seule qui permette l'inspection du testicule et de la cavité vaginale. Or cette inspection doit être faite complètement dans tous les cas; c'est même là un des principaux avantages de l'incision sur l'injection. On trouve en effet la plupart du temps, dans la vaginale ou sur le testicule, des kystes, des corps étrangers, des exsudats de diverse nature qui demandent à être enlevés, et qui ne peuvent l'être qu'avec la grande incision.

2° C'est la seule qui permette de réséquer et de suturer la vaginale en l'ajustant exactement sur le testicule et le cordon, condition importante au point de vue de l'oblitération ultérieure de la cavité vaginale.

3° Enfin la grande incision guérit tout aussi vite et aussi bien que la petite, si ce n'est mieux encore.

L'incision de la peau étant faite, je continue couche par couche jusqu'à ce que je sois arrivé sur la tunique vaginale ; les vaisseaux sont pincés et tordus à mesure qu'ils sont coupés. Je préfère la torsion à la ligature ; cette dernière a l'inconvénient de laisser dans la plaie un petit corps étranger ; et il est toujours préférable, au point de vue de la réunion, d'en laisser le moins possible, fût-ce même le meilleur des catguts. On pourra également se servir de pinces à forcipressure, avec lesquelles on sera dispensé de faire des ligatures.

Arrivé sur la tunique vaginale, je fais à sa partie supérieure une boutonnière dans laquelle j'introduis le doigt, et j'achève avec des ciseaux l'incision de la tunique sur une longueur égale à celle de l'incision cutanée. On pourrait inciser la vaginale par transfixion d'un seul coup de bistouri ; ce procédé est plus expéditif, mais il expose à blesser l'épididyme ou le testicule ; tandis qu'en incisant avec des ciseaux sur le doigt on ne risque absolument rien.

L'incision de la tunique vaginale étant faite, j'inspecte le testicule et la surface interne de la vaginale. Cet examen doit être fait minutieusement dans tous les coins et recoins. On trouve presque toujours de petits kystes, des corps étrangers libres ou adhérents, des exsudats sanguins ou pseudo-membraneux, des plaques calcaires ou cartilagineuses, etc. Les kystes siègent le plus souvent sur le testicule ou sur l'épididyme, plus rarement sur la vaginale ou sur le cordon. Quant aux corps étrangers, exsudats, etc., on les rencontre un peu partout ; et ils doivent être recherchés dans tous les replis de la cavité, où ils pourraient facilement passer inaperçus.

Les kystes sont excisés avec des ciseaux, les exsudats sont enlevés avec des éponges ou, si cela est nécessaire, avec la curette. En un mot, la cavité est débarrassée de toutes les productions anormales qu'elle peut contenir. Cette toilette doit être faite avec ménagements et avec des éponges imbibées de solution phéniquée, très faible. Je proscris d'une manière absolue les grands lavages avec la solution phéniquée forte. On fait, pour le dire en passant, un grand abus de ces lavages, et on a parfaitement tort : ils irritent fortement les plaies, ils en augmentent le suintement et ne font que compromettre la réunion par première intention. Au point de vue antiseptique, ils sont inutiles ; le spray suffit, et je le fais pendant toute la durée de l'opération.

La toilette de la cavité étant faite, je résèque de la tunique vaginale ce qui est nécessaire pour que ce qu'il en reste suffise à recouvrir le testicule et le cordon ; et je suture la vaginale en l'ajustant sur le testicule et le cordon. Cette suture est faite avec des catguts très fins placés à 1 centimètre les uns des autres. J'obtiens ainsi un adossement complet et hermétique du feuillet pariétal avec le feuillet viscéral, sur lequel il est appliqué et tendu sans aucun repli.

Il faut prendre garde de ne pas fermer la vaginale avant que l'hémostase y soit complète. Lorsque des kystes ont été excisés, lorsqu'on a dû frotter et surtout racler la vaginale, il se fait à sa surface un suintement sanguin, en nappe, qui ne peut être arrêté par la torsion ou par la ligature. Dans ces cas-là, je remplis la cavité avec des éponges imbibées d'eau froide, et je comprime pendant quelques instants; cela suffira presque toujours à arrêter le sang. Deux fois seulement, ayant eu affaire à des vaginales profondément altérées que j'avais dû racler très fortement, j'ai été dans l'obligation d'employer le chlorure de zinc et le thermocautère. On comprend que l'emploi de ces moyens est toujours préjudiciable à la réunion sans suppuration, et qu'on ne doit y avoir recours que lorsqu'il n'est pas possible de faire autrement.

Dans mes premières opérations, j'avais l'habitude de mettre un ou plusieurs drains dans la cavité vaginale; ce drainage avait pour but de procurer l'écoulement des liquides provenant de la surface interne de la vaginale. J'y ai depuis longtemps renoncé.

Quand on opère sur une séreuse, il suffit d'adosser exactement surface contre surface, pour que l'adhérence se produise immédiatement sans aucun suintement. Il n'y a pas plus besoin de mettre un drain entre les surfaces de la vaginale qu'il n'est besoin d'en mettre un entre celles d'un intestin suturé dans une entérectomie. Je vais plus loin : je prétends qu'un drain interposé entre deux surfaces séreuses ne sert qu'à les empêcher d'adhérer. On trouvera la démonstration de ce fait à l'observation 10. Il s'agit d'une hydrocèle que j'opérai par le procédé que je viens d'exposer. J'avais placé dans la vaginale deux drains, un de chaque côté du testicule. Ces drains furent retirés dès le lendemain de l'opération. L'incision guérit par première intention; le sixième jour, tout était fini. Le dixième jour, le malade mourut d'un étranglement interne. A l'autopsie, nous avons trouvé les deux feuillets de la vaginale adhérant très bien entre eux sur toute leur étendue, sauf à l'endroit où les drains avaient séjourné. La cavité vaginale était ainsi complètement oblitérée, excepté sur le trajet des drains. Ici, l'adhérence ne s'était pas faite, et la cavité vaginale persistait.

Il ne faut donc point mettre de drains dans la vaginale. Mais, par contre, il faut avoir soin que les deux feuillets soient exactement appliqués sur toute leur étendue et sans repli. S'il reste un espace, tant petit soit-il, où le contact n'existe pas, non seulement la cavité vaginale persistera en ce point, mais il s'y fera un suintement; et, ce suintement n'ayant pas d'issue, il pourra en résulter une rétention avec ses conséquences habituelles.

Jusqu'à présent, j'ai fait trente-huit fois la suture de la vaginale avec adossement de ses feuillets et sans y mettre de drain; il n'en est jamais résulté aucun inconvénient. Toutefois, si la tunique vaginale est profondément altérée, s'il a fallu la racler fortement ou la cautériser, il sera prudent de la drainer, parce qu'ici on ne peut pas compter sur une adhérence par première intention; la tunique vaginale a perdu complètement ses caractères de séreuse : c'est une surface cruentée tout comme une autre. Mais ces cas-là sont exceptionnels.

Après avoir fait la suture de la vaginale, je fais celle du scrotum. Dans quelques opérations, j'ai suturé le scrotum avec des serre-fines, parce qu'elles ont l'avantage de ne pas faire de trous; mais les serre-fines exercent parfois une pression trop forte, qui, avec une peau aussi délicate que celle des bourses, amène tout de suite de l'œdème et occasionne même quelquefois de petits sphacèles. De plus, elles sont incompatibles avec un pansement compressif.

Je suture le scrotum avec du catgut, et je place un drain à la partie déclive de l'incision. Il m'est arrivé sept fois de ne pas drainer non plus la plaie scrotale. Deux fois la tentative m'a réussi, et la première intention absolue a eu lieu; mais, dans les cinq autres cas, il s'est produit une rétention qui s'est terminée par un petit abcès superficiel. Je considère donc qu'autant il est inutile et même fâcheux de drainer la cavité vaginale, autant il est prudent de mettre un drain dans la plaie scrotale, quitte à l'enlever de bonne heure.

J'emploie pour ce drainage les tubes en caoutchouc de Chassaignac. On a préconisé dans ces derniers temps les drains d'os décalcifié, dits *drains résorbables*, qui ont soi-disant l'avantage de se fondre dans la plaie et qu'on n'a, par conséquent, pas besoin d'enlever. On verra, à l'observation 41, les inconvénients de ces drains. Le malade, qui avait été opéré par le procédé de Volkmann avec un drain prétendu résorbable, guérit par première intention. Quelques mois après, l'hydrocèle récidiva; je l'incisai quinze mois après la première opération, et je trouvai dans la cavité vaginale le drain en question parfaitement intact et enkysté dans la séreuse. J'ai déjà signalé [1] les nombreux désavantages de ces drains d'os décalcifié; en fait de drain, celui de Chassaignac est toujours ce qu'il y a de mieux.

Reste maintenant le pansement. Il doit remplir trois conditions : être antiseptique, compressif, et ne pas irriter le scrotum. Je couvre

---

1. *Trente et une extirpations de goitre* (*Revue de chirurgie*, tome III, août 1883).

l'incision avec un morceau de protective; par-dessus le protective une large couche de grosses éponges imbibées d'une solution phéniquée à 1 gr. 25 pour 100; cette couche d'éponges recouvre le scrotum, le périnée, le bas-ventre jusqu'aux cuisses. Puis la gaze antiseptique et l'imperméable, maintenus par des bandes entourant le ventre et le haut des cuisses. Par-dessus le tout, une bande de caoutchouc.

Ce pansement remplit parfaitement toutes les conditions voulues. Il est antiseptique et empêche absolument la pénétration de l'air en s'appliquant exactement sur les parties. Il est compressif; enfin il n'est point irritant.

L'incision de l'hydrocèle est une des opérations dans lesquelles l'emploi des éponges est le plus utile. Outre qu'elles se moulent sur les anfractuosités de cette région difficile entre toutes aux pansements, qu'elles y exercent une compression qui n'est pas désagréable aux malades, parce qu'elle est élastique, elles ont le grand avantage de préserver le scrotum du contact irritant de la gaze. Tout le monde sait que les gazes antiseptiques produisent souvent, grâce aux résines qu'elles contiennent, une irritation parfois très violente de la peau. Or le scrotum est précisément, de toutes les régions du corps, celle où cet accident se produira le plus facilement et avec le plus d'intensité. Il est bien peu de scrotums qui supportent le contact de la gaze sans en ressentir une irritation plus ou moins vive, qui arrive très vite jusqu'à l'ulcération. J'ai vu deux fois cette irritation aller jusqu'à la production de phlyctènes noirâtres (obs. 13, 14). Les éponges mettent absolument à l'abri de cet inconvénient. Avant de m'en servir, j'avais à chaque instant des irritations du scrotum, dont plusieurs ont fait manquer la première intention; depuis que je les emploie, je n'ai pas eu un seul érythème.

On voit que mon procédé n'est pas tout à fait le même que celui de M. Volkmann. Dans le procédé de M. Volkmann, on incise largement l'hydrocèle, on suture la tunique vaginale avec la peau, et on place un ou plusieurs drains, suivant les cas, dans la cavité vaginale.

Je trouve à ce procédé deux inconvénients :

1° L'adossement du feuillet pariétal avec le viscéral n'est pas suffisamment assuré. La suture, telle que la fait M. Volkmann, est trop approximative pour que les surfaces soient toujours exactement appliquées dans toute leur étendue, et sans qu'il existe de repli, surtout au niveau du cordon.

Il ne faut pas oublier que le seul moyen de guérir radicalement une hydrocèle, c'est d'obtenir l'oblitération de la cavité vaginale; car si une partie de la cavité, tant petite soit-elle, vient à persister, elle pourra devenir le point de départ d'une nouvelle hydrocèle. Or cette oblitération ne peut être obtenue que par un adossement exact des parois de la vaginale. Et je trouve que cet adossement laisse à désirer dans le procédé de M. Volkmann.

L'observation 41, dont j'ai parlé plus haut, prouve bien que le procédé en question ne produit pas aussi bien qu'on veut le dire l'oblitération de la cavité vaginale. On me dira peut-être que c'est la persistance du drain qui a été la cause de cette récidive. C'est possible. Mais il n'en est pas moins vrai que, si la cavité vaginale avait été oblitérée par l'adhérence de ses parois, l'hydrocèle n'aurait pas pu se reproduire. Le drain serait resté enkysté dans la séreuse, et voilà tout. Du reste, ce cas de récidive n'est pas le seul qui ait été observé; on en compte d'autres dans lesquels la reproduction de l'hydrocèle ne peut pas être attribuée à une cause comme celle-là.

2° Il oblige à mettre un drain dans la vaginale. Et nous avons vu tout à l'heure que l'interposition d'un drain entre les surfaces de la vaginale suffit pour les empêcher d'adhérer et pour amener dans le point correspondant la persistance de la cavité.

En faisant aussi deux sutures séparées, l'une profonde de la vaginale, l'autre superficielle du scrotum, on peut ajuster et tendre le feuillet pariétal sur le feuillet viscéral sans qu'il reste aucun repli, et on n'est pas obligé de mettre un drain dans la cavité vaginale.

Le procédé est un peu plus long que celui de M. Volkmann; mais il est plus précis, il expose moins à la récidive. Et, quand on fait tant que d'inciser une hydrocèle, il faut se placer dans les meilleures conditions de réussite possibles.

On a prétendu que la suture de la vaginale à la peau était nécessaire pour empêcher les produits de sécrétion ou de suppuration de fuser dans les mailles du tissu scrotal. Cette crainte n'est pas justifiée : en suturant la vaginale comme je le fais, il n'y aura aucune sécrétion et encore moins de suppuration entre ses surfaces; il y aura adhérence des parois et oblitération de la cavité. Quant à la plaie scrotale, il s'y fera sans doute presque inévitablement un suintement. Ce suintement ne pourra pas pénétrer dans la cavité vaginale, qui est hermétiquement fermée, et il s'échappera par le drain placé à cet effet dans la plaie scrotale.

En ce qui concerne les soins consécutifs, j'ai l'habitude de changer le pansement le lendemain pour enlever les sutures. Il faut laisser les fils le moins longtemps possible; et dans cette région vingt-quatre heures suffisent pour assurer la réunion, qui sera d'ailleurs maintenue par la compression du pansement.

Quant au drainage, il faut également le supprimer le plus tôt possible, si l'on veut éviter un suintement trop prolongé par l'orifice du drain. D'un autre côté, il ne faut pas l'enlever trop tôt, si l'on ne veut pas s'exposer à une rétention qui amènera une suppuration et peut-être aussi un écartement de l'extrémité inférieure de l'incision.

Il n'est pas possible de poser des règles fixes à ce sujet ; cela dépendra de l'état des parties et de l'abondance du suintement. Chez les jeunes sujets, chez lesquels les phénomènes de la réunion s'opèrent très rapidement, on enlèvera le drain le lendemain de l'opération, en même temps que les fils. Chez les vieillards, où les choses se passent avec moins de facilité, on attendra plus longtemps. D'une façon générale et sauf complication, il ne faut pas laisser le drain plus de trois ou quatre jours au maximum.

Les fils et le drain étant enlevés, on fera un nouveau pansement, qu'on laissera quatre ou cinq jours et qui sera le dernier. A partir de ce moment, les malades peuvent se lever avec un suspensoir garni de coton, et, s'il reste un point qui suinte encore, on y appliquera de l'iodoforme ou un morceau de diachylon.

J'arrive maintenant à l'examen de ma statistique. Elle comprend cinquante-quatre opérations, dont cinquante-trois ont trait à des hydrocèles et une à un kyste spermatique.

Le plus âgé de mes opérés avait quatre-vingt-trois ans, le plus jeune dix-neuf ans. Je n'ai jamais opéré d'enfants, parce que chez eux l'incision ne pourrait pas se faire sans les soumettre à l'anesthésie, qui est toujours une chose dangereuse ; parce qu'un pansement d'hydrocèle chez un enfant sera presque inévitablement souillé par l'urine et ne pourra pas être antiseptique, parce qu'enfin l'hydrocèle des enfants guérit fort bien par des moyens beaucoup plus simples, qui ne comportent ni anesthésie ni pansement.

De mes cinquante-quatre opérés, il en est trois chez lesquels la réunion de l'incision ne s'est opérée que partiellement. Chez le premier de ces malades (obs. 5), il se fit un écartement du tiers inférieur de l'incision, dû à quelques sutures trop serrées, qui amenèrent de l'œdème et un petit sphacèle des lèvres de la plaie. Le second (obs. 6) avait une tunique vaginale fortement épaissie (13 millim.) et tapissée de fausses membranes épaisses, très adhérentes, que je dus racler avec la curette : à la suite de ce raclage, il se fit à la surface interne de la vaginale un suintement sanguin en nappe, qui nécessita l'emploi du chlorure de zinc et du thermocautère. Il y eut un écartement à la partie inférieure de l'incision et une suppuration qui dura deux mois. Le troisième malade (obs. 24) avait une hydrocèle double : les deux tumeurs furent incisées en même temps. L'une guérit par première intention en quatre jours. Dans l'autre, il se fit le troisième jour une hémorrhagie secondaire, qui amena l'écartement des deux tiers inférieurs de la plaie; guérison par suppuration en dix-sept jours.

Les cinquante et un autres opérés ont tous guéri par première intention, c'est-à-dire que l'incision s'est réunie sur toute son étendue; seul l'orifice du drain a donné lieu à un suintement séro-sanguinolent.

Ce suintement était terminé chez neuf d'entre eux en quatre jours, chez dix en cinq jours, chez huit en six jours, chez quatre en sept jours, et chez quinze entre huit et dix jours. Chez les huit autres malades, le suintement, devenu purulent, a duré plus longtemps ; chez trois, la suppuration a duré douze jours, chez deux dix-sept jours et enfin chez trois vingt et un jours. La purulence du suintement a été occasionnée quatre fois par un fort érythème des bourses dû à la gaze antiseptique, une fois par l'élimination d'un paquet de tissu cellulaire sphacélé, trois fois par de petits sphacèles de la peau dus à une pression trop forte des serre-fines.

En somme, la guérison a été obtenue quarante-trois fois sur cinquante-quatre dans un espace de temps variant de quatre à dix jours. En sorte que nous pouvons dire que, sauf accident ou complication, la durée ordinaire de la guérison est d'une dizaine de jours.

Toutefois les malades ont encore à ce moment un peu de gonflement avec dureté et sensibilité au niveau du testicule et du cordon, qui paraissent augmentés de volume. Ce gonflement a été attribué à une orchite et à une épididymite résultant de l'opération. A l'autopsie du malade de l'observation n° 10, opéré le 24 novembre 1879 et qui mourut d'un étranglement interne dix jours après l'incision, j'ai examiné l'état du testicule avec mon collègue M. le professeur Zahn ; nous avons trouvé le testicule parfaitement sain et ne présentant aucune altération. Le gonflement provenait d'une infiltration sanguine de la tunique vaginale et du tissu cellulaire sous-scrotal [1].

Du reste, ce qui prouve bien qu'il ne s'agit pas d'une orchite, c'est que j'ai observé ce même phénomène à la suite des trois incisions d'hydrocèle dans lesquelles j'ai dû pratiquer la castration.

Ce gonflement dure deux ou trois semaines et n'occasionne pas de douleurs; il gêne seulement un peu les malades, qui devront porter un suspensoir jusqu'à ce qu'il ait disparu.

Sur mes cinquante opérations d'hydrocèle, j'ai trouvé trente-trois

1. Une observation tout à fait semblable a été faite depuis par M. Kraske : Zwei Fälle von compliciter Hydrocele nebst Bemerkungen zum Heilungsverlauf nach dem Hydrocelenschnitt (*Centralblatt für Chirurgie*, n° 47, 1881).

fois des kystes implantés sur le testicule, sur l'épididyme ou la vaginale; trois fois des corps étrangers libres ou enveloppés dans un
repli de la séreuse; six fois des fausses membranes, qui dans un cas
avaient la consistance du carton. En tout quarante-deux fois des productions anormales que j'ai enlevées. Dix-sept fois la tunique vaginale
était épaissie; et dans un cas cet épaississement dépassait deux centimètres. Dans la plupart des cas, j'ai trouvé la vaginale plus ou
moins rouge et hyperhémiée, parsemée de taches brunes ou jaunâtres. Trois fois elle était d'un blanc nacré; dans deux de ces cas, elle
avait la consistance du parchemin (obs. 19, 20, 37). Je ne l'ai rencontrée que cinq fois avec son apparence normale et sans altération
appréciable.

Dans trois cas j'ai trouvé le testicule malade et j'ai fait la castration. Deux fois l'hydrocèle renfermait du pus. Six fois elle était
double, et dans un de ces cas (obs. 33) il y avait à la fois hydrocèle
double et hernie incoercible; j'ai fait en même temps l'incision des
deux hydrocèles et l'opération dite radicale de la hernie. Quatre
hydrocèles avaient été auparavant traitées par l'injection iodée : dans
un cas (obs. 1) l'injection iodée avait échoué d'emblée; dans les trois
autres cas, il y avait eu récidive après un temps plus ou mois long.
Enfin six hydrocèles avaient été antérieurement traitées par la ponction simple.

Au point de vue de la fièvre, dans vingt et un cas il y a eu apyrexie
complète, vingt-cinq fois il y a eu une élévation de température, qui
n'a pas atteint 39° : elle n'a duré qu'un ou deux jours et n'a jamais
été accompagnée de malaise. Dans cinq cas, le thermomètre s'est
élevé au-dessus de 39°; trois fois cette fièvre a été occasionnée par
un fort érythème du scrotum, une fois par l'élimination d'un paquet de tissu cellulaire sphacélé; dans le cinquième cas, le malade
était un alcoolique.

Je n'ai jamais observé de phlegmon des bourses ni de fusées purulente, jamais d'orchite ni d'épididymite, et jamais non plus de rechute.
Je signalerai comme accident de la dysurie, que j'ai observée trois
fois et qui a nécessité pendant un ou deux jours l'emploi de la sonde.

Et maintenant l'incision est-elle ou non préférable à l'injection irritante?

La réponse à cette question se déduira de la comparaison de ces
deux opérations. Cette comparaison doit être faite à trois points de
vue : au point de vue de l'opération elle-même, à celui de ses suites
immédiates et à celui de ses suites éloignées.

1° *Opération.* — L'injection iodée est une opération simple, facile :

elle n'oblige pas à soumettre les malades à l'anesthésie ; elle ne donne lieu à aucune effusion de sang et ne comporte pas de pansements.

L'incision antiseptique n'est pas plus douloureuse que l'injection, et en tout cas il n'est pas besoin pour la faire d'endormir les malades. Mais c'est une opération beaucoup plus compliquée et plus longue ; elle nécessite un appareil chirurgical complet et comporte des pansements difficiles.

Incontestablement, sous ce point de vue, l'avantage est tout entier du côté de l'injection, qui l'emporte de beaucoup sur l'incision par sa simplicité.

2° *Suites immédiates.* — L'injection amène toujours une réaction inflammatoire : le scrotum gonfle et rougit ; il devient sensible, et le thermomètre s'élève au-dessus de la normale. Cette réaction dure environ sept ou huit jours ; elle est habituellement modérée. Mais il lui arrive parfois d'être très violente, et on l'a vue aller jusqu'à la suppuration.

Après l'incision, la réaction est nulle dans un grand nombre de cas, et, quand il en survient une, elle est *toujours modérée.* Dans mes opérations, je n'ai jamais vu de réaction locale et générale, comme on en voit encore assez souvent avec l'injection. A cet égard, ma première observation est bien caractéristique. Mon malade avait une hydrocèle pour laquelle je lui fis deux injections iodées. La seconde injection fut suivie d'une violente réaction inflammatoire ; le thermomètre monta le soir même à 40° ; le gonflement des bourses fut considérable, et la fièvre se maintint pendant trois jours avec de l'agitation et du malaise. L'hydrocèle ayant tenu bon, je l'incisai. En six jours, tout était terminé sans réaction ni fièvre quelconque.

Ainsi donc, l'incision n'expose pas à des réactions inflammatoires aussi fortes que celles qui succèdent quelquefois à l'injection iodée.

En ce qui concerne la durée de la guérison, il faut compter en moyenne trois semaines pour qu'une hydrocèle ait disparu avec l'injection. Nous avons vu qu'avec l'incision la guérison est obtenue en huit ou dix jours. Mais il convient de remarquer qu'à ce moment les malades ont encore du gonflement, de l'induration et de la sensibilité ; toutes choses qui elles aussi ne disparaissent guère qu'au bout de trois semaines. Après l'injection, les malades peuvent se lever vers le huitième ou dixième jour, ayant encore leur hydrocèle, qui mettra trois semaines à disparaître ; après l'incision, les malades peuvent se lever vers le dixième jour et conservent du gonflement qui mettra le même temps à disparaître.

En sorte que sous ce point de vue je ne vois pas qu'il y ait une différence sensible à faire entre les deux opérations.

3° *Suites éloignées.* — Disons tout de suite que rien n'est préférable à une hydrocèle *bien guérie* par l'injection iodée. Le scrotum est souple ; il conserve ses caractères normaux ; rien n'est changé dans l'état naturel des parties, et il ne reste même pas la marque de l'opération qui a été faite.

Mais, par contre, la récidive est toujours là, et elle survient plus souvent qu'on ne veut bien le dire.

Après l'incision, les parties ont aussi repris leur état normal au bout de quelques semaines. J'ai revu seize de mes opérés : chez aucun d'entre eux je n'ai constaté d'adhérence ni d'induration ; jamais non plus d'altération dans le testicule, l'épididyme ou le cordon. La cicatrice de l'incision, sous forme d'une ligne à peine appréciable, était le seul vestige de l'opération. Sous ce rapport, il n'y a donc pas non plus de différence à établir entre les deux opérations.

En revanche, il n'en est pas du tout de même en ce qui concerne la récidive. C'est là qu'est la grande, la vraie supériorité de l'incision.

Avec l'injection iodée, la récidive est encore assez fréquente ; avec l'incision, si la vaginale a été bien nettoyée, si l'adossement a été bien fait, la récidive n'aura pas lieu. Sur mes cinquante-quatre opérations, je n'ai pas eu jusqu'à présent un échec ou une récidive. Pareille chose n'aurait certainement pas eu lieu si j'avais fait l'injection iodée.

Du reste, cette efficacité plus grande de l'incision s'explique très bien.

On a vu l'énorme proportion de productions anormales que j'ai rencontrées dans la vaginale (42 fois sur 53 des kystes, corps étrangers, fausses membranes, exsudats, etc.). Toutes ces productions, qui sont autant de causes d'hydrocèle et par conséquent de récidive, disparaissent avec l'incision. Elles restent avec l'injection.

Ajoutons que, avec la suture et l'adossement des feuillets de la vaginale, l'oblitération de la cavité, c'est-à-dire l'impossibilité de la récidive, est bien autrement assurée qu'avec l'injection iodée.

Au point de vue de l'efficacité, l'avantage est donc tout entier du côté de l'incision.

Toutefois, à propos des suites éloignées de l'opération, il reste encore un point à élucider. Il est permis de se demander si cette oblitération de la cavité vaginale, qui est une des principales conditions de l'efficacité de l'incision, n'aurait peut-être pas des inconvénients

N'oublions pas qu'on a précisément invoqué le fait que l'injection iodée n'amène pas l'oblitération de la cavité vaginale, comme un des arguments les plus importants en faveur de ce moyen. Curling préférait se contenter du résultat incertain donné par l'injection iodée, parce qu'elle n'amène pas d'adhérence : aimant mieux, dit-il, laisser son malade exposé aux chances d'une rechute possible que de le soumettre à un traitement plus violent, destiné à produire une inflammation adhésive et une oblitération du sac [1]. Il n'envisageait pas comme une chose indifférente l'obstacle apporté aux libres mouvements du testicule dans les cas de guérison par adhérences. Mais il ne donne aucun fait à l'appui de son opinion. M. Gosselin partage cette manière de voir. Il a en effet constaté que l'oblitération de la cavité vaginale était souvent accompagnée d'anémie testiculaire. Sur dix pièces au moins sur lesquelles il a rencontré cette oblitération, la substance séminifère était pâle et presque dépourvue de sang, et les spermatozoïdes manquaient dans les canaux excrétoires. Il attribue ce fait à une répartition inégale du sang dans le testicule et dans la vaginale, celle-ci appelant une plus grande quantité de sang, tandis que la glande en reçoit moins, et n'en reçoit plus assez pour produire les spermatozoïdes.

Mais les faits de M. Gosselin sont loin d'être concluants. Sur les pièces qu'il a examinées, il y avait bien oblitération de la cavité vaginales; mais la cause de cette oblitération est inconnue. On ne sait même pas s'il y a jamais eu hydrocèle; et rien ne prouve que la lésion testiculaire, au lieu d'être, comme il le croit, la conséquence de l'oblitération de la cavité vaginale, n'ait pas au contraire précédé et peut-être même occasionné la vaginalite qui a amené l'adhérence. Du reste, M. Gosselin reconnaît lui-même que les faits qu'il rapporte ne constituent pas une démonstration, et qu'on n'en peut rien conclure touchant l'influence des opérations d'hydrocèle sur la sécrétion spermatique.

On a vu qu'à l'autopsie d'un de mes opérés (obs. 10) j'avais trouvé le testicule intact. Mais cette autopsie a été faite douze jours après l'opération, et il est évident que les conséquences de l'oblitération de la vaginale ne peuvent se faire sentir qu'à une époque éloignée de l'opération.

Je rappellerai seulement que chez ceux de mes opérés que j'ai revus longtemps après l'opération le testicule ne présentait aucune altération appréciable, et qu'il avait conservé sa consistance et son volume normal. Or il est peu probable que l'adhérence de la vaginale produise

---

1. En cela, Curling n'avait peut-être pas tort. Avec l'incision ancienne, moyen violent, comme il le dit fort bien, la guérison avait lieu par suppuration et par granulation. Le testicule se trouvait ainsi englobé dans une masse de tissu inodulaire. Et, comme le tissu inodulaire est rétractile, il y avait lieu de redouter les effets de la compression exercée sur la glande. Avec l'incision antiseptique, il en est autrement. Il n'y a ni suppuration ni formation de tissu inodulaire; il y a adhérence par première intention de deux membranes séreuses, et rien de plus.

une anémie testiculaire allant jusqu'à la suppression de la sécrétion spermatique, sans entraîner une modification dans le volume ou la consistance de la glande [1].

La question est donc encore très douteuse. Elle ne pourra être tranchée que par un nombre suffisant d'autopsies faites sur des individus opérés longtemps auparavant, et sur lesquels le testicule aura été trouvé sain au moment de l'opération. Ces autopsies nous manquent pour le moment; mais ce point mérite d'être examiné, car, s'il était démontré que l'oblitération de la vaginale entrave et détruit la fonction spermatique, ce serait une grave objection à l'incision.

En somme, l'injection iodée est une opération brillante par sa simplicité. Mais elle expose à des réactions inflammatoires dont on ne peut pas prévoir l'intensité; elle échoue souvent, et plus souvent encore elle est suivie de récidives.

L'incision antiseptique n'entraîne jamais de réaction inflammatoire intense ; elle n'est pas plus douloureuse que l'injection et n'oblige pas à l'anesthésie; elle guérit tout aussi vite, *n'échoue jamais*, et, si elle a été bien faite, ne sera pas suivie de récidive. Elle est seulement plus compliquée que l'incision : c'est là son seul défaut.

C'est pourquoi les chirurgiens pour lesquels la facilité et la simplicité sont la première qualité d'une opération continueront à faire l'injection iodée : quitte à échouer d'emblée ou à avoir des récidives.

Ceux qui ne craignent pas une opération plus compliquée et qui tiennent surtout à la certitude du résultat feront l'incision antiseptique.

Il ne reste que le cas où il serait démontré que l'oblitération de la vaginale amène l'altération du testicule et détruit la fonction spermatique. S'il devait en être ainsi, l'incision antiseptique devrait, tout aussi bien que l'incision ancienne, être réservée pour les seules hydrocèles dont on n'aura pu venir à bout par l'injection iodée.

---

1. Ceci était écrit lorsque j'ai eu l'occasion de faire l'incision d'une hématocèle. La tunique vaginale était épaissie et cartilagineuse : la cavité était remplie de vieux caillots sanguins. Le testicule était recouvert et comprimé par la coque cartilagineuse, dont il n'y avait pas moyen de le séparer. Je fis la castration. A la coupe, la substance séminifère était très pâle, et il y avait absence complète de spermatozoïdes. Le volume de la glande n'était pas sensiblement diminué, et sa consistance était normale. L'épithélium des canaux séminifères présentait de la dégénérescence graisseuse.

Il est possible que dans ce cas l'anémie testiculaire ait été le résultat de la compression prolongée du testicule enserré dans une coque cartilagineuse ou, comme le dit M. Gosselin, de ce que la fausse membrane enveloppante appelle vers elle la plus grande partie du sang artériel de la région. Le testicule ne se trouve pas dans de pareilles conditions après l'incision antiseptique.

Mais cette observation prouve en tout cas que l'anémie testiculaire et l'abolition de la sécrétion spermatique peuvent s'observer sans aucune modification ni dans le volume ni dans la consistance de la glande.

OBSERVATIONS

OBS. I. — **Hydrocèle gauche. Insuccès de l'injection iodée. Incision.**
C. J..., âgé de vingt-deux ans. Hydrocèle grosse comme les deux poings,
datant de plusieurs années. Une première injection iodée reste sans
résultat. Une seconde injection est suivie d'une violente réaction inflammatoire dans laquelle le thermomètre monta à 40°; la fièvre, accompagnée d'agitation, céphalalgie, etc., dura trois jours. La tumeur ne disparut pas et resta la même. Un mois après, incision antiseptique. La
vaginale est très épaissie, d'un rouge vif et a perdu son poli; par
places, elle est recouverte de pseudo-membranes, qui se laissent enlever
avec une éponge. Un petit kyste, gros comme un grain de grenaille, sur
le testicule, est enlevé. Le liquide de l'hydrocèle est séreux et limpide.
Après l'ablation des fausses membranes et du kyste, suintement sanguin
en nappe assez abondant; je l'arrêtai par une compression de quelques
instants avec une éponge. Résection de la vaginale. L'hémostase étant
complète, suture profonde de la vaginale ajustée sur le testicule et le
cordon. Suture superficielle du scrotum. Drainage de la cavité vaginale
et de la plaie scrotale. Le troisième jour, j'enlève les drains et les fils.
Le cinquième jour, la réunion est complète. Apyrexie complète. Le malade se lève avec un suspensoir garni de coton. Il quitte l'hôpital le
dixième jour, en me demandant pourquoi je lui ai fait perdre son temps
avec ces injections iodées plutôt que de l'avoir opéré tout de suite.

OBS. II. — **Hydrocèle gauche en bissac, datant de trois ans. Incision
antiseptique.** La vaginale est épaissie, d'un rouge vif et présente par
places des plaques blanchâtres. Résection et suture profonde de la vaginale. Suture superficielle de l'incision du scrotum. Drainage de la cavité
vaginale et de la plaie scrotale. Ablation du drain de la vaginale le
second jour; le drain du scrotum est enlevé le cinquième jour. Le huitième jour, on cesse tout pansement. Réunion par première intention complète, sauf à la partie supérieure de l'incision, où il s'est produit un léger
écartement, qui a guéri par granulation. Le sixième jour, tout était fini.

OBS. III. — **Hydrocèle gauche, grosse comme les deux poings, datant
d'une dizaine d'années, occasionnée par l'équitation.** Cette hydrocèle
a été traitée il y a deux ans par l'injection iodée; la guérison a duré six
mois, après quoi l'hydrocèle a récidivé. Incision antiseptique. Tunique
vaginale épaissie, d'un rouge vif et parsemée de plaques jaunâtres. Liquide
clair et citrin. Résection et suture de la vaginale contre le testicule et le
cordon. Suture du scrotum. Drainage de la vaginale et de la plaie scrotale. Ce malade, qui est alcoolique, a eu un peu de fièvre et d'agitation
pendant les deux premiers jours; il a défait son pansement pendant la
nuit. Le troisième jour, la fièvre était tombée. Enlevé les drains et les
fils le troisième jour. Forte ecchymose sur le pénis et la partie supérieure des bourses; un peu d'œdème du prépuce. Réunion par première

intention complète; le cinquième jour, on cesse tout pansement; le malade se lève avec un suspensoir garni de coton. Il quitte l'hôpital le sixième jour, complètement guéri. J'ai revu ce malade en février 1883 c'est-à-dire quatre ans après l'opération. Il continue à monter à cheval; néanmoins l'hydrocèle ne s'est pas reproduite. Le scrotum est tout à fait souple; point d'adhérences ni d'induration. Le testicule est normal et parfaitement mobile. La cicatrice de l'incision, sous forme d'une ligne blanchâtre, est la seule trace de l'opération.

Obs. IV. — J. F..., âgé de soixante-quatre ans. Hydrocèle droite, datant de trois ans, extrêmement grosse et en bissac; cette hydrocèle gêne la miction. Incision antiseptique. Liquide clair et citrin.. Tunique vaginale non épaissie, mais notablement hyperhémiée; petit kyste sur la tunique albuginée, qui est enlevé d'un coup de ciseau. Résection et suture de la vaginale sur le testicule et le cordon. Suture du scrotum. Drainage de la cavité vaginale et de la plaie scrotale. Enlevé les drains le quatrième jour. Réunion par première intention; le sixième jour, on cesse tout pansement. Réunion par première intention complète; l'orifice des drains a suinté jusqu'au neuvième jour. Le malade quitte l'hôpital le onzième jour.

Obs. V. — C. F..., âgé de quarante-sept ans. Hydrocèle droite, grosse comme une tête de fœtus, datant de quinze ans. Incision antiseptique. Liquide clair et citrin. Tunique vaginale très épaissie, d'un rouge vif et parsemée de plaques brunâtres. Résection et suture de la vaginale contre le testicule et le cordon. Drainage de la cavité vaginale et de la plaie scrotale. Les drains sont enlevés le troisième jour, sauf un. Le scrotum est fortement œdématié, surtout au niveau des fils, qui sont enlevés. Le huitième jour, j'enlève le dernier drain. Réunion complète des deux tiers supérieurs de la plaie; à la partie inférieure, les bords sont un peu écartés. Le malade se lève avec un suspensoir garni de coton. La partie inférieure de la plaie a guéri par granulation en douze jours. J'attribue l'œdème du scrotum à ce que les sutures étaient trop serrées. L'écartement des lèvres de la plaie est dû à ce que j'ai laissé le drainage trop longtemps.

Obs. VI. — D. J..., cinquante-deux ans. Hydrocèle droite du volume d'une tête d'enfant. Au-dessus de l'hydrocèle se trouve une petite entéro-épiplocèle du volume d'une noix. L'hydrocèle a été traitée sans succès par l'injection iodée. Incision antiseptique. Liquide épais, jaunâtre, gluant, contenant du pus et du sang, des flocons fibrineux et des débris de fausses membranes. Tunique vaginale ayant 13 millimètres d'épaisseur; sa face interne est tapissée de fausses membranes brunâtres, molles, d'apparence fongueuse. Ces fausses membranes, très adhérentes, durent être enlevées avec la curette; il s'ensuivit un suintement sanguin parenchymateux que je ne pus arrêter qu'avec un tamponnement de la cavité au chlorure de zinc et avec le thermo-cautère. Résection et suture de la vaginale contre le testicule et le cordon. Suture superficielle du scrotum. Deux drains dans la cavité vaginale et un dans la plaie scrotale. Ablation des drains le quatrième jour. Tuméfaction notable du scrotum. Réunion des deux tiers supérieurs de l'incision : la partie inférieure a suppuré pendant deux mois. Cette suppuration prolongée est due à ce que l'hydrocèle contenait du pus avant l'opération et à ce que les lésions de la vaginale ont nécessité l'emploi du chlorure de zinc et du thermo-cautère. En somme, il ne s'agit pas ici d'une hydrocèle ordinaire.

Obs. VII. — C. C..., âgé de vingt-six ans. Hydrocèle enkystée du cordon à gauche, datant de l'âge de cinq mois. L'hydrocèle a été ponctionnée deux fois sans injection : elle a récidivé les deux fois après quelques mois. La tumeur est actuellement de la grosseur d'un œuf. Incision antiseptique. Liquide clair et citrin. A la partie inférieure de la cavité, on trouve une tumeur kystique, grosse comme une petite noix, qui paraît avoir pris naissance dans la queue de l'épididyme; je fends cette tumeur, qui donne issue à un liquide tout à fait semblable à celui qui est sorti par l'incision de l'hydrocèle. Résection de la vaginale et suture profonde. Suture superficielle du scrotum. Un drain dans la plaie scrotale seulement. Le quatrième jour, j'enlève le drain et les sutures. Le huitième jour, tout était fini.

Obs. VIII. — M. L..., âgé de soixante-dix ans. Hydrocèle double, de la grosseur des deux poings, datant de quatre ans et traitée trois fois par la ponction simple, qui n'a amené qu'une guérison temporaire. Incision des deux hydrocèles. Liquide clair et citrin. Un petit kyste est trouvé sur un des testicules et enlevé. Résection et suture des vaginales sur le testicule et le cordon; les vaginales présentent leurs caractères normaux. Suture superficielle du scrotum. Drainage des vaginales et des plaies scrotales. Le septième jour, réunion complète; un petit suintement par l'orifice du drain du côté droit a duré quatre jours.

Obs. IX. — R. F..., âgé de quarante-quatre ans. Hydrocèle droite, grosse comme le poing, datant de cinq ans. Incision antiseptique. Liquide clair et citrin. Tunique vaginale d'épaisseur normale, mais rouge et tomenteuse. Un petit kyste qui se trouve près de la tête de l'épididyme est enlevé. Résection et suture de la vaginale sur le testicule et le cordon. Suture superficielle du scrotum. Drainage de la vaginale et de la plaie scrotale. Le troisième jour, ablation des drains et des fils. Réunion par première intention complète, sauf à l'orifice des drains. Un peu de tuméfaction du scrotum. On cesse le pansement; le malade se lève avec un suspensoir garni de coton. Le onzième jour, l'orifice des drains est cicatrisé; mais il s'est formé à la partie supérieure de l'incision un petit abcès au niveau d'une des sutures, avec un léger écartement des lèvres de la plaie. Le dix-huitième jour, tout était fini.

Obs. X. — F. A..., âgé de cinquante et un ans. Hydrocèle droite, grosse comme une tête de fœtus et datant de trois ans. Incision antiseptique. Liquide séreux, assez clair, renfermant des flocons fibrineux.

Tunique vaginale épaissie, d'un rouge très vif, parsemée de taches brunâtres et de fausses membranes qui se laissent enlever assez facilement
avec des éponges. Résection et suture de la vaginale sur le testicule et le
cordon. Suture superficielle du scrotum. Deux drains dans la cavité
vaginale de chaque côté du testicule ; un drain dans la plaie scrotale.
Le lendemain, ablation des deux drains de la vaginale. Le quatrième jour,
ablation du drain qui est dans la plaie scrotale. La réunion est excellente.
Le cinquième jour, le malade présente tous les symptômes d'un étranglement interne. Le sixième jour, pansement ; la réunion par première
intention est complète ; l'orifice du drain suinte encore légèrement ; on
cesse le pansement et on applique un morceau de diachylon sur le point
non encore cicatrisé. Le dixième jour, le malade meurt de son étranglement interne. — *Autopsie.* La mort a été causée par des étranglements
internes multiples inopérables. Nous examinons l'hydrocèle : le feuillet
pariétal, appliqué contre le feuillet viscéral, lui adhère hermétiquement. La
cavité vaginale est donc oblitérée sur toute son étendue, sauf à l'endroit
où se trouvaient les drains. Les trajets de ces deux drains ne sont pas
oblitérés : ils forment chacun une cavité large en haut, à parois plissées,
constituées par la tunique vaginale hyperhémiée. En, d'autres termes, la
cavité vaginale persistait dans une étendue correspondant aux drains ;
partout ailleurs, les deux feuillets adhéraient et il n'y avait plus de cavité.
La suture de la vaginale est parfaitement réunie ; on trouve les catguts
mous, mais non résorbés. Le trajet du drain sous-cutané est rempli de
granulations ; l'orifice cutané est encore libre. Point de pus nulle part.
Le testicule présente son volume, sa consistance et son apparence normaux ; M. le professeur Zahn l'a examiné au microscope et n'y a absolument rien trouvé d'anormal. Il en est de même de l'épididyme. Le gonflement et l'induration de la bourse provenaient de l'infiltration sanguine
de la vaginale et du tissu cellulaire.

Obs. XI. — P. R..., âgé de soixante-huit ans. Hydrocèle gauche,
grosse comme le poing et datant de trois ans. Incision antiseptique.
Tunique vaginale d'épaisseur normale ; sa surface interne est couverte
de petites plaques jaunâtres, saillantes. Sur l'épididyme, un petit kyste à
contenu séreux est enlevé. Résection et suture de la vaginale contre
le testicule et le cordon. Suture superficielle du scrotum. Drainage de la
vaginale et de la plaie scrotale. Le quatrième jour, ablation des fils et
des drains. Erythème assez fort de toutes les parties recouvertes par la
gaze antiseptique. Pansement au coton. La peau des bourses, fortement
irritée, a suinté, ainsi que l'orifice du drain pendant vingt-quatre jours.

Obs. XII. — R. G..., âgé de cinquante ans. Hydrocèle gauche, grosse
comme le poing, datant d'une année. Incision antiseptique. Liquide clair
et citrin. Tunique vaginale d'épaisseur normale, très hyperhémiée par
places. Un petit kyste sur le testicule est enlevé. Résection et suture de
la vaginale sur le testicule et le cordon. Suture superficielle du scrotum.
Drainage de la vaginale et de la plaie scrotale. Le troisième jour, enlève-

ment des drains. Fort érythème, occasionné par le pansement; la verge est œdématiée, ainsi que le scrotum. L'incision est bien réunie. Pansement au coton. La réunion s'est faite par première intention ; l'orifice du drain ainsi que la peau des bourses irritée ont suinté pendant dix-sept jours. Ce malade a eu de la difficulté à uriner ; pendant les deux premiers jours, il a fallu le sonder.

OBS. XIII. — D. J..., âgé de quarante-cinq ans. Hydrocèle droite, très grosse, datant de neuf ans. Incision antiseptique. Liquide clair citrin. Tunique vaginale très rouge, un peu épaissie et parsemée de fausses membranes; on trouve également des brides organisées qui traversent la cavité et viennent s'insérer sur le testicule; par places, le testicule adhère au feuillet pariétal. Un petit kyste siégeant sur le testicule est excisé. L'ablation des fausses membranes et des brides donne lieu à un écoulement sanguin parenchymateux, qui n'a pu être arrêté qu'avec le chlorure du zinc. Résection et suture de la vaginale sur le testicule et le cordon. Suture superficielle. Drain dans la plaie scrotale seulement. Ce malade a eu un érythème violent, occasionné par la gaze. Œdème du scrotum et du pénis avec production de phlyctènes ; desquamation de la peau; ces accidents ont mis dix-sept jours à guérir. La réunion s'est maintenue, mais l'orifice du drain a suppuré pendant vingt et un jours.

OBS. XIV. — F. J..., âgé de soixante-neuf ans. Hydrocèle double, datant de huit ans. La tumeur de droite est grosse comme les deux poings; le malade y ressent depuis quelques jours de vives douleurs. Celle de gauche est du volume d'une orange : elle n'est pas douloureuse. Incision antiseptique. A droite, liquide séro-sanguin ; tunique vaginale épaissie, présentant des points plus faibles, au niveau desquels la tunique s'était rompue et avait laissé passer le liquide qui était infiltré dans la fibreuse ; fausses membranes épaisses. Nettoyage de la cavité avec la curette. Résection et suture de la vaginale sur le testicule et le cordon. Suture superficielle du scrotum. A gauche, liquide citrin ; vaginale normale, à peine un peu hyperhémiée par places; sur le testicule, trois petits kystes sont enlevés. Résection et suture de la vaginale sur le testicule et le cordon. Suture superficielle du scrotum. Ce malade a eu un violent érythème, dû à la gaze; le scrotum, fortement tuméfié, présentait des phlyctènes noirâtres; fort œdème du pénis. Sous l'influence de cet accident, l'hydrocèle de droite a suppuré. Celle de gauche a guéri par première intention, sauf du suintement par l'orifice du drain. Le malade a quitté l'hôpital un mois après l'opération.

OBS. XV. — P. F..., âgé de cinquante et un ans. Hydrocèle gauche, grosse comme le poing, datant de deux ans. Incision antiseptique. Liquide citrin clair. Vaginale non épaissie, un peu hyperhémiée par places. Deux petits kystes siégeant sur l'épididyme sont enlevés. Résection et suture de la vaginale sur le testicule et le cordon. Réunion de l'incision scrotale avec des serre-fines. Un drain dans la plaie scrotale. La plaie s'est bien réunie, malgré un peu d'œdème de ses bords, occa-

sionné par la pression trop forte des serre-fines. L'orifice du drain a
suinté pendant quatorze jours; ce suintement a cessé après l'élimination
d'un paquet de tissu cellulaire sous-cutané qui s'était mortifié.

Obs. XVI. — B. A..., âgé de cinquante ans. Hydrocèle gauche, grosse
comme une orange, datant d'un an. Incision antiseptique. Liquide clair
citrin. La vaginale est un peu dépolie, rouge et parsemée d'ecchymoses.
Résection et suture de la vaginale sur le testicule et le cordon. Réunion
de l'incision scrotale avec des serre-fines. Drain dans la plaie scrotale.
Ablation du drain et des serre-fines le lendemain. Le quatrième jour,
on cesse tout pansement. Le malade quitte l'hôpital le neuvième jour,
complètement guéri.

Obs. XVII. — B. D..., âgé de quarante ans. Hydrocèle droite, datant
d'une année, du volume du poing. Incision antiseptique. Liquide trouble,
contenant des globules sanguins, des leucocytes et des cristaux de cholestérine. Tunique vaginale d'épaisseur normale, parsemée de taches jaunâtres, hématiques. Un petit corps étranger libre dans la cavité vaginale.
Résection et suture de la vaginale ajustée sur le testicule et le cordon.
L'incision du scrotum est réunie avec des serre-fines. Réunion par première intention complète. Le huitième jour, tout était fini. Ce malade a eu
de la difficulté à uriner pendant les deux premiers jours; il a fallu le
sonder trois fois.

Obs. XVIII. — S. P..., âgé de quarante ans. Hydrocèle gauche, volumineuse, datant de trois ans. Incision antiseptique. Liquide clair et citrin.
Tunique vaginale non altérée. Un petit kyste, de la grosseur d'un pois,
siégeant sur le testicule, est enlevé. Résection et suture de la vaginale
ajustée sur le testicule et le cordon. La plaie du scrotum est réunie avec
des serre-fines. Réunion par première intention; le quatrième jour, on
cesse tout pansement; l'orifice du drain est fermé.

Obs. XIX. — M. A...., âgé de vingt-quatre ans. Hydrocèle droite, très
volumineuse, datant de sept ans. Elle a été traitée deux fois par la ponction simple sans succès. Incision antiseptique. Liquide clair, contenant de
la cholestérine. Tunique vaginale épaissie, d'un blanc nacré, de consistance parcheminée, parsemée de taches hématiques. Résection et suture
de la vaginale ajustée sur le testicule et le cordon. Réunion de la plaie
scrotale avec des serre-fines. Drainage de la plaie scrotale. Le septième
jour, tout était complètement fini et on cessait tout pansement.

Obs. XX. — B. P...., âgé de soixante-quinze ans. Hydrocèle gauche, du
volume d'une tête de fœtus, datant de deux ans. Incision antiseptique. Liquide jaune citrin. Tunique vaginale épaissie, d'un blanc nacré et
de consistance parcheminée; un petit kyste implanté sur la vaginale
est enlevé. Résection et suture de la vaginale ajustée sur le testicule et le
cordon. Réunion de l'incision scrotale avec des serre-fines. Un drain
dans la plaie scrotale. Réunion par première intention complète en quatre jours. Entre les deux dernières serre-fines, à la partie inférieure de

la plaie, immédiatement au-dessus de l'orifice du drain, il s'est produit un petit sphacèle superficiel, occasionné par la constriction des serre-fines.

Obs. XXI. — B. L...., âgé de soixante-huit ans. Hydrocèle suppurée droite; cette hydrocèle date de vingt-six ans; elle a le volume d'une tête de fœtus. Incision antiseptique. Au moment de l'ouverture de la vaginale, il sort un liquide purulent, épais. Tunique vaginale très épaissie, ayant au moins 2 centimètres d'épaisseur; toute la surface interne est recouverte par une fausse membrane épaisse, dure comme du carton et fortement adhérente à la vaginale; le testicule est recouvert par cette fausse membrane. Comme il est impossible de l'en séparer, je pratique la castration. La tunique est raclée avec la curette et la fausse membrane enlevée. Résection d'une grande partie de la vaginale; excision d'un grand lambeau du scrotum, devenu trop grand; suture de l'incision scrotale avec des catguts. Drainage. Réunion par première intention. Le douzième jour, l'orifice du drain était cicatrisé.

Obs. XXII. — J. C...., âgé de trente-six ans. Hydrocèle gauche, grosse comme les deux poings, datant de neuf ans. Cette hydrocèle a été traitée à Paris par l'injection iodée il y a cinq ans; deux ans après l'injection, elle a récidivé. Incision antiseptique. Tunique vaginale d'épaisseur normale, un peu rouge. Un petit kyste siégeant sur l'épididyme est excisé. Résection et suture de la vaginale ajustée sur le testicule et le cordon. Réunion de l'incision scrotale avec des serre-fines. Réunion par première intention; le sixième jour, l'orifice du drain est cicatrisé. Ce malade a eu un érythème du scrotum occasionné par le contact de la gaze; cet érythème a été peu intense.

Obs. XXIII. — B. A...., âgé de quarante-six ans. Hydrocèle gauche, suppurée, du volume d'une tête de fœtus et datant de six ans. Depuis quelques jours, cette hydrocèle est devenue douloureuse. Incision antiseptique. Liquide séreux mélangé de pus. Tunique vaginale un peu épaissie, tapissée par places de fausses membranes molles et fongueuses. Raclage avec la curette. Le testicule est augmenté de volume, couvert de fausses membranes; il est parsemé de petits abcès gros comme des noisettes, contenant un pus épais, verdâtre et très fétide. Castration. Résection de la vaginale; suture de l'incision scrotale avec du catgut. Drainage. Réunion par première intention complète; l'orifice du drain a suinté pendant vingt-trois jours.

Obs. XXIV. — P. J...., âgé de quarante-deux ans. Hydrocèle double. Celle de droite est grosse comme les deux poings et date d'une année; celle de gauche, grosse comme une petite orange, date de neuf mois. Incision antiseptique des deux hydrocèles. Liquide clair et citrin. Vaginale ayant ses caractères normaux : un peu rouge à droite. Résection et suture des vaginales ajustées sur le testicule et le cordon. Réunion des incisions scrotales avec des serre-fines. Réunion par première intention à droite en quatre jours. Du côté gauche, il s'est produit le troisième jour une

hémorragie interne, qui a amené l'écartement des lèvres de la plaie. Ablation du caillot et nouvelle suture du scrotum avec du catgut; l'épanchement s'était produit dans la plaies scrotale; la suture vaginale a bien
tenu et n'a pas été dérangée. La réunion de l'incision scrotale s'est faite
par première intention, sauf l'orifice du drain, qui a suppuré pendant dix-
sept jours.

Obs. XXV. — D. C...., âgé de soixante-trois ans. Hydrocèle double :
énorme à droite, en bissac, datant de cinq ans. Celle de gauche est moins
volumineuse et a débuté, au dire du malade, il y a cinq mois. Incision antiseptique des deux hydrocèles. A droite, liquide clair et citrin. Tunique
vaginale non épaissie, fortement hyperhémiée, d'une coloration bleu violet. Un petit kyste siégeant sur l'épididyme est enlevé. A gauche, tunique vaginale non épaissie, moins hyperhémiée, mais pourtant rouge.
Trois petits kystes siégeant sur la tête de l'épididyme sont excisés. Résection et suture des vaginales ajustées sur le testicule et le cordon. Réunion
des incisions scrotales avec des serre-fines. Réunion par première intention complète des deux hydrocèles en cinq jours. La gaze antiseptique a
produit sur le côté gauche du scrotum une ulcération superficielle.

Obs. XXVI. — L. C..., âgé de 52 ans. Hydrocèle gauche, datant de dix
ans, du volume d'une tête de fœtus. Cette hydrocèle a été traitée par la
ponction simple il y a dix-huit mois; la guérison se maintint pendant onze
mois, après quoi l'hydrocèle se reproduisit. Incision antiseptique. Liquide
brunâtre, sanguinolent; tunique vaginale ayant au moins un centimètre
d'épaisseur; dans l'épaisseur de la tunique, on trouve d'anciens foyers
hémorrhagiques noirâtres, qui sont nettoyés avec la curette. Résection
et suture de la vaginale ajustée sur le testicule et le cordon. Réunion de
l'incision scrotale avec des serre-fines. Réunion par première intention
complète; le quatrième jour, on cesse tout pansement; l'orifice du drain
est cicatrisé. Il y a eu un peu d'œdème du scrotum, occasionné par la
pression des serre-fines. Trois jours après, l'orifice du drain a donné lieu
à un petit suintement séro-sanguinolent, qui a duré trois jours.

Obs. XXVII. — D. J...., âgé de cinquante-neuf ans. Hydrocèle gauche,
grosse comme les deux poings, datant de cinq ans. Incision antiseptique.
Liquide citrin clair. Tunique vaginale non épaissie, mais fortement hyperhémiée et dépolie par places. Résection et suture de la vaginale ajustée
sur le testicule et le cordon. Réunion de l'incision scrotale avec des serre-
fines. Drainage de la plaie scrotale. Réunion par première intention complète; le cinquième jour, on cesse tout pansement. Une des serre-fines
a produit un petit sphacèle marginal superficiel.

Obs. XXVIII. — B. A...., âgé de dix-huit ans. Hydrocèle gauche, datant
de deux ans, grosse comme les deux poings. Incision antiseptique. Liquide
séro-sanguinolent brunâtre. Tunique vaginale épaissie, parsemée de
taches brunes. Résection et suture de la vaginale ajustée sur le testicule et le cordon. Réunion de l'incision scrotale avec des serre-fines.

Drainage de la plaie scrotale. Réunion par première intention complète. Le huitième jour, tout était fini.

Obs. XXIX. — B. F...., âgé de soixante et onze ans. Hydrocèle double, gros se comme le poing. Celle de gauche a débuté il y a six ans, celle de droite il y a deux ans. Incision antiseptique des deux hydrocèles. Liquide citrin clair dans les deux tumeurs. Tuniques vaginales épaissies et hyperhémiées. Des deux côtés il existait sur le testicule un petit kyste. Réunion par première intention complète. L'orifice du drain du côté gauche a suinté pendant dix jours.

Obs. XXX. — C. P...., âgé de quarante-trois ans. Hydrocèle gauche, grosse comme les deux poings, datant d'une année. Incision antiseptique. Liquide jaune clair. Tunique vaginale épaissie, avec taches brunâtres. Sur le testicule, deux petits kystes sont excisés. Résection et suture de la vaginale ajustée sur le testicule et le cordon. Réunion de l'incision scrotale avec des serre-fines. Drainage de la plaie scrotale. Le quatrième jour, le malade quitte l'hôpital, complètement guéri.

Obs. XXXI. — G. A...., âgé de 47 ans. Hydrocèle gauche, grosse comme le poing, datant de deux ans. Incision antiseptique. Liquide clair et citrin. Tunique vaginale épaissie et fortement hyperhémiée. Sur le testicule, un petit kyste, qui est enlevé. Résection et suture de la vaginale ajustée sur le testicule et le cordon. Réunion de l'incision scrotale avec des serre-fines. Drainage de la cavité scrotale. Réunion par première intention complète, malgré un érythème, dû à la gaze. Le septième jour, le malade quitte l'hôpital, complètement guéri.

Obs. XXXII. — D. F...., âgé de soixante-seize ans. Hydrocèle gauche et kyste spermatique; la tumeur a le volume d'une tête de fœtus : elle est en forme de bissac. Incision antiseptique. A l'ouverture de la vaginale, il s'échappe un liquide jaune clair. Tunique vaginale un peu épaissie et hyperhémiée. Sur l'épididyme, deux petits kystes sont excisés. Une seconde poche, grosse comme une orange, est adossée au testicule; je l'incise, et il en sort un liquide blanc dans lequel se trouvent des spermatozoaires. Les parois de ce kyste sont excisées au ras du testicule. Puis résection et suture de la vaginale ajustée sur le testicule. Suture de l'incision scrotale au catgut. Drainage de la plaie scrotale. Pansement aux éponges et bande élastique; réunion par première intention complète. L'orifice du drain a suinté pendant dix jours.

Obs. XXXIII. — M. L.. ., âgé de 52 ans. Hydrocèle double. Hernie incoercible. L'hydrocèle gauche est grosse comme le poing et date de deux ans. Celle de droite est plus petite et moins ancienne. Le malade a du même côté une hernie inguinale, qui ne peut être maintenue par aucun bandage. Incision antiseptique des deux hydrocèles et opération radicale de la hernie. Liquide clair et citrin dans les deux hydrocèles. Tuniques vaginales un peu épaissies et fortement hyperhémiées, surtout à gauche. Il existait des deux côtés deux petits kystes sur le testicule; je les excisai.

Résection et suture des deux vaginales ajustées sur le testicule et le cordon. Puis opération radicale de la hernie : ligature du collet du sac. Ensuite suture des deux incisions scrotales au catgut. Pansement aux éponges et bande élastique. Le côté gauche a guéri par première intention; le sixième jour, tout était fini. Du côté droit, où il y avait à la fois hernie et hydrocèle, réunion par première intention ; mais ici il s'est formé à la partie supérieure de l'incision un petit abcès gros comme une noisette, que j'ai dû ouvrir et qui a mis une semaine à guérir.

Obs. XXXIV. — M. L....., âgé de quarante-deux ans. Hydrocèle gauche, grosse comme le poing, datant de trois ans. Incision antiseptique. Liquide citrin clair. Tunique vaginale épaissie par places. Résection et suture de la vaginale ajustée sur le testicule et le cordon. Suture du scrotum avec du catgut. Point de drainage. Pansement aux éponges et bande élastique. Réunion par première intention complète en six jours. Le huitième jour, le malade quitte l'hôpital.

Obs. XXXV. — S. S...., âgé de cinquante-sept ans. Kyste spermatique gauche, gros comme le poing, datant de deux ans. Incision antiseptique. Liquide incolore, renfermant des spermatozoaires en grande quantité. J'accole les parois du kyste l'une contre l'autre et je les suture. Suture du scrotum au catgut. Pas de drainage. Pansement aux éponges et bande élastique. Réunion par première intention, complète en cinq jours.

Obs. XXXVI. — P. G..., âgé de quatre-vingt-trois ans. Hydrocèle double. Celle de droite grosse comme les deux poings ; celle de gauche est moitié plus petite. Incision antiseptique des deux hydrocèles. Liquide clair et citrin dans les deux tumeurs. La vaginale droite est très épaissie, d'un rouge foncé par places, à surface tomenteuse. La vaginale gauche n'offre pas d'altération. Sur l'épididyme gauche existait un petit kyste, qui fut enlevé. Résection et suture des deux vaginales ajustées sur le testicule et le cordon. Suture des incisions scrotales au catgut. Pansement aux éponges et bande élastique. Le malade, qui est alcoolique, a complètement défait son pansement dans la nuit qui suivit l'opération. Néanmoins la réunion par première intention a été complète. Le sixième jour, tout était fini.

Obs. XXXVII. — D. B..., âgé de cinquante-neuf ans. Hydrocèle gauche, grosse comme le poing, datant d'une année. Incision antiseptique. Liquide citrin et clair. Tunique vaginale légèrement épaissie, d'un blanc nacré. Sur le testicule existe un kyste de la grosseur d'un petit pois : il est excisé. Résection et suture de la vaginale ajustée sur le testicule et le cordon. Suture du scrotum au catgut. Je place dans la plaie scrotale un drain, que je fais sortir par une contre-ouverture au-dessous de l'incision. Suture de l'incision sur toute sa longueur avec du catgut. Réunion par première intention complète. Le septième jour, tout était terminé.

Obs. XXXVIII. — D. J..., âgé de quatorze ans. Hydrocèle droite, grosse comme une orange, datant de trois ans. Incision antiseptique. Liquide jaune citrin. Tunique vaginale très rouge, dépolie par places. Un petit kyste qui siège sur la tête de l'épididyme est excisé. Résection et suture de la vaginale ajustée sur le testicule et le cordon. Suture du scrotum au catgut. Pas de drainage. Pansement aux éponges et bande élastique. Réunion par première intention complète. Le sixième jour, tout était terminé.

OBS. XXXIX. — C. J..., âgé de quarante-huit ans. Hydrocèle droite énorme, datant de quatre ans. Cette hydrocèle a déjà été traitée huit fois par la ponction simple. Incision antiseptique. Liquide citrin clair. Tunique vaginale épaissie, hyperhémiée. Un petit kyste qui siège sur le testicule est excisé. Résection et suture de la vaginale ajustée sur le testicule et le cordon. Suture du scrotum au catgut. Pas de drain. Réunion par première intention ; il s'est produit, vu l'absence du drainage, une rétention qui s'est terminée par un petit abcès, qui a retardé la guérison de quelques jours.

OBS. XL. — L. M..., soixante-cinq ans. Hydrocèle gauche, du volume d'une grosse poire et datant de deux ans. Cette hydrocèle a été ponctionnée neuf fois sans injection. Incision antiseptique. Liquide jaunâtre clair. Tunique vaginale très épaissie et fortement hyperhémiée. Résection et suture de la vaginale ajustée sur le testicule et le cordon. Suture du scrotum au catgut. Pas de drainage. Réunion par première intention. Il s'est produit, vu l'absence du drainage, une rétention qui a amené un petit abcès.

OBS. XLI. — G. G..., âgé de vingt-six ans. Hydrocèle droite, peu volumineuse. Cette hydrocèle avait été opérée par le procédé de Volkmann il y a quinze mois par M. le Dr J. Reverdin, qui avait employé un drain d'os décalcifié, dit résorbable. L'opération guérit par première intention, et le malade quitta l'hôpital le neuvième jour, muni d'un suspensoir. Quelques jours après, on constata la présence du drain, qui ne s'était pas résorbé ; dès lors, le drain est resté en place sans causer de douleur, mais seulement une sensation de pesanteur dans le scrotum. Quelques mois après, l'hydrocèle récidive. Incision antiseptique. Liquide clair citrin. La tunique vaginale ne présente pas d'altération. A la partie inférieure, on trouve le drain intact, aplati et complètement enkysté dans la séreuse qui l'enveloppe. J'excise cette partie avec le drain qu'elle renferme. Résection et suture de la vaginale ajustée sur le testicule et le cordon. Suture du scrotum au catgut. Point de drain. Pansement aux éponges avec bande élastique. Réunion par première intention complète le quatrième jour. Le huitième jour, le malade quitte l'hôpital. Le drain était intact, aplati, d'une longueur de quelques centimètres. La séreuse l'enveloppait complètement, et elle avait pénétré dans le canal du drain, qu'elle remplissait.

OBS. XLII. — G. H..., âgé de dix-sept ans. Hydrocèle enkystée du cordon, datant d'un an, du volume d'un œuf de pigeon. Incision antiseptique. Liquide clair et citrin. Tunique vaginale sans altération appréciable. Suture des parois de la vaginale l'une contre l'autre avec du catgut. Suture du scrotum au catgut. Pas de drain. Pansement aux éponges et bande

élastique. Réunion par première intention; le cinquième jour, tout était fini.

Obs. XLIII. — S. J..., âgé de soixante-dix ans. Hydrocèle double, très volumineuse à gauche; celle de droite est de la grosseur d'une orange. Incision antiseptique des deux hydrocèles. Liquide clair et citrin dans les deux tumeurs. Vaginales modérément épaissies, un peu hyperhémiées. Sur les deux testicules siègent deux petits kystes, qui sont excisés. Résection et suture des deux vaginales ajustées sur le testicule et le cordon. Suture du scrotum au catgut. Un drain dans chaque plaie scrotale. Réunion par première intention complète. Le neuvième jour, tout était fini.

Obs. XLIV. — B. A..., âgé de quarante-deux ans. Hydrocèle droite, datant d'un an, grosse comme les deux poings; le malade l'attribue à un coup reçu dans les bourses. Incision antiseptique. Liquide clair et citrin. Tunique vaginale hyperhémiée. Résection et suture de la vaginale ajustée sur le testicule et le cordon. Suture du scrotum au catgut. Réunion par première intention complète. Le quatrième jour, on cesse tout pansement. Iodoforme sur l'orifice du drain, qui n'est pas encore complètement cicatrisé. Le septième jour, le malade quitte l'hôpital.

Obs. XLV. — B. C..., âgé de soixante-quatorze ans. Hydrocèle gauche, datant de deux ans, grosse comme le poing. Incision antiseptique. Liquide clair et citrin. Tunique vaginale fortement hyperhémiée. Un petit kyste siégeant sur l'épididyme est excisé. Résection et suture de la vaginale ajustée sur le testicule et le cordon. Suture du scrotum au catgut. Pas de drain. Réunion par première intention. Par suite de l'absence du drainage, et aussi peut-être à cause d'une pleurésie intercurrente, il s'est formé à la partie inférieure de l'incision une rétention qui a donné lieu à un petit abcès qui a suinté pendant 21 jours.

Obs. XLVI. — G. J..., âgé de cinquante-neuf ans. Hydrocèle gauche, du volume des deux poings, datant de trois ans. Incision antiseptique. Liquide clair citrin. Tunique vaginale fortement hyperhémiée. Sur le testicule existe une tumeur du volume d'une noix, qui présente à sa surface un orifice laissant passer un stylet fin. En comprimant cette tumeur, il s'échappe par l'orifice un liquide tout semblable à celui de l'hydrocèle; j'incise cette poche, qui renfermait un corps étranger sphérique, dur, gros comme un grain de grenaille; ce corps étranger était libre, mais emprisonné dans une poche formée par la séreuse repliée et qui communiquait avec la cavité vaginale par le petit orifice en question. Résection et suture de la vaginale ajustée sur le testicule et le cordon. Suture du scrotum au catgut. Pas de drain. Réunion par première intention. Il s'est formé une rétention à la partie inférieure de la plaie, qui a donné lieu à un petit abcès.

Obs. XLVII. — H. L..., âgé de vingt-trois ans. Hydrocèle droite, grosse comme les deux poings, en bissac. Incision antiseptique. Liquide citrin clair. Tunique vaginale hyperhémiée, tapissée d'extravasats sanguins récents, d'un rouge vif. Résection et suture de la vaginale ajustée sur le testicule et le scrotum. Suture du scrotum au catgut. Pas de drain. Réunion par première intention. A la partie inférieure de la plaie, il s'est formé une rétention qui a occasionné un petit écartement des lèvres de la plaie.

Obs. XLVIII. — D. H..., âgé de quarante-neuf ans. Hydrocèle gauche, grosse comme les deux poings, ayant débuté il y a huit ans. Le malade a subi une première injection iodée, qui lui a été faite à Paris il y a six ans ; cette injection fut suivie d'une douleur très vive dans le testicule et le cordon ; cette douleur dura plusieurs heures et n'avait complètement disparu que le lendemain ; la réaction locale fut de moyenne intensité et obligea le malade à garder le lit pendant huit jours. L'hydrocèle avait disparu au bout de trois semaines environ. La guérison dura trois ans, au bout desquels l'hydrocèle s'était reproduite. Nouvelle injection iodée ; douleur vive dans le testicule et le cordon, encore plus forte que la première fois. Le malade se lève le neuvième jour, et l'hydrocèle disparut comme la première fois. Deux ans après, l'hydrocèle était de nouveau là aussi volumineuse qu'avant. Incision antiseptique le 20 novembre 1882, sans anesthésie. Liquide clair citrin. Tunique vaginale non épaissie, mais très hyperhémiée. Je trouve une petite plaque calcaire appliquée sur le testicule. Ce corps étranger se laisse enlever assez facilement. Résection et suture de la vaginale ajustée sur le testicule et le cordon. Suture du scrotum au catgut. Drainage de la plaie scrotale. Réunion par première intention complète. Le drain et les fils furent enlevés le lendemain de l'opération. Le sixième jour, tout était fini ; le malade se lève avec un suspensoir ouaté. Ce malade, qui a parfaitement supporté l'opération sans anesthésie, m'a déclaré que l'incision l'avait beaucoup moins fait souffrir et moins longtemps que les injections iodées.

Obs. XLIX. — D. R..., âgé de soixante-trois ans. Hydrocèle droite, très volumineuse, datant de dix ans. Incision antiseptique. Liquide clair et citrin. Tunique vaginale un peu épaissie et hyperhémiée. Sur le testicule et sur l'épididyme, trois petits kystes sont excisés. Résection et suture de la vaginale ajustée sur le testicule et le cordon. Suture du scrotum au catgut. Drainage de la plaie scrotale. Réunion par première intention complète. Le neuvième jour, on cesse tout pansement, et le malade se lève.

Obs. L. — H. D..., âgé de cinquante-neuf ans. Enorme hydrocèle droite, très ancienne. Incision antiseptique. Liquide clair et citrin. Tunique vaginale hyperhémiée. Sur le testicule est implanté un kyste gros comme un pois ; il est excisé. Résection et suture de la vaginale ajustée sur le testicule et le cordon. Suture du scrotum au catgut. Drain dans la plaie scrotale. Réunion par première intention complète. Le huitième jour, on cesse tout pansement et le malade se lève. Ce malade a éprouvé le jour après l'opération de la difficulté à uriner; cathétérisme. La dysurie a duré vingt-quatre heures.

Obs. LI. — V. E..., âgé de soixante-treize ans. Hydrocèle gauche du volume d'une grosse poire, datant d'une année. Incision antiseptique.

Liquide clair et citrin. Deux kystes du volume d'un petit pois sont implantés sur le testicule et excisés. Tunique vaginale un peu épaissie et hyperhémiée. Résection et suture de la vaginale ajustée sur le testicule et le cordon. Suture du scrotum au catgut. Drainage de la plaie scrotale. Réunion par première intention complète. Le septième jour, on cesse tout pansement et le malade se lève.

Obs. LII. — D. E..., âgé de cinquante-cinq ans. Hydrocèle gauche considérable, datant de douze ans. Incision antiseptique. Liquide clair citrin. Deux petits kystes sur l'épididyme. Tunique vaginale hyperhémiée et épaissie. Résection et suture de la vaginale ajustée sur le testicule et le cordon. Drainage de la plaie scrotale. Suture du scrotum au catgut. Réunion par première intention complète. Le dixième jour, tout était terminé.

Obs. LIII. — G. C..., âgé de 22 ans. Hydrocèle droite, grosse comme les deux poings, datant de trois ans. Incision antiseptique. Liquide clair et citrin. Tunique vaginale hyperhémiée. Un kyste sur le testicule gros comme un pois. Résection et suture de la vaginale ajustée sur le testicule et le cordon. Drainage de la plaie scrotale. Suture du scrotum au catgut. Réunion par première intention complète. Le huitième jour, on cesse tout pansement.

Obs. LIV. — M. L..., âgé de 70 ans. Hydrocèle double, énorme, à droite, grosse comme les deux poings à gauche, datant de six ans. Incision antiseptique. Liquide clair et citrin des deux côtés. Vaginale hyperhémiée et épaissie à droite. A droite, trois kystes implantés sur le testicule sont excisés. Résection et suture des vaginales ajustées sur le testicule et le cordon. Drainage des plaies scrotales. Suture du scrotum au catgut. Réunion par première intention complète. Le neuvième jour, on cesse tout pansement.

DU RAPPORT QUI EXISTE

ENTRE LES

KYSTES DE L'OVAIRE ET LE LIGAMENT LARGE

SES CONSÉQUENCES A PROPOS DE L'OVARIOTOMIE [1]

Par le Dr TERRILLON.

Les adhérences que les kystes de l'ovaire peuvent contracter avec les parties voisines ont toujours joué un rôle important dans la pratique de l'ovariotomie. Toutefois les inconvénients pouvant résulter des adhérences péritonéales tant au point de vue opératoire qu'au point de vue des accidents consécutifs ont été exagérés.

Nous savons maintenant, et les opérations pratiquées journellement dans ces conditions tendent à prouver que l'étendue de ces adhérences ne constitue qu'un inconvénient relativement peu grave, à moins qu'on ne puisse les détruire par la dissection, ce qui constitue une exception; mais leur destruction demande souvent beaucoup de patience et de sagacité de la part du chirurgien pour éviter la lésion de l'intestin et surtout de la vessie. Des vaisseaux volumineux contenus dans l'épaisseur des brides peuvent quelquefois nécessiter des ligatures nombreuses; les difficultés opératoires de cette nature sont faciles à surmonter.

Ces détails sont bien connus; et actuellement tout chirurgien qui entreprend une ovariotomie ou une hystérectomie doit être familiarisé avec ces complications possibles et doit s'attendre à les rencontrer même lorsqu'aucun signe n'avait pu les faire soupçonner dans l'examen clinique.

Mais, en dehors des adhérences proprement dites qui sont dues à des inflammations partielles ou totales du péritoine ayant réuni la surface du kyste aux parties voisines, il existe une autre variété de moyens d'union de ces parties. En effet, la tumeur ovarienne peut contracter avec les parties voisines, en dehors de toute inflamma-

1. Un résumé de ce mémoire a été lu devant la Société de chirurgie, séance du 27 juin 1883.

tion, des rapports tels que la dissection devient difficile, souvent
même impossible. Ce n'est plus alors l'inflammation qui est la cause
de ces rapports insolites ou dangereux, c'est le mode de développement de la tumeur elle-même. Au lieu de s'étaler librement dans
l'abdomen et de flotter dans la cavité péritonéale comme l'ovaire où
il a pris naissance, en ne conservant avec les organes voisins que
les moyens d'union ordinaires de cet organe, le kyste s'est infiltré
en partie dans le ligament large. En se développant, le tissu propre
de ce kyste a dépassé les limites de l'ovaire au niveau du pédicule
de cet organe; il a rencontré les deux feuillets du ligament large,
entre lesquels il s'est logé sans trop grande résistance.

Dans la plupart des cas, un lobe seul du kyste ovarique, celui
qu'on pourrait appeler inférieur, évolue dans cette direction. Pendant ce temps, les autres parties s'accroissent du côté de la cavité
péritonéale et peuvent prendre un grand développement.

On a bientôt, de cette façon, une tumeur composée de deux parties distinctes, l'une supérieure, libre dans le péritoine, ordinairement beaucoup plus volumineuse, l'autre cachée dans le ligament
large qui la recouvre de tous côtés.

Les conséquences de ce développement insolite de la tumeur, qui
a ainsi quitté son lieu d'origine, sont faciles à comprendre si l'on se
reporte à l'anatomie de la région. A mesure que le kyste s'étend en
dédoublant les deux feuillets du péritoine, il tend à se mettre en contact, d'une part avec les parties latérales de l'utérus, de la vessie et
la portion supérieure du cul-de-sac vaginal, d'autre part avec les
parois du bassin, les vaisseaux et nerfs iliaques et même avec l'uretère. Les rapports étant directs sans l'intermédiaire du péritoine,
les tissus tendent à se confondre, et à la longue il se produit une
véritable adhérence. Dès lors, une circulation commune s'établit :
d'où échange de vaisseaux entre la partie envahie et le kyste. Celui-ci
se développe; et augmente toujours, grâce à cette vascularisation qui
lui donne une vitalité plus grande. Il est facile de comprendre comment, dans ces conditions, les sections qui, pendant l'opération, vien-
dront intéresser ce tissu vasculaire intermédiaire donneront une
grande quantité de sang et seront susceptibles d'amener des complications opératoires.

Il est utile d'ajouter que, avant d'arriver à cette période d'adhérence vraie, d'intimité de tissu et de circulation, le prolongement
kystique est pour ainsi dire libre dans l'épaisseur du ligament large.
Les feuillets de celui-ci peuvent glisser facilement sur la surface de la
tumeur; un tissu cellulaire lâche les sépare ou les unit mollement.
La conséquence naturelle de cette disposition au point de vue opé-

ratoire est facile à saisir; il suffira de pratiquer une dissection des feuillets du ligament étalés à la surface de la tumeur, en un mot une énucléation véritable, pour permettre l'extirpation du kyste.

Avant d'entreprendre la description de ces kystes infiltrés du ligament large et d'étudier les complications qu'ils introduisent dans le manuel opératoire, je crois utile de faire remarquer que je ne m'occupe ici que des kystes proprement dits (kystes multiloculaires), développés aux dépens de l'ovaire.

Il existe en effet une variété de kystes, les *kystes para-ovariens*, développés aux dépens de l'organe de Rosenmüller et occupant primitivement l'épaisseur du ligament large. Ils sont situés en dehors de l'ovaire, se développent en dédoublant les feuillets du ligament large et arrivent à se mettre en contact plus ou moins intime avec la vessie et l'utérus. Leur énucléation devient ainsi quelquefois assez difficile, souvent même impossible.

Il y a donc là, malgré l'apparence d'une structure identique et l'analogie du siège dans le ligament large, des différences capitales qui m'obligent à écarter cette variété de kystes de la description qui va suivre. Nous verrons en effet, plus loin, que, lorsqu'un kyste multiloculaire s'infiltre en partie dans le ligament large, il provoque par sa présence des modifications surtout du côté des vaisseaux; celles-ci n'existent pas ordinairement pour les kystes para-ovariens.

Je ferai remarquer toutefois qu'un grand nombre des détails de cette description pourront se rapporter aux kystes para-ovariques, à cause de la façon identique dont ils sont recouverts par le péritoine et de leur même procédé d'infiltration au-dessous de cette membrane, soit du côté des organes contenus dans le bassin, soit du côté du mésentère.

Ces mêmes remarques s'appliquent aussi aux fibromes de l'utérus qui se développent dans le tissu cellulaire du ligament large; leurs connexions avec le péritoine et les parties voisines peuvent en rendre l'extraction très difficile.

Je considère cependant comme très importante cette distinction entre les kystes proprement dits de l'ovaire, qui s'enclavent dans le ligament large, et les kystes para-ovariens, qui y naissent. Mais je tiens à faire remarquer encore que la distinction entre les adhérences inflammatoires qui unissent la surface du kyste avec les parties voisines, et l'infiltration de la tumeur entre les deux feuillets du péritoine avec lesquels elle s'unit plus ou moins intimement, a une plus grande importance encore. Elle nous permettra plus tard de comprendre comment on peut arriver à choisir entre deux opérations différentes pour enlever ces tumeurs.

Cette même idée m'a encouragé à publier ce travail d'ensemble sur cette question, peu connue jusqu'à présent. Dans les auteurs classiques français ou étrangers, ces notions sont le plus souvent méconnues, et il existe une confusion regrettable entre ces différents états des tumeurs ovariennes. La lecture des observations nous en donne une preuve très fréquente.

Les principaux articles que j'ai pu trouver sur ce sujet sont peu étendus et manquent souvent de détails complets.

Hegar et Kaltenbach, dans leur *Traité des opérations de la gynécologie* (Stuttgard, 1881), indiquent et discutent les procédés d'extirpation.

Karl Schrœder (*Zeitsch f. Geburt. Gynec.*, Heft 2, p. 265, 1878) étudie aussi les opérations qui ont pour but d'enlever des kystes développés dans l'épaisseur du ligament large, et il s'appuie beaucoup sur l'autorité de Hegar et Kaltenbach.

Muller, de Berne (*Corresp. Blatt für Schwiz.*, 1ᵉʳ et 15 oct. 1879, p. 569-607), parle aussi des difficultés opératoires ; mais il semble confondre les adhérences par péritonite dans le bassin avec la véritable infiltration dans le ligament large.

Kœberlé parle de cette disposition, mais d'une façon incidente dans son article du *Dictionnaire de médecine et de chirurgie pratiques* (article OVARIOTOMIE, t. XXV, p. 604), à propos des accidents qui peuvent arriver du côté de l'uretère quand on cherche à enlever le kyste enclavé dans le ligament large.

Péan, dans ses *Cliniques*, t. I, parle également de l'infiltration dans le ligament large, mais surtout à propos des tumeurs fibreuses.

Urdy, dans sa thèse sur le *Manuel opératoire des cas difficiles d'ovariotomie et d'hystérotomie* (Paris, 1874), confond les adhérences inflammatoires avec l'adhérence produite par l'infiltration du kyste dans l'épaisseur du ligament large, et il faut rechercher avec soin dans les observations qu'il publie pour trouver la description de cette disposition spéciale pendant le cours de l'opération.

J'ai été étonné de ne trouver aucune mention de l'infiltration des kystes multiloculaires dans le ligament large, ni dans le travail de Gallez, ni dans le livre de Spencer Wells.

Ces préliminaires importants étant bien établis, j'étudierai successivement le mode de développement des kystes qui s'infiltrent dans le ligament large et les modifications que celui-ci subit sous l'influence de cet envahissement.

Nous verrons ensuite s'il est possible de diagnostiquer cette disposition du kyste ovarien, et les conséquences qu'elle peut avoir au point de vue de l'opération.

Enfin je terminerai par l'étude des procédés opératoires qui peuvent lui être opposés avec succès, en insistant sur l'opération incomplète et les soins consécutifs qu'elle réclame.

Pour donner plus d'autorité aux préceptes que j'exposerai d'après la pratique des chirurgiens qui ont publié des observations de ce genre et d'après la mienne, je publierai trois observations personnelles qui montreront les principaux types qu'on peut rencontrer dans la pratique.

Mode de développement. — Lorsqu'une partie plus ou moins volumineuse d'un kyste de l'ovaire descend du côté du ligament large, elle peut suivre deux directions différentes. Tantôt elle descend verticalement entre les deux feuillets du ligament, occupant ainsi le petit bassin et ayant une tendance à se mettre en rapport avec l'utérus et la vessie d'une part et de l'autre avec les parois mêmes du bassin et le rebord du détroit supérieur. Tantôt, au contraire, elle se porte en arrière, ne soulevant que le feuillet postérieur du ligament large et effaçant le ligament de Douglas, qui est déplacé. Dans cette direction, la tumeur rencontre le sacrum et va, en soulevant le péritoine, s'appliquer contre la partie terminale de la colonne vertébrale. Si elle a pris son origine du côté gauche, elle ira rencontrer le feuillet du mésentère, s'infiltrer dans son épaisseur et arriver ainsi au contact de l'intestin grêle. Pendant cette évolution, ses rapports pourront devenir très intimes avec le rectum et l'S iliaque.

Dans les cas où la tumeur occupe primitivement le ligament large du côté droit, elle pourra, en soulevant le péritoine et en effaçant ainsi progressivement les culs-de-sac, se mettre en rapport avec le cœcum et soulever cet organe en le poussant en avant et en haut, contre la paroi abdominale.

Schrœder [1], dans un article paru dans les *Archives de gynécologie allemandes*, 1878, établit cette distinction entre les deux modes de progression de la tumeur, distinction nécessitée non seulement par les rapports que la tumeur peut contracter avec les parties voisines, mais aussi par les difficultés opératoires, qui varient suivant que la tumeur reste latérale ou que, au contraire, elle se porte en arrière.

Quand on parcourt les observations déjà très nombreuses qui donnent des détails suffisants sur ce mode d'évolution de certains kystes de l'ovaire, on retrouve facilement ces deux types principaux avec toutes les variétés intermédiaires.

En effet, les éléments qui jouent le plus grand rôle pour produire les variétés sont, d'une part la direction primitivement prise par le

1. Karl Schrœder, *Zeitsch. f. Geburt. Gyn.*, Heft 2, p. 365, 1878.

prolongement sous-péritonéal, et d'autre part le volume de ce prolongement. Ce n'est que lorsque le kyste a acquis une importance suffisante et qu'il occupe une place déjà appréciable dans le petit bassin, que ses rapports s'établissent et se complètent à mesure que l'évolution continue. On peut même dire que l'importance de la tumeur, au point de vue chirurgical, ne commence que quand son volume est assez notable pour gêner la décortication et la rendre périlleuse.

Le développement de la tumeur ovarique, en partie dans la cavité péritonéale, en partie dans l'épaisseur du ligament, constitue la variété la plus fréquente. Il est très rare que le kyste de l'ovaire plonge entièrement dans le ligament de façon à être coiffé totalement par le péritoine. Cependant Schrœder semble avoir vu un cas de cette nature, qui était bien un kyste multiloculaire et non un kyste para-ovarien.

Déplacement des organes. — Nous venons de voir que la tumeur qui se développe dans l'épaisseur du ligament large vient se mettre plus ou moins rapidement en contact avec les parties latérales de l'utérus ou de la vessie. Les adhérences qu'elle contracte avec ces organes s'établissent après quelque temps.

Mais là ne se bornent pas les désordres qui sont la conséquence de ces rapports insolites.

Si la tumeur n'est pas encore volumineuse, il n'y aura qu'une légère déviation de l'utérus, repoussé du côté opposé ainsi que la partie latérale de la vessie; le cul-de-sac vaginal sera même à peine effacé.

Tels sont les seuls désordres du début.

Bientôt, grâce aux adhérences intimes avec les organes, ceux-ci devront suivre la tumeur dans son développement. Or cette tumeur, prenant un point d'appui sur le plancher pelvien, tend à monter vers l'abdomen, entraînant l'utérus, qui remonte en totalité, mais en conservant le plus souvent sa déviation latérale. La paroi vésicale suit le même mouvement ascensionnel; elle remonte ainsi jusqu'à 5, 10, 15 centimètres du pubis, adhérant à la tumeur, recouverte par le péritoine et exposée pour cette raison aux blessures par les instruments qui servent à la décortication.

Ce fait s'est déjà présenté plusieurs fois.

L'ascension des organes adhérents peut être le résultat d'un autre mode d'évolution. Si le prolongement inclus dans le ligament large est peu volumineux, il sera entraîné en haut par la tumeur principale, qui, située au-dessus du petit bassin, se développe franchement dans le ventre et tend à se maintenir, avec ses annexes, au-dessus du détroit supérieur. Cette ascension se produit par un mécanisme assez semblable à celui qui amène l'élévation de l'utérus pendant la grossesse lorsque l'organe est dans l'abdomen après avoir abandonné le bassin.

Il est d'ailleurs facile de se rendre compte, en suivant ces différentes modifications de voisinage, de quelle façon peuvent varier ces positions nouvelles et quelles doivent être les déviations subies par l'utérus et la vessie.

Le rectum est rarement influencé d'une façon aussi manifeste; il est le plus souvent simplement comprimé par la tumeur lorsque celle ci se porte en arrière au lieu de rester latérale.

L'uretère est quelquefois comprimé contre le détroit supérieur ou contre le plancher pelvien, et c'est dans ce cas qu'on a signalé des accidents urémiques dus à la présence d'une tumeur ovarique.

Kœberlé, dans son article du *Dictionnaire de médecine et de chirurgie pratiques* (page 604), dit que les uretères, grâce à leurs connexions avec le kyste ainsi enclavé, peuvent être blessés par inadvertance. Il cite un cas de ce genre rapporté par Sims en 1870.

Modifications du ligament large ainsi dédoublé et coiffant la tumeur. — Les ailerons du ligament large prennent un aspect violacé, qui résulte de la présence d'un grand nombre de vaisseaux très volumineux, sous-jacents à la séreuse et faisant saillie à sa surface, qu'ils soulèvent. Ils ont été signalés par plusieurs auteurs. Cet état des vaisseaux vient de ce que le tissu cellulaire contenu dans l'épaisseur du ligament large, s'épaississant, augmentant de vitalité, les veines qui y sont contenues subissent la même évolution.

En résumé, tout l'ensemble de l'appareil qu'on décrit sous le nom de ligament large s'hypertrophie, en même temps qu'il augmente d'étendue en s'étalant à la surface de la tumeur et à mesure que celle-ci prend un plus grand développement.

Il est curieux de constater alors la différence entre ces cas et ceux dans lesquels le kyste primitivement *para-ovarien* et ayant son origine dans l'épaisseur du ligament ne peut augmenter de volume qu'à condition d'en dédoubler les feuillets. Ici, le ligament semble s'allonger en s'amincissant; son épaisseur diminue ou du moins n'augmente pas; sa vascularité reste la même ou diminue. Aussi, quand on peut énucléer ces kystes, on est étonné de la minceur de la couche périonéale qui les recouvre et de l'absence de vaisseaux volumineux. Il faut ajouter, pour expliquer cette différence, encore plus manifeste lorsqu'il existe un corps fibreux, que ces phénomènes paraissent dus à la vitalité plus grande de ces tissus (kystes multiloculaires souvent végétants, ou myomes utérins). La circulation propre de ceux-ci étant plus active, quand cette circulation puise dans le ligament large des

racines nouvelles, ces racines provoquent un développement exagéré
des vaisseaux utéro-ovariens, d'où résulte la disposition que nous
avons vue plus haut.

Les conséquences de cette vascularité double, l'une venant du
pédicule de la tumeur, l'autre de ses connexions dans l'épaisseur du
ligament large, sont importantes à retenir. Grâce à elles, les parois
de la poche kystique enclavée sont si vasculaires que, chez une de
mes opérées, j'ai été obligé de laisser quinze pinces à forcipressure
sur le bord de la partie restante, après avoir uni cette partie par des
sutures au pourtour de la paroi abdominale.

Quand la tumeur se prolonge dans le mésentère, celui-ci présente
des modifications analogues.

M. F. Terrier a indiqué (Soc. de chir., séance du 4 juin 1883) un
détail anatomique d'une certaine importance, que j'avais remarqué également dans le cours d'une extirpation totale que j'ai pratiquée (obs. I).

Au lieu d'avoir un seul pédicule vasculaire, venant des vaisseaux
ovariens, ces kystes en ont deux latéraux. L'un, externe, le plus volumineux, est formé par la réunion des vaisseaux utéro-ovariens : c'est
le pédicule vasculaire ordinaire. L'autre, interne, est constitué par
les vaisseaux utérins provenant surtout de l'angle de l'utérus. Ces
vaisseaux se sont dilatés, ont pris une plus grande extension et servent à la nutrition du prolongement kystique infiltré dans le ligament. Ils sont une des causes principales de la difficulté qu'on
éprouve à pratiquer la décortication.

En effet, comme le fait remarquer M. F. Terrier, ces pédicules vasculaires sont tantôt faciles à disséquer, à isoler et à lier ; tantôt au
contraire ils sont tellement confondus dans les tissus voisins qu'il
faut lier les vaisseaux à mesure qu'ils se présentent, sans pouvoir
former un véritable pédicule.

Diagnostic. — Il serait de la plus grande importance qu'on pût
diagnostiquer avec une grande certitude cette disposition du prolongement inférieur de la tumeur ovarienne.

On ne peut compter, pour arriver à ce résultat, que sur le toucher
vaginal ou rectal uni à la palpation abdominale.

D'après ce que nous a appris le développement de la tumeur et
d'après l'étude de ses rapports et de ses connexions avec les organes
voisins, voici les signes principaux que nous donnera le toucher vaginal.

Quand le kyste est peu volumineux, on trouve seulement une tumeur arrondie, que le doigt peut atteindre facilement en déprimant le
cul-de-sac latéral ; elle est à peine sensible dans le cul-de-sac pos-

térieur. L'utérus, déjà rejeté sur le côté opposé, est encore mobile.

Il n'y a donc aucun signe certain pour ces cas spéciaux, puisque dans un grand nombre de kystes de l'ovaire on a des signes analogues. Un seul pourrait avoir une certaine valeur : ce serait le contact facile, par le cul-de-sac latéral du vagin, avec la tumeur qui lui correspond immédiatement. Cette constatation permettrait de croire à la présence du prolongement dans l'épaisseur du ligament large. Mais il faut bien reconnaître que, dans cette première période, les signes ne sont pas assez certains pour permettre d'affirmer cette complication.

Plus tard, on trouvera l'utérus dévié du côté opposé, élevé au-dessus du bassin au point de ne pouvoir être atteint avec le doigt qu'avec difficulté, et immobilisé presque complètement. Le toucher vaginal donnera la sensation d'une tumeur arrondie, le plus souvent fluctuante, occupant le cul-de-sac latéral, quelquefois le cul-de-sac postérieur, et se continuant manifestement avec la tumeur abdominale plus volumineuse.

Le toucher rectal rendra encore plus facile l'examen de la partie saillante de la tumeur et montrera mieux ses connexions intimes avec l'utérus, à moins qu'elle n'occupe une situation trop élevée dans le bassin.

La réunion de ces signes ne permet pas cependant d'affirmer complètement la position du kyste dans l'épaisseur du ligament large. Deux causes d'erreur sont à signaler.

Il peut en effet exister un simple enclavement de l'utérus par suite d'un prolongement du kyste qui, occupant le cul-de-sac postérieur et repoussant l'utérus par côté et en avant derrière le pubis, l'immobilise dans cette situation et simule ainsi une adhérence totale.

Spencer Wells, qui a vu des cas semblables, propose un moyen pour arriver à différencier ces deux états. Une ponction est pratiquée dans la tumeur principale intra-abdominale, et le kyste principal est vidé autant que possible. L'utérus peut retrouver par ce fait une faible mobilité, car le prolongement inférieur dans le bassin est moins comprimé.

Les manœuvres suivantes donnent une certitude encore plus marquée. Quelques jours après l'évacuation du kyste principal, on fait placer la malade sur les genoux, dans la position déclive par rapport au tronc, la tête le plus bas possible, le bassin étant au contraire relevé. Si alors on pratique le toucher vaginal, puis rectal, on sent la tumeur non adhérente se déplacer vers l'abdomen ; l'utérus reprend sa mobilité. En cas d'adhérences, au contraire, l'utérus reste immobile et la tumeur ne se déplace pas.

Enfin il peut y avoir des adhérences véritables de nature inflammatoire entre l'utérus et le prolongement de la tumeur dans le bassin.

Ces adhérences ont même pu se produire au début du développement du kyste lorsqu'il occupait le bassin. L'organe est alors entraîné en haut avec le kyste quand celui-ci, devenu plus volumineux, remonte dans la cavité abdominale.

Sauf les antécédents de péritonite pelvienne, on a peu d'espoir de différencier facilement ces deux états et ces deux modes d'adhérence de l'utérus avec la tumeur. En raisonnant par analogie cependant, on peut affirmer que, quand les signes indiqués plus haut sont nettement constatés, il y a de nombreuses chances pour que le kyste soit infiltré dans le ligament large. Les adhérences pelviennes inflammatoires, en dehors de la péritonite bien caractérisée, sont relativement rares.

L'examen de la vessie pratiqué avec soin permettra de reconnaître, dans quelques cas, que cette cavité présente un prolongement qui remonte assez haut derrière le pubis et la paroi abdominale. On aura soin, pour faire cette exploration, de prendre une sonde de femme assez longue et de l'introduire de façon à contourner la face postérieure du pubis et à atteindre la face postérieure de la paroi abdominale. Cette constatation, jointe à celles qui sont fournies par le toucher vaginal, prend une grande importance pour indiquer l'adhérence de la vessie et l'ascension vers l'ombilic de sa partie supérieure.

Quant au diagnostic pendant le cours de l'opération de cette fâcheuse disposition du ligament large, il ne présente aucune difficulté sérieuse. La main, introduite dans l'abdomen, ordinairement après la diminution du volume du kyste intra-péritonéal succédant à une ponction, sent manifestement que le prolongement inférieur de la tumeur est adhérent au plancher pelvien; l'absence de pédicule est ainsi rendue évidente. La surface lisse des culs-de-sac qui arrêtent la main, l'absence de bride, l'impossibilité de dépasser la limite qu'on rencontre, indiquent bien qu'il s'agit d'une réflexion du péritoine sur la tumeur et non pas d'une adhérence par inflammation.

En même temps, on se rend compte facilement de l'étendue de la partie infiltrée et de ses rapports avec l'utérus et même la vessie. L'introduction d'un cathéter dans la cavité de cet organe pendant l'opération ne doit jamais être négligée, car elle permet d'éviter bien des erreurs, et surtout la blessure de ses parois. Celle-ci, sans être absolument grave, est toujours un accident fâcheux [1].

1. Pozzi, *Annales des maladies des organes génito-urinaires*, mai 1888.

Grâce à l'exploration manuelle, on trouvera exactement quelle est la limite de réflexion du péritoine sur la tumeur; si elle se prolonge sous le mésentère, l'intestin sera soulevé, et on ne pourra sentir la colonne vertébrale. Mais si les connexions du kyste enclavé existent avec la paroi latérale du bassin, la main rencontrera, au niveau du détroit supérieur, le cul-de-sac péritonéal formé par la réflexion de la séreuse se portant de la tumeur sur la fosse iliaque.

Un exemple très net de la nécessité de cette exploration est fourni par une observation d'ovariotomie incomplète, citée par M. F. Terrier dans le travail mentionné plus loin.

Il serait assurément utile, quand l'abdomen est ouvert, d'avoir quelques renseignements sur l'adhérence plus ou moins intime des feuillets du péritoine ou des organes voisins avec la surface du kyste enclavé. On ne peut avoir malheureusement que des présomptions sur la solidité ou l'intimité réciproque de ces adhérences.

Le volume de la tumeur enclavée, son ancienneté, peuvent constituer des présomptions, car nous avons vu, en nous occupant du développement, que plus la tumeur remplit l'espace existant entre les deux feuillets du ligament, plus les rapports avec la vessie, l'utérus ou le bassin sont intimes et plus l'adhérence sera solide. Mais cela n'a rien d'absolu, et, pour être certain que la tumeur pourra être enlevée ou énucléée facilement, il faut commencer la dissection, qui seule peut nous éclairer sur ce point.

Pronostic. — L'absence de pédicule étant une des conséquences obligées de l'enclavement du kyste dans le ligament large, le pronostic de cette variété est naturellement beaucoup grave que celui des kystes pédiculés, même quand ceux-ci s'accompagnent d'adhérences inflammatoires de moyenne étendue. Tous les détails dans lesquels nous sommes entrés pouvaient faire prévoir le résultat souvent fatal des opérations pratiquées dans le but d'enlever ces kystes.

Cependant, si la décortication peut s'opérer dans de bonnes conditions, la septicémie pourra être ordinairement évitée, et la guérison sera aussi facile, sinon aussi rapide que dans les opérations ordinaires.

Mais, lorsque l'opérateur a dû laisser une portion du kyste dans l'abdomen en le suturant aux parois abdominales, il doit redouter tous les accidents de la suppuration.

Dans ces conditions, malgré le drainage le plus complet, malgré les lavages antiseptiques les plus assidus, on se trouve dans les conditions des *opérations* dites *incomplètes*.

M. F. Terrier, dans un mémoire sur les *ovariotomies incomplètes*, en 1881, a démontré que ces opérations étaient le plus souvent déplorables au point de vue des résultats [1]. Laissant de côté les kystes séreux du ligament large à parois simples et les kystes dermoïdes, qui ne nous occupent pas actuellement, il nous fait voir que les malades placés dans ces conditions, c'est-à-dire après ablation incomplète d'un kyste multiloculaire, échappent difficilement aux dangers qui les menacent pendant si longtemps.

Ces accidents multiples sont de plusieurs variétés et peuvent survenir à des périodes différentes du traitement : Au début, la septicémie ou l'infection purulente si le drainage n'a pu être effectué dans de bonnes conditions; la péritonite suppurée à marche lente insidieuse, qui résulte de la propagation de la suppuration kystique au péritoine à travers une paroi trop mince ou qui se déchire.

J'ai perdu une malade dans ces conditions et par ce mécanisme après une ablation incomplète; elle mourut vingt jours après l'opération.

Tels sont les dangers du début.

Plus tard, lorsque la crainte de ces premiers accidents s'est dissipée, on a à redouter d'autres complications, dues le plus souvent à la nature et à la constitution du kyste.

Si la poche kystique est simple ou à peu près, c'est-à-dire si sa paroi n'est tapissée que de quelques poches incomplètes rudimentaires, la suppuration, envahissant toutes ces parties, peut les faire rétracter, les combler petit à petit, et il n'y aurait à craindre que la persistance d'une fistule plus ou moins longue à tarir. Ces fistules durent plusieurs années, ou disparaissent assez rapidement en laissant après elles une guérison définitive et durable.

La poche kystique ne se présente malheureusement pas toujours dans ces conditions, qui sont à peu près celles des kystes para-ovariens à contenu limpide; souvent elle présente une structure compliquée, qui peut être la source de troubles variés. Des végétations se développant aux dépens de cette paroi ont une tendance à apparaître de nouveau, malgré la destruction qu'on leur a fait subir; elles repullulent avec abondance, comblant rapidement la cavité du kyste et donnant même au début la fausse apparence d'une guérison rapide. Mais bientôt elles apparaissent au dehors de la plaie, et, malgré les destructions les plus énergiques, leur développement toujours exagéré ne peut être maîtrisé. En même temps, ces végétations (kystes proliférants) se forment à l'extérieur de la paroi kystique dans le péritoine si elles n'existaient pas déjà auparavant, et remplissent l'abdomen en provoquant la formation d'une ascite qui affaiblit beaucoup les malades.

---

1. *Contribution à l'étude des résultats fournis par l'ablation incomplète des kystes de l'ovaire*, in *Revue de chirurgie*, 1881, t. I, p. 625.

Dans d'autres cas, les poches secondaires, se développant de nouveau, produisent une véritable récidive qui ne permet pas une opération nouvelle, seule capable de guérir la malade.

Il ne faut pas oublier non plus que l'autre ovaire, vérifié imparfaitement, pourra être lui-même le siège d'une récidive kystique, laquelle se présentera dans de mauvaises conditions opératoires.

Enfin, tant que la fistule persiste, on a à craindre le développement de la septicémie chronique et l'épuisement consécutif. Aussi arrivons-nous aux mêmes conclusions que M. F. Terrier avec les mêmes réserves à propos des kystes para-ovariques et dermoïdes, c'est-à-dire que ces opérations donnent des résultats très peu favorables.

Cette opinion résulte aussi des statistiques de Péan, de Kœberlé, de Spencer Wells et autres ovariotomistes.

Cependant Muller (de Berne) eut une série de six cas semblables dans lesquels il n'eut qu'une mort par péritonite, les malades ayant été suivies pendant assez longtemps.

Traitement et manuel opératoire. — Pour se rendre compte avec exactitude des difficultés que peut présenter l'opération dans ces conditions, il est nécessaire de faire une distinction entre les deux circonstances suivantes : ou bien le kyste enclavé est encore libre dans le ligament large, ce qui permet de l'enlever en totalité sans trop de difficultés, ou bien il a pris des connexions assez intimes avec les organes voisins pour qu'on ne puisse le séparer entièrement de ceux-ci. Nous allons passer en revue ces deux variétés.

1° *La tumeur infiltrée dans le ligament large n'a pas de connexion intime avec les organes voisins.* — Nous avons vu que, au début de sa formation ou même plus tard, quand il est devenu plus volumineux, le prolongement du kyste est pour ainsi dire libre dans le tissu cellulaire du ligament large. Il a bien soulevé le feuillet qui se continue avec le mésentère ou celui qui va tapisser la fosse iliaque ; mais il n'est qu'à peine en contact avec les parois du bassin ou le bord de l'utérus.

La méthode d'ablation de ce genre de kyste est, pour cette raison, différente de celle qu'on suit ordinairement; car il n'y a aucun pédicule et, le plus souvent, aucune chance de pouvoir en former un. L'opération est donc par ce seul fait une opération compliquée, pour laquelle un nouveau mode d'intervention devient nécessaire, et c'est ce mode que nous appellerons la *décortication*. Il s'agit d'ouvrir largement le ligament large, et de séparer les deux feuillets qui recouvrent une partie de la tumeur, de façon à pouvoir énucléer celle-ci.

Pour arriver à ce résultat, il est nécessaire de bien se rendre compte du mode de connexion de la tumeur avec son enveloppe péritonéale, et ce sera toujours facile, grâce à l'exploration manuelle qui peut être pratiquée hardiment. On pourra dans quelques cas user également du toucher vaginal.

Cette exploration est importante, car elle permet de décider dans quelle direction devra être commencé ce temps toujours si délicat de l'opération.

L'ouverture du ligament large et par conséquent la dissection de · la tumeur devra être pratiquée tantôt en commençant du côté de l'utérus, tantôt du côté opposé, c'est-à-dire par la fosse iliaque ou le mésentère.

Il est difficile de préciser quel est le meilleur procédé; cependant l'opérateur sera guidé plus particulièrement par les considérations à tirer de l'accès plus ou moins facile de l'une des régions indiquées.

On peut établir toutefois que, dans un certain nombre de cas, il y aura avantage à agir d'abord du côté de l'utérus. Il existe là des vaisseaux volumineux qui souvent sont communs à l'utérus et au prolongement kystique; on aura soin alors de saisir largement la base de l'aileron avec de fortes et longues pinces. Deux de ces pinces placées parallèlement entre elles au bord de l'utérus permettront d'éviter toute perte de sang et de placer des ligatures sur les gros vaisseaux.

Le ligament large une fois entamé, la dissection de la tumeur sera soumise aux règles ordinaires de ce genre d'opération. Des ligatures seront placées sur les parties qui contiennent des vaisseaux volumineux ou qui paraissent donner du sang; mais l'expérience a démontré, à cet égard, qu'il est souvent préférable de disposer des pinces à forcipressure avant de pratiquer aucune ligature, de façon à terminer rapidement l'ablation de la tumeur.

Ordinairement, après une dissection plus ou moins longue ou laborieuse, on trouve le véritable pédicule de la tumeur plus ou moins englobé dans le ligament large, mais contenant des vaisseaux nourriciers volumineux. Ce pédicule sera traité d'après la méthode ordinairement adoptée, c'est-à-dire avec deux ou trois fils de soie très serrés et reliés ensemble comme les anneaux d'une chaîne.

Ainsi que je l'ai indiqué précédemment, on devra penser à la possibilité de la blessure de l'uretère pendant cette dissection, souvent très longue.

La dissection terminée, on est en présence d'une large plaie anfractueuse, à bords irréguliers et déchiquetés, constitués par les débris des ligaments larges. Cette plaie, variable d'étendue suivant le volume de la tumeur enlevée et la profondeur qu'occupait le prolongement du kyste ovarien, mérite de nous arrêter un instant; car elle peut jouer un rôle capital dans les suites de l'opération, et sa présence est de nature à influencer beaucoup le pronostic de l'ovariotomie pratiquée dans ces conditions.

Si nous supposons en effet que tous les vaisseaux correspondant aux bords de l'utérus, aux feuillets du ligament large et même au tissu cellulaire ont été liés avec soin, nous serons assurés de l'hémostase complète de ce côté; nous n'aurons par conséquent rien à craindre. Mais il n'en reste pas moins une large surface sanguinolente, communiquant directement avec la cavité péritonéale et capable de donner dans cette cavité une quantité plus ou moins considérable de liquide. Celui-ci peut, sous une influence quelconque, devenir septique et entraîner rapidement des accidents graves du côté du péritoine, et le plus souvent la mort.

Ce simple exposé des inconvénients qui peuvent survenir par le fait de cette surface montre que les chirurgiens se sont toujours préoccupés de la façon dont ils devaient se conduire dans ce cas.

Les uns n'hésitent pas à proposer un moyen radical qui consiste à supprimer la surface saignante en réunissant aussi exactement que possible les bords de la solution de continuité au péritoine au moyen de sutures avec du catgut ou de la soie très fine; ils évitent ainsi tout suintement péritonéal.

Cette méthode n'a que l'inconvénient de prolonger beaucoup la durée de l'opération.

Le grand nombre des ligatures n'est pas un mal lorsqu'elles sont faites avec des substances absorbables ou bien tolérées, comme le catgut ou la soie phéniquée. Dans quelques cas cependant, des abcès profonds ouverts du côté du rectum ou du vagin ont été la conséquence de cette pratique; mais ces accidents n'ont fait que retarder la guérison définitive (Périer).

D'autres chirurgiens, considérant que le péritoine est une membrane douée d'une propriété d'absorption considérable et même indéfinie, déclarent que, lorsque l'hémostase est assurée, on peut laisser impunément une surface saignante assez grande en communication avec cette cavité. Mais alors ils ont soin de s'assurer aussi exactement que possible de l'antisepsie des surfaces et des liquides qui seront en contact avec la paroi du péritoine.

Plusieurs opérateurs se sont contentés de cette méthode, et j'ai moi-même laissé une surface assez étendue résultant de la décortication d'un kyste de cette nature en communication avec le péritoine sans avoir constaté la menace d'un accident. La longueur de l'opération et la crainte de voir la malade s'affaiblir considérablement pendant la pose des sutures péritonéales m'avaient encouragé à agir de la sorte. Ma malade a parfaitement guéri.

A côté de ces deux méthodes différentes, ayant toutes deux pour but de ne laisser aucune ouverture à l'abdomen, il existe un autre moyen de parer aux accidents qui pourraient survenir par le fait de l'accumulation dans le péritoine d'une certaine quantité de liquide : c'est le drainage. Ce procédé radical est très rationnel, puisqu'il donne facilement issue au liquide; aussi a-t-il été employé et recommandé par un grand nombre de chirurgiens.

Le mode d'emploi du drainage a varié beaucoup entre les mains de ces opérateurs; mais on peut réunir sous trois chefs principaux les procédés d'application.

1° Souvent, un tube à drainage assez volumineux est disposé de façon à plonger entièrement dans le bassin, son extrémité inférieure étant en contact avec la partie saignante du péritoine, l'autre sortant à l'extérieur par l'angle inférieur de la plaie. Ce tube est provisoire; on l'enlève ordinairement après deux ou trois jours, aussitôt qu'on s'est assuré qu'il ne sort plus de liquide par son orifice extérieur.

Une précaution indispensable et très importante à prendre dans ce cas est de préserver l'orifice du tube de tout contact avec l'extérieur, dans la crainte d'introduire dans le péritoine des matériaux septiques. Aussi doit-on redoubler de précaution dans l'emploi des pratiques antiseptiques. On peut même ajouter qu'il existe, par ce fait, un danger spécial, car il est souvent difficile, dans cette région, à cause du voisinage du pubis et de la racine des cuisses, dont les mouvements déplacent facilement le pansement, d'obtenir une protection absolue de la plaie.

2° Le procédé le plus radical consiste à faire un drainage complet au moyen d'un tube qui perfore le cul-de-sac vaginal pour sortir par le vagin. L'écoulement des liquides se fait ainsi plus facilement par la partie déclive du cul-de-sac péritonéal. Mais ce moyen offre un inconvénient grave, qui est de laisser la cavité péritonéale en communication avec le vagin par l'intermédiaire du tube à drainage. Cette communication est une source de dangers, à cause de la difficulté qu'on éprouve à tenir cette région dans des conditions d'antisepsie complète. La durée de ce drainage est variable; cependant la plupart des chirurgiens qui y ont eu recours l'ont supprimé au bout de quelques jours, après s'être assurés que la plaie péritonéale ne donnait plus de liquide.

3° On pourrait, dans quelques cas, employer un procédé qui se trouve indiqué dans une observation de M. Péan (Thèse de Urdy, 1874, p. 56).

« Il s'agissait d'un kyste multiloculaire dont la base d'implantation est considérable : le kyste a dédoublé les deux feuillets du ligament large gauche et s'est développé presque entièrement dans l'excavation pelvienne, refoulant l'utérus en haut et en avant et comprimant fortement le rectum près de son extrémité inférieure. »

Après avoir enlevé la partie de la tumeur située dans l'abdomen, M. Péan se trouva en présence du reste de la tumeur infiltrée dans le ligament large. L'enveloppe du kyste était « coiffée à ce niveau par une coque fibreuse très épaisse, mais adhérant intimement à la vessie et au rectum. Il fallut donc énucléer la tumeur, tout en évitant que le liquide gélatineux qu'elle contenait se répandît dans la cavité péritonéale. Pour arriver à ce résultat, on dut placer de nombreuses pinces hémostatiques, principalement au niveau de la face antérieure du rectum.

« Le kyste étant enlevé, l'opérateur se trouvait en présence d'une vaste cavité anfractueuse allant jusqu'au fond du bassin ; cette cavité était d'ailleurs limitée en haut par la coque fibreuse, qui formait comme une deuxième enveloppe à la masse aréolaire ; au-dessus se trouvaient le péritoine et les anses intestinales. »

En prévision de la suppuration de cette cavité anfractueuse et saignante, « le vagin est traversé au niveau de son cul-de-sac postérieur par un long tube de caoutchouc, dont le bout inférieur sort par la vulve, le bout supérieur étant maintenu fixé entre les lèvres de l'incision (abdominale), au-dessus du pubis ; la coque fibreuse dont nous avons parlé est à son tour attirée en avant et dispersée de façon à former comme une espèce de diaphragme entre la grande cavité abdominale et la poche qui remplit le petit bassin. »

On voit donc que M. Péan s'est servi des larges débris des feuillets du ligament large résultant de la décortication de la tumeur infiltrée pour constituer une cavité, située en dehors du péritoine et dans laquelle il fit un drainage vaginal. Il se mettait ainsi à l'abri des inconvénients du drainage intra-péritonéal.

Une semblable pratique serait possible lorsque les lambeaux du ligament large sont assez larges et assez épais pour former ainsi artificiellement, par leur soudure avec la paroi abdominale, une poche indépendante du péritoine.

Telles sont, en résumé, les différentes méthodes qui ont été employées dans les cas de décortication d'un kyste inclus dans le ligament large, l'opération laissant à sa suite une plaie anfractueuse d'une étendue variable.

Il serait intéressant de rechercher celle qui mérite d'être recommandée ; mais il est difficile de donner une règle absolue et s'appli-

quant à tous les cas, d'autant plus que les différents moyens employés ont donné chacun des résultats excellents. Une statistique,
d'ailleurs difficile à établir, ne pourrait éclairer la question. Je me contenterai donc d'indiquer le procédé qui me semble le plus rationnel.

Ce procédé consiste à suturer, autant que possible et très exactement, les bords de la solution de continuité de façon à supprimer
toute surface saignante.

Tous les faits publiés, tous les essais sur la tolérance des sutures
nous prouvent que c'est là le moyen le meilleur et le plus sûr contre
la septicémie résultant souvent de l'accumulation des liquides.

Cependant, quand l'état de l'opérée, déjà fatiguée par une anesthésie
prolongée, ne permet pas de pratiquer cette série de sutures, je
n'hésiterais pas à employer le moyen que j'indiquais tout à l'heure
et que je recommande : hémostase parfaite et abandon de la surface
saignante sans sutures et sans drainage. Cette dernière précaution
ne semble en effet pas indispensable quand toutes les autres conditions de l'antisepsie ont été observées; elle pourrait même devenir
dangereuse en permettant à quelque matière nuisible de s'introduire
dans le péritoine.

2° *La tumeur infiltrée du ligament large a pris des connexions
intimes avec l'utérus ou les parois du bassin ou même avec
l'intestin.* — Nous venons de voir quelles sont les difficultés que présente, à l'opération, la décortication d'un kyste infiltré dans le ligament large. Mais il existe des cas malheureusement très nombreux
dans lesquels les connexions de la tumeur avec l'utérus ou la vessie
sont telles qu'il est impossible ou très difficile de séparer les parties.

La vessie, entraînée en haut, comme nous l'avons vu, est adhérente par sa face postérieure, et le prolongement que forme son
extrémité supérieure peut remonter assez haut derrière la paroi
abdominale pour que cette portion coure le risque d'être blessée
dès le commencement de l'opération.

Les adhérences avec l'utérus sont souvent plus intimes encore que
les précédentes. La corne de cet organe et son bord se trouvent
enclavés dans la tumeur qui les contourne et contracte avec eux des
connexions très marquées. Dans ce cas, des vaisseaux nombreux et
volumineux, artères ou veines, sont communs aux parties adhérentes
et rendent la séparation, sinon impossible, au moins très périlleuse.

Aussi quelques chirurgiens, en présence de ces rapports étroits,
résolus à terminer quand même leur opération, ont-ils enlevé une
partie plus ou moins considérable de l'utérus. Ils ont ainsi transformé
leur opération en une ovariotomie compliquée d'hystérectomie.

Lorsque la tumeur, en se rapprochant du bord du détroit supérieur, s'est mise en contact avec les vaisseaux iliaques, ceux-ci contractent également de ces adhérences avec la paroi. Toute dissection devient alors très dangereuse et doit même être abandonnée, pour éviter les risques d'une hémorrhagie grave par ouverture ou déchirure de la veine ou de l'artère iliaque.

Dans un cas de ce genre, j'ai trouvé des connexions si intimes entre la tumeur et les vaisseaux que ceux-ci semblaient s'être creusés des gouttières dans l'épaisseur de la tumeur.

La même disposition peut exister lorsque le prolongement a lieu du côté de la partie postérieure du bassin et dans l'épaisseur du ligament large.

Le gros intestin peut également être le siège d'adhérences semblables.

En général, ces connexions intimes qui compliquent le manuel opératoire se rencontrent lorsque le prolongement de la tumeur est déjà volumineux, surtout quand la maladie est ancienne. L'opération prend alors une gravité spéciale, qui tient d'une part à la difficulté ou à l'impossibilité de détruire les adhérences, d'autre part à la formation d'une très grande plaie quand on a la chance de pouvoir tout enlever.

Ces deux raisons engagent certains auteurs qui ont écrit sur ce sujet, tels que Kaltenbach, etc., à déclarer que, pour eux, il est préférable de ne pas tenter quand même l'ablatation totale, qui fait courir trop de risques, mais qu'il vaut mieux laisser une partie de la tumeur dans l'abdomen et chercher la guérison après suppuration.

Il est arrivé à plusieurs chirurgiens de commencer cette décortication sans pouvoir la pousser jusqu'au bout. Une partie du kyste fut alors abandonnée après qu'on eut assuré par le drainage l'écoulement des liquides. Mais alors les conditions étaient moins favorables que si, dès le début, on avait eu sans hésiter recours à ce dernier moyen. On eût ainsi évité ces dissections intra-abdominales qui laissent des plaies saignantes et peuvent être le point de départ soit de la septicémie, soit de phlegmons tardifs.

En résumé, quand le volume du prolongement enclavé dans le ligament large, quand l'ancienneté de la tumeur et sa fixation aux parties voisines font craindre que les connexions ne puissent être détruites sans danger, il est préférable de se résoudre à une opération incomplète en laissant une partie du kyste dans la plaie.

Cette détermination, toujours sérieuse, puisqu'on laisse forcément la malade dans des conditions relativement mauvaises pour la guérison, ne peut être prise que lorsque le chirurgien s'est bien pénétré, par un examen approfondi de la région, des difficultés qu'il rencontrera et des risques immédiats ou prochains qu'il peut faire courir à son opérée.

Lorsque l'opération ne peut être terminée et qu'une portion du kyste doit être abandonnée, il peut se présenter deux circonstances différentes :

Dans l'une, la dissection de la tumeur a été assez avancée pour qu'une partie seulement reste adhérente à l'utérus ou à la vessie. Comme il ne serait pas prudent de chercher à rompre quand même ces adhérences trop tenaces, ni d'enlever l'organe, même lorsqu'il s'agit de l'utérus, certains auteurs ne craignent pas de laisser en place un morceau de la paroi de la tumeur. Ils enlèvent tout ce qu'il leur est possible d'enlever; il reste une plaque relativement peu étendue en contact avec l'utérus ou la vessie. Cette partie est abandonnée dans l'abdomen après cautérisation au fer rouge. On n'a pas constaté d'accidents (Tillaux).

Cette circonstance relativement favorable se rencontre rarement et seulement dans le cas de prolongements peu étendus. Aussi est-on obligé ordinairement de laisser une portion plus ou moins considérable du kyste.

Dans l'autre il peut se présenter des conditions telles qu'on ne peut enlever aucune portion du kyste et qu'on est obligé de refermer la plaie abdominale (Polaillon, *Soc. de chir.*, 4 juin 1883).

Le principe opératoire qui domine alors consiste à souder les bords de la partie restante du kyste aux bords de l'incision abdominale aussi exactement que possible, et à faciliter l'écoulement des liquides purulents qui pourraient être produits.

Cette dernière portion de l'opération demande à être étudiée avec quelques détails. J'indiquerai ensuite quels sont les suites et les résultats ordinaires de cette opération incomplète.

REVUE DES SOCIÉTÉS SAVANTES

SOCIÉTÉ DE CHIRURGIE

26 décembre 1883 — 16 janvier 1884.

M. Jeannel (de Vendôme). *Deux opérations de fistule à l'anus chez des tuberculeux et trachéotomie au thermo-cautère pour corps étranger.*

M. Bouilly. *Fistule pleurale ancienne. Résection costale suivant la méthode d'Estlander. Guérison.* (Voir *Revue de chirurgie*, n° de septembre 1883, séance du 8 août.) Rapport de M. Berger.

Il ne faut pas oublier que, si les résections costales sont employées depuis longtemps après l'empyème pour enlever une côte malade, extraire un corps étranger ou favoriser l'écoulement du pus, il n'y a que peu de temps qu'on a appliqué cette opération pour favoriser le mode de guérison naturel de l'empyème, et Estlander paraît être le premier à l'avoir employée dans ce but.

M. Berger commence par analyser cinq observations inédites, dont deux appartiennent à M. Bouilly, une à M. J. Bœckel et deux à M. Berger lui-même.

La première observation de M. Bouilly a été résumée dans le n° de la *Revue* auquel nous renvoyons; la seconde a trait à un malade opéré d'empyème, resté fistuleux et drainé sans succès depuis huit mois; il persistait une cavité d'une contenance de 100 grammes. M. Bouilly réséqua 5 centimètres des cinquième et sixième côtes et 4 centimètres de la septième; après une amélioration immédiate considérable, la suppuration augmenta de nouveau après une dizaine de jours et ne se tarit que grâce au gavage, qui améliora l'état général; cependant, au bout de quatre ou cinq mois, quand le malade a été perdu de vue, il restait encore un petit trajet de 2 centimètres environ. On n'a donc eu ici qu'une amélioration très notable.

L'opération de M. Bœckel a été faite par un procédé un peu spécial : pour un empyème très considérable, avec fausses membranes très épaisses et cavité énorme, ce chirurgien réséqua quatre côtes, enlevant le feuillet pariétal de la plèvre et les parties molles correspondantes (procédé de Max Schede), le fond de la plaie étant alors formé par le poumon lui-même, dont la surface se mit à granuler; la guérison fut très lente et dut être aidée par l'application d'un bandage élastique; dix mois après l'opération, il ne restait plus qu'une plaie granuleuse superficielle.

M. Berger fit la résection de cinq côtes, sur une étendue de 3 à 7 cent., à un malade qui avait subi l'empyème pour une pleurésie purulente énorme que l'on a crue tuberculeuse et qui avait conservé une grande cavité; les suites furent très simples et le retrait de la cavité très rapide, mais celle-ci ne disparut pas complètement, et aujourd'hui, cinq mois et demi après l'opération, il persiste encore une petite fistule de 6 centimètres, sans cavité profonde. Tous les symptômes douteux du côté du poumon ont disparu, et l'état général est très bon.

Dans un second cas, qui fut opéré avant le précédent, M. Berger, pour guérir une fistule datant de deux ans, enleva une première fois des fragments des sixième et septième côtes, ce qui amena une amélioration passagère, et une seconde fois, de nouveaux fragments des mêmes côtes; le malade fut amélioré, mais ne guérit pas. Opéré il y a un an et demi, il vit encore avec sa fistule; mais l'albumine augmente dans ses urines. M. Berger se reproche d'avoir été trop parcimonieux et de n'avoir pas réséqué un nombre de côtes suffisant.

En somme, ces cinq cas donnent une guérison complète, trois améliorations très notables et un insuccès.

Passant ensuite en revue la littérature étrangère, M. Berger insiste sur la nécessité de bien distinguer les résections costales faites pour produire l'affaissement du thorax et les résections portant sur une ou deux côtes pratiquées dans le but de créer une large voie au pus. Roser et König se sont faits les apôtres de cette opération, très en faveur à l'étranger depuis quelque temps; ils ont pu favoriser ainsi la guérison en facilitant le retrait des côtes, mais ce résultat n'était pas prémédité. Estlander le premier a pratiqué les résections costales dans ce but. Roser et Simon, de Heidelberg, en effet, à qui l'on attribue quelquefois à tort cette priorité, ont bien pu constater l'affaissement du thorax après leurs opérations, mais ils ne l'ont pas cherché. Létiévant en 1875, à la Société de chirurgie, ayant observé un retrait considérable du thorax après une résection faite pour faciliter l'issue du pus, souleva l'idée des résections costales faites dans ce but, mais il faut avouer qu'il ne rencontra que des contradicteurs. En somme, Estlander est bien le premier à avoir nettement posé les indications de l'opération et surtout à l'avoir pratiquée.

Dans son premier travail, publié en 1879 dans la *Revue mensuelle de médecine et de chirurgie*, Estlander rapportait 6 opérations, faites toutes sur des sujets désespérés et qui lui avaient donné 3 succès complets, 1 amélioration et 2 morts. M. Berger a pu trouver en outre les observations suivantes : 2 citées par Homen (1 amélioration, 1 mort); 1 de Schneider (*Arch. de Lengenbeck*), où la guérison complète fut obtenue après des résections successives portant même sur la clavicule, dont il enleva 7 centimètres; 1 de Langenbeck (*Soc. all. de chirurgie*, 1880), qui obtint une guérison complète après avoir enlevé 9 à 13 centimètres de huit côtes; 2 citées dans une gazette allemande militaire, avec quatorze cas d'empyème récent, et qui ont donné 1 guérison complète après deux opérations et 1 fistule persistante avec incapacité de travail;

1 de J. Bœckel, qui a guéri son malade; 1 de Weiss, qui a eu un insuccès complet, et 1 de Görster, avec guérison. A côté de ces opérations rapportées *in extenso*, il y en a d'autres dont les résultats sont indiqués sans vérification possible, comme les cas de Max Schede et de Wiesenger cités par Wagner.

En résumé, sur vingt-six cas on trouve quatre résultats inconnus, dix guérisons complètes, cinq améliorations extrêmement notables et sept insuccès, dont 4 morts, qui ne relèvent en aucune façon de l'intervention. Cette statistique est encourageante si l'on songe qu'on n'a opéré que des cas où la guérison était désespérée et les chances de survie peu considérables si on laissait persister la fistule.

En analysant ces cas, on voit que les deux causes d'insuccès les plus importantes, parce qu'on peut les éviter, sont le retard apporté à l'opération et l'étendue insuffisante donnée aux résections costales. Les seules contre-indications sont un état général trop grave et l'existence de lésions viscérales, dégénérescence amyloïde ou tuberculose pulmonaire confirmée et grave.

Manuel opératoire. — La résection doit siéger sur les parties latérales du thorax, en ligne axillaire, point où la paroi est dépourvue de muscles larges, et partie moyenne des côtes dont les deux fragments peuvent s'infléchir également. Son siège précis est subordonné à celui de la cavité purulente. Quant à l'étendue à donner à la résection, la résection, en circonférence ou d'une grande longueur, d'un petit nombre de côtes est abandonnée, et il faut faire porter la résection sur un grand nombre de côtes, en se rappelant qu'*on n'en enlève jamais trop;* suivant le siège de la cavité, on pourra s'adresser indifféremment à toutes les côtes, sauf aux deux premières, difficiles à aborder, et aux deux dernières, trop mobiles pour que leur section ait quelque utilité. Estlander et Homen ont voulu donner une formule mathématique pour régler l'étendue des résections sur celle de la cavité purulente, mais elle est inutile et bien difficile d'ailleurs à appliquer; il faut tout simplement réséquer les deux côtes qui limitent la fistule et toutes celles qui correspondent à la cavité purulente.

Wagner conseille d'ajouter à l'opération une section portant sur l'angle des côtes, pour favoriser leur affaissement; c'est une grosse complication opératoire qui ne paraît pas indispensable. Le procédé de Max Schede, qui consiste à enlever un morceau complet de paroi thoracique, os et parties molles, donne lieu à la formation d'une cavité à parois peu vivaces et paraît le plus souvent inutile.

M. Berger termine son rapport par les conclusions suivantes :

La résection thoraco-plastique des côtes, qui mérite de conserver le nom d'Estlander, doit être acceptée pour le traitement des fistules pleurales persistantes.

Quand une fistule ne s'est pas oblitérée deux mois après l'empyème, quand la rétraction thoracique cesse de faire des progrès, cette fistule sera persistante, et l'opération est indiquée.

Ces résections doivent être faites en ligne axillaire, très largement par la méthode sous-périostée, et la plaie sera drainée avec soin.

Si la fistule n'est pas oblitérée trois ou quatre mois après l'opération, elle ne se fermera plus, à moins d'une opération secondaire, à cause de la reproduction osseuse qui est déjà effectuée à cette époque.

La seule contre-indication formelle spéciale à cette opération est l'existence d'une tuberculose pulmonaire grave et confirmée ou d'une dégénérescence amyloïde des viscères.

M. Lucas-Championnière a fait, il y a dix-huit jours, une opération d'Estlander à un malade qui portait depuis deux ans une fistule pleurale avec cavité contenant 500 grammes. Il a réséqué 8 centimètres des cinquième, sixième, septième et huitième côtes et 11 centimètres de la neuvième. L'opération a été très bien supportée, et la cavité ne contient plus qu'une demi-seringue; l'état général se relève, et la respiration est plus facile. Il faut encore réserver le résultat définitif.

M. Lucas-Championnière a employé le grand lambeau conseillé par M. Bouilly au lieu des incisions multiples d'Estlander; mais il ne l'a pas drainé, de sorte qu'il s'est formé un abcès. Il conseille, outre le drainage, de ne pas faire communiquer la plaie de résection avec la fistule qui est une cause d'infection et empêche la réunion immédiate.

M. Verneuil, après avoir fait l'éloge du rapport si étudié de M. Berger, dit que toutes les fistules pleurales qui persistent après l'empyème ne sont pas dues à la rigidité de la paroi thoracique, et cite notamment le cas d'un de ses collègues qu'il est appelé à soigner et qui porte depuis plus d'un an une fistule oblique en bas et en dedans, longue de 17 centimètres, mais si étroite qu'elle ne contient pas plus de 25 grammes de liquide. On peut d'autant moins attribuer cette fistule à l'épuisement de la rétractilité du thorax que celui-ci ne présente pas la moindre déformation. Il faudrait donc dire qu'avant d'en venir au désossement du thorax on devra constater si les côtes sont imbriquées et attirées en dedans. M. Verneuil a vu de ces fistules guérir toutes seules au bout de quatre ou cinq mois.

M. Monod a fait le 10 octobre 1883 l'opération d'Estlander sur un jeune homme de dix-sept ans qui avait subi l'empyème en mars 1882; la résection a porté sur cinq côtes, de la troisième à la septième, sur une aussi grande étendue que possible (6 centimètres sur la cinquième). Les résultats immédiats furent excellents, et la guérison semblait complète au début de décembre, mais depuis la quantité de pus a un peu augmenté et le malade s'affaiblit. Ce n'est qu'un demi-succès.

M. Monod fait suivre cette observation de quelques remarques : il a dû couper en deux la première côte attaquée avant de la réséquer, pour se faire de la place; il n'a pas suffisamment drainée son lambeau; il a été obligé de recourir aux lavages, à cause du développement de la fièvre, que les injections ont du reste fait disparaître. Il insiste aussi sur l'étendue considérable qu'il faut donner aux résections. Enfin il se demande si, pour obvier à la régénération osseuse rapide qu'il a constatée sur son malade à la fin du premier mois, il n'y aurait pas lieu, après avoir fait la résection sous-périostée, de réséquer le périoste avec des ciseaux; en cas de blessure artérielle, il serait alors facile de lier l'artère qu'on aurait sous les yeux.

M. DESPRÉS trouve que M. Berger a tenu trop peu de compte de la tendance à la guérison naturelle des fistules pleurales, avec lesquelles les malades peuvent du reste vivre longtemps s'ils n'ont pas d'autre tare organique. Il y a très certainement des fistules dues à la persistance de cavités sous-costales, mais elles peuvent aussi succéder à des pleurésies interlobaires, ce dont le cas cité par M. Verneuil lui paraît un exemple.

M. REYNIER. *Angiome.*

M. Reynier demande l'avis de la Société au sujet d'un enfant qu'il lui présente et qu'il croit atteint d'un angiome congénital qui s'est accru depuis la naissance, mais est actuellement stationnaire.

M. BERGER conseille l'expectation et les injections de perchlorure de fer dans le cas où la tumeur continuerait à grossir.

M. DE SAINT-GERMAIN. *Des moyens de redressement des déviations osseuses du membre inférieur chez l'enfant.*

M. de Saint-Germain ne parle que des enfants et vise spécialement les déformations rachitiques, genu valgum proprement dit et courbures du tibia; il ne s'occupe pas de la question des cals vicieux. Pour les cas dont il est question, il fait le redressement sans fracture, ou l'ostéoclasie manuelle, qu'il préfère aux appareils chez l'enfant, ou encore l'ostéotomie.

La fréquence des déviations rachitiques à l'hôpital est attestée par les registres des consultations du Parvis, qui en notent, de 1875 à 1883, 727 cas sur 1053, soit 70 0/0; elles peuvent aussi survenir dans les classes aisées, par suite d'un état de misère physiologique. M. de Saint-Germain cite l'observation d'une petite fille dans ces conditions, à laquelle il a redressé manuellement sans fracture une courbure du tibia pendant la période de ramollissement.

L'opération pendant la période de ramollissement est plus facile et moins offensive; elle se pratique constamment à cette période à l'Institut rachitique de Milan et n'est d'ailleurs pas nouvelle. L'opération est utile dans ces cas, car une nourriture convenable et une bonne hygiène sont insuffisantes pour amener la guérison, qui ne se maintient du reste après l'opération que grâce à des précautions, à un long repos et au port prolongé d'un appareil.

L'application de ce traitement de redressement sans fracture n'a d'autres limites que celles de sa possibilité et de son efficacité. On ne peut lui fixer de limite d'âge, l'éburnation qui le rend impossible pouvant être quelquefois congénitale, comme le prouve le malade présenté par M. Guéniot; les courbures tibiales qui apparaissent les premières sont quelquefois éburnées à la fin de la première année, mais on peut observer aussi des cas de rachitisme à début tardif.

L'éburnation effectuée, il faut recourir à l'ostéoclasie manuelle, qui redresse en produisant une fracture diaphyso-épiphysaire ou à peu près.

On entend alors un craquement, ce qui n'empêche pas d'obtenir une consolidation régulière sans cal.

Enfin l'ostéoclasie linéaire externe, supra-condylienne interne, ou cunéiforme donne les mêmes résultats sans danger et sans crainte de produire des désordres articulaires comme avec l'ostéoclasie; certaines ostéotomies sont nécessaires, par exemple en cas de concavité interne des tibias très prononcée, qui forme ce que M. de Saint-Germain appelle des jambes en parenthèse. Dans les jambes à déviations complexes, en lame de sabre, il faut pratiquer l'ostéotomie cunéiforme soit par les procédés ordinaires, soit avec l'appareil présenté par M. de Saint-Germain dans une des dernières séances, s'il continue à donner de bons résultats sur le cadavre. Mac Even fait souvent des ostéotomies multiples.

M. Després. Chez les jeunes enfants, le genu valgum tient au port sur les bras et non au rachitisme; en laissant l'enfant assis par terre ou sur un grand lit, la déformation peut disparaître en un mois quelquefois. Si l'on n'y prend garde, ces déformations augmentent par la marche. Peut-être des appareils portés pendant un temps plus long pourraient-ils remplacer l'opération qui doit toujours être suivie de leur emploi, comme il importe de le faire remarquer avec M. de Saint-Germain.

M. Guerlain, de Boulogne-sur-Mer. *Coup de pistolet dans la poitrine. Mort. Autopsie. Corps étranger dans la paume de la main.* Rapport de M. Chauvel.

Cette observation présente à noter le séjour d'un fragment de bois dans la main pendant huit mois et l'existence d'une paralysie localisée aux troisième et quatrième interosseux dorsaux.

M. Lucas-Championnière. *Laparotomie pour des grossesses extra-utérines.*

M. Lucas-Championnière communique deux observations de grossesse extra-utérine traitées par la laparatomie et guéries sans fièvre. Les règles se sont rétablies régulièrement au bout d'un certain temps.

L'opération a été conduite comme en cas de kyste de l'ovaire adhérent, c'est-à-dire que les bords de la poche rétrécie ont été suturés à la peau.

M. Després. *Genu valgum paralytique.*

M. Després présente de nouveau à la Société le malade qu'il lui a déjà fait voir dans une des précédentes séances et qui avait une déviation de la jambe en dehors par parésie musculaire. Ce malade a été électrisé pendant dix jours, et l'on peut constater qu'il va beaucoup mieux.

. Tel serait pour M. Després le début de tous les genu valgum, les lésions osseuses qui rendent une opération nécessaire n'étant que consécutives à la déviation de la jambe, qui est toujours de cause musculaire.

M. Follet. *Calcul uréthral habitant depuis huit ans la région membraneuse. Extraction par le périnée. Guérison.* Rapport de M. Guyon.

. Le malade est âgé de quinze ans, et les symptômes relevés permettent de faire remonter à huit ans le début de l'affection. Les douleurs ne sont apparues que quelques semaines avant l'intervention ; jusque-là, le malade affirme que les urines étaient restées claires, malgré l'irritation continuelle causée par la présence du calcul, qui paraît bien avoir séjourné tout ce temps dans la portion membraneuse de l'urèthre. Les signes que l'on a observés sont en effet très différents de ceux qui caractérisent les calculs vésicaux. Le calcul, à noyau urique, mesure 4, 5 centimètres sur 2,5 centimètres et pèse 30 grammes. Ce malade a toujours vidé complètement sa vessie, comme dans la majorité des cas de corps étranger de l'urèthre, et cette absence de rétention partielle ou totale explique l'absence de cystite pendant une si longue période ; la contractilité puissante de la vessie a eu ici une influence préservatrice incontestable, et les reins n'ont reçu, grâce à elle, aucune atteinte.

L'extraction fut faite par la taille périnéale, qui s'imposait ici, la situation du calcul, qui venait pour ainsi dire au-devant du bistouri, étant facile à déterminer avec la sonde, qu'elle arrêtait, par le toucher rectal et même la palpation du périnée. Le principal danger de la taille périnéale, le passage à travers le col, n'existait pas ici, puisque le col était franchi depuis bien longtemps, et il n'y avait pas lieu de penser à la taille hypogastrique.

M. DESPRÉS rappelle qu'il a publié un cas semblable dans les *Bulletins de la Société de chirurgie* de 1867.

M. TERRILLON. *Valgus pied plat par impotence musculaire avec modifications particulières du côté de la malléole externe et de l'articulation péronéo-tibiale inférieure.*

L'affaissement de la voûte du pied peut être dû à d'autres causes qu'à l'affaiblissement du long péronier latéral signalé par Duchenne de Boulogne, et la douleur qui est la conséquence de cet affaissement peut siéger ailleurs que dans l'articulation médio-tarsienne.

Chez trois adolescents, deux hommes et une femme, M. Terrillon a observé une fatigue très grande à propos de la marche, une douleur au niveau du sommet de la malléole externe et au niveau de l'articulation péronéo-tibiale avec affaissement et aplatissement de la voûte du pied, qui était renversé en dehors, de façon que la face externe du calcanéum appuyait sur l'extrémité inférieure du péroné. Ces phénomènes existaient des deux côtés. Quelle était la relation entre les deux lésions qu'on rencontrait chez ces malades, pied plat acquis et affection douloureuse de la malléole externe et de l'articulation péronéo-tibiale ?

Le pied plat acquis était incontestable ; il s'accompagnait de renversement en dehors et d'atonie des péroniers et surtout du jambier antérieur, qui étaient parésiés et répondaient mal à l'excitation électrique, ainsi que les groupes voisins. L'interrogatoire apprenait que cette déformation était acquise ; les malades pouvaient d'ailleurs à volonté rendre au pied sa cambrure.

Du côté du péroné, on trouvait un gonflement du sommet de la malléole externe, avec douleur plus ou moins persistante, s'atténuant par le repos ;

du côté de l'articulation péronéo-tibiale enfin, on pouvait constater la distension des ligaments péronéo-tibiaux, l'élargissement de la mortaise tibio-péronière et la mobilité anormale de la malléole externe. Chez la femme, il existait une arthrite légère à droite, une arthrite fongueuse à gauche.

Ces lésions établies, leur mécanisme est facile à reconnaître : renversement du calcanéum en dehors, contusion répétée de la malléole externe, qui est repoussée en dehors par le calcanéum, et élongation des ligaments péronéo-tibiaux, tels sont les trois degrés successif de cette affection, dont les commémoratifs permettent de reconstituer l'enchaînement.

Dans l'affection décrite par Duchenne de Boulogne, les péroniers seuls sont paralysés et l'arrière-pied peu modifié; ici, le jambier antérieur est également atteint et augmente la déviation latérale du pied, qui est renversé en totalité.

La cause première de la déviation du pied paraît être une affection médullaire passagère, qui se développe lentement et sans cause; cette opinion s'appuie sur ce fait que l'électrisation de la moelle donne de meilleurs résultats que celle des muscles. M. Boudet de Paris a vu deux cas analogues qui lui ont paru relever de la même cause.

Comme traitement, M. Terrillon a fait porter à ses malades des bottines avec deux montants articulés, avec une courroie maintenant la jambe contre le montant externe. Avec cet appareil, la marche est facile, et l'amélioration dure depuis huit mois dans un cas. Le malade souffre encore quand il quitte sa bottine, quoique la voûte soit en partie reformée par l'électrisation. Il faut en effet soumettre ces sujets à l'action des courants induits et surtout des courants continus, et y joindre le massage et les douches.

Des empreintes recueillies à diverses reprises permettent de suivre chez les malades de M. Terrillon les effets de ce traitement. Comme résultat définitif, le premier malade a été perdu de vue trop tôt; le second a une voûte plantaire reformée, et la troisième est guérie du côté où elle n'avait qu'une arthrite légère; mais le côté de l'arthrite fongueuse reste stationnaire, l'électrisation, le massage et les douches ne pouvant pas être employés.

M. Terrillon termine cette communication par les conclusions suivantes :

1º Certaines affections du pied qui paraissent primitives peuvent n'être que secondaires.

2• La recherche de leur cause est difficile, mais importante.

3• L'affection que M. Terrillon vient de décrire ne doit pas être très rare, puisqu'il en a rencontré trois cas en peu de temps et M. Boudet de Paris deux autres.

4• Une connaissance plus parfaite de ses symptômes permettra de la reconnaître plus facilement et de la traiter efficacement.

M. Trélat a signalé plusieurs fois que l'on pouvait rencontrer dans le pied plat des arthralgies multiples et de siège variable, dues à des impotences musculaires variables qui entraînent successivement des contractures, des raideurs articulaires et des déformations dont M. Terrillon n'a pas parlé. Tous ces symptômes peuvent disparaître momentanément par le massage et l'anesthésie générale; la guérison est obtenue par le repos en bonne position, dans un appareil au besoin, et par l'électrisation.

M. Monod. Dans l'hypothèse pathogénique de M. Terrillon, pourquoi le choc direct ne déterminerait-il pas aussi un point douloureux sur le calcanéum ?

M. Desprès. Le seul point nouveau de la communication de M. Terrillon est la pression douloureuse de la malléole externe contre le calcanéum; faut-il faire pour cela une maladie nouvelle? La seule théorie vraie du valgus est celle de Duchenne de Boulogne, celle de l'impotence musculaire primitive.

M. Lannelongue. M. Terrillon a-t-il vu ses malades au début? a-t-il pu bien établir la filiation des accidents, notamment le développement de l'arthrite fongueuse ou de l'élargissement de la mortaise tibio-péronière? M. Lannelongue serait tenté de soutenir la thèse inverse et de croire les lésions articulaires primitives et déterminant consécutivement le pied plat et les atrophies musculaires, ce dont on possède beaucoup d'observations indiscutables.

M. Berger. Beaucoup de chirurgiens n'admettent pas la théorie musculaire exclusive et acceptent pour un certain nombre de cas l'explication donnée par M. Gosselin.

M. Trélat. Le valgus pied plat douloureux peut survenir par altération musculaire, par arthrite ou par déformations osseuses primitives; l'examen des tarsalgiques est toujours délicat et difficile et nécessite l'étude isolée de l'état des muscles et des articulations sous le chloroforme.

M. Le Fort. Pour admettre avec M. Terrillon que l'arthrite puisse être consécutive à l'aplatissement du pied, il faudrait avoir vu passer les malades par toutes les phases de cette affection, encore mal connue dans son essence; en outre, cette douleur articulaire devrait exister dans le pied bot valgus.

M. Le Fort se propose d'exposer à la Société ses idées personnelles sur l'étiologie et le traitement du valgus pied plat douloureux, idées que dix années 'expérience ont confirmées.

Dans la théorie de Duchenne de Boulogne, la paralysie primitive du long péronier détermine un pied plat varus qui se transforme mécaniquement en valgus par la marche, avec contracture du court péronier latéral; sans parler de la singularité que constituerait un état aussi opposé pour deux muscles recevant leurs filets moteurs d'un même nerf, on constate souvent que le long péronier est contracturé, et Bonnet de Lyon a même proposé et pratiqué alors la section sous-cutanée des tendons péroniers. La faradisation peut amener des guérisons, mais cela ne prouve pas que Duchenne de Boulogne ait raison au moins dans la grande généralité des faits. M. Gosselin admet une arthrite médio-tarsienne primitive, mais n'explique qu'imparfaitement les contractures des muscles innervés par le sciatique poplité externe, qui seraient réflexes par compression du nerf plantaire, ce que M. Le Fort n'admet pas.

L'affaissement de la voûte du pied est fréquent dans les campagnes, sans valgus, sans douleur et sans gêne de la marche. Les paysans naissent avec des pieds bien conformés, et cet affaissement est dû à l'absence habituelle de chaussures; il se produit insensiblement; le sol plus ou moins meuble soutient le pied en le laissant s'étaler, ce qui explique l'indolence. Qu'on mette des souliers durs à ces malades comme au régiment, le pied y sera comprimé et gêné, et la marche sera assez difficile pour justifier la réforme; chez eux, au contraire, pieds nus, ces malades font facilement de longues marches.

Le valgus pied plat douloureux se développe dans des conditions d'âge et de professions bien déterminées, de seize à dix-neuf ans chez des sujets debout ou marchant dans un espace restreint, garçon d'hôtel, de café, mais il faut tenir compte aussi du genre de chaussures de ces individus pantoufles ou escarpins découverts à semelle mince et sans talons. Dans la station verticale, tout est disposé pour rendre la contraction musculaire inutile et faire porter tout l'effort sur les ligaments; mais à la longue ceux-ci se fatiguent et s'allongent, et les muscles doivent intervenir : tel est le cas à la plante du pied, quand une fatigue exagérée se joint à un changement de chaussures, à l'absence du soutien habituel par une grosse semelle.

Les malades ressentent des crampes dans les jambes, de plus en plus rapprochées et durables; la voûte plantaire a besoin du soutien des muscles, surtout du long péronier latéral qui se contracte, d'abord, puis devient impuissant et se contracture, ainsi qu'un nombre variable des muscles innervés par le sciatique poplité externe, sans pouvoir empêcher l'affaissement de la voûte, à cause de l'allongement des ligaments, facilité peut-être par un léger degré d'arthrite. Le pied plat valgus est alors constitué; il est douloureux, parce que l'allongement des ligaments est brusque.

Comme traitement de cette affection, M. Le Fort a reconnu qu'il suffisait de rétablir la voûte plantaire artificiellement avec une plaque de liège en dos d'âne reproduisant la courbure normale et fixée avec un appareil silicaté ou dans une chaussure. On peut aussi employer une bottine très cambrée dont la forme est maintenue par une lame d'acier placée dans la semelle; mais ce moyen est trop coûteux. Le rétablissement de la voûte rend le repos inutile et permet de suite de marcher sans douleur, mais le retour à des chaussures minces et plates peut et droit amener une récidive. Ainsi, chez un homme de quarante-cinq ans, la plaque de liège avait fait disparaître tout symptôme pendant deux mois, et le retour aux pantoufles a rapidement amené une récidive, qui a disparu du reste par le retour aux chaussures.

Enfin, quand la faradisation amène la guérison, elle agit surtout par le repos qui l'accompagne, et en modifiant, comme méthode perturbatrice, la motilité et la sensibilité du muscle. Dans quelques cas peut-être il peut exister des valgus pieds plats paralytiques.

M. Verneuil. Il est impossible de ranger dans une même catégorie tous les valgus pieds plats qui peuvent être dus : soit rarement à une contracture des péroniers, surtout chez les jeunes filles, que M. Verneuil a vu céder deux fois définitivement aux pulvérisations d'éther; soit au relâchement des jambiers et non des péroniers, comme le dit Duchenne : le pied est alors absolument normal au repos, mais se dévie dès que le sujet est debout; soit enfin à un arthrite primitive, comme M. Gosselin l'a admis d'une manière peut-être un peu trop générale. A l'appui de cette dernière variété, il faut rappeler l'influence du froid humide et l'existence de la diathèse rhumatismale chez presque tous ces malades.

M. Trélat est peu disposé à admettre l'influence de la marche pieds nus sur le développement du pied plat ; l'influence du mode de chaussures ne lui paraît pas non plus démontrée. Il cite un cas dans lequel l'influence du froid humide paraît bien nette.

M. Tillaux. La contracture peut résulter de plusieurs causes; mais le valgus pied plat douloureux classique et commun des adolescents est uniquement dû au relâchement des ligaments de la face plantaire du pied. Il ne faut pas confondre avec le pied plat acquis le pied plat congénital, qui est indolent, parce que les ligaments ne sont pas tiraillés.

M. Marc Sée est de l'avis de M. Le Fort ; les sujets grands, mal musclés, dont les pieds sont très développés, sont prédisposés à cette affection.

M. de Saint-Germain applique avec succès au Bureau central le traitement par des semelles de liège dont parle M. Le Fort. Tout en reconnaissant l'influence des bottines éculées, des escarpins et des savates, ce chirurgien conteste celle des véritables pantoufles.

M. Després. Le pied plat valgus douloureux passe par quatre périodes : 1° contracture des extenseurs; 2° affaissement de la voûte plantaire; 3° aplatissement de cette voûte, et 4° pied plat confirmé avec luxation astragalo-scaphoïdienne, déviation de l'axe du pied en dehors et douleur qui disparaît en deux jours de repos au lit. Plus tard enfin, la douleur disparaît définitivement. Si M. Le Fort avait observé ses malades au début. il aurait pu constater les lésions musculaires signalées par Duchenne de Boulogne, qui ne sont plus appréciables à une époque trop avancée de l'affection. L'influence du repos au début, qui rend au pied sa cambrure normale, est inexplicable avec la théorie ligamenteuse. La paralysie n'est du reste pas nécessaire, il suffit qu'il y ait défaut d'équilibre entre les divers groupes musculaires, comme Duchenne de Boulogne l'a bien établi. Comme traitement, M. Després emploie l'électricité et des bottines lacées remontant jusqu'à la partie moyenne de la jambe, sans semelle spéciale. Il a vu deux malades que ces semelles n'ont pas soulagé.

M. Le Fort a vu un certain nombre de malades au début de leur affection et a constaté qu'ils avait plutôt de la contracture des péroniers que de la parésie.

M. Guermonprez, de Lille. *Pronostic des mutilations de la main.*

L'étude de nombreuses observations a conduit M. Guermonprez aux conclusions suivantes :

1º On peut obtenir le rétablissement de la dextérité et de la vigueur de la main aussi bien par des interventions tardives que par des interventions précoces.

2º Des débris de doigt peuvent changer de rôle et acquérir notamment des mouvement d'opposition qui leur permettent de remplacer le pouce.

3º L'intervention immédiate n'empêche pas la production des dégénérescences et des atrophies, l'intervention tardive est donc préférable.

M. Périer. *Canule à tamponnement pour la trachée.*

M. Perier présente une canule à tamponnement pour la trachée, perfectionnée par un malade, qui lui parait parfaite. Le tamponnement se fait au moyen d'un sac en caoutchouc mobile qu'on peut remplir d'air ou d'eau.

M. Guyon. *Présentation d'instrument.*

M. Guyon présente au nom de M. Collin une pince porte-anse pouvant se transformer instantanément en serre-neud, qui sera commode pour placer une anse au fond d'une cavité.

M. Terrillon. *Tumeur de la partie supérieure de fosses nasales. Ablation avec résection temporaire du nez. Guérison.*

M. Terrillon a fait la résection temporaire du nez par la méthode de Chassaignac pour permettre l'ablation complète d'une tumeur probablement épithéliale siégeant en haut des fosses nasales, près de l'ethmoïde. L'opération, faite sans outillage spécial, a été suivie d'une guérison complète sans difformité appréciable.

M. Hache.

REVUE ANALYTIQUE

I. — Pathologie générale.

Du rôle des micro-organismes dans la production de la suppuration. Note préliminaire par M. I. Straus. (*Bul. de la soc. de biol.* 1883, p. 651.)

Depuis les travaux de Pasteur et les résultats surprenants de la méthode antiseptique de Lister, tout le monde s'accorde à reconnaître une liaison étroite entre le phénomène de la suppuration et la présence de micro-organismes dans le foyer purulent. La plupart des affections médicales qui aboutissent à la suppuration (variole, pneumonie grise, méningite cérébro-spinale épidémique, etc.) sont des maladies infectieuses, liées à la présence de microbes. Dans le domaine des maladies chirurgicales, ce fait est encore plus évident; dans un travail récent [1], M. Ogston examina le contenu de 88 abcès jusque-là intacts et non ouverts, dont 74 abcès chauds; dans ces 74 cas, le pus, examiné par la méthode de Koch (coloration par les couleurs d'aniline, emploi de l'objectif à immersion à huile et de l'éclairage Abbé), renfermait constamment des micrococcus. Ceux-ci, il est vrai, ne purent être constatés par M. Ogston dans le pus des 14 *abcès froids* (osseux, caséeux, scrofuleux) ouverts par lui, mais on sait maintenant que ces abcès froids sont, pour la plupart du moins, d'origine tuberculeuse, et par conséquent eux aussi relèvent de la présence de micro-parasites. Le *pus de l'ostéomyélite* suppurée aiguë contient également des organismes (Kocher, Verneuil), et il serait aisé de multiplier ces exemples.

L'expérimentation, jusqu'ici, n'a pas confirmé pleinement ces enseignements de la pathologie et de l'anatomie pathologique. Dès 1878, dans une note célèbre, Pasteur [2], tout en revendiquant pour les microbes le rôle principal dans la genèse du pus, dit avoir réalisé des expériences où il a pu faire naître du pus par l'introduction sous la peau d'animaux do

---

1. *Report upon micro-organismes in surgical diseases* (*The British med. Journal*, 12 mars 1881, p. 369).

2. *La théorie des germes et ses applications à la médecine et à la chirurgie*, note lue à l'Acad. de médecine, le 30 avril 1878.

fragments de laine, de particules de charbon préalablement chauffés et ne contenant pas de germes microscopiques. Dans cette même note, M. Pasteur signale et applique la méthode des cultures, comme la plus décisive pour la distinction des processus phlegmasiques communs d'avec les processus infectieux.

Dans un travail récent fait au laboratoire de M. Ponfick, M. Uskoff s'est proposé le but suivant, qui sert de titre à son mémoire : Existe-t-il une suppuration sans l'intervention d'organismes inférieurs [1] ? Il injecta sous la peau de chiens divers liquides, tels que de l'eau distillée, de l'huile d'olive, du lait, de l'essence de térébenthine. L'endroit où se faisait l'injection était préalablement désinfecté, le point de la piqûre fermé avec un emplâtre, puis, au bout de trois à cinq jours, un fragment de la peau avec le tissu cellulaire sous-cutané à l'endroit de l'injection était excisé et examiné, à l'état frais ainsi qu'après durcissement par l'alcool, au point de vue de la présence du pus et de celle de micro-organismes. Les résultats furent variables, et avec ces différentes substances, tantôt M. Uskoff n'obtint aucune lésion appréciable, ou bien une inflammation plus ou moins accusée, ou bien des abcès, avec ou sans micro-organismes. L'injection sous-cutanée d'essence de térébenthine provoqua presque constamment de la suppuration, *sans micrococcus* : d'où cette conclusion « qu'une suppuration peut survenir sans la présence et l'intervention d'aucun organisme inférieur ».

M. Orthmann [2], dans un travail très soigneusement exécuté sous l'inspiration du professeur Rosenbach, répéta la plupart de ces expériences avec des précautions antiseptiques minutieuses. Il rappelle que Pasteur déjà a enseigné que le lait et l'eau ne sont pas stérilisés par le simple fait de l'ébullition, mais qu'il est nécessaire de les porter à une température de 115°. En recourant à cette précaution, M. Orthmann n'obtint pas de suppuration sur les chiens même à la suite de l'injection sous-cutanée de grandes quantités (jusqu'à 300 gr.) d'eau distillée, de lait, d'huile. Mais il obtint toujours une suppuration à la suite d'injections sous-cutanées d'essence de térébenthine, sans jamais pouvoir déceler dans le pus ainsi provoqué la présence du micrococcus, ni par la coloration à l'aide du violet de méthyl, ni par la culture sur de la gélatine. Un résultat analogue fut obtenu à la suite d'une injection sous-cutanée de mercure.

Enfin, tout récemment, M. Councilman [3], dans des expériences faites sous l'inspiration de M. Cohnheim, eut recours à un dispositif ingénieux, que nous ne pouvons décrire ici, pour introduire aseptiquement sous la peau de lapins un mélange d'huile de croton et d'huile d'olive. Il provoqua ainsi la formation de pus, sans micrococcus.

Mes expériences, au nombre de 46, ont été faites sur des lapins, des cobayes et des rats. Elles consistaient : 1° dans l'introduction sous la

---

1. *Virchow's Arch.* 1881, t. LXXXVI, p. 150.
2. *Ueber die Ursachen der Eiterbildung (Virchow's Arch.* 1882, t. XC, p. 540).
3. *Zur Ætiologie der Eiterung (Virchow's Arch.,* 1883, t. XCII, p. 217).

peau de la région dorsale des liquides suivants : essence de térébenthine, mélange d'huile de croton et d'huile d'amandes douces, eau stérilisée bouillante, mercure; 2º dans l'introduction sous la peau de corps solides stérilisés : drap, sureau, liège.

La peau velue d'un animal tel que le chien ou les rongeurs paraît bien difficile à rendre dûment aseptique, même avec les précautions très grandes auxquelles a eu recours M. Orthmann; d'autre part, l'occlusion à l'aide d'un pansement de Lister chez des animaux remuants semble aussi très difficile à réaliser. Pour opérer aseptiquement avec la plus grande sécurité possible, j'eus recours au procédé suivant :

La peau du dos, préalablement rasée, fut brûlée jusqu'au derme à l'aide du thermocautère de Paquelin; c'est à travers l'eschare ainsi produite et à coup sûr stérilisée que s'effectuait l'introduction du corps étranger. Quand ce dernier était un liquide. au lieu de recourir à l'emploi, toujours suspect, d'une seringue, je me servis du tube de verre effilé à un seul bout, fermé par un tampon de coton à l'autre bout, et flambé, dont on se sert couramment dans le laboratoire de M. Pasteur. L'effilure du tube était introduite par une petite ouverture pratiquée sur l'eschare à l'aide d'un scalpel flambé, sous la peau, aussi loin que possible du point d'entrée. Le liquide stérilisé était injecté en soufflant avec la bouche; l'air injecté en même temps est absolument négligeable, puisque c'est de l'air *pur*, filtré par le tampon de coton.

Le tube de verre retiré, je ferme le trou de l'eschare également à l'aide du thermocautère, de façon à rétablir la continuité de l'eschare. Ici, quelques précautions sont nécessaires : il faut avoir soin de ne pas trop chauffer le cautère, pour ne pas couper les tissus; il faut en outre vérifier que le pertuis est bien fermé en laissant l'animal s'agiter et en s'assurant que le liquide ne s'écoule pas par l'ouverture mal fermée; dans ce dernier cas, il faut réappliquer le cautère, légèrement et à différentes reprises, jusqu'à ce que l'eschare soit solide et l'occlusion parfaite.

Quand le corps à introduire était un corps solide, il était préalablement placé dans un tube de verre dont les deux bouts étaient fermés par un tampon de coton, et le tout est flambé dans un fourneau à gaz. Une canule flambée, contenant un trocart pareillement flambé, est ensuite introduite avant sous la peau à travers l'eschare fraîchement faite. Puis le trocart est retiré, la canule restant en place. Le tube de verre, tenu horizontalement, est débarrassé de ses tampons de coton; l'une de ses extrémités est mise en rapport avec le pavillon de la canule, tandis que par l'autre extrémité on introduit une tige métallique mousse, flambée, qui pousse le corps étranger devant elle, l'engage dans la canule et finalement sous la peau. On retire alors la canule en même temps que la tige mousse, et l'on ferme l'ouverture de la peau avec le thermocautère.

En procédant ainsi, voici sommairement les résultats obtenus :

Injection d'essence de térebenthine (2 c. c. environ). — Nombre d'expériences : 18; animaux sacrifiés au bout de 3 à 20 jours. — Dans 13 cas, pas de suppuration, mais les états suivants : dans un certain nombre de cas, résolution complète, sauf un état plus ou moins ecchymotique du tissu cellulaire sous-cutané; le plus souvent, au niveau du lieu de l'injection, on trouve un liquide un peu louche, sentant franchement l'essence de térébenthine; à l'examen microscopique, on voit que ce liquide est formé par une émulsion de gouttelettes plus ou moins fines d'essence de térébenthine; il contient aussi des leucocytes, en nombre variable, dont le protoplasma est chargé de fines gouttelettes d'essence.

Cet état peut être constaté même au bout de 15 à 20 jours, où le tissu cellulaire continue à répandre une forte odeur d'essence de térébenthine, témoignant ainsi de la très lente résorption de ce liquide. Le tissu cellulaire dans les mailles duquel le liquide est renfermé présente un aspect comme macéré; mais examiné soit à l'état frais, soit après durcissement dans l'alcool, il ne présente pas d'infiltration purulente.

Le liquide desséché sur des lamelles à couvrir et traité par les couleurs d'aniline ne renferme pas de micro-organismes. Semé dans des ballons Pasteur contenant du bouillon de veau neutre stérilisé, pas de culture.

Dans 5 cas, on trouva, à l'endroit où avait pénétré l'injection, étalé en nappe, du pus jaunâtre, épais, consistant, comme est le pus chez les rongeurs et sentant fortement l'essence de térébenthine. Dans les 5 cas, le pus, sur des préparations colorées avec le violet de gentiane et surtout avec des solutions faibles de bleu de méthylène, montra la présence, en très grand nombre, de micrococcus; les dimensions et le mode de groupement de ces micrococcus variaient selon le cas.

Quelques parcelles de ce pus, recueillies avec les précautions aseptiques, furent semées dans du bouillon; dès le surlendemain, le liquide du ballon se troubla et se montra rempli de micrococcus isolés ou le plus souvent agminés deux à deux.

Dans ces cas aboutissant à la suppuration, il est à peu près certain que, malgré les précautions employées, une faute quelconque a été commise, permettant l'introduction sous la peau de quelques germes qui ont provoqué la suppuration.

Injection de 1/2 c. c. d'un mélange d'huile de croton et d'huile d'amandes douces. — 5 expériences. Dans 4 cas, pas de suppuration, le tissu cellulaire et le tissu intermusculaire du dos sont infiltrés d'un liquide surnagé de gouttelettes brillantes, comme les yeux du bouillon. A l'examen microscopique, il apparaît comme une émulsion d'huile avec de rares leucocytes. Dans un cas, suppuration. Dans ce dernier cas, on constate, par la coloration avec le bleu de méthyle, la présence de micrococcus très petits et en outre de bacilles très courts et trapus.

Injection, sur deux cobayes, de 10 grammes de mercure. — Ils sont sacrifiés au bout de 5 jours. Pas de traces de suppuration.

Introduction sous la peau de fragments de drap, de moelle de sureau, de liège stérilisés, de phosphore. — Jamais de suppuration; le corps étranger s'enkyste et s'entoure d'une membrane très fine, transparente, fortement adhérente. Les coupes de moelle de sureau sont particulièrement instructives : dans les cellules polygonales de la moelle de sureau les plus éloignées de la périphérie, on rencontre des leucocytes clair-semés, dont le nombre augmente en se rapprochant de la périphérie ; à ce niveau apparaissent des cellules plus volumineuses, à protoplasma grenu, d'apparence épithélioïde, d'autres fusiformes, avec des prolongements très longs ; on peut saisir tous les intermédiaires entre les leucocytes et le tissu conjonctif nettement fibrillaire. Ces images rappellent tout à fait, du reste, les descriptions de Ranvier, de Ziegler, de Tillmanns, etc. L'inflammation ainsi provoquée est un type d'inflammation plastique, à tendance organisatrice.

Des fragments de phosphore blanc introduits sous la peau ne donnent lieu à aucune suppuration. Ce fait a été constaté, il y a longtemps, par M. Ranvier, qui l'interprète de la façon suivante : « Cela tient, dit-il, à ce que le phosphore, très avide d'oxygène, l'absorbe plus rapidement que ne le font les éléments lymphatiques ; ces derniers, privés d'oxygène dans une certaine zone autour des fragments de phophore, ne posséderaient plus de mouvements amœboïdes et ne pourraient sortir des vaisseaux [1]. » L'explication est ingénieuse, mais n'est-il pas plus simple de penser que le phosphore ne provoque pas de suppuration, parce qu'il est éminemment aseptique et qu'il brûle tous les germes qui pourraient se trouver à sa surface ?

En résumé, les expériences qui viennent d'être retracées montrent, contrairement à celles de mes prédécesseurs, que les substances considérées comme irritantes, telles que l'essence de térébenthine, l'huile de croton, etc., ne suffisent pas, à elles seules, pour provoquer la suppuration. Ces corps peuvent être *phlogogènes*, mais non *pyogènes* ; pour qu'il y ait suppuration vraie, il faut l'intervention d'organismes inférieurs.

NOTE SUR L'ANATOMIE PATHOLOGIQUE DU PHLEGMON ET EN PARTICULIER SUR LE SIÈGE DES BACTÉRIES ET SUR LEUR MODE DE PROPAGATION, par M. V. Cornil. (*Bul. de la soc. de biol.*, 1883, p. 673.)

La très intéressante communication faite à la Société, dans sa dernière séance, par M. Straus, m'a engagé à vous présenter les recherches histologiques que j'ai faites dans ces derniers temps sur le phlegmon.

Je me suis servi, pour en étudier les lésions anatomiques, de fragments de la peau enlevée sur le vivant au bord de la première incision faite par le chirurgien pour ouvrir un abcès. Ces fragments ont été placés immédiatement dans l'alcool fort, et les coupes en ont été colorées par diverses couleurs dérivées de l'aniline. Le violet de méthyl B m'a donné les meilleurs résultats. Les coupes ont été examinées avec l'objectif n° 12 à immersion homogène de Vérick.

Le tissu conjonctif sous-dermique et le tissu cellulo-adipeux, qui sont le plus atteints par l'inflammation, présentent des lésions portant sur le

---

1. Ranvier, *Traité technique d'histologie*, p. 177.

contenu des vaisseaux, les cellules fixes et les faisceaux du tissu conjonctif et sur les cellules migratrices. Ces altérations plus ou moins avancées, suivant les points qu'on étudie, aboutissent à une mortification partielle plus ou moins complète du tissu envahi et de l'exsudat. Dans le sang contenu dans les vaisseaux, dans le liquide exsudé, dans les cellules migratrices et dans les cellules fixes du tissu conjonctif envahi, on trouve une grande quantité de micrococcus isolés, soit réunis deux à deux, ce qui est le plus ordinaire, soit disposés en petites chaînettes.

Dans les parties du tissu conjonctif où l'inflammation est peu intense, les vaisseaux, les petites veines surtout, montrent souvent une coagulation de fibrine au milieu de laquelle il existe quelques diplococcus ou des chaînettes de ces éléments. Les chaînettes sont généralement formées elles-mêmes par des diplococcus placés bout à bout. Les cellules lymphatiques qui parsèment la coagulation fibrineuse contiennent quelquefois ces mêmes bactéries.

Le tissu cellulo-adipeux, avant que ses cellules soient lésées, avant qu'il soit envahi par une migration abondante de cellules lymphatiques, montre des bactéries dans le tissu conjonctif qui circonscrit les grandes cellules adipeuses. — A un degré un peu plus avancé de la lésion, quelques cellules lymphatiques sortent des vaisseaux et se répandent, en même temps que des bactéries, dans les espaces interfasciculaires du tissu conjonctif et entre les vésicules adipeuses. Les cellules fixes du tissu conjonctif situées à la surface des faisceaux sont tuméfiées, ainsi que le protoplasma et les noyaux des cellules adipeuses.

Lorsque l'infiltration du tissu conjonctif est plus intense, on voit, entre les faisceaux mêmes du tissu conjonctif lâche qui entoure les lobules adipeux, de petits îlots de cellules migratrices avec leurs noyaux arborescents ; dans leur protoplasma, à leur surface, et autour d'elles, il existe de très nombreux diplococcus ou de petites chaînettes. Certains espaces interfasciculaires de la base du derme ou du tissu sous-cutané sont dilatés, transformés en de petites cavités limitées par des faisceaux de fibres, remplies par un liquide dans lequel se trouvent des filaments de fibrine et des cellules libres. La paroi de ces cavités montre souvent des cellules fixes du tissu conjonctif tuméfiées, faisant une saillie hémisphérique, ou ovoïdes ou sphéroïdes et plus ou moins complètement détachées de la paroi. Quelques-unes de ces grandes cellules sont libres dans la cavité où elles se trouvent avec des cellules lymphatiques. Les cellules lymphatiques sont sphériques, tandis que les cellules fixes tuméfiées sont ovoïdes ou globuleuses. Ces dernières ont un grand diamètre double ou triple des cellules lymphatique. Le protoplasma de toutes ces cellules renferme une quantité plus ou moins grande de microbes. Ces derniers se trouvent aussi à leur surface. Ainsi, dans telle grande cellule fixe tuméfiée, on en comptera de vingt à trente ; dans une cellule lymphatique, de quatre à dix. Il est très facile de s'assurer du siège des microbes, car, les cellules se trouvant placées dans un liquide et isolées les

unes des autres, il est impossible de confondre ce qui est dans leur intérieur avec ce qui serait à côté d'elles, surtout au grossissement considérable que nous employons.

Les cellules fixes tuméfiées et les cellules lymphatiques subissent
bientôt des modifications de nutrition qui aboutiront à leur mortification.
Au lieu d'un seul noyau ovoïde, les grandes cellules offrent dans leur
protoplasma tuméfié une série de grains se colorant comme la substance du
noyau. Ces granules sont tantôt arrondis, de 1 à 2 ou 3 μ, tantôt irréguliers
et anguleux, au nombre de 5 à 10 ou davantage. Ces grains de nucléine
sont faciles à distinguer des microbes ; ils sont généralement moins
colorés que ces derniers ; leur centre est souvent plus clair que leurs
bords ; ils sont très variables de grosseur, tandis que les microbes associés deux à deux ou en chaînettes de 3 à 6 dans les cellules sont tous de
volume identique, colorés avec intensité, brillants, homogènes, régulie-
rement arrondis et relativement beaucoup plus petits.

Sur les coupes qui ont été préalablement durcies dans l'alcool, leur
diamètre ne dépasse pas 0 μ 3. On peut reconnaître encore, dans ces
grandes cellules, outre des grains de nucléine, une figure qui se rapporte au noyau ; mais celui-ci est habituellement plus petit, moins nettement coloré qu'à l'état normal. Il n'est pas régulièrement ovoïde ou dis-
coïde, mais quelquefois irrégulier, terminé par une extrémité anguleuse.
De plus, les granulations et le noyau contenus dans une de ces grandes
cellules peuvent pâlir d'une façon très notable, si bien que le noyau est
à peine plus coloré que le protoplasma clair de la cellule.

Dans certaines qui établissent un passage entre les cellules mortifiées
dont le noyau ne se colore plus et les cellules vivantes, il existe seulement quelques granulations colorées, tandis que les autres sont tout à
fait pâles, à peine marquées. Les cellules lymphatiques épanchées dans
ces espaces interfasciculaires présentent des modifications analogues.
Leur noyau s'est divisé en trois, quatre, cinq ou six petits noyaux
arrondis ; leur protoplasma transparent contient des bactéries ; on voit
bientôt ces noyaux eux-mêmes pâlir et ne plus fixer la matière colo-
rante.

Ces lésions régressives des cellules de l'exsudat du phlegmon sont
beaucoup plus marquées encore dans les points où le tissu conjonctif et
l'exsudat subissent leur mortification bien connue. Le protoplasma des
cellules lymphatiques ne se reconnaît plus ; il existe seulement des
noyaux arborescents ou des fragments de noyaux et des diplococcus en
grande quantité. Ces micro-organismes adhèrent souvent à la surface
des faisceaux dissociés du tissu fibreux. On n'y voit plus de vestiges des
cellules fixes.

Tels sont les détails révélés par l'examen histologique dans le foyer
même de l'inflammation phlegmoneuse. Mais si on étudie la peau, à peine
congestionnée, qui est soulevée par une collection purulente venue de la
profondeur, on reconnaît que des micro-organismes pénètrent entre les
faisceaux de la partie profonde du derme, sans être encore accompagnés

par des cellules lymphatiques migratrices. Les faisceaux conjonctifs, les cellules fixes de ce tissu sont parfaitement normaux ; il n'y a pas encore de cellules rondes interposées, et cependant des bactéries cheminent entré ces faisceaux, précédant ainsi l'inflammation.

Tous les détails qui précèdent ont été exposés dans mon cours de la Faculté de médecine, il y a environ trois semaines, et les dessins que je fais passer sous les yeux de la Société m'ont précisément servi pour les projections.

Je crois que cette histologie du phlegmon à l'aide des coupes n'avait pas été faite encore d'une façon complète chez l'homme avec l'indication précise du siège des bactéries dans les vaisseaux, dans les cellules lymphatiques et dans les cellules fixes du tissu ; c'est pourquoi j'ai pensé qu'elle pourrait intéresser les membres de la Société de biologie.

J'ai fait assez souvent l'examen du pus au moment de la première ouverture d'abcès reconnaissant des causes très variées, et j'y ai toujours trouvé une grande quantité de diplococcus ou de chaînettes.

Lorsqu'on examine, après les avoir colorées, les lamelles sur lesquelles on a étendu une mince couche de pus, les micro-organismes associés deux par deux ou en chaînettes paraissent d'un tiers environ plus volumineux que ceux qu'on observe sur les coupes. Ce phénomène est vraisemblablement dû à ce que le durcissement dans l'alcool contracte les bactéries et diminue leur volume.

II. — Maladie de Paget.

NOTE SUR L'AFFECTION DU MAMELON DITE « MALADIE DE PAGET », par **Anderson** (*Glasgow med. Journal*, octobre 1882, vol. XVIII, p. 241).

Sous le nom de « maladie de Paget », on désigne ces cas dans lesquels un eczéma du mamelon est suivi plus tard du cancer de la glande. S'agit-il, comme le veut Paget, d'abord d'un eczéma vrai, puis d'une évolution cancéreuse ? ou bien, au contraire, ces deux affections ne sont-elles que les manifestations successives de l'évolution d'une même affection maligne ? L'auteur défend cette dernière opinion.

Pour lui, les mêmes rapports existeraient entre l'eczéma du mamelon et le cancer de la glande qu'entre le psoriasis lingual et l'épithélioma de la langue. Les recherches microscopiques de Thin ont d'ailleurs démontré que le cancer envahit d'abord les parties superficielles du mamelon et de la peau voisine, et qu'elle gagne ensuite l'épaisseur de la grande, le long des canaux galactophores.

Il importe donc de bien distinguer l'eczéma vrai du sein de la « maladie de Paget » ; à cet effet, l'auteur donne un tableau où il met en parallèle les signes qui permettront de faire le diagnostic :

MALADIE DE PAGET *Femmes ayant dépassé la ménopause.*	ECZÉMA DU MAMELON ET DE L'ARÉOLE *Femmes jeunes, pendant la lactation ou ayant la gale.*
Surface rouge, granuleuse au-dessous des croûtes qui la recouvrent.	Surface ni rouge, ni granuleuse, mais souvent ponctuée.
Induration donnant la sensation d'un sou placé sur une surface élastique et senti à travers un morceau de drap.	Aucune induration.
Bords saillants, taillés à pic.	Pas de saillie des bords.
Rebelle à tout traitement autre que l'extirpation.	Justiciable du traitement ordinaire de l'eczéma.

G. CARRON.

UN CAS D'ECZÉMA DU MAMELON ET DE L'ARÉOLE, RÉFLEXIONS SUR LA NATURE ET LE DIAGNOSTIC DE CETTE AFFECTION, par **Alex. Napier** (*Glasgow med. Journal*, vol. XVIII, nº 3, p. 177, 1882).

Le sujet de cette observation est une femme qui, depuis deux ans et demi, était atteinte d'un eczéma du mamelon et d'une partie de l'aréole du sein droit. Malgré cette longue durée, cet eczéma guérit complètement après deux mois de traitement.

L'auteur rappelle, à ce propos, les cas dans lesquels on a vu un cancer du sein succéder à un eczéma et recherche par quels signes on pourra, en présence d'un eczéma du sein, reconnaître s'il est l'avant-coureur d'une tumeur maligne ou simplement un eczéma chronique. La durée ne fournit aucun signe diagnostique, car, dans les observations publiées, on voit que des eczémas ont duré de quinze jours à six ans, avant l'apparition du cancer. Les caractères extérieurs de la partie malade sont aussi variables; cependant, quand les limites de l'eczéma sont nettement marquées et que ses bords sont saillants, ce signe a une certaine valeur, et c'est, pour l'auteur, le seul qui puisse permette de supposer l'évolution consécutive d'une tumeur maligne.

Comment expliquer la relation qui semble exister entre un eczéma du sein et le développement ultérieur d'une tumeur cancéreuse ? Le professeur Busch, de Bonn, a montré que, dans l'hépithélioma de la face, les altérations se présentent dans l'ordre suivant : tout d'abord hypertrophie de la couche cornée de l'épiderme, mais conservation apparente de l'état sain de la peau ; puis formation de croûtes qui tombent, puis se reproduisent et sont enfin remplacées par une ulcération. Voilà comment, d'après cet auteur, se développerait l'épithélioma : les croûtes empêchent l'élimination au dehors des couches épithéliales sous-jacentes, qui se reproduisent continuellement, et ces cellules sont refoulées dans l'intérieur des parties molles. Aussi, si l'on pouvait enlever les croûtes à mesure qu'elles se produisent, la maladie ne pourrait faire de progrès. Busch arrive à ce résultat en pratiquant des lavages fréquents et continués pendant plusieurs années ; il emploie une solution de soude au 1/40 ou au 1/100 suivant les cas. Il a obtenu des guérisons d'épithélioma de la face ainsi traités tout à fait au début. Le même traitement a été employé avec succès dans des cas d'eczéma douteux du sein. Ainsi l'on peut penser que, dans ce cas d'eczéma suivi de cancer du sein, l'eczéma joue le rôle des croûtes épidermiques dans l'épithélioma de la face ; l'épithélioma se développe profondément par le refoulement dans les canaux galactophores des cellules épithéliales qui ne peuvent plus être rejetées au dehors.

HENRY LUC.

DEUX CAS DE LA MALADIE DE PAGET DES MAMELONS, par L. Duhring, M. D., professeur des maladies de la peau à l'Université de Pensylvanie (*The American Journal of the med. sciences*, juillet 1883, n° CLXXI, p. 116).

Le docteur Duhring fait ressortir que cette maladie ne doit pas être considérée comme de l'eczéma, mais bien comme une maladie distincte avec tendance vers la malignité. Elle a des ressemblances avec l'eczéma, mais diffère du cancer du moins dans sa première période. Elle tient po ur ainsi dire des deux maladies.

La marche de cette affection est essentiellement chronique. Les progrès sont fort insidieux. Dans les deux cas que relate l'auteur, la nature maligne de l'affection n'a été soupçonnée qu'après cinq ans dans un cas, après dix ans dans l'autre. La démangeaison qui a été un des symptômes principaux était insignifiante dans les premières années de la durée. Sur ce point, cette maladie diffère essentiellement de l'eczéma, dans lequel la démangeaison est un des premiers symptômes. La lésion est bien mieux circonscrite que dans l'eczéma, et les bords sont un peu surélevés. L'aspect brillant de la lésion est plus marqué que dans l'eczéma. La suppuration, les vésicules, les pustules qui viennent et disparaissent dans l'eczéma font également défaut. On ne constate pas non plus des alternatives, de bien et d'exacerbation dans les symptômes, comme il est habituel de le faire dans l'eczéma. On peut signaler l'infiltration des tissus, qui présentent une certaine dureté, mais pas à une grande profondeur. Dans l'eczéma, l'infiltration est molle.

Les douleurs surviennent tardivement dans cette maladie, et la glande présente des points, des nodules indurés. Ces symptômes sont à bon droit faits pour soupçonner la nature maligne de l'affection, qui tient indubitablement du cancer.

Dr ROWLATT.

III. — Organes génitaux de la femme.

ANATOMIE PATHOLOGIQUE DU TUBERCULE DES TROMPES DE FALLOPE, par Steven (*Glasgow Med. Journ*, june 1882, vol. XVII, p. 411).

ANATOMIE PATHOLOGIQUE DU TUBERCULE DE L'UTÉRUS ET DES TROMPES DE FALLOPE par Steven (*Glasgow Med. Journ*. January 1883, vol. XIX, p. 1).

Dans la première observation, l'auteur rapporte l'autopsie d'une

femme âgée de trente-sept ans qui mourut phthisique le 18 juillet 1881.
Le poumon gauche était adhérent dans presque toute son étendue; le
droit, également très adhérent, présentait des cavernes tuberculeuses.

L'utérus, l'ovaire droit et le ligament large du même côté sont complètement sains. La trompe gauche est dilatée à sa partie moyenne,
flexueuse; son contenu est formé par de la matière caséeuse blanchâtre.
Leur enveloppe séreuse présente un grand nombre de petits nodules,
blanc-bleuâtres, analogues aux tubercules du péritoine que l'on rencontre
au niveau des ulcérations intestinales tuberculeuses. Examinée au microscope, la muqueuse présente des granulations tuberculeuses. Ces
lésions existent également sur la trompe droite, mais à un plus faible degré; dans les deux, l'altération est plus marquée au niveau du pavillon.
La couche péritonéale présente également des nodules semblables. Ganglions mésentériques caséeux.

Cette observation est intéressante, d'après l'auteur, car elle confirme
l'opinion émise par Rokitansky : à savoir que dans la tuberculose génitale les trompes de Falloppe sont souvent les premiers organes atteints.

Dans la seconde observation, il s'agit d'une femme, âgée de vingt-
quatre ans, qui présenta à l'autopsie les lésions suivantes : L'utérus et
les trompes de Fallope étaient remplies de pus, et leur muqueuse couverte de tubercules à toutes les périodes de leur évolution. Le microscope
montra que la muqueuse était seule atteinte et que les couches musculaire et séreuse étaient intactes. Le repli de Douglas présentait des
noyaux caséeux. Ulcération tuberculeuse du rectum. Infiltration tuberculeuse des ganglions mésentériques.

Rien aux poumons, si ce n'est un petit noyau caséeux au sommet du
poumon gauche. Quelques granulations tuberculeuses le long de la
scissure de Sylvius. L'auteur a pu, en suivant le procédé du Dr Huber,
reconnaître nettement l'existence des bacilles de la tuberculose, qui
apparaissaient dans ses préparations sous forme de petits bâtonnets très
déliés. Ces bacilles, dit l'auteur, doivent exister dans les liquides qui
s'écoulent de l'utérus tuberculeux; aussi leur recherche devrait-elle toujours être faite; car leur présence ou leur absence fixerait le diagnostic,
dans ces cas difficiles où tous les autres organes sont indemnes d'altération tuberculeuse.

L'auteur fait ressortir ce fait : que dans les deux cas la membrane
muqueuse fut presque exclusivement la seule atteinte.

G. CARRON.

OPÉRATION DE PORRO-MÜLLER, par le Dr **Parish**, in *Philadelphia med.
Times*, vol. XIV, n° 416, p. 111 (*Comptes rendus de l'Obstetrical
Society*).

Femme naine. Enfant de huit mois et demi. Les premiers temps de
l'opération ne présentent rien à noter. La chaîne du constricteur est
appliquée au niveau du col : la section des deux ovaires et des trompes

est faite à 1 centimètre et demi au-dessus. La ligature est pratiquée au moyen d'un fort nœud de soie phéniquée ; le pédicule est maintenu au dehors, à l'angle inférieur de la plaie. Toilette péritonéale très soignée. Sutures superficielles et profondes au fil d'argent. Lavage du pédicule à la solution phéniquée. Durée de l'opération, quarante minutes. État général grave, au bout de vingt-quatre heures : on découvre un écoulement sanguin assez abondant ; nouvelle ligature totale du pédicule et de l'une des artères utérines ; l'autre ne peut être retrouvée. — L'état empire : subdélirium, convulsions, coma et mort, sans vommissements, sans anurie. Quant à l'autopsie, on ne trouve signalé, dans la relation du cas, que l'état athéromateux des artères du pédicule.

Dr LAURAND.

———

LAPAROTOMIE ET AMPUTATION UTÉRO-OVARIENNE POST PARTUM, par **Fornari Federico** (*Raccoglitore medico*, n° 12 et 13, 1881).

Il s'agit d'une femme rachitique de vingt-sept ans, arrivée à son second accouchement. La malade était depuis longtemps sujette aux douleurs et avait subi de nombreuses manœuvres quand elle fut vue par Fornari. Ce dernier fit la version, put extraire l'enfant ; mais, en explorant la cavité utérine, il reconnut la présence de quelques anses intestinales, et les ayant attirées à la vulve, il ne tarda pas à se convaincre que les contractions de plus en plus énergiques de la matrice rupturée déterminaient un véritable étranglement. Il n'y avait pas à hésiter, la laparotomie fut pratiquée, les anses réduites, et l'amputation utérine sus-vaginale exécutée ; la malade mourait trente-une heures plus tard.

JULLIEN.

———

OOPHOHYSTÉRECTOMIE ET OPÉRATION CÉSARIENNE, par **Bonpiani** (*Annali di ostetricia*, ottobre 1881, et **Negri**, *id.*, novembre).

Nous résumerons brièvement pour le besoin des statistiques 4 cas publiés dans ces deux travaux.

1er cas. — Grossesse à terme, rachitisme grave, intervention indispensable. On incise l'utérus en place, puis amputation avec l'écraseur. Enfant extrait vivant, femme morte au 6e jour.

2e cas. — Administration intempestive d'ergot, rupture de l'utérus, passage de l'enfant dans la cavité abdominale, amputation perpendiculaire vaginale de l'utérus, constriction du pédicule en deux moitiés latérales au moyen d'un fil de soie, fixation à l'angle de la plaie. Mort de peritonite au 2e jour.

3e cas. — Femme ostéomalacique, en travail depuis vingt-six heures. Incision de l'utérus en place, constriction par le serre-nœud de Cintrat et fixation du moignon. Réunion du péritoine pariétal avec le viscéral du moignon. Enfant vivant, mère rapidement guérie.

4e cas. — Femme rachitique ; bassin très irrégulier ; opération semblable à la précédente avec le même résultat, faite par le Dr Chiara.

JULLIEN.

———

BIBLIOGRAPHIE

CLINIQUE ET CRITIQUE CHIRURGICALES, par le Dr **Paul Reclus.** — Masson, 1884.

Dédié à son maître M. le professeur Verneuil, dont il expose, développe et défend les doctrines, le livre de M. Reclus est surtout un livre de vulgarisation scientifique. Il aborde en effet plusieurs des questions actuellement à l'ordre du jour en chirurgie, les expose avec clarté et fait ressortir quels sont les points définitivement acquis et ceux qu'il reste encore à éclaircir. On retrouve dans ce volume quelques-uns des travaux déjà publiés de l'auteur.

Dans son premier chapitre, consacré à l'étude des maladies générales M. Reclus, étudiant les états constitutionnels et la nécrobiose, nous montre la nécessité d'un terrain favorable pour permettre le développement des microbes ; à propos des maladies constitutionnelles et du traumatisme, il déplore l'abus qu'on tend à faire de la thérapeutique tranchante au lieu de rechercher et de combattre la tare organique cause première des accidents. Discutant ensuite l'origine syphilitique du rachitisme, il conclut en la déclarant fréquente, sinon constante, ce qu'on ne peut encore affirmer. Il résume les rapports de l'inflammation avec la tuberculose en disant que la tuberculose est une inflammation spécifique souvent précédée, accompagnée ou suivie d'une inflammation vulgaire qu'*elle* provoque ou qui la provoque; il conseille l'extirpation des tumeurs d'origine tuberculeuse sans contre-indication tirée de l'état général et montre comment la notion de la nature tuberculeuse des parois de la poche des abcès froids a eu pour conséquence naturelle l'extirpation ou le grattage de cette poche. Il termine ce chapitre par un cas de pustule maligne spontanément guérie et une étude sur la réunion immédiate des tissus divisés par le thermo-cautère à propos de laquelle M. Nicaise a écrit un article dans cette revue.

Dans le chapitre consacré aux maladies des os, il montre l'ostéo-myélite prolongée comme cause fréquente à longue échéance d'hyperostose et de nécrose, et la possibilité, avec une antiseptie rigoureuse, d'ouvrir et de guérir les abcès par congestion d'origine vertébrale; il montre les progrès accomplis dans le traitement des fractures de cuisse par l'extension continue et compare l'ostéotomie à l'ostéoclasie avec l'appareil Collin, qu'il préfère toutes les fois qu'elle est possible. Ce chapitre contient encore trois mémoires originaux sur les amputations congénitales et l'ainhum, sur une observation d'exostose ostéogénique, et sur les hyperostoses consécutives aux ulcères rebelles de jambe.

A propos des maladies des articulations, il expose la pratique et les résultats d'Ollier dont les résections sous-capsulo-périostées sont trop peu pratiquées en France ; l'étude des résultats éloignés des grandes résections articulaires lui fait conclure avec Ollier, en présence des résultats toujours meilleurs après les résections pathologiques qu'après les résections taumatiques, que le Lister permet de tenter la conservation. La résection se fait alors dans de meilleures conditions si elle devient nécessaire. Sous le titre de luxations paralytiques du fémur, M. Reclus nous explique le mécanisme des luxations de la hanche par paralysie d'un groupe musculaire avec conservation des antagonistes, que M. Verneuil a signalées le premier. Il termine ce chapitre par l'étude de la synovite fongueuse des gaines des tendons, dont il donne une nouvelle observation confirmant celles publiées par MM. Terrier et Verchère dans ce journal.

Le chapitre consacré aux maladies des vaisseaux contien t un mémoire sur un angiome caverneux en communication directe avec la veine jugulaire interne, lu à la *Société de chirurgie* (Voir *Revue de chirurgie*, mars 1882, page 253), et une étude sur le traitement des anévrysmes artério-veineux par la méthode sanglante à propos d'une opération de M. Verneuil.

Une étude sur la greffe cutanée dans la chirurgie de la face, un mémoire sur l'épithélioma térébrant du maxillaire supérieur, le traitement des ulcérations de la pituitaire et du catarrhe chronique avec ozène par les douches naso-pharyngiennes, et une apologie de la laryngotomie intercrico-thyroïdienne chez l'adulte avec le thermo-cautère constituent le chapitre consacré aux maladies de la face. Sur les maladies de la bouche, M. Reclus nous donne une étude sur les procédés d'extirpation des cancers de la langue et du plancher buccal et sur les limites de l'intervention, l'exposé des accidents dus à l'éruption vicieuse de la dent de sagesse et de leur traitement, et vante les bons résultats de la sonde œsophagienne à demeure.

On lira avec intérêt, dans le chapitre des maladies du tube digestif, la cure radicale des hernies et ses résultats définitifs, la kélotomie dans les hernies ombilicales étranglées, la laparotomie dans les obstructions intestinales, le traitement du cancer ano-rectal et une observation de fistule congénitale de la région ano-sacrée.

Dans le chapitre consacré aux maladies des voies urinaires, M. Reclus étudie à propos d'une observation de gravelle urique le mécanisme des douleurs et de la formation des calculs rénaux; il expose ensuite les doctrines actuelles sur la lithotritie à séances prolongées et la taille hypogastrique.

Le chapitre des maladies du testicule emprunte un intérêt particulier à la compétence de l'auteur. Le livre se termine par un mémoire sur la maladie kystique des mamelles publié au mois d'octobre dans la *Revue de chirurgie*.

Ce rapide exposé des nombreux sujets touchés dans cet ouvrage ne peut ni ne veut en remplacer la lecture.

M. Hache.

Des ostéites du bassin, au point de vue de leur pathogénie et de leur traitement, par le docteur **Paul Goullioud**. Lyon, 1883. Thèse inaug.

Le travail de M. Goullioud est divisé en deux parties : la première, consacrée à la pathogénie, est, sans aucun doute, la plus neuve et la plus originale; la seconde, toute clinique, contient de très intéressantes observations, qui, ainsi d'ailleurs que l'idée dominante du mémoire, appartiennent à M. le professeur Ollier.

C'est à l'anatomie normale qu'il faut s'adresser, si l'on veut y voir clair au milieu des variétés de siège, si nombreuses, des ostéites du bassin. Or, dans son évolution, le bassin passe par deux périodes : la première va de la naissance à la soudure des trois pièces qui forment le cotyle et se réunissent au fond de cette cavité pour présenter la figure d'un Y, que viennent compléter divers noyaux osseux supplémentaires. Cette période, que M. Goullioud appelle *prépubertique*, s'étend jusque vers 16 ou 17 ans. Le temps qui s'écoule jusqu'à la soudure définitive des épiphyses marginales, c'est-à-dire jusqu'à 25 ans chez la femme et 30 ans chez l'homme (Quetelet, Rambaud et Renault), constitue la seconde période, dite *postpubertique*. Une dichotomie aussi tranchée est peu naturelle, et on ne saurait affirmer que le bassin ne se développe pas par sa périphérie tant que l'ilium, l'ischion et le pubis ne sont pas soudés; mais il n'est pas moins vrai que, jusqu'au moment de cette soudure, la portion de ces os qui avoisine le cartilage est le siège d'une activité physiologique considérable et ne peut remplir son rôle qu'à la faveur d'une prolifération ostéogénique abondante. Plus tard, quand ce foyer s'est éteint, toute l'activité formatrice se porte vers la marge de l'os, où appraissent les divers noyaux épiphysaires. Partant de ce point de vue et l'appliquant aux ostéites, l'auteur a pu se convaincre qu'il y avait, dans les os plats qui composent le bassin, analogie complète avec les os longs, et que si, dans ces derniers, les processus inflammatoires spontanés ont un lieu d'élection, qui est, non pas l'épiphyse, mais la *région juxta-épiphysaire* de la diaphyse (Ollier), il en est de même aux os iliaques et au sacrum. Les 41 observations qu'il rapporte peuvent se classer dans la catégorie des ostéites *juxta-épiphysaires*, comme aux os longs, elles peuvent être aiguës et revêtir même un caractère infectieux; mais le plus souvent ce sont des ostéites chroniques, tuberculeuses. Au point de vue du siège elles se divisent en *cotyloïdiennes* et *marginales*. Les premières, d'ailleurs, peuvent être *péricotyloïdiennes* — on les distinguera difficilement de la coxalgie — ou *intracotyloïdiennes*. Avec ces dernières, nous avons la coxalgie acétabulaire primitive, beaucoup plus fréquente qu'on ne

le croit généralement, puisque sur 132 résections de la hanche, pratiquées à la clinique de Volkmann, on a pu trouver 50 cas d'affection primitive de la cavité seule, et 7 cas avec lésions concomitantes du fémur, et
cela sans compter ceux où des lésions trop avancées ne permettaient pas
d'attribuer le début à tel ou tel os (Haberern). En France, une telle proposition peut paraître exagérée. Néanmoins, à en juger par un certain
nombre de résections pratiquées par M. le professeur Ollier, chez des
sujets jeunes, et d'après nombre d'autopsies, l'origine acétabulaire de la
coxalgie, au-dessous de 16 ou 17 ans, paraît au moins aussi fréquente
que l'origine fémorale.

Quant aux ostéites post-pubertiques, ce sont aussi, d'après M. Goullioud, des ostéites juxta-épiphysaires. « *D'après 38 observations où
l'âge des malades est indiqué*, dit-il, *nous arrivons à ce résultat que
l'âge de la plus grande fréquence des ostéites du bassin proprement
dites est l'âge de 23 ans.* » Leurs sièges les plus fréquents sont la crête
iliaque, les épines iliaques postérieures et supérieures et les masses
apophysaires du sacrum, « *sur lesquelles se développent des épiphyses
à un âge avancé.* »

Nous n'insistons pas sur les symptômes de ces lésions; citons seulement quelques complications viscérales, telles que les fistules stercorales,
guérissables, ainsi que l'indique une observation de Zwicke, et les complications vésicales des ostéites du pubis. L'ouverture des abcès peut en
effet se faire dans la vessie sans occasionner d'accidents trop graves;
qu'un séquestre s'élimine dans cette cavité, il peut devenir le centre d'un
calcul qui nécessitera ultérieurement, l'affection osseuse guérie, une
intervention spéciale, taille ou lithotritie.

Passons au traitement : nous ne suivrons pas l'auteur dans les diverses variétés de cas qu'il envisage; indiquons seulement les grandes
lignes de ce chapitre, qui demande à être lu. Dans les ostéites avec abcès
froids, chez l'enfant, l'expectation aidée de ponctions aspiratrices à longs
intervalles, doit suffire, si la hanche n'est pas prise. Dans ce cas,
la résection sera le meilleur moyen de drainage et de désinfection, et, loin
d'être une contre-indication, l'abcès pelvien et la perforation du cotyle
seront des raisons de plus de réséquer.

Chez l'adulte, l'ouverture des abcès, quel que soit leur siège, à quelque profondeur que soit le pus, doit être faite, ainsi que le drainage,
d'une façon méthodique et suivant les procédés antiseptiques. Doit-on
aller chercher le pus dans la fosse iliaque interne, on trépanera le ba-
sin. Cette opération, pratiquée pour la première fois par Boucher en
1778, répond à des indications nombreuses : écoulement du pus, drainage,
ablation de parties malades, etc. L'auteur la préconise, s'appuyant
en cela sur les bons résultats obtenus par MM. Verneuil et Ollier. Que dire
des extractions de séquestres, des débridements, des résections? sinon que
ces opérations, très rationnelles, mais qu'on n'osait pas tenter il y a quelques années à peine, se font maintenant presque sans danger, et que,
s'attaquant directement au mal lui-même, elles ont plus que d'autres,

palliatives, des chances de guérir le malade. Terminons par ces deux réflexions de l'auteur : « *L'intervention la plus dangereuse est l'intervention insuffisante;* » et celle-ci : « *Quelle que soit l'opération entreprise, et vu la gravité extrême des ostéites du bassin, on ne doit pas imputer à l'intervention les terminaisons fatales, mais lui faire honneur des succès obtenus.* »

Dr G. MONDAN.

REVUE DES JOURNAUX

ARCHIVES DE MÉDECINE DU NORD. Stockholm, 1882, tome XIV. — *O. Wanscher :* Sur la torsion des artères. — *F. Saltzman :* Eléphantiasis du scrotum et de la verge; résection du nerf buccal par la bouche, procédé de Holl. — *Otto E. Hjelt :* L'institution d'anat. path. de l'Université d'Helsingfors. — *J. Nicolaysen :* Tum. carcinomateuse du côlon iliaque, résection, guérison. — *Johan Hjort :* Obs. clinique sur un cas de décollement de la choroïde. — *Bayer :* Rhabdomyome de l'orbite. *Laache :* Molluscum contagiosum giganteum. — *Lorægren :* Statistique des extractions de cataracte. — *L. Meyer :* Quelques cas rares de luxation de l'épaule.

ARCH. FÜR CLIN. CHIR., tome XXVIII, 1882. — 1er fasc. — *Josef Rosmanit :* Du traitement opératoire des formes graves de contractures et d'ankyloses de la hanche. — *R. Falkson :* Des dangers, des inconvénients et des avantages du pansement à l'iodoforme, d'après l'expérimentation animale et l'observation clinique. — *G. Zesas :* De l'extirpation de la rate chez l'homme et chez les animaux. — *Paneth :* Un cas de sarcome mélanique du rectum. — *Hermann Kümmel :* Du traitement de l'angiome artériel rameux.

2e fasc. *Leisrink* et *Alsberg :* Contribution à la chirurgie. — *Hermann von Meyer :* Expériences et études sur les luxations de la rotule. — *Catiano :* Sur les congélations. — *H. Braun :* Contribution à la connaissance du goitre malin. — *H. Braun :* Rapports anatomo-topographiques des lymphomes malins du cou. — *Karl Ohnacker :* La tuberculose de la glande mammaire chez la femme. — *Rydygier :* Présentation d'un cas de résection du pylore guérie, ayant été pratiquée pour un ulcère de l'estomac. — *Crédé :* Sur l'extirpation de la rate malade chez l'homme. — *Carl Lauenstein :* Contrib. à la chirurgie de l'estomac. — *Ernest Fischer :* Du pansement à la naphthaline. — *Julliard :* Déchirure de la vessie, suture vésicale, guérison. — *E. Sonnenburg :* Des opérations sur la vessie, particulièrement au point de vue de l'extirpation de la vessie en inversion (ectopie). — *Max Schüller :* Des lésions articulaires syphilitiques.

3e fasc. — *Neuber, Gaffky* et *Prahl :* Etudes cliniques, expérimentales et botaniques sur la valeur de la tourbe pulvérisée comme objet de pansement. — *Michael :* Le tamponnement permanent de la trachée. — *Hagedorn :* Nouveau porte-aiguille, pour aiguilles plates. — *R. Ranke :* De l'efficacité antiseptique du pansement à la gaze thymolée, d'après les expériences faites à la clinique chirurgicale de Groningue. — *Th. Gluck :* Deux cas d'anévrysmes de l'aorte, avec remarques sur la suture des vaisseaux sanguins. — *Th. Gluck :* Un cas de résection par le ciseau de la pyramide du rocher (il s'agit de la résection du rocher pour donner issue à des abcès intra-craniens et pratiquer la ligature de la carotide interne au niveau du rocher; l'opéré a succombé la nuit suivante). — *Heinr. Helferich :* De la transplantation des muscles chez l'homme. — *A. Zeller :* Expériences sur la résorption de l'iodoforme. — *Th. Gluck :* De l'extirpation des organes. — *H. Braun :* La ligature de la veine fémorale ou ligament de Poupart. — *H. Braun :* De l'occlusion latérale des plaies veineuses. — *Hermann Rümmel :* Sur une nouvelle méthode de pansement et sur l'emploi du sublimé en chirurgie. — *Léopold Landon :* De l'opération des kystes à échinocoques de la cavité abdominale et particulièrement de ceux du foie.

VARIÉTÉS

Congrès international des Sciences médicales.

8e session.

Copenhague, 10-16 août 1884 1.

Liste des sujets proposés pour des communications ou des discussions dans la section de chirurgie,

par le Comité d'organisation, composé de MM. les professeurs Holmer, Président, Hornemann, secrétaire, Drachmann, Plum, Studsgaard, des Docteurs Bloch, Hansen, Iversen, Larsen, Struckmann, et des Professeurs Nicolaysen (de Christiania), Ask (de Lund), Rossander et Santesson (de Stockholm).

1. *Les méthodes principales du traitement antiseptique des plaies.*

a. L'antiseptique typique de Lister dans sa forme actuelle.

b. Le traitement iodoformique.

c. Le traitement sublimé.

d. L'emploi de tourbe comme pansement antiseptique, et d'autres méthodes.

2. *Méthodes d'anesthésie.*

Chloroforme. — Ether. — Protoxyde d'azote, dans des compartiments disposés à ce but.

3. *Ostéotomie orthopédique :*

a. Pour genu valgum.

b. Pour pied bot (ostéotomie cunéiforme ou extirpation du talus).

4. *Le rôle de la trépanation* dans les maladies cérébrales localisées.

5. Les recherches des derniers lustres sur la pathogénie de la *scoliose* relativement au traitement.

6. Le traitement des *rétrécissements de l'œsophage par la stricturotomie ou par l'établissement d'une fistule* (œsophagostomie, gastrostomie).

7. *La chirurgie abdominale.*

a. La résection de l'estomac et du canal intestinal.

b. La néphrotomie, la néphrectomie et l'opération du rein flottant.

8. *Le traitement opératif des affections rectales malignes* (côlotomie, extirpation).

9. *Cystotomie* dans un but diagnostique (tumeurs).

10. Les résultats de la *litholapaxie*.

1. V. *Revue de chirurgie*, 1883, p. 759.

Le propriétaire-gérant : FÉLIX ALCAN.

Coulommiers. — Impr. PAUL BRODARD et Cie.

ÉTUDE CLINIQUE

SUR LA PATHOGÉNIE DES CYSTITES

par M. HACHE.

Avec la grande généralité des auteurs, nous donnerons le nom de cystite à l'inflammation de la vessie, que cette inflammation soit étendue à toutes les tuniques de l'organe ou qu'elle soit limitée à la muqueuse.

Cliniquement, la cystite est caractérisée par la fréquence des besoins d'uriner, des douleurs que ces besoins réveillent ou exaspèrent et un trouble de l'urine dû à la présence des produits de desquamation et de sécrétion de la muqueuse ; anatomiquement, elle se traduit, on peut dire toujours, par des lésions de la muqueuse, car on ne rencontre jamais ou presque jamais (Chauvel) [1] de lésions limitées et indépendantes des tuniques celluleuse ou musculaire. Leur premier degré consiste, comme pour les autres muqueuses, dans la prolifération et la chute des cellules épithéliales avec exsudation d'un liquide muqueux transparent d'abord, contenant des corpuscules du pus, puis présentant une certaine opacité à mesure que la production de ces derniers éléments est plus abondante. Le trouble de l'urine dû à la présence de ces éléments existera donc à des degrés divers, dans tous les cas de cystite, et nous servira de guide pour reconnaître la limite, quelquefois douteuse, qui sépare la congestion de l'inflammation de la vessie.

Peut-être aurons-nous bientôt un critérium plus précis, quand les théories actuelles qui font de la présence d'un microbe spécial la cause prochaine de l'inflammation auront donné des résultats précis et pratiques. Mais nous ne pouvons que signaler ici ces recherches,

---

1. Chauvel, article CYSTITE, in *Dict. encyclopédique des sciences médicales.* 1re série, t. XXIV, 2e partie, 1880.

qui n'ont rien de spécial à la cystite et ne sont pas encore applicables à la clinique, sur le terrain de laquelle nous voulons rester.

Après avoir énuméré rapidement les diverses causes auxquelles on a attribué la production de la cystite, en les groupant en causes générales et causes locales, nous discuterons en détails pour chacune d'elles, dans le même ordre, sa fréquence et son mode d'action sur la vessie. Enfin nous résumerons les conclusions de cette étude en présentant une vue d'ensemble sur le développement des cystites.

Énumération des causes de la cystite.

La cystite peut se développer soit sous l'influence d'une affection générale qui détermine directement l'inflammation de la vessie, soit, et bien plus souvent, sous l'influence de causes locales. Ces dernières peuvent relever aussi d'une maladie générale de l'organisme; mais alors on trouve une détermination locale non inflammatoire qui précède la cystite et représente la véritable cause, occasionnelle mais nécessaire, de l'inflammation vésicale. C'est ainsi que la cystite cancéreuse est une cystite de cause locale, parce que la dégénérescence cancéreuse de la vessie précède toujours son inflammation.

On a décrit des cystites de CAUSE GÉNÉRALE dans le cours du *rhumatisme*, de la *goutte*, de la *septicémie*, de la *pyohémie* et de toutes les *maladies infectieuses*.

Le groupe des *cystites hyperhémiques* de Voillemier et Ledentu nous paraît tenir le milieu entre ces deux ordres de causes, les unes résultant d'une influence qui agit sur tout l'organisme (cystites par répercussion), comme les cystites par *refroidissement général*, par *arrêt brusque des règles* et à la suite *des brûlures*, et les autres étant dues à un appel direct de sang par *excès de coït* ou *de masturbation* ou par *évacuation trop rapide de l'urine* en cas de rétention.

Les cystites de CAUSE LOCALE peuvent avoir leur point de départ dans la vessie, dans l'urèthre, dans le rein ou dans un organe voisin. Les causes qui peuvent agir directement sur la vessie sont les *traumatismes* (*plaies* accidentelles et chirurgicales, *contusion*, *grossesse*, *accouchement*, *cystocèle*, *lithotritie*, *cathétérisme* et *sonde à demeure*), l'*importation vibrionienne* et la *contagion par les instruments*, les *néoplasies* bénignes, malignes et tuberculeuses, les *corps étrangers*, les *calculs*, les *altérations de l'urine*, la *rétention d'urine* et la *résistance aux besoins d'uriner*.

La cause de la cystite peut résider dans l'urèthre en cas de *blennorrhagie*, de *rétrécissement* ou de *corps étranger de l'urèthre* et d'*inflammation* ou d'*hypertrophie de la prostate*. Dans les affections *rénales*, on peut voir se développer l'inflammation vésicale soit par propagation le long de l'uretère, soit par suite des modifications de l'urine, suivant les auteurs. Enfin des *affections inflammatoires* du rectum, du péritoine, de l'utérus et du vagin peuvent s'étendre à la vessie.

La cystite présente *chez la femme* certaines particularités étiologiques que nous signalerons dans un paragraphe spécial, et nous verrons ensuite ce qu'il faut penser des cystites dites *idiopathiques*.

Rhumatisme et goutte.

Il importe d'établir tout d'abord, que nous ne comprenons sous le nom de cystites rhumatismales ou goutteuses que celles qui surviennent dans le cours d'une attaque, avec le type des autres manifestations articulaires, musculaires ou viscérales de la même diathèse. Nous en séparons donc absolument, avec presque tous les auteurs modernes, les cystites à *frigore*, pour lesquelles la diathèse arthritique ne· constitue qu'une prédisposition. A ce propos, nous croyons devoir signaler au commencement de ce chapitre l'influence de cette diathèse sur les inflammations de la muqueuse uréthro-vésicale, dont elle facilite la production et tend à prolonger la durée; M. le professeur Guyon a bien mis en relief son rôle important dans la propagation à l'urèthre postérieur et à la vessie des inflammations développées dans l'urèthre antérieur. Les cystites, chez les arthritiques, peuvent ainsi acquérir une physionomie un peu spéciale qui permet de les rapprocher, sans les confondre avec elles, des véritables cystites goutteuses et rhumatismales.

Ces dernières, telles que nous les avons définies, sont très rares; leur existence est même mise en doute par un certain nombre d'auteurs. Nous examinerons successivement les phénomènes que l'on observe du côté de la vessie dans le cours du rhumatisme et de la goutte.

L'existence de la cystite rhumatismale vraie est admise par Besnier [1], Homolle [2], Chauvel, Laforest [3] et Guilland [4], qui l'a étudiée avec soin dans sa thèse inaugurale; Follin et Duplay [5] ne se prononcent qu'avec réserve à ce sujet; enfin Voillemier et Ledentu [6]

---

1. Besnier, art. Rhumatisme, in *Dict. encyclopédique*, p. 604 et 758, 1876.
2. Homolle, art. Rhumatisme, in *Dict. de méd. et chir. pratiques*, 1882.
3. Laforest, *Des cystites du col et de leur traitement*. Thèse, 1878.
4. Guilland, *Manifestations du rhumatisme sur l'urèthre et la vessie*. Thèse, 1876.
5. Follin et Duplay, *Traité de pathologie externe*, 1883, t. VI, fasc. 4.
6. Voillemier et Ledentu, *Traité des mal. des voies urinaires*, t. II, 1884.

mettent en doute la réalité de la cystite vraie dans le cours du rhumatisme ; toutefois on ne peut nier, disent ces auteurs, « que la goutte
et le rhumatisme ne provoquent du côté de la vessie des congestions
rapides pouvant alterner avec des manifestations articulaires et dont
la répétition fréquente entretient un état subinflammatoire capable
de dégénérer peu à peu en cystite chronique. »

Tout le monde reconnaît que la congestion simple est plus fréquente que la cystite dans ces conditions, mais il nous semble difficile de soutenir que dans certains cas la cause qui peut produire
la congestion ne puisse pas déterminer directement l'inflammation,
comme l'ont vu certains auteurs. Aussi Voillemier et Ledentu nous
semblent-ils en contradiction avec eux-mêmes quand ils déclarent, à
côté du passage que nous venons de citer, que l'on ne peut encore
admettre comme démontrée une action directe du rhumatisme et de
la goutte sur la vessie, en dehors de l'action irritante d'une urine
très chargée d'acide urique.

Nous croyons pouvoir admettre que la cystite est une manifestation rare, sans être exceptionnelle, du rhumatisme articulaire ; mais
il faut apporter dans son étude une attention minutieuse, car les
causes d'erreur sont nombreuses, comme le fait remarquer le savant auteur de l'article du *Dictionnaire encyclopédique*, dont nous
ne pouvons mieux faire que de citer les propres paroles : « A côté
de la cystite rhumatismale vraie, douloureuse, aiguë et mobile, à la
manière de toutes les localisations rhumatismales, à côté de la parésie vésicale avec rétention liée aux accidents spinaux latents ou
manifestes, il ne faut pas omettre de penser à la cystite secondaire
que l'on a rattachée avec raison à la concentration extrême des urines propres à certains cas et que nous retrouverons surtout dans
le rhumatisme chronique ; il ne faut pas omettre non plus de penser
à la cystite cantharidienne et à celle que peuvent déterminer certaines préparations diurétiques. »

Nous étudierons successivement la cystite dans le cours du rhumatisme aigu et du rhumatisme chronique. Notons d'abord que cette
complication peut survenir avec des douleurs rhumatoïdes sans fièvre,
cas dans lequel la plupart des causes d'erreur signalées plus haut
disparaissent. Dans le rhumatisme aigu, on peut observer, d'après
Guilland, deux formes de manifestations vésicales : tantôt éclatent des accidents de cystite aiguë, apparaissant brusquement, sans
cause déterminante appréciable et disparaissant très vite : c'est la
cystite rhumatismale proprement dite, dont le développement coïncide quelquefois avec la disparition des douleurs articulaires ; tantôt
on observe une rétention complète sans douleur ni altération de

l'urine. Il s'agit dans ce dernier cas pour cet auteur d'un spasme, d'une contracture rhumatismale du col vésical, et la cystite qui peut en être la conséquence est une simple cystite par rétention. Pour Caudmont, la cystite et le spasme d'origine rhumatismale reconnaîtraient toujours pour cause première une altération de la prostate. Cette glande serait frappée dans son enveloppe aponévrotique au même titre que les articulations dans leurs capsules articulaires, en vertu de la prédilection du rhumatisme pour les tissus blancs. Cette hypothèse n'expliquerait pas, comme le fait remarquer Guilland, la grande fréquence, signalée par Chomel, de la cystite chez la femme dans les mêmes conditions.

Dans le rhumatisme chronique, l'existence d'inflammations vésicales directement attribuables à la diathèse est beaucoup plus douteuse. Guilland signale bien, alternant avec des douleurs musculaires ou articulaires vagues, du ténesme vésical sans catarrhe; mais il s'agit plutôt, comme il le reconnaît lui-même, de *col irritable* que de cystite vraie.

Il nous faut encore signaler, à propos de l'action du rhumatisme sur la vessie, les cas de cystalgie et de cystite sans aucune cause appréciable que l'on peut observer chez des sujets notoirement rhumatisants, et sur la pathogénie desquels il nous paraît actuellement impossible d'émettre autre chose que des hypothèses.

Les manifestations vésicales de la goutte sont également mises en doute par plusieurs auteurs, qui, comme nous venons de le voir pour le rhumatisme, mettent sur le compte de causes indépendantes de la maladie primitive les troubles vésicaux observés chez les goutteux. Todd et Charcot, cités par Jaccoud et Labadie-Lagrave [1], admettent l'existence de la cystite goutteuse; Simonnet, cité par Laforest, l'admet aussi, et Thompson, après avoir déclaré que la cystite consécutive à un état général est très rare, attire cependant l'attention sur celle qui peut succéder à la goutte rentrée. M. Guyon a aussi observé un cas de cystite très nettement liée à la goutte, qu'il a bien voulu nous communiquer.

Rapprochons de ces faits les cas de cystite accompagnant la production ou la disparition des affections cutanées rapportées par beaucoup d'auteurs à la diathèse arthritique. Leur interprétation peut et doit être réservée, mais il nous semble exagéré de les ranger sans dicussion avec Valette [2] au nombre des théories d'un autre âge qui « ont fait leur temps ». Cet auteur tranche du reste tout aussi cava-

1. Jaccoud et Labadie-Lagrave, art. GOUTTE, *Dict. de méd. et de chir. pratiques*, p. 617, 1872.
2. Valette, art. CYSTITE, *Dict. de méd. et de chir. pratiques*, 1872.

lièrement et dans le même sens la question de l'existence des cystites goutteuse et rhumatismale.

En somme :

L'existence d'une cystite rhumatismale vraie, bien distincte de la
cystite à *frigore*, paraît démontrée dans le cours du rhumatisme articulaire aigu. Son existence dans le cours du rhumatisme chronique
n'est pas établie.

Il faut admettre aussi qu'on peut rencontrer de véritables cystites
goutteuses.

On peut ranger à côté de ces cystites celles qui peuvent précéder,
accompagner ou suivre certaines affections cutanées de nature arthritique.

Maladies infectieuses.

La cystite, qui revêt souvent dans ces conditions la forme pseudo-
membraneuse, est une des manifestations locales possibles de l'empoisonnement général de l'écohomie que déterminent ces affections;
mais ce n'est souvent qu'un épiphénomène à peine remarqué au
milieu de l'état général grave et d'autres complications plus directement menaçantes pour la vie; quelquefois cependant la détermination
vésicale, isolée ou prédominante, attire forcément sur elle l'attention
du clinicien.

En tête des affections déterminant la production de cystites infectieuses, il faut placer la septicémie, quelle que soit sa cause, et en
particulier la septicémie puerpérale, dont la cystite serait une manifestation fréquente, d'après M. Hervieux, tandis que pour d'autres
auteurs (Mons[1], Voillemier et Ledentu) la plupart des cystites des nouvelles accouchées, au lieu d'être des cystites « toxiques », devraient
être rapportées à d'autres causes, que nous aurons à apprécier en
étudiant les cystites de la femme.

Ces cystites ont encore été observées dans le cours ou à la suite
de la pyohémie, du typhus, du choléra, de la variole et de la scarlatine (Forster et Klebs, cités par Voillemier et Ledentu); Bondu[2] donne
une observation très écourtée de cystite aiguë rubéolique qui nous
paraît pouvoir être rapprochée des précédentes; enfin Kocher, cité
par Voillemier et Ledentu, aurait constaté dans le cours des oreillons,
qui présentent tant de caractères communs avec les fièvres éruptives, la présence dans l'urine de quantités plus ou moins considé-

1. Mons, *De la cystite dans la grossesse et dans l'accouchement.* Thèse, Paris, 1877.
2. Bondu, *De la cystite aiguë*, Thèse, Paris, 1872.

rables de monades capables de déterminer par leur présence des
phénomènes inflammatoires.

En effet, sous l'influence des théories microbiennes aujourd'hui en
faveur, on a de la tendance à faire de toutes les cystites infectieuses
des cystites parasitaires, et à subordonner le développement de l'inflammation à la présence et à la multiplication des bacilles. Nous
n'avons pas à discuter ici cette question, qui relève de la pathologie
générale; il nous suffira de dire qu'elle paraît aujourd'hui à peu près
résolue par l'affirmative.

Nous devons signaler aussi les tentatives actuelles qui tendent à
établir la nature parasitaire de toutes les inflammations. Sans rien
préjuger des résultats que ces recherches sont appelées à donner, les
constatations les plus positives de la présence des bacilles dans
toutes les cystites ne suffiraient pas à les faire rentrer dans les cystites infectieuses, cliniquement au moins, parce que la question de
terrain, hier seule en jeu, restera toujours capitale. L'action des causes générales et locales que nous étudions dans ce travail, restera
nécessaire pour créer un *terrain de culture* favorable au microbe de
l'inflammation, la pathogénie des cystites ne sera pas modifiée, on
aura seulement fait un pas de plus dans la connaissance du mécanisme intime de l'inflammation. Nous sommes bien loin de contester le puissant intérêt de ces recherches; peut-être conduiront-elles
à une méthode de traitement prophylactique et curative particulière;
tout ce que nous pouvons dire, c'est qu'actuellement c'est en s'attaquant directement au terrain qu'on obtient les meilleurs résultats.

Congestion.

Voillemier et Ledentu groupent très rationnellement sous le titre
de cystites hyperhémiques, celles qui résultent d'un appel de sang
dans la vessie, soit direct, soit par répercussion. Ce groupe est
intermédiaire aux cystites de cause locale, auxquelles le rattachent
celles qui succèdent à un appel direct de sang, et aux cystites de
cause générale, auxquelles appartiennent les cystites hyperhémiques
par répercussion, dont nous allons nous occuper tout d'abord.

Les auteurs que nous venons de citer rangent dans cette catégorie
les cystites *à frigore* et celles qui succèdent à la suppression brusque
des règles et aux brûlures étendues. Les deux dernières, comme ils
le font d'ailleurs remarquer, peuvent s'expliquer autrement : la
cystite par suppression des règles peut être liée à un commence-

ment de métrite, et la cystite des brûlés, dont l'existence n'est pas douteuse, est aussi difficile à expliquer que les autres lésions viscérales qu'on observe chez les mêmes malades. Chauvel, qui a constaté dans une autopsie une congestion rénale intense concomitante, se demande si l'analyse des urines ne montrerait pas dans ces cas que l'inflammation de la vessie tient à la composition irritante du liquide sécrété.

Quant aux cystites à *frigore*, leur existence est hors de doute et elles paraissent bien résulter d'une congestion. Elles peuvent succéder à un refroidissement général au même titre que le coryza et la bronchite, surtout dans des vessies prédisposées, comme nous le dirons tout à l'heure, mais M. le professeur Guyon pense qu'elles peuvent aussi se développer sous l'influence de refroidissements locaux, et notamment que la plus grande fréquence des cystites à *frigore* chez la femme tient peut-être à ce que leur mode d'habillement rend cette région plus accessible au froid. Les excès de boissons alcooliques nous paraissent aussi rentrer dans les causes de congestion de l'appareil urinaire; leur influence chez les prostatiques par exemple, est trop connue pour que nous ayons besoin d'y insister.

Enfin Voillemier et Ledentu signalent comme causes de congestion directe de la vessie les excès de coït ou de masturbation, à propos desquels nous n'avons rien de particulier à dire, et l'évacuation trop rapide de l'urine chez les sujets atteints de rétention complète. Nous reviendrons avec détails sur cette cause importante d'inflammation vésicale à propos des cystites par rétention; disons seulement ici que la rétention n'a pas besoin d'être complète ni abondante pour exposer à l'hémorrhagie *ex vacuo*, et qu'on peut voir celle-ci se produire avec persistance quand on maintient à sec une vessie habituée à conserver constamment une quantité d'urine même assez faible; ces conditions sont réalisées quand on laisse après l'uréthrotomie interne une sonde à demeure ouverte, comme c'est la règle, à des rétrécis atteints de rétention incomplète.

Nous n'avons en vue en ce moment que les cas où la congestion est la seule cause déterminante de cystite; nous n'avons donc pas à nous occuper des cas nombreux où elle se surajoute à d'autres, à la rétention par exemple, et qu'il nous suffit de signaler.

Un point important à faire ressortir, c'est que toutes les causes que nous venons d'énumérer n'arrivent à produire la cystite que si la vessie est prédisposée à l'inflammation soit par leur répétition ou leur prolongation, soit par toute autre cause, surmenage du muscle vésical, calcul, etc. C'est ainsi que M. Guyon a vu plusieurs fois un refroidissement être l'occasion du développement de la cystite chez des calculeux, et que la même cause peut provoquer l'éclosion d'une cystite blennorrhagique.

En somme, la congestion joue un rôle très important dans la pathogénie des cystites, surtout comme cause prédisposante; c'est par la congestion qui est déterminée par leur présence que les calculs et les tumeurs de la vessie par exemple rendent si facile l'établissement de l'inflammation sous l'influence de la moindre cause.

Traumatismes.

Les traumatismes qui déterminent l'inflammation de la vessie peuvent porter sur toutes ses tuniques ou seulement sur la muqueuse. Dans cette dernière catégorie rentrent les corps étrangers et les calculs dont l'influence sur la production de la cystite nous paraît mériter une étude à part.

L'opération de la *taille* est placée par tous les auteurs en tête des causes de cystite traumatique; nous croyons cependant que l'inflammation vésicale qui peut en être la conséquence n'est ni aussi fréquente ni aussi grave que cela pourrait le faire supposer. Nous sommes loin de nier l'existence des cystites qu'on a observées après un certain nombre de tailles périnéales et qui ont plusieurs fois contribué à la terminaison fatale; mais nous pensons que la plus grande part dans la pathogénie de ces graves accidents doit être rapportée à l'état antérieur de la vessie, souvent chroniquement enflammée, et surtout à la contusion des bords de l'incision vésicale due aux manœuvres instrumentales au fond d'une plaie étroite ou aux tentatives d'extraction d'un calcul trop volumineux et au séjour entre ses lèvres de corps étrangers compressifs destinés à empêcher les hémorrhagies. La plupart de ces causes d'inflammation font défaut dans la taille hypogastrique; aussi les cystites graves paraissent-elles exceptionnelles à sa suite, sans que les documents soient encore assez nombreux pour qu'on puisse être absolument affirmatif. L'inflammation vésicale légère qu'on observe habituellement dans ces conditions disparaît très vite après l'occlusion de la plaie, quand toutefois il n'existait pas avant l'opération de cystite chronique trop invétérée. Notons aussi que la réaction alcaline de l'urine presque constante chez ces malades n'a pas la même valeur que dans les autres cystites : l'urine s'altère dans ces vessies ouvertes, comme elle le ferait dans un vase mal bouché. D'ailleurs, pour apprécier à sa valeur le rôle de la cystotomie en elle-même comme cause d'inflammation vésicale, il suffit de se rappeler que cette opération a été conseillée et pratiquée avec succès comme dernière ressource dans les cystites chroniques douloureuses et rebelles.

L'influence favorable de la libre ouverture de la vessie est encore mise en évidence par la tolérance remarquable de cet organe dans ces conditions. Dans un cas récent, nous avons vu une taille hypogastrique, très laborieuse, à cause de l'enclavement solide du calcul dans une cellule, nécessiter des manœuvres prolongées et forcément offensives pour la muqueuse, sans qu'il se produise à sa suite la moindre réaction locale ni générale. Cette tolérance est très frappante, si l'on songe aux phénomènes inflammatoires qui suivraient une lithotritie dans laquelle la muqueuse aurait subi un traumatisme analogue. Aussi, en admettant même que les progrès du manuel opératoire donnent droit de cité à la suture de la vessie après la taille, nous croyons que son emploi sera contre-indiqué en cas d'opération laborieuse, à cause des avantages du libre écoulement de l'urine par la plaie ou par les tubes au point de vue de la prophylaxie des inflammations graves.

L'innocuité de l'incision des parois vésicales au point de vue du développement de la cystite est encore démontrée par l'absence de réaction inflammatoire de ce côté dans plusieurs cas où la vessie a été ouverte par mégarde dans le cours d'une laparotomie et immédiatement suturée. Il n'en est pas de même, et la cystite est la règle dans les cas de *plaies accidentelles* de la vessie par coup de feu ou par fracture du bassin par exemple ; mais il n'est pas besoin d'insister sur les conditions très différentes et sur les causes multiples d'inflammation qui existent alors. Quant aux *ponctions évacuatrices*, nous ne pensons pas, malgré l'affirmation de Chauvel, que le traumatisme insignifiant qu'elles déterminent puisse être invoqué comme cause de cystite, à condition, bien entendu, qu'on ait recours aux ponctions capillaires.

Les *contusions*, les froissements et la compression prolongée de la vessie peuvent déterminer son inflammation. Mais les contusions doivent être assez violentes pour avoir ce résultat, et nous partageons les doutes de Voillemier et Ledentu sur l'existence admise par Boyer de cystites qui ne reconnaissaient pas d'autre cause que l'équitation ou les cahots d'une voiture, qui peuvent très bien au contraire jouer le rôle de causes déterminantes chez les calculeux par exemple. La contusion de la région hypogastrique est très rarement aussi une cause de cystite ; elle ne peut évidemment agir que sur la vessie distendue.

Les causes de beaucoup les plus importantes de la catégorie de cystites qui nous occupe sont la grossesse et l'accouchement, en dehors des autres variétés de cystites qui peuvent se développer sous leur influence et que nous signalerons plus loin. On admet que la grossesse peut être une cause de cystite traumatique par suite de la pression qu'exerce sur la vessie, l'utérus dévié ou même, quand celui-ci est dans sa position normale, la tête du fœtus prématurément fixée dans une position déclive (Voillemier et Ledentu). Depaul et Mons ont signalé un certain nombre de cas dans lesquels la rétention d'urine était la cause déterminante de ces cystites ; nous croyons qu'on peut faire un pas de plus et, sans nier l'influence fâcheuse de la compression lente de la vessie, attribuer une grande part dans la production de l'inflammation à la dysurie qui est souvent le premier symptôme de ces compressions, qu'elle s'accompagne ou non de rétention. Nous ne pouvons qu'indiquer ici ce point de pathogénie, qui sera développé à propos de la cystite par rétention.

Pendant l'*accouchement*, l'influence directe des froissements et de la compression sur le développement de l'inflammation vésicale n'est pas douteuse ; tout le monde sait en effet que la compression trop violente ou trop prolongée de la vessie dans ces conditions peut déterminer la mortification de toute l'épaisseur de ses parois et la formation consécutive de fistules. Pour quelques auteurs, il pourrait se produire au niveau du col vésical, pendant l'accouchement, des fissures analogues à la fissure à l'anus.

Nous croyons pouvoir rattacher aux cystites traumatiques celle qui complique habituellement la *cystocèle*, dans laquelle la vessie est d'ailleurs soumise à des causes multiples d'inflammation.

Parmi les cystites qui succèdent à un traumatisme portant directement sur la muqueuse, nous citerons tout d'abord celle que peut déterminer la *lithotritie*. Hâtons-nous de dire que, loin d'en être la conséquence nécessaire, l'inflammation de la vessie peut et doit être considérée comme une complication de cette opération, due à une susceptibilité particulière de la vessie, à la prolongation extrême des séances, ou, il faut bien le dire, à la manière de faire de l'opérateur.

Toutefois les résultats dont nous parlons ne s'appliquent qu'à la lithotritie rapide, qui débarrasse presque toujours la vessie en une seule séance, telle que M. Guyon la pratique maintenant, à moins d'indication spéciale. Au contraire, la lithotritie à petites séances répétées par la méthode ancienne déterminait presque fatalement des cystites et souvent des cystites d'une gravité extrême, ce qui se conçoit facilement si l'on réfléchit à la quantité de fragments qu'on devait abandonner dans des vessies qui réunissaient tant de conditions favorables au développement de l'inflammation.

Chez certains malades, la susceptibilité de la vessie est telle que l'introduction des instruments et les manœuvres les plus délicates et les moins prolongées suffisent pour faire éclater des accidents graves de cysto-néphrite; mais ces cas sont heureusement exceptionnels et se rencontrent surtout chez des sujets dont les calculs phosphatiques sont la conséquence d'une cystite ancienne et qui confinent à la cachexie urinaire. M. Guyon recommande expressément, dans ces conditions, de surseoir à toute intervention, même à l'exploration, jusqu'à ce que l'on ait relevé l'état général par un traitement approprié.

Le temps pendant lequel les séances peuvent se prolonger sans inconvénient pour la vessie ne peut être fixé d'une manière générale et varie avec la tolérance de chaque sujet. Le moment où la vessie commence à se révolter est facile à apprécier pour l'opérateur. Nous devons ajouter que nous avons rarement vu M. Guyon interrompre des lithotrities pour ce motif, et on sait que les nouveaux procédés permettent de les prolonger presque indéfiniment, grâce au chloroforme. Dans plusieurs faits, nous n'avons constaté qu'une réaction insignifiante après des séances de près d'une heure. Si l'influence du débarras de la vessie avait besoin d'être démontrée encore, elle le serait par les cas nullement exceptionnels dans lesquels la lithottritie n'est suivie d'aucune réaction sérieuse locale ni générale, tandis que l'exploration avait déterminé de la fièvre et même quelquefois l'apparition passagère de muco-pus dans l'urine. Les observations dans lesquelles une cystite ancienne guérit sans autre traitement que la lithotritie plaident dans le même sens. Quant aux lithotrities de durée moyenne pratiquées chez des sujets qui n'ont pas de cystite, ce qui est fréquent, comme nous le verrons en étudiant la cystite chez les calculeux, elles ne sont presque jamais suivies d'accidents inflammatoires. Mais il faut dire que la plus grande part dans cette immunité revient à la manière de faire de l'opérateur.

Ainsi s'expliquent les divergences des auteurs à ce sujet, et l'on comprend facilement du reste, sans que nous puissions entrer dans les détails du manuel opératoire, que la vessie supporte moins facilement les introductions répétées d'instruments volumineux, qui constituent le procédé américain, que celui de M. le professeur Guyon, qui se sert d'instruments moins gros et achève presque toujours le broiement sans sortir de la vessie. Enfin il faut tenir grand compte de l'expérience et de l'habileté de l'opérateur, quel que soit le procédé qu'il emploie; c'est ce qui explique la rareté de la cystite dans nos observations, qui sont toutes tirées de la pratique de notre maître.

Le *cathétérisme* considéré comme traumatisme et en dehors de toute introduction possible de matière irritante, germes ou sécrétion uréthrale, peut être une cause de cystite, soit qu'il ait été fait avec maladresse ou violence, soit qu'on ait dû le répéter trop souvent, soit enfin que la vessie soit prédisposée à l'inflammation, par la présence d'une tumeur ou d'un calcul par exemple. Enfin nous verrons que dans les cas de rétention le cathétérisme évacuateur fait sans précautions peut déterminer l'apparition de la cystite par un mécanisme spécial.

Bien plus souvent que le cathétérisme ordinaire, le séjour d'une *sonde à demeure* provoque l'inflammation vésicale. A vrai dire, la sonde à demeure a une action assez complexe sur la vessie, qu'on pourrait rapprocher de celle des corps étrangers, dont elle diffère par la libre communication qu'elle établit entre la vessie et l'air extérieur ; en outre, quand elle n'est pas bouchée, elle maintient la vessie dans un état de vacuité constante ; ces trois éléments entrent en jeu dans la pathogénie de la cystite. Comme corps étranger, la sonde à demeure agit par sa présence au niveau du col et à l'entrée de la vessie, où l'on peut observer des ulcérations en général superficielles à la suite de son emploi prolongé ; cette influence fâcheuse peut être atténuée en employant des sondes molles et souples d'une grosseur modérée, de façon qu'elles n'exercent pas de pression, et en ayant soin de placer l'œil de la sonde, qui ne doit pas être éloigné de son extrémité, au niveau même du col vésical, de façon qu'elle fasse le moins de saillie possible dans la cavité de l'organe. En établissant une libre communication entre la vessie et l'air extérieur, elle favorise la fermentation et la transformation ammoniacale de l'urine, circonstance défavorable à la guérison, mais sans grande influence sur le développement de l'inflammation vésicale, comme nous aurons l'occasion de le dire en traitant de ce point particulier. Comme chez les opérés de taille, l'entrée possible de l'air dans la vessie, crée ici des conditions particulières et peut permettre à l'urine de devenir ammoniacale, au moins dans la sonde, indépendamment de la cystite, ce qui n'arrive jamais à l'état normal, comme nous le verrons plus loin. Enfin, quand la sonde reste ouverte, elle maintient la vessie constamment à sec, ce qui a une influence différente suivant l'état dans lequel se trouve cette dernière. Si le sujet est atteint de rétention incomplète, même très peu considérable, avec ou sans cystite, la sonde à demeure ouverte pourra déterminer une hémorrhagie *ex vacuo* et une congestion qui fera éclater ou aggravera l'inflammation vésicale, si l'on n'y remédie à temps en bouchant la sonde ou en l'enlevant; il est même très probable que cette vacuité constante et la rétraction qui en résulte peuvent contribuer pour une bonne part à développer l'inflammation dans une vessie habituée à ne se vider qu'à d'assez grands intervalles; il sera donc bon de ne pas mettre de sonde à demeure ouverte, à moins d'indication pressante, à des sujets dont les mictions ne sont pas très fréquentes. Cet inconvénient n'existe pas quand la vessie irritée ou enflammée est habituée à être presque constamment vide; aussi la sonde à demeure ouverte est-elle relativement mieux supportée dans ces conditions, quand toutefois l'hyperesthésie du col permet son emploi.

Malgré les chances multiples d'inflammation que crée sa présence, la sonde à demeure n'est pas constamment une cause de cystite; et celle qui peut naître sous son influence, généralement légère, disparaît presque toujours rapidement après la suppression de la cause. Bien loin d'être un agent d'irritation, la sonde à demeure peut amener à elle seule la guérison de certaines cystites, comme nous en avons vu un exemple; mais il importe, pour éviter autant que possible tout inconvénient résultant de son emploi, de ne pas s'écarter des règles précises que M. le professeur Guyon a exposées à ce sujet dans ses *Leçons cliniques*; nous nous bornerons à rappeler l'importance qu'il y a, suivant l'état de la vessie, à maintenir la sonde ouverte ou à la déboucher seulement à des intervalles réguliers.

Nous avons encore à parler, à propos des cystites qui peuvent succéder au cathétérisme, de celles dont on a attribué la production à l'importation vibrionienne et à la contagion par l'intermédiaire des instruments. Nous avons déjà eu l'occasion de parler de la cystite par *importation vibrionienne;* la clinique s'élevait contre l'exagération des théories microbiennes, et Guiard est venu démontrer, par des faits expérimentaux, l'impuissance des germes à produire la cystite et à modifier d'une manière durable la réaction de l'urine en l'absence d'inflammation vésicale, prouvant ainsi une fois de plus avec quelle réserve les résultats des expériences de laboratoire doivent être appliqués à la pathologie.

Quant à la *contagion par l'intermédiaire des instruments*, à la propagation de la cystite par transport direct des produits inflammatoires de la vessie d'un malade dans celle d'un autre, nous ne croyons pas que l'on puisse nier sa possibilité, confirmée par la contagion de l'uréthrite et de la conjonctivite par le même procédé, comme le dit Thompson [1]; mais il faut remarquer que la vessie est

---

1. Thompson, *Remarks on the production of cystitis by contagion, trough the use of instruments* (*The British medical Journal*, mai 1879, p. 694).

dans des conditions très spéciales, parce que l'absorption est nulle à sa surface à l'état normal. Cet auteur fait ressortir la différence qui existe entre les simples cystites traumatiques qui apparaissent avec de la fièvre quatre ou cinq heures après le cathétérisme et que le repos et le traitement font rapidement disparaître, et les cystites par transport virulent, qui ne débutent qu'au bout de quarante ou cinquante heures et sont bien plus rebelles et bien plus intenses. Nous sommes de l'avis de l'auteur anglais s'il ne veut parler que des cystites « virulentes », dont la cystite blennorrhagique est le type le plus indiscutable; encore faudrait-il prouver qu'un certain degré de prédisposition de la vessie n'est pas indispensable pour que cette inoculation réussisse, opinion que confirment les expériences que nous rapporterons à propos de la pathogénie de cette variété de cystite. Mais, s'il s'agit d'une cystite purement inflammatoire, à frigore par exemple, le transport dans une vessie saine de la quantité insignifiante de pus qui peut rester sur un instrument ne devra provoquer qu'une légère irritation. Pour éviter tout accident de ce genre, nous croyons qu'il suffit de beaucoup de propreté et d'un peu d'antiseptie. On peut rapprocher de ces cystites celles qui se développent par une véritable auto-inoculation par propagation d'une uréthrite blennorrhagique à la vessie sous l'influence d'une injection mal faite par exemple, et que nous retrouverons en étudiant la cystite blennorrhagique.

Nous résumons par les lignes suivantes l'action sur la vessie des différents traumatismes auxquels elle peut être exposée :

L'incision des parois vésicales est en elle-même, une cause peu efficace de cystite s'il n'y a pas de contusion des bords de la plaie et si le libre écoulement de l'urine est assuré.

Les contusions de la vessie par l'utérus gravide, la tête du fœtus pendant le travail ou les agents extérieurs peuvent déterminer une cystite.

La lithotritie rapide, faite dans de bonnes conditions, ne provoque généralement pas de cystite.

Le cathétérisme bien fait n'est suivi de cystite que si la vessie est rendue susceptible par quelque affection antérieure.

La sonde à demeure ouverte est une cause fréquente de cystite; elle peut agir soit comme corps étranger au niveau du col, soit en établissant une libre communication entre la vessie et l'air extérieur, soit enfin en laissant constamment à sec une vessie habituée à conserver une certaine quantité d'urine entre chaque miction.

L'introduction de germes dans une vessie saine est incapable à elle seule de provoquer une cystite.

La contagion de la cystite par transport virulent au moyen d'un instrument est possible, mais peut-être ne peut-elle se produire que si la vessie n'est pas dans des conditions de résistance normale.

Tumeurs.

Au point de vue de leur influence sur l'apparition de la cystite, il faut diviser les tumeurs de la vessie en deux catégories suivant que leur siège et leur mode d'implantation leur permettent ou non de mettre obstacle à l'émission de l'urine. Les premières, plus ou moins voisines du col, déterminent assez rapidement de la cystite, surtout si elles nécessitent des cathétérismes répétés, mais la pathogénie de cette inflammation est alors complexe, et la plus grande part dans sa production doit être rapportée non à l'existence même de la tumeur, mais à la dysurie qu'elle détermine. Son influence est d'ailleurs bien démontrée dans le cas qui nous occupe par l'époque tardive du développement de la cystite quand les tumeurs ne gênent pas mécaniquement l'évacuation du contenu de la vessie.

Ces dernières se comportent assez différemment suivant qu'elles sont bénignes ou malignes, ou plus exactement suivant qu'elles sont ou ne sont pas ulcérées, car ce n'est qu'à cette période avancée de leur évolution que les cancers s'accompagnent nécessairement d'une cystite dont la cause immédiate est le contact avec la muqueuse de l'ichor sanieux et fétide que l'on sait. En dehors de ces conditions, quand la tumeur n'agit que comme corps étranger fixé aux parois vésicales, les altérations de l'urine sont très tardives et paraissent ne se produire que sous l'influence d'une cause occasionnelle; on comprend que, cette cause occasionnelle manquant, la tumeur puisse ne se révéler par aucun symptôme, comme le démontrent les nombreuses observations dans lesquelles des tumeurs vésicales ont été trouvées par hasard à l'autopsie (Follin et Duplay).

En dehors de l'irritation due à leur présence, les tumeurs semblent devoir être encore une cause de cystite par les hémorrhagies qui constituent leur symptôme le plus habituel; mais on se convainc facilement, par la lecture des observations, qu'il n'en est rien et qu'en dehors de toute complication des hémorrhagies intra-vésicales peuvent se succéder pendant un grand nombre de mois et d'années sans déterminer de cystite. Il en est tout autrement, bien entendu, si la formation de caillots dans la vessie vient entraver ou suspendre la sortie de l'urine.

Ainsi, en dehors des cas de cancers ulcérés, la règle est de voir la cystite survenir tardivement et sous l'influencé de causes occasionnelles; mais hâtons-nous de dire qu'une vessie dans laquelle une tumeur s'est développée n'est pas dans les conditions normales de résistance. Ordinairement sujette à des congestions répétées qui se traduisent par les hémorrhagies dont la tumeur est le siège, elle côtoie pour ainsi dire, à chaque nouvelle poussée, l'inflammation dont cette saignée locale ne parvient pas toujours à la préserver. En outre, mise en état d'opportunité morbide par la présence même de la tumeur, elle suppure à la moindre provocation; devenue un lieu de moindre résistance, elle subit le contre-coup de toutes les influences générales.

Cet état d'inflammation virtuelle est plus ou moins prononcé suivant la nature et le degré de l'affection, mais il faut toujours en tenir compte pour écarter les causes capables de la faire éclater, notamment le cathétérisme explorateur, que dans ces circonstances M. Guyon recommande formellement de retarder autant que possible.

Tuberculose.

La tuberculisation de la muqueuse vésicale, bien étudiée dans le mémoire de Tapret [1] et la thèse de Guébhard [2], se rencontre chez un très grand nombre de sujets. Tantôt elle survient comme complication plus ou moins tardive chez un sujet déjà tubercueux, tantôt elle constitue la principale ou la seule manifestation de la diathèse. Nous nous contenterons de signaler le premier cas, dans lequel la détermination vésicale n'a pour ainsi dire qu'un intérêt anatomo-pathologique; mais nous nous arrêterons davantage sur le second, pour chercher quel est alors l'état des autres organes. Il paraît démontré aujourd'hui, que les tubercules peuvent se développer primitivement dans la vessie sans propagation ni contamination directe, notamment sans lésions antérieures ou concomitantes du côté des poumons, des organes génitaux et du reste de l'appareil urinaire, seuls viscères à propos desquels la contestation soit possible. L'intégrité des poumons est affirmée dans un trop grand nombre d'observations qui s'appuient sur les résultats de l'exploration clinique, pour pouvoir encore être mise en doute; mais nous devons rappeler, comme le fait remarquer Chauvel, qu'on n'a pas encore

---

1. Tapret, *Etude clinique sur la tuberculose urinaire* (*Archives générales de médecine*, 1878, t. I, p. 513, t. II, p. 57, et 1879, t. II, p. 405).
2. Guébhard, *Etude sur la cystite tuberculeuse.* Thèse Paris, 1878.

publié d'autopsies sans lésions pulmonaires; il est vrai qu'on a souvent noté que le degré d'évolution des tubercules était moins avancé dans le poumon que dans la vessie, mais cela ne constitue pas une démonstration anatomique rigoureuse. Au contraire, plusieurs observations de la thèse de Guébhard, suivies d'autopsie, sont des exemples de l'immunité possible des organes génitaux; enfin il ne paraît pas douteux que les reins, les uretères, la prostate et l'urèthre ne puissent être sains au moment de l'apparition de la cystite tuberculeuse.

Quoiqu'elle puisse débuter par la vessie et même y rester exclusivement cantonnée sans envahir aucun autre viscère, la tuberculose vésicale s'accompagne cependant le plus souvent de manifestations génitales ou pulmonaires de la même nature qui peuvent débuter en même temps qu'elle, la précéder ou la suivre, distinction ordinairement difficile, à cause de l'évolution insidieuse de ces manifestations.

Qu'elle soit primitive ou consécutive à l'invasion d'autres organes, la cystite tuberculeuse peut se produire dans une vessie antérieurement saine ou déjà malade. Ces cystites *secondairement tuberleuses* sont très intéressantes à étudier et surviennent après des inflammations chroniques rebelles, notamment après la cystite blennorrhagique. Le moment de la transformation est très délicat et quelquefois impossible à préciser. Les idées qui règnent actuellement en chirurgie sur les tuberculoses locales et la théorie des lieux de moindre résistance, si brillamment défendue par M. le professeur Verneuil, rendent parfaitement compte de la pathogénie de cette tuberculisation secondaire, sur laquelle nous n'insisterons pas davantage.

Quant à la pathogénie de la cystite primitivement tuberculeuse, l'inflammation réactionnelle déterminée par la présence de tubercules dans les tissus est d'observation trop banale pour que nous ayons à y insister. Nous ne la signalons que pour établir une distinction chronologique entre ces deux états, tuberculisation vésicale et cystite tuberculeuse, distinction qui a son importance au point de vue du diagnostic et du pronostic, la tuberculisation vésicale existant avant la cystite et pouvant quelquefois être devinée à cette époque à l'aide des hématuries prémonitoires et de la contracture douloureuse du col, à laquelle Dolbeau et le professeur Guyon accordent une grande valeur diagnostique.

Corps étrangers.

Il semble tout naturel d'admettre que la présence de corps étrangers dans la vessie détermine rapidement son inflammation ; aussi Chauvel, se faisant l'écho de l'opinion la plus généralement reçue, range-t-il sans discussion les corps étrangers au nombre des causes de la cystite tant aiguë que chronique. Voillemier et Ledentu, après avoir paru considérer la cystite comme leur conséquence à peu près constante, signalent cependant la variabilité des symptômes suivant la nature des corps étrangers et constatent qu'ils peuvent rester des mois et des années sans déterminer le moindre trouble. Enfin Follin et S. Duplay font la même remarque ; certains corps s'incrustent dans la vessie beaucoup plus lentement que d'autres ; les projectiles de plomb se recouvrent d'une couche de phosphates peu abondante, contrairement aux morceaux de fonte et de fer, ce qui concorde avec les faits connus de projectiles de guerre restant longtemps dans la vessie sans déterminer d'autre symptôme qu'une cystite légère ; enfin les corps de petit volume, arrondis, peuvent ne déterminer aucun accident notable pendant un temps fort long. M. Ledentu, par exemple, a retiré de la vessie d'un enfant de neuf ans, dix petits pois qui y séjournaient depuis trois semaines sans s'être recouverts du moindre dépôt phosphatique.

Les corps étrangers peuvent provoquer de deux façons l'inflammation de la vessie, soit en irritant sa muqueuse par leur contact, soit en gênant la miction s'ils viennent à s'appliquer sur le col et surtout à s'y engager. Les chances d'inflammation varieront donc avec leur forme, leur état lisse ou rugueux, leur poids, et aussi avec l'état de la prostate, dont le développement rendra l'engagement difficile. Les cas sont, par conséquent, peu comparables ; mais nous croyons que d'une manière générale on a exagéré la fréquence et l'intensité de la cystite développée dans ces conditions. Il faut bien dire que notre opinion s'appuie surtout sur la tolérance remarquable de la vessie, tolérance que nous avons souvent observée chez les calculeux. Les observations de corps étrangers sont en effet difficiles à interpréter, et la longue durée qui sépare souvent le moment de l'introduction, de celui où le malade vient réclamer une intervention n'est qu'une présomption en faveur de la tolérance de la vessie jusqu'à l'époque où l'apparition de la cystite aurait rendu les symptômes plus pressants. On comprend qu'il n'y ait guère que des sujets insouciants et peu soigneux, qui conservent aussi longtemps un corps étranger dans la vessie sans s'en plaindre et que leur interrogatoire ne donne que des renseignements très incomplets. On peut remarquer que les projectiles de guerre sont, de tous les corps étrangers qu'on peut rencontrer dans une vessie antérieurement saine, ceux dont l'introduction se produit dans les conditions les plus favorables à une observation exacte, et que c'est aussi à leur propos que l'on connaît le plus d'exemples de tolérance.

Calculs vésicaux.

Dans la majorité des cas, les calculs vésicaux ne déterminent pas de cystite ou n'en déterminent que tardivement. Nous allons donner des preuves à l'appui de cette proposition, mais nous devons dire tout d'abord que nous n'aurions pas osé l'énoncer d'une manière aussi formelle, si nous ne pouvions nous appuyer sur la grande expérience de notre maître M. le professeur Guyon, quoique sa bienveillance nous ait permis de recueillir dans sa pratique un nombre de faits déjà assez considérable pour en vérifier l'exactitude. Nous aurions craint en effet d'être tombé sur une série favorable, en présence de résultats aussi peu conformes à l'opinion de tous les auteurs, si ces résultats n'avaient pas concordé avec ceux de la pratique si étendue de M. Guyon.

La cystite paraît généralement considérée comme la conséquence nécessaire de l'affection calculeuse. Les calculs, dit Chauvel, les corps étrangers et les affections organiques de la vessie s'accompagnent presque constamment d'une inflammation des tuniques vésicales; ils conduisent naturellement au développement d'une inflammation sourde et lente. Pour Thompson, on trouve 9 fois sur 10 chez les calculeux l'urine chargée de muco-pus. Biett et Cadet de Gassicourt [1] se bornent à dire que, quand la vessie a été longtemps irritée par un calcul, les urines deviennent muqueuses et sanguinolentes. D'après Voillemier et Ledentu, « la cystite chronique est, dans une mesure variable, la conséquence inévitable du développement des pierres; seulement chez certains sujets, sans qu'on puisse savoir pourquoi, la complication ne dépasse jamais un certain degré d'intensité. » Ces réserves s'accentuent chez les auteurs que nous allons citer, sans qu'ils cessent de considérer la cystite comme une conséquence habituelle des calculs. C'est ainsi que Follin et S. Duplay, après avoir donné la cystite comme faisant « partie intégrante de l'affection calculeuse de la vessie », signalent la bénignité remarquable des

---

1. Biett et Cadet de Gassicourt, art. CALCULS, in *Dict. en 60 volumes*. 1812.

symptômes fonctionnels dans certains cas. Civiale [1], tout en admettant que, « toutes les fois que le gravier séjourne longtemps dans la vessie, son action sur la surface vésicale provoque une phlegmasie et par suite une sécrétion morbide dont le produit se mêle à l'urine et modifie la nature des dépôts lithiques, » reconnaît plus loin que le dépôt qui se fait n'est pas toujours en raison de l'intensité et de la durée de la phlegmasie qui le produit, et qu'il y a d'autres conditions qui nous échappent pour la plupart. Samuel Cooper [2], après avoir donné comme un des symptômes de la pierre le mélange d'une grande quantité de mucus avec l'urine, rapporte plusieurs cas de pierres volumineuses n'ayant déterminé presque aucun symptôme et cite l'opinion de Deschamps, qui dit dans son *Traité de la taille*, publié en 1796, que souvent un malade porte pendant longtemps un calcul dans sa vessie sans qu'aucun symptôme ni aucun accident en décèle la présence. Hybord [3] affirme bien que la cystite n'est pas constante dans l'affection calculeuse de la femme, mais il ne cherche pas à déterminer, même approximativement, sa fréquence. Enfin Boussavit [4] dans une thèse récente conclut dans le sens que nous indiquons, mais assez timidement; il dit que certaines pierres peuvent être tolérées pendant un temps fort long sans déterminer de cystite, mais il ne donne que bien peu de preuves à l'appui de son assertion.

Si nous cherchons les causes qui ont pu induire en erreur la plupart des auteurs si compétents que nous venons de citer, nous verrons qu'on peut les rapporter à plusieurs chefs : confusion des différentes espèces de pierres, diagnostic tardif, notions imparfaites sur le développement des calculs, et fausse interprétation des faits cliniques et anatomo-pathologiques. Il faut absolument en effet distinguer au *point de vue* qui nous occupe les calculs vésicaux en deux grandes catégories, ceux qui prennent naissance dans le rein : calculs formés par l'acide urique et les urates ou par l'oxalate de chaux, sans parler des variétés exceptionnelles; et ceux qui prennent presque constamment naissance dans la vessie : calculs formés par l'acide phosphorique combiné avec l'ammoniaque et les bases terreuses, calculs phosphatiques en un mot. Le développement de ces derniers est, comme on sait, la conséquence d'une inflammation de la vessie; la cystite est ici la cause et non la conséquence du calcul, et il ne faut pas oublier, en étudiant les réactions que ce dernier provoque,

1. Civiale, *Introduction au Catalogue de la collection de calculs urinaires et d'instruments de chirurgie, du Dr Civiale.* Paris, 1869.

2. S. Cooper, art. LITHOTOMIE, in *Dict. de chirurgie pratique,* 1826.

3. Hybord, *Des calculs de la vessie chez la femme et la petite fille.* Thèse, Paris, 1872.

4. Boussavit, *De la cystite des calculeux.* Thèse, Paris, 1882.

qu'il s'agit d'une vessie malade, dont les propriétés physiologiques sont modifiées par l'inflammation. En négligeant la distinction que nous indiquons, on confond des faits dissemblables, et la cystite calculeuse paraît plus fréquente qu'elle ne l'est en réalité.

L'importance des autres causes d'erreur que nous avons signalées a à peine besoin d'être développée. On comprend qu'un diagnostic tardif, conséquence d'une instrumentation défectueuse et de notions imparfaites sur la symptomatologie de l'affection calculeuse de la vessie, ait paru exagérer la fréquence de la cystite en laissant passer inaperçus beaucoup de cas où elle n'existait pas, et que la connaissance incomplète du temps nécessaire au développement de chaque variété de calcul ait pu souvent faire méconnaître la période de tolérance, en rapportant à tort le développement de la cystite à l'arrivée de la pierre dans la vessie. C'est pour avoir fait dater l'arrivée de la pierre dans la vessie de l'époque d'apparition des symptômes douloureux, que des auteurs tout récents sont arrivés à conclure que la rapidité du développement était très variable pour une même pierre, tandis que M. Guyon au contraire a constaté que l'évolution des calculs de même composition chimique ne variait que dans des limites peu étendues, sauf toutefois pour les calculs phosphatiques, dont nous ne parlons pas en ce moment.

Enfin la fréquence de la cystite chez les calculeux a paru naturellement plus grande à ceux qui considèrent comme des signes d'inflammation vésicale les hématuries et la fréquence des mictions, accidents qui ne sont chez ces malades qu'une conséquence directe et mécanique pour ainsi dire de la pression du calcul sur le col et la muqueuse de la vessie, comme le prouve la disparition de tout symptôme pendant la nuit, fait incompatible avec une affection inflammatoire sur laquelle M. Guyon insiste tant. Un meilleur argument en faveur de la cystite calculeuse, dont nous ne contestons d'ailleurs que la fréquence, est la constatation de la chemise phosphatique qui recouvre certains calculs uriques par exemple; encore faudrait-il démontrer, pour que l'argument fût péremptoire pour un cas donné, que la vessie n'était pas enflammée avant que le calcul y fût descendu.

La plupart des causes d'erreur que nous venons d'invoquer n'existaient que pour les auteurs dont les ouvrages remontent à un certain nombre d'années, et la reproduction de leurs conclusions dans les ouvrages récents est un nouvel exemple de la facilité avec laquelle les erreurs se perpétuent dans la science après avoir reçu le patronage de quelques noms justement estimés.

Pour pouvoir donner une idée approximative de la fréquence de la cystite chez les calculeux, nous avons pris pendant deux mois et demi l'observation de tous les calculeux que M. Guyon a soignés rue Oudinot sauf les cas de calculs phosphatiques, et sur 28 malades nous n'avons rencontré de cystite que 9 fois. Nous avons parcouru au même point de vue les observations prises dans le service des voies urinaires de l'hôpital Necker pendant 12 ans, de 1869 à 1881; mais le résultat de ce relevé n'a pas de valeur statistique, car sur 123 observations que nous avons dépouillées, 69 ne contenaient pas de renseignements assez précis sur l'état des urines pour pouvoir être utilisées, ce qui prouve peut-être que leur altération n'était pas assez prononcée pour attirer beaucoup l'attention. Sur les 54 observations suffisamment complètes, nous avons rencontré 13 cas de cystite avec calculs phosphatiques qu'il faut éliminer, 20 cas sans cystite et 21 avec cystite légère.

Une preuve indirecte de la rareté relative de la cystite calculeuse peut être tirée du tableau clinique accepté de l'affection calculeuse; on sait qu'un de ses traits les plus importants, presque pathognomonique, est la subordination de tous les symptômes au mouvement et à la fatigue, d'où il résulte que ces malades « ne sont plus calculeux la nuit », comme nous venons de le répéter après M. Guyon. Or le développement de la cystite a pour premier effet d'atténuer, puis de supprimer l'influence du repos, et, pour peu qu'elle ait une certaine intensité, elle peut masquer tous les symptômes de la pierre au point d'en rendre le diagnostic très difficile. Reconnaître que le syndrome classique répond à la majorité des cas, c'est donc reconnaître en même temps que la cystite est nulle ou peu intense dans les cas les plus nombreux.

Au point de vue de l'intensité, nous voyons que la cystite a été légère dans les 21 cas que nous venons de citer; mais il n'en est pas toujours ainsi, et sur les 9 cas observés rue Oudinot, il y avait deux cystites intenses chez des hommes âgés, dont l'un avait une prostate extrêmement volumineuse. Il est vrai que les 7 autres malades ne présentaient que des troubles très légers de l'urine, deux d'entre eux même guéris de leur cystite avant d'être débarrassés de leur calcul, ne l'ont pas vue reparaître après la lithotritie.

Dans les cas où nous avons vu la cystite se développer sous nos yeux et chez les malades capables de donner des renseignements suffisants à cet égard, nous avons presque constamment pu la rattacher à une cause occasionnelle bien nette : refroidissement, marche forcée, course prolongée en voiture, engagement d'un petit calcul ou d'un fragment dans l'urèthre, hypertrophie de la prostate, cathété-risme, etc. Plusieurs fois, chez des sujets qui s'observaient très soigneusement, nous avons su que l'établissement définitif de la phleg-

masie vésicale avait été précédé de petites poussées passagères qui
disparaissent rapidement avec un peu de repos, tout à fait comparables à celles que nous verrons exister chez un certain nombre de
rétrécis. Dans deux observations même, les malades nous ont
affirmé l'existence antérieure de ces poussées passagères, bien caractérisées, et nous avons pu constater l'absence complète de tout
symptôme de cystite. Loin d'être une cause constante d'inflammation, la présence d'un calcul dans la vessie permet donc au contraire quelquefois la guérison plus ou moins spontanée d'une cystite
survenue sous l'influence d'une cause étrangère.

L'influence des calculs sur la production des inflammations vésicales n'est pas niable, mais c'est presque exclusivement une influence
prédisposante, due à la congestion que détermine leur présence.
Comme nous venons de le voir, le développement de la cystite des
calculeux peut presque toujours être rattaché à une cause occasionnelle, mais il suffit d'une cause légère pour la provoquer, et, une fois
établie, elle a beaucoup de tendance à passer à l'état chronique.
Comme une vessie atteinte de tumeur, comme la vessie des dysuri-
ques, la vessie des calculeux est en état d'opportunité morbide,
notion importante à retenir pour savoir éviter toutes les causes capables de faire éclater cette inflammation menaçante. Si la vessie saine
supporte assez bien la présence des calculs, à cause de son peu de
sensibilité au contact, sur laquelle nous avons insisté à propos de la
cystite par cathétérisme, il n'en est plus de même de la vessie
enflammée, dont la sensibilité est rapidement exaltée et pour laquelle
le calcul est une cause puissante d'irritation. On en a la preuve en
clinique par les douleurs violentes qui accompagnent si souvent la
cystite dans ces conditions et surtout par l'influence favorable du débarras de la vessie sur l'évolution des accidents inflammatoires. Dans
plusieurs cas, nous avons vu des cystites anciennes entretenues par la
présence des calculs phosphatiques, dont elles avaient déterminé la
formation, guérir très facilement, après la lithotritie, quand elles
avaient auparavant résisté longtemps à un traitement rationnel. Dans
d'autres cas non moins probants, la vessie s'est montrée beaucoup
plus tolérante une fois vide, et, tandis que l'exploration simple avait
amené un frisson et de la fièvre, la séance de lithotritie ne fut suivie
d'aucune réaction locale ni générale Nous avons d'ailleurs déjà
signalé ces faits à propos de la lithotritie en parlant des cystites
traumatiques.

. Nous avons établi au début de ce chapitre une distinction théorique
absolue au point de vue de la pathogénie des accidents vésicaux
entre les calculs phosphatiques et les calculs d'acide urique et d'oxa-

late de chaux; il nous reste à chercher maintenant si l'étude que
nous avons faite peut nous permettre dans un cas donné de distinguer l'une de l'autre ces deux variétés de calculs en nous appuyant
sur l'état de la vessie. Ce diagnostic n'aurait d'ailleurs d'utilité que
pour les gros calculs, dont le volume contre-indiquerait la lithotritie
s'ils étaient composés d'acide urique et surtout d'oxalate de chaux;
on comprend dans ces cas l'importance pratique du diagnostic de la
nature phosphatique de la pierre qui permettrait de compter sur la
lithotritie et d'éviter des préparatifs de taille. On sait en effet, et
nous ne pouvons que le rappeler brièvement ici, que M. Guyon condamne absolument l'emploi du lithotriteur comme moyen de diagnostic de la consistance du calcul, pratique inutile ou dangereuse,
car on ne connaît la résistance d'un calcul qu'après l'avoir fait
éclater, et l'on ne peut alors laisser le broiement inachevé sans inconvénient grave.

Cette question s'est déjà posée; mais les auteurs, imbus de la nécessité du développement de la cystite, ne l'ont résolue que pour les
pierres de petit volume et avec les plus grandes réserves. « En général, disent Voillemier et Ledentu, quand l'urine a gardé son
acidité et que la vessie n'est pas trop enflammée, la pierre est formée
d'oxalate de chaux, d'acide urique ou d'un urate; les conditions
inverses indiquent ordinairement une pierre de carbonate de chaux
ou de divers phosphates. Mais que d'exceptions à cette règle générale,
à peine applicable aux pierres simples!... La règle énoncée plus
haut n'est donc guère applicable qu'aux pierres de médiocre volume
ou de composition très simple; elle souffre en réalité plus d'une
exception. » Follin et Duplay disent aussi que les altérations de
l'urine qui accompagnent les pierres d'un certain volume « sont sous
la dépendance de la cystite calculeuse et n'empruntent aucun caractère spécial à la cause qui les produit ».

Nous ne parlerons que des cas où le calcul est volumineux, le
diagnostic n'ayant pas grande importante pratique pour les pierres
moyennes, dont on pourra d'ailleurs déterminer la nature d'après
les mêmes données.

Il faut distinguer trois catégories de faits. Dans la première, nous
rangerons ceux où l'on peut affirmer absolument qu'il s'agit d'un
calcul d'acide urique, d'urate ou d'oxalate de chaux; le malade est
alors porteur d'un gros calcul sans cystite ou avec des modifications
très légères de l'urine qui est un peu chargée de mucus, mais qui a
conservé son acidité normale. Ces cas sont rares, parce que les occasions de cystite augmentent beaucoup avec l'ancienneté et le volume
du calcul; mais ils sont loin d'être imaginaires, et nous pouvons citer

comme exemple l'observation d'un des malades opérés de taille hypogastrique par M. Guyon, que nous avons publiée dans le numéro de décembre 1883 des *Annales des maladies des organes génito-urinaires*. Ce malade avait un calcul urique de 6 1/2 centimètres sur 4 1/2, qui pesait 90 grammes à l'état sec, et ne présentait qu'un trouble insignifiant de l'urine.

Dans un second ordre de faits la nature phosphatique du calcul est indiscutable : la cystite est intense, les urines chargées de pus sont alcalines et souvent ammoniacales; la vessie se vide mal. L'interrogatoire apprend que cet état dure depuis assez longtemps pour expliquer le volume de la pierre (on sait que les concrétions phosphatiques peuvent acquérir rapidement des dimensions considérables), et l'on trouve à l'origine une cause bien nette de cystite et de stagnation; enfin l'hématurie calculeuse n'est venue compliquer la scène qu'au bout d'un certain temps. Ces faits sont assez rares, parce que les antécédents ne présentent pas souvent la netteté nécessaire et que les symptômes propres au calcul sont souvent masqués par ceux de la cystite.

Dans le plus grand nombre des cas de calcul volumineux, en effet, le diagnostic de sa nature est assez délicat à poser. Le malade se présente avec une cystite assez intense, assez ancienne pour expliquer la formation d'une pierre phosphatique du volume de celle que l'on constate dans la vessie, mais il n'accuse qu'une aggravation graduelle des symptômes, sans que ceux qui caractérisent la présence de la pierre se dégagent nettement des autres. Quelquefois même, les signes du calcul disparaîtront tout à fait derrière ceux de la cystite, et l'exploration de la vessie permettra seule le diagnostic, ce qui aura surtout lieu en cas de calcul phosphatique. Dans les conditions que nous venons d'énoncer, le diagnostic se basera surtout sur l'étude attentive du mode de début des accidents, autant du moins que les antécédents recueillis le permettront. Si l'on arrive à reconnaître l'existence d'une période de tolérance pendant laquelle les signes du calcul existaient seuls, on pourra en conclure que la pierre est formée d'acide urique ou d'oxalate de chaux; quelquefois on pourra apprendre en outre que le trouble des urines et les douleurs se sont développés rapidement après une cause insignifiante. L'absence de ces renseignements ne permettra de penser à un calcul phosphatique que si le développement de la cystite a été graduel et lent et surtout si l'examen du malade fait reconnaître une lésion qui l'explique, une hypertrophie de la prostate par exemple. Encore ne pourra-t-on savoir s'il s'agit d'une pierre entièrement phosphatique ou à petit noyau urique, ce qui est du reste sans importance pour l'intervention. Le petit calcul urique devenu le centre d'un calcul phosphatique équivalant à un calcul purement phosphatique au point de vue qui nous occupe, on comprend que l'existence antérieure de coliques néphrétiques ou l'expulsion de graviers ou de sable n'ait qu'une valeur relative. Il faut bien dire que, dans un certain nombre de cas, la nature des calculs ne pourra pas être reconnue.

En résumé :

1° Dans la majorité des cas, les calculs vésicaux ne déterminent pas de cystite ou n'en déterminent que tardivement.

2° La cystite des calculeux reconnaît presque toujours une cause déterminante autre que la présence du calcul.

3° Les calculs congestionnent la vessie et facilitent son inflammation sous l'influence de causes légères.

4° Dans certains cas, l'état de la vessie peut renseigner sur la nature du calcul.

Altération de l'urine.

Nous diviserons l'étude des modifications de l'urine, au point de vue de leur influence sur la muqueuse vésicale, en plusieurs paragraphes distincts, suivant que ces modifications sont dues : soit à l'absorption de substances éliminées en plus ou moins grande proportion par le rein, à une sorte d'empoisonnement, dont la cystite cantharidienne est le type; soit au mélange avec l'urine de diverses substances provenant des organes voisins; soit à la transformation ammoniacale de ce liquide; soit enfin à des changements de proportion dans la quantité de ses principes constituants normaux.

L'influence des cantharides sur la vessie est connue et signalée depuis la plus haute antiquité après leur administration à l'intérieur, souvent dans un but criminel ou inavouable. Vézien [1] a signalé une cause de cystite cantharidienne qui nous paraît bonne à connaître : il l'a observée sur des soldats qui avaient mangé des grenouilles nourries de *mylabris vicina;* tous les insectes vésicants, surtout s'ils ont des habitudes grégaires, comme disent les naturalistes, sont susceptibles de transmettre une partie de leurs propriétés spéciales aux animaux, reptiles, mollusques ou poissons qui s'en nourrissent. Le fait est d'ailleurs connu depuis longtemps. Vézien fait remarquer en terminant qu'une petite grenouille dévore pour sa

---

1. Vézien, *Note sur la cystite cantharidienne causée par l'ingestion de grenouilles qui se sont nourries de coléoptères vésicants* (Recueil de mémoires de médecine militaire, 1860, 3° série, t. IV, p. 457).

nourriture une quantité de substance toxique qui suffirait à empoisonner un animal aussi gros que l'homme.

On sait que des accidents vésicaux peuvent aussi succéder à l'usage
externe des préparations cantharidiennes, en particulier aux vésicatoires. Nous croyons que la fréquence des cystites déterminées par
ces derniers a été exagérée par beaucoup de médecins. Sans parler
d'une légère et passagère irritabilité vésicale caractérisée par des
envies un peu plus fréquentes, plus impérieuses et d'une légère douleur terminale et initiale, qui ne se rencontre même que rarement,
nous n'avons vu survenir que très exceptionnellement de véritables
cystites, avec modification des urines, chez les nombreux malades
auxquels nous avons vu appliquer des vésicatoires de dimensions
moyennes. Les dimensions considérables ou la multiplicité des vésicatoires augmentent les chances de cystite ; par exemple, nous en
avons vu survenir une cette année, chez un homme qui avait une
hémohydarthrose volumineuse double et auquel on avait mis un
large vésicatoire sur chaque genou. La cystite cantharidienne n'a
généralement aucune gravité et guérit en quelques jours sans autre
traitement que du repos et des tisanes émollientes, chez un sujet
sain ; si elle éclate chez un diathésique au contraire, elle peut passer
à l'état chronique et être très rebelle au traitement. Cette différence
d'évolution suivant le terrain n'a d'ailleurs rien de spécial à la cystite
cantharidienne, et nous ne la rappelons ici qu'à propos d'une observation que nous devons à l'obligeance de M. Guyon et dans laquelle la
résolution imparfaite d'une cystite cantharidienne fut le premier
symptôme d'une tuberculose menaçante.

A côté des cantharides, on a signalé d'autres agents qui pourraient
déterminer la cystite par le même mécanisme, mais qui ont une
action moins bien établie ou au moins qui ne paraissent influencer
que des sujets doués d'une susceptibilité particulière. Nous nous
bornerons à citer le thapsia (Bondu, Ledentu) ; les sinapismes, le
sulfate de quinine, l'iodure de potassium (Ledentu) ; l'abus des préparations opiacées et surtout de la morphine (Hoffmann, Bally cités
par Chauvel), et les balsamiques (Ledentu, Chauvel). On a aussi
fait le même reproche à l'emploi prolongé des diurétiques ; mais il
faut tenir compte du surcroît de travail de la vessie, que nous
croyons avec Chauvel très capable de déterminer la congestion, puis
l'inflammation de cet organe.

Des substances provenant d'organes voisins peuvent se mélanger
à l'urine soit au niveau des bassinets, soit le long des uretères, soit
dans la vessie, ce qui est le cas le plus fréquent. Nous ne parlerons
que de celles qui se rencontrent le plus souvent dans l'urine, sang

pur, sang menstruel, gaz et matières fécales, et pus ayant pénétré par effraction dans les voies urinaires; l'action sur la muqueuse vésicale du pus de provenance rénale nous occupera seulement dans le chapitre consacré à la cystite des rénaux.

La tolérance de la vessie pour le sang pur nous paraît suffisamment démontrée par les observations que nous avons signalées à propos des tumeurs de la vessie et dans lesquelles des hématuries ont pu se répéter pendant plusieurs années sans déterminer de cystite. Les calculeux pourraient aussi fournir bien des exemples analogues. Il ne faut pas attribuer à l'action irritante du sang sur la muqueuse vésicale, la cystite qui peut survenir quand des caillots mettent plus ou moins complètement obstacle à l'émission de l'urine.

Le sang des règles paraît aussi pouvoir traverser la vessie sans en provoquer l'inflammation, et Simon, d'Heidelberg [1], rapporte des exemples de communication permanente établie entre la vessie et le vagin ou l'utérus, dans lesquels ce passage a pu se faire sans inconvénient pour la vessie.

La communication de la vessie avec l'intestin n'est même pas nécessairement suivie de cystite, comme le prouvent les deux observations de fistule vésico-intestinale sans cystite que nous trouvons dans Voillemier et Ledentu (t. II, p. 451) : les malades rendaient des urines « claires et naturelles » précédées par des gaz et qui ne devenaient fétides et troubles, entraînant des flocons de matières fécales, qu'à la fin de la miction. Ces malades ont été suivis pendant plusieurs années sans présenter le moindre accident; quand la proportion des matières fécales augmentait dans l'urine, ils éprouvaient seulement des envies fréquentes et des douleurs à la fin de la miction.

Enfin le mélange à l'urine du pus provenant d'un abcès ouvert dans le rein, l'uretère ou la vessie peut ne pas déterminer d'accidents inflammatoires. Plus d'un cas, dit Teale [2], a prouvé que du pus venant d'un organe voisin dans la vessie amenait, *la vessie restant saine*, une irritabilité de cet organe avec douleurs et fréquence extrême des besoins, et que ces symptômes cédaient, pour un temps et dans tous les cas, à la dilatation du col, la cause originelle persistant.

Nous ne prétendons nullement que le mélange de ces matières à l'urine, ne puisse pas être et ne soit pas dans un bon nombre de cas une cause suffisante de cystite; nous avons seulement voulu

1. Simon, *Wolkmann's Sammlung kl. Vorträge* (*Gynækologie*, n° 26).
2. Teale, *The Lancet*, 27 novembre 1875.

montrer jusqu'où pouvait aller la tolérance de la muqueuse vésicale pour des altérations même considérables du liquide urinaire. Nous croyons, d'après ces exemples, que dans les cas plus complexes que nous allons étudier, il faudra se garder d'attribuer un rôle trop important à des changements de composition de l'urine relativement faibles.

L'alcalinité et la transformation ammoniacale de l'urine, considérées comme la conséquence presque fatale de la *stagnation*, sont invoquées par la plupart des auteurs comme une cause fréquente de cystite; c'est notamment par suite de cette modification de l'urine que se développerait la cystite en cas de rétention. Nous n'avons qu'à renvoyer à ce que nous avons dit plus haut à propos de cette variété de cystite, et surtout à la thèse de Guiard, dont nous nous bornerons à reproduire les principales conclusions. D'après cet auteur, les microbes sont les agents immédiats de la fermentation ammoniacale de l'urine et sont absolument indispensables; mais la cystite, par ses produits de sécrétion, représente pour eux le terrain favorable et n'est pas moins nécessaire. Sans elle, les microbes peuvent exister dans l'urine sans la rendre alcaline : ils semblent frappés d'une impuissance absolue. L'ammoniurie n'entraîne par elle-même aucune conséquence grave; notamment elle ne peut déterminer la production de cystites ni de néphrites. En un mot, la transformation ammoniacale de l'urine, loin d'être une cause de cystite, en est constamment la conséquence.

Les changements de proportion des divers éléments constituants de l'urine ont aussi été invoqués comme des causes de cystite et surtout de cystite chronique. Les urines très acides, très denses, très chargées de matières organiques et inorganiques, et d'acide urique chez les rhumatisants, disent Voillemier et Ledentu, peuvent déterminer une irritation de la vessie, prélude d'une inflammation franche; ils citent en outre les mêmes modifications de l'urine au nombre des causes de cystite chronique. Les modifications du liquide urinaire se rencontrent dans la néphrite parenchymateuse chronique, et nous verrons, dans le chapitre consacré à l'influence des néphrites sur le développement de l'inflammation vésicale, que cette affection compte au nombre de ses symptômes habituels une irritation de la vessie caractérisée par la fréquence des mictions et la petite quantité d'urine rendue à chacune d'elles, que l'on ne paraît pouvoir attribuer qu'à la concentration de ce liquide. Néanmoins la cystite chronique ne complique pas habituellement cette variété de néphrite.

L'opinion que nous venons de citer est partagée par beaucoup d'auteurs, mais pour d'autres les urines concentrées seraient mieux tolérées par la vessie que les urines aqueuses et très diluées. Dans ce dernier cas, il y a des causes multiples d'irritation : le surcroît du travail du muscle vésical, comme nous l'avons déjà dit, si la polyurie est chronique, et, si elle est passagère, comme celle qui survient sous certaines influences nerveuses par exemple, l'action directe sur la vessie de la cause qui produit la polyurie en agissant sur le rein, en y déterminant une congestion active ou passive dans le cas que nous avons pris comme exemple.

Nous avons cherché à nous rendre compte par nous-mêmes de l'influence des changements de composition de l'urine sur la vessie, et nous avons examiné à ce point de vue vingt-quatre malades atteints d'affections médicales diverses, dont aucun ne présentait de cystite. Chacun de ces malades a été suivi pendant huit à quinze jours en notant chaque matin la quantité d'urine émise en vingt-quatre heures, le nombre des mictions et les sensations éprouvées par le malade. L'analyse chimique a été faite deux ou trois fois pendant cette période pour la plupart des cas. Ajoutons que pendant le temps où ils ont été soumis à notre examen, ces malades n'ont pris aucun médicament capable de modifier la quantité ou la qualité de l'urine.

Nos malades rendant en vingt-quatre heures des quantités d'urine très différentes, nous avons pris comme base de comparaison la quantité moyenne d'urine rendue à chaque miction, qui nous paraît le mieux représenter le degré de tolérance de la vessie pour son contenu. Nous avons accepté comme chiffre moyen représentant cette quantité à l'état normal celui de 250 à 300 grammes. Mais il faut faire remarquer que cette quantité varie tellement à l'état physiologique et sous un si grand nombre d'influences, que l'écart doit être considérable pour qu'on puisse le regarder comme une preuve d'irritation vésicale.

Nous avons résumé les faits que nous avons relevés dans un tableau (voy. page 194).

Dans nos cas, la quantité d'urine rendue à chaque miction n'a affecté aucun rapport appréciable avec le résidu obtenu à 100°, ni avec la proportion relative de matières minérales et organiques contenues dans ce résidu. Quant à la densité, à peu près normale ou supérieure à la normale chez tous nos sujets, elle était plutôt plus forte chez les malades qui rendaient le plus d'urine à chaque miction. Le degré d'acidité a paru aussi sans influence sur la fréquence des mictions, même dans deux cas où la réaction de l'urine s'est assez notablement modifiée en quelques jours. Chez un ataxique, la fréquence coexistait avec l'alcalinité et la faible densité de l'urine; mais l'influence possible de la lésion médullaire sur l'irritabilité vésicale ne laisse pas grande valeur à ce fait. Enfin la tolérance de la vessie n'a semblé subir aucune influence de l'augmentation ou de la diminution de la quantité des urines rendues en vingt-quatre heures, sauf chez un sujet, où la polyurie était ancienne. L'action de ces causes ne pourrait être invoquée que chez un autre; mais dans ce cas la congestion de voisinage due à la péritonite tuberculeuse]a une importance de premier ordre et explique très suffisamment à elle seule l'intolérance relative du réservoir urinaire.

Quant aux sensations éprouvées par le malade à propos de la miction, il faut les diviser en deux catégories suivant que leur point de départ est dans l'urèthre ou dans la vessie; les premières apparaissent *pendant* la miction et les secondes *avant* et *après* l'expulsion de l'urine. Quand elles ont une grande intensité, elles peuvent se prolonger pendant la durée de cet acte, toujours très court dans ces conditions; mais elles sont toujours le plus intenses au moment que nous venons d'indiquer. On admettra facilement que les dernières ont seules de la valeur comme critérium de l'action de l'urine sur la muqueuse vésicale. Elles consistent en une sensation de chaleur plus ou moins intense, et s'accompagnent ordinairement d'envies impérieuses, dont la satisfaction ne peut être que difficilement retardée.

Sur nos 24 malades, 5 présentaient des sensations de cet ordre. Remarquons que, sauf un fait, il s'agit justement des cas où la quantité d'urine rendue à chaque miction était le plus faible. Dans deux de ces cas, la composition de l'urine s'écartait trop peu de la moyenne pour qu'on pût l'incriminer, et l'on pouvait expliquer l'irritabilité de la vessie chez la première malade, cardiaque en traitement depuis plusieurs années, par l'administration répétée des diurétiques, à laquelle elle n'était plus soumise pendant notre période d'observation, et chez la seconde par la sensibilité au froid qui rendait ses mictions toujours plus fréquentes en hiver. Dans un troisième cas, la faible densité de l'urine et sa pauvreté en résidus organiques pourraient être mises en cause, mais l'existence d'une polyurie ancienne liée à une néphrite interstitielle rend l'interprétation difficile. Dans deux cas seulement, la sensibilité vésicale ne nous a pas paru reconnaître d'autre cause que la forte densité et la richesse de l'urine en matières organiques. Le dernier cas est un peu complexe, à cause de l'influence de la péritonite tuberculeuse que nous avons déjà signalée; cependant les douleurs ont bien paru cesser sous l'influence de la polyurie qui a succédé rapidement à l'oligurie chez cette malade, sans d'ailleurs que la quantité d'urine rendue à chaque miction se modifiât sensiblement.

Nous arrivons aux sensations d'origine uréthrale, que nous avons rencontrées dans 7 de nos observations et dont, contrairement aux précédentes, l'état de l'urine nous a toujours expliqué la production. La brûlure pendant la miction nous a paru tenir très nettement à l'augmentation d'acidité ou de densité de l'urine, ainsi qu'à celle de la proportion des matières organiques, qui subit d'ailleurs dans la plupart des cas des oscillations parallèles à celles de la densité. L'acidité seule pouvait être mise en cause dans 2 cas (9, 16) ; elle se combinait à une augmentation de densité dans deux autres (11, 18), et cette dernière existait seule dans les trois derniers (4, 5, 15). Nos cas étant rangés d'après le degré de la tolérance vésicale, la seule inspection des chiffres désignant ceux où se rencontraient des sensations uréthrales (4, 5, 9, 11, 15, 16, 18) montre que ces dernières sont sans rapports avec l'irritabilité vésicale. D'ailleurs, chez le numéro 18, leur disparition n'a été accompagnée d'aucune modification dans la quantité d'urine rendue à chaque miction.

En somme, les modifications survenues dans la réaction, dans la densité et dans la proportion des différents principes constituants de l'urine, ne nous paraissent avoir sur la muqueuse vésicale qu'une influence peu appréciable, qui ne se ferait guère sentir que quand l'action d'une cause plus puissante aurait rendu celle-ci plus impressionnable. Dans l'étude de cette question, il est d'une importance capitale de bien distinguer les sensations parties de la vessie de celles dont le point de départ est la muqueuse uréthrale et sur la production desquelles les modifications de l'urine ont au contraire une influence incontestable. Le petit nombre de cas sur l'étude desquels sont basées ces conclusions ne leur donne qu'une faible valeur ; mais elles nous paraissent recevoir une confirmation importante des exemples que nous avons cités plus haut de tolérance de la vessie, malgré des altérations bien plus considérables de son contenu.

Nous dirons pour résumer ce chapitre : L'inflammation de la vessie consécutive à l'élimination par le rein de substances irritantes n'est pas discutable ; la cystite cantharidienne est le type de ces cystites.

Le mélange à l'urine, après sa sécrétion, de substances étrangères, peut être une cause de cystite ; mais plusieurs exemples prouvent que la muqueuse vésicale présente une résistance remarquable à ces causes d'inflammation. Guiard nous paraît avoir démontré que l'alcalinité de l'urine et sa transformation ammoniacale ne sont pas des causes de cystite. Enfin le degré d'acidité et la proportion relative des principes constituants de l'urine n'ont qu'une bien faible influence sur la muqueuse vésicale saine.

(A suivre.)

INFLUENCE DES CHANGEMENTS DE COMPOSITION DE L'URINE SUR LA VESSIE

N°	SEXE	QUANTITÉ EN 24 HEURES	SENSATIONS DU MALADE	DIAGNOSTIC	ACIDITÉ, ALBUMINE	CHAQUE MICTION	DENSITÉ	RÉSIDU A 100e MAT. MINÉR. ORGAN.	MATIÈRES MINÉRALES	MATIÈRES ORGANIQ.
Type normal.	»	900 à 1500	Aucune.	»	Acides.	250 à 300	1017-1018	35,5 à 36 (Yvon)	8,5 à 10	26 à 27
1	Femme.	1000	Aucune.	Sciatique.	Franchement acide.	502,88	1022 / 1010	40,25 / 33,30	9,70 / 9,85	30,55 / 23,55
2	Homme.	1550	Aucune.	Cardiaque.	Faiblement acide.	450,4	1016 / 1015 / 1013	26,90 / 29,10 / 23,00	9,20 / 10,20 / 7,50	17,70 / 18,90 / 16,10
3	Femme.	2700	Aucune.	Ictère chronique.	Faiblement acide.	402	1015 / 1025 / 1024	26,20 / 37,80 / 35,40	7,30 / 9,45 / 9,40	18,90 / 28,35 / 25,00
4	Homme.	600	Légère brûlure pendant la miction.	Pneumonie.	Faiblement acide.	266,66	1024 / 1025	42,30 / 43,75	9,90 / 9,25	32,40 / 34,50
5	Femme.	1000(?)	Légère brûlure pendant la miction.	Fièvre continue.	Faiblement acide.	205,33	1029 / 1012	42,45 / 23,10	10,95 / 7,15	32,80 / 15,95
6	Homme.	1180	Aucune.	Phthisie.	Très faiblement acide.	254,88	1017 / 1018	34,20 / 35,00	10,20 / 9,05	24 / 26,55
7	Homme.	2040	Brûlure, surtout au début, quelquefois dans canal.	Néphrite interstitielle.	Faiblement acide. Albumine.	249,50	1015 / 1013	25,30 / 25,60	9,15 / 8,50	16,15 / 17,10
8	Femme.	1300	Aucune.	Cardiaque.	Faiblem. alcaline dans bocal.	243,33	1022 / 1026 / 1017	27,07 / 41,10 / 32,80	8,05 / 11,80 / 9,35	19,02 / 32,90 / 23,45
9	Femme.	1135	Aucune. Lég. brûl. pendant la mict. à la fin de l'expérimentation.	Tuberc. pulmon.	Acide.	239,14	1018	30,72	11,90	24,62
10	Homme.	1570	Aucune.	Rhumat. articul. subaigu.	Franchement acide.	227,58	1022	39,30	9,10	30,10

11	Homme.	940	Légère brûlure pendant la miction.	Rhumatisme.	Franchement acide.	223,21	1020 1018 1018	44,35 35,30 35,90	12,30 9,60 9,60	32,15 25,70 26,30
12	Femme.	1400	Aucune.	Pneumonie.	Faiblement acide.	219,08	1016	39,80	9,09	21,20
13	Femme.	1070	Aucune.	Cardiaque.	Faiblement acide.	210,06	1023 1017 1020	35,50 33,20 35,50	10,20 9,60 10,30	25,30 23,60 25,20
14	Homme.	1340	Aucune.	Fièvre continue.	Faiblement acide.	213,6	1019	35,20	9,60	25,60
15	Homme.	1750 à 5000	Légère brûlure pendant la miction.	Tub. pulmonaire.	Très faiblement acide.	206,57	1020 1018	37,60 34,70	8,10 9,20	29,50 25,50
16	Femme.	500	Légère brûlure pendant la miction.	Cancer de l'estomac.	Acide.	204,16	1016	33,60	10,20	23,40
17	Homme.	? Idiot.	Aucune.	Tuberculose.	Alcal., puis franch. acides dans bocal (sans modif. de fréquence).	195,83	1019 1014	35,10 27,10	10,05 7,90	25,05 19,20
18	Femme.	1170 (800 à 1250)	Brûl. pend. la met. quand très acide, disp. quand urines moins acides et plus abond.	Cardiaque.	Très acide, puis moins sans motif. de fréquence.	185,55	1025	48,30	9,60	38,70
19	Femme.	1160	Aucune. Env. quelquefois impér.	Cardiaque.	Franchement acide.	180	1021	40,70	11,30	29,40
20	Homme.	1230	Aucune.	Ataxie.	Très alcaline; dépôt ph.-amm.-magn. abond.	157,26	1013 1015	24,60 28,60	9,10 8,30	25,50 20
21	Femme.	1560	Aucune.	Anémie.	»	148	1026 1017	39,90 32,65	10,07 10	29,83 22,65
22	Homme.	900	Lég. brûlure au début.	Tubere. pulmon.	Faiblement acide.	115,8	1028 1025	44,20 48,10	11,20 8,60	33 39,50
23	Femme.	1000 (1 fois 1250)	Très impér. envies (infl. du froid), quelquefois lég. doul. av. et apr.	Encéphalopathie saturnine.	Franchement acide.	103	1017	35,00	8,85	26,75

DES PARALYSIES DU NERF RADIAL
LIÉES AUX FRACTURES DE L'HUMÉRUS
ET DES OPÉRATIONS QU'ELLES COMPORTENT

Par le Docteur G. MONDAN
Chef du laboratoire de clinique chirurgicale à la Faculté de Lyon.

S'il est vrai, d'une façon générale, que les fractures s'accompagnent rarement d'accidents dus aux lésions physiques des nerfs, il y a cependant des particularités anatomiques qui les rendent fréquentes dans certaines régions : c'est ce qui arrive pour les fractures du bras. Dans le relevé de trente-neuf cas de lésions nerveuses, dans les fractures du membre supérieur (y compris la clavicule), rapportés par Avezou [1], celles de l'humérus figurent pour quatorze; s'étonnera-t-on de cette fréquence, en se rappelant que le nerf radial, contournant l'os du bras, est appliqué plus ou moins immédiatement, dans son long trajet, alternativement sur ses trois faces? Or si, dans les fractures de l'extrémité supérieure, tous les nerfs du plexus brachial, indifféremment, peuvent être blessés, si la lésion du cubital paraît presque exclusivement liée aux fractures du coude, la blessure du radial, de beaucoup la plus fréquente, accompagne souvent la fracture du corps de l'os.

Bien que cette relation intime de l'humérus et du radial eût dû frapper les auteurs, aucun de ceux qui ont écrit spécialement sur ce sujet n'a mentionné le fait. C'est seulement depuis l'observation présentée en 1864, à l'Académie de médecine par M. Ollier, qu'il a été bien mis en lumière, qu'on a recherché les cas et qu'on a pu aux accidents paralytiques opposer un traitement rationnel.

Depuis 1864, en effet, on peut citer, outre les faits publiés dans la thèse de Reuillet [2] et dans celle plus récente de Lablancherie [3],

1. Thèse de Paris, 1879.
2. Thèse de Paris, 1869.
3. Thèse de Paris, 1880.

deux cas appartenant à Busch (de Bonn). Nous en rapprocherons aussi un cas de Nélaton; il s'agit d'une pseudarthrose avec interposition nerveuse.

Mais, à côté de ces faits, qui ont nécessité une intervention chirurgicale le plus souvent heureuse, il en est nombre d'autres où le nerf radial est moins grièvement lésé, mais où cependant les symptômes sont ceux de la paralysie; il y a alors simple contusion nerveuse; la paralysie, curable dans le plus grand nombre des cas, peut aller de la simple diminution de la sensibilité et du mouvement jusqu'à l'abolition complète, avec troubles trophiques, ainsi que P. Berger [1] en a rapporté un exemple.

La gouttière radiale, qui vient se terminer sur la face externe de l'humérus à dix ou onze centimètres au-dessus du point le plus saillant de l'épicondyle, est, au dire de Richet, de profondeur très inégale : « *Tantôt elle est tellement superficielle qu'à peine reconnaît-on son empreinte sur le squelette; d'autres fois, elle est tellement profonde que, sur un os frais dont les tissus fibreux, périostique et autres n'ont pas été enlevés, le nerf y est complètement caché et parfaitement abrité.* » Une disparition aussi complète du nerf dans sa gouttière est rare ; mais — c'est un fait bien connu en médecine opératoire — il est souvent partiellement abrité et protégé par là même contre le couteau qui sectionne les parties molles. Quoi qu'il en soit, plus exposé qu'un autre, il est plus souvent blessé, et cela non seulement dans les fractures du corps de l'humérus, mais aussi dans celles du col chirurgical (obs. de Vogt) et même dans celles du coude (obs. de Verneuil [2]). C'est tantôt l'agent fracturant, tantôt un des fragments qui le blessent; il peut s'interposer entre ces derniers, et, s'il n'est pas dégagé, il peut être englobé dans le cal, qui le laisse en proie à la compression permanente qu'exercent sur lui les extrémités osseuses. De cette diversité d'accidents, naît une certaine variété dans les paralysies, entrevue déjà par J.-L. Petit [3]. Il écrivait, parlant d'ailleurs des fractures en général : « *La paralysie qui vient d'abord est l'effet de la compression violente que les nerfs ont soufferte, dans la chute ou dans le coup, et celle qui n'arrive que dans la suite dépend des dépôts qui se font sur la route des nerfs.* » Ne sont-ce pas là, à côté des paralysies primitives, par contusion, celles plus tardives qui dépendent du cal ou d'ossifications aberrantes des lambeaux périostiques?

1. *Bulletins de la Société anatomique*, t. XLVI, p. 157.
2. Thèse d'agrégation de Tillaux, 1866.
3. J.-L. Petit, *Maladies des os*, t. II, p. 23, 1736.

De tous ces accidents, le plus fréquent est sans contredit la contusion. Elle peut aller du simple épanchement sous-névrilemmatique à la destruction presque complète de la majorité des tubes nerveux, ainsi que Gosselin en rapporte un fait, avec autopsie, dans le premier volume de ses *Cliniques*. Il s'agit d'un homme de quarante ans qui se fractura l'humérus au-dessous de l'empreinte deltoïdienne et fut apporté avec une paralysie motrice complète et une abolition incomplète de la sensibilité sur le dos de la main. Peu de jours après, il mourut d'apoplexie, et on put constater que la fracture n'était pas consolidée, qu'elle était fort oblique et que le bec du fragment supérieur était très proche du radial et venait le toucher aussitôt qu'on imprimait un mouvement au fragment. Le nerf était infiltré de sang; il n'était pas complètement interrompu et s'écrasait facilement. Le névrilemme avait résisté; mais une fois fendu, on le trouva rempli, sur une étendue de cinq à six millimètres, d'une bouillie rougeâtre, au milieu de laquelle on constata néanmoins quelques filets intacts.

Comme on le voit, c'est un véritable broiement du nerf, avec perte de substance, et l'on comprend qu'en présence d'une lésion aussi grave Gosselin puisse penser que la régénération est impossible. Toutefois, lorsqu'il dit : « *Quand je fais appel à mes souvenirs, je ne trouve pas un seul cas dans lequel la paralysie ait disparu,* » il est permis de se demander si les cinq malades auxquels il fait allusion ont été suivis et examinés assez longtemps pour qu'on puisse affirmer qu'aucune amélioration de la paralysie n'était plus possible. C'est en effet par mois, que se compte le temps nécessaire au retour de la sensibilité et de la motilité; mais c'est une opinion basée sur les nombreux faits de contusion du radial observés par M. le professeur Ollier que la paralysie est curable. Voici une observation dans laquelle, l'absence de tout signe indiquant l'incarcération ou la compression permanente fit poser le diagnostic de contusion, et dans lequel ce n'est que plusieurs mois après, que la guérison fut obtenue; mais elle fut complète.

Obs. I. — *Fracture de l'humérus au tiers inférieur. Contusion du radial. Guérison.*

Mme X.... raconte ce qui suit : Dans une chute de voiture, le 9 août 1879 elle se fractura l'humérus à l'union du tiers inférieur avec les deux tiers supérieurs; au moment de l'accident, elle souffrit peu dans le bras, mais éprouva une violente douleur au pouce et au coude; elle s'aperçut aussitôt de la paralysie des extenseurs et constata une insensibilité complète du dos de la main. La fracture fut régulièrement traitée, et le 3 décembre la malade vint voir M. Ollier. A ce moment, la main était en flexion sur le poignet; il était impossible à la malade de la redresser volontairement.

On constatait une zone d'anesthésie à peu près complète sur le dos de la main, dans la région de l'adducteur du pouce. Pas de douleur au point contusionné. La pression en provoquait dans les doigts. Une séance de faradisation amena quelques mouvements, mais le traitement ne fut pas continué.

Dans le courant de décembre, quelques fourmillements furent ressentis dans la main.

En février 1880, la malade fut examinée de nouveau avec le compas.

Insensibilité complète sur le bord externe du dos de la main et du pouce.

La sensation des deux pointes est ainsi répartie :

Bord externe de l'index : à 60 millimètres d'écartement.

Bord interne : une seule pointe est sentie.

Bord externe de médius : à 25 millimètres d'écartement.

Bord interne : à 40 millimètres.

Bord externe de l'annulaire : à 45 millimètres.

Bord interne : à 30 millimètres.

Bord externe de l'auriculaire : à 25 millimètres.

Bord interne : à 12 millimètres.

Sur le dos de la main :

Sur le 2e métacarpien, la malade ne sent que la pointe tournée du côté du poignet; il en est de même sur le 3e métacarpien. Sur le 4e métacarpien, les deux pointes sont senties à 55 millimètres d'écartement.

La sensibilité à la température est partout conservée, mais amoindrie; il y a un peu d'atrophie des masses musculaires du membre, mais elle est peu considérable. L'électrisation amène quelques mouvements du poignet, plus étendus qu'en décembre.

Le 3 avril 1880, on note qu'en l'absence de douleur locale dans le point contus, le simple contact de la manche en provoque dans la région dorsale de la main. Amendement de tous les symptômes.

La malade fut revue environ un an après l'accident; elle avait, depuis février, suivi un traitement régulier par l'électrisation et était entièrement guérie de sa paralysie.

Il s'agissait bien là d'une contusion : paralysie survenue au moment même de l'accident, n'ayant présenté, à aucun moment d'exacerbation, ayant au contraire constamment tendu vers la guérison, qui s'annonça par des fourmillements précurseurs du retour de la sensibilité et fut hâtée par l'emploi régulier de l'électricité. Ne sont-ce pas là des raisons suffisantes pour confirmer le diagnostic?

En 1870, M. Ollier eut à traiter une fracture du tiers inférieur de l'humérus, accompagnée de paralysie du radial; il y avait, au moment de l'accident, une mobilité telle des fragments qu'on pouvait mettre en question l'interposition du nerf. Cependant cette idée fut écartée, parce que, en choquant les fragments l'un contre l'autre, on

ne produisait pas de douleur; au contraire, la pression était douloureuse sur le trajet du nerf, et surtout lorsque, faisant l'extension du
membre, on distendait le cordon nerveux contusionné. Ce malade
guérit parfaitement par l'électrisation.

Nous avons nous-même, pendant que nous étions externe dans le
service de M. Ollier, en 1874, électrisé, longtemps il est vrai, un malade porteur d'une contusion du radial liée à une fracture du corps
de l'humérus. La paralysie motrice était complète; la sensibilité,
obtuse seulement, n'était pas assez amoindrie pour qu'il ne se plai-
gnît, assez faiblement d'ailleurs, quand nous enfoncions des épingles
dans les muscles extenseurs et externes de l'avant-bras pour les
électriser. Nous pûmes constater la lenteur du retour des fonctions;
néanmoins, ce malade finit par guérir complètement.

En somme, à part les cas rares où la contusion est extrême et
aboutit en réalité presque à une section complète, nous croyons que
la guérison, dans la grande majorité des cas, est possible. C'est seulement une affaire de temps. A côté d'ailleurs de ces cas, où les
symptômes sont tellement frappants qu'on ne peut méconnaître la
paralysie, n'y en a-t-il pas un certain nombre où la diminution
relative des fonctions est mise sur le compte du traumatisme, de
l'impotence qui résulte de la fracture, et où la lésion nerveuse a bien
le temps de se réparer pendant les quarante ou quarante-cinq jours
d'immobilisation nécessaire à la consolidation; où, par conséquent,
la contusion nerveuse est méconnue? Les rapports intimes du nerf et
de l'os sont bien faits pour le laisser présumer.

Expérimentalement d'ailleurs, rien n'est plus facile que de produire chez l'animal la paralysie du radial, après la fracture de l'humérus. Dans une première série d'expériences dont les résultats
sont rapportés dans le *Traité de la régénération des os*, M. Ollier
signalait déjà ce fait; mais il n'avait pas pu parvenir à interposer le
nerf d'une façon permanente. Les animaux, ayant la patte tombante, ne pouvaient pas la redresser par la contraction des extenseurs;
mais au bout d'un temps plus ou moins long, les phénomènes paralytiques s'amendaient, la guérison finissait par être complète; à l'autopsie, il trouvait le nerf à sa place, en dehors du cal. Sur un chat seulement, au troisième jour d'une fracture de l'humérus, il constata
que le radial était « *engagé dans une fente de l'os et solidement
maintenu* ». Malheureusement la paralysie n'avait pas été constatée.

Ces expériences, reprises en 1878, donnèrent encore le même résultat; la paralysie est très facile à produire : il suffit, après avoir
fracturé l'humérus, de frotter les fragments l'un contre l'autre et de
leur imprimer des mouvements de circumduction en les écartant un

peu. On est bientôt averti par les cris de l'animal que le nerf a été contus, tiraillé, et on peut, si le traumatisme a été suffisant, constater les signes de la paralysie; mais elle guérit sans laisser de trace.

Nous avons dans ce moment-ci un lapin adulte, sur lequel, vers la fin de décembre, a été faite une fracture de l'humérus à la partie moyenne : on chercha à interposer le nerf entre les fragments, les manœuvres d'extension; le mouvement de circumduction imprimé au fragment inférieur, dans ce but, provoquèrent des cris prolongés et les signes évidents d'une douleur très vive. La patte à la suite, fut tombante, et les excitations cutanées, dans la zone du radial, destinées à provoquer la contraction des extenseurs et le redressement du pied, ne furent pas senties ou du moins ne donnèrent lieu à aucun mouvement; il était donc probable que le nerf, fortement contus, était inapte à conduire les sensations, aussi bien centripètes que centrifuges. Deux jours après, on n'avait déjà plus de peine à bien analyser les signes de la paralysie, et le 10 janvier il est à peu près impossible de constater une différence entre les deux membres antérieurs, autant au point de vue sensitif que moteur. Il nous paraît évident qu'il n'y a eu là qu'une contusion qui, suivant sa marche habituelle, a continuellement tendu vers la guérison.

Ainsi nous croyons pouvoir affirmer, autant au point de vue expérimental qu'au point de vue clinique, que la contusion du radial qui accompagne les fractures de l'humérus est curable dans la grande majorité des cas, quand la cause qui l'a produite a été momentanée, comme cela arrive le plus souvent.

Il est loin d'en être de même dans les cas de compression permanente par les fragments : on comprend en effet que, si la fracture est oblique, si surtout elle s'accompagne d'un certain degré de déplacement quel qu'en soit d'ailleurs le sens, une dentelure inégale, une pointe osseuse puisse se mettre en rapport avec le radial et le contusionner. Il est évident que, la réduction exacte, si l'accident est récent, ou la résection de la pointe osseuse, si la consolidation est déjà terminée n'ayant pas fait disparaître la cause de la paralysie, celle-ci n'aura aucune chance de s'améliorer. L'intervention s'impose donc et sera, si nous nous en rapportons aux cas cités, toujours efficace. A côté de l'observation, déjà citée, de Gosselin, nous rappellerons les trois cas de ce genre rapportés dans la thèse de Reuillet. Un appartient à Franck Hamilton [1], qui réséqua une pointe osseuse comprimant le médian; un

1. Franck Hamilton (de Buffalo), rapporté par Gürlt (*Fractures*, 1860-1862).

second est dû à M. le professeur Dénucé et rapporté à l'article Coud E
du *Dictionnaire de médecine et de chirurgie pratiques;* c'est du
cubital qu'il s'agissait. Un troisième enfin appartient à M. Ollier [1]; le
radial était comprimé par une pointe osseuse des fragments, qui fut
réséquée deux mois environ après la fracture ; le malade guérit complètement.

A côté de ces cas de contusion et compression permanentes par
les extrémités libres et inégales des fragments, peuvent se ranger
ceux, bien plus rares sans doute, où ces accidents proviennent de ce
que le nerf est enserré dans une fissure d'une des extrémités osseuses. L'observation suivante en est un bel exemple.

Obs. II (abrégée). — *Pseudarthrose de l'humérus par interposition
musculaire et nerveuse. Suture osseuse. Amélioration de la paralysie du radial.*

Picat, 18 ans, entre à la clinique de M. Ollier le 8 juillet 1878 pour
une pseudarthrose de l'humérus, survenue à la suite d'une fracture datant
de septembre 1877. Après 5 mois d'immobilisation en extension la consolidation, n'était pas obtenue; depuis lors, il n'a plus porté de bandage.

Le malade raconte qu'après l'accident les mouvements du poignet et
des doigts furent arrêtés partiellement. Il en est de même actuellement.
On constate une fracture de l'humérus à 12 centimètres environ au-dessus
de l'interligne du coude. Le fragment inférieur a basculé en avant, traversant probablement le brachial antérieur. Quoi qu'il en soit, le membre
est ballottant; l'extension et la flexion actives sont absolument impossibles.

17 juillet. Opération. Par une incision externe, on va à la recherche du
fragment inférieur qu'on trouve engagé dans une boutonnière du brachial
antérieur. On le libère. En allant à la recherche du fragment supérieur, on
trouve le nerf radial solidement engagé dans une fissure longitudinale de
ce fragment on a beaucoup de peine à l'isoler. Néanmoins on y parvient.
Les fragments avivés, on les suture en bonne position avec des fils métalliques; l'avant-bras est mis en flexion. Immobilisation avec une gouttière plâtrée.

19 juillet. — On constate les mouvements d'extension des doigts.

31 juillet. — Les mouvements des doigts ont augmenté. A ce moment,
M. Ollier quitte le service.

On apprend en novembre que ce malade, à la suite d'accidents de la
plaie, dut subir l'amputation du bras; il mourut enfin de pyohémie le
4 octobre 1878. On n'a plus eu de détails sur l'état des muscles et de la
sensibilité.

Il est regrettable que l'attention n'ait pas été portée davantage sur
la paralysie du radial; nous ne donnons, d'ailleurs, cette observation,

1. Thèse citée, obs. IV, p. 21.

que pour indiquer un des modes suivant lesquels le radial peut être blessé. Ce cas doit être rare, et dans aucune des observations publiées jusqu'à ce jour nous n'en n'avons rencontré d'analogue. On peut, à *priori*, penser que de grands délabrements sont nécessaires pour réaliser les conditions d'un semblable accident; outre le trait de fracture transversale, le fragment supérieur doit être le siège d'une fissure longitudinale ou oblique, fissure assez large pour loger en partie le calibre du nerf; de plus, pour que le nerf soit saisi pour ainsi dire entre les lèvres de la fissure, celle-ci doit être béante, à moins toutefois qu'on ne suppose une fissure se produisant sur un de ces os à gouttière profonde, dont parle Richet, exactement à son niveau, et l'agent fracturant, enfonçant pour ainsi dire le nerf dans la perte de substance faite à son niveau. On le voit, ce sont des conditions difficiles à réaliser et bien hypothétiques. Il n'en reste pas moins la possibilité de cet accident, constaté *de visu*, et la possibilité aussi de faire cesser la paralysie par une opération chirurgicale.

Dans les fractures transversales ou peu obliques, surtout s'il y a du déplacement ou des esquilles mobiles, on comprend mieux que le nerf puisse être saisi par les fragments, maintenu par leurs dentelures et, partant, contus et irrité. On comprend aussi que, s'il n'est pas dégagé, la consolidation s'opérant, il puisse être compris dans le cal. Enfin, s'il est accompagné par des faisceaux musculaires surtout, il peut donner lieu à une pseudarthrose par interposition. Nous en rapporterons plus loin plusieurs exemples.

Bien que l'observation suivante, qui appartient au professeur Vogt (de Greifswald) [1], ne rentre pas absolument dans le cadre de ce travail, nous en rapporterons les détails essentiels, pour montrer l'influence que peut avoir un cal nouveau sur les nerfs qui l'avoisinent, bien plus que pour donner un exemple de la conduite à tenir en pareil cas.

Obs. III. — *Libération du plexus brachial de la masse d'un cal par la résection de l'humérus* .

Une enfant de 11 ans fait le *22 février 1873* une chute d'un arbre. — Le *9 avril* de la même année, elle entre à la clinique, où l'on constate l'état suivant : fracture encore mobile du col chirurgical de l'humérus; au-dessous, on sent un cal volumineux. Il y a une paralysie sensitive et motrice de toutes les parties de la main et de l'avant-bras. Plus de réactions électriques. La sensibilité persite dans la peau du bras, grâce au brachial cutané externe et aux anastomoses avec les premiers intercostaux. Le

1. *Deutsche Zeitschrift für Chirurgie*, 1877, t. VII, p. 144. .

plexus brachial avait-il été intéressé par les fragments, ou bien était-il
comprimé? C'était la question importante. On ne pouvait attribuer la
pseudarthrose du col chirurgical à l'interposition des nerfs, mais plutòt
à l'interposition d'un fragment osseux.

« Le *10 avril*, je fis la résection de l'humérus; l'opération ne présenta
d'ailleurs aucune difficulté : le tendon de la longue portion du biceps
était déjà luxé, hors de sa coulisse, la libération soigneuse des nerfs nécessita un certain temps. Ils étaient situés au-dessous du col chirurgical et
présentaient les rapports suivants avec la pseudrathrose : au milieu du
plexus était un fragment pointu, oblique, séparé du reste de l'os, de
3 centimètres de longeur sur 1 de hauteur. Des deux côtés du sommet de
cette pointe, le plexus brachial était entouré par du périoste considérablement épaissi, de telle sorte que la libération des nerfs nécessita beaucoup
circonspection et se fit aux dépens du périoste. Au-dessous de la pointe
osseuse, la section de l'humérus fut pratiquée avec la scie à chaine
vers la limite inférieure de la plaie. Drainage, contre-ouverture et pansement phéniqué. La partie enlevée avait 9 centimètres de hauteur. Il
existait une fracture comminutive de l'extrémité humérale, avec double
trait transversal, l'un au niveau du cal, guéri par pseudarthrose, l'autre
situé à 2 centimètres plus bas, consolidé par une épaisse masse de
cal. Ce dernier correspondait au siège de l'incarcération des nerfs. »

Trois semaines après l'opération, la plaie était comblée. Après les quatre
premiers jours, sous l'influence des courants constants, pas de signe de
sensibilité. Par les courants induits, retour de la sensibilité à la chaleur
et au chatouillement dans les doigts. Des courants constants ramenè-
rent aussi quelques mouvements dans les muscles de l'avant-bras et
des doigts. Enfin l'amélioration semblait marcher rapidement, puisque la
sensibilité était revenue entière dans la moitié de l'avant-bras, que la
main appréciait les différences de température, que la flexcin de l'avan-
bras était possible et que les doigts, exécutaient quelques mouvements,
dans un bain d'eau chaude, quand la malade quitta l'hôpital. Vogt
n'indique pas la date du départ, mais il ajoute : « *La stupide indolence
des parents, lorsque je pus revoir la malade trois ans après, me
fit voir un mauvais résultat, puisque, s'il y avait des mouvements de
l'humérus et de l'avant-bras, la main était encore paralysée au point
de vue sensitif et moteur.* »

Cette observation vaut la peine qu'on s'y arrête : et d'abord rapprochons les dates ; l'accident survenu le 22 février, la malade entra
le 9 avril à l'hôpital, c'est-à-dire quarante-cinq ou quarante-six jours
après, et fut opérée dès le lendemain. N'est-il pas permis de se demander si, une fracture de l'extrémité supérieure l'humérus, comminutive et sans plaie, qui n'est pas consolidée au bout de quarante-
sept jours (temps à peu près nécessaire pour la guérison des
fractures simples du corps de l'os), doit être considérée et traitée

comme une pseudarthrose? Une intervention aussi radicale que la
résection de neuf centimètres de l'humérus n'était-elle pas trop
hâtive, et n'y avait-il pas une conduite plus sage, plus rationnelle?
Ce n'était là qu'un simple retard de consolidation ; on eût dû, ce
nous semble, appliquer un bandage régulier et attendre, quitte à
opérer, si la réunion ne se faisait pas au bout d'un certain temps.
On avait diagnostiqué l'absence d'interposition des nerfs, et d'ailleurs
l'opération ne pouvait pas être dirigée contre la lésion nerveuse,
produite par un cal sous-jacent à la pseudarthrose, puisque, laissât-
on l'os en place ou l'enlevât-on, on devait toujours libérer le plexus
des adhérences qui le comprimaient et entretenaient la paralysie.
D'ailleurs, relativement aux nerfs, rien ne pressait d'opérer avec
cette précipitation ; on pouvait espérer au contraire que la mise au
net du cal, toujours longue dans les cas de fractures à grands désordres, comme celle-ci, rendrait aux nerfs enserrés dans des tissus
hyperplasiés, mais dont la tendance était le retour à l'état normal,
une liberté assez grande pour leur permettre de reprendre une partie au moins de leur action. En un mot, nous le répétons encore,
rien ne pressait, et, malgré l'absence d'accidents opératoires, nous
ne comprenons pas l'utilité de cette opération, à notre sens trop
hâtive.

Nous aborderons maintenant l'étude des cas d'interposition nerveuse : la possibilité de cet accident ressort avec une évidente netteté des observations qui suivent ; nous n'y insisterons pas et nous
chercherons de suite à répondre à ces deux questions : Le diagnostic
est-il possible? Quelle conduite faut-il tenir? Voici, à cet égard, ce
que dit Lablancherie dans le travail que nous avons cité :

« *Etant donnée une fracture compliquée ou non, peut-on prévoir
à l'avance si le nerf sera compris dans le cal? Alors, quels moyens
employer pour prévenir cet enclavement? Je ne crois pas qu'aucun signe puisse autoriser un chirurgien à affirmer un tel accident, et, dût-il le prévoir, il n'aurait point le moyen de le prévenir.... D'ailleurs, aucune manœuvre, aucun appareil ne saurait le
dégager ; et, quant à avoir recours à un procédé opératoire pour
empêcher cet accident rare et tout problématique encore, je ne
crois pas qu'il se trouve un chirurgien assez osé pour l'entreprendre, surtout à cette période où la fracture n'est pas encore consolidée.* »

Aux questions posées par M. Lablancherie, nous répondrons tout
autrement que lui. Nous avons eu la bonne fortune de constater un cas
où le diagnostic et le pronostic purent être posés d'une façon à peu
près certaine et où, grâce à des manœuvres manuelles, le nerf put

être dégagé et mis par conséquent à l'abri de tout enclavement dans le cal. Voici cette observation intéressante, quenous avons recueillie dans le service de notre maître M. le professeur Ollier.

Obs. IV. — *Fracture de l'humérus à 10 centimètres au-dessus du coude. Interposition du nerf radial entre les fragments. Paralysie. Dégagement du nerf par des manœuvres externes. Guérison de la paralysie.*

Vuillard, vingt-cinq ans, maçon, est amené le·25 janvier 1879 à la clinique de M. Ollier. Le matin, ce malade, occupé à nettoyer un arbre de couche, eut ses vêtements saisis entre la poulie et la roue de transmission d'une machine. Il fut entraîné et fit de la sorte, à ce qu'il raconte, huit à dix tours autour de la poulie, distante de 50 à 60 centimètres seulement du mur. Ses vêtements furent entièrement déchirés, et lorsque, la machine arrêtée, on le releva, il était absolument nu ; on l'apporta immédiatement à l'Hôtel-Dieu, où l'on constata, outre des contusions superficielles sur tout le corps, une large plaie de tête à lambeau, une fracture de la cuisse à l'union du tiers moyen avec le tiers inférieur, et une fracture de l'humérus droit.

Le malade est anesthésié pour le pansement des plaies et la réduction des fractures. On constate au bras une crépitation manifeste, si accusée même qu'on peut croire à une esquille isolée. La fracture siège à 10 centimètres environ au-dessus du coude; il y a peu de déplacement. On a constaté, avant l'anesthésie, que les doigts étaient fléchis sur la main et que le malade n'arrivait pas, malgré ses efforts, à les étendre. On immobilise le membre dans un appareil silicaté.

Nous passons à dessein tout ce qui concerne la fracture du fémur, la plaie du cuir chevelu, et surtout l'état général, qui, très grave dans les premiers jours, ne permit pas de s'occuper spécialement de la fracture de l'humérus et de la paralysie du radial qui la compliquait.

Le *29 janvier*, on put constater que la paralysie des extenseurs était à peu près complète. Il n'existe dans les doigts que les mouvements d'extension qui sont sous la dépendance des interosseux et des lombricaux. Quant à l'anesthésie, elle existe sur le dos de la main et des doigts, mais elle est incomplète, et le malade sent encore un peu, par places mal délimitées, la pointe d'une épingle. Il ne se plaint d'ailleurs nullement de souffrir.

31 janvier. — On coupe le bandage du bras et on examine la fracture. Il n'y a pas encore grande trace de consolidation. On peut voir alors que la fracture est unique, qu'elle est peu oblique et siège à 10 centimètres au-dessus du coude. Peut-être y a-t-il un petit fragment isolé et mobile, dont néanmoins l'existence n'est pas certaine.

Pendant les mouvements nécessités par l'examen, le malade se plaint tout d'un coup de *fourmillements* et de *douleurs excessivement vives* dans les doigts. On s'aperçoit que ces phénomènes ont apparu en pressant de bas en haut le fragment inférieur contre le supérieur. On renouvelle l'expérience à trois ou quatre reprises, et M. Ollier fait remarquer aux assistants que, chaque fois, les mêmes manœuvres déterminent les mêmes symptômes. Il en conclut que le nerf radial est interposé entre les fragments qui le contusionnent lorsqu'on les presse l'un contre l'autre. Alors, par des mouvements de circumduction imprimés au fragment inférieur, tout en faisant une légère extension, M. Ollier cherche à dégager le cordon nerveux et à le faire sortir de la place qu'il occupe entre les fragments. Au bout de manœuvres, peu longues et peu douloureuses, M. Ollier pense être arrivé au résultat désiré : en effet, la fracture étant réduite, on peut presser sur le coude, imprimer par lui des mouvements d'ascension au moignon de l'épaule, et constater, par l'absence totale de douleurs et de fourmillements, que le radial est dégagé. Les mêmes mouvements sont répétés à plusieurs reprises et toujours avec un égal succès.

Toutefois, il n'y a pas immédiatement de modification appréciable dans les muscles innervés par le radial, et le malade ne peut pas du tout exécuter des mouvements d'extension du poignet ni des doigts.

Le même bandage est réappliqué, et ses deux valves sont fixées avec des bandes.

1er février. — Le bandage défait, on renouvelle l'expérience d'hier, avec les mêmes résultats. On cherche, par des mouvements combinés, à produire de nouveau l'engagement du nerf entre les fragments, mais on ne peut y réussir ; toutefois, il semble qu'il a été heurté une ou deux fois par une des extrémités osseuses, car le malade accuse les mêmes fourmillements, mais ils ne durent pas et sont bien moins forts qu'hier. On les détermine encore par des pressions à 10 centimètres à peu près au-dessus du coude, sur la face externe du bras.

La sensibilité est revenue en grande partie aux doigts et sur le dos de la main. La motilité est toujours nulle.

3 février. — En pressant sur le coude, on élève toujours le moignon de l'épaule, mais sans produire de douleur. Même point douloureux sur la face externe du bras ; les fourmillements qu'on provoque sont moins forts qu'avant-hier.

4 février. — On retrouve à peine le point douloureux de la face externe du bras. Il semble en outre que les efforts d'extension de la main et des doigts provoquent quelques contractions dans la masse des radiaux et du long supinateur. Il y a de plus quelques petits mouvements des doigts qui n'existaient pas hier :

8 février. — La motilité des muscles de l'avant-bras revient, mais lentement. Il n'y a plus d'altération notable de la sensibilité ni à la main ni dans les doigts.

13 février. — On constate un cal volumineux. La motilité revient toujours de plus en plus. Le bras est fixé dans une gouttière.

24 février. — Bandage silicaté. Le malade redresse bien mieux son poignet. Il semble qu'il existe encore une petite zone de demi-anesthésie dans la région des métacarpiens, entre le premier et le second.

Tout, dans cette intéressante observation, vient contredire les conclusions de Lablancherie : la possibilité du diagnostic d'abord. Les symptômes de la paralysie furent évidents dès le premier jour : anesthésie dans la zone radiale, chute de la main en flexion; ces deux symptômes suffisaient à fixer le diagnostic. Si, les premiers jours, on ne se préoccupa pas davantage de cette complication, c'est que l'état du blessé ne permit pas de prolonger l'anesthésie; en proie au shock traumatique, porteur d'une large plaie du cuir chevelu, de contusions articulaires et d'une fracture du fémur, ayant de l'incontinence d'urine, le blessé resta plusieurs jours dans une situation très critique qui fit craindre une issue fatale. On se contenta donc d'immobiliser les fractures. Quand l'amélioration se produisit, qu'il put uriner seul, que les phénomènes de dépression se furent dissipés, on se préoccupa de la paralysie. En présence d'une douleur nulle, mais de symptômes paralytiques nets, on put penser à une section du nerf; mais, outre que cet accident est excessivement rare, si même il s'est produit jamais en dehors des fractures par armes à feu, l'anesthésie n'étant pas absolue, et la suppléance n'ayant pu se produire encore, en raison du péu de temps écoulé, on aurait pu croire à une simple contusion. Cependant on ne trouvait pas par la palpation le point contus du nerf sur lequel la pression eût sans doute provoqué des douleurs ou des fourmillements dans la main.

Les mouvements seuls étaient douloureux : on dut analyser le symptôme, et c'est seulement lorsque M. Ollier s'aperçut que la pression de bas en haut sur le coude provoquait des fourmillements si elle était faible et une douleur poignante dans la main si elle était plus forte, qu'il posa immédiatement le diagnostic d'interposition. La manœuvre fut renouvelée plusieurs fois, pour se mettre en garde contre l'illusion et l'erreur; mais chaque fois elle donna un résultat absolument pareil. Il était évident que le nerf était compris entre les fragments qui le pressaient entre eux lorsqu'on repoussait l'inférieur en haut. Si les douleurs n'étaient pas permanentes, c'est que probablement, il s'était placé au fond d'une dentelure, où il était inaccessible tant que le bras était immobile, mais où allait le comprimer le fragment inférieur quand on le repoussait en haut. Peutêtre aussi était-il situé dans la place occupée par l'esquille dont l'existence était probable. Quoi qu'il en soit de ces suppositions vraisemblables, le diagnostic posé, et sous peine de voir la paralysie s'établir définitivement, il fallait dégager le nerf. La chose ne fut pas difficile; pendant que M. Ollier, tenant chacune des extrémités de l'humérus, faisait une légère extension, de façon à faciliter la sortie du nerf de sa place anormale, il imprimait des mouvements de circumduction au fragment inférieur, et c'est presque de suite que fut obtenu le résultat. Entraîné sans doute par une des dents des fragments, le nerf quitta sa situation anomale, ce dont il fut possible de s'apercevoir par la disparition des douleurs à la pression de bas en haut ; le fait fut aussi net que possible et de nature à entraîner une conviction absolue. Dès lors, la compression permanente du nerf était transformée en contusion simple, les symptômes paralytiques étaient les mêmes ; et, plus, on trouvait le point contus sur lequel la pression était fort douloureuse ; mais on avait fait cesser la cause de leur persistance, et on pouvait espérer une amélioration rapide. C'est ce qui se produisit ; on est même frappé du peu de temps que mirent les symptômes à s'amender. Mais, si l'on réfléchit qu'en somme contusion et compression, dans ce cas, n'étant qu'un ; que ce qui dominait n'était en quelque sorte que le phénomène contusion, puisque, bien qu'entre les fragments, le nerf n'était comprimé que dans les mouvements ; que ceux-ci furent fort peu nombreux, puisque moins de deux heures après l'accident le membre était immobilisé, on est en droit de penser que la période réparatrice de la contusion nerveuse commença dès la mise en appareil et qu'en définitive il y avait déjà six jours qu'elle durait lorsqu'on fit cesser la cause de la compression.

Que fût-il advenu si l'on n'eût pas dégagé le nerf? Seul, entre les fragments, comme il paraissait l'être, il n'eût peut-être pas empêché la formation du cal. Mais, en tout cas, il eût été englobé dans le tissu cicatriciel, qui, incapable par lui-même de le comprimer, comme le démontrent les faits cliniques et expérimentaux, l'eût néanmoins fixé dans sa position insolite où la persistance de la compression eût empêché le retour à l'état normal. La paralysie |eût donc été définitive. Dans le cas, au contraire, où le nerf eût été accompagné d'une certaine quantité de tissu musculaire, il eût fort bien pu, comme *dans l'observation suivante*, devenir une cause de pseudarthrose.

Obs. V [1]. — *Pseudarthrose de l'humérus par interposition musculaire et nerveuse. Dégagement et résection des fragments. Libération du nerf radial. Amélioration de la paralysie. Mort de variole quatre mois après.*

Pierre Marcoz, âgé de trente ans, entre à Saint-Sacerdos, le 25 juin 1869, dans le service de M. Ollier. Constitution vigoureuse ; pas de syphilis.

Le 5 mars, pris dans une machine, il a eu le bras cassé à la partie moyenne. Il s'aperçut d'une petite plaie au niveau de la fracture, à la partie postérieure du bras. Il ne peut dire s'il y a eu issue des fragments, mais il affirme que la plaie se cicatrisa en trois ou quatre jours.

Depuis, le premier jour de l'accident jusqu'à celui de son entrée à

1. Extraite de la thèse de Durand. *Causes et traitement des pseudarthroses.* Paris, 1870.

l'Hôtel-Dieu de Lyon, il n'a eu pour appareil contentif qu'un bandage, qui ne comprenait que l'humérus et qui n'immobilisait ni le coude ni l'épaule. Au bout de quarante jours, voyant que la fracture ne se consolidait pas, on eut l'idée de pratiquer le frottement des fragments.

C'était vers le 15 avril. Douleur vive au niveau de la fracture pendant ces manœuvres ; fourmillements très marqués le long de l'avant-bras et de la main. Depuis cette époque, anesthésie de la région dorsale de l'avant-bras et paralysie des muscles qu'innerve le radial.

A son entrée, le malade porte une pseudarthrose à la partie moyenne de l'humérus. Les mouvements du coude sont douloureux, surtout la flexion. En comprimant un point situé un peu à la face postérieure, à 10 centimètres au-dessus de la tubérosité externe, on provoque des douleurs exclusivement locales, que le malade compare à des coups de couteau et qui n'irradient jamais, ni en haut vers l'épaule, ni en bas vers la main. C'est à 3 centimètres au-dessus de ce point — qui correspond à l'ancienne cicatrice — que se trouve l'extrémité du fragment inférieur, qui fait saillie en arrière et en dehors, tandis que le supérieur, dont on ne peut sentir la pointe qu'indistinctement, semble être reporté en avant et en dedans. La distance qui sépare les fragments est assez considérable, et il est impossible, en saisissant les deux fragments, de les faire choquer l'un contre l'autre ; il semble qu'il y ait une couche de parties molles interposée entre les extrémités. Quant aux fragments eux-mêmes, leurs extrémités sont tuméfiées, surtout celle de l'inférieur. Ce dernier est immédiatement sous la peau qui adhère à l'os, au niveau de la cicatrice. La peau et les muscles, innervés par le radial, sont affectés d'une paralysie complète. D'après divers signes, M. Ollier diagnostique une pseudarthrose avec interposition musculaire permanente.

Pour expliquer la paralysie du nerf radial, il y a deux hypothèses : pendant les manœuvres faites deux mois auparavant, ou le nerf avait été contusionné, ou bien il avait été accroché par l'un des fragments et se trouvait englobé dans le tissu intermédiaire aux fragments. Pour éclairer son diagnostic, M. Ollier prit les deux fragments à pleines mains et les fit choquer brusquement l'un contre l'autre. Une douleur vive, irradiant vers la main, prouva que le nerf était emprisonné dans la fausse articulation.

La résection des fragments fut décidée et pratiquée le 2 juillet ; il fallut inciser une large couche musculaire, adhérente aux fragments, cause certaine de la pseudarthrose. Cette opération fut rendue plus délicate par la présence du nerf radial, qu'il fallut isoler et déjeter en dehors. Il avait été accroché et jeté un peu en avant par le fragment inférieur et se trouvait contenu pour ainsi dire entre les deux fragments. Le diagnostic de M. Ollier fut ainsi vérifié de tous points. Résection. Affrontement des deux collerettes périostiques détachées des fragments réséqués. Pas d'accidents immédiats. Il part le 7 juillet pour l'hospice des convalescents de Longchêne. Quarante jours après l'opération, phlegmon du bras, abcès multiples ouverts largement les uns et les autres. Au bout de quelques jours, les forces reviennent, les plaies se détergent et se ferment peu à peu.

Pendant toute la durée du phlegmon, la formation du cal n'a pas été notablement entravée. En effet, le 6 octobre, le bras, maintenu dans une simple gouttière, pour faciliter les pansements, est déjà solide ; le cal est déjà tout formé, il est très volumineux.

Les fils métalliques ont été enlevés vers le 10 septembre.

La paralysie a complètement disparu ; il remue les poignets et peut soulever son bras, déjà solide. L'état général est très satisfaisant, et on l'envoie une seconde fois à Longchêne. Tout allait pour le mieux, lorsque, vers la fin de novembre, il contracta une variole dont il mourut.

A l'autopsie, on constata une consolidation osseuse périphérique par ossification du *sautoir périostique*. Entre les fragments, on trouva un peu de tissu médullaire fibreux, non encore ossifié. Le nerf radial était à sa place normale.

Les cas de cette nature sont rares, et nous ne connaissons qu'une observation de Nélaton [1] qui puisse en être rapprochée. Il s'agissait d'un homme de trente ans, porteur depuis seize mois d'une pseudarthrose de l'humérus consécutive à une fracture compliquée de plaie, siégeant à la partie moyenne du bras. La fracture, très oblique, avait déterminé, par son chevauchement, un raccourcisssement de 2 centimètres. « Les rapports du radial, dit l'observation, peuvent être très exactement précisés. Il y a, en effet, un symptôme signalé par le malade lui-même, très pénible et que l'on peut reproduire à volonté : c'est une douleur très intense, qui se propage sur tout le trajet du nerf radial. Le pouce, l'index et même la moitié du doigt médius sont fortement endoloris lorsqu'on imprime certains mouvements aux fragments. Ce symptôme est la démonstration évidente d'une *compression* ou d'une *lésion* du nerf radial. Cherchons à laquelle de ces deux hypothèses nous devons nous rattacher. Or, à la partie antérieure des fragments, on sent, dans une partie de la rainure, un cordon fibreux qui semble disparaître tout à coup. En pressant fortement ce cordon, on réveille la douleur si parfaitement limitée que je viens de décrire. Que se passe-t-il là ? Le nerf radial plonge entre les deux fragments, et, lorsque ceux-ci se rapprochent, il y a compression du nerf et douleur signalée par le malade. Nous nous trouvons donc ici en présence d'une pseudarthrose avec passage d'un nerf important entre les fragments. » On réséqua, on isola le nerf avec précaution, et, quand l'observation fut publiée, près d'un mois après, le malade était en bonne voie de guérison.

Comme on le voit, dans ces deux observations, c'est encore la

1. Nélaton, *Gazette des hôpitaux*, 1857, p. 195 et 214.

douleur provoquée par le choc des fragments qui permit de faire le diagnostic. Dans notre cas, la pression sur tout le bord externe du fragment inférieur ne provoquait aucune sensation douloureuse dans la zone de sensibilité du nerf, à l'avant bras et à la main. Le nerf n'était donc pas à sa place habituelle. Mais le choc de bas en haut, sur le fragment inférieur, en provoquant une crise douloureuse dont le pouce et l'index, indiquait suffisamment qu'il était interposé entre les deux extrémités osseuses. A l'état de repos, comme dans le cas de Nélaton, où la paralysie même n'est nullement mentionnée, il n'était donc pas comprimé, et il ne nous semble pas hasardé d'admettre que la paralysie était la conséquence de la manœuvre exécutée quarante jours après l'accident. Ici encore, on avait affaire surtout à une contusion qui présentait ceci de particulier, en l'absence de consolidation, qu'elle était pour ainsi dire intermittente, puisqu'elle ne se produisait que dans les mouvements, mais aussi qu'une intervention opératoire était absolument indispensable.

Des observations qui précèdent résulte d'une façon péremptoire la possibilité du diagnostic de l'interposition. Quelle serait donc la conduite à tenir, en pareil cas, si les manœuvres externes venaient à échouer? faudrait-il intervenir chirurgicalement, en mettant à découvert le foyer de la fracture, ou attendre la consolidation pour pratiquer une opération analogue à celle de MM. Ollier, Trélat, Tillaux, De Lens? La réponse ne nous paraît pas douteuse, et l'intervention immédiate nous semble la seule conduite à tenir. Il est bien entendu qu'on ne devrait agir ainsi qu'en employant les moyens antiseptiques dans toute leur rigueur. Si pareille opération, avant l'emploi du pansement de Lister et de l'iodoforme, eût pu paraître une entreprise hasardée, il n'en n'est assurément plus de même à présent. Qu'on compare d'autre part les avantages et les inconvénients de l'opération immédiate et d'une opération secondaire! D'un côté, une fracture compliquée sans doute, mais une grande facilité à dégager le cordon nerveux, qui est encore libre; d'autre part, l'évidement d'un tissu osseux jeune et par conséquent bien susceptible d'inflammation, et puis surtout la difficulté de retrouver le nerf au milieu d'une masse osseuse volumineuse, et la possibilité de le blesser, malgré toutes les précautions. En outre, si le plus souvent le nerf ne fait que traverser le cal, l'exemple rapporté par De Lens d'aiguilles osseuses pénétrant dans sa substance et pouvant compromettre gravement ses fonctions est une nouvelle raison de ne pas attendre et d'agir, aussitôt le diagnostic assuré, pour libérer le cordon nerveux, qui n'a aucune tendance à se dégager de lui-même. Actuellement, en effet, les observations sont assez nom-

breuses pour qu'on n'ait plus de doute sur le sort réservé au nerf,
quand il est maintenu dans la zone du cal. Il est englobé par lui, et
si une cause de compression existe, de transitoire qu'elle était, elle
devient définitive, ainsi que la paralysie qui en est la conséquence ;
une opération est indispensable. Après avoir rappelé en peu de mots
l'observation de M. Ollier [1], nous rapporterons sans commentaires
celles de Busch, dont nous devons la traduction à M. le Dᵣ E. Vincent,
chirurgien-major de la Charité, et à notre ami le Dᵣ M. Gangolphe,
chef de clinique chirurgicale. Reproduire dans leur totalité ces observations allemandes serait allonger inutilement ce travail ; nous n'en
donnerons donc que des résumés, où les parties intéressant la lésion
nerveuse elle-même et l'opération ont été traduites littéralement.

Oɴꜱ. VI. — *Nerf radial comprimé dans un canal osseux accidentel, à
la suite d'une fracture de l'humérus. Dégagement du nerf par une
opération chirurgicale. Guérison de la paralysie.*

A. Lombard, vingt-deux ans, s'est fracturé l'humérus quatre mois
auparavant. Douleurs vives au niveau de la fracture, dans les premiers jours. Cal solide, inégal. Atrophie du membre. Paralysie motrice
complète. Diminution de la sensibilité. Sensibilité douteuse du nerf au-
dessous du cal, absence complète à son niveau ; douleurs vives à la pression au-dessus.

Le 10 septembre 1863, opération qui consiste à chercher le radial ou
une de ses branches ; quand on en a rencontré une, on la suit jusqu'au cal,
dont on fait sauter une partie, qui est lisse à sa face profonde. On sculpte
alors dans l'os une large gouttière. « *Je vis alors,* dit M. Ollier, *que le
nerf, renflé comme un ganglion dans la moitié supérieure de la
gouttière que j'avais creusée, était étranglé par une pointe osseuse,
obliquement située et paraissant provenir du fragment inférieur. Le
nerf étant serré comme par une ligature : il avait 3 millim. d'épaisseur, tandis que la partie renflée et située au-dessus avait 1 centim. Je
fis sauter la pointe osseuse, reste du pont osseux qui étranglait le nerf ;
je passai un stylet derrière cet organe pour l'isoler complètement.* »

Il y eut des fourmillements dès le sixième jour. Le seizième, la main
se relevait un peu. Un an après, plus d'atrophie. Même force des deux
côtés. Seulement, dans l'extension forcée, un peu de faiblesse dans le petit
doigt et l'annulaire.

Telle est cette importante observation, la première en date, où le
chirurgien dut aller à la recherche du nerf, avec la gouge et le ciseau, en plein tissu osseux. Dans le premier cas de Busch en effet,
antérieur de quelques mois, mais publié après l'opération de
M. Ollier, le nerf n'était pas à l'intérieur du cal : il était à sa surface,

---

1. Ollier, Académie de médecine, 28 août 1865.

mais comprimé contre lui par l'agglutinement du tissu fibreux et
des muscles [1].

Obs. VII. (de Busch) [2]. — *Guérison d'une paralysie du radial par le
dégagement du nerf compris dans les tissus fibreux qui entouraient
le cal d'une fracture de l'humérus.*

Le 17 mars 1863, ce chirurgien opéra un ouvrier, porteur depuis cinq
mois d'une paralysie du radial produite par une fracture de l'humérus.
Par une incision externe, il mit le nerf à découvert dans sa gaine et
le poursuivit sous le triceps. Là, il vit qu'en avant du cal s'étendait un
pont de tissu cicatriciel très serré, de faisceaux musculaires agglutinés,
qui paraissaient provenir de ce que, dans le déplacement des fragments
suivant leur longueur, les fibres du chef externe du triceps, qui se trouvaient au-dessus du nerf, émanant de l'os, avaient été déchirées, et
s'étaient ensuite accolées à la cicatrice osseuse. Il fallut fendre, sur une
étendue de 2 pouces, ce solide pont pour délivrer le nerf radial de toute
pression. Le résultat fut immédiat. Trois mois après, la main avait repris
tous ses usages.

En 1872, le même chirurgien [3] rapporta le fait suivant :

Obs. VIII. — *Guérison d'une paralysie du radial par le dégagement
du nerf, compris dans le cal osseux d'une fracture de l'humérus.*

Un mineur eut, à la suite d'une fracture du bras, une paralysie du
radial ; examiné seize semaines après l'accident, on trouva une abolition
absolue de tous les modes de la motilité et incomplète de la sensibilité
dans la zone de distribution du nerf.

Incision externe, qui permet de trouver le nerf radial, de grosseur à
peu près normale, emprisonné dans un tunnel osseux. Il fallut beaucoup
de prudence pour faire sauter la paroi du tunnel et dégager le nerf sans
le blesser ; on dut faire une tranchée longue d'un pouce et demi. Le
trajet du canal n'était pas rectiligne ; il offrait, ainsi que le nerf, une
courbure à angle droit. Du tronc nerveux se détachait un filet qui se
rendait au triceps ; ce filet nerveux n'était pas altéré, comme le prouvait
l'excitation électrique. Immédiatement après l'opération, le malade put
faire de légers mouvements d'extension des deuxième et troisième doigts ;
le quatrième jour, réaction électrique de tous les muscles dorsaux.

1. Quelque temps après cette opération, M. Ollier rencontra un cas d'incarcération du sciatique dans une fracture du tiers inférieur du fémur. C'était sur un
homme de quarante-cinq ans environ, qui avait fait une chute d'un lieu élevé et
avait été soigné par un empirique de village. Le cal était surtout saillant et ra-
boteux en arrière. Les muscles de la jambe et du pied étaient presque entièrement
paralysés, principalement ceux animés par le sciatique poplité interne. M. Ollier
se proposait d'aller chercher le nerf sciatique dans la masse du cal, quand une
épidémie d'érysipèle le força à différer l'opération. Sur ces entrefaites, le malade
partit et ne revint plus. Il n'avait obtenu aucun résultat de l'électricité et des
moyens propres à faire diminuer le cal. La fracture datait de près de deux ans.
2. Busch (de Bonn), *Allgemeine medis. Centr. Zeitung*, 1863.
3. *Berliner klinische Wochenschrift*, 1872, t. IX, p. 443.

De tout ce qui précède, nous croyons pouvoir légitimement tirer les conclusions suivantes :

La paralysie du radial, fréquente dans les fractures de l'humérus (du corps et exceptionnellement des extrémités), est le plus souvent la conséquence d'une contusion de ce nerf, produite par la cause fracturante ou par les fragments. Elle est alors curable, à plus ou moins longue échéance, par l'électricité ou par la résection de la pointe osseuse qui contusionne le cordon nerveux.

L'interposition du nerf entre les fragments peut se produire et s'il est accompagné d'une certaine quantité de faisceaux musculaires, donner lieu à une pseudarthrose. Le diagnostic de cette interposition se fait surtout par la percussion de bas en haut sur le coude, et par conséquent sur le fragment inférieur ; si le nerf est interposé, le blessé éprouvera des fourmillements ou de la douleur dans la zone de sensibilité du nerf (obs. IV, V ; observation de Nélaton).

On peut, par des manœuvres externes, dégager le nerf (obs. IV) et mettre par là le malade à l'abri de la paralysie. Si les manœuvres échouent, on doit, usant de toutes les précautions antiseptiques, inciser, mettre à nu le foyer de la fracture et faire cesser l'interposition, sous peine de voir le nerf englobé dans le cal.

Si cet accident vient à se produire, l'évidement du cal, quand le nerf le traverse en plein tissu osseux, ou son dégagement de la gouttière ostéo-périostique qui l'enserre, s'imposent, comme les seules ressources pour guérir la paralysie (obs. VI, VII, VIII) [1].

---

1. Depuis que ce travail est à l'impression, nous avons eu connaissance de l'intéressante thèse de M. Boularan (Paris, 1884), dans laquelle l'auteur rapporte, outre les cas épars dans les journaux et dans les thèses précédentes, trois observations inédites.

En novembre 1881, M. le professeur Lefort libéra le nerf radial compris, depuis plusieurs mois, dans un canal osseux de 4 centimètres fourni par le cal d'une fracture intra-articulaire de l'extrémité inférieure de l'humérus. Le malade, un peu amélioré, ne fut pas suivi longtemps. Une première recherche du nerf, faite par M. Blum, avait été infructueuse.

M. Polaillon, sur un homme de 51 ans, fit, en février 1883, une opération analogue pour une fracture sus-condylienne, compliquée de plaie, datant de 41 jours, dont le cal englobait dans sa masse, encore fibreuse en partie, le nerf radial. La paralysie, motrice surtout, — elle avait été immédiate, — s'améliora progressivement, mais fort lentement. Néanmoins, à la fin de décembre 1883, le malade avait repris son travail.

Dans le troisième cas, dû à M. F. Terrier, il s'agissait d'une fracture simple ; les symptômes paralytiques apparurent le septième jour. Plus de quatre mois après, M. F. Terrier fit sauter avec le ciseau un pont osseux qui recouvrait le nerf aplati. Après des alternatives d'amélioration, la paralysie s'amenda définitivement, et, sept mois après, la sensibilité et la motilité étaient tellement revenues qu'on pouvait compter sur une guérison complète.

DE QUELQUES VARIÉTÉS RARES
DE L'ULCÈRE SYPHILITIQUE DES JAMBES

Par le Docteur G. NEPVEU

I

Certains ulcères syphilitiques des jambes que nous avons pu étudier dans le service de M. Verneuil, présentent une physionomie tellement particulière qu'il nous semble utile d'en faire une description spéciale.

S'ils coïncident avec les varices des jambes, ils peuvent être l'objet d'erreurs de diagnostic d'autant plus inévitables qu'on n'est pas encore familiarisé avec les lois de l'hybridité morbide, et peu habitué à retrouver dans la production d'une affection locale complexe les divers facteurs qui composent l'association pathologique.

Une première variété bien curieuse c'est l'*ulcus elevatum* tertiaire ; en voici un exemple :

Obs. I. — X.... a *trente-cinq ans* et paraît en avoir soixante ; c'est un alcoolique invétéré ; il présente de l'œdème des jambes, une ascite et une cirrhose du foie ; sur la jambe gauche se trouve une vaste plaie qui occupe la partie antérieure et inférieure.

Elle avait débuté par des ulcérations circonscrites, peu profondes, qui s'étaient réunies et avaient formé un vaste ulcère ; d'abord creux, il s'était élevé peu à peu, et à sa place on voyait une véritable tumeur, large de 6 centimètres, longue de 8 et faisant au-dessus du plan des parties voisines une saillie de 4 centimètres, indolente au toucher, molle, peu vasculaire ; elle était peu mobile sur les parties profondes, auxquelles elle semblait adhérer ; çà et là sur le membre se trouvaient des cicatrices d'ulcérations anciennes ; les ganglions inguinaux étaient durs, quoique peu volumineux. Sur la jambe droite existe au tiers moyen un ulcère peu profond, à grand diamètre transversal, de 7 centimètres de long ; il n'a pas le moindre vestige de varices ; cinq ans avant son entrée, il a eu un chancre de la verge, pour lequel il n'a pris de pilules mercurielles que pendant trois semaines.

Le traitement mercuriel, repris à nouveau, amène une guérison complète, mais d'une façon assez lente, à cause de l'état général du malade.

J'ai eu occasion de voir dans le service de M. Verneuil 2 cas semblables ; ces faits sont rapportés dans une thèse (Mirpied, 1882). Dans une de ces observations, il s'agit d'un homme de *cinquante ans* qui présentait sur la jambe droite un ulcère de grande étendue avec saillie de même nature. On lui avait *amputé la jambe gauche* au lieu d'élection pour un ulcère très rebelle.

Après avoir vainement essayé le traitement classique de l'ulcère variqueux, M. Verneuil, soupçonnant une production syphilitique de forme insolite, lui administra l'iodure de potassium et lui fit couvrir l'ulcère de sparadrap de Vigo ; deux semaines après, la saillie avait disparu, et, lorsqu'il quitta le service, le malade n'avait plus qu'une petite plaie de quelques millimètres d'étendue.

La guérison fut tout aussi rapide sur le nommé *Jean, cinquante-deux ans.* Son ulcère, qui *de la tubérosité antérieure du tibia descendait jusqu'au cou-de-pied*, était formé de masses bourgeonnantes, qu'ébranlaient les mouvements des *muscles* et des *tendons*. 3 grammes d'iodure de potassium par jour et le sparadrap de *Vigo* amenèrent rapidement la guérison.

En résumé, voici trois observations où l'on constate, chez les malades chez lesquels la syphilis était plus ou moins nettement établie, un ulcère à caractère particulier, bords circinés, fond végétant, saillie mobile avec les mouvements des *muscles* et des *tendons*.

Dans tous ces cas, le traitement ordinaire des ulcères variqueux a été sans succès ; ce n'est que par le traitement anti-syphilique que la lésion a guéri.

On est donc absolument en droit de conclure que l'*ulcus elevatum est une variété d'ulcères syphilitiques qu'on peut rattacher à la période tertiaire.*

II

En regard de ces ulcères à fond végétant, nous pouvons placer une autre variété dans laquelle l'ulcère perfore le derme, l'aponévrose même et arrive au contact des muscles, des gaines synoviales et des os.

OBS. II. — *Lecœur, quarante-huit ans, reçoit en 1848 un moellon sur la cheville du pied gauche ;* les excoriations du derme qui suivirent se cicatrisèrent rapidement ; en 1870, il remarqua que ses cheveux tombaient en grande quantité et qu'un mal de gorge sur lequel il ne peut donner de détails durait quelques mois ; il y a trois ans, il eut à la jambe quelques ulcérations dont il ne peut indiquer le caractère ; elles se sont fermées, et depuis quelque temps la peau s'est rouverte à nouveau, et le malade porte sur la jambe gauche, à deux travers de doigt au-dessus de la malléole externe, un vaste ulcère losangique qui a environ 10 centimètres de large sur 0 m. 15 de long; les bords en sont minces, et au fond *on aperçoit le tibia à nu.* Le malade n'a pas la moindre varice; en revanche, il est nettement syphilitique; le traitement spécifique améliore singulièrement son état, l'os s'est rapidement couvert; sa guérison définitive n'est plus l'affaire que de quelques jours.

Obs. III. — Carton, quarante-trois ans, est une homme solide et bien portant; il porte à peine des traces de varices; en 1870, un obus, éclatant devant lui, a projeté sur ses jambes une certaine masse de terre; ses jambes, surtout la droite, ont été fortement écorchées. Il guérit rapidement et dix-sept jours après retournait à sa batterie. En 1873, il fut atteint d'un ulcère très nettement caractérisé; un érysipèle survint peu à près; il en guérit; depuis lors son ulcère s'est rouvert cinq fois, et cinq fois il fut obligé d'aller à l'hôpital, à Beaujon (1873), à la Riboisière (1878), à Saint-Louis (1880), à la Riboisière (1882), à la Charité (1883).

Actuellement, la jambe droite présente un grand ulcère de 10 à 12 centimètres dans ses deux plus grands diamètres; il est situé en arrière et sur la malléole interne; les bords sont à pic, mais sinueux.

Sur le fond, on observe *deux saillies longitudinales comme deux longs boyaux,* qui descendent derrière la malléole. Lorsqu'on prie le malade de remuer le pied, on reconnaît facilement, aux mouvements qui s'y passent, que ces saillies longitudinales *sont formées par les gaines synoviales des péroniers.*

Au-dessus de cet ulcère, on en observe trois autres, arrondis, nummulaires, de la largeur d'une pièce de 1 franc, l'un à quelques centimètres au-dessus, les deux autres plus haut encore. La multiplicité des lésions, leur profondeur, le pourtour sinueux font reconnaître des ulcères syphilitiques.

Une interrogation minutieuse apprend que le malade avait eu des chancres en 1872, qu'il avait été soigné à l'hôpital du Midi; malheureusement il n'avait pu suivre son traitement que quelques semaines. Aussi la syphilis existait-elle toujours en puissance chez lui, et n'a-t-il fallu qu'un choc pour localiser au point frappé le virus syphilitique. Depuis le 19 juillet, on lui fait prendre le sirop de *Gibert,* et actuellement il va bientôt sortir de l'hôpital; l'ulcère est entièrement fermé.

Obs. IV. — Voyez Marie, après deux grossesses, a eu des varices très marquées, surtout à gauche; il y a deux ans, éruption de petits clous qui ont laissé des cicatrices blanchâtres et à bords légèrement pigmentés; à gauche, depuis six mois, ces ulcérations sont au nombre de deux; la plus petite, située au tiers supérieur de la jambe, grande comme une pièce de deux francs, siège sur une tuméfaction arrondie; elle est entourée d'une peau rouge violacé; ses bords sont circulaires, taillés à pic; le fond granuleux présente par places des fragments de tissu cellulaire mortifiés. Lorsque la malade exécute un mouvement du pied ou de la jambe, on voit se mouvoir le fond de l'ulcère; la peau est donc complètement détruite. Au-dessous de cette ulcération s'en trouve une autre beaucoup plus étendue et qui va du tiers moyen de la jambe jusqu'à la base de la malléole externe; ses bords sont irréguliers, festonnés, le fond sanieux, anfractueux, immobile lorsqu'on fait mouvoir les muscles du pied.

La multiplicité des lésions, la destruction totale de la peau, voilà les caractères qui font porter le diagnostic d'ulcères syphilitiques. Le traitement mixte est ordonné à la malade, qui entre rapidement en voie de guérison; au moment de sa sortie, l'ulcère n'avait plus que la largeur d'une pièce de cinq francs.

En résumé, voici trois ulcères, dont les caractères extérieurs, les signes anamnestiques, les lésions concomitantes et le traitement mixte ont établi la nature spécifique. Ils se rapprochent tous trois par ce caractère particulier qu'ils ont perforé complètement le derme, le fascia sous-cutané et l'aponévrose, pour arriver, l'un jusqu'au tibia, l'autre jusqu'aux muscles, le dernier jusqu'aux gaines synoviales des péroniers; on pourrait peut-être les désigner sous le nom d'ulcères perforants syphilitiques de la jambe. Succèdent-ils à des périostites, ou des myosites, ou des périsynovites gommeuses? ou bien l'ulcération a-t-elle son point de départ dans la peau et de là s'étend-elle jusqu'aux parties profondes? Nous n'en savons rien.

III

Il existe aussi une troisième variété combinée avec des hyperostoses des os ; le docteur de James Israël dit avoir observé dans son service un cas de ce genre [1]. Du reste, dans une période de deux ans et demie, il a eu occasion de traiter dix cas d'ulcères syphilitiques des jambes, cinq cas chez les hommes, cinq cas chez les femmes. Peut-être y aurait-il lieu de se demander si certaines hyperostoses consécutives aux ulcères des jambes ne sont pas des phénomènes concomitants dus à la même cause diathésique. Nous en exceptons bien certainement, hâtons-nous de le dire, ces hyperostoses consécutives aux ulcères rebelles que M. Reclus a décrit dans le *Progrès médical* [2].

IV

Dans un certain nombre de cas, la peau de la jambe se trouve perforée de trous innombrables qui semblent avoir pour origine une affection syphilitique des glandes même de la peau ; j'en ai observé deux ou trois cas dans le service de M. Verneuil, et Israël, dans la note dont nous avons parlé plus haut, rapporte un cas dans lequel la

---

1. *Archives de Langenbeck*, t. XX, p. 283.
2. *Décembre 1879*, p. 955, 976, 995.

peau du mollet était perforée d'un très grand nombre de trous qui communiquaient ensemble et formaient une véritable dentelle (Strickwerk). Peut-être pouvons-nous dire qu'ici les ulcérations sont produites par des altérations syphilitiques des glandes de la peau, M. Verneuil incline à le croire.

En résumé, nous pouvons poser comme conclusion de cette étude que la syphilis en se combinant aux ulcères variqueux, échappe parfois aux légitimes soupçons du médecin ; cependant il est certaine forme que cette hybridité même ne pourrait parvenir à céler. Ce sont ces innombrables petites *perforations de la peau,* ce sont ces *ulcères perforants,* qui mettent à nu les muscles, le périoste, les os, les synoviales tendineuses ; ce sont aussi ces ulcères végétants, décrits pour la première fois par M. Verneuil sous le nom d'*ulcus elevatum tertiaire ;* ce sont enfin ces ulcères accompagnés d'hyperostose syphilitiques des os que le traitement mixte seul guérit. Comme on le voit, voilà certaines variétés peu connues et nouvelles qui peuvent être l'origine de singulières erreurs lorsqu'elles coïncident avec des varices, et ce ne sera pas trop, pour juger leur véritable nature, de s'appuyer sur quelques-uns des caractères que nous venons de mettre en relief.

REVUE DES SOCIÉTÉS SAVANTES

SOCIÉTÉ DE CHIRURGIE

23 janvier — 13 février.

M. PÉRIER. *Opération d'Estlander.*

Il rapporte deux observations personnelles. Dans son premier cas il a enlevé seulement deux côtes à un malade qui s'était longtemps refusé à l'opération et dont l'état ne fut pas modifié par cette dernière, qui ne l'empêcha pas de succomber. Le second a trait à un homme de quarante-trois ans, qui portait une fistule pleurale depuis près d'un an. Elle aboutissait à une cavité d'une capacité de 750 centimètres cubes, qui paraissait augmenter et dans laquelle on avait perdu un tube. M. Périer commença par retirer le tube par un procédé simple et bon à signaler : il remplit la cavité de liquide et plaça pour la vider son orifice dans une position déclive, après y avoir introduit une pince dans les mors de laquelle le liquide amena le tube en s'écoulant. M. Périer procéda à l'opération le 27 octobre et enleva 6 côtes sur une étendue de 8 à 9 centimètres chacune, par trois incisions distinctes, l'une pour la quatrième et la cinquième côte, l'autre pour la sixième et la septième ; l'autre enfin, qui communiquait avec l'orifice fistuleux, pour la huitième et la neuvième côte ; chacune de ces incisions fut suturée et drainée à part ; la *première côte* fut seule un peu difficile à enlever. Lavages au sublimé après l'opération ; 38°,6 seulement pendant quelques jours, sans que le malade cesse jamais de manger ; petit mouvement ascensionnel seulement à chaque lavage. Le 20 décembre, la cavité ne mesurait plus que 200 c. c., et 100 seulement au commencement de janvier. En ce moment, la suppuration devient un peu odorante et augmente un peu de quantité.

M. LUCAS-CHAMPIONNIÈRE présente les côtes qu'il a enlevées au malade dont il a parlé dans l'avant-dernière séance ; il a réséqué 5 côtes, de la neuvième à la cinquième, sur une étendue de 10 centimètres pour la première et de 6 pour la dernière, et a fait des lavages avec le chlorure de zinc au 100e. Il insiste sur l'induration rapide de la paroi. Son malade, qui suppurait depuis vingt et un mois, avait de la fièvre hectique.

M. MONOD lit à la Société un passage d'une lettre de M. Létiévant, qui réclame la priorité de cette opération, qu'il a pratiquée plusieurs fois à Lyon en 1875.

M. MARC SÉE a enlevé sur un malade 5 centimètres des sixième, septième, huitième et neuvième côtes par une seule incision verticale; il a fait un pansement à plat avèc l'iodoforme. La suppuration a d'abord beaucoup diminué, puis un peu augmenté; mais la poche continue à se rétrécir. Cette opération est encore trop récente pour qu'on puisse préjuger son résultat, mais l'état général est déjà très amélioré.

M. TRÉLAT croit l'incision de M. Sée insuffisante et préfère le grand lambeau à base supérieure; celui-ci a cependant l'inconvénient d'exposer à la production de fistules latérales consécutives; il vaudrait mieux, quand l'opération ne doit pas être très étendue, faire porter les incisions sur une partie du thorax qu'on laisse intacte, faire par exemple deux incisions plus ou moins horizontales au-dessus et au-dessous du foyer de résection et les réunir par une incision verticale qui passerait au milieu de ce dernier.

M. VERNEUIL. En présence d'améliorations aussi rapides, immédiate chez l'opéré de M. Lucas-Championnière, survenue au bout de deux jours chez celui de M. Sée, on est en droit de se demander si l'amélioration n'est pas due à l'ablation du corps étranger dans le premier cas et à la large ouverture du foyer plutôt qu'à la résection même. Pour établir réellement la valeur de cette dernière, il faudrait noter dans les observations la quantité dont les côtes se sont rapprochées et la distance définitive à laquelle se sont fixées les extrémités sectionnées.

M. MARC SÉE n'a pas touché à la plaie et n'a pas augmenté l'ouverture de la fistule; on ne peut donc attribuer l'amélioration de son malade qu'à la résection. Il est bon de mettre après l'opération une bande de caoutchouc autour du corps pour faciliter la rétraction.

M. BERGER rapporte un cas malheureux d'opération d'Estlander, faite sur un malade qui avait à peine un mois à vivre sans l'intervention, mais dont celle-ci a certainement hâté la fin. Il s'agit d'un homme de trente ans de parents tuberculeux, qui avait une pleurésie subaiguë depuis plus de deux ans, deux fois ponctionnée et ayant fourni la première fois un liquide séreux et la seconde un liquide purulent, qui se reproduisit. L'empyème antiseptique est pratiqué le 4 novembre et donne issue à trois litres de pus; la suppuration se tarit presque complètement pour reparaître; la fièvre hectique s'allume, et la mort est imminente. M. Berger se décide à l'opérer le 15 janvier. Le chloroforme est donné avec les plus grandes précautions et inspire cependant à plusieurs reprises des inquiétudes; M. Berger fait un lambeau triangulaire à base supérieure et postérieure et pratique sans difficultés une résection sous-périostée comprenant 7 centimètres de la onzième côte, 13 de la dixième, 12 de la neuvième, 10 des huitième et septième, 11 de la sixième, 10 de la cinquième, 8 5 de la quatrième, et 5 de la troisième, tout en restant encore loin du poumon et sans intéresser le moins du monde la paroi pleurale, sauf au niveau de la partie postérieure du onzième espace pour faire une contre-ouverture. L'opération avait duré une heure dix; le malade était dans un état alarmant, et il succomba à quatre heures et demie du soir.

A l'autopsie il n'y avait ni sang ni pus dans le foyer traumatique; le rapprochement des côtes était déjà sensible; la plaie n'avait pas été touchée, et le poumon était caché en arrière et en haut de la cavité thoracique, recouvert par des fausses membranes, à 12 centimètres du diaphragme et réduit aux dimensions d'une lamelle de 8 centimètres de longueur sur 3 et 10. Son tissu, solide, fibreux, dense, non insufflable, contenait quelques tubercules crétacés ou caséeux. Le poumon gauche, sain en bas, présentait de la pneumonie chronique en haut et en arrière, avec quelques tubercules, quelques-uns ramollis et d'autres crus.

La présence des bacilles tuberculeux dans les produits de sécrétion aurait pu servir de contre-indication; mais leur présence n'est pas une contre-indication formelle quand les lésions tuberculeuses ne menacent pas directement l'existence.

Répondant ensuite aux objections qui lui ont été faites à propos de son rapport, M. Berger discute successivement l'époque à laquelle on [peut déclarer une fistule pleurale incurable, l'influence de sa persistance sur l'état général et l'efficacité de l'opération d'Estlander.

La limite à laquelle on peut déclarer une fistule confirmée n'est pas connue, et on a pu en voir guérir spontanément au bout de deux ou trois ans; mais la grande généralité de celles qui doivent guérir se ferment du quinzième jour au quatrième ou cinquième mois.

Une fistule pleurale n'est pas incompatible avec une santé relative dans certains cas; mais le sujet est toujours exposé à des retours inflammatoires, à des rétentions fébriles dues au rétrécissement ou à l'oblitération de l'orifice fistuleux. Généralement, une fistule pleurale est une complication grave, mais il faut en distinguer deux catégories suivant qu'elle aboutit à une cavité appréciable ou qu'elle se termine en doigt de gant; les premières donnent seules des accidents, et l'opération a le plus souvent pour résultat de les transformer en fistules de la seconde variété.

Enfin l'opération n'est pas efficace dans tous les cas: elle dépend de conditions multiples; mais les deux principales contre-indications sont l'absence de cavité (2e variété de fistules) et l'absence de tendance à la rétraction thoracique, l'effacement des espaces devant être complet pour que l'on soit autorisé à intervenir. Pour les cas extrêmes, la limite est douteuse, et l'on n'a notamment que des données imparfaites pour reconnaître la rétraction définitive du poumon.

Au point de vue du manuel opératoire, la forme des incisions n'a pas grande importance; elle est subordonnée à l'étendue de la résection, et les plus simples sont les meilleures. Il est impossible d'isoler la fistule du foyer de résection sans ménager les deux côtes qui la limitent, ce qui est fâcheux. Enfin l'ablation secondaire du périoste, proposée par M. Monod, serait une complication sérieuse d'une opération déjà longue : il vaut mieux faire des résections un peu plus étendues et favoriser la rétraction par un bandage compressif. On pourra rendre l'opération d'Estlander plus rare en opérant de bonne heure par l'empyème les pleurésies purulentes.

M. Sée. Il faut ajouter comme contre-indication un état général trop grave et l'étendue trop considérable de la cavité purulente avec retrait extrême du poumon; une cavité qui contient un litre de liquide paraît inopérable.

M. Berger. Il est impossible le plus souvent de remplir la cavité pleurale pour la mesurer, à cause de la dyspnée du malade, qui rend ses mouvements souvent très limités; du reste, on a vu s'oblitérer après l'opération des cavités d'une capacité supérieure à un litre. Il est difficile de dire à quel moment l'état est désespéré, car des observations d'Estlander montrent qu'on peut revenir de loin.

M. Robin (de Lyon). *Ostéoclasie dans le genus valgum.*

M. Robin a opéré avec M. Mollière, dans le service de ce dernier, 83 malades, avec l'appareil qu'il a présenté à la Société dans la séance du 1er août 1882, en exposant son manuel opératoire, qu'il n'a pas modifié : il fait une fracture transversale sous-périostée du fémur à deux travers de doigt au-dessus de l'articulation, sans agir sur cette dernière; la fracture se produit aussi bien quand le genou est désarticulé. Après l'ostéoclasie, le membre est redressé seulement au bout de quarante-huit heures environ; ce *redressement tardif* évite toute réaction locale, toute hydarthrose et toute apparence de cal; il ne reste au niveau de la fracture que l'angle de la courbure compensatrice nécessaire au redressement; la consolidation est obtenue au bout de 30 jours en moyenne. M. Robin tient à affirmer que la priorité de cette méthode lui appartient et que le second appareil de Collin n'est qu'une copie du sien.

M. Robin présente à la Société 15 malades opérés par ce procédé qu'il a amenés de Lyon; ils marchent tous bien et se mettent assez facilement à genou. L'un d'eux, opéré depuis deux ans et demi, qui avait été déjà autrefois opéré par Delore et faisait avec peine un kilomètre avant la dernière opération, est venu à pied de Lyon à Paris. Un autre, fracturé au niveau d'un cal vicieux, guérit en 43 jours sans gonflement, ni ecchymose, ni raideur, quoiqu'on ait été obligé d'employer pour effectuer cette fracture la force énorme de quinze cents kilogrammes.

M. Chauvel. *Pied plat valgus douloureux* (suite de la discussion).

Il a dépouillé les procès-verbaux du recrutement de 1876 à 1883 et a constaté que le nombre des exemptions pour pied plat variait constamment avec les régions et était par conséquent avant tout une affaire de race. Plus rares dans le Nord et le Pas-de-Calais, les pieds plats sont de beaucoup les plus fréquents en Bretagne. M. Chauvel a d'ailleurs réuni dans un tableau les chiffres précis établis par ses recherches.

M. Després. C'est dans les *Archives générales de médecine* de 1872 que Duchenne de Boulogne a exposé en détail sa théorie du pied plat valgus douloureux, qui est la meilleure de toutes celles qu'on a proposées.

M. Després présente à la Société trois malades à diverses périodes de cette affection et résume ainsi son opinion :

Le pied se dévie en valgus avant de s'aplatir, toujours par impotence fonctionnelle d'un groupe de muscles, comme l'a établi Duchenne de Boulogne.

A la seconde période, il y a des douleurs dans tout le pied et quelquefois aux chevilles, le pied commence à s'aplatir, mais est encore creux au repos.

A la troisième période, le pied est définitivement aplati. A la quatrième, il y a luxation du scaphoïde sur l'astragale et de l'astragale sur le calcanéum, les douleurs disparaissent et la maladie est terminée.

M. Trélat est presque absolument de l'avis de M. Després; l'étude du pied plat est complexe et demande un grand nombre d'observations, parce que cette maladie se compose d'étapes successives dont l'enchaînement n'est nullement fatal et dépend de la gravité de la cause, ainsi que de la résistance individuelle. Mais il reste à éclaircir plusieurs obscurités étiologiques; l'impotence du long péronier entre en jeu, mais ce n'est pas le premier temps : toute fatigue chez les jeunes sujets amène un certain aplatissement du pied, qui disparaît par le repos chez les gens bien constitués; sinon, ou si la fatigue s'exagère, apparait la douleur, dont l'existence est incontestable et le siège exact indéterminé (aponévrose plantaire, muscles, ligaments?); le sujet marche alors comme sur des œufs, comme tous les enfants fatigués, et, pour se défendre contre cette douleur, il accommode son pied à la forme la moins douloureuse, en contractant ses péroniers et son jambier antérieur, dont Duchenne a méconnu le rôle; bientôt la contraction, si la cause persiste, devient contracture, menace d'impuissance, et celle-ci enfin peut s'établir en deux ou trois jours; la première période du pied plat est alors constituée ; le pied est creux au repos, douloureux quand il s'appuie sur le sol, et l'électrisation peut tout faire disparaître, mais trois ou quatre jours après il peut être déjà trop tard; les phases différentes se succèdent alors, les déformations et les douleurs débutent ensemble, la déformation devient persistante, puis la douleur s'atténue et la déformation reste; à cette dernière période, on peut avoir tous les caractères de l'arthrite.

M. Mollière. Le pied plat valgus congénital est une des principales causes du genu valgum, et, en faisant marcher les malades en varus au début de la déformation du genou, on peut les guérir sans opération. M. Mollière a ainsi guéri en trois semaines une jeune fille de treize ans qui présentait un genu valgum au début en mettant un contrefort interne dans ses bottines.

M. Tillaux croit l'impotence du long péronier consécutive à l'excès de travail qui lui impose l'aplatissement de la voûte du pied par relâchement des ligaments, contre lequel il cherche à réagir. Le tiraillement des ligaments est la cause de la douleur; celle-ci disparaît dans le pied plat confirmé, parce que les ligaments ne sont plus alors tiraillés, mais définitivement élongés. Il a guéri beaucoup de malades sans électrisation, par le repos seul au lit ou dans un appareil.

M. Després. Les malades ne souffrent pas au début. M. Tillaux fait partir la maladie de sa troisième période.

M. Fauvel, du Havre. *Epiplocèle traumatique du dixième espace intercostal gauche.*

M. Fauvel présente à la Société un malade qui a reçu il y a onze jours un coup de couteau dans le quatrième espace intercostal gauche et offre à travers cette plaie une hernie que M. Fauvel avait d'abord prise pour une hernie du poumon.

M. Vieusse (de Tlemcen). *Kyste hydatique de la région parotidienne droite simulant une néoplasie. Ablation. Guérison.* Rapport de M. Chauvel.

La tumeur avait débuté dix-huit mois auparavant et avait évolué sans gêne ni douleur. Une ponction capillaire ayant donné issue à du liquide filant, M. Vieusse porta le diagnostic de *myxome* et pratiqua en conséquence l'ablation de toute la glande. Il s'aperçut pendant l'opération qu'il avait affaire à un kyste qu'il qualifie d'hydatique, sans avoir fait pratiquer l'examen histologique. Une ponction avec un. gros trocart aurait permis de faire le diagnostic et d'épargner au malade une opération dangereuse.

M. Poulet (du Val-de-Grâce). *Extirpation de ganglions tuberculeux. Septicémie. Mort.* Rapport de M. Chauvel (voir la séance du 14 novembre, in *Revue de chirurgie*, décembre 1883, p. 991).

L'auteur conclut en disant que, en cas d'hémorrhagie secondaire grave spontanément arrêtée, la conduite la plus sage est de pratiquer la ligature des deux bouts, opinion à laquelle se rattache M. Chauvel; ce dernier dit que les extirpations ganglionnaires ne doivent être faites qu'avec une grande réserve.

M. Desprès. Ces extirpations de ganglions sont des opérations mauvaises et inutiles. On peut rencontrer surtout chez les soldats des engorgements ganglionnaires de nature très différente, liés à l'évolution difficile de la dent de sagesse, à une lésion strumeuse passagère dans leur territoire, à la syphilis ou au lymphadénome, et il faut un traitement spécial pour chacune de ces variétés; pour les ganglions strumeux notamment, l'huile de foie de morue et les bains sulfureux sont très efficaces. M. Desprès constate que le pansement de Lister n'a pas empêché l'infection purulenta.

M. Verneuil n'a trouvé que deux ou trois fois en trente ans l'occasion de faire des opérations de ce genre, qu'il ne croit indiquées que quand il y a des accidents pressants de compression. En effet, quand les ganglions sont petits, le traitement médical pour les guérir, et, quand ils sont volumineux il y en a généralement un chapelet qui descend jusqu'au mé. diastin et rend l'intervention nécessairement incomplète, surtout quand il s'agit de ganglions situés dans la gaine des vaisseaux. On est disposé en ce moment à torturer les affections strumeuses par de petites opéra. tions, comme la cautérisation et le grattage, que M. Verneuil croit plus propres à donner des améliorations passagères que de brillants succès.

M. Richelot recommande pour le traitement de l'adénite chronique scrofuleuse non suppurée les injections interstitielles de teinture d'iode (*Union médicale*, 1882, n°.165, page 913).

Il croit que la mort après la ligature de la carotide primitive est ordinairement due à un ramollissement cérébral ; cette cause de mort est d'ailleurs notée dans l'observation de M. Poulet (ramollissement gangréneux).

M. Trélat proteste contre la condamnation en masse de l'intervention chirurgicale dans toutes les adénites cervicales. Il y a certainement des *adénites* strumeuses entretenues par une lésion locale qu'il faut attaquer, mais il y a aussi des *adénites* strumeuses chroniques sans cause locale, contre lesquelles le traitement local et la médication chloruro-sodique, ordinairement efficaces, peuvent échouer, et qui alors seulement sont justiciables d'un traitement chirurgical. Si la tumeur ganglionnaire n'est pas ulcérée, ce n'est qu'une question de forme, et l'on peut essayer les injections interstitielles ou faire son ablation, ce que M. Trélat a fait une dizaine de fois dans ces conditions avec succès. Si la tumeur ganglionnaire a suppuré et laisse une fistule persistante, elle constitue une incommodité et même un danger d'érysipèle ou de lymphangite ; c'est alors qu'on doit recourir au grattage, que M. Verneuil condamne tant, au grattage méthodique et complet, qui n'est qu'un mode particulier d'extirpation et laisse une surface vivante, susceptible de réparation, qui permet une guérison rapide et totale. On peut même avoir une guérison radicale, sans que cette opération locale agisse bien entendu sur la diathèse, mais parce que celle-ci a souvent épuisé son action dans les cas que M. Trélat vient de limiter.

M. Verneuil. Il faut limiter la discussion aux ganglions tuberculeux. Je crois, jusqu'à nouvelle démonstration, que pour ces ganglions, comme pour les foyers tuberculeux des synoviales, il faut faire des ablations complètes, et que le curage et le grattage ne donnent que des résultats temporaires.

M. Trélat n'entrera pas dans la question des fongosités synoviales et ne parlera que des ganglions. Il repousse, comme M. Verneuil, les opérations incomplètes et considère la curette comme un moyen d'exérèse complète, comme le bistouri, qu'elle remplace dans les cas où son emploi est difficile. Quand une tumeur est bien limitée à l'extérieur, il en fait l'ablation au bistouri, de dehors en dedans pour ainsi dire ; quand la néoplasie est adhérente et mal limitée, il l'attaque de dedans en dehors et fait agir la curette jusqu'à ce que les tissus sains soient découverts. Voilà comment M. Trélat comprend l'état de la curette, et il condamne les *gratouillages* superficiels, dont l'utilité lui paraît nulle.

M. Chauvel résume la discussion qui a eu lieu à propos de son rapport. Quand les ganglions sont nombreux, indurés et adhérents, l'opération devient dangereuse par elle-même ; reste à prouver si ses avantages compensent ses dangers. Il faut restreindre la discussion aux ganglions tuberculeux, qui comprennent les ganglions dits strumeux, dans lesquels on a trouvé tous les caractères histologiques du tubercule, le

bacille de Koch, et dont les inoculations aux animaux ont en outre provoqué presque toujours la tuberculose, notamment dans les cas de
M. Poulet. M. Després interrompt M. Chauvel pour dire que ces inoculations chez les animaux n'ont pas de valeur. Ces ganglions tuberculeux
peuvent guérir sans opération, même à la période de suppuration ; mais
ils peuvent aussi persister, malgré tous les traitements, et l'opération est
alors discutable. Les injections interstitielles et les courants continus n'ont
donné aucun résultat à M. Chauvel. L'extirpation a été faite très souvent
par de très bons chirurgiens, Billroth, Koch, Fischer, poussés surtout par
la doctrine de l'auto-inoculation de la tuberculose, dont l'ablation hâtive
des foyers locaux pourrait préserver le sujet. Mais cette question est
loin d'être résolue.

D'une part, il faudrait démontrer que les adénites tuberculeuses ne sont
pas, comme les adénites syphilitiques, des manifestations locales d'une
intoxication générale déjà faite. D'autre part, ce premier point acquis, il
faudrait démontrer que l'ablation totale, sans récidive locale à craindre,
est possible, et qu'on écarte aussi le danger de la généralisation. Or la
statistique des chirurgiens cités plus haut n'est pas encourageante à
ce point de vue et montre beaucoup de récidives locales et une notable
proportion de tuberculisations générales, survenant un temps variable
après l'opération. On peut même se demander si cette intervention souvent incomplète n'expose pas à provoquer les accidents de généralisation
qu'elle cherche à prévenir.

M. Chauvel n'est donc pas partisan de l'intervention précoce, de parti
pris, et ne croit l'extirpation indiquée que par l'état local.

M. Le Fort. Un grand nombre de ces ganglions guérissent spontanément sans altération ultérieure de l'état général, et l'on peut se demander
en effet si l'intervention ne crée pas un danger d'infection générale.

M. Trélat serait porté à croire que ces adénites tuberculeuses ne se
montrent guère que chez des futurs tuberculeux, sans que l'intervention
lui paraisse devoir être incriminée. C'est une question encore inconnue,
dont la solution aurait un grand intérêt. Les conclusions de M. Chauvel
lui paraissent un peu excessives, comme le sont presque fatalement
toutes les conclusions.

M. Chauvel. Si l'on admet comme démontré le danger d'infection générale par les ganglions tuberculeux, on est conduit à opérer de bonne
heure et par conséquent à opérer des sujets qui auraient pu guérir sans
opération.

M. Tillaux. *Tumeur du testicule.*

M. Tillaux présente de la part du Dr Legarrec, de Plouay (Morbihan),
une tumeur cancéreuse du testicule, remarquable par son volume ; elle
pèse un peu plus de huit livres ; l'opéré est actuellement guéri.

M. Pravaz, de Lyon. *Du pronostic des déviations de la colonne vertébrale considérées au point de vue de leur curabilité.*

Il y a deux ordres d'éléments de pronostic, les uns généraux, qui s'appliquent à tous les cas, et d'autres spéciaux, qui varient avec chaque cas particulier. Les éléments de pronostic généraux se tirent : de la santé générale, qui a une grande importance : la chlorose rendrait surtout les résultats du traitement très hasardeux ; — du tempérament, la restauration étant plus facile chez les gens un peu lymphatiques que chez les sujets à tempérament sec et nerveux ; — de l'âge du sujet, qui guérit d'autant mieux qu'il est plus jeune, à moins qu'il ne s'agisse de petits enfants pour lesquels la récidive est à craindre ; le moment le plus favorable au traitement est de douze à quinze ans, surtout pour les filles, les déviations qui se produisent à cet âge guérissant facilement et n'ayant pas grande tendance à la récidive ; — et de l'âge de la lésion, qui guérit bien plus facilement quand elle est récente. Les éléments de pronostic spéciaux se tirent de la cause et du genre de la déviation, de son siège et de son étendue. La cause peut être une pleurésie ancienne, variété difficile à guérir, un défaut d'harmonie des puissances musculaires, cause aggravante plutôt que réellement efficiente, ou un trouble de nutrition osseuse, variété grave s'il s'agit de rachitisme vrai, bénigne s'il ne s'agit que d'un défaut de résistance du tissu osseux. Relativement au siège et à l'étendue, les déviations rachidiennes angulaires sont plus graves que quand elles sont arrondies ; à déformation égale, il vaut mieux que la lésion porte sur un plus grand nombre de vertèbres, parce que chacune a moins à faire pour rétablir l'équilibre normal ; enfin les déviations de la région cervico-dorsale et dorso-lombaire sont les plus difficiles à corriger. M. Pravaz montre ensuite à la Société des photographies représentant les appareils dont il se sert pour obtenir le redressement graduel de ces déviations.

M. HACHE.

REVUE ANALYTIQUE

I. Os. Articulations.

Nouveau procédé pour la désarticulation du calcanéum, par Mareacci (de Sienne) [*Lo Sperimentale*, 1881, novembre, 490].

Peu satisfait des procédés actuellement en faveur pour la résection du calcanéum, celui de Clifford, qui ne respecte pas le périoste, et celui d'Ollier, auquel il reproche une grande difficulté d'exécution, le professeur Giosné Mareacci propose le *modus faciendi* suivant, qu'il a mis à exécution avec le plus grand succès.

1er temps. — Incision verticale sur le milieu du tendon d'Achille, commençant à 2 ou 3 centimètres au-dessus de la face supérieure du talon pour se terminer à la partie la plus basse de l'insertion du tendon. — De l'extrémité inférieure de cette dernière, on en fait partir une seconde, qui, longeant le bord externe du pied, se termine un peu avant d'atteindre l'apophyse du 5e métatarsien. Cette incision doit pénétrer jusqu'à l'os. De l'extrémité antérieure de celle-ci et à angle droit, on en décrit une troisième, qui s'étend perpendiculairement jusqu'à la réunion du tiers externe avec le tiers moyen de la face dorsale du pied. On doit en ce point s'arrêter assez tôt pour ne pas blesser le tendon de l'extenseur commun destiné au petit doigt. Cette incision, qui doit aller jusqu'à l'os, coupe nécessairement les tendons des péroniers latéraux. Enfin une quatrième incision part de l'extrémité supérieure de la troisième pour se prolonger obliquement en arrière et en dedans jusqu'au voisinage de la ligne articulaire tibio-tarsienne au côté externe du collet de l'astragale.

2e temps : dissection. — Disséquer, en commençant par son bord antérieur, le lambeau quadrilatère circonscrit par l'incision. On doit s'attacher à détacher le périoste, dépouiller complètement l'excavation calcanéo-astragalienne et l'extrémité antérieure du canal du même nom. Sans souci des tendons déjà sectionnés des péroniers qui restent dans le lambeau, on poursuit la dissection jusqu'à la moitié correspondante du tendon d'Achille. On passe aux tissus plantaires et au grand ligament calcanéo-culoïdien, puis on détache avec la rugine le tendon d'Achille, et l'on ouvre en arrière l'articulation astragalo-calcanéenne en respectant le long fléchisseur du gros orteil.

3e temps : division des ligaments. — On divise les calcanéo-cuboïdiens plantaire et dorsal, puis les ligaments interosseux.

Il suffit alors de saisir le calcanéum avec la pince de Farabeuf et de le renverser en dehors pour compléter l'opération.

L'auteur, examinant en détail tous les temps de son opération comparés à ceux qu'a conseillés Ollier, s'efforce de démontrer sa supériorité. Il se félicite surtout de la grande facilité qu'il donne à l'opérateur en sectionnant les péroniers. Ces muscles ne lui semblent en effet d'aucune importance pour le fonctionnement ultérieur du pied; en tout cas, isolés de leurs tissus et plus ou moins lacérés dans le procédé d'Ollier, ils se soudent habituellement au milieu d'une gangue qui les immobilise et rend inutile toute la peine qu'on prend pour les conserver. Au reste, si l'on croyait devoir ne pas priver le pied de leur action, rien ne serait plus facile, après l'opération de Marcacci, que de suturer chaque portion restée soigneusement dans la gaine et très apte à fonctionner de nouveau.

Ce travail s'appuie sur une observation, accompagnée de planches, destinée à bien faire comprendre tout ce que l'on peut espérer de cette opération.

L. JULLIEN.

TRAITEMENT D'UNE FORME DE PÉRI-ARTHRITE DOULOUREUSE DE L'ÉPAULE, par **Putnam** (*Boston Med. and. Surg. Journal*, november 30, 1882, vol. CVII, *p. 509*, et décembre 7, 1882, vol. CVII, p. 536).

M. Putnam rapporte plusieurs observations analogues à celles décrites par Duplay (*Arch. de méd.*, 1872) et discute le diagnostic, le pronostic et le traitement de cette affection.

Peut-on diagnostiquer sûrement l'absence de toute lésion articulaire? L'auteur reconnaît que c'est une chose fort difficile; cependant il croit que, à part quelques cas exceptionnels, la jointure elle-même n'est pas atteinte. L'autopsie rapportée par Duplay, l'absence d'épanchement, ou, s'il existe, sa localisation au sommet du moignon de l'épaule en sont la preuve.

Quant au pronostic, il ne serait pas aussi grave que le pense Duplay pour les cas non traités; mais leur durée serait beaucoup plus longue.

La rupture des adhérences, le malade étant anesthésié, est indiquée quand la raideur est très marquée et s'accompagne de douleurs spontanées vives, pourvu toutefois qu'il n'y ait aucun signe d'inflammation articulaire et que l'affection ne reconnaisse pour cause ni rhumatisme ni traumatisme sérieux. Dans ces cas, il faut employer le massage, les douches froides, et autres moyens conseillés par Duplay comme soins consécutifs; mais il faut agir avec énergie et persistance et ne pas craindre de répéter le traitement 1 à 3 fois chaque jour.

L'auteur passe en revue les différents moyens employés et recherche leur mode d'action.

L'électrisation n'a pas d'action sur les adhérences qui sont le point capital; les courants faradiques excitent la nutrition des muscles; peut-être peuvent-ils, quand ils sont très intenses, rompre quelques adhérences faibles intra ou sous-musculaires. Les courants galvaniques diminuent la névrite.

Les douches froides activent la nutrition des os et des muscles; jointes à des applications de glace, elles peuvent amener un certain degré d'anesthésie qui rend plus aisée la mobilisation de la jointure. Quant à l'action de la glace contre la reproduction des adhérences, elle est loin d'être démontrée.

Le massage excite la nutrition des muscles et la circulation de toute la région; mais son but principal est le même que la mobilisation : la rupture des adhérences.

Les mouvements imprimés au membre sont un bon adjuvant et réussissent parfois quand les autres moyens n'ont donné que peu de résultat.

G. CARRON.

QUEL EST LE MEILLEUR TRAITEMENT DE LA COXALGIE? par O. Allis, chirurgien de Presbyterian hospital, in *Philadelphia med. Times*, vol. XII, n° 375, p. 451, 8 avril 1882.

L'auteur ne veut point étudier le traitement complet de la coxalgie : il veut simplement montrer que l'ankylose est la terminaison naturelle et rationnelle de la maladie, et qu'il faut se garder d'essayer d'obtenir davantage et de rendre l'articulation mobile. Trois cas lui ont servi d'enseignement : chez les trois malades tout phénomène inflammatoire avait disparu; mais il voulut rétablir les mouvements de l'articulation, soit par une mobilisation forcée, soit par des sections tendineuses; les phénomènes d'inflammation reparurent avec intensité, et deux des malades moururent.

L'abstention que recommande l'auteur s'appuie sur deux faits : l'état du malade empire certainement sous l'influence de ces tentatives, et l'état de l'articulation ne peut plus lui permettre de mouvements; les synoviales, les cartilages ont disparu, et il n'y a plus à proprement parler de jointures. Si ces tentatives réussissent dans les cas de fractures, c'est que l'ankylose est une fausse ankylose qui dépend de la présence de produits inflammatoires péri-articulaires.

Quelle est la position du fémur la plus favorable à l'usage du membre? La flexion pour les professions assises, l'extension pour les professions debout. Mais, vu les difficultés que présentent ces attitudes extrêmes quand le malade passe d'une station à l'autre, l'auteur pense que l'attitude intermédiaire est celle qui rendra le plus de services.

Dr LAURAND.

II. Nerfs.

DE LA POLYNÉVRITE AIGUE (NÉVRITE MULTIPLE), par le Dr R.-H. Pierson (de Dresde) [*Volkmann's sammlung klinischer Vorträge*, n° 229].

Un homme en parfaite santé est pris d'une paralysie ascendante des extrémités et du tronc, ainsi que d'une double paralysie faciale et d'une parésie du nerf vague (augmentation de fréquence du pouls); les phénomènes de paralysie ont atteint leur maximum dans l'espace de huit jours

et sont accompagnés de vives douleurs, de sueurs profuses, d'ictère et de
fièvre. Il s'y joint en outre une forte diminution de la sensibilité, une
abolition de tous les réflexes, une perte du sens musculaire et de la contractilité électrique, ainsi qu'une atrophie musculaire progressive à
marche rapide. Il se développe ultérieurement des troubles vaso-moteurs
(œdème) et trophiques (développement anormal 'de poils et de pigment
sur la peau).

Dr E. MULLER (de Strasbourg).

UN CAS DE BLESSURE DU PNEUMOGASTRIQUE, par B. **Riedel** (*Berliner klinische Wochenschrift*, p. 343, 1883).

Dans une opération pratiquée en vue d'enlever une tumeur du cou, le
pneumogastrique gauche fut intéressé et la dissection de la tumeur
montra que ce nerf s'était trouvé réséqué dans une étendue de 15 centimètres. Le patient succomba quatorze jours après l'opération; néanmoins,
pendant ce laps de temps, on n'observa pas de dyspnée ni de troubles
stéthoscopique dans le poumon gauche. La cause de la mort resta douteuse. On trouva à l'autopsie une bronchite purulente unilatérale développée du côté de la section du pneumogastrique. Ces lésions étaient
tellement avancées qu'on peut les attribuer, d'après Riedel, plutôt à la
compression du nerf vague par la tumeur qu'à la section elle-même.

Ce fait peut être rapproché de faits analogues exposés par Deibel dans
sa thèse inaugurale (Berlin, 1881), et dans lesquels on voit une blessure
unilatérale du pneumogastrique se terminer sans danger pour l'existence.

H. GILSON.

CONTRIBUTION A L'ÉTUDE DE LA SUTURE ET DE LA TRANSPLANTATION DES NERFS,
par E. G. **Johnson** (*Archiv. de méd. du Nord*, 1882, t. XIV, n° 27).

L'auteur en a réuni 52 cas.

De plus, il a fait des expériences à l'Ecole de médecine de Stockholm.
seize fois il a réuni par une suture de catgut les extrémités complètement
coupées du nerf sciatique. Il n'y eut jamais réunion par première intention. Mais elle eut lieu dans 9 cas par affrontement des extrémités et
dans 7 par interposition de tissu cicatriciel. La sensibilité reparut chez
les lapins au quarantième jour, au trente et unième chez les chiens, au
vingt-cinquième chez les poules.

La suture ne fut pas pratiquée dans vingt expériences faites sur des
lapins. La sensibilité et la motilité ne reparurent qu'au bout de soixante
jours. L'examen histologique démontra une régénération complète de tous
les éléments nerveux. Mais, lorsque la continuité du bout central et du
bout périphérique était établie par du tissu cicatriciel il fallait une excitation beaucoup plus intense au-dessous de la cicatrice, qu'au-dessus pour
produire la même contraction. Et la différence était d'autant plus grande
qu'on était à une époque plus rapprochée de l'opération.

Dans toutes les expériences, il y eut des troubles torphiques, consistant surtout en atrophies musculaires; jamais on n'observa d'ulcérations de la patte.

L'auteur recommande donc la suture des nerfs, comme une opération utile et sans danger.

Puis il fait l'historique des méthodes employées par ses devanciers. Il rapporte entre autres : un cas de transplantation de nerf, du chien à l'homme, effectué en 1880 par Kaufmann.

L'auteur, dans trois expériences sur des poules, a répété cette opération. Dans deux cas il interposa une portion de nerf pris sur une poule. Dans le troisième, il interposa une portion de nerf pris sur un lapin. Les trois expériences furent suivies de succès. Mais, malgré cela, il ne se prononce pas sur le point de savoir si, dans les cas où il n'y a pas lieu de réunir les deux extrémités nerveuses, on doit interposer un fragment du nerf d'un animal ou bien un os décalciné, comme le propose Vanlair. C'est un problème dont l'avenir ne tardera pas à donner la solution.

E. Barbulée.

RÉSECTION DU NERF BUCCAL PAR LA BOUCHE D'APRÈS LE PROCÉDÉ DE HOLL, par F. Saltzman (*Archiv. méd. du Nord*, 1882, t. XIV, n° 2).

Cette opération, pratiquée pour la première fois par Michel, de Strasbourg, en 1856, fut répétée l'année suivante par Nélaton. Elle a été faite rarement depuis. Wolfler, de Vienne, et M. Saltzman ont eu l'occasion de la pratiquer une fois chacun en se servant de la méthode proposée par Holl.

Dans le cas de M. Saltzman, il s'agissait d'un homme de cinquante-cinq ans, qui, depuis 1874, souffrait d'une névralgie rebelle du trijumeau ; une section du nerf frontal en 1875 et une du sous-orbitaire en 1880 étaient restées sans résultat.

Le 19 octobre 1881, on pratique la section du buccal ; pour cela, une incision verticale est faite sur la surface interne de la branche montante du maxillaire inférieur, on divise la muqueuse, et entre celle-ci et le muscle temporal on trouve le nerf buccal, dont la direction est à peu près perpendiculaire à l'incision. On fait la résection, et celle-ci porte par conséquent sur un point où la division ne s'est pas encore effectuée. C'est ce qui fait la différence du procédé de Holl et de celui de M. Panas. Ce chirurgien en effet pratique l'incision sur un point inférieur à la division du nerf.

Le malade guérit de sa névralgie, mais il lui resta de l'anesthésie de la muqueuse buccale du côté réséqué, une diminution de la sensibilité de la face externe de la joue et une légère parésie des muscles de la région.

E. Barbulée.

III. Tête. Cou.

DES FRACTURES DE LA BASE DU CRANE, par Ed. v. Wahl, professeur de clinique chirurgicale à Dorpat (*Volkmann's Sammlung klinischer Vorträge*, n° 228).

Il n'y a que quatre types de fractures de la base du crâne, des fractures transversales, des fractures longitudinales, des fractures diagonales et des fractures circulaires, dont les trois premières sont à compter avec les fractures indirectes ou fractures par éclatement, les dernières au contraire avec les fractures directes ou fractures par écrasement.

Il est tout à fait indifférent à quel point de la surface du crâne s'applique la force, et si elle produit à cet endroit une fracture par écrasement ou non. Les fissures de la base du crâne se produisent par éclatement, non par irradiation ; même dans les cas où les deux formes de fracture convergent, les fractures par éclatement ne sont pas à considérer comme continuation des fractures par écrasement.

La direction de la force détermine la direction de la fracture.

De la direction des fissures on peut conclure à la direction de la force avec une certitude absolue.

Dr E. Muller (de Strasbourg).

Inflammation du sinus frontal, abcès de ce sinus, par Masse (*Gazette hebd. des Sc. med. de Bordeaux*, n° 23, p. 678, 1881).

Un jeune homme de seize ans, s'étant exposé au froid, fut pris de douleurs de tête et de frissons, puis fièvre vive, délire, gonflement de la région frontale. A la suite d'un coup, du pus mêlé de sang s'écoula par la fosse nasale, et la tumeur frontale diminua. L'écoulement nasal ayant cessé, du pus se fit jour du côté de la paupière gauche. Ce trajet fistuleux se ferma et la tumeur frontale fluctuante réapparut, et un prolongement orbitaire droit fit dévier le globe de l'œil en bas et en dehors L'abcès frontal ouvert, le stylet pénétra profondément dans ce sinus. Les injections détersives suffirent pour amener rapidement la guérison grâce à la persistance de la communication avec les fosses nasales. L'auteur conseille pour les cas où le sinus est distendu la trépanation, et ultérieurement, si le pus ne s'écoule pas par les fosses nasales, si la suppuration persiste, il faut par la plaie extérieure et la trépanation ponctionner la paroi inférieure du sinus et conduire un tube à drainage dans la fosse nasale pour faire des injections détersives. Defontaine.

Contribution a l'étude de la cheilo et génioplastie, par Trombetta (*Giorn. internaz. dell. Sc. Méd.*, 1882, ann. 4, fasc. 3, p. 253).

L'auteur rapporte deux cas de restauration de la lèvre supérieure, l'un par le procédé d'Estlander (de Helsingfors), l'autre avec le lambeau de Szymanowski; son mémoire a pour but de montrer la supériorité de ces procédés sur ceux de Bruns, Sédillot, Langenbeck quant à la mobilité, à l'aspect des parties, le nombre des cicatrices et leur saillie; il vient d'ailleurs à l'appui du mémoire d'Eslander paru dans la *Revue mensuelle*, 3e année, p. 344). Catuffe.

Du TRAITEMENT DE LA CONSTRICTION DES MACHOIRES, par W.-D. Spanton, M. R. C. S. (*The Lancet*, avril 1881, p. 616).

L'auteur donne une description fort intéressante de deux cas d'ankylose temporo-maxillaire survenant à la suite de la scarlatine et amenant la fermeture complète des mâchoires. Nécessairement, dans chaque cas, la santé générale avait beaucoup souffert, à cause de l'insuffisance de l'alimentation. Dans le premier cas l'on a essayé d'ouvrir la bouche sous le chloroforme et même en exerçant une certaine force, mais sans résultat autre que la fracture d'une dent. Le docteur Spanton s'est décidé alors à passer un ténotome dans l'articulation temporo-maxillaire immédiatement au devant de l'artère temporale, fit le tour du condyle du maxillaire inférieur, divisant le ligament latéral externe et sectionnant en partie l'attache du muscle ptérygoïdien externe. Il eut soin de ne pas plonger trop profondément le ténotome afin de ménager l'artère méningée moyenne. Après cette incision, il a été facile d'ouvrir la bouche, et la malade put mâcher ses aliments. La santé générale s'est immédiatement améliorée. Six mois après, la raideur s'est manifestée de nouveau, et une nouvelle incision fut faite, encore plus complète que la première. La malade peut ouvrir la bouche maintenant et dans des proportions tout à fait suffisantes. Les mouvements de latéralité sont presque nuls.

Le second cas ressemblait en tous points au premier. Le même traitement lui a été appliqué avec les mêmes résultats heureux. Dans ce second cas, les mouvements de latéralité étaient bien plus prononcés. La première de ces malades avait dix ans, la seconde en avait cinq seulement.

Dr ROWLATT.

BIBLIOGRAPHIE

TRAITÉ PRATIQUE DES FRACTURES ET DES LUXATIONS, par Fr.-H. Hamilton. Traduction sur la 6ᵉ édition, avec nombreuses additions, par G. Poinsot. J.-B. Baillière, Paris, 1884.

Le *Traité* d'Hamilton, traduit et annoté par notre collaborateur G. Poinsot, est surtout un traité clinique, dans lequel l'étude des fractures est notablement plus étendue que celle des luxations, puisque, dans l'édition américaine, la partie consacrée aux fractures a 560 pages sur les 900 de l'ouvrage complet. A juste titre, M. Poinsot s'est efforcé de faire disparaître cette inégalité, en complétant par des notes ce qui a trait aux luxations.

Parmi les principaux chapitres d'Hamilton qui peuvent offrir un intérêt spécial, nous signalerons : l'emploi de l'appareil plâtré appliqué pendant l'extension, par la méthode de Sayre ; la description d'appareils peu connus pour la contention des fractures de la clavicule ; des remarques sur la pseudarthrose qui peut suivre la fracture de l'humérus et sur son traitement ; les considérations sur le mécanisme et la réduction des fractures de l'extrémité inférieure du radius ; deux très intéressants chapitres sur la fracture du col du fémur et sur celle du corps de cet os; des considérations sur les fractures de la rotule, et enfin une étude un peu écourtée des fractures des os de la jambe, du tarse et du pied. A propos des fractures par armes à feu, Hamilton rapporte des faits intéressants et donne les statistiques de la guerre de la sécession.

L'étude des luxations en général est écourtée; l'auteur passe ensuite en revue les luxations en particulier. Il insiste surtout sur les luxations de l'épaule, dont il considère la luxation en bas comme la plus fréquente. La thérapeutique de ces luxations est étudiée avec détails; nous ne pouvons y insister. Les luxations du coude sont un peu négligées; par exemple, les luxations du radius en avant sont confondues, qu'il s'agisse d'un enfant ou d'un adulte; c'est en somme un point faible du traité, qui a été très bien complété par Poinsot, comme nous le verrons. A propos des luxations du pouce, *Hamilton* ne cite même pas le nom de Farabeuf, et cependant cette édition a paru en 1880.

En traitant de la luxation de la hanche, l'auteur adopte la thèse de Bigelow, qui date de 1869, puis insiste très longuement sur le traitement de ces luxations.

Enfin sont passées en revue les luxations de la rotule, de l'extrémité supérieure du tibia, du pied, de l'astragale, etc.

Au chapitre des luxations exposées, ou avec plaie, Hamilton condamne trop sévèrement la réduction, d'après lui, au profit de la résection et même de l'amputation. La réduction expose les tissus, les muscles et les tendons à des tiraillements persistants, tandis qu'il n'en saurait être ainsi avec la résection.

Une revue rapide des luxations congénitales termine cette seconde partie de l'ouvrage d'Hamilton.

En résumé, cet ouvrage renferme de nombreuses lacunes; l'auteur, non rallié à la chirurgie antiseptique, n'est pas conservateur; de plus, la dernière édition américaine n'est pas au courant des travaux français et allemands récents.

C'est à atténuer ces imperfections que s'est appliqué le traducteur, M. Poinsot. Sans enlever au traité d'Hamilton son cachet original, et tout en respectant les théories appartenant en propre à l'auteur, il a voulu faire une part plus large aux travaux des chirurgiens d'Europe. L'énumération des additions qu'il introduit dans le texte va nous montrer les points spécialement étudiés par lui:

Dans le traitement des fractures, il étudie les appareils modelés en toile métallique, depuis longtemps employés avec succès à Bordeaux; ceux en tripolithe, dont il a pu personnellement apprécier les avantages; les appareils en zinc de Raoult-Deslongchamps. Il insiste sur les avantages du chlorure de zinc pour la désinfection des fractures exposées et rappelle les succès des chirurgiens allemands. Une observation personnelle met en lumière l'action si efficacement antiseptique de ce topique. Les fractures du larynx donnent au traducteur l'occasion de rappeler les travaux de Hénoque et de Laugier; il a surtout mis à profit l'intéressante monographie de Witte sur les fractures par coup de feu. Dans les fractures du tiers supérieur du radius, le traducteur distingue les fractures du col de celles de la tête à proprement parler, et il fait de toutes pièces l'histoire de ces dernières, grâce aux travaux de Hofmokl et de P. Bruns. Le chapitre des fractures de l'apophyse coronoïde est complété par l'addition de nombreux faits récents qui ne modifient en rien la conclusion de Hamilton, qu'il n'existe aucun fait de consolidation osseuse. A propos des fractures de l'olécrâne, le traducteur, s'appuyant sur les travaux de Schede, de Lauenstein, de Busch, de Lister, préconise d'une part la ponction articulaire, et d'autre part l'immobilisation directe soit par la greffe, soit par la suture. Les travaux si importants de Voillemier sur les fractures du bassin, qu'avait oubliés Hamilton, sont rappelés succinctement. Après avoir indiqué la part attribuée par Riedinger et Stetter à la contraction musculaire dans la production des fractures du col du fémur, le traducteur étudie, dans le paragraphe du traitement, les appareils français de M. Duval, de Roux, de Gaillard, de Martin, de Hennequin, l'appareil en diachylon, etc.; il distingue dans les fractures des condyles celles séparant chacun d'eux et les fractures simultanées des condyles et de leur base (sus et inter-condyliennes). Dans les fractures de la rotule, comme dans celles de l'olécrâne, il préconise la ponction et l'emploi de la suture osseuse, en faisant l'histoire complète de chacun de ces modes de traitement. Hamilton étudiait les fractures du tibia, sans pour ainsi dire tenir compte de leur siège : le traducteur les divise en fractures du tiers supérieur, du tiers moyen et du tiers inférieur, et consacre à chacune de ces variétés un chapitre, où sont exposés tous les travaux récents de Heydenreich, Duplay, d'une part, et d'autre part de Gosselin, Leriche, Koch, Biermann. La fracture de la tête du péroné, avec les lésions nerveuses qui en résultent, est ajoutée au cadre primitif d'Hamilton. Enfin les résultats de la guerre franco-allemande sont rappelés à propos des fractures par armes à feu.

Telle est la part du traducteur dans la première moitié du volume, consacrée aux fractures; celle qu'il s'est réservée dans les *luxations* est plus considérable.

Il commence, à propos des considérations générales, par rappeler la statistique récente de Kronlein, portant sur 400 luxations et qui fournit quelques données intéressantes au point de vue du siège, de l'âge, du sexe. Dans le traitement, il fait justice de l'oubli où avait été laissée la méthode des tractions continues, insiste sur le caractère scientifique que le dynamomètre donne à l'emploi de la moufle, et, en parlant des indications du chloroforme, signale la fréquence relative des embolies graisseuses.

Arrivant aux luxations en particulier et commençant par les luxations de la mâchoire inférieure, nous voyons le traducteur accepter, avec le Dr Baudrimont, la luxation en arrière et en haut et en rappeler les trois faits connus. Dans le chapitre des luxations du rachis, il met à profit les travaux récents de Berthold, Vœlker, Koch, sur les luxations unilatérales par action musculaire, et aux trois faits classiques de luxation occipito-atloïdienne ajoute un nouveau fait, emprunté à Milner. Il ajoute, plus loin, un paragraphe pour les luxations des côtes sur leurs cartilages (chondro-costales), dont Hamilton n'avait pas fait mention. Au nombre des variétés des luxations de l'épaule, il admet la luxation en haut, qu'il étudie d'après les recherches expérimentales de Panas, de Benj. Anger, et dont il établit la possibilité en dehors de toute fracture de l'apophyse coracoïde, grâce à un fait d'Albert (d'Inspruck) suivi d'autopsie. Il complète l'étude donnée par Hamilton des autres variétés en rappelant les machines dues aux mécaniciens français, en décrivant le procédé de Kocher, qu'il a pu employer dans trois cas, et en énumérant les faits d'intervention directe nécessitée par une luxation irréductible. Les accidents de la réduction sont mis en lumière par l'addition de nombreux faits récents. Le chapitre consacré aux luxations en arrière est presque entièrement refait.

Dans les luxations du radius, celles dites de l'enfance sont soigneusement distinguées de celles de l'adulte, et le traducteur consacre aux premières un paragraphe spécial sous le titre de « luxations par élongation ».

Pour les luxations du radius et du cubitus dans l'articulation du coude, le mécanisme, laissé de côté par Hamilton, est soigneusement étudié par le traducteur à l'aide des travaux de Denucé et de Pingaud. Au sujet des luxations anciennes, le traducteur étudie la résection temporaire de l'olécrâne, pratiquée par Trendelenburg et par Vœlker ; l'arthromie, préconisée par Blumhart et mise en usage par von Wahl ; la résection totale de l'articulation. Les chapitres des luxations du cubitus et du radius sur les côtés en dehors et en dedans) sont complètement refondus à l'aide des travaux de Nicoladoni, de Sprengel, Hahn, etc. Il en est de même du chapitre des luxations en avant ; celui des luxations divergentes est presque entièrement nouveau. Dans les luxations du poignet, le traducteur met à profit les travaux de Tillmanns et de Seriver, il étudie le mécanisme de ces luxations d'après les recherches récentes de Honigschmied. Il ajoute de nombreux faits à ceux déjà signalés pour les luxations du carpe. A propos des luxations du pouce, les travaux de Farabeuf sont longuement mentionnés ; le traducteur s'appesantit aussi sur les procédés d'intervention directe dans les luxations irréductibles.

Le chapitre des luxations de la cuisse semblait assez complet pour se passer de toute addition : le traducteur a cru cependant devoir rappeler les théories de Tillaux sur la détermination du déplacement et les modifications apportées par Bigelow à sa première doctrine ; il rappelle aussi es nouvelles manœuvres de douceur préconisées récemment par ce dernier chirurgien. Il complète l'histoire des luxations en haut, à l'aide du mémoire de Blasius, et décrit, avec Scriba, une « luxation en avant dans la cavité pelvienne ». Les luxations anciennes lui fournissent l'occasion de discuter les indications des sections sous-cutanées, de l'arthrotomie et de la résection ; enfin, à propos des luxations volontaires, il cite, en dehors des faits cités par Hamilton, ceux de M. Perrin, de Deininger et de Karpinski.

Les luxations latérales de la rotule ont été étudiées à nouveau par le traducteur ; dans les luxations de cet os sur son axe, il distingue les verticales et celles par renversement, qui n'avaient pas été indiquées par Hamilton.

Le chapitre consacré aux luxations de la tête du tibia a reçu de très importantes additions; certains paragraphes, entre autres ceux relatifs, aux luxations en diagonale et aux luxations par rotation, sont entièrement écrits par le traducteur.

A propos des luxations tibio-tarsiennes, il insiste sur les avantages de la ténotomie, dont il rapporte un certain nombre de faits.

Le chapitre des luxations de l'astragale a été complètement refondu; le traducteur a mis à profit ses recherches antérieures sur les luxations du cou-de-pied et est arrivé, par un ensemble de chiffres relativement considérable, à mettre en lumière la supériorite de la réduction.

Les autres luxations du tarse ont été l'objet d'additions non moins importantes.

Quand il est arrivé aux luxations exposées, le traducteur, se trouvant en opposition complète avec les idées de l'auteur, a cru devoir s'incliner devant ce dernier ; déjà, dans les chapitres précédents, il a, chiffres en main, prouvé les avantages de la résection, et il s'est borné, par quelques notes hors texte, à contester, à l'aide de faits, certaines des assertions qui lui ont paru trop aventureuses.

A propos des luxations congénitales, il a mentionné les faits qui avaient pu échapper à Hamilton, rappelé, au point de vue de l'étiologie, la théorie si importante de M. Verneuil, et établi, à l'aide des faits connus, l'influence de l'hérédité.

En dehors des additions, la part du traducteur est encore représentée par de très nombreuses observations intercalées dans le corps de l'ouvrage et empruntées aux recueils français et étrangers.

Enfin, le nombre des figures a été porté de 350 à 514.

Cette longue analyse met parfaitement en relief toute l'importance du travail accompli par M. Poinsot en annotant avec soin et détail un traité déjà considérable et offrant une valeur indiscutable.

F. T.

Le propriétaire-gérant : Félix ALCAN.

Coulommiers. — Imprimerie P. Brodard et Cie.

APPLICATION DE LA COLOTOMIE
AU TRAITEMENT DES FISTULES VÉSICO-INTESTINALES

Par le Docteur DUMÉNIL
Professeur de clinique chirurgicale à l'École de médecine de Rouen.

Communication faite au Congrès de l'Association française pour l'avancement des sciences, session de Rouen 1883.

Quoique la valeur de la côlotomie soit reconnue par tous les chirurgiens d'une manière incontestable, son usage est cependant encore assez peu répandu, ses applications sont encore assez restreintes en France. Si nous pouvons nous attribuer la plus grande part dans ses origines et le perfectionnement des méthodes, nous devons convenir que c'est à l'étranger, en Angleterre surtout, qu'elle a conquis ses meilleurs titres. Tandis que chez nous elle n'a guère été appliquée qu'aux cas d'imperforation de l'anus et d'obstruction du rectum, et que dans ces derniers même elle a trouvé pour rivales l'extirpation des cancers et la rectotomie linéaire, les chirurgiens anglais l'ont étendue non seulement à presque toutes les maladies graves du rectum, mais encore au traitement des fistules recto-vaginales et vésico-intestinales. C'est à cette dernière application de la colotomie que ce travail se limitera. Je laisserai même de côté les fistules d'origine organique aussi bien que celles qui résultent de malformations congénitales pour ne viser que celles qui sont consécutives à des lésions communes.

Le nombre des faits est encore peu considérable et ils ne paraissent pas avoir éveillé vivement l'attention en France. Un cas de ma pratique viendra s'ajouter à ceux que j'ai pu trouver dans les recueils étrangers et me fournira l'occasion de rechercher les avantages qu'on peut attendre de cette extension, dans la pathologie chirurgicale d'une opération excellente en elle-même.

Je ne connaissais pas au moment où je pratiquai mon opération les faits épars dans la littérature médicale, l'idée toute personnelle m'en était venue en cherchant les moyens de soulager ma malade.

J'ai été heureux, depuis, de voir que ma pratique était justifiée par les excellents résultats obtenus antérieurement.

Voici l'observation :

Obs. — F. Marie, veuve, âgée de vingt-cinq ans, ménagère, entra à l'Hôtel-Dieu, salle St-Augustin, le 2 février 1883. La constitution générale paraît satisfaisante; pas d'indices de lymphatisme; pas de syphilis. Les règles ont paru à quinze ans. Comme maladies antérieures à l'origine des accidents actuels elle ne nous indique qu'une angine à l'âge de quatre ans et une fièvre typhoïde assez grave. Il y a sept ans, elle est accouchée d'un premier enfant, l'accouchement a duré trois jours et s'est terminé sans intervention du forceps. A la suite, elle fut forcée de garder le lit pendant quatre mois; elle commença dès lors à souffrir dans l'aine gauche, et éprouva de fréquentes envies d'uriner sans besoin réel; elle ne paraît pas avoir eu à cette époque d'abcès. Le médecin qui la soignait attribua ses douleurs à un déplacement de l'utérus. Une seconde grossesse débuta quatre mois après le premier accouchement. Le travail fut lent, mais il n'y eut pas d'accidents, du seigle ergoté fut administré pour aider à la délivrance. Cet accouchement fut suivi de coliques et de vomissements que le médecin attribua comme la première fois au déplacement de l'utérus ; il fit en conséquence porter une ceinture hypogastrique avec plaque mobile. En 1880, elle fit une fausse couche à cinq mois de grossesse, à la suite d'une frayeur, et garda le lit quinze jours; les douleurs abdominales, qui n'avaient pas cessé depuis son premier accouchement, devinrent plus violentes et persistèrent.

Au mois d'août 1882, la malade éprouva des envies fréquentes d'uriner accompagnées de sensation de brûlure du côté de la vessie. A la même date survint une forte diarrhée qui dura quinze jours et fut difficile à arrêter; les selles étaient très liquides et les besoins étaient incessants. Les urines se chargèrent dès lors de matières fécales ; la malade ne remarqua jamais rien d'anormal du côté du vagin. Les règles n'ont pas reparu depuis cette époque.

Depuis longtemps, un peu après sa première grossesse, elle avait remarqué que ses matières fécales présentaient un très petit volume, celui du petit doigt; elle ne pouvait ni garder, ni même prendre de lavements, le liquide revenait immédiatement par l'anus.

L'examen du ventre ne fait constater aucun changement appréciable à la vue, pas de tuméfaction localisée, pas de tympanisme. Pas de sensibilité à la pression ailleurs que vers la fosse iliaque gauche, et encore y est-elle très faible.

En déprimant profondément la paroi abdominale, on sent un peu de résistance sur le côté gauche de l'utéus, mais pas de tuméfaction nettement limitée. Le corps de l'utérus paraît un peu plus développé de ce côté. Le toucher vaginal fait constater dans le cul-de-sac vaginal gauche un peu d'induration sans effacement ni abaissement de ce cul-de-sac. L'utérus est mobile, mais les mouvements sont néanmoins un peu plus limités qu'à l'état normal, non douloureux. Le col n'est pas dévié. Quelques végétations autour du méat urinaire. Le cathétérisme vésical est facile et ne révèle rien de particulier.

Le toucher rectal ne fait non plus constater aucune anomalie dans la partie accessible au doigt. La quantité de matières fécales rendue par l'anus est très faible et, quand ces matières sont molles, ce qui arrive fréquemment, elles s'échappent en totalité par la vessie. Les gaz s'échappent aussi par l'urèthre en grande abondance et avec bruit.

L'urine est presque constamment chargée de pus et de matières fécales ; celles-ci y sont souvent à l'état solide, par masses allant jusqu'au volume d'un haricot, et forment par le repos une couche distincte au fond du vase. La miction est fréquente et douloureuse. Jamais nous n'avons pu constater l'issue de l'urine par l'anus.

Du 2 au 13 février, la malade présenta à diverses reprises des accès de fièvre avec frissons et élévation de la température qui ne dépassa cependant pas 39° ; ces accès ne duraient pas plus de vingt-quatre heures. L'appétit est faible, il y a de l'amaigrissement.

La malade accepte la côlotomie qui est pratiquée le 13 février avec anesthésie chloroformique, par la méthode d'Amussat. L'incision fut faite à deux travers ·de doigt au-dessus de la crête iliaque ; l'impossibilité de placer la malade sur le ventre à cause de la chloroformisation rendit l'opération assez laborieuse, l'intestin fuyait dans la cavité abdominale, et je dus faire exercer une compression sur l'abdomen pour l'amener dans la plaie. Le péritoine fut ouvert ; des sutures très rapprochées avec de la soie fixèrent l'intestin au pourtour de la plaie. Pansement antiseptique. Les suites de l'opération furent très simples sauf un peu d'inflammation du tissu cellulaire suivie de suppuration en dehors de l'incision. L'introduction d'un drain et un pansement approprié remédièrent à cette complication ; la température ne s'éleva qu'un jour à 38°, le cours des matières s'établit naturellement par l'anus artificiel le deuxième jour, et les sutures furent enlevées le neuvième avec une réunion complète.

Les matières avaient l'aspect normal ; elles sortaient d'une manière intermittente et la malade était prévenue de leur passage ; elles ne déterminaient d'irritation des téguments que lorsqu'il survenait de la diarrhée, alors aussi il en passait un peu dans la vessie et on les retrouvait dans l'urine. Dans ces moments, la fièvre se réveillait et la température s'éleva quelquefois à 39°. En dehors de ces accidents, les urines reprenaient l'aspect à peu près normal, la miction n'était plus douloureuse, l'appétit renaissait. Les deux bouts de l'intestin étaient séparés par un éperon très saillant qui faisait opercule sur le bout inférieur.

Un appareil construit par Galante pour recevoir les matières fécales ne réussit pas. La compression qu'il exerçait sur le bout inférieur me parut favoriser le passage des matières par leurs voies naturelles et j'y renonçai. Pas plus après l'opération qu'avant les urines ne passaient pas dans l'intestin.

La réapparition de temps à autre des matières intestinales dans les urines et des accès de fièvre, qui l'accompagnaient ordinairement, nous suggéra à mon interne et à moi la pensée d'oblitérer l'orifice du bout inférieur par une suture après avivement; après avoir bien pesé les chances de cette opération, et pensant que si elle ne réussissait pas elle ne compromettrait pas l'état de la malade, je m'y décidai et j'y procédai le 3 avril après avoir administré la veille cinq centigrammes d'extrait thébaïque pour immobiliser l'intestin. La malade chloroformée j'avivai le bord de l'éperon ainsi que la moitié inférieure du pourtour de l'anus artificiel et je réunis les parties par des points de fil de soie très rapprochés. Malgré l'administration de l'opium. les matières fécales passèrent, et le 4 avril dans l'après-midi, il y eut un grand frisson avec une ascension thermométrique dépassant 40°; les bords de la plaie étaient sensibles à la pression.

5 avril. — Rougeur érysipélateuse autour de la suture, assez peu étendue d'ailleurs. Les fils sont enlevés et il n'y a pas trace de réunion. L'érysipèle s'étendit peu, et le 10 avril il avait presque complètement disparu à l'extérieur. Dans l'après-midi la malade est prise tout à coup de douleurs abdominales violentes; le ventre est un peu ballonné, rénitent et très sensible à la pression. Vomissement peu abondant. Onction avec l'onguent napolitain belladoné. Cataplasmes.

11 matin. — Sensibilité du ventre très vive surtout à droite de l'ombilic, pression superficielle douloureuse; peu de sensibilité à gauche; un peu de tympanisme dans la région sous-ombilicale. Visage altéré, traits tirés, expression de profonde tristesse; peu de vomissements. Pas de selles depuis la veille; urines peu abondantes, foncées, pouls petit, fréquent. Invagination du bout supérieur de l'intestin formant une tumeur conique de 4 centimètres de saillie. On voit sur l'éperon et le pourtour inférieur de l'anus artificiel la plaie d'avivement; elle est très superficielle et ne se distingue des parties voisines que par une teinte grisâtre. Le refoulement de la partie invaginée s'opère facilement; on ne constate pas de constriction dans les parties accessibles au doigt. 20 sangsues sur le ventre; extrait thébaïque à la dose de 5 milligrammes toutes les deux heures. Potion de Todd.

3 heures du soir. — Dix sangsues seulement ont pris. Même aspect du visage, même sensibilité du ventre limitée à droite de l'ombilic. Plusieurs vomissements porracés depuis le matin; pas d'évacuation ; moins de tension du ventre. Pouls petit, fréquent. Potion de Todd par continuation, glace à l'intérieur; 1 gramme de calomel en 20 paquets, un paquet toutes les deux heures.

9 heures du soir. — Persistance des vomissements qui sont uniquement formés de matières biliaires ; même sensibilité du ventre et dans la même région; altération profonde des traits; pas de garde-robes; pouls toujours petit et fréquent. Suspendre le calomel et la potion alcoolisée si les vomissements persistent.

12 avril au matin. — Ventre toujours très sensible à droite de l'ombilic, sans ballonnement; absence de sensibilité à gauche et notamment autour de l'anus artificiel. Douleurs spontanées par crises et se terminant par des vomissements; ceux-ci se sont reproduits à diverses reprises pendant la nuit, la dernière fois une heure avant la visite. Les matières vomies sont jaunes, bilieuses, assez abondantes. Pas de selles; L'invagination persiste sans plus de développement; on refoule l'intestin sans rencontrer d'étranglement; urines rares, foncées; pouls petit, fréquent; onctions mercurielles belladonées, glace, opium, potion de Todd et calomel si les vomissements s'éloignent :

Soir. — Face profondément altérée, persistance des vomissements toujours composés de matières jaunes, claires, inodores. Les douleurs abdominales sont les mêmes; pas d'évacuation de matières ni de gaz par l'anus artificiel. Pouls fréquent, insensible.

Elle succombe dans la nuit. L'autopsie n'a pu être faite.

Je n'ai rien trouvé dans la littérature médicale française qui m'indiquât que les chirurgiens de notre pays aient songé à appliquer la côlotomie au traitement des fistules vésico-intestinales. Une thèse de Blanquinque [1] mentionne deux cas d'anus artificiel pour des fistules organiques, par Pennel et Holmes, mais il n'y est nullement question de côlotomie pour des fistules non diathésiques. Pitha et Billroth [2] la mentionnent d'une manière très courte et très générale au chapitre des fistules urinaires chez la femme. Le *Traité de chirurgie* de Bryant [3] contient sur la colotomie un chapitre important où il relate quatre opérations par lui pour des fistules vésico-intestinales et un cas de Hakes.

Un mémoire de van Erkelens [4] où sont réunis 262 cas de côlotomie, avec indication des lésions, du mode opératoire et du résultat, constitue la source de renseignements la plus précieuse. Les journaux anglais fournissent en outre des documents importants, et nous y retrouvons épars les cas réunis par van Erkelens dans ses tableaux.

La première observation en date me paraît être une opération faite par Holmes en 1866 [5]. Viennent ensuite par ordre de date deux cas de Maunder en 1868 et 1869 [6]; un cas de Curling en 1873 [7]; un cas de Heath en 1874 [8]; un cas de Mason la même année [9]; un cas de

1. Thèse de Paris, 1870.
2. Winkel, dans Pitha et Billroth, IV B, I Abth. B., § 117.
3. *The practise of surgery*, vol. I, p. 633.
4. *Uber colotomie (Arch. f. klin. chir.*, t. 23, p. 41).
5. *The Lancet*, avril 14, 1866.
6. *Brit. med. journ.*, 1869.
7. *Med. chir. trans.*, V, p. 35, 1873.
8. *Schmidt's Jah.*, Ber. 1874 p. 286.
9. *Schmidts Jah.*, Ber. 1874 p. 278.

Ballance en 1883 [1]. En tout 12 cas dont j'ai trouvé l'indication précise dans divers recueils. En y joignant le mien qui est à peu près
de même date que celui de Ballance, nous avons 13 cas de côlotomie
appliquée au traitement des fistules vésico-intestinales. Van Erkelens en compte 16, mais il m'a été impossible d'arriver à la constatation exacte de ce chiffre et je pense qu'il y a eu dans le calcul de
cet auteur des doubles emplois, le même fait se trouvant quelquefois reproduit dans plusieurs journaux.

Un certain nombre des observations indiquent nettement les lésions pour lesquelles l'opération a été pratiquée. Le malade de
Holmes était un homme chez qui une ulcération ordinaire avait établi
une communication entre l'S iliaque et la vessie. La même lésion se
reproduisit consécutivement sur le cœcum. Sur un des opérés de
Bryant la communication existait entre la vessie d'une part, le gros
intestin et l'intestin grêle d'autre part; la communication avec l'intestin grêle ne s'était produite que plus tard.

Un malade de Maunder avait une fistule entre la vessie et l'S iliaque. La malade de Heath souffrait depuis douze ans d'un abcès du
bassin. Dans le cas de Mason on trouva un rétrécissement du rectum, une péritonite tuberculeuse et un abcès de la prostate. Ce fait
devrait peut-être être retranché de la série en raison de la nature
diathésique des lésions; un abcès de la prostate avec une péritonite
tuberculeuse peut en effet éveiller le soupçon d'une lésion de même
nature.

Le malade de Ballance avait eu une dyssenterie aiguë terminée
par l'état chronique; l'autopsie révéla dans le rectum un rétrécissement et trois orifices conduisant à un amas de matières purulentes
et fécales situé au-dessus de la vessie. L'abcès communiquait largement avec la vessie et par de petits orifices avec l'iléum et le
cœcum. Dans notre cas il s'agissait évidemment d'un phlegmon
péri-utérin.

L'observation de Hakes est remarquable par des lésions qu'on
peut considérer comme la conséquence de l'opération même. Le
malade mourut cinq ans après, et on trouva le côlon descendant à
partir de l'anus artificiel, l'S iliaque et le rectum jusqu'à la vessie,
complètement oblitérés et remplacés par une masse graisseuse cylindrique au milieu de laquelle était un cordon fibreux d'une ligne
environ d'épaisseur, sans trace de canal [2].

Nous n'avons guère de données exactes sur la situation et la dis-

---

1. *The Lancet*, March 10, 1883.
2. Bryant, *l. c.*, 636.

position de l'orifice accidentel du côté de la vessie. Le plus ordinairement il permet le passage facile des matières fécales et de l'urine
d'un organe à l'autre. Chez notre malade il paraît étrange qu'un
trajet, assez large pour donner issue à des féces solides d'un certain
volume, ne permît pas le passage des urines dans le tube digestif.
Cette particularité ne peut s'expliquer qu'en admettant une disposition valvulaire de l'orifice vésical. J.-L. Petit avait déjà observé le
fait et il va jusqu'à dire que les urines passent rarement dans le
rectum. Il croit en trouver la raison dans la différence de pression
du côté du rectum et de la vessie et la prédominance que donne au
premier de ces organes la force plus grande de ses fibres [1]. Cette
explication un peu fantaisiste est certes moins satisfaisante que celle
que le même auteur admet dans l'observation suivante et qui repose
sur l'obliquité du trajet. Il est probable que chez le malade de Hakes
l'urine ne passait pas non plus, au moins en quantité notable, dans
l'intestin, car autrement il serait difficile de comprendre l'oblitération complète de celui-ci entre l'anus artificiel et la vessie; il est vrai
qu'elle s'arrêtait au niveau de l'orifice vésical, mais nous voyons que
dans deux des cas de Bryant, six ans après l'opération, l'urine
s'écoulait par l'anus artificiel dans la position horizontale.

Je n'ai pas besoin, pour justifier l'intervention de la côlotomie,
d'insister longuement sur les désordres que les fistules vésico-intestinales produisent dans la santé générale, sur les tortures qu'elles
infligent aux malades. Elles mènent le plus souvent à la mort par
épuisement ou par l'extension des lésions à tout l'appareil urinaire.
Les cas où les malades ont survécu un temps un peu long sont
rares. Boyer [2] rapporte un cas dans lequel le malade, depuis plusieurs années avant sa mort, rendait des matières fécales avec les
urines. Blanquinque en cite un emprunté à la pratique de Demar-
quay où le malade vécut dix-sept ans, un autre emprunté à Riche-
rand et Cloquet où la durée de la maladie fut de trente ans [3]. Mais
ce sont là des faits exceptionnels. Un des malades de Bryant succomba quatre mois après l'opération, à une néphrite suppurée. La
gravité des accidents, la rapidité de leur évolution dépendront de la
largeur et de la disposition de la fistule facilitant plus ou moins le
passage de l'urine et des matières fécales, du siège de la communication intestinale; les matières liquides de l'intestin grêle arriveront
toujours plus facilement dans la vessie que les matières solides de la

1. J.-L. Petit, *Traité des mal. chir.*, t. II, p. 80.
2. Boyer, *Mal. chir.*, t. IX, p. 55.
3. *Arch. de méd.*, t. 18.

fin du gros intestin. Mais, en tout cas, on peut affirmer que l'existence
de ces fistules n'est guère compatible avec une longue vie, ni avec
une vie tolérable.

Une autre question se pose en face de l'intervention chirurgicale,
c'est celle de la curabilité spontanée de ces fistules. Blanquinque en
cite quatre cas. L'un appartient à J.-L. Petit [1], un à Laugier [2], un à
Guibout [3], un à Berton. Nous trouvons un autre cas de Ed. Martin
cité par Winkel [4]. Enfin, je dois à l'extrême obligeance de mon
excellent confrère, le Dr Duchaussoy, le résumé d'une observation
de sa pratique que je crois utile de consigner ici, en raison de son
importance et du soin avec lequel le malade a été suivi.

M. L...., âgé de 50 ans, souffrait depuis quatre jours de violentes douleurs abdominales sous forme de coliques avec vomissements, impossibilité d'uriner et d'aller à la garde-robe. On crut à une colique néphrétique
ou à un calcul vésical. Le cathétérisme fut sans résultat.

Le 5 juillet 1877, M. Duchaussoy est appelé en consultation et diagnostique une occlusion intestinale située à la partie inférieure de l'S
iliaque, occlusion comprimant la vessie. Il y avait de la dysurie, mais
sans fièvre.

Le 12 juillet, du pus sortit par l'anus et par la vessie.

Le 17, on reconnait la présence de matières fécales dans l'urine. Le malade a des crises nerveuses ressemblant à l'hystérie; le ventre est très
ballonné, il y a des éructations continuelles. Les gardes robe contiennent
du mucus intestinal concrété.

Le 26, il ne sort presque plus de fèces par la vessie, mais il s'échappe
toujours une grande quantité de mucus concret par l'anus.

Le 31, on ne constate plus du tout de matières fécales dans les
urines.

Le 2 août, les forces se rétablissent; l'urine contient une petite
quantité de mucus. Le ventre reste un peu ballonné et le malade rend
toujours de longues mucosités intestinales.

Pendant cette première période de la maladie, le traitement a été
d'abord celui de l'occlusion intestinale due à la compression par une tumeur inflammatoire; puis on fit dans la vessie des injections répétées avec
des liquides désinfectants très variés.

En septembre, le malade a fait une cure à Vittel; on essaya là des
douches ascendantes qui provoquèrent de graves accidents, vomissements,
syncopes, hémorrhagie intestinale.

En octobre, l'état général était très bon; quelques petits fragments de

1. *Loc. cit.*, p. 82.
2. Blanquinque, *loc. cit.*
3. Blanquinque, *loc. cit.*
4. *Loc. cit.*, § 116.

matières fécales ont reparu dans les urines. Les garde-robes sont faciles grâce aux lavements de deux litres introduits avec une longue sonde; il n'y a plus de crises de nerfs. Injections vésicales au permanganate de potasse.

Le 10 octobre, fausses membranes intestinales épaisses. On continue la dilatation du rétrécissement intestinal à l'aide des sondes et des grands lavements.

Rien n'est plus venu indiquer la persistance d'une communication entre la vessie et l'intestin, mais en avril 1878 il y eut encore émission par l'anus de produits que le malade désigne sous le nom de morceaux de chair; l'état général restait bon.

D'avril à juin, dilatation de l'intestin par la laminaria et l'éponge aidée des purgatifs doux et des grands lavements.

En mars 1883, des signes d'occlusion intestinale incomplète ont reparu, puis il y a eu une phlébite des membres inférieurs.

En août, l'état général est bon, mais il y a toujours expulsion de longues mucosités intestinales par l'anus et nécessité de minoratifs fréquents.

Il serait important de connaître les conditions anatomiques que présentaient les fistules dont on a pu ainsi obtenir la guérison spontanée, leurs dimensions, la facilité plus ou moins grande du passage des urines et des féces, leur siège exact, leur trajet plus ou moins direct. Dans le cas de J.-L. Petit, les urines ne passaient pas dans le rectum, les gaz seuls pénétraient de l'intestin dans la vessie. Le malade de Berton avait rendu quelques parcelles d'aliments dans les urines, expulsions qui font supposer une communication étroite. Chez le malade de Laugier, la fistule était due au passage d'un lombric de l'intestin dans la vessie, ce qui donne lieu de croire qu'elle était de petites dimensions. Dans le cas du Dr Duchaussoy, le passage des matières fécales dans les urines est, incontestable, il n'est pas fait mention de la sortie de l'urine par l'anus. Winkel, en citant l'observation de Ed. Martin, ajoute que si la guérison spontanée peut avoir lieu, aidée par un régime convenable, elle paraît ne pouvoir s'opérer que pour des fistules vésico-intestinales qüi se sont produites à travers des exsudats dont la rétraction exerce une compression sur tout le contour du trajet. D'après ces quelques données, il est permis de penser que la cure spontanée sera toujours exceptionnelle

Comme je ne traite pas ici l'histoire complète des fistules vésico-intestinales, je ne m'arrêterai pas à fixer tous les points du diagnostic général. Je ferai seulement observer que l'émission de gaz par l'urèthre qui avait autrefois une signification pathognomonique l'a perdue de nos jours. Il me paraît établi aujourd'hui qu'il peut se produire des gaz spontanément dans la vessie chez les glycosuriques. J'ai moi-même eu l'occasion de constater ce fait chez un malade en traitement pour un rétrécissement de l'urèthre et dont les urines contenaient une certaine proportion de glycose.

Le point important du diagnostic relativement à l'emploi de la colotomie est la détermination du siège de l'orifice intestinal assez précise, pour qu'on soit certain d'opérer au-dessus. Il va de soi que toutes les fistules vésico-intestinales ne se prêtent pas à l'opération ; celles dans lesquelles l'intestin grêle, le cœcum et l'appendice vermiculaire sont intéressés, ne peuvent en bénéficier. Les côlons ascendant et descendant, à cause de leur fixité, ne paraissent pas susceptibles d'entrer dans la formation de ces fistules, et je n'en ai pas trouvé d'exemples ; le côlon transverse pourrait certainement contracter des adhérences avec la vessie, mais je ne sache pas qu'on ait observé des fistules vésico-intestinales de cette provenance. La plus grande partie se rapportent au rectum et à l'S iliaque et ressortissent à la côlotomie lombaire gauche ; Blanquinque sur 18 cas trouve la fistule sur le rectum 9 fois, sur l'S iliaque 4, sur l'intestin grêle 2, sur le cœcum 1. Le diagnostic sera généralement rendu facile par l'origine des accidents, l'aspect des matières contenues dans l'urine, l'exploration des organes. L'examen du rectum permettra, quand l'orifice est assez bas, d'en déterminer le siège avec le doigt ou avec le spéculum.

Le toucher vaginal, le palper abdominal feront quelquefois constater des engorgements qui, en permettant d'apprécier le point de départ des accidents, donneront des renseignements assez précis sur le siège de la communication. Les injections colorées faites dans la vessie pourront encore rendre service. J'ai pensé qu'en introduisant dans le rectum un gorgeret ou une valve de Sims munie d'une petite éponge imbibée d'une solution de prussiate jaune de potasse et en faisant dans la vessie une injection d'une solution de perchlorure de fer, on pourrait dans des cas douteux obtenir la preuve de la communication de la vessie avec la fin de l'intestin. Ces réactifs peuvent être dilués dans une quantité d'eau suffisante pour être complètement inoffensifs. Je me suis assuré qu'en étendant d'eau dans une cuillerée à café 8 à 10 gouttes d'une solution de perchlorure de fer à 1/500 et la pareille quantité de solution de prussiate jaune de potasse au même titre, et en mettant ces deux solutions ainsi diluées en présence sur une valve de Sims, on obtenait la réaction caractéristique.

Ce qui nous importe le plus dans cette étude, c'est d'apprécier les résultats fournis par l'opération. Dans l'observation de Holmes, le malade se portait très bien au bout de huit mois, et on était autorisé à croire que la fistule s'était considérablement rétrécie, sinon entièrement fermée ; mais ce résultat ne se maintint pas. Le malade continua à perdre accidentellement de l'urine par l'anus et à souffrir dans le bassin. Quinze mois après l'opération, les fèces reparurent dans l'urine ; bientôt l'écoulement cessa par l'anus artificiel, et les douleurs vives ainsi que la difficulté de la miction se manifestèrent de nouveau. L'urine était aussi chargée de matières fécales qu'avant l'opération. Le malade mourut quinze mois après la côlotomie. L'autopsie montra que la fistule primitive, située au niveau de l'S iliaque, n'était pas d'origine maligne, qu'il s'était fait une communication de même nature entre le cœcum et la vessie qui avait rendu l'opération illusoire. Sans cet accident nouveau, le malade aurait pu avoir une longue existence.

Des quatre malades opérés par Bryant l'un mourut quatre mois après l'opération de suppuration des reins, mais entièrement soulagé des douleurs vésicales et rectales. Un vécut six ans, et mourut à soixante-dix ans, d'une rupture du cœur. Un troisième vivait encore six ans après l'opération, n'éprouvant que très peu d'ennuis de son anus artificiel. Bryant ne nous renseigne pas sur le résultat de la quatrième colotomie, mais je trouve dans les tableaux de van Erkelens, l'indication d'une opération faite par ce chirurgien en 1868, à laquelle le malade aurait survécu quatre mois. On trouva à l'autopsie entre le rectum et la vessie un vaste abcès qui communiquait avec la vessie d'une part, avec l'intestin grêle et le rectum d'autre part. La communication avec l'intestin grêle s'était faite postérieurement à l'opération.

Dans le cas de Hakes, le malade vécut cinq ans. Dans un cas de Curling, le malade mourut le seizième jour, par suite de circonstances défavorables, et, en partie, par la faute de l'opérateur. Un malade de Maunder succomba à l'épuisement au bout de six semaines, les symptômes s'étaient considérablement améliorés après l'opération. Dans un second cas du même chirurgien, la mort eut lieu après quelques semaines, occasionnée par la faiblesse résultant de la longue durée de la maladie. Chez la malade de Heath qui souffrait depuis douze ans d'un abcès du bassin, et chez laquelle les symptômes de la fistule s'étaient manifestés depuis neuf ans, l'opération avait amené la disparition des vives douleurs vésicales, et seize mois plus tard la malade se trouvait parfaitement bien. Le malade de Mason se remit manifestement, mais il mourut le vingt-deuxième

jour d'une péritonite tuberculeuse et d'un abcès de la prostate. Celui
de Ballance mourut subitement le dixième jour.

Enfin, si la malade de mon observation ne survécut pas plus de
deux mois, c'est à l'opération complémentaire seule qu'il faut attribuer cet échec, car les suites de la côlotomie avaient été aussi simples et aussi favorables que possible, tant au point de vue de l'état
ocal qu'à celui des troubles généraux.

En résumé nous pouvons compter comme succès incontestables
les cas suivants :

Holmes... 1
Bryant.. 3
Hakes 1
Heath 1
Duménil 1

Total, 7 cas sur 13 opérations. Peut-on espérer une guérison complète, c'est-à-dire une oblitération de la fistule suivie du rétablissement du cours des matières par les voies naturelles? car c'est seulement à ces conditions que la cure peut être considérée comme
absolue; il faut que toute trace d'infirmité disparaisse. Nous n'en
avons pas d'exemple; elle sera probablement souvent rendue difficile par le passage de l'urine dans l'intestin. Nous voyons cependant
un rétrécissement notable du trajet constaté dans le cas de Holmes,
et on serait autorisé à en espérer la cicatrisation complète dans un
cas comme le mien, où la disposition de l'orifice fistuleux ne permettrait pas l'écoulement de l'urine par la voie anormale. La possibilité de la guérison spontanée de ces fistules, établie par les faits
que nous avons signalés, donne un puissant appui à cette manière
de voir.

Une circonstance est cependant de nature à rendre la guérison
complète difficile, c'est la réapparition fréquente d'une certaine
quantité de fèces dans l'urine, indépendamment même des cas où il
a pu s'établir une nouvelle communication au-dessus de l'anus artificiel. C'est ce qu'établit Curling : « Dans ces cas, dit-il, quelque
complète qu'ait été l'opération, il n'a pas toujours été possible de
prévenir le passage de quelques matières dans le bout inférieur ».
L'observation que j'ai rapportée en est un exemple.

Arriverait-on à une guérison radicale en oblitérant l'orifice inférieur comme Ballance en a eu l'idée, comme je l'ai tenté moi-même?
Il me paraît incontestable que cette opération complémentaire de la
colotomie faciliterait beaucoup la cicatrisation du trajet fistuleux,
mais pourrait-on conserver l'espoir de rétablir dans la suite le cours
des matières fécales par les voies naturelles? ce serait certes beau-

coup plus difficile qu'après la création d'un anus artificiel avec ses
deux bouts ouverts. Si l'on s'y décidait le procédé proposé par Ballance serait préférable à celui que j'ai tenté. Celui-ci sera fort exposé
à échouer par la difficulté d'assurer suffisamment l'immobilité des
parties suturées, outre qu'il expose à l'érysipèle et aux suppurations
de voisinage par le contact des matières fécales. Ballance conseille
de suturer le bout central du côlon à la plaie abdominale, puis
d'oblitérer le bout périphérique de l'intestin par des sutures et de
le rentrer dans la cavité abdominale. Mais si ce procédé présente
plus de chances de succès opératoire, il condamne le malade à conserver toute sa vie, son anus artificiel. En résumé, mon opinion sur
ce point est que les tentatives qu'on pourrait faire pour oblitérer le
bout inférieur étant de nature à compromettre le résultat de la côlotomie et à rendre difficile ou même impossible le rétablissement du
cours naturel des matières, il est prudent de s'abstenir. C'est le cas
de se souvenir que le mieux est quelquefois l'ennemi du bien.

Pour rendre la côlotomie plus efficace on pourra la combiner avec
la cautérisation soit par le rectum quand l'orifice fistuleux sera accessible par cette voie, soit par la vessie après dilatation préalable de
l'urèthre et en ayant recours au spéculum uréthral de Simon [1]. Ce
traitement chirurgical complexe m'inspirerait plus de confiance que
le procédé audacieux de ce dernier chirurgien consistant à ouvrir la
vessie par le vagin, à la renverser pour cautériser ou suturer la
fistule et à compléter l'opération consécutivement par celle de la
fistule vésico-vaginale créée par le chirurgien. L'utilité de l'anus
artificiel étant admise et ses indications nettement formulées, à
quelle méthode devra-t-on donner la préférence? Sauf le cas de
Ballance où l'opération a été faite à droite sans qu'on trouve dans
l'observation le motif de ce choix, tous les chirurgiens qui l'ont pratiquée ont employé la méthode d'Amussat, et la plupart ont eu
recours à l'incision oblique. C'est aussi cette méthode que j'ai
choisie et cette opération m'a conduit à faire quelques recherches
dont les résultats me semblent mériter de fixer l'attention.

Le principal avantage de la méthode d'Amussat, le but que ce chirurgien a poursuivi en la créant était d'éviter d'ouvrir le péritoine,
d'opérer en dehors de la séreuse en pénétrant dans le côlon par sa
partie postérieure, et la plupart des articles de médecine opératoire
sur la côlotomie tracent les détails de l'opération avec une précision
telle, qu'il semble, à la lecture, qu'on peut agir en toute sûreté en suivant les règles prescrites. Bon nombre de chirurgiens cependant ont

1. Winkel, loc. cit., § 7, u. 117.

rencontré des difficultés et les ont signalées. Vidal de Cassis [1], dans son article remarquable sur l'anus artificiel, a appelé l'attention sur une disposition fréquente du péritoine formant un mésocôlon dont les feuillets peuvent ne laisser, même après l'insufflation de l'intestin, qu'un intervalle de 2 centimètres. La difficulté qu'il y aura à aller chercher ce point précis sous le bord du carré lombaire, où le côlon descendant est souvent entièrement caché quand il est vide et rétracté, n'échappera à personne; aussi est-il arrivé à plusieurs opérateurs, Mason, Huke, Maunder, Kuster, d'ouvrir le péritoine, accident qui s'est aussi présenté dans mon observation. Lorsque le péritoine est ouvert, il n'est pas toujours facile de reconnaître la portion d'intestin qui se présente; Mason, Jobert, ont ouvert l'intestin grêle au lieu du côlon. Enfin, on a pris des faisceaux de tissu conjonctif pour l'intestin; Evans incisa du même coup le *fascia transversalis* et l'intestin dans un cas où le tissu graisseux était très peu développé. Sur 12 sujets que j'ai examinés à l'amphithéâtre, j'ai constaté dans 7 cas l'existence d'un mésocôlon bien développé; dans 2 cas, l'intestin grêle s'était glissé entre le côlon descendant et le muscle carré des lombes; dans 2 cas, ce fut le côlon transverse qui se présenta le premier. On comprend facilement que ces variétés de rapports puissent rendre l'opération difficile et occasionner dans certains cas des erreurs inévitables. Y aurait-il avantage à injecter de l'eau dans le côlon, comme cela a été proposé par Heath [2]? Je ne voudrais pas me prononcer sur la valeur de ce procédé.

Toutes les erreurs auxquelles on peut être exposé dans l'exécution de la côlotomie n'ont pas la même importance. Nous ne redoutons pas la lésion du péritoine autant que nos devanciers, et, chez ma malade, elle n'a pas été suivie du moindre accident; nos opérations de hernies étranglées, faites dans de bonnes conditions, guérissent dans la grande majorité des cas. Mason exprime l'opinion que la blessure du péritoine n'offre pas un danger notable; l'expérience a démontré que cette membrane a souvent perdu ses propriétés physiologiques et ses susceptibilités pathologiques [3]. La confusion de l'intestin grêle avec le côlon aurait plus de gravité. La nécessité de maintenir la malade dans une situation voisine du décubitus latéral pendant l'anesthésie peut ajouter quelques difficultés à l'opération; l'intestin fuit facilement pendant les recherches, et il est nécessaire de faire exercer une compression sur l'abdomen par un aide.

1. Path. ext., t. IV, p. 430.
2. *The Lancet*, 1869, v. II, p. 743.
3. *Amer. journ.*, 1873.

Les difficultés que je viens de signaler auront peut-être pour conséquence de faire revenir un certain nombre de chirurgiens à la méthode de Littre, et telle est la tendance exprimée par Vidal de Cassis et par le professeur Verneuil. Il convient cependant de faire remarquer qu'en opérant sur l'S iliaque, on peut être exposé, dans certains cas où le siège de la fistule n'aura pas pu être déterminé d'une manière bien précise, à atteindre l'intestin au-dessous.

En résumé, quoique la côlotomie appliquée au traitement des fistules vésico-intestinales n'ait donné jusqu'alors que les résultats d'un traitement palliatif, elle constitue une ressource précieuse, capable de prolonger, dans une mesure considérable, l'existence des malades avec une infirmité très tolérable. Il est permis d'espérer en outre que seule, dans des cas favorables, ou combinée avec d'autres moyens, elle pourra conduire à une guérison radicale.

ÉTUDE CLINIQUE

SUR LA PATHOGÉNIE DES CYSTITES

Par M. HACHE.

(*Suite* [1].)

Rétention d'urine.

Cherchant seulement à étudier l'influence de la rétention d'urine sur le développement de la cystite, nous n'avons pas à nous occuper de celle qui peut survenir dans le cours d'une inflammation vésicale. Il faut aussi éliminer les cas où la cystite et la rétention peuvent succéder ensemble à l'action d'une même cause, par exemple les rétentions intermittentes du début de l'hypertrophie prostatique, souvent à *frigore*, dans lesquelles la congestion de la prostate peut s'accompagner d'un peu d'inflammation de la muqueuse avoisinante.

La rétention d'urine, telle que l'a définie notre maître M. le professeur Guyon, est l'impossibilité d'émettre naturellement par l'urèthre partie ou totalité de l'urine contenue dans la vessie. Nous n'avons nullement l'intention de passer en revue les nombreuses variétés de rétention et de chercher la fréquence et les conditions d'apparition de la cystite dans chacune d'elles; il nous suffira, pour éclaircir son rôle pathogénique, de prendre divers types bien tranchés dans lesquels le facteur constant, séjour d'une certaine quantité d'urine dans la vessie, soit successivement combiné à tous ceux que l'on peut mettre en cause dans la production de la cystite consécutive à la rétention d'urine, introduction de germes, distension, efforts du muscle vésical pour se débarrasser de son contenu, et altérations antérieures de la vessie. Nous étudierons successivement à ce point de vue la rétention incomplète avec distension et la rétention complète aiguë chez les prostatiques, la rétention aiguë chez les rétrécis, la rétention aiguë par spasme réflexe qui succède souvent aux opé-

1. Voir le numéro de mars.

rations pratiquées sur l'anus et le périnée, et la rétention incomplète sans distension. Nous en rapprocherons les cystites par résistance aux besoins d'uriner qui se développent par le même mécanisme, et que l'on pourrait décrire sous le nom de cystites par rétention volontaire.

Il est toute une catégorie de rétentions dont nous n'avons pas parlé et qui semblent favorables à notre étude en réalisant le type de la rétention passive sans réaction possible du côté du muscle vésical : ce sont les rétentions appelés *médicales* par M. Guyon, qui résultent d'une abolition plus ou moins absolue de la contractilité de la vessie, sans lésion aucune du côté des voies d'excrétion. Malheureusement des éléments nouveaux entrent en jeu dans presque tous ces cas et viennent compliquer la question, ce sont l'inflammation de voisinage dans le cas de rétention par péritonite chronique par exemple, et les troubles vaso-moteurs dans les rétentions de cause nerveuse centrale, cérébrale et surtout médullaire (traumatismes, compression, myélites diverses). La pathogénie de la cystite dans ces cas a donné lieu à des discussions nombreuses, les uns en faisant de simples cystites par rétention, les autres invoquant une cause spéciale, soit une action directe sur les reins qui sécréteraient une urine alcaline irritant la vessie, opinion qui repose sur une hypothèse physiologique et une hypothèse pathologique aussi peu démontrées l'une que l'autre, soit une perturbation de l'innervation voso-motrice des tuniques vésicales (Voillemier et Le Dentu). Il nous semble suffisant de dire avec M. le professeur Charcot [1] que ce sont des cystites par trouble trophique, dont le mécanisme intime, comme celui des autres lésions du même genre, est encore très imparfaitement établi. On ne peut refuser dans les cas de ce groupe toute influence à la rétention qui précède souvent, sinon toujours, ces cystites ; mais la rapidité de l'évolution des accidents dans les cas de myélite aiguë, où l'urine peut être purulente et ammoniacale au bout de trente-six ou de quarante-huit heures, montre bien qu'il s'ajoute alors à la rétention un élément particulier d'inflammation, qui agit au moins en diminuant beaucoup la résistance de la vessie. C'est du reste dans la myélite aiguë que cette influence trophique est le plus évidente. Quant aux rétentions qui peuvent survenir à la période adynamique des fièvres graves, sans aucun rapport avec les cystites *infectieuses* qui se développent parfois dans ces conditions, leur innocuité, signalée par M. Le Dentu, peut être mise sur le compte de l'état de dépression d'un organisme incapable de réaction. Enfin la

1. Charcot, *Maladies du système nerveux*, t. I.

théorie de l'*inertie primitive* de la vessie, défendue par Civiale et encore
admise par quelques auteurs, est en désaccord avec les résultats
fournis par l'anatomie pathologique, comme l'a démontré M. Guyon,
qui, en dehors des lésions nerveuses, bien entendu, n'admet l'existence que de l'*inertie secondaire*, consécutive à la formation d'un
obstacle au cours de l'urine. Nous nous en tiendrons donc aux types
que nous avons choisis.

La rétention d'urine chronique incomplète avec distension des
prostatiques, a été bien décrite pour la première fois par M. le professeur Guyon, qui a indiqué toute sa gravité. Nous n'avons pas à
reproduire la description magistrale qu'il en a tracée, non plus qu'à
décrire la dilatation de tout l'arbre urinaire qui en est la complication constante ; signalons seulement l'évolution insensible de ces
lésions, notion capitale au point de vue qui nous occupe. « La distension, nous dit M. Guyon, a été graduelle et progressive. Les organes s'y sont habitués et ont presque en silence laissé s'accomplir
les modifications qui lentement les transforment. C'est l'organisme
qui à leur défaut témoigne de l'état pathologique d'un des appareils
les plus indispensables à son régulier fonctionnement. Ce n'est pas
par des symptômes ayant les voies urinaires pour théâtre que s'établit et s'affirme l'état morbide. Ce sont les fonctions digestives qui
souffrent, etc. » Malgré l'étendue et la gravité de ces lésions, malgré la
dilatation extrême de la vessie, qui peut contenir jusqu'à trois litres de
liquide, ces malades ne présentent le plus souvent pas de cystite tant
qu'ils n'ont pas été sondés, et leurs urines pâles et pauvres en sels et
en urée restent claires et limpides, à moins d'une lésion rénale suppurative. Nous avons observé un type très net de cette absence complète de réaction vésicale ; chez un malade qui a pourtant succombé
aux progrès de la cachexie, et chez lequel l'évacuation de la vessie,
grâce aux soins minutieux de M. Guyon, a pu être achevée sans
cystite, résultat qu'on obtient assez rarement, car, si elle ne se
développe pas spontanément dans ces conditions, on comprend que
l'inflammation éclate à la moindre provocation et se propage avec
une rapidité menaçante sur ce terrain prédisposé.

Cherchons à côté de cela ce qui se passe chez ces mêmes malades
après les rétentions complètes aiguës, si fréquentes au début de leur
affection. Celles-ci surviennent brusquement, ordinairement en pleine
santé, après un léger excès de boisson, par exemple ; leur durée est
passagère, et tout rentre dans l'ordre le plus souvent après quelques
cathétérismes. Mais les accidents affectent ici une forme aiguë : le malade souffre, sa vessie se révolte et lutte contre l'obstacle dû à la congestion prostatique, jusqu'à ce que le cathétérisme intervienne. Si, comme

nous le supposons, il n'existait pas de cystite avant la crise, on trouve des urines normales au moment du premier cathétérisme, à moins peut-être que l'intervention ne soit extrêmement tardive ; mais les urines se troublent habituellement le lendemain ou les jours suivants. Si une intervention très précoce et des soins attentifs permettent au malade d'échapper à la cystite du fait de sa rétention, il pourra encore la voir éclater pendant la convalescence à propos de la moindre imprudence, notamment après des efforts prématurés pour uriner seul, dont M. Guyon a bien signalé toute l'importance au point de vue de la pathogénie de l'inflammation vésicale. L'apparition de la cystite après le cathétérisme pourrait sembler favorable à la théorie parasitaire ; disons seulement ici, sans entrer encore dans la discussion, que tout se passe de même, quand le cathétérisme est impossible et que l'on doit recourir à la ponction aspiratrice, qui nous paraît mettre autant que possible à l'abri de l'introduction des germes quand elle est faite avec les précautions de la chirurgie antiseptique.

Nous venons de voir l'influence de la rétention sur la production de la cystite dans une vessie fatiguée par un obstacle lentement progressif et à contractilité languissante ; voyons comment réagira dans les mêmes conditions une vessie dont l'appareil musculaire se sera développé au contraire pour surmonter la résistance d'un obstacle plus rapidement apparu. Ces conditions sont réalisées dans la rétention complète aiguë des rétrécis, qu'elle survienne sous l'influence d'un refroidissement, d'une fatigue, d'un excès ou de l'introduction d'un instrument dans un but thérapeutique. C'est en général une rétention à grand fracas, et les accidents deviennent rapidement pressants, à cause du peu de capacité de la vessie. Thompson [1] a bien mis en lumière cette particularité. « La rétraction de la vessie dans certains cas, dit-il, l'empêche de dépasser le pubis. Ainsi dans quelques cas les plus graves, observés à l'amphithéâtre, l'uretère et le bassinet de chaque rein, fortement dilatés, contenaient plus d'urine que la vessie. » Chez ces malades, nous avons toujours vu la rétention faire éclater une cystite intense, dont la persistance de l'obstacle uréthral empêchait la résolution. Dans un cas même, très intéressant à tous les points de vue l'uréthrotomie interne, pratiquée d'urgence en pleine fièvre, a seule arrêté la marche d'accidents menaçants.

Etudions maintenant l'influence de la rétention aiguë sur la vessie en dehors de toute altération préalable de cet organe, conditions qui nous paraissent réalisées dans les rétentions spasmodiques consécutives aux opérations pratiquées dans la zone génito-urinaire, par

1. Thompson, *Leçons cliniques sur les maladies des voies urinaires* et *Traité pratique des maladies des voies urinaires,* traduction française. Paris, 1874.

exemple dans celle qui accompagne dans certains cas le traitement des fistules à l'anus par la ligature élastique. Ces rétentions sont essentiellement aiguës et passagères et disparaissent ordinairement après un petit nombre de cathétérismes : dans un cas cependant les urines n'ont pu être évacuées que par la sonde pendant trois jours et les mictions sont encore restées pénibles à peu près pendant le même temps, sans que les urines aient jamais présenté le moindre trouble. Tel est le cas le plus habituel dans ces rétentions, parce qu'elles sont toujours prévues par un chirurgien prudent et qu'on doit y porter remède presque avant que le malade en souffre. Il est inutile de dire que c'est ainsi que les choses se sont passées dans l'observation à laquelle nous avons fait allusion et que nous avons prise dans le service de M. le professeur Duplay, alors que nous avions l'honneur d'être son interne. Si ces rétentions étaient soignées tardivement, elles finiraient aussi par déterminer de la cystite, quoique l'état d'intégrité de la vessie lui permette d'y échapper plus facilement.

Les considérations dans lesquelles nous sommes entrés à propos de la rétention chronique incomplète avec distension nous permettront d'être brefs sur la rétention incomplète sans distension. Phénomène passif, comme la précédente, cette dernière ne détermine, comme elle, ni douleur ni réaction musculaire du côté de la vessie ; comme elle aussi, elle est impuissante à elle seule à provoquer une cystite ; comme elle encore, par suite des modifications circulatoires que crée la déplétion incomplète de la vessie, elle favorise l'action des causes qui peuvent aboutir à l'inflammation ; comme elle surtout, elle est un obstacle à sa résolution. La rétention incomplète est même la condition presque indispensable du développement de certaines cystites ; c'est ainsi que les germes ne peuvent se multiplier et se maintenir dans la vessie qu'à la condition que celle-ci se vide mal.

Enfin nous décrivons avec les cystites par rétention celles qui peuvent succéder à la résistance aux besoins d'uriner et qui sont, comme nous l'avons dit, de véritables cystites par rétention volontaire. Ici comme dans la rétention spasmodique, l'élément rétention paraît bien isolé, et l'on ne semble pas pouvoir invoquer d'autre cause immédiate de cystite que les efforts musculaires antagonistes, volontaires au niveau du col, involontaires au niveau du corps de la vessie, qui réagit contre la distension qu'on lui impose. Mais la répétition même de ces efforts et de cette distension congestionne et fatigue la vessie, qui est alors toute préparée pour l'inflammation ; la même cause, jusque-là insuffisante, suffit à ce moment pour faire éclater la cystite. En effet, ce n'est qu'au bout d'un temps plus ou moins long que la résistance habituelle aux besoins d'uriner, que nous n'avons trouvée signalée à propos de l'étiologie des cystites que par Boyer, par Emmet et dans la thèse de Girard [1], détermine l'inflammation de la vessie. Celle-ci apparaît soit peu à peu et sans cause occasionnelle apparente soit brusquement à propos d'un nouvel effort pour résister à un besoin ou à la suite d'une rétention complète. M. Guyon, tout en reconnaissant parfaitement l'importance du retard apporté à la satisfaction du besoin d'uriner comme cause de rétention chez les prostatiques, doute que la rétention complète puisse se produire *sous cette seule* influence chez des sujets indemnes de toute lésion actuelle ou antérieure de l'urèthre ou de la vessie ; nous avons de *la tendance* à croire que l'état de surmenage de la vessie peut jouer ici le rôle d'une véritable lésion. Cette étiologie particulière nous paraît mériter d'être recherchée dans les cas encore assez fréquents, surtout chez les femmes, où la cystite paraît s'être développée sans cause appréciable.

Nous voyons donc, pour résumer en quelques lignes les faits que nous venons d'exposer, que, dans la rétention chronique avec distension des prostatiques, — qui présente le type le plus achevé de la stagnation de l'urine avec altération de la vessie et distension considérable mais passive et lente, et n'éveillant aucune réaction musculaire, — la cystite n'apparaît pas sans provocation étrangère. Au contraire, la rétention complète aiguë des mêmes malades avec des altérations moins avancées de la vessie et une distension moindre, mais plus rapide et déterminant de la douleur et des efforts d'expulsion, fait souvent éclater l'inflammation vésicale ; celle qui se développe quelquefois pendant la convalescence de cette affection après des efforts prématurés montre bien l'influence des contractions douloureuses de la vessie isolées de toute dilatation. Dans la rétention aiguë des rétrécis presque toujours suivie de cystite, au moins passagère, nous trouvons une dilatation relative qui détermine une réaction musculaire intense dans une vessie irritée ; des conditions très analogues sont généralement impuissantes à provoquer l'inflammation de la vessie des sujets atteints de rétention spasmodique surpris en pleine intégrité de leur appareil urinaire. Enfin, chez les sujets qui résistent habituellement aux besoins d'uriner, nous voyons la distension forcée et les efforts douloureux de la vessie faire naître la cystite après lui avoir préparé le terrain par leur répétition.

Ces faits nous semblent parler d'eux-mêmes et démontrer que les

1. Girard, *De la cystite pseudo-membraneuse.* Thèse de Paris, 1877.

causes immédiates de l'inflammation qui succède à la rétention d'urine sont les contractions douloureuses que détermine la distension rapide du réservoir urinaire. On ne saurait s'en étonner si l'on tient compte de la sensibilité toute particulière de la vessie à la distension, sensibilité qui persiste même sous le chloroforme. M. Guyon nous a souvent fait remarquer, pendant ses opérations de lithotritie, la facilité et la persistance parfois insurmontable avec laquelle la moindre tentative de dilatation réveillait la contractilité d'une vessie jusque-là indifférente aux manœuvres instrumentales, qui se réduisent d'ailleurs à une série de contacts délicats entre les mains habiles de notre maître. Ajoutons que la question du terrain a sur le développement de la cystite, comme sur celui de l'inflammation des autres organes, une importance de premier ordre.

La conclusion pathogénique que nous venons d'énoncer est loin d'être conforme à l'opinion des auteurs qui se sont occupés de cette question et qui semblent tous d'accord pour attribuer la cystite à la stagnation de l'urine. Thompson, sans se prononcer sur le mécanisme de son développement, dit seulement que la cystite peut manquer pendant des mois dans la rétention incomplète des prostatiques, mais la complique certainement au bout d'un an au plus tard; Chauvel met sur la même ligne la paralysie, l'atonie de la vessie et la rétention d'urine, qui détermineraient la cystite surtout par les altérations de l'urine, qu'un séjour prolongé dans la vessie rendrait irritante; enfin Voillemier et Le Dentu admettent que le défaut d'écoulement seul peut suffire à provoquer dans la vessie la transformation ammoniacale de l'urine, qui serait alors une cause d'irritation.

Nous aurons plus loin à étudier les conditions de la transformation ammoniacale de l'urine et l'influence qu'elle peut avoir sur le développement des cystites, à propos des cystites par altération des urines; contentons-nous de dire ici que ces théories, en désaccord avec les recherches récentes de notre collègue et ami Guiard [1], ne concordent pas davantage avec les faits cliniques qui nous montrent la cystite se développant chez les rétrécis après une rétention de quelques heures et manquant dans les rétentions chroniques incomplètes avec distension, où les conditions de stagnation de l'urine paraissent aussi complètement réalisées que possible. Nous pouvons du reste nous appuyer ici sur l'autorité de M. Guyon, qui déclare que la stagnation de l'urine n'est pas une condition suffisante pour déterminer son altération.

1. Guiard, *Étude clinique et expérimentale sur la transformation ammoniacale des urines, spécialement dans les maladies des voies urinaires (ammoniurie)*. Thèse de Paris, 1883.

La théorie qui explique l'altération de l'urine par l'introduction de germes, d'un ferment de l'urée, quel qu'il soit, propre à déterminer sa transformation partielle en carbonate d'ammoniaque, est passible de la même objection. Comme nous le verrons aussi dans le chapitre dont nous venons de parler, loin de pouvoir être une cause de cystite, ces germes ne peuvent provoquer la transformation de l'urine dans la vessie que quand celle-ci est déjà enflammée. L'apparition fréquente de la cystite après le cathétérisme n'est qu'un bien faible argument en faveur de cette manière de voir.

Les causes d'inflammation qui se rattachent au cathétérisme évacuateur en cas de rétention sont en effet multiples, et c'est ce qui nous a empêchés de prendre pour type un cas de rétention complète ou incomplète traité par la sonde. Sans parler de l'introduction possible de germes ou d'éléments quelconques d'inflammation, la cystite peut en effet se développer dans ces conditions par action directe de la sonde sur le col vésical ou par propagation d'une uréthrite née sous la même influence, quelquefois malgré les plus grandes précautions. Enfin l'évacuation même du contenu de la vessie, si elle n'est pas menée avec prudence, peut être la cause de l'apparition de la cystite. Il n'est pas besoin pour cela que la vessie contienne un litre de liquide ou davantage, cas dans lesquels l'évacuation rapide et totale exposerait le malade, si la rétention était chronique, à une véritable cystite parenchymateuse dont on connaît la gravité ; il suffit qu'on mette brusquement à sec une vessie habituée à retenir quelque 100 grammes d'urine ou qu'on débarrasse d'une trop forte proportion de son contenu une vessie chroniquement distendue, pour voir survenir des accidents congestifs ou inflammatoires plus ou moins sérieux. La pathogénie de ces cystites est bien connue ; leur développement se rattache aux modifications brusques apportées à la circulation du sang dans un organe déjà congestionné du fait de la distension, modifications qui se traduisent tout d'abord par une légère hémorrhagie terminale, hémorrhagie *ex vacuo ;* il faut aussi faire entrer en ligne de compte les contractions douloureuses dont s'accompagne ordinairement le retrait de la vessie.

En somme l'influence de la rétention d'urine sur la production de la cystite nous paraît pouvoir se résumer par les conclusions suivantes :

La rétention n'est une cause directe d'inflammation vésicale que par les contractions douloureuses qu'elle détermine ; la cystite qui en résulte est une *cystite par suractivité fonctionnelle.*

L'état d'irritation, de fatigue ou d'altération de la vessie au moment où la rétention la surprend facilite beaucoup le développement de la cystite.

La distension prolongée passive de la vessie, sans être une cause directe d'inflammation, crée des conditions très favorables à son développement sous la moindre influence.

Enfin la stagnation passive de l'urine, sans jouer aucun rôle dans la production de la cystite, contribue puissamment à l'entretenir et à l'aggraver une fois qu'elle est déclarée.

Blennorrhagie.

La blennorrhagie est une des causes les plus fréquentes de l'in-flammation de la vessie, et la plupart des auteurs considèrent cette dernière comme la complication la plus habituelle, quelques-uns même, avec Diday, comme un stade presque normal de l'affection blennorrhagique. Il y a là, à notre avis, une légère exagération ou plutôt une confusion de mots que paraît avoir commise l'auteur que nous citons et qui donne comme un des caractères propres à la cys-tite blennorrhagique l'absence de pus dans l'urine. Il ne faut pas, en effet, confondre avec la cystite les poussées congestives qui se produisent si facilement chez ces malades du côté du col vésical et se traduisent souvent par une légère hématurie terminale, avec ou sans augmentation passagère de la fréquence des mictions. Si l'on n'admet l'existence de la cystite que quand il existe un trouble plus ou moins prononcé des urines, comme nous avons eu soin de l'établir dès le début, et si l'on tient compte des cas d'uréthrite légère pour lesquels le médecin n'est habituellement pas consulté, on reconnaît que la fréquence de cette complication, quoique très réelle, a été un peu exagérée par les auteurs; mais il faudrait un nombre très considérable d'observations pour la traduire par un chiffre même approximatif.

Presque tous les auteurs ont cherché à déterminer la période de la blennorrhagie à laquelle se développait la cystite. Chauvel donne comme époque habituelle du début la troisième ou la quatrième se-maine après la disparition des symptômes aigus, Marlet [1] le second mois après le début, ce qui revient à peu près au même, en excep-tant la femme, chez laquelle cette complication pourrait apparaître dès les premiers jours; pour Fournier, la cystite ne débuterait

---

1. Marlet, *La cystite et ses différentes variétés.* Th. de Montpellier, 1877, t. 295, n° 21.

jamais avant la seconde ou la troisième semaine [1]; mais cet auteur signale, ainsi que Geffrier [2], la fréquence de son apparition tardive dans le cours d'écoulements chroniques.

Pour nous, qui considérons la cystite blennorrhagique comme une *complication* naissant, dans la grande majorité des cas, sous l'influence d'une cause occasionnelle, nous pensons que l'époque de son apparition ne peut être calculée; la moyenne d'un à deux mois dont se rapprochent les chiffres cités nous paraît tenir à ce que c'est l'époque où le malade, fatigué de la persistance de son écoulement, abandonne souvent un traitement méthodique pour commettre des imprudences ou s'abandonner à la pratique non moins dangereuse des nombreuses médications empiriques préconisées contre cette affection. Nous nous bornerons à dire que la cystite peut se développer pendant la période aiguë, aussi bien que dans le cours d'un écoulement chronique, si insignifiant qu'il paraisse. Elle peut apparaître dès les premiers jours et presque en même temps que l'écoulement, mais elle est généralement moins précoce, parce que l'écoulement est ordinairement à cette époque limité à l'urèthre antérieur. A toutes les périodes d'un écoulement chronique, on peut voir débuter la cystite, plusieurs mois ou plusieurs années après la disparition des accidents aigus; mais le plus souvent ces débuts en apparence tardifs ne sont que des rechutes, et l'étude attentive des antécédents révèle l'existence d'une poussée de cystite, quelquefois très légère et très courte, qui s'est produite pendant la période aiguë de l'écoulement.

La fréquence de ces rechutes, qui est un des caractères les plus saillants de la cystite blennorrhagique, nous oblige à dire un mot de sa marche; nous n'avons en effet trouvé cette particularité signalée par aucun auteur, sauf par Chauvel, qui l'indique vaguement, et par Geffrier, qui y insiste davantage.

La cystite blennorrhagique peut revêtir quatre types cliniques principaux. Tantôt la première atteinte est légère et de peu de durée; c'est le cas le plus fréquent, et c'est ce qui l'a fait considérer en général comme une affection sans importance. Mais, malgré la disparition en apparence la plus complète de tout phénomène inflammatoire du côté de l'urèthre ou de la vessie, il reste une tendance aux rechutes qui se manifeste sous l'influence d'une cause légère, au bout d'un temps variable, par une nouvelle poussée de cystite. La période de guérison apparente peut être très longue; elle a été de trente-cinq ans dans une de nos observations.

1. Fournier, art. BLENNORRHAGIE in *Dict. de méd. et de chir. pratiques.* 1866.
2. Geffrier, *Cystite blennorrhagique* (*Revue de chirurgie*, 1882, n° 6).

Peut-être persiste-t-il dans ces cas un léger degré d'uréthrite postérieure chronique, inappréciable pour le malade, mais que l'examen méthodique du canal avec un explorateur à boule permettrait de déceler. Ce fait donnerait une explication matérielle de ces rechutes à longue échéance, mais il nous paraît difficile à démontrer. En tout cas ces uréthrites postérieures *latentes* [1] ne sont pas rares; on connaît le rôle important que leur fait jouer dans la pathogénie de l'orchite dite par effort M. le professeur Duplay, qui a pu dans tous les cas constater l'existence d'un suintement muco-purulent dans la profondeur du canal.

Tantôt, après une période aiguë de durée et d'intensité variables, les symptômes s'atténuent et la cystite devient chronique : les rechutes sont alors représentées par des retours passagers à l'état aigu absolument analogues à ceux que l'on a décrits depuis longtemps dans la blennorrhée uréthrale ; l'analogie s'impose dans les cas où il y a en même temps de l'uréthrite chronique antérieure et où l'on voit les deux affections subir constamment des oscillations parallèles; on sait que, d'après les recherches de M. le professeur Guyon, il n'y a pas de cystite chronique sans uréthrite postérieure. Cette forme de cystite constitue la *blennorrhée vésicale*.

Dans une autre catégorie de faits vraisemblablement peu différents, la cystite blennorrhagique pourrait être chronique d'emblée, d'après Chauvel, par propagation d'une uréthrite postérieure chronique. Nous n'avons pas eu l'occasion de rencontrer de cas de ce genre.

Enfin, dans des cas plus rares, mais qui sont loin d'être exceptionnels, la cystite blennorrhagique acquiert rapidement une assez grande intensité et persiste avec tous les caractères de l'état aigu pendant plusieurs mois ou plusieurs années on peut presque dire indéfiniment, si l'on n'intervient pas par un traitement approprié. Cette forme peut survenir d'emblée ou après un certain nombre de rechutes. Le pronostic doit donc toujours être réservé.

Voyons maintenant quelles sont les causes qui déterminent l'apparition de la cystite blennorrhagique. Si elle peut être quelquefois expliquée par l'intensité seule de l'inflammation de l'urèthre, ces cas sont exceptionnels et on lui trouvera habituellement une cause prédisposante ou occasionnelle. Souvent, son développement pourra être mis sur le compte d'un transport mécanique dans l'urèthre postérieur et dans la vessie de la sécrétion virulente de l'urèthre antérieur, soit par un cathéter introduit sans précautions ou mal à pro-

---

1. Guiard, *Des uréthrites latentes* (*Annales des maladies des organes génito-urinaires*, février 1884).

pos, soit plus fréquemment par une injection mal faite. M. Guyon
insiste sur ce rôle mécanique des injections et a formulé des préceptes précis pour les empêcher de forcer l'entrée de la portion membraneuse ; il attache plus d'importance à ce point de vue à leur mode
d'impulsion qu'à leurs propriétés plus ou moins irritantes. Nous
avons eu bien souvent l'occasion de voir débuter des cystites blennorrhagiques après des injections poussées sans précaution ; mais
il faut bien établir que cette cause mécanique est subordonnée dans
ses effets au plus ou moins de résistance de la vessie et n'aboutit pas
constamment à une cystite. Ainsi s'explique la contradiction apparente entre l'action que M. Guyon a reconnue aux injections et certains faits négatifs accidentels ou expérimentaux. Notre excellent
ami Wickham, interne de M. Horteloup à l'hôpital du Midi, a bien
voulu nous communiquer quatre faits dans lequels il a refoulé avec
un gros explorateur à boule du pus uréthral blennorrhagique dans la
vessie sans provoquer la moindre réaction de cet organe, quoiqu'un
de ces malades eût déjà été atteint antérieurement d'une cystite
blennorrhagique. Quoique le refoulement avec une bougie soit
moins actif que l'injection, il expose cependant à la contagion. Il
faut faire remarquer ici, comme nous l'avons fait à propos des cystites par contagion, que la muqueuse vésicale protégée à l'état normal contre l'absorption par une épaisse barrière épithéliale est dans
des conditions bien différentes de celles de la conjonctive ou de
l'urèthre par exemple, dont les propriétés d'absorption si accusées
au contraire rendent constamment efficaces les inoculations de ce
genre, sans qu'il soit nécessaire, comme pour la vessie, que quelque
congestion par exemple leur ait préparé le terrain. La cystite peut
encore éclater sous l'influence de causes irritant l'urèthre ou la vessie,
telles que les excitations sexuelles, l'usage de boissons alcooliques,
les tentatives brusques de guérison par les balsamiques, l'abus des
diurétiques et l'impression du froid. Si la cystite ne reconnaît pas
de cause locale, il faudra chercher si une cause générale n'a pas augmenté la réceptivité morbide de la vessie ; le surmenage ou même
une fatigue passagère peuvent avoir ce résultat, qui tient plus souvent
encore, comme l'a montré M. Guyon, à l'existence d'une diathèse :
arthritisme, goutte, rhumatisme, scrofule ou tuberculose.

Nous ne nous arrêterons pas à discuter la nature de la cystite blennorrhagique ; la spécificité de l'inflammation uréthrale qui la détermine
est aujourd'hui presque universellement admise, et l'évolution si spéciale de cette inflammation vésicale nous paraît un bon argument en
sa faveur. Quant à la nature intime de cette spécificité, nous n'avons
pas à la discuter ici ; nous nous contenterons de signaler les tenta-

tives récentes faites pour découvrir un « microbe » spécial à la blennorrhagie, et particulièrement les recherches de M. le professeur
Bouchard, qui a constaté sa présence non seulement dans les produits 'de sécrétion, mais dans l'intérieur même des cellules épithéliales. Signalons aussi rapidement l'opinion de Bonnières [1], qui fait
de la blennorrhagie une « lymphite spécifique contagieuse » spéciale
aux muqueuses à épithélium pavimenteux et édifie sur cette hypothèse une théorie des muqueuses réfractaires à cette inflammation,
d'ailleurs en opposition avec les faits. Cet auteur nie l'existence
de la cystite du corps d'origine blennorrhagique, et l'observation
attentive des résultats du traitement démontre que dans certains
cas assez rares l'inflammation blennorrhagique peut se propager au
corps de la vessie. Dans quelques cas, en effet, le traitement par les
instillations de nitrate d'argent fait bien disparaître tous les symptômes fonctionnels, sauf un certain degré de fréquence, mais laisse
persister un léger dépôt purulent des urines, qui ne redeviennent
claires qu'après quelques *lavages* avec la solution au 500°. Cela nous
paraît bien démontrer l'existence d'une cystite du corps que ne peuvent influencer les instillations, dont l'action est limitée aux environs du col, et qui cède rapidement quand des lavages ont mis la
solution médicamenteuse en contact avec toute l'étendue de la muqueuse.

En résumé :

1° La cystite n'est pas un stade normal de la blennorrhagie, mais
une complication dont on a généralement exagéré la fréquence.

2° Son développement pourra être expliqué dans la grande majorité des cas par l'existence d'une cause locale ou générale.

3° Parmi les causes locales, M. Guyon a signalé le transport du pus
blennorrhagique dans la vessie par une injection mal faite ; mais cette
sorte d'auto-inoculation n'est pas toujours suivie de cystite, quoiqu'elle en soit une cause fréquente.

4° Les causes générales sont la diathèse arthritique ou tuberculeuse ou un surmenage passager.

5° Le début peut être très tardif par rapport à celui de l'uréthrite.

6° La cystite blennorrhagique a une marche spéciale, caractérisée
surtout par une grande tendance aux rechutes, même à longue
échéance.

7° La cystite blennorrhagique est généralement limitée au col, mais
elle peut aussi s'étendre au corps de la vessie.

1. Bonnières, *Recherches nouvelles sur la blennorrhagie* (*Archives générales de médecine*, 1874, t. I, p. 404).

Rétrécissements de l'urèthre.

Tous les auteurs signalent la cystite comme complication des rétrécissements de l'urèthre, et ceux-ci font partie de toutes les énumérations des causes de l'inflammation aiguë ou chronique de la vessie; mais, en dehors de l'indication vague du fait, nous n'avons trouvé nullè part de renseignements sur la fréquence et l'époque de développement de la cystite des rétrécis.

Notre étude a porté sur 24 rétrécis reçus à l'hôpital, c'est-à-dire rétrécis graves, très étroits, difficilement dilatables ou compliqués d'abcès urineux, les rétrécissements ordinaires, à l'hôpital Necker, étant soignés au dehors et venant simplement se faire passer des bougies tous les deux jours. Nous n'avons pas voulu faire entrer ces derniers dans notre statistique, à cause de l'impossibilité d'obtenir qu'ils apportent tous les jours leurs urines des 24 heures, dont l'examen est indispensable à la précision des observations.

Sur ces 24 rétrécis graves, 3 seulement avaient des urines normales; nous croyons, sans avoir de chiffres précis à donner, que la cystite est beaucoup moins fréquente dans les cas moins avancés.

Nos observations ne nous permettent pas d'indiquer l'époque d'apparition de la cystite; en tout cas, elle n'est pas nécessairement ni surtout exclusivement liée à l'étroitesse du rétrécissement, dont le rôle est cependant important. Nous n'avons pu déterminer non plus si le siège plus ou moins antérieur du rétrécissement avait une influence quelconque sur la production de la cystite, ni la part qu'il fallait faire au développement plus ou moins rapide de la stricture uréthrale. Il serait intéressant de comparer à ce point de vue les rétrécissements traumatiques aux rétrécissements blennorrhagiques.

On peut admettre que le rétrécissement de l'urèthre soit dans certains cas la cause immédiate de la cystite, et ces cas seraient fréquents si l'on s'en tenait aux renseignements fournis par les malades; mais, toutes les fois que la cystite s'est développée sous nos yeux chez des rétrécis, nous avons trouvé une cause occasionnelle, le rétrécissement jouant le rôle de cause prédisposante. Un refroidissement, une fatigue, un excès, un cathétérisme et surtout une de ces rétentions aiguës passagères habituelles aux rétrécis, font éclater une cystite quelquefois peu durable, mais qui finit par s'établir à l'état chronique. Quant à la rétention incomplète chronique sans distension, dont la fréquence chez les rétrécis n'est d'ailleurs pas bien établie, nous ne connaissons pas exactement ses rapports avec la cystite; pour nous, ce sont deux phénomènes du même ordre pouvant coexister, mais ne se commandant pas nécessairement, la rétention incomplète, ici comme toujours, facilitant seulement la production de l'inflammation vésicale.

Enfin, un sujet qui avait encore des urines claires peut les voir se troubler pendant le traitement du rétrécissement : les bougies fines à demeure et les sondes à demeure après l'uréthrotomie peuvent être l'occasion du développement de la cystite, toujours légère et passagère dans ce cas. Chez deux malades, le passage des Béniqués après l'uréthrotomie a ramené un léger degré de cystite.

Il importe de faire remarquer que l'examen des urines est indispensable pour le diagnostic de la cystite, surtout dans ces conditions. La fréquence des mictions est en effet sans rapport nécessaire avec la cystite; elle peut exister sans trouble des urines ou survivre aux autres symptômes de l'inflammation vésicale; plus rarement elle peut manquer quoique les urines soient purulentes, comme nous en avons observé un cas. Ce fait a d'ailleurs été bien mis en lumière par Thompson, qui dit que « les besoins répétés des rétrécis peuvent tenir soit à la diminution de capacité de la vessie, soit, et bien plus fréquemment, à une augmentation de l'irritabilité de l'organe qui peut déterminer une cystite chronique ou en être le résultat, soit encore à des modifications de l'urine, soit enfin, et c'est le cas le plus fréquent, à l'action combinée de ces trois causes. »

La cystite des rétrécis est en général peu intense et facile à guérir, même quand elle dure depuis longtemps. Sur nos 21 cas, 17 ont guéri sans traitement spécial, sous la seule influence de la dilatation ou de l'uréthrotomie. L'un d'eux même, longtemps infranchissable, a vu sa cystite disparaître sous l'influence seule du repos au lit, malgré des tentatives répétées pour passer une bougie à travers son rétrécissement. Sur les quatre dont la cystite a nécessité un traitement spécial, deux avaient une cystite blennorrhagique très nette qui a complètement guéri par l'emploi des instillations de nitrate d'argent; le troisième qui a quitté l'hôpital avec des urines encore un peu sales, n'a pu nous renseigner sur le début de sa cystite, mais avait eu un grand nombre de blennorrhagies; enfin le quatrième âgé de soixante-quinze ans, avait une hypertrophie prostatique; sa cystite s'est améliorée après l'uréthrotomie interne; mais il a dû se soumettre pendant plusieurs mois aux lavages vésicaux avec le nitrate d'argent au 500e et l'acide borique.

Quand la cystite doit guérir sans traitement spécial, l'amélioration est très précoce; elle est plus ou moins rapide suivant le mode de traitement du rétrécissement que l'on emploie. L'uréthrotomie interne fait quelquefois disparaître, du jour au lendemain, le trouble

des urines, malgré la sonde à demeure ; le plus souvent, les urines
ne s'éclaircissent qu'un jour ou deux après l'ablation de celle-ci
L'amélioration est trop rapide pour qu'on puisse l'attribuer aux
quelques lavages boriqués que l'on fait pour déboucher la sonde. En
cas de dilatation par les bougies, la cystite s'améliore ordinairement
dès les premières séances ; elle a disparu dans nos cas vers la quatrième ou la cinquième après le passage des numéros 10 ou 12 de la
filière Charrière. Nous avons toujours vu la légère poussée de cystite,
qui peut être provoquée par le traitement du rétrécissement, guérir
très rapidement et spontanément aussitôt après la suppression de sa
cause, ablation de la sonde ou de la bougie à demeure, ou éloignement des séances de dilatation. Exceptons toutefois la cystite qui
peut succéder à l'emploi de la sonde à demeure ouverte, comme elle
l'est toujours après l'uréthrotomie, chez les sujets atteints de rétention incomplète un peu abondante, cystite qui peut acquérir une certaine gravité si l'on ne s'oppose à temps à son développement en
bouchant ou en enlevant la sonde au moment où se produit l'hémorrhagie *ex vacuo*, qui est le premier symptôme de la congestion
vésicale.

Lorsque la dilatation du rétrécissement ne fait pas disparaître le
trouble des urines, il faut penser à l'existence d'une cystite blennorrhagique ou d'une hypertrophie prostatique. En cas de cystite blennorrhagique, les troubles de la miction ont débuté aussitôt après ou
pendant une blennorrhagie, et le début des symptômes propres au
rétrécissement peut avoir été masqué par ceux de la cystite.

En somme, la cystite des rétrécis, quand elle n'est pas compliquée
d'une autre cause d'inflammation vésicale, guérit donc rapidement par
la simple suppression de la cause, du rétrécissement. Nous insistons
sur ce fait, parce que certains auteurs ont conseillé de ne faire l'uré -
throtomie ou la dilatation qu'après avoir soigné la cystite, tandis
qu'au contraire la cystite, surtout si elle a quelque gravité, est une
indication de plus à faire disparaître rapidement l'obstacle uréthral.

Voyons maintenant comment on peut expliquer la production de
l'inflammation vésicale sous l'influence des rétrécissements de l'urèthre. Voillemier et Le Dentu invoquent la stagnation pour expliquer
la production de la cystite chronique et l'inflammation par propagation pour la cystite aiguë. Thompson donne aussi la stagnation
comme cause principale, mais il reconnaît que l'*augmentation de
l'irritabilité vésicale* peut aboutir à la cystite chronique, ce qui se
rapproche beaucoup de la cystite par dysurie que nous admettons ici .
avec Mercier et Valette.

Nous avons vu en effet, en étudiant la cystite par rétention, que la stagnation n'est pas une cause suffisante de cystite; d'ailleurs la cystite des rétrécis existe souvent sans rétention; quant à l'inflammation par propagation, elle ne nous paraît guère défendable ici, puisque les cystites guérissent au moment même où le cathétérisme développe ou exaspère une uréthrite. La présence de l'obstacle uréthral et l'excès de travail qu'il impose à la vessie expliquent parfaitement au contraire la suractivité fonctionnelle du muscle vésical. Si la congestion qui l'accompagne ne suffit pas habituellement à elle seule pour engendrer la cystite, elle constitue au moins une cause prédisposante puissante qui la fait éclater sous l'influence de la moindre cause occasionnelle.

Ce chapitre peut se résumer dans les lignes suivantes :

La cystite est une complication fréquente, mais ordinairement tardive des rétrécissements de l'urèthre ; elle se montre le plus souvent sous forme de poussées aiguës passagères avant de s'établir à l'état chronique.

La fréquence des mictions chez les rétrécis est sans rapport nécessaire avec l'existence et le degré de la cystite.

Celle-ci disparaît en général sous la seule influence de l'incision ou de la dilatation du rétrécissement.

Elle est préparée par la congestion due à la suractivité fonctionnelle de la vessie, dont la prolongation est peut-être dans certains cas une cause suffisante d'inflammation ; mais le plus souvent la cystite n'éclate que sous l'influence d'une cause occasionnelle.

Il faut distinguer de la cystite des rétrécis la cystite blennorrhagique ou par hypertrophie prostatique chez les rétrécis.

Corps étrangers de l'urèthre et altérations de la prostate.

Les *corps étrangers de l'urèthre* sont presque toujours et rapidement suivis de cystite, pour peu que leur volume ne soit pas extrêmement petit. On voit donc, d'après ce que nous avons dit plus haut, que les corps étrangers seront une cause de cystite bien plus active s'ils sont arrêtés dans l'urèthre que s'ils séjournent dans la vessie. La cystite qui se développe dans ces conditions peut être attribuée soit à une propagation de l'inflammation uréthrale, soit à l'obstacle à l'émission de l'urine que détermine le corps étranger. Nous croyons que cette dernière cause joue le rôle le plus important, et nous nous sommes déjà assez expliqués sur la facilité avec laquelle s'enflamme la vessie en cas d'obstacle au cours de l'urine, et surtout d'obstacle rapidement constitué, pour n'avoir pas à y revenir. Nous confondons avec les corps étrangers les calculs de l'urèthre, dont le développement de toutes pièces dans le canal et même l'accroissement sur place sont exceptionnels.

Nous citerons comme exemple rare de tolérance pour un calcul de l'urèthre l'observation communiquée par M. Follet, de Lille, à la Société de chirurgie, et sur laquelle M. Guyon a fait un rapport dans la séance du 9 janvier 1884. Ce calcul existait depuis huit ans, chez un enfant de quinze ans, dans la portion membraneuse de l'urèthre, et avait atteint un volume de 4 centim. 5 sur 2 centim. 5 et un poids de 30 grammes, sans déterminer de rétention; la cystite paraissait n'exister que depuis quelques semaines quand l'extraction de ce calcul fut faite par la voie périnéale, ce que M. Guyon explique par l'influence préservatrice de la contractilité puissante de la vessie chez cet enfant.

Les affections de la prostate aiguës ou chroniques ne provoquent dans la grande majorité des cas l'inflammation vésicale que par l'obstacle qu'elles peuvent apporter à l'émission de l'urine. Dans la prostatite aiguë, même quand elle se termine par abcès, la propagation de l'inflammation à la vessie est exceptionnelle, et la fréquence à peu près normale des mictions (Segond) [1] ainsi que l'absence de troubles des urines (Fournier) sont données comme caractères différentiels entre cette affection et la cystite du col. Toutefois, la prostatite déterminant de la dysurie et souvent même de la rétention, peut se compliquer de cystite par ce mécanisme.

Quant aux affections chroniques de la prostate et en particulier à l'hypertrophie si commune de cet organe, nous avons vu que la lenteur du développement de l'obstacle qui en résulte pouvait permettre à la vessie d'échapper longtemps à l'inflammation malgré des lésions très avancées, dont la rétention chronique avec distension de tout l'arbre urinaire est un des derniers termes. D'autre part, il est inutile d'insister sur les mauvaises conditions dans lesquelles se trouve alors la vessie : on sait en effet que la cystite se développe chez les prostatiques sous la moindre influence avec une facilité qui n'a d'égale que la déplorable ténacité qu'elle oppose souvent à tous les moyens de traitement.

Néphrites.

L'influence des affections rénales sur la vessie est encore assez obscure, et nous ne trouvons à ce sujet dans les auteurs que des indications assez vagues.

1. Segond, *Des abcès chauds de la prostate et du phlegmon périprostatique.* Thèse de Paris, 1880.

Dans les néphrites d'ordre médical, qui ne s'accompagnent presque jamais de cystite, on peut cependant noter de l'irritabilité vésicale quand les urines sont très concentrées, dans la néphrite parenchymateuse chronique par exemple. Dans le tableau symptomatique de cette affection tracé par Labadie-Lagrave dans son article REIN du *Nouveau dictionnaire de médecine et de chirurgie pratiques,* nous voyons en effet que les malades ont des mictions fréquentes, mais que la quantité rendue à chaque fois est minime, la quantité totale rendue en vingt-quatre heures étant de 500 à 600 grammes. Il n'y a guère d'autre cause à invoquer ici, que la composition des urines, qui sont, d'après le même auteur, très concentrées, très riches en acide urique, en urates et en urée et contiennent souvent 5 0/0 d'albumine, des détritus épithéliaux, du mucus et des cylindres. En cas de polyurie, dans la néphrite interstitielle, par exemple, on n'observe rien de tel, et la fréquence des mictions est parfaitement expliquée par l'augmentation de la quantité des urines.

Quant aux néphrites suppurées qui se présentent à l'observation des chirurgiens, leur influence sur la vessie est beaucoup plus difficile à déterminer. Le plus souvent du reste, la cystite est le phénomène initial et a déterminé une pyélo-néphrite ascendante; dans quelques cas seulement, c'est l'inverse qui a lieu (Marlet). Chauvel dit que les cystites descendantes consécutives à la pyélite ou à la pyélo-néphrite sont rares, et les range à côté des cystites par propagation; Voillemier et Le Dentu au contraire invoquent l'altération des urines pour expliquer la cystite qui accompagne forcément toute néphrite chronique. Mons parle de cystites consécutives aux néphrites qui peuvent survenir après l'accouchement, sans se prononcer sur le mécanisme de leur production. Enfin il est démontré que la tuberculisation vésicale peut être précédée pendant un certain temps par une néphrite de même nature.

Le développement d'une inflammation vésicale consécutive à la pyélo-néphrite paraît donc admis; mais il est bien difficile de déterminer par quel mécanisme elle prend naissance et si on doit l'attribuer soit à la propagation de l'inflammation le long des uretères, soit à la seule influence des modifications de l'urine, mélangée de pus et toujours sécrétée alors en plus grande abondance. M. le professeur Guyon a insisté sur la valeur de cette polyurie trouble dans le diagnostic des lésions rénales.

L'inflammation par propagation nous paraît devoir être admise dans la plupart des cas, par analogie avec ce que l'on observe dans les pyélo-néphrites ascendantes, où l'autopsie nous a souvent permis de voir la poussée aiguë qui avait amené la mort inscrite, pour ainsi dire, le long de l'uretère comme à la surface du bassinet.

Quand l'intégrité des uretères ne permet pas d'invoquer cette cause de cystite, on peut en rattacher le développement aux changements de composition de l'urine, qui, peu actifs, comme nous l'avons vus quand la muqueuse vésicale est saine, trouvent ici un terrain où l'inflammation est préparée par la congestion que l'on observe si souvent dans tout appareil dont un point quelconque est enflammé et dont le point de départ est dans le centre d'innervation commun aux divers organes dont cet appareil se compose.

Il faut mettre à part les cystites tuberculeuses consécutives aux néphrites de même nature et dont la production peut être expliquée dans certains cas par la doctrine de l'auto-inoculation.

Inflammation des organes voisins.

La cystite peut encore survenir consécutivement à l'inflammation des organes qui l'entourent sans être avec elle en continuité de tissu. Nous n'avons qu'à signaler ici l'existence de cette variété de cystite qui est très rare chez l'homme, où on l'a seulement signalée à la suite d'affections inflammatoires du péritoine et du rectum. Elle prend au contraire chez la femme une grande importance, et les maladies diverses de l'utérus et du vagin retentissent souvent sur le réservoir urinaire, comme nous allons le voir en étudiant les particularités que présente la cystite chez la femme.

Cystite chez la femme.

L'étude de la cystite chez la femme mérite un chapitre spécial, car nous allons voir qu'on rencontre chez elle tout un groupe de causes prédisposantes et déterminantes qui n'existent pas chez l'homme, et dont quelques-unes impriment souvent à l'inflammation vésicale des caractères particuliers. La femme reste en même temps soumise à toutes les causes de cystite que nous venons d'étudier chez l'homme, sauf bien entendu les altérations de la prostate et les rétrécissements de l'urèthre, très exceptionnels chez elle. L'absence de ces lésions est largement compensée par les causes spéciales de cystite que nous allons énumérer; la femme est donc tout aussi exposée que l'homme à la cystite, et des travaux, pour la plupart récents, ont montré que cette affection était loin d'être rare chez elle, comme on l'avait admis à tort.

Il faut bien reconnaître cependant que sur l'ensemble des malades

qui viennent trouver le chirurgien pour une cystite, à l'hôpital par
exemple, les hommes sont en proportion très notablement supérieure
aux femmes. On est frappé, en lisant les ouvrages des auteurs qui se
sont occupés de cette question, du désaccord apparent qui existe
entre ces données de la clinique et le nombre relativement considérable de cas que leurs investigations leur ont permis de découvrir.
On a cherché à expliquer cette contradiction en invoquant la pudeur
féminine, raison de peu de valeur, si l'on songe au nombre considérable de malades qui viennent consulter pour les affections utérines
les plus légères. La cystite de la femme veut être cherchée, peut-
être parce qu'elle est souvent moins douloureuse que chez l'homme,
mais surtout parce que les connexions intimes de la vessie avec l'utérus trompent souvent la malade et le médecin et font tout rapporter
à ce dernier organe.

Nous ne reviendrons pas sur les causes communes aux deux sexes
dans l'étiologie de la cystite; nous venons de les développer, et il
faut seulement en déduire les altérations de la prostate et les rétrécissements de l'urèthre ; nous nous bornerons à rappeler que certaines de ces causes, le refroidissement local et la résistance aux
besoins d'uriner, paraissent se rencontrer plus souvent chez la femme
que chez l'homme.

Nous diviserons en deux classes les causes de cystite spéciales à la
femme, suivant qu'elles sont liées à la grossesse et à l'accouchement,
ou qu'elles en sont indépendantes.

Parmi les cystites qui se développent dans le cours de la grossesse,
les plus nombreuses et les plus anciennement connues sont dues à
une cause mécanique et succèdent presque constamment à une rétention complète ou incomplète (Barnes)[1], qui est généralement précédée d'irritation vésicale sans cystite. Nous n'avons pas à revenir ici
sur le mécanisme par lequel la rétention détermine la cystite, question qui nous a longuement occupé plus haut ; rappelons seulement
que l'apparition rapide et la persistance de l'obstacle à l'émission de
l'urine ont une importance de premier ordre. Mons signale la constipation comme une cause possible de rétention et de cystite pendan-
la grossesse, mais la cause de beaucoup la plus importante de ces
accidents est la rétroversion de l'utérus gravide. Pour la plupart des
accoucheurs, la rétroversion serait le phénomène initial; pour Depaul
au contraire, la rétention d'urine serait primitive et la rétroversion

---

1. Barnes, *Clinical lectures on affections of the bladder in their relation to uterine
and peri-uterine diseases* (*The Lancet*, 1875, p. 5-187 et 640).

secondaire. Quoi qu'il en soit, la déviation utérine une fois produite est la véritable cause de la persistance et de la gravité possible des accidents. Ceux-ci éclatent à une époque déterminée, vers le troisième et le quatrième mois de la grossesse, et peuvent revêtir deux formes, la forme rapide et la forme lente. Dans cette dernière, on peut rencontrer toutes les lésions de la rétention chronique incomplète avec distension des prostatiques (Eug. Monod) [1], mais la cystite est rare, si bien que la mort a pu survenir dans plusieurs cas sans que le diagnostic fût posé ; dans la première au contraire, le développement de l'inflammation vésicale est la règle, si l'intervention n'est pas très précoce.

Une autre cause de rétention, signalée par Cazeaux, est la déviation de l'urèthre et du col vésical, qui peut se produire quand l'utérus remonte vers l'abdomen ; dans quelques cas, l'urèthre serait comme plié en deux sur la face postérieure de la symphyse. C'est là un accident de la fin de la grossesse. A la même période, la cystite peut encore se développer lentement, par simple pression de l'utérus gravide, sans déviation (Mons). D'après Playfair [2], une autre cause mécanique pourrait encore intervenir dans les premiers mois de la grossesse : c'est la position oblique du fœtus dans l'utérus, qui pourrait déterminer un appareil symptomatique inquiétant, avec fréquence extrême des besoins, épreintes douloureuses et aboutir rapidement à l'inflammation vésicale ; tous les accidents disparaîtraient dès qu'on aurait modifié par des manœuvres externes la position du fœtus.

Mais dans les premières semaines de la grossesse, avant la fin du premier mois, à une époque par conséquent où aucune action mécanique ne peut être mise en cause, on peut observer une variété de cystite qu'Eug. Monod a décrite le premier. Pour cet auteur, la vessie est à ce moment dans un état d'imminence morbide par suite de la congestion de voisinage qu'expliquent les connexions vasculaires intimes de cet organe avec l'utérus, et la cause la plus légère, refroidissement, écart de régime, etc., suffit pour faire éclater les accidents. MM. Terrillon et Guéniot ont aussi appelé l'attention de la Société de chirurgie [3] sur cette hyperhémie des organes pelviens pendant la grossesse qui se traduit par une irritabilité vésicale qu'on observe

---

1. Eug. Monod, *Étude clinique de la cystite chez la femme considérée spécialement dans ses rapports avec la grossesse et l'accouchement* (*Annales de gynécologie*, 1880, 1ᵉʳ vol., p. 167, 255 et 341).

2. Playfair, *Vessie irritable dans les premiers mois de la grossesse* (*Trans. of obst. Society of London*, 1871, t. XIII ; analysé in *Revue des sciences médicales*, t. I, p. 203).

3. Société de chirurgie, séance du 16 mars 1880.

souvent et qui se transforme facilement en cystite sous l'influence
de la moindre cause occasionnelle.

On voit que les diverses variétés de cystite que l'on peut observer
dans le cours de la grossesse répondent chacune à une période différente de l'évolution utérine. Pendant le premier mois, on n'observera que la cystite *congestive*, pour ainsi dire, que nous venons de
décrire ; du troisième au quatrième mois, on observera la cystite consécutive à la rétroversion, et vers la même époque celle que Playfair
attribue à une position oblique du fœtus et qui se confond peut-être
avec la précédente ; enfin à la fin de la grossesse, on pourra voir l'inflammation de la vessie succéder à la pression de l'utérus non dévié
ou à une rétention par coudure de l'urèthre. Il est inutile de faire
remarquer que la cystite que nous avons appelée congestive, peut se
développer à toutes les périodes de la grossesse, mais c'est surtout
au début qu'on peut la distinguer nettement des autres.

Après l'accouchement, il y a des cystites traumatiques qu'il nous
suffit de signaler ; leur existence après des accouchements laborieux
est en effet universellement admise, et leur degré de fréquence est
seul discuté. Dans les cas où aucune compression locale ne peut être
mise en cause, il s'agirait pour Hervieux presque constamment de cystites toxiques. Pour la plupart des auteurs, ces cystites seraient au
moins très rares (Mons), sans parler bien entendu des cas où les accidents vésicaux ne sont qu'une complication sans importance d'une
intoxication puerpérale confirmée. Plus fréquentes, d'après Mons,
seraient, dans ces conditions, les cystites par propagation ; il admet
aussi avec Olshausen que l'inflammation vésicale peut succéder à l'introduction de lochies dans la vessie au moment d'un cathétérisme.
Mais la cystite peut encore se développer sans cathétérisme, sans inflammation de voisinage, sans traumatisme après un accouchement
parfaitement normal ou même après une fausse couche, comme Eug.
Monod en a rapporté des exemples. Il faut alors admettre avec cet
auteur, comme pour la cystite du début de la grossesse, une congestion par communauté vasculaire, qu'explique surabondamment l'in-
volution utérine et qui rend la moindre cause occasionnelle, le froid
en particulier, capable de déterminer l'inflammation de l'organe.

Enfin on a encore attribué à l'accouchement la production d'une
lésion du col vésical dont l'existence est encore contestée : nous voulons parler des fissures du col qui seraient analogues aux fissures à
l'anus. Spiegelberg [1], de Breslau, paraît être le premier qui ait donné

---

1. Spiegelberg, *Ueber die Fissur des Blasenhalses, mit Bemerkungen über die rapide
Dilatation des Harnröhre beim Weibe* (*Berlin. klin. Wochenschrift*, 1875, n° 16, p. 102).

une description précise de cette lésion : chez une femme de vingt-quatre ans ayant des douleurs, du ténesme vésical depuis un accouchement avec des urines claires et transparentes, les dernières gouttes étant seulement un peu troubles, la sonde était d'une introduction très douloureuse et ramenait des traces de sang. Pensant à un polype, Spiegelberg dilate l'urèthre sans rien trouver ; mais, une amélioration considérable ayant suivi cette dilatation, il la renouvelle au bout de deux jours et voit avec un spéculum intra-utérin de Jobert, à la partie la plus profonde de l'urèthre, du côté gauche, une petite plaie d'apparence granuleuse, longue de 1 centimètre 1/2 environ, qui n'était certainement pas due à la dilatation précédente. Il touche cette petite plaie avec le nitrate d'argent, et la malade guérit. Dans un second cas analogue, dont le début remontait aussi à une couche, il a constaté la même lésion et guéri la patiente en quelques jours après deux dilatations suivies de cautérisations faites à quatre jours d'intervalle.

Simon [1], de Heidelberg, après lui, dit avoir rencontré dans un certain nombre de cas des femmes accusant une douleur extrêmement vive, surtout au moment de l'émission des urines, celles-ci étant tout à fait normales, et avoir alors constaté plusieurs fois dans le canal l'existence d'une petite surface saignante (ulcéreuse ?) ; la dilatation avec cautérisation lui a d'ailleurs donné alors des résultats très variables. Emmet [2] a aussi vérifié l'existence de la fissure du col vésical dans un cas où il avait ouvert la vessie sans cystite ni altération rénale ; il en a démontré l'existence en attirant la muqueuse au dehors avec un ténaculum.

Sans dire s'il a vérifié *de visu* la réalité de cette lésion, Skene [3] dit avoir rencontré des cas de fissure qu'il a traités sans succès par la dilatation. Heath [4] croit à l'existence des fissures du col vésical, sans que la démonstration lui en paraisse possible. En France, Voillemier et Guéneau de Mussy, cités par Mons et Eug. Monod, admettent aussi l'existence de cette affection, ainsi que MM. Tillaux [5] et Chauvel. Mons et Eug. Monod au contraire se montrent peu disposés à accepter cette manière de voir. En somme, il paraît difficile actuellement

1. Simon, *Ueber die Methoden die weibliche Urinblase zugängig zu machen, und über die Sondirung der Harnleiter beim Weibe* [*Volkmann's Sammlung klinischer Vorträge*, 15 juillet 1875, n° 88 (Gynæk., 28', p. 619].

2. Emmet, *Staated meeting*, marsch 5 ; *New-York medical journal*, 1878, t. XXVII, p. 408.

3. Skene, *Staated meeting*, marsch 5 ; *New-York medical journal*, 1878, t. XXVII, p. 408.

4. Heath, *On dilatation of the female urethra* (*The Lancet*, 11 décembre 1875).

5. P. Tillaux, *Traité d'anatomie topographique avec applications à la chirurgie*, Paris, 1877, p. 854.

de se prononcer sur cette question, qui demande de nouvelles recherches.

Nous arrivons à la seconde classe de causes de cystite propres à la
femme, à celles qui sont indépendantes de la grossesse et de l'accouchement. Ces causes sont encore nombreuses : dans la plupart des
cas de troubles fonctionnels de la vessie chez la femme, dit Barnes,
il faut en chercher la cause en dehors de cet organe et explorer systématiquement tous les organes pelviens, ce qu'il faut toujours faire
d'ailleurs toutes les fois que l'un d'eux est malade.

Ces cystites reconnaissent deux ordres de causes, compression
mécanique ou hyperhémie propagée. Ici, comme pour les cystites de
la grossesse, les causes mécaniques déterminent le plus souvent la
cystite par le mécanisme de la rétention ; on peut les diviser avec
Barnes en plusieurs catégories suivant que la cause de compression
est inhérente à l'utérus (tumeurs, augmentation de volume, déviations), qu'elle est extérieure à l'utérus, mais qu'elle agit en le poussant sur la vessie (hématocèle, pelvi-péritonite), ou qu'elle agit sur
le vagin.

L'influence de l'hyperhémie est très considérable, elle s'ajoute
même aux causes précédentes, dont les effets augmentent en général
au moment des époques menstruelles. Les règles ont, en effet, une
action très importante sur la vessie, qui a été bien étudiée par Bernadet [1] dans sa thèse, faite sous l'inspiration de son maître S. Laugier.
La fonction menstruelle, dit-il, imprime à la cystite de la femme un
cachet spécial et la rend souvent plus rebelle aux moyens thérapeutiques : la congestion dont la vessie est le siège, avec tous les organes
du petit bassin au moment des époques cataméniales, l'expose à s'enflammer sous la moindre influence et favorise au plus haut point les
rechutes. Aussi Bernadet conclut-il en disant que la femme paraît
plus sujette que l'homme, en dehors de toute cause générale ou locale,
à contracter une inflammation de la muqueuse vésicale sous l'influence de conditions hygiéniques ou climatériques mauvaises. Cet
auteur nous paraît trop assombrir le pronostic en déclarant la guérison à peu près impossible une fois la maladie établie et surtout en
faisant de la mort la terminaison de l'immense majorité des cas. Les
congestions diverses dont s'accompagne la cessation de la fonction
menstruelle peuvent aussi retentir sur la vessie, et Civiale avait déjà
signalé la production facile d'inflammations vésicales au moment de
la ménopause. Dans deux de nos observations, cette influence des
règles est des plus nettes ; dans l'une, l'établissement de la menstrua-

---

1. Bernadet, *Du catarrhe de la vessie chez les femmes réglées.* Th. de Paris, 1865.

tion fit naître une irritabilité vésicale extrême tangente à la cystite
vraie; dans l'autre, les accidents vésicaux, développés à la même
époque et d'abord intermittents ont fini par aboutir à une inflammation constante qui a heureusement cédé assez rapidement à un
traitement énergique.

Toutes les causes capables d'amener une hyperhémie de l'utérus :
métrites, ulcérations du col, etc., peuvent agir sur la vessie comme
les règles et comme la grossesse; Eug. Monod a cité ces cystites secondaires, et M. Trélat, à la Société de chirurgie [1], a signalé la corré-
lation qui existe souvent entre les symptômes vésicaux et les lésions
utérines, en même temps que la difficulté de faire la part de ce qui
revient à l'utérus et de ce qui revient à la vessie dans ces conditions.
Enfin nous avons déjà signalé, avec Barnes, le retentissement possible de l'inflammation de chacun des organes du petit bassin sur la
vessie et la nécessité de leur exploration méthodique chez toutes les
femmes qui présentent des troubles fonctionnels du réservoir urinaire.

En résumé :

La cystite n'est pas rare chez la femme.

Sans parler de celles qui lui sont communes avec l'homme, les
causes de cystite de la femme se divisent en deux catégories suivant
qu'elles sont liées ou non à la grossesse et à l'accouchement.

Dans chacune de ces catégories, il y a des cystites de cause mécanique et des cystites dont le développement est dû à des congestions
de voisinage.

Parmi les premières, on trouve la fissure du col vésical, analogue
à la fissure à l'anus, qui paraît avoir été constatée par quelques auteurs, mais dont l'existence n'est pas démontrée.

L'hyperhémie due aux connexions vasculaires de la vessie avec les
autres organes pelviens, et surtout avec l'utérus, peut suffire à déterminer une cystite si l'inflammation de ces derniers est intense; le
plus souvent, ce n'est qu'une cause prédisposante qui facilite l'action
de causes occasionnelles légères.

Enfin la périodicité de la congestion menstruelle donne aux cystites de la femme une marche et une physionomie spéciales.

Cystite essentielle et catarrhe vésical.

« La cystite relève presque toujours d'une cause saisissable, dit
Thompson dans ses leçons cliniques, et, en fait, la forme idiopathique

---

1. Société de chirurgie, séance du 10 mars 1880.

doit être pour nous de la plus grande rareté... Si vous arrivez rapidement à conclure que l'affection est idiopathique, craignez fort de n'en avoir pas su trouver la cause réelle, et cela sans doute faute de recherches assez soigneuses et assez approfondies. » Nous nous associons aux sages paroles du savant clinicien anglais, mais nous sommes plus absolus que lui : on peut rencontrer des cystites sans cause *appréciable*, dont le nombre ira en décroissant avec les progrès de la pathologie urinaire et le soin qu'on apportera à l'examen des malades, mais on peut affirmer qu'il n'existe pas de cystite *sans cause;* la pathologie générale nous paraît avoir fait justice de ces affections *essentielles,* « dont la cause est au-dessus du terre à terre de l'observation », grands mots derrière lesquels se cache mal une réelle ignorance de ces causes, qu'il faut savoir avouer.

L'expression de *catarrhe vésical* est encore un reste des anciennes théories médicales, et personne ne l'emploie plus aujourd'hui dans le sens qu'on lui donnait autrefois, et dont nous empruntons l'explication à l'auteur d'une thèse soutenue à Montpellier en 1844 sur le catarrhe chronique de la vessie. « Nous entendons par catarrhe vésical, dit Casado, une fluxion d'humeur muqueuse ayant son siège dans la muqueuse de la vessie, analogue à celle qu'on observe dans les autres membranes du même genre et se caractérisant surtout par une exhalation de mucosité qui s'écoule avec l'urine..... Cette expression indique un état morbide général, d'une nature spéciale, ayant ses causes, ses symptômes et son traitement propre et bien déterminé, dont l'inflammation peut bien être un élément, mais qu'on ne doit pas confondre avec elle pour dire que l'état catarrhal n'est qu'une phlogose particulière. »

Les auteurs qui emploient ce mot aujourd'hui en font un synonyme de cystite chronique ou le réservent pour désigner un état particulier avec purulence et fermentation ammoniacale des urines, qui n'a du reste rien de bien spécial.

Thompson distingue de la cystite chronique simple, inflammation ordinaire avec hyperhémie plus ou moins active, le catarrhe vésical proprement dit ou cystorrhée, plegmasie souvent secondaire avec hyperhémie passive ou congestive par faiblesse des capillaires, légère hyperesthésie et sécrétion désordonnée de mucus mêlé à du pus en quantité variable. Pour Chauvel, le catarrhe se caractérise par sa sécrétion, qui n'est pas du pus altéré par un alcali, mais un fluide homogène sans structure, comprenant des corpuscules de pus en proportion beaucoup moindre que dans le pus ordinaire, et de jeunes cellules épithéliales, et auquel le vieux terme muco-pus s'applique peut-être plus correctement qu'aucun autre.

Presque tous les auteurs sont d'accord pour reconnaître que c'est une expression mauvaise et prêtant à la confusion; le mieux nous paraît donc d'éviter autant que possible d'en faire usage.

Considérations générales sur la pathogénie des cystites.

Après avoir analysé toutes les causes capables d'influencer la vessie, il nous faut maintenant rappeler rapidement les conclusions auxquelles nous sommes arrivés au sujet de leur mode d'action et présenter une vue d'ensemble des causes qui président au développement de la cystite.

Les lésions de la vessie et les irritations directes portant sur ses parois ou sur sa muqueuse ne sont une cause nécessaire et suffisante de cystite qu'en cas de tuberculisation vésicale ou de corps étranger offensif par sa forme ou ses aspérités. Nous avons vu en effet que les corps étrangers, dans les conditions opposées, et les calculs vésicaux, ne se compliquaient de cystite que sous l'influence d'une cause occasionnelle, et que les traumatismes internes ou externes ne déterminaient que difficilement l'inflammation d'une vessie *saine*, sur laquelle n'avaient également que peu ou pas d'action les altérations de l'urine, à moins qu'elles ne soient très considérables, et l'importation de vibrions ou de microbes. Ce n'est également que comme causes prédisposantes que les tumeurs de la vessie peuvent contribuer à son inflammation. Nous ne parlerons pas de l'influence que peuvent avoir sur la production de la cystite du col, les fissures dont l'existence même est à démontrer.

Les lésions de la prostate ne déterminent pas directement la cystite et ne font que lui préparer le terrain; de même, parmi les altérations de l'urèthre, les rétrécissements n'influencent la vessie qu'à la longue, par suite de la dysurie qu'ils déterminent, et ne l'enflamment le plus souvent, sinon toujours, qu'avec l'aide d'une cause occasionnelle, rétention aiguë ou cathétérisme par exemple. Quant aux corps étrangers de l'urèthre, s'ils entravent l'écoulement de l'urine, la dysurie détermine un état congestif de la vessie qui facilite la propagation à cet organe de l'inflammation de l'urèthre.

La congestion de la vessie est une cause prédisposante puissante de cystite; elle agit en rendant des causes occasionnèlles légères suffisantes pour faire éclater l'inflammation, vers laquelle elle constitue pour ainsi dire une première étape. La plupart des causes qui amènent la congestion de la vessie sont insuffisantes en effet à déterminer à elles seules la production de la cystite : tels sont les tumeurs et les calculs dont nous avons déjà parlé, les excès de coït ou de masturbation, les brûlures, l'arrêt brusque des règles et toutes les circonstances dans lesquelles se produit la congestion des organes du petit bassin, spécialement des organes génitaux de la femme. Sous certaines influences au contraire, la congestion peut aller jusqu'à l'inflammation, soit que ces influences se prolongent ou se répètent, soit, point important à noter, qu'une des diathèses que nous signalerons tout à l'heure rende la vessie plus impressionnable. Les causes de congestion qui peuvent amener la cystite dans ces conditions sont le refroidissement général ou local, l'évacuation trop rapide du contenu d'une vessie distendue ou le placement d'une sonde à demeure ouverte chez un sujet atteint de rétention même incomplète, ou enfin la surdistension de la vessie sous l'influence d'une rétention aiguë. Celle-ci agit en mettant en jeu la sensibilité si prononcée du réservoir urinaire pour la distension et en déterminant des contractions involontaires de ses fibres musculaires qui exaspèrent encore les phénomènes douloureux.

La rétention incomplète, qu'elle s'accompagne ou non de distension, n'agit pas, comme nous l'avons établi, par le fait de la stagnation de l'urine ; elle n'en a pas moins une action très importante, par le fait de la congestion qu'elle favorise, pour faciliter l'établissement de la cystite sous certaines influences et pour entraver ensuite sa guérison. La rétention complète ou incomplète est même un des facteurs indispensables de la cystite des prostatiques ; elle est surtout nécessaire pour que les germes introduits dans la vessie puissent s'y développer et s'y maintenir, et dans ces conditions même la transformation ammoniacale de l'urine ne peut survenir que si quelque autre cause a fait éclater l'inflammation vésicale. Quant à la suractivité fonctionnelle de la vessie due à un obstacle quelconque au cours de l'urine : rétrécissement de l'urèthre, corps étranger de ce canal, altération aiguë de la prostate, etc., c'est une cause bien évidente de congestion ; mais elle ne détermine le plus souvent une inflammation vraie qu'avec l'aide d'une cause occasionnelle.

Ajoutons que ces diverses causes de congestion peuvent se combiner entre elles, l'une jouant alors le rôle de cause prédisposante et permettant à l'autre de produire directement la cystite : c'est ainsi qu'un refroidissement fait facilement éclater une cystite chez un calculeux ou chez une femme enceinte. Enfin la même cause par sa répétition peut jouer successivement le rôle de cause prédisposante et de cause déterminante : c'est ainsi que la résistance habituelle aux besoins d'uriner peut amener une rétention d'urine et une cystite.

Les états diathésiques jouent un rôle important dans la pathogénie des cystites, et le rhumatisme et la goutte peuvent soit présenter des déterminations vésicales directes, comme nous l'avons admis, soit bien plus fréquemment communiquer à la vessie une susceptibilité particulière qui favorise l'action des diverses causes capables de l'influencer. Mais il faut faire à ce point de vue une place tout à fait à part à la tuberculose, qui peut faire éclater l'inflammation vésicale à propos de la moindre cause et même sans cause occasionnelle. Cette impressionabilité extrême peut même précéder de longtemps toute détermination tuberculeuse dans la vessie ou dans un autre viscère et constituer alors un signe prémonitoire important de la tuberculose. Chez les tuberculeux, en outre, une cystite de cause banale présente souvent peu de tendance à la résolution et peut devenir secondairement tuberculeuse.

L'existence antérieure d'une cystite un peu intense fait longtemps de la vessie un lieu de moindre résistance et favorise les rechutes.

Il nous suffit de rappeler l'existence des cystites infectieuses consécutives à une intoxication générale de l'organisme et dont le mécanisme, quelle que soit l'explication qu'on adopte, n'a rien de spécial à la vessie.

Le développement des cystites par contagion directe au moyen d'un instrument, par inflammation de voisinage ou par propagation d'une inflammation uréthrale, presque toujours blennorrhagique, ou rénale, ne présente non plus rien de particulier à noter, si ce n'est que, sauf la dernière, ces causes deviennent surtout efficaces avec l'aide d'une autre cause, prédisposante ou occasionnelle.

On ne doit pas admettre l'existence d'une cystite essentielle : la cystite ne se développe en effet jamais sans cause; dans la majorité des cas, cette cause est même complexe, et l'on a à reconnaître une cause prédisposante et une cause déterminante. Nous ferons seulement remarquer la grande fréquence des cystites blennorrhagiques.

Si nous résumons à ce point de vue l'étude que nous venons de faire, nous verrons que les causes capables de déterminer constamment à elles seules l'inflammation de la vessie sont les plus rares : en dehors de la cystite tuberculeuse et des autres cystites qui relèvent directement d'un état général, cystites rhumatismales et goutteuses vraies, et cystites des maladies infectieuses, en somme peu fréquentes, nous ne trouvons guère à ranger dans cette catégorie que les traumatismes accidentels ou chirurgicaux graves de la vessie et son évacuation trop rapide et trop complète quand elle est déshabituée de se vider. Quant à l'uréthrite blennorrhagique, elle ne détermine le

plus souvent de cystite que sous l'influence d'une cause occasionnelle ou chez des sujets prédisposés; il en est de même des irritations
mécaniques de la vessie dues par exemple à une tumeur du voisinage.

Il est une catégorie de causes assez nombreuses au contraire dont
l'action sur la vessie se borne à favoriser la production de l'inflammation sans la produire elle-même : ce sont les causes prédisposantes.
La plupart de celles-ci agissent tout simplement en déterminant une
congestion plus ou moins durable de l'organe; les autres ont un
mode d'action plus obscur, quoique leur influence soit très solidement établie : nous voulons parler des diathèses rhumatismale et
goutteuse et surtout de la diathèse tuberculeuse, dont nous avons
déjà signalé à plusieurs reprises l'importance considérable. Notons
encore avant d'énumérer ces causes prédisposantes que certaines
d'entre elles peuvent quelquefois devenir déterminantes en augmentant, en prolongeant ou en répétant leur action ou en la combinant
à celle d'autres causes du même groupe. Ces causes sont la congestion et l'inflammation légère des organes voisins, surtout chez
la femme, les tumeurs, les calculs et les corps étrangers de la vessie,
la rétention d'urine incomplète avec ou sans distension; la résistance habituelle aux besoins d'uriner et toutes les causes de dysurie
et de suractivité fonctionnelle de la vessie, rétrécissements et corps
étrangers de l'urèthre, hypertrophie de la prostate, etc.

Enfin le rôle de cause déterminante est plus spécialement joué par
la rétention complète aiguë, par le froid ou par une intervention chirurgicale intempestive même légère comme le cathétérisme évacuateur ou l'exploration de la vessie. Cette dernière cause ne peut agir
que sur une vessie prédisposée par la présence d'une tumeur ou
d'un calcul par exemple; les deux autres sont plus actives et peuvent
même quelquefois suffire à elles seules à provoquer une cystite.

Importance de la congestion et des influences diathésiques, tout
spécialement de la diathèse tuberculeuse, et rôle relativement restreint des lésions de l'urèthre, de la prostate et même de la vessie :
telles sont en somme les impressions capitales que laisse l'étude de
la pathogénie des cystites.

TUMEUR FIBRO-KYSTIQUE DE L'UTÉRUS
INSÉRÉE SUR LE FOND DE LA MATRICE

Par Ed. SCHWARTZ
Chirurgien des Hôpitaux.

Malgré les progrès incontestables, accomplis dans ces dernières années par la chirurgie utérine, il n'en est pas moins vrai que le diagnostic et le traitement des tumeurs de l'utérus laissent encore prise à bien des incertitudes et des hésitations. C'est pourquoi nous croyons utile de publier le cas qu'il nous a été donné d'observer, en le faisant suivre de quelques réflexions que nous ont suggérées les points particuliers qu'il présente.

Mme D..., de Marseille, âgée de cinquante-quatre ans, entre à la maison municipale de santé le 3 septembre 1883, et réclame nos soins pour une tumeur qui s'est développée dans son ventre depuis deux ans environ. Sans antécédents notables; elle nous raconte qu'elle est mariée, que ses règles l'ont quittée au mois de janvier 1882, et c'est à ce changement dans son économie qu'elle attribue le développement lent et graduel de son abdomen depuis un an environ. C'est d'abord à droite que la tuméfaction s'est manifestée, puis elle a aussi envahi le côté gauche, pour se montrer ensuite uniformément des deux côtés. En même temps que le ventre a grossi, il est devenu douloureux : les douleurs se réveillent à certains moments avec beaucoup plus d'acuité sans que la malade puisse nous renseigner sur les causes de ces changements. Elle répond d'ailleurs, en général, assez mal aux renseignements divers qui lui sont réclamés sur la marche de la maladie. Depuis ces derniers temps elle a beaucoup maigri, ses digestions se font très difficilement et elle a alors des étouffements qui la tourmentent beaucoup.

Elle a été déjà été vue et soignée par nombre de médecins dont les uns ont diagnostiqué une ascite, les autres une tumeur abdominale. Voici quel est l'état actuel de la malade à son entrée :

Femme très grande, très amaigrie, à traits pâles et tirés; présentant un développement considérable de l'abdomen.

A l'inspection, celui-ci est arrondi, légèrement saillant en avant, surtout au niveau de la région sous-ombilicale; un réseau veineux assez abondant parcourt toute la paroi antérieure; il n'y a nulle part de bosselures saillantes. La malade étant dans le décubitus horizontal, la palpation fait reconnaître une masse fluctuante dans toute son étendue depuis l'appendice xiphoïde jusqu'au pubis, d'un flanc à celui du côté opposé; la percussion découvre une matité qui embrasse toute la cavité abdominale excepté les flancs où la matité diminue et devient peu à peu de la sonorité. Aucun changement par suite des déplacements que l'on fait subir à Mme D. La main ne découvre nulle part de saillie ni d'inégalité ou de parties plus résistantes. Le toucher vaginal trouve le col de l'utérus élevé quoique accessible; les culs-de-sac sont libres, la matrice est mobile; les mouvements imprimés à la masse abdominale ne se transmettent nullement à cette dernière qui est en légère antéversion, le col en effet regarde plutôt en arrière et de côté que directement en bas. Le toucher rectal ne donne aucune indication nouvelle.

Pas d'œdème des membres inférieurs quand la malade ne se lève pas. L'œdème n'apparaît que lorsque Mme D. est levée; il est alors péri et sus-malléolaire.

L'examen des urines est négatif. Rien du côté des autres organes.

En face de la marche de la maladie, qui pouvait bien durer depuis plus longtemps que ne le croyait notre malade, du développement unilatéral au début, de la fluctuation bien manifeste et se transmettant dans tout l'abdomen, de la matité non changeante, et de l'indépendance des mouvements d'avec ceux de la matrice, nous posâmes le diagnostic de *kyste de l'ovaire à grandes loges*. Nous nous trouvions d'accord d'ailleurs avec deux de nos collègues des hôpitaux qui eurent l'occasion d'examiner la malade avant ou après nous.

L'ovariotomie fut proposée et acceptée. Cependant comme Mme D. se plaignait beaucoup de sa faiblesse, de ses digestions pénibles et que nous la trouvions actuellement bien affaissée pour supporter une grande opération, celle-ci fut retardée jusqu'au moment où, grâce au repos et à un traitement approprié, les forces fussent un peu revenues. On pratiqua une ponction aspiratrice le 6 septembre, d'abord pour confirmer le diagnostic posé, ensuite pour soulager la malade qui se plaignait très vivement de la distension de l'abdomen et de la gêne provoquée par elle. La ponction, faite avec un trocart n° 2 de l'appareil Potain, donna issue à un liquide couleur chocolat légèrement filant; on en retira environ une dizaine de litres. Dire le soulagement de Mme D. est impossible, elle nous confia qu'elle revivait, ses digestions se firent de plus en plus normales; elle respira avec facilité, les couleurs lui revinrent et avec elle les forces; elle se leva, put se promener, ce qui lui avait été tout à fait impossible avant son entrée à la maison de santé. Tout alla même si bien, si ce n'est que le ventre reprenait de jour en jour du volume, qu'elle nous demandait si nous ne pourrions pas la guérir à l'aide de ponctions. Sur notre réponse négative, elle se décida à l'opération pour le 25 septembre.

Une chambre remise à neuf, lavée à l'acide phénique au 50e, débarrassée de tous meubles et rideaux, fut mise à notre disposition. Pendant cinq jours avant l'opération on y pulvérisa quatre heures par jour de l'acide phénique au 1/40.

C'est là que tout fut préparé pour l'ovariotomie à laquelle il fut procédé avec l'aide de notre cher maître, le docteur Tillaux, qui avait bien voulu voir la malade et confirmer nos idées. Qu'il nous soit permis de lui adresser ici tous nos remercîments.

Mme X. fut anesthésiée par le chloroforme. Une incision pratiquée sur la ligne blanche et de 10 centimètres de long, entre l'ombilic et le pubis, nous fit tomber sur la poche kystique intimement adhérente au péritoine pariétal. La ponction avec le gros trocart donna issue à 15 litres environ d'un liquide couleur café noir, et à des fausses membranes qui bouchaient la canule et empêchèrent une évacuation complète du kyste. On mit une pince sur l'orifice de la ponction et on agrandit l'incision jusqu'au-dessus de l'ombilic :

L'on commença alors à décoller le kyste du péritoine. Mais celui-ci était si intimement uni à la paroi kystique qu'il fut impossible de les dissocier en certains endroits et qu'on décolla le péritoine de la paroi abdominale plutôt que de séparer la séreuse de la paroi kystique.

Pendant ces manœuvres le kyste creva et laissa encore écouler au moins une dizaine de litres de liquide. Une éponge, placée dans l'angle inférieur de la plaie, empêcha toute introduction dans la cavité péritonéale.

On constate alors que l'on a affaire à 2 grands kystes séparés par une mince cloison, adhérents non seulement à la paroi, mais encore à l'intestin grêle et à l'épiploon. Ces adhérences sont détachées soit avec le doigt et la spatule, soit coupées entre 2 pinces et liées au catgut. On arrive ainsi jusque dans le petit bassin ; là, la tumeur adhère à droite et à gauche. Grâce au concours de notre maître Tillaux, le kyste est détaché, après qu'on eût laissé 2 morceaux de paroi, que l'on se propose d'enlever consécutivement. On tombe sur un pédicule gros comme le poignet, qui n'est autre que le fond de l'utérus ; 2 broches sont passées en croix à travers lui, et par-dessous l'on place une anse de fil de fer munie d'un serre-nœud de Cintrat. La tumeur est abrasée à une certaine distance des broches et enlevée. C'est alors que l'on procède à l'ablation des 2 morceaux de paroi kystique, à droite et à gauche.

Cela fait, on suture les parois de l'abdomen, en ayant bien soin d'adosser les surfaces séreuses largement, surtout là où elles ont été décollées. Le pédicule est fixé dans l'angle inférieur de la plaie ; quoiqu'il soit relativement assez court, il est néanmoins possible de l'attirer au dehors sans qu'il en résulte trop de tiraillement. Nous avions eu un instant vu l'intégrité de la cavité utérine l'idée de le réduire après l'avoir entouré d'une anse élastique bien fixée par des sutures ; son volume nous fit craindre des accidents consécutifs soit d'hémorrhagie, soit de septicémie.

· Un pansement de Lister fut appliqué par-dessus la plaie suturée, puis de la ouate en grande quantité et un bandage de corps exercèrent une compression efficace sur l'abdomen.

L'opération avait duré une heure un quart pour l'hystérectomie proprement dite.

L'opérée est rapportée dans son lit et se plaint immédiatement après son réveil de violentes douleurs dans le ventre. On lui fait sur-le-champ une injection de 1 centigr. 5 de chlorhydrate de morphine.

Le soir, on constate après une journée très pénible, pendant laquelle elle n'a pris qu'un peu de glace et de champagne frappé, une rétention d'urine qui nécessite le cathétérisme. Nouvelle injection de 1 centigr. de chlorhydrate de morphine.

La température n'a jamais dépassé 38° 6. La nuit suivante est très agitée; la malade vomit plusieurs fois; 1 gramme de chloral la calme néanmoins pendant quelques heures.

26 septembre. — Les vomissements sont moins fréquents. On lui ordonne une potion de Rivière et de la glace à l'intérieur, 3 cuillerées de sirop de chloral à 1 gramme par cuillérée. L'opérée dort deux heures; les vomissements cessent tout à fait et sont pour nous attribuables au chloroforme.

Les jours suivants, l'état général s'améliore de plus en plus, les nuits deviennent relativement bonnes. Mme D.... prend du lait, du bouillon froid.

30 septembre. — Le pansement est levé avec toutes les précautions listériennes. Peu d'abondance de la suppuration du pédicule; aucune odeur. On refait le pansement de Lister.

3 octobre. — On enlève les sutures de la paroi. Comme il n'y a pas encore eu de selles depuis le jour de l'opération, on donne 30 gr. d'huile de ricin qui procurent des selles nombreuses et abondantes.

12 octobre. — Le pansement phéniqué, ayant donné lieu à de l'érythème, est remplacé par un pansement simple à l'alcool camphré.

On enlève une des broches qui dépasse le pédicule. Depuis deux jours, Mme D.... se plaint de douleurs pour uriner avec difficulté dans l'émission des urines, qui sont devenues alcalines, sans troubles de leur limpidité; on donne 2 grammes de bromure de potassium et 1 gr. 50 d'acide benzoïque.

15 octobre. — La deuxième broche est enlevée à son tour et avec elle l'anse de fil de fer. Il reste, dans le fond de l'entonnoir produit par la rétraction du pédicule, une petite surface bourgeonnante, que l'on panse tous les deux jours avec de l'alcool camphré.

L'opérée se lève le jour suivant pendant une heure environ, se trouve très bien comme état général. Son appétit est excellent. Ses fonctions s'accomplissent bien. La légère cystite déjà signalée diminue, mais n'a pas encore disparu; nous sommes au vingt et unième jour.

A partir de ce moment, l'amélioration et le relèvement des forces marchent progressivement; Mme D.... sort complètement rétablie le 15 novembre.

Nous l'avons revue au mois de décembre. Elle est atteinte de douleurs rhumatoïdes, qu'explique le changement de climat qu'elle a subi, puis-qu'elle habite ordinairement Marseille. Mais son ventre est normal. Aucune rétraction du pédicule.

L'examen de la tumeur, enlevée, fait après l'opération, nous a montré que nous avions eu affaire à une tumeur fibro-kystique de l'utérus à deux loges, insérée sur le fond de l'utérus qui en constitue pour ainsi dire le pédicule, à paroi épaisse, mais friable et peu résistante en cer-tains points; une grosse masse fibreuse en forme la base.

Tel est le cas qu'il nous a semblé intéressant de communiquer et de faire suivre de quelques réflexions.

Les points sur lesquels nous insisterons sont les suivants :

1° Difficulté du diagnostic de la nature ou plutôt du siège de la tumeur.

2° Efficacité de la ponction préliminaire quelque temps avant l'opé-ration.

3° Marche sans encombre vers la guérison, malgré les nombreuses adhérences de la poche kystique, le pédicule étant amené et fixé au dehors.

1° Difficulté du diagnostic du siège de la tumeur.

Nous ne nous arrêterons que peu sur ce fait, qui se présente assez fréquemment pour les ovariotomistes. Ici, tout plaidait en faveur du kyste de l'ovaire: le début unilatéral de la tumeur, sa marche et sur-tout son indépendance apparente complète, du moins au toucher vaginal, de l'appareil utérin. On sait que c'est le signe pathognomo-nique des tumeurs abdominales tenant à l'utérus de transmettre les mouvements qui leur sont communiqués à l'utérus et au col touché par le chirurgien. Ce signe faisait totalement défaut chez notre ma-lade et n'a été perçu ni par les collègues qui l'ont examinée ni par nous. Deux causes nous semblent devoir contribuer à cette absence de transmission des mouvements, d'un côté l'énorme volume de la masse kystique, d'un autre côté les adhérences qui l'unissaient au petit bassin.

Quand la tumeur présente l'énorme volume que nous avons men-tionné chez notre opérée, il est facile de comprendre que les pres-sions qui lui seront communiquées à travers la paroi abdominale ne se transmettront que très imparfaitement à l'utérus; il en sera à plus forte raison ainsi quand des adhérences intimes et très larges uni-ront sa base aux parois de l'abdomen, mais surtout de l'excavation pelvienne.

D'où la conclusion qu'il est impossible de tenir grand compte de

la transmission des mouvements au col de l'utérus dans les cas
d'énormes tumeurs kystiques et adhérentes.

2° Le second point sur lequel nous voulions attirer l'attention, c'est
le service remarquable qu'a rendu à la malade la ponction préliminaire
et l'évacuation d'une certaine quantité de liquide kystique. Il est certains pour nous que nous ne nous fussions pas trouvé dans les mêmes
conditions de résistance de la part de Mme D..... si nous l'eussions
opérée sans l'avoir préalablement ponctionnée. Sous l'influence de
l'évacuation de l'abdomen, il y a eu une véritable résurrection ; la
respiration, la digestion, ont repris leur cours normal et l'état général s'en est promptement ressenti. Autant que possible, la ponction
devra toujours être faite avec le plus petit trocart possible, de
façon à provoquer du côté de la poche et de ses parois le moins de
réaction qu'il se pourra.

3° Enfin nous insisterons pour terminer sur le traitement que
nous avons fait subir au pédicule.

Cette question est, comme on le sait, encore actuellement à l'ordre
du jour, et les avis des chirurgiens sont partagés.

Nous avons donné, dans une revue critique publiée dans la *Revue
de chirurgie* de février 1883, un aperçu général sur la manière de se
comporter envers le pédicule des hystérectomies. Comme alors nous
croyons, d'accord en cela avec nos maîtres, que la conduite la plus
prudente est la meilleure et qu'il faut, en général, ne pas réduire le
pédicule mais le fixer à l'angle inférieur de la plaie. Presque toujours,
en effet, contrairement à ce que nous voyons pour les kystes de l'ovaire,
le pédicule des tumeurs utérines est constitué par le corps de l'utérus et même par le col. On s'exposerait à de graves accidents (septicémie, hémorrhagie) en le réduisant après l'avoir lié et suturé,
même d'après les procédés les plus perfectionnés (ligature élastique
de Kleberg, sutures à étages de Schrœder).

Ce n'est que tout à fait exceptionnellement, lorsque la tumeur sera
extrapéritonéale, à pédicule mince, ou bien encore lorsque le pédicule sera très court et impossible à fixer sans amener des tiraillements dangereux et risquer de rentrer dans le ventre, ce n'est, dis-je,
que dans ces cas que le chirurgien sera autorisé à ne pas employer
le traitement extra-péritonéal, mais à faire la réduction après hémostase complète.

On voit par là que nous ne rejetons pas le traitement intra-péritonéal du pédicule de parti pris, mais que, d'accord avec le grand
nombre des chirurgiens français, nous ne le conseillons que dans
des cas spéciaux ou quand il est impossible de faire autrement.

REVUE DES SOCIÉTÉS SAVANTES

SOCIÉTÉ DE CHIRURGIE

27 février-19 mars

M. Henriet. *De l'application de la lithotritie au traitement des corps étrangers de la vessie chez l'homme.* Rapport de M. Monod. (Voir séance du 31 octobre in *Revue de chirurgie*, décembre 1883.)

M. Lannelongue. *Cloisonnement du gros intestin siégeant en un point anormal. Pathogénie du spina bifida.*

M. Lannelongue a observé deux exemples de ce vice de conformation, dont le dernier cas lui a donné la clef. Il a trait à un enfant né à terme, microcéphale et porteur de cheveux épais et abondants, mais très vivace, qui fut apporté à l'hôpital avec une imperforation du rectum; l'anus, bien conformé, admettait une sonde jusqu'à une profondeur de 2 centimètres et demi environ; les voies urinaires étaient normales, et les urines ne contenaient pas de méconium; enfin le doigt difficilement introduit entre les ischions très rapprochés ne sentait aucune impulsion, malgré les cris de l'enfant, ce qui décida M. Lannelongue à chercher l'S iliaque par l'abdomen; l'anus contre nature fut établi sans difficulté, et l'enfant survécut six jours et demi. A l'autopsie, on trouva l'anus contre nature en bon état et n'ayant rien laissé passer dans le péritoine, qui était cependant enflammé. Vers la symphyse sacro-iliaque gauche, l'S iliaque se terminait par une ampoule à laquelle succédait un cordon creux du volume d'un porte-plume, séparé en haut de la cavité de l'S iliaque par une membrane mince et dépressible située à 11 centimètres de l'anus, et en bas par un cloisonnement identique. Ces cloisons étaient absolument complètes et ne laissaient rien passer. En somme, ce petit être possédait un intestin complet, cloisonné par deux replis formés par la muqueuse seule, d'un millimètre d'épaisseur au plus, et qu'on aurait pu percer facilement. La microcéphalie résultait du chevauchement des deux pariétaux et de la soudure prématurée des différentes pièces du crâne; le cerveau était presque exclusivement constitué par les deux ventricules latéraux, distendus par du liquide. Il faut remarquer la coïncidence, qui est habituelle, du développement hâtif du crâne et de l'abondance anormale des cheveux.

L'autre fait analogue a trait à un enfant nouveau-né, qui fut amené à

M. Lannelongue il y a trois ans environ, avec une imperforation rectale se présentant dans les mêmes conditions ; l'anus iliaque fut pratiqué avec succès. Vingt-deux jours après l'opération, M. Lannelongue, explorant la fistule avec une sonde de femme, est arrêté par un obstacle qui cède brusquement et lui permet alors, non sans quelque inquiétude, de s'engager avec la sonde jusqu'au voisinage de l'anus. M. Lannelongue ouvrit alors en arrière de l'anus un large infundibulum au fond duquel il trouva l'intestin, dont il rétablit la communication avec l'anus et dans lequel il mit une grosse sonde à demeure sortant par l'anus et par la fistule. Tout alla bien pendant dix à douze jours, puis on cessa d'amener l'enfant à l'hôpital, ce qui fait supposer qu'il est mort.

En somme, on peut conclure de ces faits qu'il peut exister dans la partie terminale du gros intestin des obstacles au cours des matières, constitués par de simples cloisons muqueuses, permettant, après qu'on aura rempli l'indication vitale par l'anus contre nature, de rétablir facilement le cours naturel des matières. La fréquence de ces cloisons est encore absolument indéterminée et M. Lannelongue n'en a pas trouvé d'exemple dans les auteurs, au point de vue du siège.

Comme explication, on peut penser à un temps d'arrêt dans l'évolution de l'intestin qui ne se creuse pas pendant quelques heures peut-être et laisse ainsi persister une cloison.

A la séance suivante, M. Lannelongue présente les pièces et les dessins qui montrent avec une grande netteté l'existence de ces deux cloisons.

L'examen histologique de la portion intermédiaire, pratiqué pour répondre aux objections de quelques membres de la Société, a montré que cette portion est constituée par un intestin complet avec ses deux couches musculaires, sa couche celluleuse et sa muqueuse.

M. MARCHAND, dans un cas analogue, a trouvé à l'autopsie l'ampoule réunie à l'anus par un tractus fibreux creux, mais dépourvu de muqueuse.

M. LARGER cite un cas analogue à celui de M. Lannelongue rapporté par Legouest sans détails précis.

M. VERNEUIL. On a rencontré dans l'intestin des cloisonnements à toutes les hauteurs ; ces malformations ne sont pas toujours du ressort de l'embryogénie et peuvent résulter de maladies intra-utérines.

M. LANNELONGUE a défendu dans un travail paru en 1883 dans les *Archives générales de médecine* l'opinion que vient d'émettre M. Verneuil. L'existence de certaines affections intra-utérines n'est pas niable, et M. Lannelongue montre un dessin représentant des altérations anales congénitales qu'il a observées sur un enfant porteur d'un spina bifida.

A ce propos, M. Lannelongue rappelle qu'il admet deux catégories de spina bifida ; dans la première, qui comprend le plus grand nombre de cas, l'enveloppe de la tumeur est formée par de la peau soit normale et doublée de tissu cellulaire, soit mince, atrophiée et transparente ; on peut alors admettre la théorie classique d'une hydropisie primitive du canal vertébral ayant empêché la formation de l'arc postérieur des vertèbres. Dans la seconde catégorie, plus exceptionnelle, l'enveloppe de la tumeur est formée par une membrane blanchâtre plissée au centre, épaisse, contenant des îlots de peau, mais constituée en grande partie par du tissu de cicatrice, produit d'un véritable travail pathologique; M. Lannelongue a fait plusieurs examens histologiques qui lui ont démontré l'existence d'une vraie cicatrice dans ces conditions. Pour ces derniers cas, il faut admettre une adhérence primitive, pathologique, de l'amnios, dont la soudure a eu pour conséquence le développement incomplet ou nul de la peau en ce point, le manque de développement des arcs vertébraux et l'ouverture persistante du canal rachidien. A l'appui de cette théorie pathogénique, M. Lannelongue cite le nouveau-né qui avait des ulcérations anales et qui présentait aussi au moment de la naissance un spina bifida de cet ordre surmonté d'une ulcération. On n'a pu trouver d'antécédents syphilitiques. Il faut faire des réserves sur le mot d'ulcérations intra-utérines, les théories actuelles rendant difficiles à comprendre les suppurations en surface chez le fœtus, dont l'existence n'est pas suffisamment établie.

M. Pozzi. On observe souvent en même temps que des vices de conformation profonde, comme dans le sternum bifidum, des vices de conformation de la peau qui lui donnent l'aspect cicatriciel. Rien ne prouve que l'ulcération constatée par M. Lannelongue sur le spina bifida de ce fœtus ne soit pas une simple lésion surajoutée comme celles qu'il portait à l'anus.

M. Trélat. Les malformations précoces par arrêt de développement ont des conséquences ultérieures d'aspect pathologique, mais d'origine embryonnaire. Le fœtus n'échappe pas à l'influence pathologique; mais, après avoir tout expliqué par la tératologie, il ne faut pas tomber dans l'excès contraire. Tout paraît dû à une déviation embryologique dans le cas de cloisonnement du rectum qui a fait l'objet principal de la communication de M. Lannelongue; mais, pour le spina bifida la théorie pathogénique est acceptable avec cette réserve que l'action pathologique a dû se produire d'une façon très précoce, avant la fin du premier mois, époque à laquelle paraissent se souder les arcs vertébraux.

M. Lannelongue. C'est à peu près de la même époque que datent le coloboma, le bec-de-lièvre et l'encéphalocèle. L'arrêt de développement n'est qu'un mot qui n'explique rien, et il faut trouver la cause de ces arrêts de développement pour en déterminer les lois; la loi en effet n'est pas l'observation des faits, mais l'étude de la série des conditions dans lesquelles les faits se reproduisent.

M. Trélat. On ne peut refuser à l'étude de l'embryogénie ce résultat admirable d'avoir permis de prédire pour ainsi dire les formes des vices de conformation qui sont la représentation d'une période de développement donné. La théorie de M. Lannelongue ne renverse en rien ces résultats; elle cherche seulement à déterminer la cause des arrêts de développement.

M. Verneuil. *Fracture ancienne du cou-de-pied.*

M. Verneuil présente à la Société une pièce qui est un type de fracture ancienne du cou de pied avec troisième fragment interposé entre le tibia et le péroné et maintenant solidement le pied après résection des malléoles. M. Nepveu a signalé au nom de M. Verneuil cette difficulté spéciale des résections tibio-tarsiennes dans ces conditions, dans la séance du 24 janvier 1882 (voy. *Revue de chir.*, 1882, p. 244 à 246).

M. Terrillon. *Kyste de l'ovaire infiltré dans le ligament large. Compression de l'uretère.*

M. Terrillon présente les pièces d'une malade qui avait un kyste de l'ovaire et qui a succombé à une affection cérébrale avant l'opération, qui était décidée. A l'autopsie, on a constaté un enclavement du kyste dans le ligament large avec compression de l'uretère et début d'hydronéphrose, conditions qui auraient rendu l'opération difficile ou impossible sans qu'aucun signe ait permis pendant la vie de reconnaître ces contre-indications opératoires.

M. Pozzi. *Hystérectomie. Anurie. Mort.*

Dans l'observation rapportée les deux reins étaient atteints de dégénérescence kystique, et leur équilibre fonctionnel instable a été rompu par l'opération. Dans toutes les tumeurs enclavées du bassin, liquides ou solides, il faut penser à la compression possible des uretères, qui est en même temps une difficulté opératoire et une indication urgente de l'intervention.

Perforation des artères au contact du pus.

M. Gillette présente une pièce montrant l'ulcération d'une collatérale de la honteuse externe qui baignait dans un énorme foyer purulent allant de la 4e vertèbre dorsale au milieu de la cuisse. Le malade est mort d'hémorrhagie.

M. Terrier présente un exemple d'ulcération de l'uretère et de la veine poplitée dans un foyer purulent consécutif à une ostéo-périostite du fémur, sans esquille ni tube à drainage en contact avec les vaisseaux. Il n'y avait pas de septicémie évidente, mais le malade avait une température élevée.

M. Cazin (de Berck-sur-Mer). *Intervention chirurgicale dans les adénites tuberculeuses.*

M. Cazin apporte une statistique très étendue et très instructive qui montre les résultats comparatifs obtenus à l'hôpital maritime de Berck par l'expectation et l'intervention dans les adénites tuberculeuses. M. Cazin n'a recours à l'intervention chirurgicale que pour les cas rebelles au traitement général et à l'influence de la mer, presque exclusivement pour les ganglions ulcérés, mais il fait alors des ablations complètes et totales, estimant que les opérations incomplètes sont mauvaises. Dans ces conditions, l'intervention chirurgicale a augmenté le nombre des guérisons, diminué la durée du traitement, et diminué le nombre des décès, notamment par phthisie, méningite et tubercules cérébraux et albuminurie. M. Cazin conclut que si l'on ne peut encore dire qu'il faut enlever tous les foyers tuberculeux, comme il faut détruire les pustules malignes, l'intervention est légitime et sans danger dans les limites qu'il a tracées, et qu'elle donne alors de meilleurs résultats que l'expectation. Peut-être diminue-t-elle les chances d'infection générale.

M. Pozzi. *Rapport de l'appareil utéro-ovarien avec l'hystérie.*

La question de la castration dans l'hystérie, tout en comptant à son actif des succès indubitables est encore trop contestée pour qu'il ne soit pas inutile de réunir à ce sujet tous les documents possibles. C'est à ce titre que M. Pozzi communique l'observation suivante :

Il s'agit d'une femme de quarante-cinq ans, très malade depuis dix ans, avec douleurs abdominales très intenses, hémorrhagies, tumeur du côté gauche, hémianesthésie et hémiparésie gauches, la condamnant à garder le lit; amaurose du même côté et crises nerveuses nocturnes analogues à de l'épilepsie. Cette femme était dans un état des plus graves quand M. Pozzi la vit; ce chirurgien porta le diagnostic de corps fibreux utérin *et procéda à la laparotomie pour l'enlever.* Il reconnut pendant l'opération outre un corps fibreux du volume d'une grosse orange, incomplètement pédiculé, un kyste de l'ovaire gauche contenant un litre de liquide, qu'il enleva également. La malade est guérie depuis le mois de mai dernier; M. Pozzi l'a encore revue dernièrement, et elle n'a plus présenté aucun phénomène hystérique à partir du second jour après l'opération. On peut interpréter cette observation de deux façons, en disant qu'on a enlevé une épine inflammatoire qui produisait des troubles réflexes, ou en attribuant la guérison au traumatisme, à l'émotion, qui paraissent cependant plus propres à développer qu'à supprimer des phénomènes hystériques.

M. Terrier. Cette observation prouve que des accidents nerveux chez les hystériques peuvent être sous la dépendance d'une tumeur des organes génitaux; mais on peut craindre une rechute, puisqu'il reste encore *un ovaire.* J'ai opéré il y a peu de temps une jeune femme très nerveuse, fille et sœur d'hystérique, qui avait présenté des phénomènes nerveux quelques mois après l'établissement de ses règles, qui avait eu pendant sept mois des troubles utérins et des attaques d'hystérie qui avaient disparu ensemble, qui avait eu deux grossesses à 25 et 28 ans, sans accidents nerveux, mais qui fut reprise à 32 ans de nouvelles attaques à l'occasion de troubles utérins passagers. Un kyste de l'ovaire se développe sans phénomènes nerveux; je l'opérai, et la malade présenta pendant les trois jours qui suivirent l'opération des attaques subintrantes d'une intensité extrême. Tout avait disparu, quand, en l'endormant pour l'opérer d'une fissure à l'anus, j'ai déterminé une nouvelle crise hystérique qui s'est répétée le lendemain.

Ce fait semble en opposition avec celui de M. Pozzi; il est regrettable au point de vue qui nous occupe que les deux ovaires n'aient pas été enlevés. Malgré cette contradiction apparente, je crois l'opération de Battey indiquée dans certains cas, pour des lésions paraissant tenir sous leur dépendance des phénomènes nerveux graves.

M. Reclus a fait une double ovariotomie à une femme hystérique qui a guéri. Au cours de la cicatrisation pendant trois semaines, elle a eu plusieurs crises d'hystérie assez graves. Depuis, M. Reclus l'a revue; elle se trouvait beaucoup mieux qu'auparavant; mais elle n'a pas été interrogée assez minutieusement pour qu'on puisse savoir si tout phénomène nerveux a réellement disparu.

M. Gillette trouve l'opération de Battey mauvaise et s'étonnerait qu'elle devînt classique. Son auteur la faisait sans lésion de l'ovaire.

M. Terrier. Dans les cas où l'opération de Battey est indiquée, l'ovaire est presque toujours malade et adhérent, ce qui rend son extirpation très difficile.

M. Polaillon est partisan de cette opération pour les cas de névralgie ovarienne très localisée, même sans lésion apparente, quand tous les calmants ont échoué. Ce chirurgien l'a proposée dans un cas de ce genre où elle n'a pas été acceptée.

M. Verneuil. *Polype naso-pharyngien récidivé.*

M. Verneuil présente à la Société un malade dont il croit l'observation unique dans la science. C'est un garçon de 19 ans qui en 1876 vit apparaître les signes classiques des polypes naso-pharyngiens et qui fut opéré en 1879 par MM. Sarrazin, de Bourges, et Petit fils, de Vierzon, qui enlevèrent, après résection préalable du maxillaire supérieur, un polype très dur, du volume d'un œuf de poule, dont l'ablation fut suivie d'une hémorrhagie abondante. La guérison fut obtenue en un mois; mais avant un an le polype reparaissait, et depuis il a continué à croître très lentement.

Aujourd'hui, la tumeur occupe la place du maxillaire enlevé et se prolonge dans la fosse temporale, en même temps qu'elle empiète sur la bouche, dans laquelle elle fait saillie sous forme d'un fongus violacé. Tous les sens sont intacts, et il n'y a pas d'autre trouble fonctionnel que l'impossibilité de respirer par le nez. Mais, fait curieux cette tumeur présente une expansion très visible et des battements isochrones à ceux du pouls avec souffle doux. On arrive à réduire cette tumeur de plus d'un tiers de son volume par une compression douce. L'état général est excellent; mais il survient des hémorrhagies abondantes sous la moindre influence, notamment à propos des explorations. Rien ne peut faire penser à une tumeur maligne. La compression des carotides n'arrête pas les battements, et la tumeur paraît alimentée par les vertébrales. Le cœur est sain. Comme traitement M. Verneuil s'est borné à faire quatre injections interstitielles de liqueur de Piazza d'une demi-seringue de Pravaz, ce qui a déterminé un léger durcissement, mais a paru faire augmenter un peu le volume de la tumeur.

M. Verneuil demande l'avis de ses collègues sur ce malade, qu'il est pénible de laisser mourir d'hémorrhagie comme il y est exposé. L'extirpation extemporanée lui paraît impraticable, à cause de l'hémorrhagie; il a pensé aux ligatures préalables, mais ne voit guère à lier que les vertébrales, qu'il faudrait oblitérer successivement à 40 ou 50 jours de distance; faut-il se borner à continuer les injections interstitielles ou bien fendre la bouche, détacher un lambeau cutané qu'on restaurerait plus tard, et attaquer la tumeur en plusieurs temps avec des flèches caustiques ou le cautère actuel ?

M. DESPRÉS croit à une tumeur à myéloplaxes, à un sarcome vasculaire; un polype de ce volume aurait déjà envahi l'autre narine et le pharynx.

M. TRÉLAT admet parfaitement l'hypothèse d'une polype naso-pharyngien incomplètement enlevé, récidivé et vascularisé.

Il a observé un malade analogue qui présentait des hémorrhagies récidivantes terribles et qui a guéri après un traitement de plus de deux ans par des séances longues et répétées de cautérisation avec le galvano-cautère à blanc.

M. VERNEUIL maintient le diagnostic de polype récidivé. Il a vu dans un cas l'ablation d'une petite tumeur du même genre amener une hémorrhagie avec jet du calibre de la fémorale. Un sarcome vasculaire ne se comporterait pas ainsi après récidive et ne durerait pas depuis six ans. L'insertion de la tumeur à la base du crâne rend son alimentation par la carotide externe peu probable.

M. BARRÈRE *Contention des hernies inguinales et crurales. Présentation d'appareil.*

M. ROBERT. *Des fistules uréthro-péniennes par gangrène consécutive à la constriction de la verge et de leur traitement.*

La thérapeutique de ces fistules n'est pas bien établie, et leur histoire même est encore incomplète; c'est ainsi que le rétrécissement de l'urèthre est considéré comme fréquent par M. Verneuil et comme constant par M. Reverdin, tandis qu'il a manqué dans les trois cas observés par M. Robert. L'uréthrorraphie est quelquefois impossible à cause des tiraillements qui seraient nécessaires et l'uréthro-plastie échoue presque fatalement si le malade est indocile. Enfin on discute aussi la question de l'établissement après l'opération d'une sonde à demeure que M. Robert paraît condamner, parce que, dit-il, elle n'empêche pas l'infiltration de l'urine dans la plaie, « si volumineuse qu'elle soit » (M. Guyon a démontré que le volume exagéré de la sonde à demeure favorisait au contraire l'infiltration). L'établissement temporaire d'une boutonnière uréthrale périnéale paraît une complication bien sérieuse de l'opération.

M. Robert lit trois observations dans lesquelles l'uréthrorraphie ou l'uréthroplastie ont plus ou moins complètement échoué, à cause de l'indocilité des malades.

M. DESPRÉS. *Anévrisme diffus de la fémorale. Ligature à la base du triangle de Scarpa. Hémorrhagies secondaires. Mort d'infection purulente.*

Un malade de trente-neuf ans entre à la Charité avec un anévrisme de l'extrémité supérieure de la fémorale traité sans succès par la compression digitale et transformé en anévrisme diffus s'étendant de l'aine au creux poplité. L'état général étant bon, le malade présentant seulement un très léger degré d'ictère hémaphéique, M. Després pratique la ligature de la fémorale primitive au-dessous de l'arcade de Fallope : la circulation se rétablit presque immédiatement par les voies collatérales, sans que les battements reparaissent dans la tumeur. Mais celle-ci s'enflamme, augmente de volume, et M. Després se décide le dixième jour à ouvrir le sac et à faire la ligature des deux bouts. L'opération s'accompagna d'une hémorrhagie tellement abondante que la malade faillit en mourir séance tenante, et M. Després ne put placer deux pinces sur les extrémités de l'artère qu'après qu'elle eut perdu un litre de sang ; la dissection des bouts artériels présenta de telles difficultés que M. Després crut prudent d'y renoncer et laissa les pinces à demeure en remplissant la plaie de charpie imbibée d'alcool camphré. Vers le onzième jour, la capsule supérieure céda à des tractions légères ; l'inférieure fut retirée le lendemain et la plaie alla bien jusqu'au vingt-deuxième jour, sans autre trouble de l'état général, dit M. Després, que de l'affaiblissement et quelques vomissements. Le vingt-deuxième jour, une hémorrhagie secondaire tardive se déclare dans la plaie de la ligature de la fémorale primitive, par le bout inférieur, sur lequel M. Després passe une double ligature comprenant la fémorale profonde et la fémorale primitive. Le lendemain, la malade a un grand frisson, et elle meurt, le quarante-deuxième jour de l'opération primitive, d'infection purulente avec abcès métastatiques dans les poumons. L'autopsie fit reconnaître la section d'une d'une veine par une des pinces qui étreignaient les bouts artériels, et c'est à cette plaie veineuse que M. Després attribue l'infection purulente.

M. Després fait suivre cette observation de quelques conclusions. Il fait remarquer d'abord la gravité toute particulière des opérations profondes sur le pli de l'aine, si riches en veines et en troncs lymphatiques dont la blessure prédispose à la septicémie. Il explique le rétablissement si rapide de la circulation en retour par l'essai de la compression digitale, méthode de traitement qui aggrave les anévrysmes qu'elle ne guérit pas. Il propose pour la ligature de la fémorale au pli de l'aine de substituer à l'incision classique une incision coupant obliquement le trajet de l'artère de haut en bas et de dehors en dedans et qui permettrait d'éviter sûrement la veine en cherchant l'artère de la partie supérieure vers la partie inférieure de la plaie. Enfin il attire l'attention sur l'infection purulente, expliquée ici par la blessure veineuse, et qui tendrait en ce moment à reparaître dans les hôpitaux.

M. Trélat a traité avec succès un anévrisme poplité devenu diffus, qui avait été inutilement soumis à la compression digitale, par la ligature de la fémorale au sommet du triangle de Scarpa. Il répond à M. Després que l'infection purulente ne tend pas à reparaître et que des précautions antiseptiques auraient permis vraisemblablement de guérir cette malade, qu'il avait très correctement traitée au point de vue opératoire.

M. Verneuil. L'infection purulente ne reparaît pas dans les services bien tenus; elle reparaîtra quand on cessera les pansements antiseptiques.

M. Verneuil insiste sur l'ictère que présentait la malade de M. Després à son entrée dans son service; l'ictère dit hémaphéique n'est rien moins que démontré, et il devait y avoir chez cette malade une lésion hépatique qui pourrait expliquer ses hémorrhagies répétées. Il faut rechercher dans ces conditions l'existence de lésions rénales et surtout hépatiques qui aggravent notablement le pronostic au point de vue des hémorrhagies secondaires.

M. Després. L'ictère était à peine appréciable, et le foie n'a présenté à l'autopsie aucune lésion.

M. Perrin. La ligature de la fémorale était trop voisine du sac anévrysmal et risquait de porter sur une artère malade ; il aurait mieux valu lier l'iliaque externe, comme je l'ai fait avec succès chez un sous-lieutenant qui présentait un anévrisme vrai de la fémorale analogue à celui de la malade de M. Després.

M. Tillaux. D'une manière générale, il faut toujours préférer la ligature de l'iliaque externe à celle de la fémorale dans le triangle de Scarpa, à cause des nombreuses collatérales de cette artère.

M. Berger répond à M. Perrin que les lésions des artères au voisinage des anévrismes, encore peu connues, paraissent cependant manquer le plus souvent; il fait remarquer à M. Després que l'antiseptie aurait eu pour avantage de permettre une réunion immédiate de la plaie de la ligature et d'éviter peut-être une hémorrhagie secondaire.

M. Després. Dans un cas de ce genre, je ferais d'emblée maintenant l'ouverture du sac avec ligature des deux bouts, après ligature préable de l'artère au-dessus pour éviter une perte de sang trop considérable. Il me semble impossible d'affirmer que l'infection purulente ait disparu des hôpitaux.

M. Tillaux. *Statistique des grandes opérations en 1883.*

La meilleure réponse aux assertions de M. Després est là statistique que je présente à la Société et qui comprend les grandes opérations pratiquées dans mon service de l'hôpital Beaujon en 1883. Il est bon de rappeler qu'avant l'ère de l'antiseptie il y avait des années où pas une seule amputation ne guérissait dans cet hôpital. La pratique de la méthode antiseptique, la recherche de la réunion immédiate avec drainage quand elle a été possible m'ont permis d'avoir des résultats très supérieurs à ceux que donnaient les anciens pansements, et une très faible mortalité. Je n'ai observé que deux érysipèles bénins, et je n'ai eu aucun cas d'infection purulente. Depuis six ans que je suis à Beaujon, trois de mes malades seulement ont eu de l'infection purulente, et un seul est mort ; les deux autres ont guéri après avoir présenté des abcès métastatique.

M. Bouilly. *Opérations d'Estlander.*

M. Bouilly présente un garçon de dix-huit ans auquel il a fait il y a deux mois, le 25 décembre , une résection portant sur cinq côtes (6 cent. à 10 cent.) pour une fistule pleurale datant de cinq ans ; la cicatrice était complète le quinzième ou le vingtième jour; le thorax a été comprimé pendant les premiers jours avec une bande en caoutchouc. M. Bouilly signale un incident opératoire intéressant : en cherchant à faire une contre-ouverture inférieure sur une sonde de femme introduite dans la plèvre, il fit une boutonnière par laquelle sortit un bouchon épiploïque; sa sonde avait traversé les attaches du diaphragme.

Ce sujet va très bien. On entend la respiration dans toute sa poitrine, sauf au niveau de la fistule ancienne. Les extrémités des côtes sectionnées sont restées très notablement écartées, et elles ne se sont pas reproduites, quoique leur extirpation ait été à peu près sous-périostée. Il reste un espace de la paroi thoracique souple et dépressible. Depuis l'opération l'inflexion latérale du côté malade a notablement diminué.

M. Berger. J'ai vu un opéré de ce genre chez lequel la rétraction thoracique, de sept centimètres après l'opération, n'était plus que de deux centimètres au bout de deux mois.

M. Hache.

REVUE ANALYTIQUE

I. Divers.

EXPÉDIENTS CHIRURGICAUX DANS DES CAS URGENTS, par **Levis**, in *the Polyclinic*, II, p. 17, 15 août 1883.

Ce travail, lu devant la Société médicale de Pensylvanie, donne le moyen de satisfaire rapidement à certaines indications chirurgicales, alors qu'on n'a aucun appareil à sa disposition. On peut se trouver embarrassé en face d'une vessie distendue à l'excès, si l'on n'a pas de cathéter. Il suffit d'un bout de fil de fer qu'on plie en deux; l'extrémité repliée, mousse, passe ainsi facilement, et l'écartement des fils permet à l'urine de couler. Chez la femme, un fétu de paille, un bout de tuyau de pipe soigneusement huilé pourra servir de cathéter. Dans une saignée faite avec un mauvais canif, l'auteur a d'abord transfixé la veine avec une aiguille fine, afin de pouvoir l'ouvrir facilement et sans danger. Pour déplacer un corps étranger de l'œsophage, un fouet noué assez loin de son extrémité, de manière à avoir la rigidité nécessaire et suffisante, sera un excellent moyen. Du papier de verre pourra servir à improviser des appareils inamovibles; il suffit de le tremper dans l'eau chaude et de le maintenir en place par un bandage, etc.

HARTMANN.

LA PHYSIOLOGIE DE LA CHIRURGIE PLASTIQUE, par **Edward-H. Bennett**, in *The Dublin journal of medical science*, février 1883, 3e série, n° 134, p. 97.

A propos d'un malade auquel il avait restauré quatre ans auparavant le nez, détruit par un lupus, l'auteur insiste sur les changements de structure que subit le lambeau après cette opération et sur l'état de sa sensibilité. La transplantation du périoste du front lui semble n'avoir pas donné de résultat positif et aggravé l'opération. On a remarqué que le lambeau taillé dans la peau souple du front acquérait ultérieurement une consistance ferme analogue à celle du nez. Cela parait être dû à la rétraction des parties; aussi faut-il tailler un lambeau beaucoup plus large qu'il ne semble nécessaire à *priori*, soutenir le lambeau avec un petit bouclier d'argent de la forme du nez sans chercher à construire une cloison, ce qui déprime le bout du nez et expose à l'occlusion des narines. Lorsqu'on a coupé le pont de peau tordu qui reliait le front au lambeau, tous les nerfs sont coupés; que devient la sensibilité? Après avoir rappelé une observation de Delpech, Bennett donne le résultat de 3 cas de sa pratique, qu'il a revu six ans, quatre ans, cinq ans après l'opération. La sensibilité ne reparaît pas encore, alors que la vie est assurée par le retour de la chaleur et de la couleur. Du dixième au quatorzième jour, elle réapparaît brusquement, mais imparfaitement, et reste dans le même état sans être influencée par la section du pont de peau ou par les progrès du temps. Cela rappelle ce qui se passe dans la restauration rapide des fonctions nerveuses qui suit une réunion par première intention des troncs nerveux.

HARTMANN.

CONTRIBUTION A L'ÉTUDE DU TRAITEMENT DES PLAIES PAR LA NAPHTALINE, Par **Rydigier** (*Berliner klinische Wochenschrift*, p. 239, 1883).

Depuis que l'attention des chirurgiens a été attirée sur la naphtaline, plusieurs opinions différentes, quelquefois contraires, se sont déjà fait jour. Les uns (Fischer, Djakonow, Hager, Iasinski, Klink) préconisent beaucoup ce genre de pansement. D'autres (Anschitz, Hoeftmann) le regardent seulement comme un moyen exceptionnel, applicable rarement.

Voici les faits que ces derniers auteurs ont relevés contre la naphtaline :

1° Formation de grumeaux de naphtaline oblitérant le calibre des tubes à drainage et empêchant le libre écoulement du pus;

2° Irritation de la plaie et de son voisinage (rougeur, eczéma, sensation de brûlure);

3° Action antiseptique médiocre ou même insuffisante;

4° Prédisposition des plaies à des complications accidentelles (érysipèle, bubons suppurés).

Pour Fischer, ces inconvénients sont tout à fait exceptionnels. Rydigier a essayé dans plusieurs cas le pansement à la naphtaline; il s'en est bien trouvé, mais il convient avec Hager qu'on ne saurait ériger cette méthode en pansement habituel; il peut seulement dans quelques cas remplacer sans inconvénient l'iodoforme.

H. GILSON.

ANESTHÉSIE CHLOROFORMIQUE PENDANT LE SOMMEIL, par **E. Nelson**, M. D., Saint-Louis (*The medical Record*, New-York, 2 juin 1883, p. 595).

De fréquents essais ont été tentés en Amérique pour obtenir l'anesthésie chirurgicale par le chloroforme pendant le sommeil naturel. On conçoit tout l'avantage que présenterait cette méthode alors qu'on a affaire aux enfants, qui sont toujours plus ou moins effrayés à l'idée d'une opération. Le docteur Nelson a pu réussir chez un garçon âgé de dix ans. On a administré le chloroforme de la façon ordinaire, sur un mouchoir, et au bout de quelques minutes on a pu pratiquer la circoncision et faire le pansement de la plaie sans réveiller le petit malade.

Dans le n• du 26 mai du même journal, le docteur Murille raconte qu'il a pu extraire une dent incisive à une petite fille dans les mêmes conditions. Son sommeil n'a été nullement dérangé par l'opération, et ce n'est que le lendemain dans le courant de la journée qu'elle s'est aperçue que la dent lui manquait.

Ces deux cas sont faits pour encourager de nouveaux essais, alors qu'il s'agit de pratiquer de petites opérations.

Dr ROWLATT.

SUICIDE PAR L'ACIDE SULFURIQUE, par de **Langenhagen** (*Soc. clin.* et *France médicale*, 1883).

M. de Langenhagen communique à la Société clinique une observation, recueillie dans le service de M. C. Paul, d'empoisonnement par l'acide sulfurique suivi rapidement de mort. Il s'agit d'une jeune femme de vingt ans qui est amenée à l'hôpital deux heures après l'ingestion du poison dont la quantité est inconnue. Elle présente les symptômes suivants : douleur vive à la gorge et à l'estomac, vomissements peu abondants formés de mucus sanguinolent : état syncopal, pas de ballonnement du ventre. On tente le cathétérisme de l'œsophage pour pratiquer le lavage de l'estomac ; il n'est pas possible. Bientôt la douleur devient très intense, les lèvres sont escharifiées ; puis anurie, refroidissement général, et la malade succombe cinq heures après l'ingestion du poison. L'autopsie est faite quarante-huit heures après la mort : on constate une mortification de la muqueuse buccale, deux larges escharres à la partie supérieure de l'œsophage sans perforation, l'estomac est méconnaissable : il ressemble à une bouillie noirâtre ; il existe un vaste épanchement dans le péritoine, constitué surtout par du sang en caillots avec lésion de péritonite généralisée. Le grand épiploon et le mésentère sont noircis par la coagulation du sang dans les veines. Même coagulation dans les veines des membres inférieurs, rien dans les artères. Ecchymoses sous-pleurales et sous-péricardiques ; les autres organes sont congestionnés. Le cœur, le foie, les reins et les poumons présentent sur leurs bords des liserés jaunâtres dus à l'action de l'acide sulfurique.

H. DUBIEF.

ACTION ANTISEPTIQUE DE L'HYDRO-CHLORATE DE QUININE, par **Ceol Antonio** (*Annali univers.*, vol. 262, p. 297).

A la suite de quelques expériences sur l'action de cet agent mis en présence des schyzomycètes malaniques, l'auteur l'a essayé sur des animaux et sur des malades et a pu vérifier son extraordinaire action antifermentescible.

A la dose de 1/600, il est antiseptique sans être irritant ; le professeur Mazzoni, de Rome, l'a employé en solution moins étendue et s'en est fort loué dans la cure des lésions chroniques suppurantes.

JULLIEN.

Spina bifida traité avec succès par les injections, par **Muirhead Little** (*The Lancet*, 20 janvier 1883, p. 96).

L'enfant était âgé de trois semaines. La tumeur s'étendait de la seconde vertèbre lombaire à la seconde vertèbre sacrée; elle n'était nullement influencée par les cris ou la respiration de l'enfant. Le 1er juin, on pratique une première respiration et on retire six drachmes d'un liquide clair; la tumeur est ainsi vidée environ au quart. Aucun effet produit. — 3 juin : la tumeur est de nouveau remplie, on retire par une nouvelle ponction une once et demie du même liquide. — 6 juin : le petit malade est toujours dans le même état, il ne dort pas et crie continuellement. — 11 : mieux; on aspire six drachmes de liquide, aucun effet. — 21 : poche de nouveau distendue. On la vide à moitié, et on y injecte 20 grammes de la solution de glycérine iodée de Morton. — 22 : pas de fâcheux symptômes. — 27 : la tumeur est beaucoup plus petite, la paroi est plus épaisse et plus rouge : la douleur a diminué. — 28 : la tumeur n'a pas diminué depuis hier : on y injecte un demi-drachme de la solution, et on la recouvre largement de collodion. A partir de ce jour, la tumeur diminue rapidement, et la peau qui recouvre la fissure s'abaisse au niveau de la surface des couches voisines.

Alf. Pousson

Difficultés de diagnostic des tumeurs abdominales, par le Dr **Thornton Parker**, in *Philadelphia med. Times*, vol. XIII, n° 398, page 361, 24 février 1883.

Un malade de trente-trois ans, soigné pendant plusieurs mois pour des coliques de plomb, vient consulter le Dr Parker pour une douleur très vive dans l'abdomen; il est maigre, affaibli, essoufflé; depuis près de deux mois, constipation opiniâtre. On sent à la palpation une vaste tumeur occupant l'épigastre, l'hypochondre gauche et la région ombilicale; la constipation persistante fit songer à une tumeur fécale. Injections par un tube rectal, et issue d'une quantité considérable de matières. Toniques, reconstituants, sous l'influence desquels l'état général s'améliore sensiblement. Mais, au bout de trois semaines, la douleur s'accroit, l'appétit se perd, la cachexie s'établit, et le malade succombe.

A l'autopsie, tumeur encéphaloïde, du poids de treize livres, englobant le duodénum et le pancréas; à la coupe, suc cancéreux; le point de départ paraît être dans les ganglions voisins des deux premières vertèbres lombaires.

Dr Laurand.

II. Larynx.

Statistique des extirpations de goîtres pratiquées par **Billroth**, à la clinique de Vienne, de 1877 à 1881, rapportée par le docteur **Anton Wölfler**, assistant de la clinique, à Vienne (*Wiener medizinische Wochenschrift*, n° 1, 1882).

Pendant ces cinq années, Billroth a extirpé 58 goitres. Il y eut récidive chez trois malades, dont deux furent de nouveau opérés.

Parmi ces 55 malades, il y eut 48 guérisons et 7 morts, d'où résulte que la mortalité sur l'ensemble des opérés fut de 12,7 0/0. Nous devons éliminer 2 malades qui moururent de maladies étrangères à l'opération, une femme enlevée par la rupture d'un anévrisme de l'aorte, une autre par une péritonite.

Sur les 53 opérations, 5 fois il s'agit de tumeurs malignes de la glande thyroïde; 4 fois le malade guérit, 1 fois il mourut après trachéotomie rendue nécessaire par une récidive. Ces 5 cas doivent aussi être éliminés de notre statistique, car ce ne sont pas des goitres types. Restent donc 48 malades véritablement opérés de goitres, d'extirpation de tumeurs bénignes; 44 guérirent.

En comparant les résultats obtenus par Billroth dans ses opérations de goitres avant et après la période antiseptique, voici ce que l'on trouve :

De 1860 à 1876........... 36 opérés, 13 morts = 36,1 0/0
De 1877 à 1881........... 48 opérés, 4 morts = 8,3 0/0

Sur ces 48 opérés, 43 ne furent pas trachéotomisés, 5 le furent parmi lesquels il y eut 3 morts : ce qui donne pour l'extirpation du goitre sans trachéotomie une mortalité de 2,3 0/0.

Ces 48 opérés se divisent en 15 hommes et 33 femmes; le plus âgé avait soixante-cinq ans, le plus jeune douze. L'âge fut sans effet sur le résultat de l'opération.

Quant à la nature même de l'opération, il y eut :

2 décortications,
24 extirpations d'une moitié de la glande,
22 extirpations totales.

La mort arriva :

Après la décortication.............. 1 fois
Après la demi-extirpation............ 1 fois
Après l'extirpation totale............ 2 fois

En ce qui concerne la paralysie du nerf laryngé inférieur, voici les résultats :

31 fois il n'y eut pas de paralysie des cordes vocales,
11 fois il y eut paralysie unilatérale,
2 fois il y eut paralysie double.

Et encore, chez 3 de ces 13 malades, il y avait paralysie avant l'opération. Chez les malades atteints de paralysie unilatérale à la suite de l'opération, la voix redevint avec le temps claire et intelligible.

                                                    Dr ASTIER.

_____

DES MANIFESTATIONS LARYNGÉES DE LA TUBERCULOSE, par J. Solis Cohen.

M. D., de Philadelphie (*The American Journal of the medical Sciences*, n° CLXIX, janv. 1883, p. 126).

L'auteur ne croit pas que l'on puisse découvrir de bonne heure la présence de tubercules miliaires dans la membrane muqueuse du larynx sur le vivant. Il nie également que l'on puisse suivre pas à pas l'évolution des tubercules au moyen du laryngoscope. Très souvent, on décrit comme tuberculeux des nodules sphériques ou semi-sphériques de la grosseur d'une tête d'épingle, d'une teinte jaunâtre, qui se trouvent soit isolés ou réunis en groupes sur la membrane muqueuse.

La métamorphose destructive habituelle de ces corps qui a lieu longtemps avant la mort du malade, empêche la vérification ou la négation de leur nature tuberculeuse sur des preuves indiscutables. Par l'observation cependant, il est démontré que ces nodules à l'aspect tuberculeux occupent toujours les points où se trouvent des glandes muqueuses. De ce fait on a cru pouvoir conclure que ce n'était pas des tubercules, mais simplement des glandes hypertrophiées distendues par les produits de la sécrétion et la desquamation, l'orifice de leur canal excréteur étant obstrué. La destruction finale de ces glandes résulte principalement du processus inflammatoire nécrotique, déterminé par la pression exercée par les infiltrations tuberculeuses autour d'elles et entre les acini. De cette façon se produisent les ulcérations folliculaires, dont la configuration ressemble tant aux ulcérations tuberculeuses, qu'il est parfois impossible de les distinguer autrement que par le microscope.

Le docteur Cohen n'a rencontré que trois cas où il a pu croire à des tubercules primitifs du larynx. En somme, il croit que les cas de soidisant tuberculose primitive du larynx sont ceux où la manifestation tuberculeuse s'est faite de très bonne heure et où la tuberculose a marché à grands pas.

La tuberculose secondaire du larynx présente deux périodes : 1° celle de l'infiltration; 2° celle de l'ulcération.

Quant aux glandes, elles subissent simultanément l'infiltration inter et intra-acineuse.

Dʳ ROWLATT.

SPASME DE LA GLOTTE RESPIRATOIRE ET PHONATOIRE par le Dʳ **Wilhem Hack**, privat docent à Fribourg (*Wiener medizinische Wochenschrift*, 14 janv., 21 janv., 28 janv. et 4 févr. 1882).

Le docteur Hack rapporte quatre observations de spasme de la glotte chez l'adulte; dans deux cas il y avait spasme de la glotte respiratoire; les deux autres concernent la glotte phonatoire. Il insiste d'abord sur la fréquence plus grande qu'on ne le croit généralement des formes graves du spasme glottique chez l'adulte. Il aborde la question si controversée de savoir si au moment du spasme il y a contraction de tous les muscles constricteurs du larynx, ou seulement de quelques-uns, de certains adducteurs agissant isolément. Précisément la première observation qu'il rapporte montre que

le spasme d'*une* seule paire de muscles constricteurs, les crico-arythénoïdiens latéraux, a suffi pour mettre directement la vie en danger.

Cette observation est du reste intéressante à plusieurs titres. Il s'agit
d'une femme de vingt-trois ans, soignée pour accidents syphilitiques secondaires. Guérie de ses accidents spécifiques, elle présenta du côté du
larynx une laryngite aiguë avec rougeur et gonflement assez marqué
puis un peu de parésie du thyro-arythénoïdien interne et du transverse.
D'origine catarrhale, ces accidents disparurent vite; puis une nuit, alors
que la malade allait tout à fait bien depuis quelque temps déjà, un accès
de spasme de la glotte éclata. Le docteur Hack, aidé des infirmières qui
maintenaient la malade évanouie dans une position propre à l'examen
laryngoscopique, l'examina au laryngoscope : les procès vocaux (nodules
glottiques postérieurs) étaient pressés l'un contre l'autre sur la ligne médiane; en avant et en arrière, la glotte était entr'ouverte en forme de fente.
Il était manifeste que la cause du danger était l'action spasmodique des
crico-arythénoïdiens latéraux; en revanche, les thyro-arythénoïdiens interne et transverse ne se contractaient plus.

L'introduction d'une bougie en caoutchouc, bougie de Schrotter n° 5
fit cesser le spasme en écartant de force les procès vocaux; la respiration
se rétablit. La conclusion la plus importante que le docteur Hack tire de
cette observation est la suivante : même dans les cas très graves de
spasme de la glotte, la trachéotomie avec ses dangers connus peut être
évitée par l'introduction d'une bougie dans le larynx.

Dans la seconde observation, il s'agit d'un homme de quatre-vingt-trois
ans. Toujours très bien portant. Cet homme fut pris d'un spasme de la glotte
à cinquante-cinq ans; au début les accès étaient rares, un par semaine, puis
ils se rapprochèrent au point qu'il ne se passait pas de nuit que l'on n'eût
à craindre un dénouement fatal. Beaucoup de médecins le virent, le trai-
tèrent pour de l'asthme sans parvenir à le soulager. Enfin en 1879 le docteur Hack l'examina. L'examen était difficile, car chaque tentative amenait un accès, il put cependant constater que le larynx était normal, mais
qu'*il* existait dans le sinus pyriforme gauche un endroit bien circonscrit
de la dimension d'une lentille, qui était d'un rouge intense et un peu
gonflé. La rougeur allait s'affaiblissant sur la partie correspondante du
repli arythéno-épiglottique et sur le tiers postérieur de la corde vocale
supérieure gauche. La partie la plus enflammée correspondait à ce que
Hyrtl (*Topogr. Anat.*, I, p. 535) appelle le plica nervi laryngei, à l'endroit
où le nerf laryngien court sous la muqueuse. De là, la rougeur se pro-
pageait le long des filets sensitifs du nerf dans l'intérieur du larynx.

La plus légère excitation exercée au niveau du point rouge, soit au
moyen de poudres indifférentes soit au moyen d'une sonde, faisait éclater
aussitôt un accès typique; l'excitation la plus violente sur tout le reste
de la muqueuse restait sans effet.

Plus tard, le docteur Hack, en déposant avec la plus grande prudence
une petite quantité d'alun bien exactement sur le point enflammé, coupa
court aux accès, qui ne reparurent plus.

Cette observation vient confirmer l'opinion de beaucoup d'observateurs, qui admettent que le spasme de la glotte est le plus souvent, chez l'adulte, de cause réflexe. Souvent, le point de départ de l'acte réflexe est difficile à trouver et à ce propos le docteur Hack se demande si dans certains cas il ne doit point être recherché dans les cavités nasales. Depuis quelque temps en effet, il a fait des recherches sur l'état réflexe physiologique de la muqueuse nasale. Il a interrogé la sensibilité de cette muqueuse au moyen de la sonde. Le plus souvent, ce fut le trijumeau qui parut être excité comme le prouva la sécrétion abondante de larmes; parfois s'y ajoutèrent des accès d'éternument. Dans un petit nombre de cas, ce furent les rameaux moteurs du nerf vague, d'où mouvements convulsif, des constricteurs de la glotte; parfois même, il y eut occlusion momentanée de la glotte, qui ne se termina que par une sorte d'explosion de toux. Dans un cas, chaque attouchement de la sonde donnait lieu à une occlusion de la glotte, qui durait plusieurs secondes et que le malade ne faisait cesser que par un effort d'expiration puissante, véritablement forcée. On peut donc admettre que, sous une influence pathologique, une sensibilité exagérée peut donner lieu à ces réflexes extraordinaires et amener des accès de spasme de la glotte.

Dr ASTIER.

EXTIRPATION DU LARYNX, par **Margary**, de Turin (*Archivi Italiani de laringologia*, 1re année, fasc. 3, 1882).

Le 19 septembre, Margary pratiqua cette opération sur une femme de trente-six ans. Il s'agissait d'un épithélioma primitif de l'œsophage et du pharynx avec envahissement des organes voisins. La malade fut chloroformée au moyen de la canule-tampon de Trendelenburg, modifiée par Rosenback. On enleva le larynx, le corps thyroïde, les premiers anneaux de la trachée, une partie du pharynx et de l'œsophage.

Au 1er janvier, la malade, guérie de l'opération, se trouvait en de bonnes conditions.

JULLIEN.

III. Organes urinaires.

LEÇONS CLINIQUES SUR LES URÉTHRITES BLENNORRHAGIQUES, par **F. Guyon**, in Ann. des mal. des org. génito-urin., t. I, p. 333, 405, 477, 533, 597, mai, juin, juillet, août, septembre 1883.

Ne pouvant donner ici l'analyse de ces leçons, nous nous contenterons de signaler quelques points plus particulièrement mis en lumière par M. Guyon. Dans une première leçon sur l'uréthrite aiguë, il revient sur sa division de l'urèthre en deux parties et nous montre l'inflammation ordinairement limitée à l'urèthre antérieur. L'extension à l'urèthre profond n'a lieu qu'à la suite de causes déterminées, excès de congestion par coït, fatigue, véritable inoculation par une injection, un sondage qui a forcé le sphincter, enfin influence diathésique. Souvent en effet la blennorrhagie servirait à déceler une diathèse latente jusque-là. Aussi faut-il réserver le pronostic lors de propagation précoce aux parties profondes sans cause occasionnelle appréciable. De même, parmi les causes de l'uréthrite chronique, nous voyons, à côté des infractions à l'hygiène, des fautes thérapeutiques, l'état même du malade et ses antécédents (blennorrhagie antérieure, scrofule, rhumatisme, tuberculose). Rarement on trouve un rétrécissement entretenant la blennorrhée (1 fois sur 10). Après une série de leçons sur l'anatomie pathologique de l'uréthrite chronique, ses symptômes et ses complications, son diagnostic, à propos duquel M. Guyon recommande de recueillir dans trois verres différents le liquide d'une miction et d'explorer méthodiquement l'urèthre avec une bougie à boule, qui permet d'examiner directement l'écoulement et de préciser son siège, il arrive au traitement, examine successivement les divers moyens préconisés, injections, cautérisations, passage de bougies, enfin et surtout les instillations de nitrate d'argent, qu'il suffit de faire le plus souvent à dose cathérétique (1/50). Surtout ne pas oublier le traitement général (hygiène, hydrothérapie, iodure de fer, arsenic, huile de foie de morue créosotée), qui suffit quelquefois et qui en tout cas doit être une préparation au traitement local.

HARTMANN.

CYSTITE BLENNORRHAGIQUE AIGUE DATANT DE DEUX MOIS, PERSISTANCE DE TOUS LES SYMPTÔMES MALGRÉ LE TRAITEMENT, GUÉRISON RAPIDE SOUS L'INFLUENCE DES INSTILLATIONS DE NITRATE D'ARGENT, par Guyon, in *Ann. des mal. des org. génito-urin.*, tome Ier, page 317, 1883.

M. Guyon donne l'observation d'un malade atteint de cystite hémorrhagique, chez lequel un traitement rationnel n'avait rien produit et qui fut rapidement guéri par les instillations de nitrate d'argent. Il expose ensuite rapidement sa manière de faire.

En prenant un explorateur de faible dimension, on peut aborder le traitement dans les cas les plus aigus ; c'est même alors que l'action sédative du nitrate d'argent est certaine et rapide. Instiller dès le début quinze à vingt gouttes ; il n'est guère nécessaire de dépasser vingt-cinq à trente. En général, il suffit de répéter les instillations tous les deux jours ; mais dans les cas très aigus on peut les employer quotidiennement.

HARTMANN.

UN CAS DE RÉTRÉCISSEMENT INFRANCHISSABLE DE L'URÈTHRE TRAITÉ PAR L'INCISION DU PÉRINÉE SUIVANT LA MÉTHODE DU WHEELHOUSE (*Glasgow, Med. Journal*, January 1883, vol. XIX, p. 18).

Le sujet de cette observation est un homme de vingt-quatre ans, qui, à la suite d'un rétrécissement d'origine blennorrhagique, eut une infiltration d'urine dans la loge antérieure du périnée : tumeur urineuse périnéale, décollement au niveau du pli de l'aine gauche, ouverture spontanée sur la partie dorsale de la verge. Un stylet, introduit par cet orifice, pénétrait d'une part en dehors dans une cavité située sous les téguments de l'aine gauche, et de l'autre, en arrière, dans la tumeur périnéale. Quand le malade faisait des efforts pour vider sa vessie, la poche de l'aine se distendait aussitôt, puis un mélange de pus et d'urine sortait par l'orifice avec un jet dont le volume était presque égal au jet d'urine normal.

L'auteur pratiqua l'incision du périnée suivant le procédé de Wheelhouse. Après section successive des couches qui le recouvrent, l'urèthre est ouvert en avant du rétrécissement ; l'orifice de ce dernier est recherché, un stylet cannelé y est introduit et l'on incise le rétrécissement. Le conducteur cannelé de Lund est alors introduit par la plaie dans l'urèthre, et, sur ce conducteur comme guide, une sonde passant par le méat pénètre jusque dans la vessie. Cette sonde fut maintenue à demeure pendant quelques jours et introduite ensuite de temps en temps. La voie normale de l'urine fut ainsi rétablie, les décollements se cicatrisèrent et la guérison fut rapide.

CARRON.

ATRÉSIE DU MÉAT URINAIRE, SON RÔLE PATHOLOGIQUE, par **Tédenat**, in *Ann. des mal. des org. génito-urin.*, tome Ier, page 231, 1883.

Après avoir distingué les rétrécissements congénitaux qui présentent plusieurs formes, valvulaires, cylindriques, hypospadiaques, épispadiaques, et les rétrécissements acquis qui sont dus aux ulcérations chancreuses, chancrelleuses, aux opérations nécessitées par des condylomes empiétant sur les lèvres du méat, l'auteur passe à l'étude des complications qui en sont la suite. Dans l'enfance, l'atrésie du méat détermine souvent de la rougeur, des cuissons, des picotements ; parfois des spasmes du col, des cystites qui simulent la pierre, d'autant que, dans quelques cas, elles s'accompagnent d'hématuries. Quelquefois ces accidents n'apparaissent qu'à la puberté. Cette atrésie suffirait pour déterminer des uréthrites, à plus forte raison pour aggraver ou faire passer à l'état chronique des uréthrites préexistantes. Ce serait une prédisposition aux rétrécissements de l'urèthre.

Il est donc nécessaire d'agrandir le méat, quand il est rétréci, au-dessous du n° 20 de la filière Charrière. Pour cela, on se servira, si le rétrécissement est valvulaire, d'une paire de ciseaux ; s'il est cylindrique, d'un bistouri boutonné.

HARTMANN.

CATHÉTER HYDROAÉRIQUE, par **L. Duchastelet**, in *Ann. des mal. des org. génito-urin.*, t. I, p. 558, août 1883.

Gauron, Reybard, L. Le Fort, Barthélemy ont déjà employé la pression hydraulique pour franchir les rétrécissements. Le nouvel appareil de M. Duchastelet permet de faire agir simultanément la pression hydraulique et la main de l'opérateur qui guide la bougie dans la bonne voie en la saisissant à travers un mince manchon gonflé d'air, où elle se trouve absolument libre.

HARTMANN.

TRANSFORMATION EN ÉPITHÉLIOMA A MARCHE RAPIDE DE TRAJETS FISTULEUX CONSÉCUTIFS A UN RÉTRÉCISSEMENT DE L'URÈTHRE, par **Guiard**, in *Ann. des mal. des org. génito-urin.*, t. I, p. 513 et 568, juillet et août 1883.

Deux observations inédites d'épithélioma développé au niveau d'anciens trajets fistuleux du périnée. Dans un cas, l'examen histologique a été fait et a montré l'existence d'un épithélioma pavimenteux lobulé. En général, la marche de la néoplasie est des plus rapides à partir du moment où le diagnostic peut être établi.

HARTMANN.

TROIS CAS DE FISTULES VÉSICO-VAGINALES COMPLIQUÉES, TRAITÉES AVEC SUCCÈS, SANS L'EMPLOI DE LA SONDE A DEMEURE, par le **D. Goodell**, in *Philadelphia med. Times*, vol. XIII, n° 405, p. 623 (Compte rendu de l'Obstetrical Society).

Le docteur Goodell, rappelant la pratique de Simon d'Heidelberg, s'appuie sur ces faits et sur d'autres encore pour s'abstenir de l'emploi de la sonde à demeure, qu'il accuse de produire une irritation entravant la réunion. Il ajoute également que, dans les cas observés, le forceps n'avait jamais été employé, que les fistules toutes petites lui ont paru plus tenaces que les fistules étendues ; enfin il a souvent retiré de bons effets de la cautérisation actuelle.

D. LAURAND.

IV. Organes génitaux de la femme.

DE LA MOBILITÉ EXCESSIVE DE L'UTÉRUS, par **Ernesto Grassi** (de Florence) (*Lo sperimentale*, tome 49, p. 24, 1882).

Voici les conclusions du mémoire de Grassi.

1° L'excessive mobilité de l'utérus est une lésion statique plus fréquente qu'on ne le croit.

2° Dans beaucoup de cas, on la confond avec la rétroversion ou l'antéversion.

3° Indépendamment de toute autre lésion concomitante, la mobilité excessive de l'utérus peut donner lieu à des troubles bien caractérisés.

4° Ces troubles sont d'autant plus accentués que les mouvements imprimés à l'utérus sont plus brusques et plus rapides.

5° La mobilité peut être congénitale et se rencontrer chez les nullipares, mais elle est plus habituellement la conséquence de la puerpéralité.

6° Les rapports sexuels, la conception, la grossesse peuvent être influencés par cette lésion.

Le meilleur moyen à employer est le pessaire circulaire de Dumontpallier.   JULLIEN.

_____

DEUX CAS D'ABLATION DE L'UTÉRUS ET DE SES ANNEXES AVEC GUÉRISON, par Gerrish (*Boston med. and surg. Journal*, 28 sept. 1882, vol. CVII, p. 289).

Dans la première observation, il s'agit d'une femme de quarante-quatre ans, qui, depuis treize ans et demi, présentait une tumeur abdominale solide, symétrique, aussi volumineuse qu'un utérus gravide à terme.

Le 24 avril 1881, opération. Incision sur la ligne blanche prolongée jusqu'à 4 centimètres au-dessus du nombril. Tumeur fibroïde, ayant son point d'implantation sur la paroi postérieure de l'utérus. Aucune adhérence. Ovaires sains. Clamp sur le col supra-vaginal, ligature passée au travers et serrant chaque moitié. Utérus enlevé avec ses annexes. Hémorrhagie abondante provenant du moignon après l'enlèvement du clamp. Ligatures au catgut. Plaie fermée avec des fils d'argent. Pansement de Lister. Durée de l'opération : une heure un quart. Poids de la tumeur enlevée : 6200 grammes. La malade sort complètement guérie le 25 juillet. Revue en juin 1882 : bonne santé; coït un peu douloureux; pas de menstruation.

L'auteur fait remarquer que, chez cette malade, il n'y a eu ni hémorrhagie secondaire, ni péritonite, ni septicémie.

Le sujet de la seconde observation est une femme de vingt-neuf ans, atteinte également d'un fibrome utérin. Le 20 octobre 1881, opération. Incision longue de 12 centimètres et commençant en peu au-dessous de l'ombilic. Tumeur fibroïde, plus large qu'une tête d'enfant à terme, insérée au fond de l'utérus par un court pédicule. Pas d'adhérences. Ovaire gauche un peu gros. Ovaire droit un peu kystique. Ablation de l'utérus et de ses annexes. Col transpercé d'avant en arrière avec une aiguille portant un fil double de soie. Ligature de chaque moitié du col. Section à l'union du corps et du col. Aucun vaisseau à lier. Sutures métalliques. Pansement de Lister. Durée : quarante-cinq minutes.

Sutures enlevées le sixième jour. Le dixième jour, quatre semaines exactement après la dernière menstruation, écoulement sanguin vaginal, qui dura trois semaines; d'abord sang dilué, puis noir, épais, d'odeur fétide et finalement leucorrhée. Le dixième jour également jaunisse, douleur au niveau du foie. — Parotide gauche douloureuse et tuméfiée le douzième jour, abcès; la parotide droite suppure aussi. Température élevée. Pouls fréquent.

Les phénomènes septicémiques s'accentuent : intolérance de l'estomac, constipation, et pendant un mois la malade ne put être alimentée que par des lavements nutritifs.

Le vingt-cinquième jour, coliques, délire, attaque d'hystérie.

Traitement : morphine; brandy en abondance : 6 750 grammes en trente-cinq jours; quinine chaque jour; douches vaginales.

La malade sort en décembre, en bonne voie de guérison. Revue le 7 juin 1882 : col normal et immobilisé au fond du vagin; leucorrhée; station debout douloureuse.

Cette observation est intéressante à plus d'un titre. Guérison malgré la septicémie.

Sortie spontanée des ligatures par le vagin, quelques semaines après la sortie de la malade de l'hôpital.

Ecoulement sanguin par le vagin le jour où les règles auraient dû venir. G. CARRON.

COLPOHYSTÉROTOMIE, DRAINAGE ABDOMINAL, GUÉRISON, par le **D. Dupont**, de Lausanne (*Revue médicale de la Suisse romande*, 15 octobre 1882, page 531).

L'auteur publie le cas d'une extirpation totale de l'utérus par le vagin, pour servir à l'étude du drainage abdominal. C'était une femme atteinte d'une tumeur organique du col de l'utérus, dont l'état général était excellent, mais dont la vie était menacée par d'abondantes hémorrhagies. L'opération fut pratiquée avec toute la rigueur imposée par la méthode antiseptique : les ligatures furent faites avec de la soie antiseptique. Deux gros drains furent placés au fond, maintenus en place par des tampons de ouate imbibés de solution phéniquée. L'ouverture du vagin est recouverte d'un pansement de Lister; le 21e jour après l'opération, la malade fut guérie sans avoir présenté la moindre complication péritonéale. Ce procédé de drainage empêche la stagnation des liquides quelconques dans les parties déclives du péritoine. M. DUBIEF.

TUMEURS FIBREUSES DE L'UTÉRUS, L'UNE INTERSTITIELLE, L'AUTRE SOUS-PÉRITONÉALE, ENLEVÉES PAR VOIE VAGINALE, par **Mikulicz** (*Przegl. Leck.*, n°° 2 et 3). Compte rendu in *Wratch*, n° 5, p. 76, 1883.

Il s'agissait d'une malade atteinte d'une tumeur abdominale. L'exploration démontra que toute la partie cervicale et la paroi de l'utérus étaient occupées par une tumeur non fluctuante, ayant la grosseur de deux têtes d'enfant, qui remplissait toute la cavité vaginale. Le fond de l'utérus remontait jusqu'à l'ombilic et était lui-même surmonté par une autre tumeur de la grosseur d'une orange.

On décida l'intervention opératoire; mais le choix entre le procédé d'extraction par la laparotomie ou par la voie vaginale fut discuté.

On choisit ce dernier procédé, car on ne voulait enlever que la portion de la tumeur occupant la partie cervicale.

L'énucléation complète de la tumeur, vu sa grosseur, était impossible même par voie abdominale. La résection partielle réussit parfaitement. La plus grande partie de la tumeur une fois enlevée, il ne restait plus de cette tumeur que la partie occupant le fond de l'utérus et la portion sous-péritonéale qui la surmontait.

Par des tractions faibles mais continues, l'opérateur réussit à retourner en doigt de gant le fond utérin avec la tumeur sous-péritonéale et à enlever le tout. La plaie qui en fut le résultat avait en longueur 10 cent. On mit 15 points de suture, et on remit le fond à sa place normale. On plaça plusieurs tubes à drainage, et on fit le pansement en introduisant plusieurs tampons de tarlatane iodoformée. Apyrexie complète après l'opération. La malade sortit guérie le trentième jour.

Dᵣ Schræider

ENUCLÉATION D'UNE VASTE TUMEUR FIBREUSE DE LA PAROI POSTÉRIEURE DE L'UTÉRUS, par le professeur Goodell, in *Philadelphia med. Times*, vol. XIII, n° 400, p. 435, 24 mars 1883.

Le professeur rappelle deux cas analogues opérés récemment. Dans le premier, le fond aminci de l'utérus fut perforé par la sonde utérine, sans du reste qu'il survînt d'accident. On fut obligé de faire l'inversion utérine pour retirer la tumeur. Dans le second cas, l'opération fut simple, la masse à enlever étant limitée à la région du col. Dans le cas actuel, on a déjà tenté trois fois d'extraire la tumeur par traction, mais elle s'est fragmentée. Elle siège dans la paroi postérieure de l'utérus; la sonde pénètre de 13 à 14 centimètres. L'introduction seule du doigt amène une hémorrhagie considérable; la coque de la tumeur est incisée à l'aide d'une scie, afin de diminuer l'écoulement de sang. Les adhérences, assez résistantes, sont rompues avec le doigt ou à l'aide d'une curette plate, comme un manche de cuillère, ne risquant pas de perforer la paroi, réduite à une mince lame de tissu. La tumeur est alors saisie par des pinces, mais elle se fragmente sous la traction. Un certain degré d'inversion est facilement réduit. La malade guérit.

Dᵣ Laurand.

EXTIRPATION TOTALE DE L'UTÉRUS, RÉSECTION DE L'URETÈRE, NÉPHRECTOMIE, GUÉRISON, par le D. Stark de Danzig (*Berliner Klinische Wochenschrift*, 1882, p. 185).

Dans cet article, Starck donne en détail l'observation d'une malade opérée par lui le 2 août 1881. Cette malade était atteinte d'un cancer du col de l'utérus ayant envahi le vagin, mais ne s'étant généralisé dans aucun autre organe. Starck se décide à pratiquer l'extirpation totale de l'utérus. Pendant cette opération il lui est impossible de séparer l'utérus de l'uretère droit, et même un fragment de ce dernier organe est retranché dans une étendue de 2 centimètres. L'orifice du bout supérieur de l'uretère étant impossible à découvrir, Starck ne put songer à y introduire une canule pour amener l'urine dans le vagin. Il était impossible aussi, étant donnée la perte de substance de 2 centimètres, de réunir l'uretère et la vessie. Starck se décida alors à fermer l'uretère par une ligature, se réservant plus tard de pratiquer la néphrectomie. Cette opérat on fut pratiquée en effet six jours après, et le 30 août, c'est-à-dire 29 jours après l'opération, la malade s'en allait guérie. Au mois de novembre suivant, Starck pouvait constater l'absence de récidive.

H. Gilson.

RECHERCHES SUR LA MANIÈRE DE TRAITER LE PÉDICULE DANS L'EXTIRPATION DES FIBROMES UTÉRINS, par **Kasprisk**. (*Berliner klinische Wochen-schrift*, 1882, p. 177).

Dans ce travail, fait sous l'inspiration de Hégar, l'auteur conseille d'abandonner le pédicule dans la cavité abdominale et cherche à perfectionner cette méthode. Afin de prévenir les hémorrhagies, si fréquentes à la suite de l'ablation des fibromes utérins et de l'extirpation partielle de l'utérus, Kasprzik propose de pratiquer la ligature élastique. Jusqu'ici, cette méthode n'a pas encore été employée, et Kasprzik s'est contenté de faire sur des animaux quelques expériences. Dans une première série d'expériences, l'auteur place dans la cavité abdominale d'un lapin des morceaux de caoutchouc et constate l'innocuité de cette manœuvre. De ces expériences, faites sur trois lapins seulement, l'auteur croit pouvoir conclure que les substances employées pour la ligature élastique sont bien supportées par le péritoine. Dans une deuxième série d'expériences, Kasprzik a essayé d'enlever sur des animaux des fragments d'utérus, d'épiploon, de rate, de foie et de rein. Cette opération réussit très bien pour l'utérus et pour l'épiploon ; quant aux opérations pratiquées sur la rate, on observa plusieurs fois à leur suite des hémorrhagies, ou bien le fil trop serré avait coupé l'organe prématurément. Ces échecs furent même la règle, quand il s'agit du rein et du foie. Fort de ces expériences, trop peu nombreuses à notre avis, Kasprzik préconise la ligature élastique de l'utérus et espère la voir entrer dans le domaine chirurgical.

H. GILSON.

CONDITIONS QUI JUSTIFIENT L'OOPHORECTOMIE, par **Clinton Cushing** (San-Francisco), in *Western Lancet*, vol. XII, page 97, mars 1883.

En première ligne, l'auteur place l'occlusion du vagin ou de l'utérus, accompagnée de douleurs et d'hémorrhagie lors de l'ovulation. L'atrésie peut également dépendre de l'absence congénitale du vagin, alors qu'il est impossible de faire un canal.

L'hémorrhagie utérine, dangereuse et incurable par médicaments, les tumeurs fibroïdes de l'utérus, les petits kystes de l'ovaire, l'état morbide des trompes de Fallope, tel que l'hydropisie ou une accumulation de pus dans leur cavité, l'existence d'une inflammation chronique des ovaires ou de la portion pelvienne du péritoine.... tels sont les cas les plus fréquents qui peuvent nécessiter cette opération.

Le succès de Lawson Tait dans ces cas est remarquable. Sur 25 opérations, il compte 21 guérisons complètes, 3 améliorations notables, et une seule mort. Dans la méthode de L. Tait, on enlève les trompes avec les ovaires. Ce chirurgien prétend que l'écoulement menstruel est dû non à l'influence des ovaires, mais à celle des trompes ; car, ajoute-t-il, si l'on enlève les ovaires seuls, l'hémorrhagie peut survenir, tandis que, les trompes extirpées, la guérison est complète, et l'on n'observe aucune hémorrhagie. Le but de l'opération dans les cas précédents, c'est de détruire l'influence des ovaires et des trompes, de diminuer la quantité de sang fournie à l'utérus et de produire par conséquent une atrophie semblable à celle qui suit la ménopause.

La question de l'extirpation des appendices utérins pour métrorrhagie due à une maladie chronique des ovaires ou des trompes est loin d'être résolue. Le prolapsus de l'ovaire dans la poche de Douglas, accompagné d'inflammation chronique et d'adhérences, exige toujours l'oophorectomie.

Le prolapsus des ovaires nécessite quelquefois cette opération. La hernie de l'ovaire à travers l'orifice inguinal exige l'oophorectomie, lorsqu'elle est irréductible au même lorsque sa position anormale amène de la douleur et de l'inflammation des parties voisines. L. Tait conseille cette opération dans les cas connus sous le nom d'inflammation pelvienne chronique. La névralgie ovarienne, la dysménorrhée névralgique, les symptômes réflexes du type de la névralgie et la nymphomanie sont des circonstances où l'oophorectomie peut rendre des services. Dans la plupart de ses opérations, L. Tait trouva les trompes malades, soit atteintes d'hydropysie, soit contenant du pus; et souvent, dans ces mêmes cas, des ovaires étaient intacts.

Quand les attaques d'épilepsie dépendent du trouble nerveux qui accompagne les règles, on peut songer à cette opération, après avoir, bien entendu, épuisé les moyens ordinaires: M. Goodell conseille l'extirpation des ovaires chez toutes les aliénées. D'un autre côté, M. Thomas compte 3 cas de folie à la suite de l'oophorectomie; et sur plus de cent autopsies faites à la maisons des aliénées de New-York, on ne trouva aucun ovaire malade.

Dudley.

BIBLIOGRAPHIE

Traité élémentaire de pathologie générale, par le Dr Hallopeau, professeur agrégé, médecin des hôpitaux. Paris, J.-B. Baillière, 1884.

Ce livre important comprend la pathogénie et la physiologie pathologique, il est divisé en cinq parties; les trois principales traitent des causes, des processus morbides et des troubles fonctionnels.

Les causes sont étudiées surtout au point de vue de la pathogénie, et l'auteur insiste longuement sur les agents infectieux, sur le rôle pathogénique des microbes, rôle qui n'est connu d'une façon précise que pour un bien petit nombre de maladies.

Les processus morbides et les troubles fonctionnels sont considérés comme des phénomènes biologiques et l'auteur cherche à les expliquer par une simple déviation des phénomènes normaux.

Les deux dernières parties comprennent l'évolution des maladies et l'application de la pathologie au diagnostic, au pronostic et au traitement.

La pathologie générale, que tout médecin et tout chirurgien doit toujours prendre pour base de ses études et de ses travaux, semble reprendre faveur.

Le livre de M. Hallopeau, conçu d'après une méthode scientifique et basé sur la physiologie, l'observation et l'expérimentation, contribuera à vulgariser ces notions premières indispensables; aussi sans entrer dans l'analyse du livre, nous avons tenu à le signaler de suite.

N.

De l'ovariotomie antiseptique, par le Dr Thiriar. Bruxelles, Manceaux, 1882.

Dans ce travail fait avec beaucoup de soin, l'auteur donne une étude d'ensemble de l'ovariotomie, et étudie plus particulièrement certains points sur lesquels la science n'est pas encore fixée.

Il montre que l'introduction de la méthode antiseptique de Lister dans la pratique de l'ovariotomie a fait de la réussite de cette opération une règle qui ne souffre plus que peu d'exceptions; que la ligature du pédicule au moyen du catgut est supérieure à sa cautérisation et que le pédicule doit être abandonné dans l'abdomen.

M. Thiriar étudie spécialement la suture des parois abdominales et préconise la suture séparée du péritoine.

Le rôle et l'importance du système nerveux dans la production des accidents consécutifs à l'ovariotomie ont longuement arrêté l'attention de l'auteur, et, pour élucider cette question, il a fait des expériences physiologiques. D'après ses études, le traumatisme des nerfs abdominaux retentit sur toutes les fonctions de la vie végétative (circulation, respiration, oxydation interstitielle). Le traumatisme amènerait le shock par l'intermédiaire du système nerveux encéphalo-rachidien et spécialement par l'intermédiaire des centres du bulbe.

M. Thiriar a pu produire expérimentalement chez le chien des phénomènes analogues au skock en agissant sur le plexus solaire.

N.

REVUE DES JOURNAUX

DEUTSCHE ZEITCHIFT FÜR CHIRURGIE, t. XVII. 3ᵉ et 4ᵉ parties — *Maas* : La circulation dans les membres inférieurs (clin. chir. de Fribourg-en-Br.), p. 197. — *Maas* : De l'influence d'une soustraction rapide d'eau à l'organisme, au point de vue spécial « du coup de chaleur, *Hitzschlag*, » et des opérations qui se pratiquent sur la cavité abdominale. — *Pinner* : Le pansement antiseptique avec l'acétate d'aluminium à la clinique chirurgicale du prof. Maas, de Fribourg-en-Br., p. 235. — *Maydl* : Sur les déchirures sous-cutanées des muscles et des tendons et sur les fractures par arrachement; comparaison avec les lésions analogues ouvertes et dues à une cause vulnérante directe, p. 306. — *B. Fischer* : Sur les transplantations de substances organiques (fin), p. 362. — *Bleckwein* : 1° Drainage du canal médullaire tout entier. 2° Guérison d'une plaie du cœur par arme à feu (service chirurgical du Stadtkrankhaus, à Hanover), p. 407. — *G. Fischer* : Une myomotomie avec réduction du pédicule et ligature en caoutchouc, p. 417.

5ᵉ et 6ᵉ parties. — *Schreiber* : Nécroses traumatiques des os au voisinage des articulations chez les enfants, p. 431. — *Lindner* : De la trachéotomie dans le croup et la diphthérie, p. 439. — *Meuly* : Les modifications du pouls et de la température dans les membres élevés (pl. XI à XIII), p. 469. — *Mayde* : Sur les déchirures sous-cutanées des muscles et des tendons et sur les fractures par arrachement, comparaison avec les lésions analogues ouvertes et déterminées par une cause vulnérante directe (suite), p. 513. — *Wild* : Contribution à la casuistique du sarcome du périoste (policlinique chir. de Munich), p. 548. — *Ledderhose* : Cas de désarticulation de la hanche au moyen du galvanocautère (clin. chir. de Strasbourg), p. 559. — *Prætorius* : Quelques cas de mort (clin. chir. de Strasbourg) [résection du genou, séquestrotomie], p. 567. — *Fischer* : Cas de gastro-entérotomie, p. 573.

CENTRALBLATT FÜR CHIRURGIE, 1883. — *Docteur Kraske*, Sur la nécessité de faire la castration dans quelques cas de cure radicale des hernies, p. 1. — *Docteur H. Kraussold*, Deux cas d'extirpation totale de l'utérus, couronnés de succès. Observations, p. 17. — *Docteur Karl Löbker*, Elevateur, en forme de cuiller, pour amener au dehors la tête fémorale dans la résection de la hanche, p. 33. — *Professeur Czerny*, De la suture profonde du collet du sac dans la cure radicale des hernies inguinales, p. 49. — *Docteur Max Oberst*, Un cas de hernie inguino-propéritonéale étranglée. Opération, guérison, p. 65. — *Professeur Bruns*, Sonde pour placer les tubes à drainage, p. 81. — *Docteur Riedel*, Contribution à l'étude de la synovite tendineuse primitive de la main, aiguë et subaiguë, p. 113. — *Docteur Von Lesser*, Résection du maxillaire supérieur. Ligature primitive de la carotide primitive, 155. — *Th. Kölliker*, Développement d'un lipome après un traumatisme, p. 161. — *Professeur Braun*, Sur une cause des troubles de la circulation et de l'innervation qu'on observe après la résection du genou, p. 177. — *Professeur Mosetig-Moorhof* (Vienne), Evidement des os à l'aide d'un éclairage artificiel, p. 193.

Le Propriétaire-Gérant : FÉLIX ALCAN.

Coulommiers. — Typ. PAUL BRODARD et Cⁱᵉ.

DE LA TUBERCULOSE CHIRURGICALE

Par le Docteur CHARVOT

Professeur agrégé du Val-de-Grâce
Médecin major au 10ᵉ Régiment de Hussards.

HISTORIQUE.

Jusqu'à ces dernières années, la tuberculose chirurgicale, étant considérée comme un reflet de la tuberculose pulmonaire, devait suivre pas à pas et dans toutes leurs fluctuations les doctrines médicales régnantes. Nous n'entreprendrons pas d'entrer dans le détail, fort instructif pourtant, des théories qui ont agité depuis des siècles le monde médical sur ce sujet, et nous nous bornerons à enregistrer ce qui, dans ces multiples discussions, intéresse plus particulièrement le chirurgien.

A ce point de vue, l'histoire de la tuberculose chirurgicale peut se diviser en quatre périodes assez distinctes :

1° La période primitive va des temps les plus reculés jusqu'à Laennec : c'est une période de ténèbres.

2° La seconde débute au commencement de ce siècle, avec Bayle et Laennec, qui affirment l'unicité de la tuberculose. Elle est toute française et renferme d'admirables travaux, parmi lesquels on doit surtout citer ceux de Nichet et de Nélaton sur l'ostéite tuberculeuse, les mémoires de Bayle, de Dufour et surtout de Cruvelhier sur la tuberculisation génitale. Elle va jusque vers 1850.

3° A cette période de renaissance succède une période d'hésitation et même de recul, marquée surtout par les travaux des Allemands : Reinhardt, Rindfleisch, Virchow, Niemeyer, qui entraînent à leur suite les médecins et chirurgiens français. Elle dure presque vingt ans.

4° La quatrième période, à laquelle nous assistons encore, débute, en France, par les belles expériences de Villemin, qui, par ses inoculations, démontre du même coup la contagiosité, la virulence et l'unicité de la tuberculose. Cette découverte a pour résultat, en chirurgie, de provoquer les recherches des Allemands, qui, à partir de 1869, deviennent très actives (Friedländer, Köster, Volkmann, Max

Schüller, etc.), et celles des chirurgiens français (Lannelongue, Brissaud et Josias, Reclus, Kiener et Poulet, Polosson, Chande- lux, etc.). Elle est couronnée par la découverte de la bactérie tuber- culeuse par Koch, étudiée en France par MM. Cornil, Vignal et Malassez.

I. *Période primitive*. — Toute cette période nébuleuse, qui débute à Hippocrate et qui commence à peine à s'éclairer vers la fin du siècle dernier, n'est occupée que par des discussions médicales. Les accidents chirurgicaux qui accompagnent si souvent l'évolution de la phthisie ne sont que des manifestations scrofuleuses. C'est ainsi que, pour François de Sauvages, « le virus scrofuleux engendre dans les diverses parties du corps des ulcères opiniâtres et sordides; souvent il cause la carie des doigts, attaque les articulations et produit des exostoses... Les écrouelles du cou sont la moindre partie de la mala- die, etc. »

II. *Deuxième période*. — Les choses en étaient là, quand, au commencement de ce siècle, Laennec, par un trait de génie, mais en profitant des travaux antérieurs de Bayle (1810), montre l'unicité de la phthisie et de ses différents produits (granulation, tubercule gris, infiltration caséeuse). La tuberculose est une au point de vue anato- mique comme au point de vue clinique; la plupart des lésions rap- portées à la scrofule sont tuberculeuses.

Les conséquences de cette admirable découverte médicale ne tar- dent pas à se faire sentir en chirurgie. Après quelques travaux de Delpech, de Nichet sur l'ostéite tuberculeuse, Nélaton, dans sa thèse mémorable (1836) sur l'affection tuberculeuse des os, applique au tissu osseux la découverte de Laennec et montre que, dans l'os comme dans le parenchyme pulmonaire, le tubercule prend la forme enkystée ou diffuse, et que la plupart de ces suppurations chroniques des os, si mal connues sous le nom d'ostéites chroniques, sont dues à ces altérations tuberculeuses. Ces idées, publiées et en- seignées par le maître, sont développées et propagées par ses disci- ples, parmi lesquels on doit citer en première ligne M. Parise (de Lille).

Dès 1803, Bayle, dans un article du *Journal de Corvisart*, avait montré la présence de dépôts caséeux dans l'épididyme, ainsi que dans certains ganglions lymphatiques, et en avait conclu à leur nature tuberculeuse. Cette façon de voir est admise par Dufour dans sa thèse (1854), et Cruveilhier, dans la première édition de son *Anato- mie pathologique générale*, trace de ces altérations génitales une description si précise et si juste que M. Reclus, par la suite, n'aura presque plus rien à ajouter.

La voie était tracée pour la médecine et pour la chirurgie, et, si l'école française, plus clairvoyante, eût marché résolument dans le chemin ouvert par Laennec et par Nélaton, elle n'eût point erré pendant plus de trente ans à la suite des fausses doctrines allemandes.

III. *Troisième période.* — C'est de l'Allemagne, en effet, que vint tout le mal. Se refusant à admettre les magnifiques découvertes françaises, les savants d'outre-Rhin ne voulurent reconnaître, comme Broussais et son école, dans la phthisie commune qu'une forme spéciale d'inflammation et de suppuration. Reinhardt, puis Virchow posèrent le principe néfaste de la dualité des phthisies, que Niemeyer et Rindfleisch vinrent encore exagérer. On ne vit plus dans les foyers caséeux que le produit d'une inflammation scrofuleuse dégénérée. Cette façon de voir, qui ne visait au début que la phthisie pulmonaire, s'étendit à la chirurgie, et ces masses caséeuses, que les abcès froids si souvent charrient, furent considérées comme le résultat de l'altération sur place de la suppuration chronique. La réaction fut telle, même en France, que Mougin, dans sa thèse, où il ne faisait que reproduire les idées de son maître M. Richet, non seulement se rangea à cette façon de voir, mais encore en vint à nier la nature tuberculeuse de toutes les orchites caséeuses.

Dès les premiers jours, Nélaton avait trouvé des détracteurs, dont le plus acharné fut Malespine (1841). On lui fit un crime d'avoir voulu créer une ostéite à forme spécifique, et la vieille doctrine de l'ostéite chronique et de la carie reprit paisiblement son règne.

Cette période de recul dura jusqu'à ces dix ou douze dernières années. Pendant tout ce temps, l'on ne vit éclore aucun mémoire important sur les tuberculoses externes, et la thèse de Bauchet pour le concours d'agrégation (*Des tubercules au point de vue chirurgical*, 1857), ne fait que résumer les idées régnantes.

IV. *Quatrième période.* — Les choses en étaient là, quand Villemin (1865-1869) vint remettre les chercheurs dans le bon chemin en montrant, par ses expériences restées célèbres, que les produits de la phthisie sont inoculables aux animaux et que, sous ce rapport, le caséum est virulent au même titre que le tubercule gris. Nous n'insisterons pas sur les attaques violentes que suscitèrent en France et à l'étranger les idées de Villemin. La voie était de nouveau tracée: c'était celle de Laennec, et l'on ne tarda pas à la reprendre. Cette fois, ce fut la chirurgie qui profita de ces données nouvelles et des patientes recherches des histologistes.

Friedländer avait découvert le nodule tuberculeux dans le lupus. Köster, en 1869, montre des granulations tuberculeuses à peu près identiques dans les fongosités d'une tumeur blanche et décrit ces follicules tuberculeux à cellules géantes qui, dès ce jour, deviennent classiques et passent même, pendant quelque temps, pour pathognomoniques du tubercule.

Cornil, en 1870 (*Archives de physiologie*), à propos d'une observation d'arthrite tuberculeuse, montre l'existence de tubercules élémentaires dans les fongosités intra-articulaires.

Laveran (1876) publie l'examen histologique d'un cas très rare emprunté au service de M. le professeur Gaujot et prouve que la tuberculose miliaire ou granulie peut envahir plusieurs articulations à la fois et les détruire rapidement.

A partir de ce moment, les travaux sur les tuberculoses chirurgicales se succèdent rapidement en France et en Allemagne.

La thèse remarquable que publie Reclus (1876), aidé de MM. Malassez et Brissaud, fixe d'une façon définitive et complète la nature des tuberculoses génitales : c'est le retour aux idées de Dufour et de Cruveilhier.

MM. Brissaud et Josias font paraître en 1879, dans la *Revue mensuelle*, un excellent mémoire sur les gommes tuberculeuses sous-cutanées, et montrent de par l'histologie la nature tuberculeuse de ces abcès froids sous-tégumentaires.

En étudiant, sous l'inspiration de M. le professeur Gaujot, la périostite externe (*Gazette hebdomadaire*, 1879), nous sommes amené, par les recherches de notre collègue et excellent ami M. Kiener, à reconnaître la nature tuberculeuse des abcès froids ostéo-périostiques.

Pendant ce temps, les recherches commencées par Fiedländer et Köster étaient reprises et poussées activement par les histologistes et les chirurgiens allemands. Dès 1879, Volkmann, se basant sur l'anatomie pathologique et sur la clinique, montre que les tumeurs blanches ne sont que des ostéo-arthrites tuberculeuses et qu'elles ont le plus souvent pour point de départ un foyer tuberculeux de l'épiphyse ; les fongosités spécifiques qui caractérisent l'affection inoculent de proche en proche les tissus et peuvent s'accompagner de généralisation. Il est donc urgent de les enlever le plus tôt possible par une intervention opératoire, et cette méthode thérapeutique nouvelle est surtout généralisée par son assistant Max Schede. Notons que, longtemps avant Volkmann, cette façon de voir était publiquement professée à Lille par M. Parise.

A partir de 1880, les publications sur la tuberculose chirurgicale deviennent de plus en plus nombreuses. En 1881 paraît le livre très important de Lannelongue sur les abcès froids tuberculeux, dans lequel cet auteur étudie d'une façon remarquable la constitution histologique des abcès froids et montre que leurs parois, farcies de tubercules, sont douées de propriétés envahissantes et destructives.

Cette même année (thèse de Paris, 1881), M. Dubar vient, par ses recherches histologiques, fixer la nature tuberculeuse de certains engorgements chroniques du sein. Ce travail, basé sur des observations personnelles à M. Dubar et sur un cas de M. Le Dentu, est suivi d'un examen histologique complet par M. Quenu.

En même temps, l'Ecole du Val-de-Grâce étudie la tuberculose chirurgicale dans l'armée, où elle est si fréquente. M. Kiener, dans une communication faite en 1881 à la Société médicale des hôpitaux, discute les rapports qui existent entre les tuberculoses et les affections dites scrofuleuses dans l'armée. Les observations histologiques faites en collaboration avec M. Poulet et quelques inoculations provenant de pièces fournies par M. Gaujot et par nous le font pencher du côté de la tuberculose.

En 1882, nous publions, dans la *Gazette hebdomadaire*, l'histoire d'un soldat chez lequel un abcès froid de la joue s'était compliqué d'une ostéite tuberculeuse généralisée suraiguë, à la suite de laquelle nous donnons quelques renseignements sur la tuberculose chirurgicale du soldat et sur le mode de généralisation du virus tuberculeux.

MM. Kiener et Poulet (1883) font paraître dans les *Archives de physiologie* leurs recherches histologiques sur l'ostéite tuberculeuse; ils démontrent que les altérations chroniques des os, auxquelles on continue de donner le nom de carie, sont bien de nature tuberculeuse et que cette ostéite spécifique peut prendre la forme enkystée ou diffuse. C'est le retour complet aux idées de Nélaton.

L'étude des synovites fongueuses articulaires devait tout naturellement mener à celle des altérations similaires des synoviales tendineuses. La nature tuberculeuse de ces synovites fongueuses des tendons avait été pressentie par Lancereaux, Coyne et Labbé (1873). Elle est confirmée en 1882 par une observation de Trélat (*Progrès médical*), au sujet de laquelle Latteux démontre la présence des follicules tuberculeux de Köster dans les fongosités synoviales tendineuses. Dans un travail plus récent, Terrier et Verchère (*Revue de chirurgie*, 1882) arrivent au même résultat et trouvent les granulations tuberculeuses dans plusieurs cas de cette affection.

Enfin, dans un travail paru dans la *Gazette hebdomadaire* à la fin de 1883 et écrit sous l'inspiration de M. Ollier, M. Polosson, de Lyon, insiste sur la nature tuberculeuse des tumeurs blanches.

Après tant d'études consciencieuses parues en France et à l'étranger, après la vérification anatomique presque constante apportée par l'histologie, le procès de la tuberculose semblait gagné quand de nouvelles objections surgirent. On vint démontrer que l'élément microscopique, que l'on considérait jusque-là comme si caractéristique (nodule tuberculeux de Köster, cellule géante, etc.), n'était pas pathognomonique de la tuberculose. M. Martin, puis M. Laulanié prouvent par des expériences indéniables que l'on peut déterminer des groupements de cellules identiques à ceux qui constituent le follicule tuberculeux autour de particules irritantes ou même de fins animalcules introduits dans le torrent circulatoire des animaux.

Les preuves que l'anatomie pathologique est impuissante à donner, on les demande à la méthode de Villemin. Des inoculations sur les animaux sont instituées par Conheim, Hueter, König et enfin par Max Schüller. Les résultats de ce dernier expérimentateur sont particulièrement concluants : sur les animaux infectés par l'inoculation de produits tuberculeux, la contusion d'une articulation quelconque détermine la fixation du virus en ce point et l'éclosion d'une arthrite tuberculeuse.

En France, des expériences sont également faites dans ce sens. Villemin, dans deux cas, avait obtenu des résultats en inoculant des produits ganglionnaires caséeux.

En 1881 paraît l'excellente thèse de M. Colas, de Lille, qui montre la nature tuberculeuse des adénites externes, à l'aide d'une longue suite d'inoculations pratiquées en série dans le laboratoire de M. le professeur Kelsch.

La découverte du bacille tuberculeux, au printemps de l'année 1882 (mai), par Koch, fait entrer la question dans une nouvelle phase : elle vient pleinement confirmer les idées de Villemin et les données jusque-là acquises par l'anatomie et l'expérimentation réunies.

Les recherches de Koch et de Schuchardt en Allemagne, celles plus récentes en France de Cornil, de Vignal et Malassez, de Debove et Bouilly prouvent que les bacilles si caractéristiques, bien que souvent assez rares, se montrent cependant d'une manière constante dans tous les cas de tuberculose chirurgicale, comme dans les crachats tuberculeux et les nodules de la granulie.

Pour en finir avec ce court historique, nous ne ferons que mentionner les diverses thèses qui ont été soutenues au dernier concours d'agrégation, tant en chirurgie qu'en médecine, sur la tuberculose, et qui font voir combien cette question préoccupe en ce moment les esprits. M. Quinquand a eu comme sujet : « De la scrofule et de ses rapports avec la phthisie pulmonaire »; M. Hanot : « Les rapports de l'inflammation avec la tuberculose ». En chirurgie, M. Ch. Nélaton a dû, pour la première fois, tracer l'histoire générale du tubercule dans les affections chirurgicales. Enfin M. Chandelux, en traitant des synovites fongueuses, a su écrire une monographie d'une grande valeur.

Nature des tuberculoses localisées.

Nous croyons indispensable de commencer par ce chapitre, car, avant d'entamer la moindre description anatomique ou clinique, il importe d'indiquer quelles sont les affections chirurgicales que nous considérons comme des tuberculoses localisées et de donner les preuves qui établissent leur nature tuberculeuse. Les bornes qui limitent le champ de la tuberculose sont en effet loin d'être fixées aujourd'hui , et bien des cliniciens continuent à ne considérer comme tuberculeux qu'un nombre très restreint d'accidents chirurgicaux.

Au chapitre qui traite de la pathogénie, l'on verra que nous considérons la tuberculose chirurgicale comme une affection virulente, due à l'introduction dans l'organisme d'un parasite spécial. Elle peut présenter tous les degrés d'intensité et de généralisation et prendre la forme aiguë et même suraiguë. Mais le plus souvent elle se localise. dans un tissu et évolue sur place; elle prend alors la forme d'une tuberculose chronique locale ou mieux localisée.

Comme le virus tuberculeux peut se déposer dans presque tous les tissus de l'organisme, le nombre des tuberculoses localisées est considérable. Celles que l'on étudie d'ordinaire en clinique sont les suivantes :

1º Les *tuberculoses cutanées*, encore fort mal connues, parmi lesquelles le *lupus* tient la première place ;

2º Les *tuberculoses des muqueuses* (*ulcérations spécifiques de la langue, de la bouche, du larynx, fistules à l'anus, etc.*) ;

3º Les *gommes tuberculeuses du tissu cellulaire sous-cutané ou intermusculaire (gommes scrofuleuses , abcès froids sous-cutanés, etc.*) ;

4º Les *gommes périostiques tuberculeuses* décrites sous les noms de *abcès froids sus-périostiques* (Duplay), *périostite chronique* (Follin), *périostite externe* (Gaujot), *ostéo-périostite suppurée chronique*, etc. ;

5º Les formes variées de l'*ostéite tuberculeuse*, qui renferme la plupart des affections connues jusqu'à ce jour sous la rubrique de *carie, nécrose, ostéite chronique, ostéite scrofuleuse,* etc., et qui détermine la formation des *abcès ossifluents, migrateurs, par congestion*, etc. ;

6° Les *synovites*, *arthrites* et *ostéo-arthrites tuberculeuses*, dans lesquelles rentre la *tumeur blanche* vulgaire; les *synovites tendineuses à forme fongueuse* sont de même nature.

7° Les *tuberculoses des voies génito-urinaires* chez l'homme (testicule, épididyme, cordon, prostate, vessie, etc., et chez la femme utérus, ovaires);

8° Les *adénites tuberculeuses* (engorgements ganglionnaires, adénites chroniques, suppurées, caséeuses, scrofuleuses, etc.).

Les preuves qui démontrent la nature tuberculeuse de ces nombreuses affections chirurgicales, jusqu'ici rapportées pour la plupart à la strume, sont aujourd'hui assez nombreuses pour entraîner la conviction et pour faire considérer comme complètement gagné le procès engagé depuis des siècles entre la scrofulose et la tuberculose.

Ces preuves sont tirées de trois ordres de faits :

1° Des recherches anatomo-pathologiques, macroscopiques et microscopiques;

2° De l'expérimentation, c'est-à-dire de la culture du virus tuberculeux et de son inoculation sur les animaux;

3° De l'étude clinique.

Nous allons passer en revue ces divers moyens de démonstration, montrer leur importance relative, et indiquer pour chaque tuberculose localisée la somme des notions acquises jusqu'à ce jour, qui prouvent son essence pathogénique.

1° *Preuves tirées de l'anatomie pathologique.*

La valeur accordée aux caractères anatomiques des produits tuberculeux et à leur spécificité est passée par des fluctuations que nous avons indiquées en traitant de l'historique. Après la découverte de Bayle et de Laënnec, le tubercule macroscopique, c'est-à-dire cette granulation dont nous étudierons la structure au chapitre de l'anatomie pathologique, fut considéré comme la caractéristique de l'affection, et cette façon de voir resta si solidement établie que plus tard Virchow, tout en niant la spécificité des dépôts caséeux, continua à considérer comme tuberculeuses toutes les lésions dans lesquelles il rencontrait le tubercule gris de Laënnec.

Les progrès apportés aux méthodes d'investigation histologique vinrent accentuer encore cette conviction par la découverte de la cellule géante et du follicule tuberculeux de Langhans, de Friedländer et de Köster. Ces groupements particuliers de cellules, étudiés en France par Charcot, Kiener, Cornil, etc., passèrent un instant pour pathognomoniques. Comme jadis pour la cellule cancéreuse, on crut avoir trouvé le critérium histologique de la tuberculose.

Mais il n'en était rien, et la réaction fut très vive, trop vive assurément. Et tout d'abord on démontra que le follicule tuberculeux et la cellule géante se trouvaient dans beaucoup d'autres lésions irritatives.

M. Martin vint donner le coup de grâce à la doctrine de la spécificité anatomique par ses expériences bien connues. Il montra que l'expérimentation pouvait reproduire de toute pièce les produits anatomiques donnés jusque-là comme pathognomiques de la tuberculose. En injectant dans le torrent circulatoire d'un animal des substances irritantes d'intensité variable (poivre de Cayenne en poudre, poudre de cantharides, solution d'huile de croton, etc.), on reproduit à volonté la cellule géante, le follicule de Köster, les infiltrations diffuses. Il fit voir que ces produits pseudo-tuberculeux présentaient la même tendance que les vrais tubercules à la dégénérescence caséeuse et à la cicatrisation fibreuse.

La communication faite par M. Laulanié à l'Académie des sciences vint confirmer la démonstration de M. Martin et prouver que, comme les poudres irritantes, des animalcules infiniment petits peuvent, en s'arrêtant dans les capillaires, déterminer une irritation cellulaire en tout semblable au tubercule naissant. Nous n'insisterons pas davantage sur cet important travail, que nous aurons l'occasion de citer plus longuement (voy. *Anat. path.*).

Ces démonstrations donnèrent un instant gain de cause aux adversaires acharnés de la tuberculose, et ils en profitèrent pour rejeter complètement les preuves apportées jusque-là par l'histologie. Il y avait là pourtant une exagération évidente ; les données fournies par l'inoculation (qui, nous le verrons bientôt, résiste à toutes les critiques quand elle est faite suivant certaines règles), la découverte du bacille tuberculeux par Koch et les recherches faites dans ce sens par les histologistes allemands et français, ont prouvé que les produits anatomiques réputés jusque-là tuberculeux étaient bien dus au virus de ce nom et que si le tubercule et le follicule tuberculeux, dans le sens rigoureux du mot, n'étaient pas pathognomoniques, ils constituaient, par le groupement des cellules et par leur évolution, un signe d'une très grande importance pour l'affirmation des lésions tuberculeuses; ceci se comprend de reste, quand on songe que, pour obtenir des pseudo-tubercules, il faut se mettre dans les conditions de l'infection par le virus tuberculeux et injecter dans le torrent circulatoire un principe irritatif. Or, ces conditions ne se trouvent pas réunies dans les affections communes et surtout dans l'inflammation simple avec laquelle on pourrait confondre la tuberculose. Il n'y a guère que la morve, la lèpre et la syphilis qui donnent des lésions anatomiques analogues, et le diagnostic entre ces diverses maladies est assez facile. Il est certain que l'histologie ne donnera une démonstration indéniable que le jour où elle montrera, dans les éléments anatomiques des tuberculoses localisées, le principe figuré qui caractérise le virus. Mais la découverte du bacille tuberculeux par Koch est bien près de donner cette solution. Les recherches actuelles et surtout les dernières communications de Cornil et de Malassez, tendent chaque jour à prouver que le proto-organisme de Koch prend une valeur significative qui, si elle n'est pas absolue, est tout au moins considérable, et les rapports qui unissent le bacille aux lésions réputées jusque-là tuberculeuses sont tellement étroits que l'on en arrive aujourd'hui à rendre à ces lésions histologiques la valeur qu'elles avaient momentanément perdue. Dans toutes les lésions reconnues tuberculeuses par l'anatomie pathologique, il est possible en effet, par de patientes recherches, de découvrir le bacille de Koch.

Pour les lésions médicales de la tuberculose la démonstration est presque complètement faite. Elle est du reste relativement facile, vu la quantité assez considérable de bacilles qui foisonnent dans les viscères altérés. Mais les recherches sont beaucoup plus difficiles dans les tuberculoses externes : après des manipulations très délicates et des coupes répétées, c'est à peine si l'on trouve quelques bacilles tuberculeux ; leur présence cependant semble constante. Koch avait déjà constaté leur apparition sur des coupes pratiquées dans les adénites dites strumeuses et au milieu de fongosités articulaires. M. Cornil a également étudié la topographie de ces micro-organismes sur des muqueuses et en particulier sur des coupes provenant d'un sujet qui avait été étudié déjà trois ans auparavant et chez lequel la luette, les amygdales, le pharynx, le larynx étaient le siège d'une tuberculose très étendue, ulcérée par places : « Si l'on pratique, dans ce cas, une coupe perpendiculaire à la surface de la muqueuse, on trouve, dans les coupes de l'épithélium stratifié, une certaine quantité de bacilles migrateurs, disposés entre les cellules épithéliales, dans les espaces que M. Ranvier considère comme des voies lymphatiques. On en trouve également dans le tissu conjonctif, répartis dans les cellules embryonnaires qui constituent le tubercule, dans le protoplasma de ces cellules, autour des noyaux. Çà et là se voyaient disséminées des granulations tuberculeuses typiques avec cellules géantes et tissus embryonnaires ; les cellules géantes étaient remplies de bacilles, ainsi que le tissu voisin appartenant au follicule tuberculeux. » (Académie de médecine, séance du 1ᵉʳ mai 1883.)

Dans un tout récent travail paru dans la *Revue de chirurgie* (*Note sur la présence des bacilles dans les lésions chirurgicales tubercu-leuses*, novembre 1883), M. Bouilly communique le résultat de ses recherches microscopiques faites en collaboration avec M. Debove et dit : « En prenant au hasard des produits pathologiques chez des sujets dont la lésion était manifestement tuberculeuse ou seulement soupçonnée tuberculeuse, chaque fois le microscope a démontré le micro-organisme caractéristique de la tuberculose, à savoir le bacille de Koch, rendu visible par le procédé d'Ehrlich. » Suivent quatre observations de tuberculoses localisées (épididymite tuberculeuse suppurée, synovite fongueuse des tendons extenseurs des orteils, abcès froid ostéo-périostique de la paroi thoracique, abcès froid ossi-fluent), dans lesquelles le microscope découvrit, mais après beaucoup de peines, quelques rares bacilles tuberculeux.

D'après une publication (*Fortschritte der Medicin*, mai 1883), analysée par M. Bouilly dans ce même mémoire, MM. Schuchardt et F. Krause ont examiné les pièces pathologiques soupçonnées tuberculeuses recueillies dans le service de Volkmann et à la clini-que chirurgicale de Breslau. Ce travail porte sur 40 cas, comprenant : 10 cas de tuberculose des synoviales articulaires, 3 cas de tuber-culose osseuse, 14 cas d'abcès froid tuberculeux, 3 cas de tuber-culose des ganglions, 1 cas de tuberculose d'un muscle, 1 cas de tuberculose de la langue, 1 cas de tuberculose du testicule, 1 cas de tuberculose primitive des organes génitaux de la femme. Sur ces 40 cas, les auteurs en question ont toujours trouvé le bacille tuber-culeux, et ils concluent de leurs recherches que les bacilles se mon-trent d'une manière constante dans tous les cas de tuberculose chirurgicale, comme dans les crachats tuberculeux ou dans les nodules de la tuberculose miliaire aiguë. Seulement ils sont très clair-semés, et il y a grande difficulté à les découvrir.

De tout ceci il résulte que, chaque fois que l'on a voulu dépenser le temps et l'attention nécessaires, on a trouvé, dans les lésions que nous considérons comme tuberculeuses, les bactéries caractéristi-ques, et que les preuves anatomiques invoquées jusque-là repren-nent, grâce aux découvertes actuelles, leur valeur primitive.

Or l'inspection simple à la loupe et les préparations histologiques ont montré depuis longtemps la présence d'éléments tuberculeux, absolument semblables à ceux de la phthisie pulmonaire, dans la série des tuberculoses localisées dont nous avons donné la liste au commencement de ce chapitre. On pourra s'en convaincre facile-ment en parcourant la longue description anatomique que nous don-nons de ces affections.

C'est pour l'*orchite caséeuse* que la démonstration a été faite en premier lieu. Dès le commencement du siècle, Bayle et Cruveilhier constataient la présence du tubercule dans la glande séminale. Curling, dans son beau livre sur les maladies du testicule, indique très clairement, au chapitre de l'orchite tuberculeuse, l'existence de granulations dans l'épididyme et dans le testicule, ainsi que leur mode d'évolution. Les travaux de Dufour et la thèse remarquable de M. Reclus sont venus fixer la pathogénie de cette affection, et, depuis longtemps déjà, la tuberculose des voies génito-urinaires est si bien connue et admise qu'elle peut être considérée comme classique. Par ses recherches histologiques, M. Reclus a montré dans la glande spermatique non seulement les altérations macroscopiques de la tuberculose, c'est-à-dire la granulation grise de Laennec, coexistant avec des foyers caséeux, mais aussi les follicules élémentaires qui constituent le tubercule adulte. On peut voir dans cette thèse (planche 4, fig. V) un dessin très concluant à cet égard.

Il commence à en être de même pour les *tumeurs blanches*. Bonnet et Bazin avaient admis l'existence d'une forme d'arthrite chronique de nature tuberculeuse; mais c'est à Köster (1869) que revient l'honneur d'avoir, le premier, trouvé dans les fongosités d'une tumeur blanche des follicules tuberculeux à cellules géantes. Cette découverte fut bientôt contrôlée par Cornil, Laveran, Roux, Brissaud, Lannelongue. Volkmann (1879), en insistant sur la nature tuberculeuse des tumeurs blanches, a montré leur mode de formation le plus fréquent et le traitement qui leur est applicable. L'an dernier, M. Polosson a fait paraître (*Gazette hebdomadaire*), sous l'inspiration de M. Ollier, un mémoire dans lequel abondent les observations et les recherches histologiques et qui est bien capable d'entraîner la conviction des plus incrédules. Enfin il y a quelques mois, dans sa thèse d'agrégation sur les synovites fongueuses, M. Chandelux, en reprenant les recherches antérieures et en les contrôlant par des études histologiques personnelles, a su faire un travail du plus grand intérêt. Ses conclusions tendent à prouver la nature tuberculeuse des synovites fongueuses.

On en est arrivé au même résultat pour les *synovites fongueuses des tendons*. Lancereaux, Coyne et Labbé avaient pressenti leur pathogénie; mais c'est une observation de M. Trélat (*Progrès médical*, 1882), suivie d'un examen histologique par Latteux, qui a permis de prouver l'existence des follicules tuberculeux de Köster dans les fongosités des synovites tendineuses. Dans un travail plus récent, MM. Terrier et Verchère sont venus contrôler la vérité de cette assertion et montrer la présence d'éléments tuberculeux dans la série des fongosités tendineuses qu'ils ont eu l'occasion d'examiner.

Les *bourses séreuses*, qui ont une si grande analogie avec les synoviales articulaires et tendineuses, présentent les mêmes altérations tuberculeuses. Köster avait signalé l'existence de semblables affections. M. Ch. Nélaton, dans sa thèse d'agrégation (p. 85), publie tout au long l'observation très probante d'un abcès tuberculeux de la bourse séreuse sous-scapulaire, communiquée par M. Terrier; le grattage de la poche permit d'examiner la paroi de l'abcès, et M. Malassez y constata l'existence de granulations tuberculeuses.

La nature tuberculeuse des *abcès froids sous-cutanés* a été mise hors de toute contestation par les recherches histologiques de Brissaud, de Josias et de Lannelongue; ce dernier surtout, dans son livre si important, a mis en relief, par des coupes et des dessins histologiques nombreux, l'infiltration tuberculeuse qui donne à la poche des abcès froids ses caractères et ses propriétés spécifiques.

Delpech, Nichet et surtout Nélaton avaient clairement montré la présence des éléments tuberculeux dans un grand nombre d'*ostéites chroniques suppurées*. Le récent travail de MM. Kiener et Poulet (1883), sorti du laboratoire du Val-de-Grâce, est venu amplement confirmer cette assertion et montrer, par un grand nombre de recherches histologiques, que les affections chroniques des os, si mal définies sous le nom commun de *carie*, ne sont que des ostéites tuberculeuses.

Dès 1879 déjà, M. Kiener avait bien voulu nous permettre de publier dans un de nos mémoires (*Périostite externe*, par MM. Gaujot et Charvot, *Gaz. hebd.*, 1879) un long examen histologique qui démontre que les *abcès froids sus-périostiques* ne sont que des gommes tuberculeuses du périoste. Les études que nous avons continuées sur ce sujet ont pleinement confirmé cette façon de voir.

C'est surtout au sujet des *glandes lymphatiques* que la discussion a toujours été vive. Depuis les travaux de Bayle, Laennec, Lebert, etc., au commencement de ce siècle, on ne mettait plus en doute l'existence d'une variété d'adénite à forme tuberculeuse, se développant sur des sujets atteints de tuberculose pulmonaire. Pour les glandes lymphatiques internes en relation avec les viscères tuberculeux, la controverse n'est pas possible; mais, même pour les glandes externes, on a toujours considéré comme de nature tuberculeuse les adénites qui se développent chez les phthisiques. La discussion ne commence réellement qu'avec les adénites qui apparaissent spontanément et sans trace de tuberculose viscérale. Celles-là ont été, jusqu'aux travaux récents, considérées comme scrofuleuses. Or, de l'avis de la plupart des anatomo-pathologistes, il n'est pas possible d'établir, avec la loupe ou le microscope, une différence entre ces deux catégories d'engorgements ganglionnaires. Nous verrons bientôt qu'au point de vue clinique la distinction est aussi illusoire. C'est ainsi que Lebert, après avoir étudié les lésions scrofuleuses et tuberculeuses, en arrive à dire : « Pour notre compte, nous ne trouvons aucune différence entre la matière tuberculeuse des glandes lymphatiques externes et celle que l'on rencontre dans les autres organes; nous séparons, par conséquent, d'une manière nette et précise, la tuberculisation glandulaire externe des scrofules. »

Schuppel admet l'identité des lésions tuberculeuses et scrofuleuses.

M. Thaon (*Étude sur la tuberculose*, thèse de Paris, 1873) a découvert les mêmes altérations histologiques dans des ganglions reconnus nettement tuberculeux et dans les ganglions dits scrofuleux; dans les deux cas, il a trouvé la cellule géante, les groupes de cellules embryonnaires, en résumé tout le groupement qui constitue le follicule tuberculeux, point de départ de la granulation de Laennec. Il a montré, en même temps, l'évolution caractéristique de cette production spécifique vers l'organisation fibreuse ou la fonte caséeuse.

M. Colas (thèse de Lille, 1881, déjà citée) a fait de consciencieuses recherches dans le laboratoire de M. Kelsch, à Lille, et est arrivé au même résultat.

Toutefois il faut bien savoir que dans les ganglions primitivement tuberculeux les follicules sont souvent disséminés et infiltrés dans le tissu de la glande, et qu'il n'est pas fréquent de les voir se réunir pour former la granulation grise de Laennec, que quelques anatomopathologistes continuent à considérer comme le seul élément caractéristique de la tuberculose. C'est ce qui a causé les hésitations de M. Grancher; ce savant histologiste, ne trouvant pas dans certains ganglions dégénérés la granulation grise qu'il considère comme le critérium de la tuberculose, mais constatant pourtant la présence des follicules de Charcot, a voulu contenter tout le monde en donnant le nom de scrofulome à ce follicule qu'il considère comme un tubercule à un stade de développement inférieur. Ne doit-on pas plutôt le considérer comme l'unité histologique, puisque M. Grancher lui-même avoue que la granulation de Laennec n'est pas un processus simple, mais complexe, et que c'est un tubercule congloméré, c'est-à-dire composé de plusieurs follicules tuberculeux?

La tuberculose ganglionnaire a trouvé un autre adversaire dans M. Cornil; mais les distinctions à l'aide desquelles il cherche à établir, de par l'histologie, l'existence d'un engorgement glandulaire de nature tuberculeuse, sont tellement subtiles qu'elles sont fort difficiles à admettre. Elles consisteraient principalement dans une plus grande lenteur de l'évolution et dans une tendance à la production fibreuse. Or il suffit d'une courte étude du processus tuberculeux dans les organes pour savoir que partout, comme dans les tissus pulmonaires, les éléments tuberculeux peuvent, après une évolution souvent très lente, tendre vers la cicatrisation fibreuse. Ce mode de terminaison n'est pas rare, en effet, dans le poumon.

Aussi, avec MM. Lebert, Schuppel, Thaon, Colas, Humbert (Th. d'agrég., 1879, *Sur les néoplasmes des ganglions lymphatiques*) et Ch. Nélaton, nous pensons que, à part les adénites chroniques qui sont expliquées par des causes traumatiques ou irritatives, l'on doit considérer comme tuberculeux la majorité des engorgements chroniques des glandes, surtout dès qu'ils présentent la fonte caséeuse ou puriforme. Nous verrons bientôt que les inoculations et les considérations cliniques confirment cette façon de voir.

La *tuberculose de la mamelle* était jadis méconnue ou contestée; elle a été mise hors de doute, dans ces dernières années, par des observations de Ledentu et par la thèse de Dubar. Dans le cas très complet de M. Ledentu, l'examen microscopique dû à M. Quenu a fait connaître pour la première fois histologiquement la nature tuberculeuse de la lésion. Dans l'observation de M. Dubar, un examen histologique a également démontré la présence des éléments tuberculeux. M. Dubar a eu le grand mérite de montrer que, dans la mamelle comme dans les glandes séminales et comme dans bien d'autres organes, les lésions tuberculeuses se présentent sous forme de noyaux isolés ou confluents, et que le ramollissement se fait d'ordinaire par foyer.

Nous n'insisterons pas sur la *nature tuberculeuse de certaines ulcérations des muqueuses;* car elle est universellement admise depuis les nombreux travaux qui ont été publiés sur ce sujet; ils ont surtout trait aux ulcérations tuberculeuses du nez (Riedel, Weichselbaum, Laveran), de la langue (Isambert, Bucquoy, Raynaud, Laveran, Milliard, Bourcheix, Nedopil, Spillman, Laboulbène, Ducrot, Peter, Casagne, Trélat) et de l'anus (Péan et Malassez, Martineau, Féréol, Liouville, Mollière, Esmarch, Spillman, Primet).

Enfin les *lésions tuberculeuses de l'œil* sont aujourd'hui très bien connues. Leur étude est d'autant plus probante que l'on peut suivre, à travers les milieux transparents de l'œil, l'évolution anatomique du processus tuberculeux.

2° *Preuves tirées de l'expérimentation; inoculations.*

Si la démonstration anatomique, malgré la confirmation apportée par la découverte du bacille de Koch, laisse encore quelque prise aux vives attaques des partisans de la scrofule, nous pouvons hardiment avancer qu'il n'en est plus de même pour l'expérimentation.

L'admirable découverte de Villemin, confirmée par un nombre considérable d'expérimentateurs, a prouvé que la tuberculose viscérale est inoculable aux animaux et que seuls les produits de cette affection sont capables de déterminer, chez eux, une tuberculose plus ou moins généralisée. Le critérium le plus sûr de la maladie qui nous occupe était trouvé dès ce jour. Nous n'entreprendrons pas de décrire l'ardente polémique que suscita pendant plus de quinze ans cette importante découverte. Si elle eut le grand malheur d'arrêter pendant tout ce temps les progrès de la médecine et de la chirurgie sur cette question, elle eut du moins l'avantage de montrer que, pour être concluantes, les inoculations doivent être faites dans des conditions spéciales et qui ont surtout pour but d'éviter toute cause d'infection autre que l'inoculation elle-même. C'est ainsi que les expériences doivent être faites dans un milieu aussi sain que possible, avec des soins de propreté rigoureux et avec des instruments passés à la flamme ou désinfectés dans l'acide phénique. Les animaux seront renfermés dans des cages neuves ou soigneusement assainies, loin des animaux antérieurement inoculés. S'il est possible, on prendra dans une même portée quelques sujets seulement pour les mettre en expérience, et l'on gardera les autres pour les sacrifier en même temps que les premiers et pour bien démontrer l'intégrité de leurs viscères avant l'inoculation : ce sont des témoins.

Enfin, pour prévenir toute objection, il sera bon de pratiquer les *inoculations en séries*. M. Villemin et d'autres expérimentateurs avaient déjà usé de cette méthode; mais M. Martin a tout spéciale-ment attiré l'attention des physiologistes sur sa valeur. Elle consiste dans des inoculations successives pratiquées chaque fois avec des produits tuberculeux développés sur l'animal précédemment mis en expérience. Il est hautement reconnu aujourd'hui que les produits des pseudo-inoculations tuberculeuses s'épuisent presque de suite, tandis que le principe de la tuberculose va, au contraire, en prenant de plus en plus d'intensité. En cela, il agit comme un véritable virus.

Malheureusement cette démonstration expérimentale n'a pas encore été faite pour toutes les tuberculoses localisées dont nous avons donné la liste ; mais, pour quelques-unes, elle a été réalisée d'une façon si rigoureuse qu'il n'y a plus de place pour la discussion.

C'est surtout des *arthrites fongueuses* ou *tumeurs blanches* que nous voulons parler. En 1878, Schuller, remarquant que, chez les sujets tuberculeux ou scrofuleux, les traumatismes des jointures déterminent souvent l'éclosion de tumeurs blanches, chercha à vérifier le fait par des expériences sur les animaux. Il opéra sur des chiens et sur d'autres animaux qu'il maintint en imminence morbide en leur inoculant la tuberculose par le procédé de Chauveau, c'est-à-dire par l'ingestion de produits nettement tuberculeux ; puis il fit subir à certaines jointures des traumatismes divers, tels que distorsions ou contusions. Le résultat de ces expériences fut très remarquable : dans l'articulation contuse, on vit se produire une inflammation qui prit la même allure clinique que celle de la tumeur blanche commune et qui présenta, à l'autopsie, les mêmes lésions apparentes ; les animaux, en effet, ne tardèrent pas à mourir à la suite d'une tuberculisation plus ou moins rapide. Max Schuller répéta ces mêmes expériences avec du pus septique et ne réussit à produire qu'une arthrite inflammatoire semblable à celles qui surviennent dans le cours de la septicémie. Le résultat de ces expériences était très beau ; mais il était loin d'être complet ; car, si les animaux mouraient des suites de la tuberculose viscérale. ils ne présentaient jamais, même au microscope, dans les articulations lésées, les lésions du tubercule.

Deux ans plus tard, Schuller vint donner une solution complète à la question par une série d'expériences absolument concluantes. Elles portèrent sur cent cinquante chiens ou lapins. Cette fois, il commença par contondre une articulation ; puis il infecta l'animal en introduisant, à travers la trachée ouverte, une solution faite avec des produits tuberculeux écrasés et suspendus dans de l'eau distillée. Notons (et c'est là un point d'une grande importance) que, sur ces animaux, cinq furent inoculés de la sorte avec des granulations de synovite tuberculeuse, six avec des fragments de ganglions scrofuleux extirpés, quatre avec des fragments de lupus. Sauf chez un lapin, qui mourut au sixième jour de septicémie, chez tous les autres animaux l'articulation contuse fut envahie, en premier lieu, au bout de la deuxième ou troisième semaine, par la tuberculose ; avant le vingt-cinquième jour, le poumon ne présentait aucun tubercule, et le microscope ne parvint que plus tard à découvrir les lésions initiales de l'altération tuberculeuse. Les trois sujets inoculés avec les fongosités synoviales ne présentaient que des lésions articulaires peu prononcées ; mais au vingt-cinquième jour le poumon renfermait déjà des granulations visibles à l'œil nu. Ces expériences furent rendues encore plus concluantes par le sacrifice d'animaux auxquels on avait fait subir les mêmes traumatismes, mais sans les inoculer au préalable et en ayant soin de les isoler des autres ; chez aucun on ne trouva trace de tuberculose articulaire ou viscérale. Le même résultat fut obtenu avec des animaux dans la trachée desquels on avait introduit des poussières inertes ; on trouva dans le sang, dans les articulations et dans quelques

viscères des particules étrangères, mais aucune granulation tuberculeuse. Nous n'avons pas besoin d'insister sur l'importance des résultats obtenus par les expériences de Schuller. Elles parlent d'elles-
mêmes, et nous aurons, du reste, à y revenir en nous occupant de
la pathogénie. De plus, dès 1879, König avait montré que l'inoculation des fongosités tuberculeuses d'une tumeur blanche produisait
chez le lapin une tuberculose généralisée; la démonstration expérimentale était donc faite. Presque en même temps, Hueter faisait
des inoculations plus décisives encore, car il procédait par double
série et en variant ses expériences. Il montrait : 1° que l'inoculation
directe dans une articulation de produits tuberculeux quelconques
y développait l'arthrite tuberculeuse ou tumeur blanche classique;
2° que l'on arrivait au même résultat en déterminant une infection
générale du sujet; 3° que les fongosités articulaires d'une tumeur
blanche inoculées à un chien déterminaient, chez cet animal, l'éclosion d'une granulie.

Dans ces dernières années, des expérimentateurs français ont institué des expériences semblables et ont obtenu des résultats identiques
(Lannelongue, Kiener, etc.). M. Lannelongue a donné les résultats de
ses inoculations dans un mémoire à la Société de chirurgie (1882).

La *pathogénie des adénites tuberculeuses* n'a pas été contrôlée
par des expériences aussi nombreuses; cependant celles qui ont été
faites ont donné des résultats qui ne permettent plus de mettre en
doute leur nature virulente. Nous ne parlerons pas des expériences
négatives d'Hébrard et de Lepelletier, qui n'ont pas été faites avec une
rigueur scientifique suffisante et qui n'ont qu'un intérêt archéologique.

M. Villemin, qui, pour les affections scrofuleuses, a le premier
indiqué ce mode de contrôle, a fait deux fois des inoculations avec
des produits pris dans des ganglions dits strumeux et a obtenu une
fois l'éclosion d'une tuberculose viscérale sur deux lapins inoculés
successivement. Schuller, à la suite de ses expériences, arrive à iden-
tifier la scrofule et la tuberculose des ganglions.

Cohnheim, au point de vue expérimental, conclut à l'identité de
l'adénite tuberculeuse et de l'adénite strumeuse. Il va même jusqu'à
dire que le ganglion caséeux lui a fourni la meilleure matière à
inoculation et qu'elle n'a jamais failli entre ses mains.

Enfin, dans sa thèse sur les adénites externes (1881), M. Colas a
montré d'une façon péremptoire l'inoculabilité des adénites dites
scrofuleuses et leur nature tuberculeuse. Ses expériences sont nombreuses et ont été faites sur les conseils et sous les yeux de M. le professeur Kelsh, avec tous les soins rigoureusement nécessaires en pareil cas : une première série renferme onze inoculations faites sur des

cobayes et surtout sur des lapins avec des parcelles de matière prise dans des ganglions cervicaux strumeux; les malades étaient presque tous des enfants de douze à quinze ans, soignés à l'hôpital de Berck, et, sauf chez un ou deux, on ne notait aucun antécédent héréditaire ou personnel de tuberculose. Or, sur ces 11 animaux mis en expérience, 3 meurent vers le septième jour de péritonite ou d'infection purulente; chez les 8 autres, le processus est le même que dans les expériences de M. Villemin; au point inoculé, il se forme un gros tubercule caséeux, et, après une inoculation de cinquante à soixante jours, on trouve une tuberculose viscérale plus ou moins généralisée.

Dans une seconde série, M. Colas pratique quatre inoculations avec des produits glandulaires pris sur des sujets reconnus phthisiques, et elles ne déterminent pas de lésions plus graves.

Dans la troisième série, deux inoculations pratiquées avec des fragments de ganglions bronchiques enlevés à un enfant mort de bronchopneumonie ne donnent, à l'autopsie, aucune lésion tuberculeuse.

La quatrième série est la plus intéressante, car elle renferme des inoculations faites avec les produits de diverses tuberculoses localisées (pus d'un abcès froid scrofuleux de l'angle de la mâchoire, pus d'un abcès par congestion, fongosités excisées dans une ostéopériostite métacarpienne). Dans ces trois cas, le résultat a été la tuberculisation des viscères de l'animal. Nous avons fait nous-même avec M. le Dr Kiener un certain nombre d'inoculations, et nous sommes arrivés au même résultat. On trouvera dans les observations que nous avons placées à la fin de ce mémoire la mention de ces expériences, faites avec divers produits tuberculeux (fongosités excisées dans des fistules ostéo-périostiques, abcès froids, etc.). On remarquera que l'un de ces malades ne présentait aucun signe de tuberculose pulmonaire.

Avec la découverte des bacilles tuberculeux, l'expérimentation a fait un pas de plus. Koch, avec son microorganisme, a pu faire des cultures, puis des inoculations qui ont donné des résultats identiques à ceux de M. Villemin, mais beaucoup plus rapides. Il a pu, de la sorte, inoculer jusqu'à un chat, animal très réfractaire à la tuberculose expérimentale. Avec une parcelle très minime, l'évolution est lente; il se forme sur place un ulcère tuberculeux, puis les ganglions correspondants s'engorgent et se tuméfient; enfin survient la généralisation viscérale. Or Koch n'a pas seulement expérimenté avec la tuberculose pulmonaire; il a fait des cultures et des inoculations avec de la matière prise dans des adénites dites strumeuses; les résultats ont été les mêmes.

(A suivre.)

DE LA RÉSECTION DU POIGNET

DANS LE TRAITEMENT
DES OSTÉO-ARTHRITES FONGUEUSES [1]
SES RÉSULTATS DÉFINITIFS

Par le Dr Michel GANGOLPHE
Chef de clinique chirurgicale à la Faculté de médecine de Lyon.

Les tendances essentiellement conservatrices de la chirurgie contemporaine et l'emploi de la méthode antiseptique ont largement contribué à répandre la pratique des résections articulaires.

Acceptées d'un accord unanime pour l'épaule et le coude, ces opérations sont, en dehors de Lyon, rarement pratiquées lorsqu'il s'agit d'ostéo-arthrite radio-carpienne. Il y a là, selon nous, une contradiction évidente. Si les lésions du coude et de l'épaule mettent en danger les fonctions du membre supérieur tout entier et décident le chirurgien à intervenir, à *fortiori* lorsqu'il s'agit du poignet, les mêmes raisons doivent-elles motiver l'opération. Il est illogique de refuser à la main qui *résume*, en quelque sorte, les fonctions du membre supérieur, ce que l'on concède volontiers aux articulations du coude et de l'épaule.

Également graves par elles-mêmes, que leur siège soit au coude ou au poignet, les lésions fongueuses ne nous paraissent pas être liées dans ce dernier cas à une altération plus grande de l'état général.

La question se pose donc pour le poignet à peu près dans les mêmes termes que pour le coude et l'épaule. Elle nous paraît mériter la même solution. Telle est, du moins, la conclusion à laquelle nous permet d'arriver l'analyse des faits signalés plus loin, observés et recueillis à la clinique de notre maître, M. le professeur Ollier.

---

1. Au moment où les observations publiées dans ce mémoire ont été recueillies, nous nous attachions uniquement à rechercher le *follicule tuberculeux* et non le *bacille* dans les fongosités; aussi ne pouvons-nous fournir aucun détail sur cette question. Nous publierons dans quelque temps les résultats des recherches que nous faisons actuellement sur ce sujet.

Quelques-unes de ces observations ont déjà été publiées dans la thèse de notre ami, le Dʳ Métral (*De la résection sous-périostée du poignet.* Lyon, 1882). Nous sommes à même de fournir de nouveaux renseignements sur l'état actuel de ces divers opérés : l'importance de ces faits s'accroît encore de leur degré d'ancienneté relative.

Nous ajoutons à ces documents une nouvelle série de résections du poignet toutes pratiquées pour des lésions fongueuses, quelques-unes même, chez des sujets atteints de tuberculose pulmonaire. Nous publions les observations de tous ces malades bien que l'opération soit de date trop récente chez quelques-uns pour que nous puissions en apprécier les résultats définitifs.

Dans une communication faite à l'Académie des sciences [1] dans la séance du 17 avril 1882, M. le professeur Ollier s'est élevé contre les appréciations par trop pessimistes relatives à l'emploi de la résection du poignet dans les cas pathologiques. Nous croyons utile de reproduire presque tout entière cette note à cause de l'importance des propositions qui s'y trouvent établies :

« La rareté des résections du poignet tient aux dangers inhérents à ces tentatives conservatrices et aux mauvais résultats orthopédiques et fonctionnels obtenus par les méthodes opératoires anciennes. Grâce aux pansements antiseptiques qui ont si notablement diminué le danger de ces opérations et à la méthode sous-périostée qui permet d'obtenir de nouvelles articulations sur le type des articulations enlevées, les conditions de ces opérations sont aujourd'hui complètement changées. Il semble, au premier abord, que la multiplicité des os et des articulations du carpe et l'étendue relativement faible des surfaces recouvertes de périoste soient peu favorables à l'application de la méthode sous-périostée. Mais ici encore, on peut, en procédant d'après les règles que j'ai depuis longtemps établies, conserver une gaine périostéo-capsulaire qui sera l'origine d'une néo-formation ostéo-fibreuse. Dans le cas où la néo formation osseuse ferait défaut, cette gaine assurera l'union du métacarpe et des os de l'avant-bras et empêchera ces changements de rapports, cette flaccidité de l'articulation, et les déplacements ultérieurs qui ont été jusqu'ici, avec l'ankylose tendineuse, les principaux obstacles au fonctionnement de la main et des doigts.

« Bien que les os courts, entourés de cartilage et privés de gaine périostique sur une grande partie de leur surface, soient dans de moins bonnes conditions que les os longs des membres au point de

1. *De la conservation de la main par l'ablation des os du carpe et la résection radio-carpienne* (*Comptes rendus des séances de l'Académie des sciences*, t. LXXXXIV, 1882, p. 1070).

vue de leur reconstitution ultérieure, le périoste ne pouvant reproduire que ce qu'il recouvre normalement, on peut obtenir par l'ablation sous-périostée, comme nous l'avons démontré autrefois (*Traité
expérimental et clinique de la régénération des os*), des masses
osseuses ou ostéo-fibreuses plus petites sans doute que les parties
enlevées, mais très précieuses pour le maintien de la forme et le
rétablissement des fonctions de l'organe.

« Cette néo-formation se fait d'une manière irrégulière. Les os, qui
composent les deux rangées du carpe, par exemple, sont remplacés
par une masse ostéo-fibreuse dans laquelle on ne reconnaît pas à la
dissection les formes des différents os enlevés. Ce sont des grains
osseux disséminés dans une gangue fibreuse assez épaisse et assez
résistante pour servir de point d'appui à la main et assez souple
pour permettre à cet organe de se mouvoir sur l'avant-bras. Le degré
de cette reconstitution est subordonné comme dans toutes les résections et extirpations osseuses, à l'âge du sujet et aux conditions
anatomiques de la gaine périostéo-capsulaire : de là des degrés
dans la solidité et l'utilité des articulations nouvelles qu'un traitement
post-opératoire bien ordonné devra perfectionner de plus en plus.

« Dans les ostéo-arthrites fongueuses, la gaîne est transformée en
partie en tissu de granulations, et les petits os du carpe sont plus ou
moins isolés par les fongosités. Mais à moins qu'ils ne soient complètement nécrosés, ils tiennent par une partie de leur revêtement
fibreux et c'est là qu'il faut les séparer méthodiquement, sans violence des tissus encore résistants, au moyen de la rugine. Il ne faut
pas d'autre part enlever systématiquement toutes les parties fon-
.gueuses; il faut les modifier par le fer rouge ou le chlorure de zinc
de manière à changer leur vitalité et à susciter des processus plastiques là où s'accomplissaient antérieurement des processus destructeurs. C'est en ménageant ainsi tout ce qui est sain ou susceptible de redevenir sain que l'on conserve les éléments de la
reconstitution ultérieure de ces articulations compliquées dans leur
structure.

« Bien que ces granulations présentent le caractère histologique de
la tuberculose et soient constituées par de nombreux follicules tuberculeux, on les ramène à l'état de granulations simples par des
cautérisations successives qui n'ont pas pour but de les détruire,
mais de les modifier, et si le sujet n'est pas atteint de tuberculose
des organes internes, on arrive à les transformer en tissu scléreux
stable et susceptible de s'organiser en une masse ostéo-fibreuse distincte entre le métacarpe et les os de l'avant-bras. Le pansement à
l'iodoforme est très utile en pareil cas.

« C'est en procédant ainsi que nous avons obtenu chez nos opérés des résultats qui nous paraissent de nature à étendre de plus
en plus les applications de la chirurgie conservatrice aux ostéo-
arthrites du poignet; à plus forte raison s'il s'agit de suppurations
carpiennes d'origine traumatique. Dans ce dernier cas, l'ablation
des os du carpe est suivie d'une reconstitution plus rapide de l'articulation, d'autant plus rapide, du reste, que les gaines tendineuses
voisines n'ont pas subi ces altérations profondes qui rendent difficile le retour des mouvements des doigts. Nous avons pratiqué
15 fois l'ablation totale du carpe ou la résection radio-carpienne; nos
4 premières opérations avaient eu des résultats très imparfaits, mais
celles que nous avons faites dans ces dernières années ont eu des
résultats beaucoup plus satisfaisants, et nous avons pu constater
sur plusieurs sujets l'état de l'articulation nouvelle longtemps après
l'opération.

« Non seulement ces opérés peuvent se servir de la main pour les
petits usages de la vie, mais plusieurs sont capables de se livrer à
un travail pénible.

« L'un, opéré depuis deux ans, celui dont je fais passer la photo-
graphie sous les yeux de l'Académie soulève avec les doigts, et
porte à bras tendu pendant quelques secondes un poids de 10 kilos.
J'avais enlevé tous les os du carpe, sauf le pisiforme, la surface articulaire et l'apophyse styloïde du cubitus, l'extrémité inférieure des
deuxième, quatrième et cinquième métacarpien et la totalité du troisième. Un autre opéré à qui j'ai enlevé, il y a onze ans, les extrémités
inférieures du radius et du cubitus réduites en nombreuses esquilles par un coup de feu, est aujourd'hui capable de porter à bras
tendu 11 kilos et est devenu habile dans l'exercice du trapèze. On
ne peut pas espérer de pareils résultats dans tous les cas, et l'ablation totale du carpe avec résection du radius et du cubitus d'une
part et des métacarpiens de l'autre ne peut donner des articulations
aussi solides.

« La solidité de la nouvelle articulation est toujours imparfaite et
peut devenir insuffisante quand on a enlevé les portions renflées des
os de l'avant-bras. Mais, grâce au rapprochement des surfaces métacarpienne et antibrachiale, la gaine périostique peut fournir une
masse fibreuse ou ostéo-fibreuse suffisante pour assurer le solidité
de la main et la rendre utile pour les divers usages de la vie et de
petits travaux. Les pansements antiseptiques nous permettant de faire
rendre à un procédé opératoire tout ce qu'il est susceptible de donner, il faut faire appel du jugement défavorable porté par la plupart
des chirurgiens sur la résection du poignet que Moreau père, de Bar-

le-Duc, avait pratiquée pour la première fois il y a près d'un siècle.

« Les faits que nous venons de citer démontrent qu'il faut faire une plus large part dans la pratique à cette opération conservatrice et réduire de plus en plus le cas d'amputation de l'avant-bras dans les ostéo-arthrites suppurées du carpe. »

Les conclusions auxquelles arrive M. Nepveu dans un intéressant mémoire lu au congrès de l'Association française pour l'avancement des sciences à la Rochelle (1880), reproduit dans la *Revue de chirurgie* (n° 5, mai 1883), sont loin d'être les mêmes que celles qui ressortent clairement de la note reproduite ci-dessus. L'analyse de 60 observations de résection du poignet pratiquées par différents chirurgiens français et étrangers, le conduit à émettre une opinion extrêmement pessimiste relativement aux résultats éloignés de cette méthode opératoire. Un jugement aussi défavorable à la résection du poignet, entraînerait évidemment s'il était absolument fondé, l'oubli et l'abandon de cette méthode thérapeutique.

Que la résection soit contre-indiquée chez les cachectiques, les tuberculeux fébricitants, cela ne fait de doute pour personne; mais lorsque la méthode conservatrice aura échoué, entre la prolongation de cette temporisation inutile, dangereuse et l'amputation, il faudra selon nous ne pas hésiter et tenter de conserver la main par la résection. Est-ce à dire que l'on devra épuiser successivement les différents moyens qui constituent la temporisation armée (immobilisation, compression, révulsion, drainage, tunellisation.) avant de recourir à la résection? En agissant ainsi, on s'expose à voir les lésions s'aggraver à un tel point et s'accompagner de désordres secondaires si importants (raideurs tendineuse, articulaire, atrophie musculaire..), que les résultats de toute opération ultérieure seront compromis dans une large mesure. Il est certain que les résections hâtives donneraient ce que l'on ne peut attendre de ces interventions retardées, et si certains chirurgiens les préconisent, c'est justement parce qu'ils ont reconnu les inconvénients inhérents à leur ancienne pratique.

Après avoir employé pendant de longues années la temporisation armée sous toutes les formes, M. le professeur Ollier conseille d'autant plus la résection qu'il a été à même d'observer les résultats peu satisfaisants fournis par l'ancienne méthode. On ne peut opposer l'une à l'autre, la temporisation armée et la résection; ces deux méthodes thérapeutiques ont également droit d'existence et présentent chacune leurs indications spéciales. D'une utilité incontestable chez les enfants, la première de ces deux méthodes perd de sa valeur lorsqu'il s'agit de malades adultes et à plus forte raison de malades âgés. On doit cependant l'employer au début de l'affection et ne pas recourir immédiatement à l'opération. Jamais nous n'avons vu faire la résection d'emblée, même lorsqu'il s'agissait de lésions déjà anciennes plus ou moins régulièrement traitées en dehors de l'hôpital. Les moyens ordinaires rationnellement employés, reconnus inefficaces. il faut débarrasser le patient d'une lésion dangereuse qui l'affaiblit par la suppuration et les douleurs auxquelles elle donne lieu. Le parti que nous proposons sera plus facilement accepté et, si l'état général est satisfaisant, on sera en droit d'attendre un heureux résultat de l'intervention.

Nous ne contestons nullement la légitimité des motifs qui ont engagé M. Nepveu à formuler les conclusions énoncées dans son mémoire. Il est certain que les résultats fournis jusqu'ici par la résection radio-carpienne ont été généralement plus défectueux que satisfaisants. Ces insuccès tiennent en partie à l'imperfection de la méthode opératoire, en partie au peu de précision apportée dans la détermination des indications.

Aussi est-ce avec raison que M. Nepveu a fait quelques réserves . en admettant qu'on ne pourrait apprécier la résection qu'à l'aide de faits plus nombreux et suivis beaucoup plus longtemps qu'on ne l'a fait jusqu'à ce jour.

Les succès opératoires constituent dans la question qui nous occupe un argument d'une valeur relativement secondaire ; il est, au contraire, d'une importance capitale de savoir d'une part si l'intervention peut rendre un membre utile au malade et d'autre part, si l'état général du sujet ne subit pas, du fait même de l'opération, une atteinte funeste qui hâte une tuberculeuse viscérale déclarée ou la fait évoluer si elle est encore latente. M. le professeur Verneuil a depuis longtemps insisté sur le coup de fouet opératoire qui détermine des poussées aiguës ; mais si l'existence de ces faits est indiscutable, nous croyons du moins que dans un certain nombre de cas (restreints peut-être), les complications viscérales seraient survenues en dehors de toute manœuvre extérieure. On ne peut admettre d'une façon absolue comme étant la conséquence de l'intervention ce qui peut n'être qu'un épisode de l'évolution de la maladie. Une telle interprétation des faits nous paraît acceptable en ce qui concerne deux malades qu'il nous a été donné d'observer à la clinique. Le premier atteint de coxalgie non suppurée, était immobilisé dans un bandage silicaté depuis un mois et demi environ, son état paraissait plutôt amélioré, lorsque tout à coup sans cause appréciable survint une granulie pulmonaire qui enleva le malade en quelques jours. Le second, âgé de quatorze ans, atteint d'arthrite chronique du genou, succomba inopinément à une méningite tuberculeuse quinze jours après la simple application d'un bandage silicaté.

Il n'avait pas été nécessaire de faire la moindre tentative de redressement. Par contre, des nombreux opérés pour lésions fongueu-, ses osseuses et articulaires que nous avons eu l'occasion de voir aucun n'a succombé ni même présenté d'accidents analogues.

Nous présenterons tout d'abord, résumées dans un aperçu synthétique, les conditions cliniques dans lesquelles se trouvaient nos différents malades : nous décrirons ensuite le procédé opératoire mis en usage ainsi que les soins consécutifs si importants pour mener à bien une résection du poignet. Nous terminerons par l'examen des résultats éloignés obtenus dans ces différentes opérations.

§ 1. — *Indications générales de la résection du poignet dans les ostéo-arthrites suppurées. Conditions dans lesquelles cette opération peut être pratiquée. — Observations de résections chez des sujets atteints de lésions osseuses multiples et de tuberculose pulmonaire.*

De ce que les résections réussissent d'autant mieux qu'elles sont pratiquées sur de plus jeunes sujets, il ne s'ensuit pas que l'on doive chez les enfants recourir de préférence à cette méthode thérapeutique. Au-dessous de dix ans, les cautérisations profondes répétées, les tunnellisations au fer rouge ou au nitrate d'argent suffisent avec l'emploi d'un traitement général fortifiant à la guérison des lésions fongueuses du poignet. L'efficacité des moyens ordinaires diminue d'une façon croissante à mesure que l'on a affaire à des malades d'un âge plus avancé. Chez les sujets âgés de plus de cinquante ans, cette dernière opération devra malheureusement céder trop souvent la place à l'amputation. Ajoutons toutefois qu'à ce point de vue, on ne peut établir de limites très précises. Deux de nos malades sont en effet âgés, l'un de soixante-six ans, l'autre de cinquante. Une opérée de M. Vincent avait cinquante-six ans au moment de l'opération.

Voici les observations de ces malades :

Obs. I. — *Ostéo-arthrite fongueuse du poignet droit. Résection du poignet. Abrasion de l'extrémité postérieure des quatre derniers métacarpiens.*

Poth. A. M., tisseur, soixante-six ans, entré le 2 mars 1881, salle Saint-Sacerdos, n° 30. Père mort hydropique à soixante-dix ans. Sa mère toussait, et est morte quelque temps après avoir accouché. Un de ses frères est mort calculeux. Trois autres ont succombé à des maladies indéterminées, mais ne paraissent pas être morts de tuberculose. Une sœur en bonne santé âgée de soixante-dix-huit ans. Pendant l'enfance, un peu d'impetigo du cuir chevelu ; à vingt-et-un ans, le malade resta un mois au lit pour un refroidissement ; convalescence rapide et complète : à trente-sept ans , nouveau refroidissement qui le tint alité six semaines, depuis lors un peu de toux surtout l'hiver. Il y a sept ans, suppuration ganglionnaire bi-latérale au cou qui persista pendant six mois. Il y a trois ans. en conduisant une charrette à bras, le malade se fit un mouvement d'extension forcée du poignet. Douleur vive, mais passagère, pas de tuméfaction, pas d'ecchymose. Ce n'est que six mois après cet accident que surviennent tous les symptômes d'une arthrite fongueuse, caractérisée surtout par l'empâtement de la région, la chute de la main sur l'avant-bras et plus tard par l'apparition d'abcès à la base du cinquième métacarpien.

Les lésions primitivement assez indolentes sont devenues plus douloureuses. *Impotence fonctionnelle absolue*, 10 avril 1882. Résection totale du poignet. Abrasion de l'extrémité postérieure des quatre derniers métacarpiens. Curage, cautérisation, drainage, pansement de Lister, attelle plâtrée. Suites simples.

17 mai 1883. Le malade est revu. Bon état général, disparition des douleurs ; les mouvements de flexion du poignet et des doigts s'exécutent assez bien, le malade ne s'est pas du reste exercé chez lui. Les articulations métacarpo-phalangiennes sont surtout enraidies. Les mouvements d'abduction et d'adduction se font assez bien. L'opposition du pouce s'exerce avec peu d'intensité. La région du poignet est élargie et épaissie ; la main est légèrement fléchie sur l'avant-bras.

. Janvier 1884. L'état général est bon, la mobilité du poignet et des doigts est meilleure que précédemment ; en tous cas, le malade ne souffre plus et se déclare très satisfait des petits services que peut lui rendre sa main opérée ; il porte un haltère de quatre ou cinq livres à bras tendu.

Cette observation nous paraît remarquable par l'âge avancé du malade et bien que le résultat orthopédique ne soit pas comparable à ceux que nous signalerons plus tard, il nous paraît très satisfaisant, si l'on considère qu'avant l'opération, la main était d'une inutilité absolue et les doigts incapables du moindre mouvement.

Obs. II. — *Ostéo-arthrite fongueuse du poignet gauche. Résection totale du poignet.*

Bariot Cl., 46 ans, charretier, entré le 26 avril 1882, salle Saint-Sacerdos, n° 6. Sa mère a succombé à l'âge de quarante-huit ans à une affection indéterminée. Père mort d'un refroidissement à cinquante-neuf ans. Huit frères ou sœurs morts en bas-âge. Un autre de ses frères est mort à treize ans d'une suppuration prolongée au niveau du genou. Comme antécédents personnels, un peu d'impetigo pendant l'enfance. A sept ans, pyrexie grave pendant un mois. A vingt-quatre ans, séjour d'un mois à l'Hôtel-Dieu pour une affection assez vague, caractérisée par des douleurs dans la hanche et le genou. Le malade boita pendant un certain temps, puis tout disparut. A trente-deux ans, synovite suppurée des tendons fléchisseurs du poignet actuellement malade. Le malade fut à ce moment soigné par M. Ollier qui lui aurait pratiqué plusieurs incisions. A cette époque le malade toussait un peu et avait maigri. Cette synovite suppurée spontanée laissa de la raideur dans les mouvements des doigts et un peu de faiblesse du membre.

En 1879, le poignet commença à se tuméfier à la suite d'un traumatisme assez léger; deux ponctions pratiquées en octobre 1881 à Lariboisière sur le point fluctuant donnèrent issue à un liquide filant et grumeleux: On lui aurait même, paraît-il, proposé l'amputation.

En janvier 1882, incision d'abcès sur la face dorsale du poignet; malgré le traitement conservateur mis en usage, aggravation de l'état local, *impotence fonctionnelle absolue;* au moment de son entrée à l'hôpital, on note tuméfaction considérable du poignet, immobilisation des doigts dans une légère flexion, deux trajets fistuleux sur la face dorsale. A l'auscultation, on note au sommet gauche l'existence de râles muqueux fixes; la respiration est très légèrement soufflante; retentissement de la voix notable à gauche; la percussion ne donne rien de particulier ni d'un côté, ni de l'autre. Le malade tousse et crache beaucoup, n'a pas eu d'hémoptysies.

Opéré le 1er mai 1882. Résection totale du poignet. Abrasion de l'extrémité postérieure des quatre derniers métacarpiens. Suites simples.

30 septembre 1883. Le malade revient de la maison de convalescence (Longchêne). La position de la main n'a pas été surveillée autant qu'on aurait pu le désirer. On ne lui a fait ni électrisation, ni mouvements artificiels. Les drains ont été enlevés définitivement deux mois et demi à trois mois après l'opération. Il n'y a pas d'abcès ni de fistules. Les mouvements d'extension des doigts sont presque nuls, ceux de flexion de l'index et du petit doigt sont très limités. Atrophie notable des muscles de l'avant-bras. Pendant le second séjour du malade à l'hôpital on s'efforce d'améliorer la situation de la main et la mobilité des doigts et du poignet. Depuis lors ce malade a été revu à différentes prises. L'état fonctionnel de la main s'est beaucoup amélioré.

Ce malade a repris depuis longtemps son pénible métier de conducteur de voitures de vidange. L'état général est assez bon, bien que nous ayons pu nous assurer de la persistance des lésions pulmonaires constatées antérieurement. La dernière fois que le malade est revenu à la Clinique (janvier 1884) nous avons vu qu'il pouvait soulever des poids de douze kilos; mais il ne peut porter que cinq à six kilos à bras tendu et cela pendant 10 à 12 secondes. Les articulations métacarpo-phalangiennes sont encore assez enraidies pour ne pas permettre une flexion énergique des doigts sur la paume de la main. Le mouvement d'opposition du pouce existe, mais faiblement. Les mouvements du poignet s'exécutent bien mieux au dire du malade qu'avant l'opération. On perçoit des noyaux de consistance dure comme osseuse au niveau de la nouvelle articulation.

L'observation suivante est intéressante non seulement à cause de l'âge du malade, mais encore parce que les lésions étaient si prononcées que l'amputation aurait été pratiquée si le malade y avait consenti.

OBS. III — *Ostéo-arthrite fongueuse du poignet droit. Résection totale du poignet. Abrasion des têtes des quatre derniers métacarpiens.*

Lantier, cinquante ans, cordonnier, entré le 21 février 1883, salle Saint-Sacerdos, n° 42. Père vivant. Mère morte il y a quinze ans, probablement poitrinaire; une sœur morte de variole, une autre en couches après quinze jours de maladie; une autre aurait succombé à une suppuration prolongée au niveau d'un sein. Restent quatre frères ou sœurs en bonne santé. A vingt-trois ans, adénite cervicale gauche suppurée, idiopathique; à trente-cinq ans, panaris spontané du pouce droit terminé au bout de trois mois par l'élimination de la moitié environ de la seconde phalange; jamais d'hémoptysies, ni d'affections thoraciques. Il y a un an, survinrent spontanément des douleurs dans l'épaule et le poignet du côté droit, des vésicatoires répétés firent rapidement disparaître la douleur de l'épaule; mais le poignet se tuméfia et les mouvements des doigts devinrent de plus en plus difficiles. Le 22 août 1882, le malade entra à l'Hôtel-Dieu et fut traité par des révusifs variés et l'immobilisation dans des bandages silicatés; néanmoins, l'état local s'aggrava considérablement. Au commencement de février 1883, on trouve un foyer fongueux fluctuant dorsal. Le poignet est immobile, douloureux si on cherche à lui imprimer des mouvements. Les articulations métacarpo-phalangiennes et celles des doigts se sont enraidies dans un bandage défectueux; l'état général n'est pas mauvais; l'appétit est bon. En raison des signes peu évidents fournis par l'auscultation, un peu de retentissement de la voix et la toux et quelques râles peu nombreux aux sommets, ou peut seulement regarder le malade comme suspect de tuberculose.

Le 23 février 1883, opération par le procédé habituel de M. Ollier; on note un envahissement extrêmement marqué des gaines tendineuses par les fongosités; à ce moment, M. Ollier déclare que, si le malade le lui avait permis, il pratiquerait l'amputation. On enlève tous les os du carpe; l'extrémité postérieure de tous les métacarpiens (sauf le premier) est ébarbée; on évide largement les extrémités inférieures radiale et cubitale. Drainage dorso-palmaire et transversal; quelques points de suture aux deux extrémités de l'incision dorsale. La surface cruentée a été touchée au fer rouge. Pansement antiseptique à l'iodoforme et à la gaze phéniquée. Attelle plâtrée palmaire. Suites opératoires des plus simples. Bien que le malade ait eu quelques frissons le 29 mars, la plaie ne présenta rien de particulier à ce moment.

18 juin. On supprime les drains à l'exception de deux perforants.

30 juin. Cautérisation avec la pointe effilée de Paquelin dans un foyer fongueux dorsal.

13 juillet. On supprime tout drainage.

Août. La cicatrisation est complète. La main est dans une bonne position grâce à une écharpe de caoutchouc sur laquelle le malade appuie la main. Il y a toujours une grande raideur des articulations métacarpophalangiennes. Le malade ne peut faire le poing. Les mouvements d'opposition du pouce existent. Les mouvements de flexion d'extension du poignet existent ainsi que la pronation et la supination mais aucun de ces mouvements ne présente une étendue absolument normale. Le malade porte un haltère de quatre kilogr. à bras tendu. Etat général bon, embonpoint notable. Le malade a été revu dans le courant de décembre 1883; l'état local est à peu près le même que celui noté précédemment.

Les quatorze autres opérés sont des adolescents et des adultes; huit ont de vingt-cinq à quarante ans; cinq seulement ont moins de vingt-cinq ans. Le plus jeune de tous nos malades avait quatorze ans au moment de l'opération.

Nous ne trouvons rien de saillant à relever dans les antécédents de nos malades en ce qui concerne l'influence si fréquemment signalée de l'hérédité. Il n'en est pas de même relativement aux antécédents pathologiques personnels. Presque tous ont présenté des localisations multiples de la tuberculose dans les os, les articulations, les ganglions, etc. C'est ainsi que le sujet de l'observation suivante présenta, à peu près en même temps que se développait l'affection du poignet, un mal de Pott nettement caractérisé par l'existence de douleurs lombaires et l'apparition d'abcès par congestion intra-pelviens.

Obs. IV. — *Ostéo-arthrite fongueuse du poignet. Mal de Pott; abcès intra-pelvien. Ablation des deux rangées du carpe. Abrasion de l'extrémité postérieure du troisième métacarpien.*

Louis Deffet, quatorze ans, entré le 30 mars 1882 à la salle Saint-Sacerdos, n° 37. Pas d'antécédents pathologiques héréditaires ni collatéraux ; pas d'accidents strumeux pendant son enfance. En avril 1881, fluxion de poitrine qui le tint au lit deux mois. Depuis lors le malade a toujours toussé; il n'a jamais eu d'hémoptysies. En novembre 1881 douleurs dorsolombaires, faiblesse des membres inférieurs, apparition d'abcès intrapelviens. Sous l'influence d'un régime tonique, les abcès se resorberent, les membres reprirent leur vigueur. En décembre 1881, légère douleur dans le poignet droit, spontanée, exagérée par la pression et les mouvements. Peu à peu la tuméfaction s'accentua et les mouvements disparurent complètement. Teinture d'iode, compression, bandage silicaté. En février 1882, on constate l'existence de trajets fistuleux sur le bord radial du poignet ainsi qu'un gonflement considérable de la région. Les doigts sont immobiles, œdémateux, le pouce est comme aminci, collé contre le premier métacarpien.

4 avril 1882. Résection du poignet par le procédé de M. Ollier, cautéri-

sation au Paquelin ; drainage bilatéral, pansement antiseptique, attelle
plâtrée. Quelques jours après l'opération, on panse la plaie au chlorure de
zinc à cause de son aspect diphthéritique.

24 janvier 1883. Le malade revient de chez ses parents ; il ne tousse
pas et parait avoir engraissé. La tuméfaction carpienne persiste toujours;
les drains supprimés depuis plusieurs mois ont laissé des trajets fistuleux
d'aspect fongueux. Le malade a été très rarement électrisé et ne s'est pas
exercé du tout pendant son absence. Le 27 février, on note une amélioration très considérable sous l'influence des injections modificatrices (teintures de créosote, d'iode). Les fistules sont fermées; tuméfaction très
amoindrie. Les articulations métacarpo-phalangiennes présentent une
très légère flexion. Les phalanges des trois premiers doigts se fléchissent bien. Le pouce possède un très faible mouvement d'opposition et de
flexion. Quant à l'index, tout en suivant les mouvements des trois autres
doigts, il reste un peu en arrière. Les mouvements passifs du poignet se
font sans douleur. Les mouvements volontaires existent, mais sont limités.
On sent dans la région carpienne surtout du côté des métacarpiens des
points durs osseux. Le malade porte à bras tendu pendant vingt à trente
secondes un poids de cinq livres pendu au pouce. Bon état général, pas
de toux.

Bien que nous n'ayons pas revu ce malade depuis ce moment, nous
avons appris que l'état du poignet opéré s'était amélioré. La santé générale s'est maintenue dans un état très satisfaisant. Le malade a repris sa
vie habituelle et ne souffre plus de sa lésion vertébrale.

Nous ferons remarquer à propos de cette observation le mauvais
état général du malade au moment où l'opération a été pratiquée.
Malgré une lésion vertébrale, et un abcès symptomatique intra-pelvien, la cicatrisation du poignet a été obtenue. Cette observation
prouve, au moins, qu'on a pu, sans compromettre la santé, conserver
un membre qui était déjà utile au malade au moment où il a quitté
l'hôpital, et qui n'a fait que s'améliorer de plus en plus. Ces cas-là
sont sur la limite de ceux que l'on doit opérer selon nous; s'il y
avait eu simultanément des lésions pulmonaires, M. Ollier se serait
abstenu de toute intervention. C'est à cet âge et dans ces conditions
qu'un traitement général hygiénique et médicamenteux peut rendre
les plus grands services en favorisant la cicatrisation des lésions
locales qui ne feraient que s'aggraver, si le malade continuait à
vivre dans les conditions qui engendrent la misère physiologique.

Voici un autre fait dans lequel la résection a été pratiquée sur
un sujet présentant simultanément des lésions osseuses multiples.
Il existait à la fois : 1° une ostéite de l'extrémité supérieure du tibia
gauche; 2° une ostéite de la première phalange du gros orteil droit;
3° une ostéo-arthrite métacarpo-phalangienne de l'auriculaire gauche
et une adénite sous-maxillaire droite suppurée idiopathique.

Obs. V. — *Osteo-arthrite du poignet droit. Résection totale du poignet. Abrasion de l'extrémité postérieure des cinq métacarpiens.*

Mathilde Moyroud, quinze ans, entrée le 22 mars 1881, salle Saint-Pierre, n° 3. Pas d'antécédents pathologiques héréditaires ni collatéraux ; il y a un an, elle ressentit des douleurs dans l'articulation radio-carpienne droite, plus marquées pendant la nuit ; puis, le poignet se tuméfia et, au bout d'un mois environ, un abcès s'ouvrit spontanément sur la face dorsale en donnant issue à du pus et à de nombreux petits séquestres.

Tout travail devint impossible. Peu après l'envahissement de l'articulation radio-carpienne, la malade ressentit des douleurs dans l'extrémité supérieure du tibia gauche qui s'accompagnèrent d'un abcès dont l'ouverture spontanée donna issue seulement à du pus. Il y a un mois, adénite suppurée sous-maxillaire droite, idiopathique. Il y a quinze jours ostéite de la première phalange du gros orteil droit.

Actuellement indolence des lésions, déviation considérable de la main sur le bord cubital. Chute de la main sur l'avant-bras ; ankyloses fibreuses des articulations des doigts et des articulations métacarpo-phalangiennes. Deux fistules existent, l'une vers la tête du deuxième métacarpien, l'autre vers celle du cinquième. Doigts en fuseau, œdématiés, immobiles.

27 mars 1881. — Opération, résection suivant le procédé de M. Ollier ; altérations considérables de tous les os du carpe. Tous sont enlevés à l'exception du pisiforme. Abrasion des extrémités postérieures des cinq métacarpiens ; on enlève une tranche du radius et du cubitus. Curage des fongosités. Cautérisations au thermo-cautère. Quatre ligatures d'artérioles. Badigeonnages au chlorure de zinc. Incisions de décharge latérale et dorso-palmaire, pansement antiseptique ; attelle plâtrée. Suites opératoires simples. Pendant les mois d'avril, mai, juin, juillet, on s'efforce de combattre la repullulation fongueuse par des cautérisations énergiques au nitrate et des injections modificatrices. La main a de la tendance à se subluxer sur l'avant-bras.

Octobre 1882. La malade revient à l'hôpital après un certain séjour chez ses parents. Le poignet est toujours tuméfié. La main n'est pas dans une bonne position, et les mouvements des doigts sont extrêmement limités. On reprend l'emploi des injections modificatrices (teinture d'iode, créosote, etc.). L'état général est peut-être un peu meilleur.

1er février 1883. La malade se plaint de souffrir du poignet gauche qui, du reste, semble légèrement tuméfié. Vésicatoires, immobilisation, compression. Le poignet opéré va un peu mieux.

En juillet 1883, on maintient toujours un ou deux drains perforants ; malgré tous les moyens employés pour parer à la repullulation fongueuse, l'état de la région opérée n'est pas encore bien satisfaisant. Les doigts sont très légèrement mobiles. Dans le courant de novembre et décembre 1883, les trajets des drains sont dilatés à plusieurs reprises au moyen de tiges de laminaria, et M. Ollier extrait plusieurs petites portions osseuses séquestrales.

En janvier 1884, la malade est anesthésiée ; un drain est établi au niveau d'un point fongueux. On en profite pour rompre l'ankylose des articulations des doigts. En raison de l'indolence et de la pusillanimité de la malade, les mouvements artificiels et l'électrisation n'ont pas été appliqués aussi régulièrement qu'on aurait pu le désirer, pendant le long laps de temps qui s'est écoulé depuis l'opération. Actuellement, février 1884, les doigts exécutent de légers mouvements de flexion et d'extension; le pouce est mobile, mais doué d'une opposition très imparfaite. La main est dans une situation relativement bonne. La tendance à la subluxation a été combattue efficacement par des attelles plâtrées et l'écharpe de caoutchouc. Bien que la malade ne se serve pas encore de sa main, nous croyons que cet état s'améliorera, grâce au drainage persistant et aux injections modificatrices.

Bien que la cicatrisation complète du poignet n'ait pas été obtenue au bout de deux ans, cette observation nous paraît des plus intéressantes : la main est aujourd'hui sauvée, les mouvements des doigts reviennent peu à peu malgré l'indocilité et l'apathie de la malade. Aussi, quoique peu brillant au point de vue absolu, ce cas nous paraît-il relativement très satisfaisant et démontre les ressources de l'art dans les cas que la gravité des lésions locales aurait pu faire regarder comme incurables.

C'est le cas le plus grave au point de vue des altérations locales que M. Ollier ait opéré.

Enfin, le malade cité dans l'observation VI peut être regardé comme un des types les plus remarquables de tuberculose osseuse à localisations multiples.

Obs. VI. — *Ostéo-arthrite du poignet gauche. Résection du poignet. Lésions osseuses multiples. Tarsectomie antérieure droite.*

Arquillières, passementier, vingt-quatre ans, entré le 2 août 1882, salle Saint-Sacerdos, n° 35. Pas d'antécédents pathologiques héréditaires ni collatéraux. Pas d'accidents scrofuleux pendant son enfance. A vingt-et-un ans, il fut déclaré bon pour le service militaire; il était robuste et vigoureux; à vingt-trois ans, pleurésie droite nécessitant un séjour de six mois à l'hôpital. Pendant qu'il était à l'asile de Longchêne (décembre 1881) le malade vit la face dorsale de sa main gauche devenir le siège d'un gonflement douloureux spontanément et surtout à la pression; plus tard, abcès, fistules; en même temps survinrent d'autres manifestations strumeuses au genou droit, à l'extrémité inférieure du radius à l'extrémité supérieure de l'humérus gauche et au niveau de la région, du tarse droit.

Etat du poignet gauche. Empâtement considérable, orifices fistuleux au niveau de la tête du deuxième métacarpien vers la base du troisième. *Les* articulations médio-carpiennes et carpiennes paraissent surtout atteintes. Les mouvements actifs du poignet sont très restreints, mais pas du tout douloureux; les mouvements passifs sont relativement étendus. Les doigts arrondis, œdémateux sont très peu mobiles et dans une légère flexion. L'extension est très limitée. Le pouce a conservé une partie de sa mobilité, mouvements d'opposition peu intenses. Le malade a été traité par l'immobilisation, la révulsion, etc.

27 novembre 1882. Opération, procédé de M. Ollier : on enlève tous les os du carpe sauf le pisiforme; on abrase également la base des deuxième troisième et quatrième métacarpiens. Sur le radius on enlève une lamelle osseuse assez mince dont l'ablation produit une légère excavation de l'extrémité radiale. Le cubitus est laissé intact. Cautérisation au Paquelin. Drainage bi-latéral; tubes debout dans la plaie; pansement antiseptique: attelle plâtrée. Suites de l'opération très simples. Bon état général ou tout au moins embonpoint notable malgré l'existence de lésions fongueuses multiples.

5 février 1883. Ablation des trois cunéiformes, scaphoïde et cuboïde, pour lésions fongueuses.

17 avril 1883. Très bon état général, le malade a engraissé, ne tousse pas. Le poignet est en bon état, on maintient cependant le drainage et on continue l'emploi d'injections modificatrices.

30 décembre 1883. Les drains du poignet ont été supprimés depuis plusieurs mois. Cicatrisation complète. La main est parfaitement dans l'axe de l'avant-bras et n'est pas déviée sur le bord cubital. On sent quelques points osseux durs de nouvelle formation. Les deux extrémités du radius et du cubitus sont un peu mobiles l'une sur l'autre. L'apophyse styloïde du cubitus dépasse un peu celle du radius. C'est surtout au niveau du bord radial que l'on sent une masse très dure, remplaçant le scaphoïde et le trapèze et mobile d'une part sur l'extrémité inférieure du radius et sur l'extrémité postérieure des deux premiers métacarpiens. On sent vers le bord cubital un noyau osseux qui ne paraît être que le pisiforme. Les mouvements des doigts sont parfaitement et complètement libres. Les mouvements du pouce se sont bien rétablis; ceux du poignet s'exécutent presque complètement, excepté cependant ceux d'abduction et d'adduction.

Janvier 1884. Amélioration très marquée dans la force du poignet. Le malade, qui portait seulement cinq kilogrammes deux cent grammes à bras-tendu le mois dernier, porte maintenant un haltère de vingt livres. En somme, le résultat est aussi satisfaisant que possible.

Malgré les conditions si défavorables créées par l'ensemble des lésions décrites ci-dessus, M. Ollier pratiqua ainsi qu'on le voit avec succès la résection du poignet gauche le 27 novembre 1882, et, quelques mois plus tard, la tarsectomie antérieure sur le pied droit. Actuellement, le malade a pris de l'embonpoint, un teint fleuri, marche sans canne et se sert utilement de sa main gauche [1]. La multiplicité

---

1. Nous n'avons relaté avec quelques détails dans l'observation précédente que ce qui concerne la résection radio-carpienne.

des lésions ne paraît donc pas constituer par elle-même une contre-
indication évidente à l'intervention chirurgicale; à ce sujet, nous
croyons devoir faire remarquer que la tuberculose osseuse présente
de nombreuses variétés dans ses degrés de bénignité ou de malignité. Tandis que certains sujets supporteront en quelque sorte facilement l'apparition d'abcès froids multiples simples ou ossifluents;
il en est d'autres chez lesquels l'état général s'altérera si rapidement
que les lésions viscérales ne tarderont pas à contre-indiquer l'emploi
de toute opération. Plusieurs de nos malades, examinés au point de
vue pulmonaire avant la résection, présentaient des signes évidents
de tuberculose.

Deux d'entre eux avaient été antérieurement atteints de pleurésie. Sans vouloir entrer dans des considérations d'un ordre plus
général que celui auquel se rattache la question qui nous occupe,
nous croyons cependant devoir rappeler ici quelques-uns des principes établis par M. Ollier dans une communication faite à la Société
de médecine le 26 février 1883 : « Les résections articulaires pratiquées chez des tuberculeux donnent souvent des succès durables.
Elles permettent non seulement d'obtenir une guérison locale, mais
encore d'enrayer les accidents généraux qui ont leur source dans
l'absorption des produits des foyers tuberculeux articulaires. . . .

Les résections articulaires chez des sujets, qui présentaient tous
les signes anatomiques et cliniques de l'affection tuberculeuse, nous
ont permis d'obtenir des guérisons qui se maintiennent depuis
quinze ans et plus . . . . »

Ajoutons que les formes torpides de la tuberculose pulmonaire
peuvent être considérées comme créant les conditions les moins défavorables à l'intervention. Il nous paraît utile de présenter résumées les observations suivantes, publiées dans la thèse de notre
ami Métral.

Obs. VII. — *Ostéites multiples de l'extrémité inférieure du radius
droit. Tunnellisation de l'os. Guérison momentanée. Retour de la
suppuration. Tuberculose pulmonaire. Résection du poignet. Guérison.*

Pierre Provenchère, sabotier, trente ans, entré le 17 décembre 1877,
salle Saint-Sacerdos, n° 14. Pas d'antécédents pathologiques héréditaires.
A dix-sept ans, fièvre typhoïde; il y a trois ans, abcès sur le bord externe
de l'avant-bras droit à dix centimètres au-dessus de l'interligne radio-car-
pien. Il y a huit mois, abcès à l'extrémité inférieure et interne de l'avant-
bras gauche. La fistule conduit dans l'articulation trapèzo-métacarpienne.

22 décembre. Trépanation et drainage de l'extrémité inférieure du radius.
Ablation d'un séquestre de la grosseur d'un noyau de cerise. Suites simples.

12 mars 1882. Extraction d'un petit séquestre dans la tête du premier métacarpien droit. Cautérisation. Drainage.

29 mars. Le malade revient dans le service à cause de l'aggravation des lésions du poignet droit. Gonflement considérable. Fistules nombreuses dans la région dorsale et le bord interne du poignet. Il en existe deux à la région palmaire. Les doigts sont dans l'extension ; pas de mouvements volontaires entre les deuxième et troisième phalanges, légers mouvements de flexion des deuxièmes sur les premières. Mouvements de flexion très bornés entre les premières et les métacarpiens.

Examen de la poitrine 1er mai 1880. Jamais d'hémoptysies. Petite toux de temps en temps ; pas d'expectoration. Quelques légers accès de fièvre le soir. Submatité en arrière des deux côtés aux sommets. A droite, pas de râles ; mais vers l'angle interne de l'omoplate, respiration très rude et soufflante. Au sommet gauche, en arrière, râles secs et humides assez nombreux. Respiration rude. Submatité sous les deux clavicules. Râles humides à gauche ; parfois on en entend aussi quelques-uns, mais bien plus rares et seulement dans les efforts de toux, sous la clavicule droite.

4 mai. Résection du poignet totale. Drainage, pansement de Lister. Attelle plâtrée amovible. Suites simples.

10 août. Quelques fistules persistent. On continue le drainage. Etat général meilleur.

Mai 1881. Le malade se sert utilement de sa main et commence à lever trois à quatre kilos à bras tendu. Toutes les fistules sont fermées à la suite de l'élimination successive de plusieurs petits séquestres.

8 janvier 1882. On note l'état suivant : Le malade possède les mouvements de flexion, d'extension, d'abduction et d'adduction de la main sur l'avant-bras. Bonne position de la main. Supination incomplète. Pronation parfaite. Mouvements d'opposition du pouce normaux. Flexion des doigts presque complète. Les autres mouvements s'exécutent bien. Il peut soulever de terre un poids de cinq kilos ; il tient à bras tendu trois kilos suspendus à l'index et au médius pendant une dizaine de secondes. Peut écrire son nom très convenablement. Etat général très satisfaisant. Ne tousse plus. Les signes stéthoscopiques pulmonaires ont diminué de netteté.

Janvier 1884. Le frère du malade nous a appris que non seulement les résultats signalés précédemment s'étaient maintenus, mais que la force et la mobilité du membre s'étaient notablement accrues. L'état général est meilleur qu'il n'a été depuis longtemps.

Cette observation est intéressante parce qu'elle montre l'amélioration de l'état général après l'opération, et bien que le malade appartienne à une famille de tuberculeux, il n'y a pas eu de nouvelles poussées ni sur le système osseux, ni sur les organes internes. Son état va s'améliorant depuis quatre ans.

Obs. VIII. — *Arthrite suppurée du carpe et du métacarpe. Résection des os du carpe, de la base des métacarpiens et de l'extrémité infé rieure du cubitus.*   •

Costery, Pierre, vingt-quatre ans, entré le 21 avril 1880, salle Saint-Sacerdos. Pas d'antécédents pathologiques collatéraux. Père vivant ; mère morte à trente-neuf ans d'un refroidissement. A dix-huit ans, adénite suppurée idiopathique. A vingt-deux ans, la main gauche commença à se tuméfier. Deux mois plus tard, collection purulente ouverte dans le second espace interdigital. Fistule palmaire. En février 1879, tuméfaction au niveau du deuxième métacarpien gauche. A son entrée, tuméfaction uniforme de la main gauche. Fistules dorsales et palmaires. Mouvements des doigts et du poignet complètement abolis. Le malade tousse, bien qu'il n'y ait pas de signes stéthoscopiques bien évidents ; il est pâle, bouffi, et son état général paraît mauvais ; mais il paraît plutôt scrofuleux que tuberculeux.

26 avril 1880. Opération, procédé d'Ollier. Ablation du troisième méta carpien et de tous les os du carpe. D'un coup de scie, on enlève l'apophyxe styloïde du cubitus ; on ne touche pas au radius. Excision et cautérisation des fongosités. Pansement, drainage de Lister. Attelle plâtrée. Suites assez simples.

25 juin. Il n'existe plus qu'une petite fistule donnant issue à une petite quantité de pus ; part en convalescence pour Longchêne.

4 août 1880. Amélioration de l'état général et local.

Octobre. Bonne santé. Flexion de la main sur l'avant-bras normale. Extension un peu limitée. Pronation et supination complètes. Articulations métacarpo-phalangiennes un peu raides. Celles des phalanges ont leur souplesse ordinaire. Mouvements d'opposition du pouce normaux. Poignet arrondi. A la place du carpe, masse résistante parsemée de saillies très dures. Médius plus court que l'annulaire de deux centimètres ; cela vient de l'ablation complète du métacarpien sur lequel il reposait et de l'absence de reproduction osseuse à ce niveau. Il se fléchit comme les autres doigts, mais ne peut s'étendre complètement. Le malade peut du reste s'en servir pour soulever des poids relativement lourds. Il soulève de terre et porte à un mètre de hauteur environ quinze kilos. Il porte à bras tendu sept kilos. pendant quelques secondes en se servant seulement des doigts pour les tenir. Il a pu travailler aux travaux des champs tout le temps qu'il passa chez lui avant de revenir à l'hôpital. L'état général est très satisfaisant.

Janvier 1884. Nous avons appris que l'amélioration s'était encore accentuée et que le malade se servait encore utilement de sa main. Un an après la résection M. Ollier pratiqua l'amputation du médius qui était resté très peu mobile et gênait le patient. Le malade gagne sa vie en travaillant comme simple ouvrier dans la fabrique de chocolat Menier à Noisiel-sur-Marne, où il est employé depuis plus d'une année. Il porte pendant trente secondes à bras tendu un haltère de huit kilos. Les doigts ont retrouvé toute leur souplesse ; ils serrent énergiquement. Il a eu l'année dernière des ulcérations à la gorge qui avaient fait penser à la syphilis : aucune de ses cicatrices osseuses ne s'est rouverte lors de cette poussée qui paraît devoir être rapportée à la scrofule.

Faisons remarquer, à propos de ce malade, qu'il gagne sa vie depuis trois ans par un travail manuel pénible, et que depuis cette époque, malgré une poussée de scrofule sur les muqueuse, le poignet opéré est resté complètement indemne.

Obs. IX. — *Arthrite suppurée du poignet. Hémoptysies. Ablation des os du carpe. Indocilité du malade. Absence complète de soins consécutifs. Raideur des doigts.*

Fersand Léon, quinze ans, entré le 28 avril 1878, salle Saint-Sacerdos, n° 1. Pas d'antécédents héréditaires. Il y a un an, douleurs dans la région du carpe droit. Deux mois plus tard, abcès donnant lieu à des fistules dorsales et palmaires. A son entrée, tuméfaction du poignet; trajets

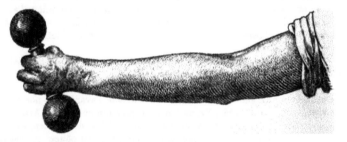

Fig. 1. — *Main de Costery, deux ans après la résection du poignet.* Le sujet a été photographié avec un haltère de 4 kil. 500 gr., il en portait un de 9 kil. pendant 10 à 15 secondes, mais n'avait pas assez de fixité pour être photographié avec ce poids.

fistuleux, impotence fonctionnelle. Quoique l'examen de la poitrine ne donne pas de signes bien nets, le malade tousse assez souvent et aurait eu plusieurs hémoptysies.

2 mai. Ablation des os du carpe. Curage, cautérisation des fongosités. L'état général s'améliorait après son opération, quand il fut pris, étant encore à l'Hôtel-Dieu, de nouvelles hémoptysies et on le fit partir chez lui parce qu'il s'étiolait dans le service; le malade négligea tout traitement local et ne fit aucun mouvement pour assouplir ses doigts.

23 janvier 1881. Très faibles mouvements de flexion des doigts, mouvements volontaires de flexion assez étendus de la main sur l'avant-bras. Supination perdue. Normalement, la main est dans la pronation complète. A la place du carpe existe une masse ostéo-fibreuse dont il est difficile d'apprécier l'épaisseur. Les mouvements se passent entre cette masse, les extrémités postérieures des métacarpiens et les extrémités des os de l'avant-bas. Le malade est resté sans soins aucuns pendant un an et demi.

12 janvier 1882. Le père du malade transmet les renseignements sui-

vants: Les fistules ne se sont jamais rouvertes. Les mouvements ne sont
pas douloureux. Les doigts sont toujours très faibles. Cependant, il serre
très bien un objet entre le pouce et les autres doigts, mais il lui est impossible de fermer la main complètement. Soulève de terre avec peine
quinze kilos; porte à bras tendu cinq à six kilos.

Le bras du côté opéré s'est bien fortifié. Les mouvements de la main
sur l'avant-bras se font bien; ceux des doigts sont presque nuls. Très bon
état général.

Janvier 1884. D'après les renseignements que nous avons pu recueillir
sur ce malade, l'état général est toujours bon, mais nous n'avons pu avoir
de nouveaux détails sur son état local.

Ce cas est surtout intéressant en ce que le malade, opéré depuis six
ans, jouit d'une bonne santé générale et n'a pas eu de nouvelles hémoptysies depuis 1878.

Obs. X. — *Résection totale du poignet droit chez un sujet qui avait
déjà subi la résection des deux coudes atteints d'ankylose et l'ablation partielle des deux calcaneums atteints d'ostéite nécrotique.*

Mlle S., âgée de vingt-huit ans, est atteinte depuis l'âge de sept ans
d'ostéites multiples ayant successivement envahi les articulations des
mains et des pieds ainsi que les deux coudes. Pas d'antécédents syphilitiques héréditaires ni personnels; malgré l'usage de l'iodure de potassium, du chlorure d'or administré dès 1871 à l'époque où les métatarsiens étaient seuls pris, la maladie a suivi une marche progressive et
atteint successivement les os que nous venons d'énumérer. A la suite de
ces suppurations, les coudes sont ankylosés.

En 1881-1882, M. Ollier fit la résection des deux coudes. Excellents résultats ; articulations mobiles, solides, permettant à la malade l'usage de
ses membres. Quelque temps après, M. Ollier évida les calcanéums et enleva quelques portions nécrosées des os du tarse. Un peu plus tard, fis
tule au niveau du poignet droit, douleur, impotence fonctionnelle. Comme
les articulations carpiennes étaient depuis longtemps confondues et soudées
entre elles à la suite des suppurations antérieures, M. Ollier se contenta
de faire l'ablation de l'apophyse styloïde du cubitus et du pyramidal.
Un peu plus tard, la douleur reparut au niveau du scaphoïde; comme le
membre s'enraidissait de plus en plus, on fit l'ablation du scaphoïde et
du semi-lunaire. Disparition des douleurs pendant deux mois; mais au bout
de ce temps elles reparurent au niveau du trapèze, trapézoïde et premier
métacarpien, 1er février 1884. Résection totale du poignet. Ablation de ce qui
reste du carpe, des os de la seconde rangée et de près de un centimètre du
radius qui était gras, friable, ramolli. Evidement longitudinal du premier
métacarpien dans toute sa longueur. Suites excessivement simples. L'o-
pération a été laborieuse à cause des adhérences des os entre eux et des
lésions inflammatoires qu'ils avaient subies dans leur tissu propre et leur
périoste. Pas de réaction, disparition des douleurs : la malade souffrit
moins qu'après les résections partielles dont on avait cru pouvoir se con-

tenter tout d'abord. La cicatrisation serait complète depuis longtemps si l'on n'avait maintenu un drain perforant transversal ; les mouvements actifs se rétablissent peu à peu. Depuis quelques jours seulement, il s'est manifesté un peu de douleur au niveau du pisiforme que l'on sera peut-être obligé d'enlever plus tard.

Nous citons ce résultat, bien qu'il soit encore incomplet, parce qu'il s'agit là d'une forme rare d'ostéite qui a nécessité déjà plusieurs résections articulaires et qu'aucun traitement interne n'avait pu enrayer. Cette malade n'est nullement tuberculeuse·et, depuis les diverses opérations qu'elle a subies, son état général s'est notablement amélioré. Nous avons déjà dit qu'elle n'était pas syphilitique ou, du moins, rien ne permet de le supposer. La bénignité de la résection faite autant au point de vue orthopédique qu'au point de vue antiphlogistique, est venue démontrer une fois de plus le peu de danger de ces opérations, lorsque les plaies sont traitées antiseptiquement.

L'analyse de nos observations nous révèle les détails suivants relatifs à l'évolution des lésions carpiennes. Quinze fois sur dix-sept, la résection a été pratiquée plus d'une année après l'apparition de la maladie. C'est un point sur lequel il est absolument nécessaire de fixer l'attention si l'on veut apprécier sainement les résultats du traitement employé. En effet, la connaissance de la durée des lésions permet (toutes choses égales d'ailleurs) de se faire une idée·à peu près exacte des désordres anatomiques et fonctionnels existant à l'avant-bras et à la main. Si les altérations des os et des articulations, siège primitif de la maladie, sont souvent extrêmes, les troubles secondaires qui en sont toujours la conséquence, constituent dans certains cas des obstacles extrêmement difficiles à surmonter. On se représente facilement l'action néfaste que peuvent exercer l'inflammation de voisinage, l'immobilisation plus ou moin complète sur les appareils musculaires, tendineux et articulaires d l'avant-bras et de la main. L'application de bandages, palettes, etc. immobilisant la main et les doigts dans l'extension, contribuent tro souvent à l'apparition de.tous ces désordres.

Souvent indolentes ou à peine douloureuses, les lésions chroni ques du poignet peuvent chez certains malades s'accompagner d douleurs extrêmement vives que rien ne fait disparaître et qui con stituent alors une des indications principales de la résection. T est le cas du malade cité dans l'observation I. Malgré l'âge avan de ce sujet, soixante-six ans, l'opération réussit à améliorer l'état g néral fâcheusement influencé par de continuelles souffrances. En qui concerne le siége primitif des lésions, il nous semble utile d faire remarquer que, dans plusieurs cas, les gaines tendineuses de l main et des doigts paraissent avoir été le point de départ des altérations fongueuses envahissant consécutivement les os et articulations voisines. C'est ainsi que dans les observations suivantes, nous trouvons relatées des synovites tendineuses antérieures à l'affection carpienne.

Un malade précédemment cité (obs. II) avait eu également une synovite fongueuse quelque temps avant l'apparition de l'ostéo-arthrite.

Obs. XI. — *Ostéo-arthrite radio-carpienne gauche. Ablation des os du carpe et abrasion de l'extrémité postérieure des quatre derniers métacarpiens.*

Jean Olagne, cultivateur, trente-et-un ans, entré le 22 mars 1882, salle Saint-Sacerdos, n° 3. Père et mère bien portants; pas d'antécédents pathologiques collatéraux. Le malade aurait eu la fièvre typhoïde à l'âge de dix ans. Il y a quatre ans, il aurait fait une maladie assez grave, fébrile, mal déterminée, qui aurait nécessité un repos de trois mois. Il attribue l'origine de cette affection à une violente frayeur. Il y a trois ans, gonflement dans les régions palmaire et anti-brachiale assez bien limité à la gaine carpo-phalangienne interne ; gêne dans la flexion des doigts. Au bout de huit mois, suppuration; pas de séquestres. La fistule subsista pendant un mois, puis se cicatrisa. Il reprit son travail, le gonflement ayant à peu près disparu ; mais, au bout de quelque temps, les mouvements furent de nouveau gênés. Au mois de janvier dernier, le poignet se tuméfia très notablement au niveau de l'extrémité postérieure des deuxième et troisième métacarpiens; finalement, un abcès s'ouvrit à la face dorsale du carpe. A son entrée, on note *une impotence fonctionnelle à peu près complète;* les doigts sont peu mobiles, le pouce ne possède pas de mouvements d'opposition.

Quelque temps après son entrée (avril 1882) résection du poignet, curage et cautérisation des fongosités, drainage, pansement antiseptique, attelle platrée. Suites simples. L'état général du malade qui était assez bon avant l'opération s'est maintenu et, à la date du 15 décembre 1882 on constate que le membre opéré a pris beaucoup de force. Il porte à bras tendu un poids de neuf kilos, sans aucune difficulté. Les fistules sont fermées. La main est très légèrement déviée sur le bord cubital. Les mouvements du poignet, des doigts et du pouce sont très satisfaisants.

Mars 1883. Le malade revient montrer les résultats de l'opération. Il a pu travailler la terre et se livrer en somme à toutes les occupations que nécessite sa profession de cultivateur. Nous le présentons à la Société des sciences médicales de Lyon à cause de la perfection du résultat, au point de vue de la force et de la mobilité de la main et des doigts. Il porte facilement dix kilos, à bras tendu.

Nous avons tout lieu de croire que ces résultats se sont non seulement maintenus, mais encore améliorés à l'heure actuelle; nous donnerons plus loin un dessin représentant la main de cet opéré.

OBS. XII. — *Ostéo-arthrite fongueuse radio-carpienne droite. Résection totale du carpe. Evidement du radius et du cubitus. Résection de la base des quatre derniers métacarpiens.*

Cuers, Xavier, cultivateur, vingt-sept ans, entré le 18 février 1883, salle Saint-Sacerdos, n° 34. Père mort à soixante-douze ans. Sa mère a succombé à une affection thoracique à soixante-deux ans. Six frères ou sœurs en bonne santé. Un frère mort au service (fièvres). Pas d'antécédents scrofuleux; pas de syphilis ni d'alcoolisme. Il y a six ans, il aurait eu au niveau du poignet droit une affection qui paraît avoir été un kyste à grains rhiziformes : un médecin l'ouvrit, il en sortit un liquide filant, clair et des grains rhiziformes. Ni palette, ni pansement antiseptique.

Suppuration; une seconde ouverture se fait spontanément vers le talon de la main. Mouvements des deux derniers doigts extrêmement limités. Leur extension complète impossible. Au bout de trois mois guérison. Trois mois plus tard, le malade ne pouvait pas encore complètement fermer le poing ni étendre entièrement les doigts. Cependant il reprit son travail au bout d'un certain temps. Il y a deux ans, l'incision devint le siège d'une fistule purulente qui persista deux mois. Il y a quatre mois, à la suite d'une chute sur le poignet droit douleurs, gonflement à peu près en même temps, adénite suppurée axillaire gauche idiopathique. L'impotence fonctionnelle de la main est devenue peu à peu complète. Actuellement la main est fléchie sur l'avant-bras. Les doigts sont dans la demi-flexion. Il est impossible de les redresser. Mouvements spontanés volontaires des doigts très limités, n'existant guère que pour les deux dernières phalanges. L'opposition du pouce existe; le malade ne peut rien tenir à la main; douleurs très vives dans les mouvements provoqués, pas de ganglions épitrochléens; rien à l'auscultation pulmonaire.

18 mars 1883. Opération. Ablation totale du carpe, évidement du radius et du cubitus; résection de la base des quatre derniers métacarpiens. Cautérisation. Drainage bilatéral, dorso-palmaire, pansement antiseptique, attelle plâtrée. Suites simples.

15 juillet 1883. Un traitement modificateur local très énergique (injections caustiques, cautérisation) a été mis en usage et a considérablement amélioré l'état du poignet. Les mouvements des doigts, flexion et extension se font assez bien; ceux du poignet existent également, mais sont limités. Les drains ont été maintenus en grande partie. Le malade souffrant dans un point de l'éminence hypothénar, un nouveau drain a été momentanément placé à ce niveau.

10 août 1883. La mobilité des doigts est toujours assez peu satisfaisante. Cela se conçoit si l'on tient compte du mauvais état dans lequel se trouvait le membre au moment de l'intervention. L'opposition du pouce est toujours très faible. Le malade porte à peu près deux livres à

bras tendu. L'état général est bon. Le malade demande à aller passer quelque temps à la campagne.

Nous n'avons pas eu de nouvelles précises de ce malade, nous savons seulement qu'il commence à se servir de sa main pour les petits travaux de la campagne.

Les rapports intimes des gaines tendineuses avec les articulations et les os du carpe, rapports bien décrits par Schwartz, expliquent sans peine la propagation facile des lésions de la gaine aux os et aux jointures avoisinants, de même qu'ils nous rendent comptent d'une extension pathologique inverse.

Ainsi que nous le faisions remarquer au début de ce mémoire, jamais la résection n'a été pratiquée d'emblée. C'est toujours après avoir employé les moyens usités en pareilles circonstances (révulsion, compression, immobilisation, etc.), et en avoir reconnu l'insuffisance que l'opération a été décidée. Déduction faite du traitement plus au moins régulier mis en usage avant l'entrée du malade à l'hôpital, la résection a toujours été différée pendant un laps de temps variant de un à plusieurs mois. La légitimité de ces indications se trouve nettement établie par le fait même de l'inutilité de l'expectation active mise en usage chez nos différents malades. Nous serions tentés d'ajouter que la résection eût-elle été pratiquée le jour même de l'entrée du patient dans nos salles, la gravité des lésions aurait fait de l'intervention une opération non pas hâtive, mais plutôt retardée. Il suffit de parcourir nos observations pour se rendre compte de la gravité de l'état dans lequel se trouvait le poignet de nos malades, au moment de la résection. Chez tous, une suppuration plus ou moins abondante était établie et avait déterminé l'apparition d'un ou plusieurs trajets fistuleux. L'action des muscles de l'avant-bras et de la main, déjà affaiblie par l'atrophie dont ces organes étaient le siège, était encore diminuée, presque annihilée par l'existence de raideurs, d'ankyloses tendineuses et articulaires. La main, légèrement fléchie comme subluxée en avant sur l'avant-bras, était le plus souvent un peu inclinée sur le bord cubital. Complètement étendus ou légèrement fléchis, les doigts œdémateux n'exécutaient que des mouvements de flexion et d'extension extrêmement limités. L'opposition du pouce aux autres doigts était généralement impossible. Dans les cas où elle existait, elle s'exerçait avec une faiblesse telle que le malade ne pouvait soulever un verre à demi plein d'eau, ni même tenir un crayon; en un mot, l'impotence fonctionnelle de la main était complète.

(*A suivre.*)

TRAITEMENT DU VARICOCÈLE

PAR LA

LIGATURE ET LA SECTION ANTISEPTIQUES DES VEINES

Par M. NICAISE

Les complications des plaies des veines sont justement redoutées des chirurgiens. En 1872 [1], j'ai eu déjà l'occasion d'étudier cette question, mais en laissant de côté la cause première des complications et sans parler non plus des modes de pansement.

Depuis cette époque, des progrès considérables ont été réalisés dans la pratique de la chirurgie, par la connaissance plus complète que nous avons de la pathogénie des complications des plaies et par l'emploi de méthodes de pansement basées sur cette connaissance même.

C'est dire que les plaies des veines sont moins à redouter aujourd'hui, mais non qu'elles ne peuvent jamais s'accompagner d'accidents. Aussi, malgré les progrès de la thérapeutique, devra-t-on toujours être sobre d'opérations sur les veines.

Mais, si l'on doit intervenir, on le fera sans beaucoup d'inquiétude, à la condition de suivre les règles de la méthode antiseptique; autrement, mieux vaudrait s'abstenir.

Ayant eu à traiter un varicocèle douloureux et intolérable, j'ai choisi l'opération par ligature et section des veines, opération ancienne ainsi que le montre le court historique suivant; opération acceptée pendant des siècles, puis abandonnée à cause de ses dangers et que l'on peut pratiquer de nouveau, grâce à la méthode antiseptique.

L'histoire de l'opération du varicocèle fait voir quelles étaient les tendances chirurgicales à chaque époque, et que la hardiesse du chirurgien dépend souvent du pansement qu'il emploie.

Il était intéressant de rechercher quelle était aux différentes époques l'opinion des chirurgiens sur une opération précise, délicate et

---

1. Nicaise, *Des plaies et de la ligature des veines.* (Th. agrégat. 1872.)

dangereuse, comme celle du varicocèle ; ceci peut donner une idée des fluctuations de la chirurgie. Celse, qui écrivait plus de trois siècles après Hippocrate, pendant le règne d'Auguste, est le premier auteur chez lequel on trouve l'idée de la ligature des vaisseaux.

Apropos de l'*opération de la saillie vasculaire du scrotum* (cirsocèle), il dit [1] :

« S'il existe sur le scrotum une saillie vasculaire, on la brûle avec des cautères grêles et pointus, qu'on enfonce dans les veines mêmes, en ayant soin de ne pas porter l'action au delà… Les veines dilatées sont-elles sur la tunique moyenne (?), on doit faire une incision à l'aine, attirer cette tunique au dehors, en détacher les vaisseaux avec le doigt ou le manche du scalpel, et les lier avec un fil à leur point supérieur et inférieur d'adhérence ; puis les couper au-dessous des ligatures et replacer le testicule. »

Paul d'Egine, au VIIe siècle, donne de l'opération du cirsocèle une description qui se rapproche de celle de Celse [2]. « Après avoir placé convenablement le malade, nous palpons le scrotum et nous repoussons le cremaster (χρεμαστήρ) à la partie inférieure. On le reconnaît facilement parce qu'il est plus mince que les vaisseaux, plus ferme et résistant… Puis, saisissant dans le scrotum les vaisseaux avec nos doigts et avec ceux d'un aide, et les tirant fortement, nous dirigeons obliquement le tranchant d'un bistouri sur les vaisseaux servant d'appui à l'instrument. Ensuite, à l'aide de crochets que nous fixons, disséquant les parties situées sous la peau et mettant à nu les vaisseaux, … nous faisons passer dessous une aiguille munie d'un fil double et, après avoir coupé l'anse du fil, nous lions les vaisseaux aux endroits où commence et où finit leur dilatation ; alors nous faisons dans le milieu une incision droite, et, après avoir évacué le sang coagulé, nous appliquons le pansement suppuratif, afin que les fils tombent d'eux-mêmes avec les vaisseaux. »

Guy de Chauliac, vers 1363, s'appuyant sur l'opinion d'Albucasis et sans citer les travaux de Celse, dont les manuscrits étaient encore perdus, dit que la hernie variqueuse est difficile et dangereuse à opérer : « Mais si tu es fort importuné de prières, après avoir prédit le danger suivant la doctrine d'Albucasis, incise la peau des testicules… et lie la hernie variqueuse, en haut et en bas : et coupe tout net ce que sera au milieu, et le tire dehors, et couds, pour guérir la playe, comme dict est » [3].

---

1. *Traité de médecine de Celse*, traduit par Védrènes. Paris, Masson, 1876, p. 527.
2. *Chirurgie de Paul d'Egine*, traduite par R. Briau. Paris, Masson, 1855, p. 273.
3. *La grande chirurgie de M. Guy de Chauliac*, restituée par Laurent Joubert, édit. de Lyon, 1642, p. 171.

Arculanus, chirurgien italien du xvᵉ siècle, cité par Malgaigne [1], « liait la veine en haut et en bas, l'excisait entre les deux ligatures et réunissait par suture. »

Franco (1556) s'exprime ainsi [2] à propos de la hernie variqueuse : « Il faut procéder en la curation en ceste sorte : après avoir fait bonne ouverture en long au scrotum du milieu d'en haut, il faut tirer fort le didime par le testicule. Et alors passer par dessous la varice (le plus haut qu'il sera possible) une aiguille d'argent ou autre, qui soit courbe et enfilée, et la lier en deux lieux auprès l'un de l'autre. S'il y a plusieurs veines il faut faire le semblable à toutes. Mais premièrement que d'estraindre le fil, il faut couper la varice entre les deux filz et laisser évacuer le sang contenu en icelles... Et alors on estraindra les filz, et cauterizera t-on, si on veut, car il n'est pas autrement nécessaire... »

A. Paré (1564) s'est aidé du travail de Franco; il dit, en effet, au sujet de la *hargne variqueuse* [3] : « Pour la curer, faut faire ouverture au scrotum de la grandeur de deux doigts ou environ, à l'endroit de la varice. Puis faut passer par-dessous la veine variqueuse une aiguille enfilée d'un double fil, le plus haut de la varice qu'on pourra, pour la lier en haut vers sa racine. De rechef on passera l'aiguille comme dessus, en l'autre partie basse, laissant un doigt d'espace, peu plus ou moins, entre les deux ligatures. Mais premier qu'estreindre le fil de la dernière ligature, faut ouvrir la varice en l'espace moyen, comme si on voulait saigner, afin d'évacuer le sang contenu au scrotum, ainsi que l'avons pratiqué cy-devant en la cure des varices. Puis sera la playe traitée comme l'art le commande, laissant tomber les filets d'eux-mêmes... »

L'analogie des textes de Franco et d'Ambroise Paré est évidente; et le second ne cite pas le premier. A. Paré, d'après Malgaigne, a commis plusieurs fois cet oubli dans ses ouvrages.

Jean Vigier (de Castres) [4], chirurgien du xvıᵉ siècle, considère la circocèle ou hernie variqueuse comme « de très difficile guérison, à raison qu'elle ne cède qu'à l'opération qui est très dangereuse en cette partie. » Il décrit ensuite cette opération dans des termes identiques à ceux d'Ambroise Paré et sans citer cet auteur, mais en s'appuyant sur Celse. Il dit aussi que la plaie sera traitée selon l'art.

Voici ce qu'il entend par ces derniers mots, s'en référant à l'autorité

1. *Œuvres d'Ambroise Paré*, édit. Malgaigne, 1840, t. I, p. XCI, introd.
2. Franco, *Petit traité contenant une des parties principales de chirurgie*. Lyon, 1556.
3. *Œuvres complètes d'Ambroise Paré*, édit. Malgaigne, 1840, t. I, p. 117.
4. *La grande chirurgie des tumeurs*, par Jean Vigier, édit. Lyon, 1614, p. 281.

de Guy de Chauliac, dont les ouvrages paraissent avoir été le bré-
viaire des chirurgiens depuis la fin du xivᵉ siècle et « que, dit-il,
nous pouvons appeler à bon droit notre Coryphée. »

« Quant aux topiques ou premier appareil on appliquera sur la
playe blancs d'œufs battus et meslés avec poudres astringentes,
pour empêcher la fluxion et inflammation..; lequel osté, j'y applique
un remède ou agglutinatif, propre pour les playes récentes, comme
est le baume du Pérou, ou quelques gouttes des baumes suivants
sans aucune tante, afin de réunir la playe plus promptement, ce
qu'un expert et religieux chirurgien doit faire sans user d'aucuns
peptiques et suppuratifs, qui traînent la playe en longueur, enflamment la partie, etc... [1] »

Quand la playe est avec perte de substance, J. Vigier conseille
avec Galien l'usage de l'encens ou de l'aristolochia : « La playe aussi
sera lavée deux fois le jour l'esté et une en hyver de bon vin chaud.
Puis on appliquera par-dessus un baume sarcotique et glutinatif,
et un emplâtre de Gratia Dei, puis un cuissinet, ou estouppes imbues
de bon vin rouge par-dessus [2] ».

Heister (1750), dans ses *Institutions de chirurgie* (t. II, édit. 1770,
p. 232) considère la ligature des veines dans le varicocèle comme
un traitement trop cruel.

Boyer, dans son livre qui résume les opinions de l'Académie royale
de chirurgie, n'est pas partisan de l'opération du varicocèle; Nélaton
rejette également l'excision et la ligature des veines variqueuses mises à nu. Mais il admet le traitement du varicocèle par la compression (Breschet 1834, Landouzy 1838); par la ligature sous-cutanée
(Gaynebé 1830, Ricord); par l'enroulement (Vidal, 1844); par la
cautérisation (Bonnet, Nélaton); procédés qui ont tous pour but
d'éviter de mettre les veines à découvert, dans la crainte de complications. La méthode sous-cutanée qui met les plaies à l'abri du
contact de l'air tend pendant une certaine période à se généraliser
en chirurgie; on l'applique au traitement du varicocèle; mais son
exécution est souvent difficile et incertaine, et a été suivie quelquefois d'atrophie et de gangrène du testicule.

Si l'on rapproche le traitement opératoire du varicocèle des méthodes de pansement, on constate donc que l'opération est abandonnée quand les pansements émollients et avec les corps gras
l'emportent sur les autres. C'est en effet vers le milieu du xviiiᵉ siècle que quelques membres de l'Académie Royale de chirurgie pré-

1. Jean Vigier, p. 383.
2. Jean Vigier, p. 337.

conisent l'usage des pansements avec les corps gras. Jusque-là les pansements étaient faits avec des substances plus ou moins antiseptiques [1].

L'opération que j'ai pratiquée est celle qui, déjà indiquée par Celse, est décrite par Paul d'Egine; pour être à l'abri des complications des plaies des veines, j'ai suivi les règles de la méthode antiseptique.

Il est inutile de répéter ici le manuel opératoire, il est tout au long dans le corps même de l'observation de mon malade.

Cette observation a servi de point de départ à la thèse inaugurale d'un de mes élèves, M. Vincent [2].

Obs. — *Varicocèle ancien, douloureux.* — *Dénudation, ligature et section des veines; méthode antiseptique.* — *Guérison définitive.*

D..., trente-huit ans, employé de chemin de fer, entre le 12 juin 1883 à l'hôpital Laënnec dans mon service, salle Malgaigne, 11.

Antécédents héréditaires. — Son père était goutteux; sa mère avait des varices et souffrait de coliques néphrétiques.

Antécédents personnels. — A l'âge de treize ans, étant à cheval sans selle, le testicule gauche fut comprimé contre le dos du cheval, la douleur fut extrêmement vive et contraignit le malade à descendre.

A dix-huit ans, ce même testicule reçut une violente contusion.

Le malade eut trois blennorrhagies, jamais d'orchite; une cystite qui dura trois mois.

Le varicocèle a débuté à l'âge de treize ans, après, dit le malade, le premier accident. D... fut réformé pour son varicocèle.

Celui-ci augmenta peu à peu de volume, s'accompagna de douleurs qui devinrent de plus en plus vives, elles se montraient surtout après la fatigue et étaient parfois intolérables. Le malade pour les faire diminuer quittait momentanément ses occupations, se couchait sur le parquet en plaçant ses membres inférieurs en élévation sur une chaise, puis après quelque temps de repos il reprenait ses travaux.

La violence et la fréquence des douleurs le gênaient dans sa profession et l'avaient obligé de refuser des positions plus avantageuses que celle qu'il avait actuellement; de plus son moral commençait à s'affecter.

Le testicule gauche correspondant au varicocèle est atrophié, le canal déférent est mince et assez difficile à bien isoler; il n'y a point d'autres varices en d'autres points du corps.

Dans ces conditions spéciales, je pensai que l'on devait répondre à la demande du malade réclamant une opération, d'autant plus que celle-ci est aujourd'hui moins dangereuse qu'autrefois.

1. Nicaise, *Du pansement des plaies*, in *Gaz. méd.*, 1881.
2. Vincent, *Traitement du varicocèle, application de la méthode antiseptique.* Th. Paris, 1884.

Opération. — 19 juin 1883. Le malade est chloroformé, le pubis est rasé et toute la région savonnée et lavée à l'eau phéniquée.

Je fais une incision verticale de 5 centimètres le long du cordon, entre l'anneau inguinal externe et le testicule, j'incise couche par couche jusqu'au faisceau des veines spermatiques variqueuses. Ce faisceau est isolé, *puis séparé facilement en arrière de l'artère spermatique* et du canal déférent, l'isolement est fait sur une longueur de plus de 2 centimètres. Je passe au-dessous des veines deux fils de soie de chine phéniquée, l'un est porté du côté de l'anneau inguinal, l'autre du côté du testicule; avant de serrer le nœud inférieur, j'exprime les veines afin de les débarrasser du sang qu'elles contenaient, je serre en dernier le nœud supérieur, puis je sectionne tout le faisceau variqueux entre les deux ligatures qui s'écartent alors un peu l'une de l'autre. Les fils furent coupés au ras des nœuds.

Trois points de suture furent faits à la peau, recouvrant les ligatures dites perdues; un petit tube à drainage fut placé au milieu de l'incision. Un large pansement de Lister recouvrit les bourses, le périnée, les parties inférieures de l'abdomen et la partie supérieure des cuisses.

Les suites de l'opération furent des plus simples, aucune élévation de température et conservation constante de l'appétit.

Il se fit un léger épanchement séreux dans la tunique vaginale. Le drain et les sutures furent enlevés de bonne heure. Réunion par première intention, sauf au niveau du drain; pas de réaction locale.

28 juin. — L'épanchement vaginal a disparu, le malade, maintenu jusque-là au lit par précaution, s'est levé et est resté assis sans que le gonflement des bourses se soit produit. Du reste, par la palpation, on sent que les veines liées sont, au-dessous de la ligature, remplies de caillots; elles forment des cordons durs autour du testicule, et ne sont pas douloureuses.

On recommande au malade de ne pas travailler, de très peu marcher, et de porter un suspensoir un peu serré, afin de permettre aux veines de se cicatriser complètement.

4 juillet. — Le malade quitte l'hôpital.

14 septembre. — Le malade est revu. La bourse gauche est encore plus volumineuse que celle du côté opposé, et on sent encore les cordons indurés formés par les thromboses des veines variqueuses; ces cordons sont plus minces. Au niveau de la plaie il reste un petit point fistuleux par lequel est sorti il y a deux jours une des ligatures des veines. L'autre ligature sortit également quelque temps après. Le malade a repris sa profession et n'a plus éprouvé aucune douleur.

Décembre 1883, et *avril* 1884. — La guérison est complète, les cordons veineux ont disparu, il n'y a aucune douleur, et aucune trace de récidive de dilatation veineuse.

L'opération pratiquée dans ce cas, qui consiste à disséquer les veines variqueuses, les isoler, les lier et les couper entre les deux ligatures, est d'une exécution facile. Pendant toute l'opération on voit exactement ce que l'on fait; l'on est assuré de ne pas prendre le canal déférent dans la ligature, et j'ai pu chez mon malade isoler l'artère spermatique et ne pas la comprendre non plus dans la ligature.

L'*isolement de l'artère spermatique* n'est possible que par l'opération à ciel ouvert; je ne sais si dans tous les cas il serait facile de séparer l'artère des veines qui l'entourent et qui quelquefois forment comme un plexus autour d'elle, mais néanmoins on doit chercher à ne pas la comprendre dans la ligature, car cela assure la nutrition du testicule, parfois compromise dans les divers procédés de la méthode sous-cutanée.

Les suites de l'opération ont été très simples, grâce à l'emploi de la *méthode antiseptique*. Cependant les nœuds des fils à ligature n'ont pas été enkystés ou résorbés, ils ont été éliminés. Ceci tient probablement à ce que les fils n'étaient pas suffisamment aseptiques, car lorsqu'ils ont ces qualités ils ne manifestent aucunement leur présence dans les plaies, dans les moignons d'amputation, même quand ils sont en grand nombre. Les moindres détails ont une grande importance dans la pratique de la méthode antiseptique; leur perfection seule assure une cicatrisation physiologique.

Enfin je ferai remarquer que chez mon malade, neuf mois après l'opération, il n'y avait aucune trace de *récidive*, les veines spermatisées ayant été liées et sectionnées, la récidive ne pourrait se faire que par les veines funiculaires qui s'anastomosent avec les premières au niveau de l'épididyme. Mais il est à observer, ainsi que l'a fait remarquer M. Périer dans son excellente thèse sur les veines du cordon spermatique, que la dilatation variqueuse occupe les veines spermatiques et peu ou pas les veines funiculaires. La différence d'embouchure des deux faisceaux veineux joue probablement un rôle dans la différence de leur prédisposition à la dilatation, les veines spermatiques allant se jeter dans la veine cave à droite et dans la veine rénale à gauche, tandis que les veines funiculaires se jettent dans la veine crurale ou la veine iliaque externe.

Plusieurs chirurgiens ont déjà appliqué la méthode antiseptique à l'opération du varicocèle. Je citerai entre autres les suivants :

La ligature des veines dans le varicocèle a été faite d'après la méthode antiseptique, par le Dr A. Barker (*The Lancet*, 1881); par le Dr Jalland.

Rigaud (de Nancy) a conseillé (1876) l'isolement simple des veines, comme il l'a pratiqué pour les varices.

La ligature avec excision a été pratiquée, par le Dr Annandale (*British medical journal*, 21 juin 1879); par le Dr Bœnning de Philadelphie (*Med. Times*, vol. XIII, p. 737, et *The Lancet*, 1882); et par le prof. Fischer, de Breslau (*Schmidt's Jahrbücher*, 1881).

REVUE GÉNÉRALE

Les organismes vivants de l'atmosphère par M. P. Miquel, docteur
ès sciences, docteur en médecine, chef du service micrographique à
l'observatoire de Montsouris. Paris, Gauthier-Villars, 1883.

**Du rôle des organismes inférieurs dans les complications des
plaies**, par le Dr Léopold Dandois. Bruxelles, Manceaux, 1883.

Les Schizomycètes ou schizophytes au point de vue médical,
par Eug. Fournier (*Gazette hebdomadaire de médecine et de chirurgie*,
1884, nos 5 et suivants).

Par M. HACHÉ.

—

Fruit de recherches personnelles nombreuses, l'ouvrage de M. Miquel,
essentiellement pratique, contient la technique de la micrographie aérienne
et cherche à montrer la direction qu'il faut donner à ces études pour en
tirer le meilleur profit. Au lieu de se cantonner dans l'étude des microbes
pathologiques, il croit utile et logique d'étudier tous les micro-organismes
que l'on rencontre dans l'air, et c'est à cette étude que son travail est consacré. L'innocuité de l'inoculation expérimentale des bactéries que l'on
rencontre vulgairement dans l'air n'empêche pas leur étude de rester en
connexion étroite avec celle des bactéries pathologiques, des causes communes devant en effet présider à l'accroissement et à la diffusion de ces
espèces voisines. En outre, et surtout, c'est cette étude comparée qui pourra
donner la clef du problème si intéressant de la *mutabilité des espèces
bactériennes* ou, tout au moins, ce qui revient pratiquement au même,
de la mutabilité de l'activité physiologique de ces espèces, qui d'inoffensives pourraient devenir pathologiques sous certaines influences de milieu, problème sans solution actuelle et dont nous aurons à exposer les
éléments.

C'est surtout au point de vue de cette discussion que nous utiliserons
le travail de M. Dandois, travail moins personnel que le précédent, qui
contient un exposé intéressant des opinions diverses émises sur le rôle des
microbes dans les affections chirurgicales, mais auquel on pourrait reprocher des conclusions souvent trop hâtives. Nous utiliserons aussi à ce sujet
l'intéressant et savant article publié par M. Fournier à propos du travail de M. Zopf, et où l'on trouvera un grand nombre d'indications bibliographiques. Nous ne suivons pas M. Miquel dans l'exposé des procédés
propres à recueillir, à cultiver et à compter les poussières de l'air et les
germes aériens des bactéries, nous étudierons seulement avec lui les diffé-

rents organismes vivants qu'il a rencontrés, leur nature, leur abondance relative, leurs principales conditions de diffusion. Nous nous arrêterons sur les procédés de culture pour constater leur importance et les précautions méticuleuses qu'ils nécessitent et dont nous aurons à tenir compte, ainsi que les modifications que subissent ces micro-organismes sous leur influence. Nous arriverons ainsi à discuter avec MM. Dandois et Fournier la question du « *transformisme* », de la mutabilité des espèces bactériennes sous l'influence d'une culture appropriée. Après avoir dit quelques mots des microbes pathologiques, de leur rôle et de l'influence des antiseptiques, nous n'aurons plus qu'à résumer les conclusions qui nous paraîtront ressortir de cette étude.

Des micro-organismes répandus dans l'atmosphère; variétés. Les éléments les plus abondants des poussières de l'air sont ordinairement des sédiments inertes organiques et minéraux, ces derniers atteignant l'état de division le plus extrême, ce qui peut rendre presque impossible au microscope, d'après M. Miquel, la distinction entre eux et les germes de bactéries. Heureusement que les cultures par les procédés perfectionnés de Pasteur permettent de reconnaître et de compter sans le secours du microscope les germes de bactéries. Ces sédiments inertes sont composés de poussières minérales, cristaux microscopiques, et globules de fer météoriques étudiés par M. E. Tissandier, de poussières organiques, poils de végétaux, fibres végétales et dépouilles du règne animal (duvet, écailles de papillon, antennes et pattes d'insectes); beaucoup plus rarement enfin on y rencontre des cadavres et des œufs d'infusoires.

En dehors de ces œufs d'infusoires et des germes de bactéries fort difficiles à voir au milieu des poussières, on trouve plusieurs classes de cellules parfaitement visibles avec un grossissement de 100 à 500 diamètres, que l'on peut ranger artificiellement en quatre groupes : 1° grains d'amidon; 2° pollens incapables de germer, mais capables de féconder les ovules des plantes phanérogames; 3° spores de cryptogames capables de germer et de former une moisissure, une algue, un lichen bien déterminé; et 4° végétaux complets, le plus souvent unicellulaires, parmi lesquels on doit citer les algues vertes, les conidies, les levures, etc.

Enfin il existe encore dans l'air des germes de schizophytes, autrement appelés *spores des bactériens*, aujourd'hui rangés parmi les cryptogames microscopiques de l'ordre le plus inférieur, parmi les algues. Leur existence était déjà soupçonnée avant Pasteur, mais c'est à ce savant que revient incontestablement l'honneur d'avoir exposé une méthode expérimentale permettant de démontrer rigoureusement leur présence, et d'avoir expliqué par leur développement les prétendus cas de génération spontanée que l'on avait cru observer. Cette démonstration n'implique pas, dit M. Miquel, l'impossibilité d'admettre la génération spontanée à l'origine du monde vivant, elle prouve seulement la difficulté de réaliser expérimentalement la genèse spontanée qu'on avait eu le tort de considérer comme un fait facile à mettre en évidence.

Pour reconnaître et compter ces spores M. Miquel préfère de beaucoup à l'examen direct au microscope, très fatigant et donnant des résultats peu précis, l'ensemencement des poussières de l'air dans des ballons contenant des liquides de culture préalablement stérilisés. Il entre à ce propos dans des détails que nous ne pouvons aborder sur les manipulations délicates que demande cet ensemencement.

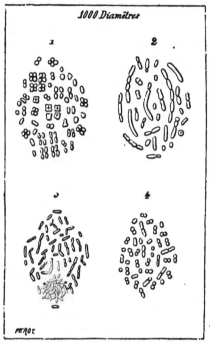

Fig. 1. — Micrococcus atmosphériques.

Sans entrer dans le détail des essais de classification en familles distinctes des schizophytes de l'atmosphère, il se contente de les diviser en quatre genres, micrococcus, bactériums, bacilles et vibrions, en faisant remarquer les formes diverses que peuvent adopter transitoirement beaucoup de ces organismes suivant les conditions de milieu et le mode de développement; il ne faut donc pas se hâter de conclure à la multiplicité des espèces vivant dans une infusion avant de les avoir soumises à des cultures séparées et d'avoir suivi leur développement sous le microscope, comme c'est aujourd'hui l'usage dans les laboratoires de micrographie.

Les *micrococcus* appelés aussi microcoques, microsphères, sphéro-bactéries se présentent ordinairement sous la forme de cellules globuleuses privées de mouvements spontanés mesurant de 0, 5 à 3 μ. Selon leur état de jeunesse ou de vieillesse les micrococcus ont l'aspect de cellules rem-

plies d'un protoplasma peu réfringent ou de granulations brillantes entou.
rées d'un cercle noir tres accusé; souvent on les rencontre en globules
isolés ou réunis par groupe de 2,3,4, et davantage.

Les poussières de l'air renferment souvent des micrococcus colorés ou
chromogènes parmi lesquels les plus fréquents sont les micrococcus au.
rantiacus ou luteus (Cohn), le micrococcus jaune verdâtre appelé chlori-
nus, et le micrococcus prodigiosus (Cohn) qui apparaît, dans les conserves altérées, sous la forme d'un dépôt rose carmin, et dont la présence
aurait été constatée dans le lait devenu rouge en l'absence de toute lésion
pathologique de la mamelle.

A l'exception du ferment globulaire de l'urée étudié par MM. Pasteur
et Van Tieghem, les micrococcus zymogènes, tels que le mycoderma
aceti, le vibrion lactique de M. Pasteur, sont d'une extrême variété. Il en
est de même des micrococcus pathologiques trouvés par Hallier, Feltz
Nepveu et Cohn dans le sang des malades. Les cobayes soumis par
M. Miquel à l'action des micrococcus atmosphériques n'ont jamais cessé
de se bien porter. Il existe cependant à n'en pas douter quelques microcoques pathologiques : le micrococcus du choléra des poules, de l'infection
puerpérale (Pasteur) et peut-être ceux de la variole et de la vaccine entre-
vus par Lunginbühl, Cohn, Chauveau et Klebs ; mais soit à cause de
leur variété, soit à cause de la difficulté qu'ils éprouvent à germer dans
les liqueurs employées à les recueillir, soit encore à cause de l'impossibilité où l'on se trouve de les faire agir sur des espèces animales propres
à les recevoir, les micrococcus pathogéniques paraissent bannis de l'air
libre.

Il n'est pas toujours aisé de distinguer les micrococcus des bactériums,
surtout de ces bactériums globulaires à peu près immobiles ou doués de
mouvements de locomotion intermittents, se manifestant à de longs
intervalles, si l'on n'attribue pas aux bactériums la faculté de se mouvoir
spontanément et aux micrococcus la faculté négative d'être toujours à
l'état de repos. Cette réserve faite, la distinction de ces deux genres
voisin, devient possible, mais elle repose sur un caractère de valeur scientifique à peu près nulle. La détermination obligée et rapide des microbes
éclos dans une multitude de conserves ensemencées pour les besoins des
recherches statistiques peut seule justifier l'adoption provisoire de cette
convention.

Les bactériums ou microbactéries se présentent au microscope sous la
forme de bâtonnets courts, mobiles, isolés ou réunis entre eux au nombre
de deux, quatre articles, rarement en plus grand nombre; ces articles
sont ordinairement plus longs que larges, mais on en trouve de globuleux, de renflés aux extrémités. Quand on a sous les yeux un organisme
immobile ayant l'apparence des bactériums, le premier soin doit être de
constater s'il jouit de mouvements spontanés, et, pour cela, il faut l'examiner au voisinage d'une bulle d'air , dans une zone liquide où peut
aisément affluer l'oxygène libre presque toujours indispensable à sa vie;
il en est cependant qui vivent fort bien en l'absence de l'oxygène gazeux;

M. Pasteur a le premier signalé le fait remarquable de la vie sans air chez les algues inférieures et proposé d'appeler *anaérobies* les végétaux qui possèdent la faculté d'emprunter l'oxygène nécessaire à leur nutrition aux substances hydrocarbonées. Les bactériums se meuvent d'une infinité de manières, tantôt avec lenteur, tantôt avec la rapidité d'une flèche. La

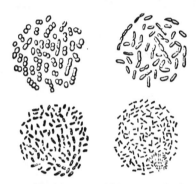

Fig. 2. — Bactériums atmosphériques. 1000 diamètres.

figure 2 en montre quatre spécimens; le premier se rapproche des micrococcus par l'apparence et des bactériums par sa mobilité, le second pourrait servir de type à l'espèce et se rapproche du *b. linéola* de Cohn, il est fréquent dans les poussières des hôpitaux; le troisième a l'apparence du *b. catenula*. M. Miquel en a cultivé une variété qui possède la propriété de transformer le soufre en acide sulfhydique; ce bactérium anaérobie s'installe souvent dans les tubes de cautchouc vulcanisé des conduites d'eau et rend sulfhydrique au plus haut degré l'eau qui y séjourne seulement 24 heures.

Schrœter a décrit un grand nombre de bactériums chromogènes, le *b. xantinum* vivant dans le lait de vache altéré, le *b. syncyanum* observé dans le lait aigri, le *b. œruginosum* dans le pus bleu verdâtre, qui ne sont peut-être qu'un seul individu colorant différemment les liquides suivant leur réaction.

Les bactériums pathologiques sont naturellement fort nombreux; un seul semble devoir jusqu'ici attirer l'attention, ce serait un bactérium vulgaire entrevu par M. Pasteur dans les eaux potables de Paris, et qui aurait pour mission d'engendrer les abcès métastatiques de l'infection purulente, quand on l'injecte dans les veines des animaux. Le rôle pyogénique de ce microbe demande encore pour être bien démontré un ensemble d'expériences confirmatives.

Si la distinction d'un micrococcus et d'un bactérium présente souvent de très grandes difficultés, celle d'un bactérium et d'un bacille est encore plus malaisée : un bactérium à articles un peu longs ressemble tout à fait à un bacille à articles courts. Le premier soin de l'auteur dans ce cas est de rechercher si l'espèce en bâtonnet fournit de ces spores brillantes si fréquemment observées chez les bacilles; d'après les remarques faites jusqu'à ce jour les bactériums n'en produiraient pas. En second lieu on peut soumettre le microbe à une température de 60°; s'il meurt et se montre incapable de rajeunir dans une infusion semblable à celle où il est né, tout doit faire présumer qu'on se trouve en présence d'un bactérium. En dépit de ces caractères, l'observateur se trouve souvent dans le plus grand embarras.

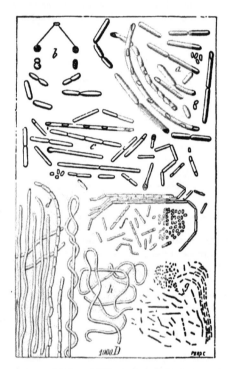

Fig. 3. — Bacilles de l'atmosphère.

Les *bacilles*, desmobactéries (Cohn), bactéridies (Davaine), leptothrix (Kutzing et Eh. Robin), vibrions (Ehrenberg et Pasteur), sont formés de cellules disposées en filaments rigides de longueur indéterminée, mobiles ou immobiles et d'une largeur variant de 1 à 3 μ. Tous les bacilles aérobies paraissent posséder la faculté d'acquérir des dimensions longitudinales démesurées : l'une des conditions qui semblent favoriser le plus cet allongement excessif parait être l'immobilité. Toute l'existence d'un bacille ne consiste pas à naître d'une graine, à devenir adulte et à fructifier; placés dans des conditions de vie convenable, ces êtres ont une période active caractérisée par la multiplication du bâtonnet adulte par scissiparité. Les bacilles vulgaires possèdent deux modes de reproduction, la reproduction par scissiparité et la reproduction par graines ou spores nées dans l'intérieur des filaments. La découverte de ce genre d'ovulation par *noyaux intérieurs* est due à M. Pasteur; M. Miquel ne croit pas que tous les organismes bacillaires aient la faculté de donner naissance à ces graines réfringentes.

Les bacilles adultes sont privés ou non de mouvements; la *bactéridie charbonneuse* de Davaine est un type remarquable des bacilles immobiles; le *bacillus subtilis* aérobie et le ferment butyrique anaérobie de M. Pasteur appartiennent au contraire à la classe des bacilles très mobiles. La mobilité chez les bacilles s'accuse de maintes façons : tantôt le filament parcourt lentement en ligne droite le champ du microscope, tantôt ce mouvement s'accomplit avec la rapidité de l'éclair, très fréquemment le bacille tourne sur lui-même en emportant dans sa rotation un ou plusieurs articles ; plus souvent encore le bacille progresse en oscillant.

Parmi les bacilles toujours présents dans une faible quantité de poussières aériennes, il s'en trouve au moins un qui est remarquable par sa largeur (2 µ et davantage). La fig. 3 représente en *b* cet organisme et en *a* les phases successives de son développement.

A côté des bacilles à filaments uniques, les poussières de l'atmosphère se montrent habitées par des bacilles rameux. La figure 4 représente un bacille de ce genre.

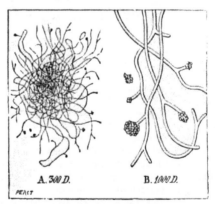

A. *300 D.*   B. *1000 D.*

Fig. 4. — Bacille rameux.

Les microbes recueillis au parc de Montsouris, introduits dans le sang, le tissu cellulaire sous-cutané, le tissu musculaire des lapins et des cobayes se sont montrés absolument inoffensifs; mais M. Miquel a trouvé dans l'air des salles de chirurgie de M. le professeur Verneuil un petit bacille grêle, phlogogène, remarquable par la constance des lésions qu'il produit : Six cobayes, piqués dans la peau de la région de la rate avec une lancette chargée d'une gouttelette de culture de ce microbe, présentèrent tous dès le troisième jour, dans la région de l'aisselle, une sorte d'adéno-phlegmon qui rendit ces animaux malades pendant huit jours; puis ces phénomènes inflammatoires s'amendèrent et les six cobayes guérirent. *Il faut donc, dit l'auteur, se familiariser avec la pensée que tous les microbes aériens ne sont pas absolument innocents.*

Enfin il faut réserver le nom de *vibrions* pour désigner une classe d'organismes filamenteux, mous, non rigides, progressant dans les infusions à la manière des anguilles. L'air, l'eau de pluie, la vapeur d'eau condensée de l'atmosphère sont rarement pourvus de germes de vibrions. M. Miquel n'en a encore rencontré que deux espèces indiquées par les lettres *a* et *b* de la figure 5. La première parait être le *vibrio serpens* de Müller, la seconde, fusiforme, est surtout remarquable par l'exiguité de

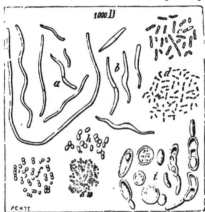

Fig. 5. — Microbes atmosphériques. *a*, *b*, vibrions; *c*, *d*, bactériums; *f*, *g*, *h*, micrococcus divers; *i*, torules variées.

ses dimensions longitudinales. A côté des vibrions on a placé un groupe de schizophytes appelés *spirochoete* et *spirillum* (Ehrenberg). Ces algues, formées de filaments non extensibles, contournées en hélice, très longues ou très courtes, susceptibles dans le premier cas d'onduler comme les vibrions, ont l'aspect d'un ressort à boudin à spires brèves ou serrées et nombreuses. Otto Obermeier a découvert en 1868 un être de ce genre (spirochoete Obermeieri) dans le sang des malades atteints de fièvre récurrente; Weigert, Cohn, Birsch-Hirschfeld et surtout Heidenreich ont confirmé ses observations; Cohn ne peut distinguer ce parasite du spirochoete plicatilis des eaux stagnantes.

Nous aurons à revenir sur la classification encore incertaine des espèces microbiennes et sur les modifications morphologiques et physiologiques que leur impriment les différents procédés de culture; mais nous allons exposer auparavant les résultats intéressants auxquels est arrivé

M. Miquel sur l'influence des diverses conditions météorologiques sur le nombre des bactériens trouvés dans l'air, sur leur abondance relative dans les différents milieux, et sur la relation qui parait exister entre la proportion de ces éléments et les recrudescences des maladies épidémiques. Cette étude statistique des bactéries atmosphériques n'avait jamais été abordée avant ses recherches.

En calculant tous les jours le chiffre des bacteries atmosphériques, on ne tarde pas à s'apercevoir que les nombres obtenus sont variables, beaucoup plus même que ceux des spores cryptogamiques des moisissures. En comparant les résultats moyens trouvés par semaine, par mois, et par saison avec la température, l'état de sécheresse et d'humidité, il est facile de saisir des relations constantes entre ces données numériques et divers états météorologiques bien tranchés. En géneral le chiffre des bactéries, peu élevé en hiver, croît au printemps, reste haut en été, et baisse rapidement à la fin de l'automne : c'est du moins ce qu'il parait résulter des moyennes générales déduites des moyennes mensuelles obtenues depuis trois ans à l'observatoire de Montsouris, où la dépression hivernale du chiffre des microbes s'est toujours accusée avec beaucoup de netteté. Les crues et les décrues des microbes aériens, observées de 1880 à 1882, sont deux fois sur trois en désaccord profond avec la marche de la température; leurs variations sont donc évidemment régies par d'autres agents, notamment la sécheresse et la pluie ont sur elles une action toute puissante. L'observation prouve en effet que pendant les périodes pluvieuses le chiffre des bactéries de l'air devient excessivement faible et passe au contraire par des maxima pendant la sécheresse, contrairement à ce qui se remarque pour les semences aériennes des moisissures. M. Miquel explique ce phénomène par l'adhérence au sol des semences de schizophytes quand il fait humide, et leur incapacité de s'élever dans l'atmosphère avec la vapeur d'eau comme l'ont dit plusieurs auteurs; il a du reste vérifié ce fait par des expériences qui lui permettent de conclure que les émanations humides sont sans danger tandis que les poussières sèches venant des masses putréfiées, du pus sanieux et des déjections des malades sont chargées de nombreux microbes. La sécheresse augmente d'abord la richesse de l'air en microphytes en détruisant leur adhérence au sol, mais en se prolongeant elle fait diminuer leur nombre en portant atteinte à leur vitalité et à l'éclosion de leurs germes. La force du vent a une influence très manifeste quand le sol est sec et friable. La direction du vent n'a pas une influence moins nette sur le chiffre des microbes observés à l'observatoire de Montsouris, placé dans l'enceinte de Paris à une centaine de mètres des fortifications sud, et les résultats obtenus démontrent d'une manière frappante la contamination de l'air par le fait seul de son passage à travers une vaste agglomération d'habitants. D'autres causes paraissent exercer une influence appréciable sur la richesse de l'air en bactéries, mais M. Miquel attend pour les signaler des documents plus nombreux. Les pluies intermittentes qui se succèdent avant la dessiccation du sol ont sur l'épuration de l'atmosphère une action incomparablement plus puissante que les pluies d'orage copieuses, mais de courte durée, et apparaissant souvent à plusieurs semaines d'intervalle. Au voisinage des grandes villes la neige, désignée par plusieurs auteurs comme l'épurateur par excellence de l'atmosphère, n'entrave pas longtemps la course des sédiments cosmiques; si elle peut entraîner dans sa chute les bactéries trouvées sur son passage, elle est loin de les fixer sur le sol avec une grande solidité, et une rafale, capable d'entamer une couche de neige très froide, doit lui enlever une partie des bactéries qu'elle a pu englober et surtout celles qui sont venus former au-dessus d'elle, avec une foule de détritus de tous les règnes, cette poussière jaune noirâtre si facile à distinguer sur la neige vieille de huit à quinze jours.

En somme, la moyenne des microbes observés à Montsouris est de quatre-vingt-quatre par mètre cube d'air.

Quand on quitte la périphérie d'une ville pour se rapprocher de son centre, l'analyse microscopique permet de constater que l'impureté de l'air va croissant, fait facile à prévoir, mais qu'il fallait cependant vérifier. Après deux années de recherches comparatives exécutées simultanément à l'observatoire de Montsouris et à la mairie du IVᵉ arrondissement, rue de Rivoli, M. Miquel a reconnu que l'atmosphère de Paris est huit à dix fois plus chargée de microbes que celle du voisinage des fortifications. La source de ces microbes des villes est dans l'intérieur des habitations mal tenues, les habitations propres ne servant guère que de réservoirs, et surtout dans les boues des rues que M. Miquel incrimine en première ligne et sur lesquelles il attire l'attention des hygiénistes ; le *tout à l'égout* priverait celles-ci de la plupart des matières organiques qui en font un terrain essentiellement favorable au développement des microbes. D'après les recherches de l'auteur les gaz qui émanent des cimetières et des voieries sont incapables d'entraîner le moindre germe de bactérie; celles qui se sont développées à une certaine profondeur du sol ne sont donc pas à redouter tant qu'elles ne sont pas amenées à la surface par la pelle du fossoyeur ou les excréments des vers de terre, comme l'a démontré M. Pasteur pour la bactéridie charbonneuse; on peut encore les retenir alors à la surface du sol en y entretenant une humidité suffisante et en semant du gazon. Il était intéressant de connaître le degré d'infection de l'air aux différentes altitudes; M. Miquel a fait au sommet du Panthéon, à 74 mètres de hauteur, une série d'analyses qui lui ont montré que l'air était à ce niveau beaucoup plus pur que celui de Montsouris, et environ seize fois moins chargé de microbes que celui de la rue de Rivoli. Ou pouvait se demander si à cette altitude, les couches atmosphériques étaient altérées dans leur composition microscopique normale ou si elles glissaient au-dessus de Paris sans participer à l'épuration de son atmosphère, la réalité de leur rôle épurateur est démontré par la proportion différente de microbes qu'elles contiennent suivant que le vent leur a fait traverser Paris sur une plus ou moins grande étendue.

Si l'on cherche dans quelle proportion les bactéries se rencontrent dans les différents milieux, on voit que cette proportion est très variable. Dans l'intérieur des habitations bien tenues tous les microbes paraissent venir de l'atmosphère extérieure, et leur nombre paraît croître constamment pendant les périodes froides, au moment où la richesse en germes de l'atmosphère libre diminue; cette différence paraît tenir au défaut d'aération des atmosphères confinées pendant l'hiver. Pour donner un exemple de la quantité énorme de bactéries qui peut ainsi s'accumuler dans les habitations situées dans les centres très peuplés et dans les maisons dont l'état hygiénique paraît satisfaisant, l'auteur rapporte le résultat d'expériences effectuées dans une chambre à coucher située au troisième étage d'une maison de la rue Monge, construite depuis peu d'années et habitée à peine douze heures sur vingt-quatre et dans laquelle il a trouvé en moyenne 5,260 microbes par mètre cube d'air, pendant qu'à Montsouris, dans une pièce analogue, il n'y en avait que 325. Dans les hôpitaux les microbes ont été trouvés par M. Miquel au nombre de 6300 et 5120 en été dans deux salles de l'Hôtel-Dieu, et de 11100 par mètre cube en moyenne, pendant un an, dans les salles de chirurgie de la Pitié, la moyenne de l'année correspondante étant de 850 pour la rue de Rivoli, en plein air. Comme pour les habitations, le chiffre des microbes hospitaliers est par rapport aux saisons inversement proportionnel à celui des rues, et cette différence paraît également due à une différence de ventilation; en été l'atmosphère des hôpitaux se purifie aux dépens de l'air extérieur et au détriment souvent des quartiers voisins comme le prouvent les statistiques de M. Bertillon, parmi lesquelles l'auteur choisit plusieurs exemples d'une netteté indiscutable.

Les bactéries trouvées en suspension dans l'atmosphère des salles de chirurgie appartiennent surtout au genre micrococcus. A la Pitié on compte 91 micrococcus pour 5 bacilles et 4 bactériums; c'est à peu de chose près les proportions dans lesquelles les microbes recueillis dans l'air à la rue de Rivoli, avec cette différence qu'à la Pitié ils sont dix fois plus nombreux.

Les bactéries cultivées et inoculées aux animaux sont presque toutes inoffensives; dans quelques cas fort rares seulement l'auteur a pu communiquer des affections graves à des lapins et à des cobayes.

Le premier organisme meurtrier tombé sous sa main est un micrococcus d'apparence commune, un peu plus petit cependant; injecté sous la peau des lapins et des cochons d'Inde, il y produit rapidement et constamment un abcès; mais tandis que chez les jeunes animaux cet abcès et la place qui résulte de son ouverture guérissaient habituellement avec rapidité, chez les vieux lapins et cobayes la terminaison a été très souvent fatale par infection purulente déterminée par le microbe ou contractée peut-être, dit l'auteur, pendant la maladie. Les tentatives de culture du micrococcus phlogogène présent dans les abcès métastatiques du foie et de la rate de ces animaux l'ont toujours montré accompagné d'une infinité d'autres espèces qui, au bout de quelques cultures, finissaient par l'étouffer entièrement. Le second organisme pathologique trouvé dans les salles des malades est un bacille grêle produisant une adénopathie dont les suites ont toujours été bénignes. D'autres micrococcus produisent des lésions plus inconstantes, des inflammations passagères des tissus où on les injecte, des chancres rongeurs; mais malheureusement quand on est arrivé à constater la virulence faible ou forte de tel ou tel microbe, dit M. Miquel, la tâche du micrographe est presque achevée; il lui devient difficile de pousser plus avant ses expériences et de les étendre sans danger à l'espèce humaine.

L'atmosphère des égouts, toujours saturée d'humidité et en contact permanent avec une eau plus ou moins bourbeuse, charriant des substances en putréfaction, est fortement chargée de bactéries. D'après une série de recherches effectuées dans l'égout de la rue de Rivoli, au voisinage du point où cette conduite se jette dans le grand collecteur du boulevard Sébastopol, on compte dans l'air circulant dans cette galerie 800 à 900 bactéries par mètre cube, chiffre fort voisin de celui que l'auteur a signalé pour l'air puisé à la mairie du IV° arrondissement, avec cette différence cependant, que l'air de la rue se montre peuplé d'un nombre de germes très variable et l'air de l'égout d'un chiffre de germes à peu près constant. En été, l'atmosphère de la rue de Rivoli peut dépasser cinq à six fois en impureté l'atmosphère de l'égout. En hiver le contraire peut avoir lieu : l'air de la voie publique peut dépasser cinq à six fois en pureté l'atmosphère de l'égout sous-jacent. Quant à l'eau courante d'égout, presque sans odeur, elle contient un nombre prodigieux de microbes, environ 20000 à 30000 par centimètre cube; elle possède en outre la faculté de se putréfier spontanément et de donner naissance au bout de quelques jours de repos, à une quantité de microbes mille fois supérieure à celle que nous venons d'indiquer.

Les poussières sèches déposées à la surface des objets contiennent par gramme, à l'observatoire de Montsouris 750000 bactériens, à la rue de Rennes 1300000 et à la rue Monge 2100000; la nature des organismes bactériens varie aussi suivant les lieux. Tout amène à établir entre les poussières des villes et celles des campagnes un parallèle défavorable à l'atmosphère des vastes agglomérations urbaines. Il ne faudrait pas cependant conclure pour cela à la pauvreté en bactéries du sol des campagnes : cette déduction serait contraire aux faits. La pureté de l'air des districts éloignés des villes tient surtout au mode pénible de diffusion des bactéries qu'on y observe et vraisemblablement aussi à la nature des organismes microscopiques répandus dans les terres arables. Les régions boisées, la végétation, la terre non triturée, encroûtée pendant les chaleurs et humide en temps de pluie, soustraient aux courants atmosphériques, seuls agents de la diffusion des bactériens dans l'espace, les microbes perdus dans l'herbe ou incorporés aux blocs d'humus pris en masse consistante. L'absence de foyers capables d'entretenir la vie et de favoriser la multiplication d'espèces particulièrement virulentes donne à l'air de la campagne ce degré élevé de pureté que l'on ne rencontre plus dans les atmosphères confinées des habitations. (*A suivre.*)

REVUE DES SOCIÉTÉS SAVANTES

SOCIÉTÉ DE CHIRURGIE.

26 mars — 16 avril.

Infection purulente.

M. Després soutient de nouveau que l'infection purulente relève de la constitution médicale et atmosphérique, notion qu'on a abandonnée à tort. Comme preuve de cette assertion, M. Després cite deux cas d'infection purulente qu'il a observés dans son service, l'un chez une femme qui était en train d'éliminer un séquestre du tibia, et l'autre chez un malade dont un abcès par congestion venait de s'ouvrir spontanément, et qui étaient pansés avec des cataplasmes. M. Després croit que ces deux cas se sont développés sous l'influence d'un refroidissement et affirme que l'infection purulente reparait dans les salles de chirurgie.

M. Trélat. — M. Després observe maintenant ce que nous avons vu il y a vingt ans et ce qui nous a convertis à l'antisepsie. On ne peut pas dire que l'infection purulente reparaisse, mais il peut s'en produire des cas isolés, quand les précautions antiseptiques ont été insuffisantes.

M. Terrier. — *Statistique du service de chirurgie de l'hôpital Bichat, en 1883.*

A propos de la discussion sur l'infection purulente, M. Terrier apporte la statistique de son service en 1883. Sur une quarantaine d'opérations, dont 17 ovariotomies, M. Terrier a eu 7 décès, qui se répartissent ainsi : un par tuberculose aiguë généralisée après une résection du genou; un par pneumonie lobaire chez un alcoolique, après une résection partielle du tibia; un par péritonite après une ablation du rein par l'abdomen; deux après l'ovariotomie, l'un par péritonite et l'autre par tétanos; et enfin un par érysipèle gangréneux, c'est-à-dire par septicémie, après une ablation du sein faite par M. Richelot avec toutes les précautions antiseptiques, mais avec un pansement de Lister pas absolument rigoureux.

M. Houzel (de Boulogne-sur-Mer). — *Anévrysme diffus de l'aisselle. Abcès. — Incision. — Tamponnement. — Guérison.*

Il s'agit d'un enfant de dix ans, malade depuis longtemps, qu'on prenait habituellement sous les bras pour le transporter, et chez lequel se développa rapidement dans une aisselle une tumeur qui rougit et menaça d'abcéder. MM. Houzel et Cazin portèrent le diagnostic d'hématome, écartant le soupçon d'anévrysme que rien ne confirmait. C'en était un cependant, et après l'incision, l'issue d'une petite quantité de pus fut accompagnée d'un énorme jet de sang artériel. Séance tenante, la cavité fut bourrée avec les débris d'une serviette trempée dans le perchlorure de fer et ce tamponnement put être maintenu par une bande modérément serrée, grâce à la compression que la peau exerçait sur lui. M. Tillaux, appelé en consultation, proposa la ligature du vaisseau en faisant prévoir la nécessité possible de la désarticulation de l'épaule au cours de l'opération; cette intervention fut refusée par la famille. M. Houzel resta seul auprès du malade jugé perdu. La fièvre s'alluma, le bras devint froid, et le troisième jour la bande compressive fut enlevée. Le cinquième jour le petit malade se remit à manger et l'amélioration s'accentua. La poche suppura et les tampons durent être enlevés un à un; le vingtième jour, le dernier fut retiré et laissa voir une plaie bourgeonnante dont la cicatrisation se fit sans accident.

Cette observation est intéressante par la production d'un anévrysme diffus sous l'influence d'un traumatisme léger et répété, par l'absence de tout signe pathognomonique permettant le diagnostic, enfin par la guérison inespérée qui a suivi le tamponnement et la suppuration du sac. Il faut attribuer cette issue à ce que les tampons soutenus par la peau faisaient une compression directe suffisante, ce qui a permis de supprimer la compression périphérique et de laisser se rétablir la circulation collatérale.

M. Kirmisson. — *Sur la ligature de l'iliaque externe pour les anévrysmes inguinaux.*

Ce travail est basé sur 90 cas d'anévrysmes inguinaux traités par la ligature de l'iliaque externe et publiés de 1865 à 1883; il se termine par les conclusions suivantes :

« Les anévrysmes inguinaux se rencontrent surtout chez les hommes, à la période moyenne de la vie, de trente à quarante ans, sans préférence de côté (les deux côtés étaient atteints dans un cas); ils se développent le plus souvent à la suite d'un traumatisme; on trouve fréquemment signalée l'existence d'un bubon ou d'un abcès antérieur ou actuel; dans le premier cas, on pourrait penser à une propagation lente de l'inflammation; dans le second, à une ulcération artérielle au contact du pus. Parmi les causes générales, communes aux autres anévrysmes, il faut surtout relever l'influence de la race.

Le siège le plus fréquent de ces anévrysmes est l'origine de la fémorale; leur marche est rapide et leur guérison spontanée exceptionnelle.

Comme traitement, la ligature de l'iliaque externe est la méthode générale à employer quand les moyens plus doux ont échoué.

S'occupant ensuite exclusivement de cette opération, M. Kirmisson étudie sa gravité, son efficacité et son manuel opératoire.

La ligature de l'iliaque externe a donné une mortalité de 22, 61 0/0, dont le chiffre élevé tient surtout aux ligatures pour hémorrhagies artérielles qui ont donné 5 morts sur 11 cas (45 0/0) et auxquelles il faut préférer la compression ; pour les anévrysmes la mortalité n'est que de 18, 84 0/0 ; dans quatre cas où l'opération fut dirigée contre un éléphantiasis la guérison survint sans complication. Cette mortalité a diminué sous l'influence de la méthode antiseptique, et elle n'est que de 12, 5 0/0 de 1874 à 1883; en même temps, les hémorrhagies secondaires ont diminué, ce qui prouve que le catgut est bon pour les ligatures.

La récidive tient à la persistance d'une source capable d'alimenter le sac; la ligature de l'épigastrique a été nécessaire dans un cas. L'ouverture du sac par la méthode ancienne donne ainsi les meilleurs résultats.

Comme manuel opératoire le procédé d'Astley Cooper est le meilleur, il mène à 3 centimètres au-dessus de l'épigastrique; on emploierait le procédé de Marcellin Duval s'il fallait aller très haut. Le péritoine a été blessé cinq fois, sans conséquences aussi graves qu'on pourrait le croire, et l'épigastrique a été coupée trois fois, sans accident.

M. TERRILLON. — *Gastrostomie pour un épithélioma de l'œsophage.*

Un homme de soixante et un ans, qui présentait des troubles de la déglutition depuis le mois de juillet dernier, passe dans le service de M. Terrillon au mois de février, n'avalant quelques gouttes de liquide qu'au prix de violents accès de suffocation. On trouve derrière le larynx une tuméfaction peu considérable sans dégénérescence ganglionnaire; le doigt sent dans le pharynx des mamelons inégaux qui modifient sa lumière de façon à empêcher l'introduction d'une sonde dans l'œsophage. — Le malade réclame une intervention, et M. Terrillon se décide pour la gastrostomie, qu'il pratique par le procédé de M. Labbé, sans difficulté. — Après l'ouverture de l'estomac, qu'il avait pourtant soigneusement reconnu en touchant la petite courbure, M. Terrillon craignit d'avoir ouvert le gros intestin à cause de la minceur extrême de ses parois. — Très abattu après l'opération, le malade digéra cependant du lait et des œufs, mais il fut frappé d'hémiplégie le surlendemain et mourut dans le coma cinquante-deux heures après l'opération.

L'autopsie montra le péritoine sain, les bords de la plaie agglutinés. L'estomac avait été ouvert sur sa paroi antérieure au voisinage du pylore. Le cerveau paraissait sain, mais les reins étaient le siège d'une néphrite interstitielle avancée. La mort doit être attribuée à du coma urémique survenu sous l'influence du chloroforme. — Du côté de l'œsophage on trouve à la partie inférieure du pharynx deux masses bourgeonnantes et ulcérées qui ne laissent entre elles qu'un canal sinueux.

M. Terrillon répond à une observation de M. Berger qu'il n'a pas fait l'œsophagostomie parce que son malade avait le cou très court et que, n'ayant rien pu introduire dans l'œsophage, il ne connaissait pas exactement l'étendue de la lésion.

M. BERGER. On peut rapprocher de l'hémiplégie de ce malade le cas de M. Nicaise rapporté dans les *Bulletins* de 1874 et dans lequel l'hémiplégie était survenue dans le cours d'une opération de hernie étranglée.

M. Tillaux. L'absence de bosselures et de bandelettes permet facilement de distinguer l'estomac du côlon. A ce propos je ferai remarquer que l'estomac n'a pas la direction que nous représentons ordinairement et que j'ai représentée moi-même dans mon livre ; comme l'a fait remarquer un auteur russe qui a annoté mon livre la petite courbure de l'estomac est très oblique en bas et à droite et quelquefois verticale, le pylore étant sur le prolongement du bord droit du sternum.

M. Berger. — *Tumeur du corps thyroïde.*

M. Berger présente à la Société une femme de trente-cinq ans qui porte du côté droit du cou une tuméfaction occupant manifestement le corps thyroïde et qu'elle a remarquée depuis quinze ans; depuis trois ans, le développement de cette tumeur est devenu plus rapide en même temps que s'est développée une exophthalmie unilatérale du côté correspondant; ensuite, l'amaurose est devenue complète, sans paralysie ni déviation de l'œil. La pupille est normale; à l'examen ophthalmoscopique on trouve de l'œdème péripapillaire et une petite hémorrhagie du côté externe de la papille. La narine correspondante s'est bouchée depuis peu, sans tumeur appréciable. Enfin il y a une légère lésion valvulaire au cœur. Le diagnostic est très délicat. Il s'agit d'un goitre non exophthalmique ; mais est-ce une tumeur de mauvaise nature avec tumeur faciale secondaire comprimant l'œil et déviant la paroi externe des fosses nasales ? Le développement a été trop lent pour qu'on puisse penser à un lymphadénome.

M. Berger a observé l'année dernière un cas du même genre; il s'agissait d'une femme qui portait depuis quinze ans un petit goitre médian plongeant qui ne causait aucune gêne; et qui fut prise tout à coup de gêne respiratoire, de cornage, de trouble de la voix et d'exophthalmie bilatérale. Malgré l'électrolyse et une ponction qui ne donna aucun résultat, la tumeur et l'exophthalmie augmentèrent, la dyspnée devint intense, la voix très rauque; l'exophthalmie fit saillir entre les paupières la cornée qui s'opacifia. MM. Julliard, Eug. Bœckel, Tillaux et d'autres virent la malade avec M. Berger et pensèrent à une tumeur maligne du corps thyroïde avec tumeur secondaire de la base du crâne. Au bout d'un certain temps, il survint une rémission spontanée, l'exophthalmie disparut, et la malade reprit son état antérieur, mais resta aveugle. Il n'y avait donc pas de tumeur secondaire. On ne paraît pas pouvoir faire intervenir le grand sympathique comme dans le goitre exophthalmique vrai.

M. Berger consulte ses collègues sur l'opportunité d'une opération chez la malade qu'il leur présente.

M. Richelot pense qu'il s'agit d'une maladie de Basedow fruste. Il croit qu'une extirpation permettrait peut-être le retour de la vision.

M. Tillaux croit l'exophthalmie sous la dépendance directe du goitre, comme il a pu le constater sur son opéré, et n'hésiterait pas à intervenir à moins qu'on n'arrive à la conviction qu'il existe une tumeur secondaire dans la face, qui constituerait une contre-indication formelle.

M. Chauvel croit à l'existence d'une tumeur rétro-oculaire.

M. Berger croit aussi à une tumeur secondaire, peut-être à une généralisation d'un goitre simple comme on l'a signalé; mais il craint que l'ablation de la tumeur du cou n'arrête pas son évolution.

M. Magitot. — *Diagnostic différentiel des tumeurs dures de la voûte palatine.*

M. Magitot rapporte deux observations d'éruption tardive et vicieuse d'une canine dans la voûte palatine : la première, publiée dans la *Gazette des Hôpitaux*, a trait à une femme de soixante-quatorze ans. La seconde, inédite, concerne un homme de trente ans qui fut pris de douleurs névralgiques intenses avec paralysie du muscle droit externe du même côté, en même temps qu'il présentait une tumeur de la voûte palatine ; cette tumeur fut ouverte et on reconnut au fond de la plaie une couronne de canine à peine saillante. On avait employé pendant six semaines un traitement antisyphilitique, sans succès bien entendu. L'examen de la bouche de ce sujet fit constater l'absence de la canine supérieure droite. Des lavages répétés permirent l'affaissement de la poche et la dent fut laissée en place, le malade n'en souffrant plus. La tumeur palatine était constituée avant son ouverture par la muqueuse, une coque osseuse, une couche d'épithélium pavimenteux et la dent.

M. Magitot termine en concluant que : 1° Parmi les tumeurs de la voûte palatine il faut compter les hétérotopies des follicules dentaires.

2° Ces hétérotopies peuvent consister soit dans la simple éruption d'une couronne recouverte par la muqueuse, soit dans une ectopie de tout le follicule, la tumeur étant alors enveloppée d'une coque osseuse.

3° Le diagnostic différentiel des tumeurs de la voûte palatine est subordonné à l'examen de la dentition.

M. Schwartz. — *Elongation combinée à la résection du nerf spinal contre le torticolis spasmodique.*

Une femme de vingt-six ans avait depuis deux ans un torticolis spasmodique douloureux survenu à la suite d'une violente émotion et dû à la contracture du sterno-mastoïdien, du trapèze et de l'angulaire de l'omoplate. Tous les traitements ayant échoué M. Schwartz lui pratique l'élongation suivie de résection du spinal, le 26 octobre. Après une parésie passagère, on constate qu'il persiste un léger degré de déviation, mais sans accès douloureux, et facile à corriger avec un appareil.

M. Schwartz résume ensuite huit cas de torticolis traités par section, résection ou élongation du spinal; la section ou la résection a donné sur cinq cas deux guérisons et trois améliorations, l'élongation seule, sur deux cas, une guérison et un insuccès; enfin la résection et l'élongation une guérison et, dans le cas de M. Schwartz, une amélioration notable. La résection semble donc le meilleur moyen de traitement, et M. Schwartz en fait le procédé de choix pour les torticolis spasmodiques dits essentiels, mais il lui paraît avantageux de combiner l'élongation à la résection ce qui serait sans danger pourvu que les tractions ne dépassent pas une certaine limite.

M. JEANNEL (de Vendôme). — *Contribution au traitement des kystes para-ovariques par l'injection iodée.*

L'injection iodée peut guérir les kystes para-ovariques, mais son action est moins sûre que l'ovariotomie. En outre sa gravité est au moins égale à celle de cette dernière opération. M. Jeannel apporte un cas personnel à l'appui de ces propositions.

Le 12 février il traita un kyste para-ovarien, à liquide clair comme de l'eau de roche, récidivé après une ponction simple, en y faisant : 1° une évacuation complète avec l'aspirateur Dieulafoy; 2° une injection de 900 grammes d'eau phéniquée au 100° qu'il put retirer en totalité; 3° une injection de 560 grammes de solution iodée tiède au tiers, qu'il se proposait de retirer en grande partie, mais qu'il ne put arriver à faire rentrer dans l'aspirateur, malgré une seconde ponction, la malade ayant eu une syncope à ce moment. La malade resta pendant 11 heures dans un état syncopal très grave, avec un refroidissement, et ne commença à se relever qu'après un vomissement et une selle. Le lendemain se montrèrent des accidents d'iodisme très accusés. La malade put reprendre ses occupations à la fin de mars, mais la guérison est encore douteuse.

M. Jeannel explique l'impossibilité où il a été de retirer son injection iodée par le désordre respiratoire dû à la syncope. Cette dernière ainsi que l'état grave immédiat qui a suivi l'injection iodée serait due à la douleur provoquée par cette dernière sur le péritoine par voisinage et sur les nerfs de l'ovaire, à travers la mince paroi du kyste. M. Jeannel ne croit pas à une intoxication phéniquée parce que les urines n'ont pas été noires. Quant aux accidents d'iodisme il sont suffisamment expliqués par l'abandon dans la poche de 87 grammes environ de teinture d'iode officinale, mais ils ne rendent pas compte des phénomènes syncopaux, d'ailleurs trop rapidement apparus.

M. MONOD. — *Monstre pseudencéphalien.*

M. Monod présente un monstre pseudencéphalien (genre pseudencéphale de Isidore Geoffroy Saint-Hilaire) qui lui a été adressé par le docteur Carrive (de Sauveterre de Béarn).

M. DIEU. — *Luxation du poignet en avant par cause directe. Irréductibilité.*

Le malade, dont M. Dieu envoie le moulage et l'observation à la Société, reçut sur le dos du poignet un coup de pied de cheval non ferré et fut observé très peu de temps après l'accident. M. Dieu trouva les apophyses styloïdes saines et en place, le radius sans points douloureux, une dépression dorsale au niveau de la ligne articulaire et une saillie sur la face palmaire du condyle carpien. Ces particularités étaient d'une constatation facile à cause de l'absence de tout gonflement. La réduction fut impossible, malgré l'anesthésie chloroformique, et put seulement être obtenue partiellement du côté du radius. Le moule fut pris le lendemain. Le malade étend bien la main, mais la fléchit incomplètement. M. Dieu se demande à quoi peut être due l'irréductibilité.

MM. Chauvel et Richelot croient d'après l'examen du moulage qu'il s'agit d'une fracture du radius, tout en faisant quelques réserves puisqu'ils n'ont pas vu le malade.

M. Després *Anévrysme cirsoïde du médius avec ulcère trophique. Amputation de ce doigt et résection de 3 centimètres et demi de l'artère cubitale. Guérison.*

Une femme de soixante-quatre ans avait vu débuter neuf ans auparavant un anévrysme cirsoïde qui avait envahi tout le médius, de la pulpe vers la racine, son index présentait aussi dans la pulpe des battements anormaux. Depuis trois mois la pulpe de son doigt s'était momifiée et les parties molles de la troisième phalange s'étaient éliminées par écaille, sans la moindre hémorrhagie, fait anormal. Quand elle entra à la Charité le médius était doublé de volume, violacé, comme une éponge vasculaire, et l'index, bleuâtre, présentait des battements sans vraie tumeur; dans la main les vaisseaux étaient dilatés jusqu'à l'éminence hypothenar; et la cubitale était flexueuse jusqu'à quatre travers de doigt au dessus du poignet, mais la radiale était saine. M. Després se décida à enlever le médius et à réséquer l'artère cubitale à l'avant-bras sur une étendue de trois à cinq centimètres. La malade guérit sous un pansement au diachylon. Les parois de l'artère, examinées au Collège de France, ne présentaient aucune altération. Opérée en décembre, cette malade a été revue il y a un mois; l'état de son index et de sa main s'est plutôt amélioré.

M. Després propose de joindre désormais à l'ablation des anévrysmes cirsoïdes la résection des artères dilatées au dessus d'eux, la cause encore inconnue de la dilatation artérielle réside peut-être en effet dans une lésion nerveuse des parois artérielles. Cette idée a d'ailleurs déjà été défendue et appliquée par Decès (de Reims).

M. Terrier. La théorie de M. Després est absolument opposée à celle de Decès et de la grande majorité des chirurgiens : on admet que la tumeur érectile, puis l'anévrysme cirsoïde augmentent la tension artérielle au dessus d'eux et déterminent *secondairement* la dilatation artérielle, qui est l'effet et non la cause, et qui disparait quand l'anévrysme cirsoïde a disparu lui-même.

M. Verneuil. La rétrocession des dilatations artérielles après la suppression de l'anévrysme cirsoïde est incontestable et a été démontrée par Decès. J'en ai observé récemment dans mon service un nouvel exemple sur une jeune fille dont un anévrysme cirsoïde du cuir chevelu a été guéri par des injections de liqueur de Piazza.

M. Trélat. J'ai amputé autrefois un malade qui avait un anévrysme cirsoïde de toute la main, et l'amputation faite à l'avant-bras a porté sur des artères flexueuses et dilatées. J'ai suivi ce malade sept ou huit ans et la guérison a été complète. Ces dilatations artérielles paraissent être du même genre que les dilatations veineuses au-dessus de l'anévrysme artério-veineux et relever comme elles d'un excès de pression.

Incidemment une discussion s'élève entre M. Després et M. Chauvel à propos de l'amputation totale des doigts, à laquelle M. Després croit préférable d'ajouter la résection de la tête du métacarpien correspondant. Il a déjà défendu cette pratique dans le *Bulletin de thérapeutique* de 1874.

M. BERGER rapporte l'observation d'un malade analogue à celui de M. Després, avec des lésions peut-être un peu moins avancées et qu'il a guéri par les injections coagulantes. Il s'agit d'un jeune homme de vingt ans dont la mère présentait un nœvus de la face et qui avait vu son index droit se tuméfier depuis deux ans; il était sertisseur et appuyait son outil sur l'articulation métacarpo-phalangienne correspondante; il éprouvait dans ce doigt, des fourmillements, une chaleur incommode, et ne pouvait plus travailler quand il entra à l'hôpital. On trouva l'index droit tuméfié jusque près de son extrémité, doublé de volume, mollasse, dépressible, battant surtout à l'œil, présentant un souffle systolique et du thrill au doigt seulement; la tuméfaction s'étendait dans la paume de la main jusque près de l'éminence thénar ; sur la base du doigt malade, au point le plus saillant on remarquait un nœvus artériel congénital. A l'avant-bras les artères étaient dilatées, présentaient un souffle discontinu et parfois continu avec redoublement; les veines du dos de la main étaient dilatées et animées de battements, enfin on entendait au cœur un souffle aortique, sans trouble fonctionnel de ce côté.

La compression n'ayant pu être supportée, et l'extirpation nécessitant des dégâts trop considérables, M. Berger pensa à l'amputation du doigt, mais voulut essayer auparavant l'effet des injections coagulantes par le procédé de M. Gosselin. Il fit deux seances, en comprimant les veines pour éviter l'embolie; la première fois on injecta une dizaine de gouttes de perchlorure de fer à 15°, ce qui n'amena qu'un durcissement local passager, et la seconde, un peu par inadvertance, une seringue et demie de Pravay de la même solution : le malade éprouva une douleur vive passagère, la tumeur durcit et deux taches livides apparurent immédiatement à sa surface et se transformèrent en eschares du diamètre d'une pièce de vingt centimes environ. M. Berger craignait une hémorrhagie secondaire et avait pris ses précautions en conséquence, mais, grâce à un pansement antiseptique sévère, il n'y eut aucune réaction inflammatoire et les eschares se détachèrent très lentement, laissant une plaie granuleuse très atonique qui finit par se cicatriser sans aucune déviation du doigt. Deux mois après l'opération, en janvier 1883, les battement avaient disparu dans le doigt et avaient diminué à l'avant-bras. Depuis, M. Berger l'a revu, son état s'est encore amélioré, les veines ne battent plus, tout en restant dilatées, et les dilatations artérielles de l'avant-bras ont notablement diminué. La guérison d'une tumeur birsoïde artérielle très étendue a donc été obtenue ici avec les injections de perchlorure de fer.

M. Berger insiste sur quelques points de cette observation, sur les commémoratifs héréditaires, sur la cause occasionnelle traumatique qui s'y est manifestement ajoutée, sur la coexistence des quatre lésions : 1° tache érectile; 2° dilatation des derniers rameaux artériels; 3° dilatation centripète des troncs; et 4° communication des artères avec les veines, prouvée par les battements veineux et que Nicoladoni a dernièrement démontrée sur une pièce. La tache érectile paraît avoir été le point de départ de l'affection.

Comme traitement il y aurait avantage à recourir plus souvent aux injections coagulantes, surtout aux membres, où l'embolie est facile à éviter par la compression des veines. M. Berger conseille d'injecter une quantité notable de perchlorure de fer et d'exagérer les préceptes donnés à ce sujet par M. Gosselin.

M. Pozzi. — *Hystérectomie pour un corps fibreux utérin compliqué d'hydronéphrose suppurée adhérente. Ligature élastique du pédicule exposé. Ponction et lavage antiseptique pour l'hydronéphrose. Guérison.*

Le diagnostic complet avait pu être posé, et M. Pozzi ne se décida à l'opération que sur les instances de la malade, irrévocablement perdue sans elle. Craignant l'infection du péritoine par la poche de l'hydronéphrose, s'il faisait une opération unique, ce chirurgien conçut le plan suivant: 1° Ponctionner l'hydronéphrose et la vider pour gagner du temps ; 2° faire l'hystérectomie pour le corps fibreux qui avait le volume d'une tête d'adulte ; 3° quand la malade serait guérie de son hystérectomie, soigner l'hydronéphrose d'abord par un lavage antiseptique, après évacuation complète, et ensuite par le drainage si elle se reproduisait.

Ce programme put être suivi avec bonheur, la reproduction de l'hydronéphrose fut assez lente pour que son traitement pût être ajourné à plus d'un mois de l'hystérectomie, qui guérit sans accident, malgré des difficultés opératoires spéciales. Contre toute attente, la guérison de l'hydronéphrose fut complète, après un lavage au sublimé à 2 pour 1000. La guérison s'était confirmée quatre mois après.

M. Queyrel. — *Périnéorrhaphie et fistules vésico-vaginales.*
Rapport de M. Trélat.

A propos de deux observations de M. Queyrel, terminées par la guérison, M. Trélat présente quelques considérations sur l'opération de la périnéorrhaphie.

Jusqu'à ces derniers temps M. Trélat a fait la périnéorrhaphie d'après le procédé qu'il a imaginé et qui a été décrit dans la thèse de Borot, en 1863. Ce procédé consiste dans l'emploi de sutures enchevillées avec plaques de plomb et fils rectilignes formant une ligne de suture vaginale et une ligne de suture périnéale superficielle, sans suture rectale. Ce procédé a donné à M. Trélat, sur treize cas, dix guérisons complètes et une guérison incomplète, un insuccès absolu par diarrhée profuse et une mort de septicémie aiguë par contagion ; c'est donc une bonne opération, au point de vue des résultats, mais elle présente quelques inconvénients: les fils profonds sont difficiles à placer, leur plein est presque forcément

à nu dans l'angle supérieur de la plaie avant l'affrontement, et la grande
épaisseur des parties comprises entre les plaques nécessite une constriction violente qui est mal supportée et oblige à enlever les fils de bonne
heure ou à les desserrer. Ce sont ces inconvénients qui ont décidé M. Trélat, pour ses trois dernières opérations, à abandonner son procédé pour
celui de MM. Emmet et Gaillard Thomas, employé avec succès par MM.
J. Hue (de Rouen), Monod et Terrillon. Sur ces trois cas, M. Trélat
a eu une guérison parfaite, une guérison plastique complète avec incontinence des matières fécales liquides et une guérison incomplète avec
persistance d'une petite fistule recto-vaginale qui s'est reproduite le
dixième jour à la suite d'une diarrhée profuse. Par ce procédé, la restauration du corps périnéal se fait bien, les fils sont plus faciles à mettre
et mieux tolérés, et M. Trélat l'adopte ; mais il ne donne pas plus d'assurance que le sien contre la fistule persistante et l'incontinence des matières liquides. La suture entrecoupée de ces auteurs paraît assez solide
pour rendre inutile la suture enchevillée de renfort qu'y ajoute M. Terrillon. Pour la fourchette, M. Trélat fait une suture périnéale superficielle et une suture vaginale pour laquelle la soie phéniquée de Czerny
lui paraît préférable au fil d'argent, trop difficile à retirer. On pourrait
employer aussi les tubes de plomb de M. Le Fort et les boutons de porcelaine de M. Verneuil, mais il vaut mieux éviter à la plaie le contact de
ces corps étrangers. Cette double suture pour la fourchette paraît plus
sûre à M. Trélat que la continuation à ce niveau des points profonds qui
paraissent devoir froncer les lèvres de l'avivement et exposer à leur cicatrisation isolée, mais qui ont l'avantage d'être plus faciles à faire.

M. Trélat résume, en terminant, les traits principaux du traitement
opératoire des déchirures du périnée :

Obtenir, avant l'opération, la parfaite régularité des selles et donner
de l'extrait thébaïque depuis la veille; Faire l'avivement suivant le procédé Trélat, Verneuil, etc.; Suture entrecoupée suivant le procédé Emmet, Gaillard, Thomas; Suture vaginale à la soie phéniquée; Extrême
propreté et antiseptie pendant et après l'opération ; Alimentation modérée
et réparatrice donnant peu de matières fécales;

Maintenir la constipation sept à huit jours et donner un purgatif, de
préférence l'huile de ricin ; reprendre ensuite la constipation pendant
trois jours ;

Enlever les fils superficiels le quatrième jour, et les autres après le
purgatif. La guérison est complète le quinzième jour.

M. Verneuil est absolument d'accord avec M. Trélat sur les points
principaux. Il n'a jamais changé son procédé, sauf l'abandon de la suture
enchevillée. Il préfère pour la suture vaginale les fils métalliques avec
boutons de nacre, qui sont très faciles à enlever au bout de huit à dix
jours. Il recommande l'emploi du chasse-fil pour les sutures, et surtout
l'emploi de la pulvérisation phéniquée matin et soir, excellent antiphlogistique. Les précautions antiseptiques assurent puissamment le succès
de la périnéorrhaphie. C'est une opération très facile.

M. L. Thomas (de Tours). — *Prolapsus utérin irréducible. Ablation. partielle de l'utérus par la ligature élastique. Guérison.*

Une femme de soixante ans avait, depuis deux ans, un prolapsus utérin incomplètement maintenu par un pessaire; quinze jours avant son entrée à l'hôpital, l'utérus sort de la vulve au moment d'un effort et ne peut être réduit par la malade qui continue cependant à faire son service pendant douze jours. A son entrée, on trouve l'utérus un peu gros appliqué sur le périnée, le fond répondant à l'anus et le col à la vulve ; en avant, le doigt peut pénétrer dans le vagin qui forme un cul-de-sac de trois centimètres ; en arrière, il n'y a plus de cavité vaginale, l'urèthre est dévié ; il n'y a pas de rectocèle. Malgré quelques stries de sphacèle, la réduction est tentée sous le chloroforme, mais le cul-de-sac vaginal postérieur se déchire et le doigt pénètre dans la cavité péritonéale. M. Thomas passe alors une anse de caoutchouc dont le plein répond au périnée, et dont il noue les bouts au-dessus du col, séparant ainsi de ce dernier les trois quarts supérieurs du corps utérin. Les suites furent très simples et l'état général resta excellent. Au bout de quelques jours, la résection fut complétée avec des ciseaux; la réduction se fit spontanément, l'anse de caoutchouc tomba et la malade fut complètement guérie de son prolapsus.

Ce procédé de traitement pourrait être employé pour certains prolapsus difficiles à contenir, à plus forte raison pour les cas exceptionnels de prolapsus irréductible.

M. Poulet (du Val-de-Grâce). — *Spécificité des ostéites.*

M. Poulet étudie surtout les ostéites au crâne parce que leurs caractères y sont beaucoup plus nets et ne sont pas masqués par des formations d'os nouveau comme dans les os longs.

Il faut substituer aux termes trop vagues de carie et de nécrose des dénominations plus précises, travail qui n'est encore qu'esquissé aujourd'hui. Prenant comme exemple l'ostéite tuberculeuse et l'ostéite gommeuse syphilitique du crâne, M. Poulet montre combien les lésions sont différentes et caractéristiques pour chacune de ces deux affections.

Dans la première on trouve ordinairement une perforation unique, siégeant à la partie supérieure et postérieure d'un pariétal, perforation arrondie, irrégulière, taillée en biseau aux dépens de la table interne et à quelques millimètres de laquelle l'os est absolument sain.

Dans l'ostéite gommeuse syphilitique, les lésions osseuses ont l'aspect circiné des lésions cutanées; on trouve un grand nombre de petits trous entourés d'os condensé, éburné, de sorte que l'os, quoique perforé, est plus lourd qu'un os sain; ces trous représentent autant de petites galeries spiroïdes analogues à la rampe du limaçon. Ces galeries finissent par amener la séquestration d'une partie de l'os qui se trouve avoir perdu ses connexions vasculaires.

M. Poulet présente des pièces et des dessins à l'appui de sa communication.   M. Hache.

REVUE ANALYTIQUE

Organes génitaux de la femme.

NOTE SUR 110 CAS D'OVARIOTOMIE, par le D. A Martin (*Berliner klinische Wochenschrift*, 1883, p. 137).

Le travail du Dr Martin comprend trois parties distinctes :

1o Statistique de 110 ovariotomies,

2o Indications des ovariotomies en général,

3o Manuel opératoire des ovariotomies.

Dans la première partie de son travail, A. Martin divise les opérations qu'il a faites en trois groupes. Le premier comprend les ovariotomies qui ont été faites anciennement, sans observer de précautions antiseptiques (3 morts sur 6 opérées). Le second groupe comprend des opérations qui ont été faites par l'auteur en suivant les règles édictées par le professeur Schröder, mais sans que les précautions antiseptiques aient été prises d'une façon absolument rigoureuse (12 morts sur 46 opérées). Enfin, dans un troisième groupe, A. Martin range les opérations faites strictement suivant les règles de la méthode antiseptique. Il ne compte plus alors que 2 décès sur 58 opérations.

Dans la deuxième partie de son travail, A. Martin répartit sous trois chefs différents les indications de l'ovariotomie. Cette opération peut être pratiquée : 1o pour enlever des néoplasmes de l'ovaire (kystes de l'ovaire, ovaires kystiques, etc.); 2o pour avancer l'époque de la ménopause (corps fibreux, métrorrhagie, etc.) : l'auteur a pratiqué l'ovariotomie huit fois dans ces conditions; 3o pour enlever l'ovaire atteint d'inflammation chronique. Sous le nom d'ovarite chronique, A. Martin cite des cas où l'ovaire était parsemé de petits kystes à contenu séreux, purulent ou sanguin. Dans ces cas, l'ovaire ne dépasse pas le volume d'une bille de billard.

Pour ce qui est du manuel opératoire des ovariotomies, A. Martin cite sa manière de faire, qui ne diffère pas sensiblement de celle des chirurgiens français.

A. GILSON.

CENT CAS D'OVARIOTOMIES OPÉRÉES SUIVANT LA MÉTHODE ANTISEPTIQUE, par John Homans (*The Boston med. and surg. Journal*, 2 novembre 1882, vol. CVII, p. 413).

L'auteur donne sous forme de tableau le résumé de 100 ovariotomies qu'il a faites depuis le mois de février 1877 jusqu'au mois d'août 1882.

Le résultat définitif se chiffre par 87 guérisons et 13 morts.

Parmi ces dernières, l'on trouve 10 cas dans lesquels le kyste présentait des adhérences très étendues et très résistantes. La mort fut attribuée : 4 fois au shock traumatique (décès quelques heures après l'opération), 2 fois à l'épuisement nerveux (décès le troisième et le cinquième jour), 3 fois à des maladies intercurrentes, maladie du cœur, ascite, érysipèle de la face (décès dix à quatorze jours après l'opération ; l'autopsie montra que la plaie ne présentait aucune complication). Dans les 3 autres cas, qui se terminèrent par la mort, le kyste ne présentait aucune adhérence ; la mort fut le résultat : d'une hémorrhagie du pédicule dix heures après l'opération, d'une manie aiguë survenue le huitième jour, d'une maladie des reins.

Les cas de guérison comprennent : 41 kystes sans aucune adhérence, 7 avec des adhérences aux organes et aux parois du petit bassin. Quant aux autres, ils présentaient des adhérences peu étendues et peu consistantes, soit avec l'intestin grêle, soit avec le grand épiploon, soit avec les parois antérieures et latérales de l'abdomen.

Dans 19 opérations, le pédicule fut divisé en deux portions liées isolément avec du catgut phéniqué. Dans toutes les autres, après la ligature ainsi faite, le pédicule fut cautérisé avec le thermo-cautère Paquelin.

L'âge des opérées guéries oscille entre les deux extrêmes suivants : quatorze ans et soixante-treize ans ; la moyenne est de vingt à soixante. Pour les cas de morts, 6 avaient dépassé quarante ans ; la plus jeune avait vingt-sept ans et la plus âgée cinquante-quatre.

G. Carron.

Trente-cinq ovariotomies, par le professeur Sklifassovsky (Wratsch, n° 6, p. 85, Saint-Pétersbourg, 1883).

Les 35 dernières ovariotomies faites par le professeur Sklifassovsky ont donné les résultats suivants :

1° Sur 35 opérées, 23 ont guéri, 12 sont mortes, ce qui fait 34 2/7 0/0 de mortalité. Trois fois la mort était due à une néoformation maligne (deux fois cancer de l'ovaire, une fois 1 sarcome). En excluant ces 3 cas, on aura 25 2/7 0/0 de mortalité.

2° Parmi le nombre total des opérées, il y avait 24 femmes et 11 jeunes filles.

3° 28 fois le kyste présentait des adhérences avec les parois et les organes abdominaux ; 7 fois les tumeurs étaient complètement libres.

4° 27 fois le pédicule de la tumeur, après ligature et section, était laissé dans la cavité abdominale ; 8 fois l'opération était faite d'après la méthode de Ledran.

5° 27 fois la cavité abdominale était fermée hermétiquement après l'opération, 8 fois on a introduit un gros tube à drainage.

6° 30 fois on a rencontré un kyste multiloculaire, 2 fois le kyste était uniloculaire, dans 3 cas on avait affaire à un kyste dermoïde.

7° 7 fois l'ovariotomie était double, 26 fois le kyste était unique.

8° En ajoutant à ces 35 opérations les 15 dont les résultats étaient déjà publiés, on aura un nombre total de 50 opérations, qui ne fournira que 22 0/0 de mortalité.　　　　　　　　　　　　Dr M. Schreider.

Observations pratiques sur quinze ovariotomies suivies de succès, par O. Burgess, in *The Western Lancet*, vol. XII, april 1883, n° 4.

Sur 15 cas, on trouva 7 multiloculaires et 8 uniloculaires; des adhérences dans tous les 7 premiers cas (multi) et dans 1 des derniers (uni).

3 doubles ovariotomies.

Poids des tumeurs : varie de 12 à 22 kilos.

L'auteur n'a pas recours aux aspirations ni aux ponctions, excepté dans des circonstances exceptionnelles. Il rejette également le spray. D'après lui, la matière colloïde laissée dans la cavité abdominale n'engendre pas toujours la septicémie. Dans plusieurs cas, il observa le retour de la menstruation après l'ablation des deux ovaires. L'auteur penche un peu vers l'opinion de Lawson Tait sur cette question.

Il conseille, comme ce dernier, l'enlèvement des trompes de Fallope avec les ovaires dans l'ovariotomie double, ainsi que dans l'oophorectomie. Mais il pense que, malgré les statistiques, ce dernier chirurgien a tort de conclure qu'il y a un moindre danger dans l'ovariotomie double. Dans le dernier cas de l'auteur, les parois des kystes étaient friables et très vasculaires. Il en résulta une hémorrhagie énorme. La tumeur, multiloculaire, était tellement volumineuse que le pédicule ne put être atteint avant de vider les kystes. Il agrandit donc l'incision, déchira largement les parois des kystes, les enleva un à un, puis atteignit le pédicule. Il n'était que temps, car le pouls radial était imperceptible, et la malade ne respirait plus. On put la sauver, malgré la perte abondante du sang.

Pour éviter les deux grands dangers de l'ovariotomie (septicémie et péritonite), l'auteur conseille : 1° la méthode antiseptique, la toilette du péritoine avant tout; 2° l'arrangement soigné du pédicule, ligature en plusieurs sections avec soie phéniquée coupée court; 3° la cessation de toute perte sanguine dans la cavité abdominale; 4° l'incision courte autant que possible; 5° les sutures en soie phéniquée.

Il a toujours l'habitude de sécher l'incision avant d'ouvrir le péritoine; il laisse une éponge plate sur les intestins jusqu'à ce que les sutures soient passées, afin d'absorber le sang qui provient des piqûres occasionnées par les aiguilles.　　　　　　　　　　　　Dudley.

Ovariotomie, blessure de la vessie distendue, guérison, par W.-F. Atlée, M. D., de Philadelphie (*The American Journal of the medical Sciences*, n° CLXIX, janvier 1883, p. 119).

Mme W..., âgée de cinquante-six ans, fut opérée au mois d'août de l'année dernière, par le docteur Atlee, pour un kyste de l'ovaire. En voulant séparer la paroi du kyste de celle de la vessie, il s'est fait une déchirure de cette dernière, d'où est résulté un orifice permettant l'introduction du petit doigt. Une assez grande quantité d'urine s'est échappée dans la cavité abdominale.

Pour obtenir l'occlusion de la déchirure, on a commencé par invaginer les lèvres de la plaie. Ensuite on a traversé toute l'épaisseur de l'organe, de chaque côté de l'orifice, et à 1 centimètre de celui-ci, par une aiguille. Le même fil de soie a été ensuite passé dans chacune des aiguilles, et celles-ci furent alors retirées, entraînant chacune une des extrémités du fil. Le fil était donc disposé autour de l'orifice vésical, comme le cordon d'une bourse l'est autour de son ouverture.

On a ensuite lié les deux extrémités du fil. La cavité péritonéale a été soigneusement lavée, et les lèvres de la plaie abdominale ont été réunies comme à l'ordinaire. La malade a uriné par les voies naturelles. L'urine était claire, sauf à la fin de la miction, où elle était légèrement teintée de sang. Une sonde fut introduite dans la vessie le lendemain de l'opération et laissée en place pendant deux jours. A partir de ce moment, aucun phénomène particulier à signaler du côté de la vessie. Les suites de l'opération ont été très simples, et la malade a pu retourner dans son pays le dix-neuvième jour après l'opération.   Dr ROWLATT.

NOTE SUR L'OVARIOTOMIE, par **Lawson Tait** (*Western Lancet*, vol. XII, n° 5, mai 1883).

L'auteur dit que le danger n'est point plus grand dans l'enlèvement des deux ovaires que dans l'extirpation d'un seul.

D. T.

GASTROTOMIE POUR UNE GROSSESSE EXTRA-UTÉRINE, par **Belsone** (*Gazzetta medica de Torino*, 1881).

Pour une grossesse ovarique, devenue ensuite abdominale, on pratiqua la gastrotomie, qui fut suivie de mort au sixième jour. L'insertion de l'œuf se faisait sur la face antérieure de l'ovaire droit.

JULLIEN.

NOUVEAUX CAS D'OPÉRATION CÉSARIENNE SUIVIE D'AMPUTATION UTÉRO-OVARIQUE, par **Paolo Negri** (*Lo Sperimentale*, 1882, p. 319, mars).

On compte, s'il faut en croire Negri, 77 cas connus d'opérations de Porro, 35 en Italie, 42 à l'étranger, avec 44 morts dont 22 en Italie. La mortalité serait donc de 62 0/0 en Italie et de 52 seulement au dehors: en fondant ces deux statistiques, on obtient une mortalité totale de 57 0/0.

Il est à remarquer que les succès sont d'autant plus nombreux que l'opération est faite plus hâtivement. Pour Negri, la fixation du moignon à la paroi abdominale est ce qu'il y a de préférable. Il rejette le drain vagino-abdominal qui lui semble en contradiction avec les principes de la méthode antiseptique.

A son mémoire sont jointes les observations de deux cas nouveaux heureusement terminés pour la mère et pour l'enfant.

JULLIEN.

———

GROSSESSE EXTRA-UTÉRINE, LAPAROTOMIE, par M. **Goodell**, in *Philadelphia med. Times*, vol. XII, n° 370, p. 292, 28 janv. 1882.

Femme de 30 ans, présentant depuis plusieurs mois une suspension des règles, des douleurs aiguës dans le côté droit du ventre, et des métrorrhagies avec syncopes. Le col utérin est dilaté, et, au moment des hémorrhagies, le canal cervical peut admettre le doigt.

La tumeur siège du côté droit ; elle est irrégulière, plus petite qu'un utérus de huit mois, on n'y sent pas de parties fœtales.

On pratique la laparotomie ; on tombe sur une poche qu'on ouvre ; le placenta se présente, l'incision est agrandie, et on retire un fœtus macéré.

La poche est nettoyée à l'acide carbolique ; toutes les précautions antiseptiques sont prises.

Le 12e jour, tout allant très bien du côté de la plaie, la malade est prise de convulsions et meurt dans le coma. A l'autopsie, on trouva la la poche oblitérée, mais les reins étaient malades.

L'auteur estime que l'opération a plus de chances de succès quand le fœtus est mort, ce qui supprime, en effet, les difficultés provenant de la présence du placenta. Dr LAURXAD.

———

SUR LE TRAITEMENT OPÉRATOIRE DU PROLAPSUS UTÉRIN, par le Dr **Soutougin** (communication faite dans la séance du 26 avril 1883 à la Société des médecins praticiens, 1883, St-Pétersbourg, *Wratch*, n° 18, p. 282).

L'auteur, en présentant une malade à laquelle il pratiqua une colporaphie médiane suivie de succès pour un prolapsus utérin, passe en revue toutes les méthodes opératoires préconisées pour la guérison de cette affection. D'après lui, la colporaphie médiane réussit le mieux. Sur 46 opérations faites en Russie par ce procédé, 2 seulement n'ont pas été suivies de succès.

Dans les cas où l'orifice vaginal est très distendu, où la paroi postérieure du vagin est prolabée, et quand en même temps il y a rectocèle, il faudrait, d'après lui, faire, après la colporaphie médiane, la colporaphie postérieure.

La résection de la partie prolabée de l'utérus, ne changeant pas les conditions qui permettent la chute des parois vaginales et des organes abdominaux, est une opération complètement inutile.

La laparotomie avec amputation du corps utérin est une opération trop dangereuse et qui, dans ces cas, doit être rejetée.

Dr SCHREIDER.

BIBLIOGRAPHIE

Encyclopédie internationale de chirurgie, t. I, Paris, J.-B. Baillière, 1883.

L'Encyclopédie internationale de chirurgie, publiée sous la direction du Dr John Ashurst, professeur de clinique chirurgicale à l'université de Pennsylvanie, comprendra six volumes. L'édition originale américaine paraît à New-York; plusieurs traductions en sont faites. MM. J.-B. Baillière publient une traduction française pour laquelle les articles ont été revus par les auteurs et à laquelle ils ajoutent des articles nouveaux qui font défaut dans l'édition américaine.

Cet ouvrage fait par des chirurgiens d'Amérique, d'Angleterre, d'Allemagne, de France, présente un grand intérêt. Le plan en est sans doute irrégulier; les articles ne sont pas faits d'après une méthode commune; on n'y retrouve pas les mêmes idées générales. C'est précisément une des qualités de ce livre : il vous transporte dans d'autres milieux médicaux qui diffèrent souvent beaucoup du nôtre; de là un choc d'idées, une obligation de réfléchir et une connaissance plus complète de la chirurgie des autres pays.

Le premier volume traite de la pathologie chirurgicale générale et des maladies chirurgicales infectieuses et virulentes.

La première partie comprend : Les troubles de la nutrition et la pathologie de l'inflammation par Stricker, professeur de pathologie générale à l'université de Vienne; l'inflammation par M. Van Buren, professeur de clinique chirurgicale au collège médical de l'hôpital de Bellevue (New-York); les états généraux et le traumatisme, par M. le professeur Verneuil; la scrofule et le tubercule par H. Tr. Butlin, assistant chirurgien à Saint-Bartholomew's hospital (Londres); le rachitisme par le professeur L. Smith de New-York; le scorbut par Ph. Wales, de la marine des États-Unis; le shock et l'embolie graisseuse par M. Moulin, de Londres; le delirium traumatique et le delirium tremens, par W. Hunt, de Philadelphie.

La seconde partie comprend l'érysipèle par le professeur Stillé, de Philadelphie; la pyohémie et les états qui s'en rapprochent par le professeur F. Delafield, de New-York, la septicémie et la pourriture d'hôpital de M. le Dr Jeannel, en deux articles qui ne se trouvent pas dans l'édition américaine; la rage, la morve et la pustule maligne par le professeur Forbes de Philadelphie; la blennorrhagie par le professeur White, de Philadelphie; l'ulcère vénérien simple par le professeur Sturgis de New-York; la syphilis par le Dr Van Harlingen, de Philadelphie; le bubon d'emblée, par le professeur Wharton, de Philadelphie; et enfin les plaies empoisonnées, par le professeur Packard, de Philadelphie.

N.

REVUE DES JOURNAUX

Le propriétaire-gérant : Félix Alcan.

Coulommiers. — Imprimerie P. Brodard et Cⁱᵉ.

DE L'ENTORSE ET DE SON TRAITEMENT

Par le docteur MARC SÉE

En publiant le présent travail, j'ai eu surtout pour but de faire connaître un mode de traitement de l'entorse qui, appliqué constamment depuis plusieurs années, m'a toujours donné les plus heureux résultats, et qui me paraît appelé à remplacer avantageusement les autres moyens usités jusqu'à ce jour, y compris le massage, dont il présente tous les avantages, sans en avoir les inconvénients.

a. — L'entorse récente n'a pu être étudiée que fort rarement sur le cadavre. Elle est cependant suffisamment connue pour que nous puissions nous en faire une idée assez exacte. Elle consiste essentiellement en une forte distension, avec déchirure partielle, des ligaments et de la synoviale articulaires, déterminant un épanchement sanguin dans l'articulation et dans son voisinage. A ces lésions de l'entorse simple peuvent se joindre, dans les cas plus graves, des déchirures musculaires, des arrachements de tendons, de ligaments, d'apophyses osseuses, des ruptures de gaines fibreuses, permettant aux tendons de se déplacer, des fractures des extrémités articulaires, des décollements de la peau, avec contusion du tissu sous-cutané (v. Bonnet, *Traité des maladies des articulations*, t. I, p. 200, 1845). On a soutenu, enfin, que des parties molles peuvent s'être interposées entre les surfaces articulaires; mais cette circonstance semble n'avoir été admise que par hypothèse, pour expliquer les succès rapides obtenus parfois au moyen du massage.

Je dois ajouter que quelques fractures, telles que celles de l'extrémité inférieure du péroné, s'accompagnent presque toujours d'un certain degré d'entorse.

Comme on le voit, l'entorse peut présenter toutes les lésions qui accompagnent ordinairement les luxations, dont elle ne diffère, dans ces cas, que parce que les surfaces articulaires ont conservé leurs rapports normaux, ou n'ont subi qu'un déplacement passager, dont la réduction s'est faite spontanément : c'est une *luxation temporaire*, comme a dit Vidal de Cassis.

Mais les entorses sont loin d'atteindre cette gravité dans la majorité des cas. Tout au contraire, le plus souvent elles sont constituées uniquement par une déchirure incomplète des liens fibreux de la jointure, avec épanchement d'une certaine quantité de sang, par suite de la rupture de quelques petits vaisseaux de la région.

Cet épanchement sanguin, quelle que soit son abondance, me paraît jouer, dans la symptomatologie et surtout dans l'évolution de l'entorse, un rôle qui n'a pas suffisamment fixé l'attention des chirurgiens, et exercer sur les résultats du traitement une influence que je désire mettre en relief.

b. — Les *symptômes* de l'entorse sont la *douleur*, la *gêne des mouvements*, le *gonflement* et l'*ecchymose*.

La *douleur*, souvent d'une violence extrême au moment où l'accident a lieu, est déterminée d'abord par la distension ou la déchirure des ligaments et des parties qui entourent la jointure. Cette première douleur se calme assez rapidement quand l'articulation est maintenue dans l'immobilité; mais elle se réveille au moindre mouvement, spontané ou communiqué. Elle ne tarde pas à être remplacée par une douleur sourde, plus ou moins intense, quand il survient du gonflement ; cette nouvelle douleur ne peut s'expliquer, comme l'a fait remarquer Elleaume (*Gaz. des hôpitaux*, 1850, p. 603), que par la distension des tissus et la compression des nerfs déterminée par le sang extravasé et par la sérosité qui s'y ajoute rapidement. Elle est, en général, d'autant plus vive que l'épanchement est plus considérable. Les mouvements du membre l'exaspèrent, parce qu'ils déterminent des modifications dans la capacité des espaces occupés par les liquides, d'où augmentation de la pression en certains points. De même on la développe en appuyant sur les endroits où existent des extravasations sanguines. Elle disparaît, enfin, à mesure que le sang et la sérosité sont résorbés.

Les *mouvements* de l'articulation entorsée ne sont *gênés* que parce qu'ils sont douloureux. Pour se soustraire à ces douleurs, le malade maintient, autant que possible, la jointure dans l'immobilité, en contractant involontairement tous les muscles qui agissent sur elle. Elleaume cite un cas d'entorse du cou-de-pied avec épanchement sanguin considérable, qui laissa néanmoins les mouvements du pied parfaitement libres : le malade était paralysé des membres inférieurs.

Le *gonflement* est très peu marqué immédiatement après l'accident, la quantité de sang extravasé étant habituellement peu considérable. Il ne tarde pas à s'accentuer davantage après quelques heures, à mesure que la sérosité pleut dans le tissu cellulaire de la région. Il prend de grandes proportions quand une vive inflammation s'empare de la jointure.

Les *ecchymoses*, enfin, ne se montrent, en général, qu'au bout d'un ou plusieurs jours, lorsque le sang épanché a infiltré les parties molles superficielles et le derme. Or, cette infiltration est lente à se produire dans les tissus fibreux et serrés qui entourent certaines articulations, telles que celles du pied. Mais elle peut s'étendre fort loin, une fois qu'elle a gagné le tissu cellulaire lâche qui occupe les interstices musculaires ou qui double la peau.

L'épanchement sanguin, comme on vient de le voir, tient sous sa dépendance tous les autres symptômes de l'entorse. C'est aussi lui qui constitue la cause déterminante des accidents, quelquefois si graves, qu'on voit trop souvent succéder à cette lésion. Sans lui, tout se réduirait à une simple plaie sous-cutanée, comparable, jusqu'à un certain point, à celle qui résulte de la section sous-cutanée du tendon d'Achille. Résorbé en temps utile, il permet aux parties lésées de se cicatriser et de revenir à leur état normal, et avec l'épanchement disparaissent tous les symptômes de l'entorse, douleur, gonflement, gêne des mouvements, ecchymoses, ce qui ne veut pas dire, bien entendu, qu'alors la guérison sera complète. Si, au contraire, le sang extravasé reste au milieu des tissus, il peut y devenir une cause d'irritation, qui trouble leur nutrition en gênant la circulation sanguine et lymphatique, et y développe l'inflammation avec toutes ses conséquences.

Il convient donc de tenir grand compte, dans le traitement de l'entorse, de cet élément important de la lésion et de le combattre avec d'autant plus de soin qu'on aura affaire à un individu plus affaibli, d'une constitution plus suspecte.

c. — Quand une entorse est légère, le blessé étant d'ailleurs d'une bonne santé, il suffit généralement de quelques jours de repos pour en amener la guérison, sans qu'elle laisse aucune trace. Mais il n'en est pas toujours ainsi; loin de là, au dire de Hunter, « les entorses » sont rarement guéries d'une manière parfaite. J'ai vu les effets d'une entorse se faire sentir toute la vie (plus de cinquante ans); l'articulation se tuméfiait et devenait douloureuse à la moindre violence. Dans beaucoup de cas, les entorses restent douloureuses après que les symptômes principaux se sont dissipés. On fait souvent disparaître cette douleur en donnant du mouvement·

à la partie ; il semble que quelque chose se replace par ce mouvement. » (Hunter, *Œuvres compl.*, t. I, p. 575.)

Assurément l'auteur qui écrirait aujourd'hui ces lignes paraîtrait trop pessimiste, car il est incontestable que nombre d'entorses, même graves, traitées convenablement, ne laissent point après elles les inconvénients signalés par Hunter. Mais le contraire s'observe également, malgré les soins les plus éclairés qu'on a prodigués au malade, et surtout après un traitement mal dirigé, ou en l'absence de tout traitement. Les accidents, dans ces circonstances, peuvent prendre une gravité extrême, et conduire aux conséquences les plus fâcheuses. « Il n'est pas une des maladies chroniques des articulations, qui, suivant la prédisposition des malades, ne puisse se développer à la suite des entorses..... Il n'est malheureusement pas rare, surtout lorsque l'entorse occupe un ginglyme pourvu de ligaments solides, dont la résistance n'a pu être vaincue que par un choc très violent, de voir se développer une arthrite très longue à guérir, et qui laisse après elle un relâchement des parties, sous l'influence duquel l'entorse se reproduit facilement. Enfin, chez les sujets scrofuleux ou affaiblis, les entorses guérissent très lentement, très difficilement, et souvent, même lorsqu'elles étaient peu intenses, elles se terminent par ces altérations profondes que l'on comprend sous le nom de tumeur blanche. » (Follin et Duplay, *Traité de Path. ext.*, t. III, p. 163 et 164.)

A l'appui de cette proposition, je me contenterai de citer le passage suivant, qui termine un article sur une leçon de Guersant insérée dans la *Gazette des hôpitaux*, 1853, p. 607 :

« Guersant fait l'amputation de la jambe à une petite fille de douze ans, qui porte une tumeur blanche de l'articulation tibio-tarsienne droite, et au sujet de laquelle il a été amené à faire sa leçon. Cet enfant s'est donné, au mois de mars, une entorse qui a été négligée dès le principe. Au mois de septembre, elle est entrée à l'hôpital, présentant une dégénérescence des parties qui la constituent et des trajets fistuleux. Depuis cette époque, les pommades résolutives, l'immobilité et les raies de feu ont été mises en œuvre sans enrayer le mal ; en même temps l'émaciation fait des progrès et l'état général ne permet pas de différer le seul moyen qui reste de conserver la vie. »

Il n'est guère de chirurgien qui n'ait eu l'occasion de constater des suites non moins lamentables de l'entorse.

Voici, enfin, les lignes par lesquelles M. Robert, professeur agrégé au Val-de-Grâce, commence un remarquable mémoire inséré dans les *Archives générales de médecine* (n° d'avril 1884).

« L'entorse, si commune dans l'armée, est une des causes prédominantes des arthrites qui motivent le plus grand nombre des amputations pratiquées en temps de paix dans les hôpitaux militaires. Cette remarque portait même Sédillot à dire que la moitié des amputations de la jambe était la suite d'entorses négligées. »

M. Robert donne ensuite le résumé d'une observation d'ostéite tuberculeuse de l'astragale, suite d'entorse, qu'il traita par l'ablation de l'astragale, avec un bon résultat; et il ajoute (p. 388) :

« Si maintenant on fait la part des cas dans lesquels le blessé perd patience et marche trop tôt, si de plus on tient compte de cette prédisposition évidente des militaires à contracter la tuberculose, on peut accorder qu'un certain nombre de ces arthrites fongueuses sont bien la suite d'entorses négligées ; mais il sera bien permis de considérer l'accident traumatique primitif comme l'agent provocateur de la tuberculose imminente. »

Mais ce ne sont là, heureusement, que des conséquences exceptionnelles de l'entorse. Ce qui est beaucoup plus commun, c'est de voir le gonflement, la douleur et la gêne des mouvements persister un temps fort long, et laisser ensuite des raideurs qui ne disparaissent qu'au bout de plusieurs mois ou même de plusieurs années. Tout cela me paraît imputable, en grande partie du moins, à l'épanchement sanguin, qui par sa seule présence entretient, dans la région malade, un état sub-inflammatoire, amenant une infiltration plastique, une sorte de sclérose du tissu cellulaire interstitiel, par suite de laquelle les organes perdent leur souplesse et s'opposent aux mouvements de la jointure. Cet état est plus facile à prévenir qu'à guérir.

Une entorse est donc une affection sérieuse, qui mérite toute notre attention, quelque bénigne qu'elle puisse paraître. Or, pour instituer un traitement rationnel de cette affection, il est absolument indispensable de bien préciser préalablement les indications qu'il s'agit de remplir, et de se rendre compte des résultats que peuvent donner les divers moyens mis en usage.

d. — Traitement. Deux indications, à mon avis, se présentent dans le traitement d'une entorse, légère ou grave, récente ou datant d'un ou plusieurs jours. Le chirurgien doit :

1° *Provoquer, dans le plus court espace de temps possible,* la *résorption des liquides épanchés* autour ou dans l'intérieur de l'articulation, afin de ramener la lésion aux conditions d'une simple plaie sous-cutanée, n'ayant aucune tendance à s'enflammer ; car à mesure que cette résorption s'opérera, on verra disparaître la tuméfaction et la douleur, et en même temps les mouvements, entravés uniquement par les souffrances qu'ils occasionnent, redeviendront libres, plus étendus même parfois qu'à l'état normal, lorsque les liens fibreux de l'articulation auront été rompus dans une certaine étendue.

2° *Favoriser la cicatrisation des parties lésées*, en assurant l'immobilité absolue de la jointure.

C'est faute d'avoir satisfait à la première indication qu'on a vu quelquefois les entorses dégénérer en arthrites et en tumeurs blanches, plus souvent laisser à leur suite des raideurs longues à se dissiper; c'est parce qu'on a négligé d'immobiliser l'articulation que la guérison est restée souvent incomplète, laissant le membre dans un état de faiblesse qui le prédispose aux récidives.

Et cependant, des diverses méthodes de traitement qui ont été préconisées jusqu'à ce jour, la plupart, pour ne pas dire toutes, ne s'adressent qu'à une seule indication, qu'elles remplissent, du reste, à des degrés fort différents, en négligeant l'autre d'une manière absolue.

Il est vrai de dire que ces deux indications semblent présenter, dans la pratique, un certain antagonisme, qui n'a pas permis de leur donner satisfaction simultanément. Ainsi, par exemple, on ne saurait à la fois masser une entorse tibio-tarsienne et maintenir l'articulation parfaitement immobile.

En passant en revue les moyens de traitement qui ont été appliqués contre l'entorse, je vais tâcher de montrer en quoi ils peuvent être utiles et pourquoi ils sont insuffisants, quelquefois même nuisibles. Je ne m'occuperai pas de ceux qui sont destinés à combattre les inflammations consécutives à un traitement mal dirigé : ils constituent, par leur ensemble, le traitement des arthrites, des ostéites, des tumeurs blanches. Je laisserai de côté également tout ce qui est relatif à la thérapeutique de certaines suites de l'entorse, telles que les raideurs articulaires, le défaut de solidité de la jointure, ces accidents me paraissant résulter, dans la grande majorité des cas, d'un manque de soins ou de soins mal appliqués. Je n'examinerai donc que les moyens conseillés contre l'entorse récente ou de date peu éloignée, sans complications consécutives.

1° Le *simple repos de la jointure*, ou son *immobilisation* à l'aide d'un appareil approprié procure toujours un soulagement considérable au malade, et peut conduire à une guérison complète dans un temps variable. Mais il n'est pas rare, même dans les cas très simples, de voir cette guérison se faire attendre plusieurs semaines, ou même indéfiniment, lorsqu'on s'est borné à ce seul moyen. D'autre part, une immobilité trop longtemps prolongée expose à des raideurs, dont le blessé souffre quelquefois plus qu'il n'avait souffert de son entorse.

2° Les *antiphlogistiques*, tels que les cataplasmes, les sangsues, me paraissent, de tous les moyens, les plus irrationnels dans les cas d'entorse récente. Destinés à prévenir une inflammation qui pourra très bien ne pas se montrer, ils favorisent plutôt la stagnation des liquides que leur résorption. En outre, les sangsues, recommandées pourtant par Hunter (l. o. t. I. p. 575), produisent, par leurs piqûres, une irritation de la peau qui peut n'être pas sans inconvénient et provoquer, au contraire, l'inflammation dont elles devaient préserver le malade.

Ce sont aussi les antiphlogistiques que recommandait Guersant. Regardant comme insuffisants les traitements usités chez l'adulte, il voulait que l'entorse des enfants fût combattue par une application de sangsues faite le premier jour, puis par des cataplasmes émollients et l'immobilité. Après cinq à six jours de ce traitement, il conseillait de faire la compression et de placer le membre dans un appareil inamovible.

3° Les *mouvements* imprimés à la jointure dans divers sens donnent souvent de très bons résultats, quel que soit le temps écoulé depuis la production de l'entorse. Leur efficacité tient, non pas à ce qu'ils ont pour effet de ramener à leur place naturelle certaines parties déplacées, comme le croyaient Ribes et Bonnet, mais bien à ce qu'ils favorisent la résorption des liquides et des matériaux plastiques infiltrant les tissus périarticulaires. Mais, outre qu'ils sont fort douloureux, bien qu'on recommande de graduer leur étendue d'après les souffrances qu'on inflige au malade, ces mouvements sont presque toujours insuffisants, et peuvent, d'ailleurs, avoir de grands inconvénients quand il s'agit d'une entorse d'une certaine gravité.

4° Les *réfrigérants* ont trouvé autrefois et comptent encore de chauds partisans. Ils ont été appliqués sous diverses formes, celle de cataplasmes froids, de compresses trempées dans l'eau glacée ou imbibées de substances volatiles, comme l'alcool ou l'éther. Leur action, dans ces conditions, est trop passagère pour être bien efficace. On a vanté surtout les bains froids prolongés, maintenus à une basse température par un écoulement constant ou par des additions de glace. On a conseillé d'abord, en cas d'entorse récente, particulièrement d'entorse du pied, l'immersion du membre dans l'eau froide pendant quelques heures, ou jusqu'à ce que la douleur ait complètement disparu. Plus tard, on appliqua également ce moyen aux entorses datant de vingt-quatre à quarante-huit heures, et l'on en continua l'usage, avec grand succès, dix, quinze et vingt-quatre heures. Baudens alla plus loin ; il voulut que le malade restât dans l'eau froide *tant qu'il s'y trouve bien*, pendant huit et dix jours, au besoin, jamais moins de deux jours ; sorti du bain, le membre doit

être enfermé dans un bandage inamovible. (v. *Baudens, Entorse
traitée par le bain prolongé d'eau froide et le bandage inamovible gommé*, in *Gaz. des hôpit.*, janv. 1850. — *De l'entorse du pied
et de son traitement curatif*, in *Gaz. méd. de Paris*. 1850, p. 384
et 403). On a cité de nombreux succès obtenus par ce mode de traitement.

On ne saurait douter des bons effets immédiats du bain froid appliqué contre l'entorse récente. Il calme rapidement la douleur; mais
elle revient ordinairement dès que le membre est retiré de l'eau, et
c'est ce qui a conduit à prolonger de plus en plus cette immersion.
Mais, outre que cette pratique est extrêmement gênante et peut
n'être pas toujours sans inconvénients, en raison de la position
déclive du membre, et aussi au point de vue de l'état général; le
bain froid n'est point applicable à nombre d'articulations, plus rapprochées du tronc que le cou-de-pied et le poignet, telles que le genou, la hanche et même le coude. Enfin, beaucoup de chirurgiens
pensent, avec Bonnet et Baudens, que son action, très utile peu après
l'accident, l'est beaucoup moins les jours suivants.

Et la chose est facile à comprendre. Le refroidissement produit par
le bain ou par les affusions froides, qu'on a conseillées également,
amène un resserrement des tissus et une contraction des vaisseaux
sanguins qui peut restreindre la quantité du sang extravasé, mais il
ne peut rien pour la résorption de celui qui infiltre déjà les tissus.
D'ailleurs, s'il retarde l'explosion des phénomènes inflammatoires,
il ne saurait en aucune façon les empêcher de se produire. Aussi les
chirurgiens appliquent-ils rarement, de nos jours, le traitement formulé par Baudens, qui n'a pas donné, en d'autres mains, les résultats constants dont s'applaudit cet auteur. Tout au plus se sert-on de
l'eau froide dans les premiers moments, pour calmer la douleur.

5° De toutes les méthodes de traitement appliquées à l'entorse, la
plus efficace et la plus rationnelle, celle qui a donné les résultats les
plus constants, est certainement le *massage*.

Cette méthode, du reste, est loin d'être nouvelle. Déjà Fabrice
d'Aquapendente, au dire de Bonnet, avait conseillé, contre l'entorse,
des tractions et des mouvements de va-et-vient, et Pouteau avait
dit : « L'entorse, par ce moyen, peut guérir sur-le-champ, et je ne
sais par quelle fatalité les chirurgiens ne sont pas ordinairement
heureux dans cette entreprise, qu'on abandonne à des gens sans
expérience et qui s'en acquittent pourtant très bien en frottant fortement la partie bien huilée avec le pouce seul ou avec toute la main. »

Le massage, en effet, est resté longtemps du domaine exclusif des
rebouteurs et des charlatans. Aujourd'hui il n'est pas de chirurgien

qui n'en reconnaisse les bons effets ; mais la plupart se refusent à l'appliquer eux-mêmes, de sorte qu'il s'est formé une classe de spécialistes, très diversement composée, du reste, qui s'adonne particulièrement au massage des membres entorsés. A cela il n'y aurait rien à objecter, si, parmi les masseurs de profession, il ne se trouvait, à côté de confrères instruits et consciencieux, nombre de gens ignorants et grossiers qui, de leur propre autorité et sous prétexte d'entorse, appliquent le massage à des affections de toute espèce, telles que les fractures, les arthrites, où les manipulations mécaniques peuvent produire les effets les plus désastreux.

Ce qui empêche la grande majorité des chirurgiens de pratiquer eux-mêmes le massage, c'est, il faut bien l'avouer, le temps fort long et la grande patience qu'il exige de la part du masseur, plus rarement l'idée, habilement répandue par les intéressés, que la pratique du massage demande des aptitudes particulières et une habileté qu'un long exercice peut seul procurer.

Le massage, en effet, au dire des spécialistes du moins, n'est pas d'une application aussi simple et aussi facile qu'on pourrait le croire au premier abord. Des distinctions importantes et minutieuses ont été établies par les initiés, des règles précises ont été posées ; faute de les connaître, on ne saurait prétendre au succès. Telle manipulation convient dans un cas déterminé, telle autre dans un cas différent. Il y a les effleurements, les frôlements, les frictions, les pressions, les malaxations, le pétrissage, etc. Tantôt il faut agir superficiellement et tantôt profondément, dans une direction ascendante ou d'avant en arrière, ou circulairement, avec les pouces, les extrémités des doigts, le talon de la main ou le bord cubital. On a marqué exactement la durée des séances de massage, et les intervalles qui les sépareront. On est allé jusqu'à prédire le temps qu'exigera le traitement et assigner à la guérison une date fixe qu'elle ne saurait dépasser.

« Le massage le plus commun, écrit M. Dally (*Dictionn. encyclop. des sciences médicales*, 2ᵉ série, t. IV, p. 578), celui que pratiquent avec succès Ranson, Saint-Maigrin, Lebâtard, Girard, Magne et beaucoup d'autres chirurgiens, consiste dans les *pressions mobiles*, centripètes, associées à *la flexion forcée du pied* et appliquées uniformément *le long du tendon d'Achille* jusqu'au mollet ; Lebâtard veut que l'on n'emploie que *les doigts* ; Girard agit avec *la paume de la main*, mais il prélude aux pressions fortes par des *effleurements centripètes du bout des doigts*, qui sont également recommandés par Phélippeau. Mais, aux pratiques de Lebâtard, de Girard, de Ranson, il ajoute des *pressions circulaires, centripètes, fortes et conti-*

nues, en ce sens que la main droite, disposée en collier, embrasse étroitement le cou-de-pied, prolonge la pression jusqu'au tiers moyen de la jambe, et avant d'être arrivée au terme de sa course, est remplacée par la gauche sur la convexité du pied. En outre, ce praticien décrit un troisième temps, où des *pressions intermittentes avec les pouces* sont suivies d'un *pétrissage centripète* dont les mouvements rappellent exactement ceux que l'on exécute en *exprimant une éponge imbibée d'eau.* »

Si ces manœuvres constituaient vraiment le seul moyen de salut pour le malade, quel est le chirurgien consciencieux qui ne s'empresserait d'en confier l'exécution à M. Phélippeau ou à M. Girard, plutôt que d'assumer la responsabilité d'un échec en opérant lui-même?

Heureusement M. Dally nous rassure à cet égard quelques lignes plus loin (p. 581): « J'ai pu expérimenter, dit-il, la plupart des procédés décrits par les auteurs et je crois qu'ils sont tous bons en ce qu'ils ont de commun, à savoir : des pressions mobiles prolongées centripètes, de l'extrémité des orteils jusqu'au genou, et même jusqu'au pli de l'aîne. » Il peut donc se donner le plaisir de recommander un nouveau procédé de son invention qui, assurément, n'est pas inférieur aux précédents; ce procédé consiste en *passes très légères, faites avec une certaine lenteur de bas en haut, depuis le bout des orteils* jusqu'au mollet, avec l'extrémité des doigts, qui *doivent être tournés en avant* : on passe insensiblement de ces frôlements à des *pressions ondulées, avec les pouces*, cette fois, en *évitant les endroits douloureux ou gonflés;* puis viendra une *malaxation régulière,* intermittente de tout le membre entre le pouce et les doigts; enfin on exécutera une *série de pressions fortes*, mobiles, prolongées, jusqu'au tiers inférieur du mollet, etc.

Y a-t-il quelque chose de sérieux dans toutes ces recommandations et faut-il se conformer à ces préceptes sous peine d'échec? Je le nie absolument. Dès mes premières années d'études médicales et bien avant d'être interne des hôpitaux, j'ai massé des entorses, et j'ai obtenu des succès non moins remarquables que ceux des spécialistes. J'ose affirmer conséquemment, que quiconque voudra y mettre le temps et la patience nécessaires sera tout aussi heureux, qu'il exécute les manipulations dans un sens ou dans un autre, avec le bout des doigts, le pouce ou la paume de la main, à la seule condition de *procéder toujours avec douceur;* sinon le malade interrompra brusquement le traitement, et l'on ne saurait l'en blâmer, car il courrait les plus grands risques à le continuer dans les mêmes conditions.

C'est dire que je ne saurais trop approuver les précautions recommandées par Girard, vétérinaire de 1re classe de la garde de Paris, dans une lecture faite à l'Académie de médecine en 1858. Girard veut qu'on s'occupe d'abord du gonflement et de la douleur, qu'il combat au moyen de *frictions excessivement légères*, faites avec la face inférieure des doigts réunis, et toujours de bas en haut, sur les parties rendues glissantes par l'huile d'amandes douces. Ces frictions, *qui ne doivent provoquer aucune douleur*, sont continuées pendant dix à vingt minutes. Puis on exercera une *pression égale au poids de la main*, un véritable massage en se servant aussi de la paume de la main et toujours dans le même sens, particulièrement *sur les points douloureux* et les régions limitrophes. Les pressions dureront plus ou moins longtemps, suivant la gravité et l'ancienneté de la lésion. Quand les pressions auront cessé d'être douloureuses, on imprimera à la jointure des mouvements dans tous les sens; mais si les douleurs se manifestent, il faut revenir au massage. « Ces mouvements, dit Girard, *ne laissent pas que d'être dangereux* et l'on ne doit y recourir que comme moyen d'appréciation des résultats du massage. » Le massage terminé, Girard conseille d'appliquer un bandage compressif imprégné d'eau-de-vie camphrée. « Nous avons obtenu, dit-il, de bons effets du massage dans des cas récents, anciens et même compliqués de fracture du péroné, » et il cite 25 observations de malades traités avec succès de cette manière.

Je crois volontiers aux bons effets du traitement préconisé par Girard, traitement qui me paraît avoir seulement, entre autres inconvénients, celui de demander au chirurgien beaucoup de temps et une forte dose de patience.

Je n'en dirai pas autant de la pratique de Lebâtard (*Gaz. des hôpitaux*, 1856, p. 5), malgré les nombreuses guérisons qu'elle a procurées. Ce chirurgien, qui intitule sa manière d'agir : *Procédé de guérison immédiate* de l'entorse, emploie d'emblée de *fortes pressions*, exercées *avec le pouce*, comme si l'on cherchait à refouler tous les tissus derrière les malléoles ; il *réduit* d'abord une malléole, puis l'autre ; il agit ensuite en arrière, en avant, en exerçant une forte pression de bas en haut, pour ramener les parties à leur forme naturelle, etc... Par le procédé de *réduction immédiate*, Lebâtard guérit les entorses simples avec une remarquable rapidité, pour ne pas dire *instantanément. Une séance suffit;* aussitôt après, le malade peut se chausser et marcher. *Aucun appareil n'est nécessaire*, et le blessé reprend ses occupations le lendemain ou le surlendemain. Le succès est d'autant plus rapide et plus certain que l'entorse est plus récente. Mais même dans les entorses *datant de huit à quinze jours*, ce procédé a rendu aux parties lésées leur mobilité et *leur force*. « Le seul inconvénient, c'est de *provoquer des douleurs très vives*, mais promptement oubliées par les malades en présence des bénéfices immédiats qu'ils en retirent ».

« Les douleurs ne doivent pas arrêter le masseur, dit à son tour Estradère (thèse de Paris, 1863, n° 2), car elles disparaissent promptement à mesure que les mouvements reviennent »... « On ne tiendra pas compte d'une douleur assez vive qui doit disparaître après *quelques manipulations d'environ un quart d'heure, quand les tendons qui font hernie à travers leurs gaines seront revenus à leur place normale;* car leur direction vicieuse est *cause de la douleur et de la gêne des mouvements,* aussi bien que les lambeaux de la capsule déchirée qui peuvent s'interposer entre les surfaces articulaires. »

Estradère pense donc qu'il est bon de conserver les tractions et les pressions fortes de Lebâtard. Cependant il donne la préférence au *procédé mixte* de Magne, et s'arrête, en définitive, aux règles suivantes :

Faire d'abord des frictions légères partout, en insistant sur les points douloureux, pendant quarante-cinq minutes à une heure; puis exécuter quelques légers mouvements ; pratiquer ensuite des frictions plus fortes et un massage véritable pendant trente à quarante minutes, après quoi l'on imprimera des mouvements dans tous les sens. Enfin, pour terminer, nouveau massage de quinze à vingt minutes de durée, après lequel le malade devra marcher.

L'ensemble de la séance durera environ deux heures. Pour consolider la guérison, Magne conseille de répéter ces manipulations le jour même ou le lendemain (*Gaz. médic. de Paris,* 1836, n° 50).

M. Terrillon (*Arch. gén. de méd.,* 1867, p. 180) veut qu'on pratique le massage avec le pouce, vers la jambe, pendant une demi-heure à deux heures et demie; puis, après vingt-quatre heures, on fera une nouvelle séance, après laquelle on entourera le membre d'une bande de flanelle légèrement serrée et on le placera sur un plan élevé.

Voici, pour terminer, comment s'expriment, sur la manière de masser, Follin et Duplay (l. c., t. III, p. 166) : « Après avoir placé le membre dans une position commode pour le malade et pour le chirurgien, ce dernier embrasse l'articulation avec les deux mains, et soit avec les doigts, soit avec la paume de la main, il fait des frictions, d'abord très légères, puis de plus en plus fortes, principalement sur les points douloureux et qui sont le siège de gonflement et d'ecchymoses. Ce n'est que lorsque le malade commence à bien supporter les douleurs dites *de frictions* que l'on passe au massage proprement dit. Pour cela on pétrit, pour ainsi dire, les parties molles tuméfiées à l'aide de pressions fortes dirigées de l'extrémité du membre vers sa racine et le long des gouttières et dépressions que présente le pourtour des articulations, évitant ainsi d'appuyer avec force sur les saillies osseuses. On peut aussi, à l'exemple de Magne, combiner les frictions, le massage et les mouvements artificiels. Ces différentes manœuvres déterminent généralement des douleurs, quelquefois très vives, màis qui ne tardent pas à diminuer et à disparaître. »

« Les auteurs qui ont écrit sur l'emploi du massage dans l'entorse ne sont pas d'accord sur la durée et le nombre des séances, ce qui s'explique aisément par la diversité des cas auxquels ils ont eu affaire. Aussi la disparition de la douleur et du gonflement est-elle, croyons-nous, le meilleur signe qui indique qu'il faut cesser le massage. »

Dans ce dédale d'affirmations et de recommandations contradictoires, où sera le fil qui dirigera la marche du chirurgien? Il ne peut être évidemment que dans une appréciation raisonnée des effets du massage.

Comment agit le massage et quel est le secret de son efficacité incontestable? Ces questions ne sont pas de pure curiosité, attendu qu'un traitement est d'autant mieux dirigé qu'on connaît mieux le but que l'on veut atteindre. Suivant Ribes (*Mém. et Observ.*, t. II, p. 492), les mouvements et pressions du massage auraient pour effet de *remettre en place les parties qu'on peut supposer être éloignées de leur situation normale,* supposition souvent reproduite, comme nous l'avons vu, mais qui n'a jamais été confirmée. Faut-il attribuer aux manipulations, ainsi qu'on l'a voulu, quelque influence mystérieuse, dans l'explication de laquelle doivent intervenir les transformations des forces, les mouvements moléculaires amenant les restaurations fonctionnelles, les courants voltaïques développés dans la pile vivante, etc? Je ne le crois pas, et·les choses me semblent beaucoup plus simples. L'action du massage est toute mécanique, comme l'a fort bien exposé M. Du Mesnil (art. MASSAGE, du Dict. Jaccoud, t. XXI, p. 695). « Elle augmente l'*absorption interstitielle,* non seulement par la suractivité imprimée à la circulation en retour, mais encore en divisant à l'infini les produits pathologiques ou normaux accumulés dans les interstices musculaires et les mailles du tissu cellulaire. La dissémination de ces produits multiplie leurs points de contact avec les parois des veines et des vaisseaux lymphatiques, d'où résultent l'imbibition des tissus et finalement la diffu-

sion de ces substances dans la lymphe et le retour dans la circulation générale. »

En d'autres termes, par le massage, le chirurgien expulse les liquides accumulés au pourtour de l'articulation, où l'absorption est
lente et difficile, en raison de la texture dense et de la faible vascularité des parties, pour les disséminer dans des tissus plus lâches et
plus vasculaires; c'est ainsi que, dans le peuple, on a coutume
d'écraser les bases sanguines du cuir chevelu pour en hâter la guérison. Débarrassées des liquides épanchés, les parties lésées se trouvent dans de meilleures conditions pour revenir à leur intégrité
physiologique et échapper aux chances d'inflammation qu'avait
créées leur lésion.

Si tel est le véritable mode d'action du massage, on comprendra
facilement combien sont vaines et inutiles toutes les prescriptions
si minutieuses qui ont été formulées relativement à la manière dont
il doit être pratiqué. Exercer des pressions sur les parties douloureuses, qui sont aussi le siège des épanchements, dans le simple but
d'en chasser les liquides qui les imbibent, mais graduer ces pressions d'après la douleur que l'on provoque, voilà tout le secret du
masseur heureux et inoffensif. Agir autrement, c'est se faire des illu-
sions et exposer le malade à des accidents plus graves que son
mal.

Quoi qu'il en soit, le massage réussit, et très souvent. Mais n'y a-t-
il pas exagération évidente à affirmer, comme Lebâtard, « que la réduction ne laisse après elle, le plus souvent, *aucune trace* »; que
« s'il reste quelques traces de la tuméfaction, elles disparaissent en
très peu de jours; qu'il en est de même de la douleur, qui se
dissipe habituellement en trois ou quatre jours. »? Il ajoute, il est
vrai, que « l'empâtement subsiste plus longtemps dans l'entorse
datant de qninze jours, de trois à six semaines; mais en aucun cas
ni la douleur, ni l'empâtement ne persistent au point d'empêcher la
marche. Dans tous les cas, au contraire, il faut faire marcher les
malades aussitôt après la réduction. Enfin la réduction, quelle
qu'ait pu être l'étendue ou la gravité de l'épanchement, n'a jamais
été suivie d'accidents inflammatoires. »

Tout cela est beaucoup trop absolu pour être vrai : 1° Lc massage ne réussit pas toujours; tous les chirurgiens désintéressés dans
la question ont pu voir des malades chez lesquels il avait échoué;
2° quand le massage a fait son œuvre et de la manière la plus heureuse, tout n'est pas terminé et, à part les cas extrêmement légers,
il est imprudent de laisser les malades marcher immédiatement; car
il peut leur rester des ligaments déchirés partiellement ou détachés

de leurs insertions, des fragments d'os arrachés, des gaines tendineuses
rompues, toutes lésions sur l'existence ou la non-existence desquelles il est toujours difficile d'être exactement renseigné et qui
demandent surtout du temps et du repos pour guérir. Et les manipulations répétées ne peuvent que reculer cette guérison, de même que les
mouvements intempestifs retardent la consolidation d'une fracture.
« Si les faits d'entorse récente traitée par le massage démontrent
que les malades ont recouvré immédiatement la faculté de marcher,
il n'est rien dit du résultat définitif et j'ai lieu de craindre qu'après
une amélioration due à la diminution de la sensibilité, qu'émousse
le massage, les douleurs et l'inflammation ne se soient rapidement
reproduites. C'est là du moins ce que j'ai observé lorsque j'ai fait
usage de cette méthode (Bonnet, *l. c.*) ».

« Sans vouloir aller aussi loin que Bonnet », écrit de M. Panas
(*Dict. Jaccoud*, t. I, p. 292), « surtout après les succès plus récents
publiés par Quesnay, Servier, Lebâtard, F. Rizet, etc., et tout en admettant que le massage puisse suffire à la guérison des entorses
très légères, dans lesquelles il n'y a qu'une simple distension des
ligaments, nous pensons que, dans la plupart des cas d'entorse récente, les autres moyens thérapeutiques, et en particulier l'immobilité, devront être mis en usage. »

Cela est d'autant plus vrai que, dans les cas même les plus favorables, où, après une séance de massage, la douleur et le gonflement
avaient presque complètement disparu, le malade revient très souvent, le lendemain, avec une articulation sensible et tuméfiée à un
degré variable. « Il se produit, en effet, après quelques heures, un
mouvement de turgescence, qu'il faut se borner à soulager, s'il est
douloureux, par l'application de compresses résolutives fraîches. Ce
mouvement se dissipe spontanément, et, au bout de vingt-quatre
heures, le praticien se trouve en présence d'une articulation modérément gonflée, *mais plus douloureuse* que la veille à la pression, au
moins dans les premiers moments » (Dally, *l. c.*).

Et ce *mouvement de turgescence* peut se reproduire longtemps
après chaque séance de massage, ce qui retarde considérablement
la guérison. C'est ainsi que je l'ai vue se faire attendre plus de six mois,
malgré des massages répétés un grand nombre de fois par un spécia-
liste très en vogue, après une entorse qui pourtant avait semblé
très légère, et qui, en fin de compte, ne céda qu'à une cure dans
une station thermale.

Aussi la plupart des chirurgiens, loin de se conformer à la pratique
de Lebâtard, font-ils suivre le massage de l'immobilisation, en entourant l'articulation d'un bandage compressif.

« L'*immobilisation de la jointure* devient indispensable toutes les fois que l'entorse s'accompagne de lésions étendues, alors même que le massage aurait fait disparaître en partie la douleur et le gonflement. Le simple séjour au lit n'est suffisant que dans les cas légers; il faut y joindre le plus souvent l'emploi de divers appareils » (Follin et Duplay, *l. c.*, p. 167).

Pour exprimer mon opinion sur l'utilité du massage dans le traitement de l'entorse, je ne saurais mieux faire que de reproduire encore les passages suivants du livre de MM. Follin et Duplay, qui me paraissent résumer sans parti pris, comme sans enthousiasme, ce qu'on a écrit de plus sage et de plus vrai sur cette question. « En présence de faits nombreux de guérison rapide obtenue par l'emploi du massage, on ne peut s'empêcher de reconnaître l'utilité réelle de ce moyen de traitement de l'entorse. Cependant il faut savoir qu'il *ne convient pas à tous les cas* et qu'il *peut déterminer des accidents graves*, lorsqu'on l'emploie d'une manière aveugle. *Nous repoussons donc le massage dans l'entorse compliquée*, et nous le croyons surtout utile dans les cas de simple distension des ligaments. Mais, même alors, on doit s'attendre à ne pas toujours réussir et, peut-être faute d'une assez grande habitude, nous avons vu parfois le massage échouer complètement entre nos mains. Il ne faut pas, d'ailleurs, s'exagérer les avantages de ces manœuvres, *qui ne peuvent rien sur la cicatrisation des ligaments*. (On a vu à quel point de vue je voudrais faire une réserve à cette proposition.) Aussi, pour les entorses un peu graves, d'autres moyens thérapeutiques sont-ils nécessaires pour compléter la guérison. » (Follin et Duplay, *Traité de path. ext.*, t. III, p. 167). En première ligne, ces auteurs placent l'immobilisation de la jointure.

Nous sommes loin, comme on voit, des affirmations absolues de Lebâtard. Et ce n'est pas seulement en France qu'on en juge ainsi. Voici ce que dit Billroth à ce sujet : « Un excellent procédé pour écarter la douleur et les troubles fonctionnels après une entorse légère, consiste à étendre et pétrir le sang extravasé immédiatement après la blessure. ..... Il est certain que nous pouvons, par le massage, provoquer la résorption énergique et rapide de l'épanchement sanguin et faire disparaître la tuméfaction inflammatoire. La douleur, très vive au commencement, se calme déjà pendant le massage, et à la fin de cette opération, le malade éprouve un soulagement extraordinaire. C'est pendant les quatre à six heures qui suivent l'accident que les effets résolutifs du massage sont le plus marqués. Plus tard, quand déjà une inflammation aiguë s'est développée, je serais moins porté à le conseiller. Ce n'est que lorsque le gonflement inflammatoire aigu aura disparu, qu'on pourra y procéder avec une certaine énergie. »

« Malheureusement, il arrive assez fréquemment que, malgré le traitement le plus consciencieux, les entorses sont suivies d'inflammations chroniques, fâcheuses non seulement à cause de leur durée, mais parce qu'elles conduisent lentement et graduellement, dans le cours de plusieurs années, à la destruction de l'appareil articulaire. C'est ce qui se produit assez souvent chez les enfants et chez les adultes, sous l'influence de la diathèse scrofuleuse ou tuberculeuse » (Billroth, *Pathol. et thérap. chirurgic. générales*, 9ᵉ édit., p. 256, 1880).

En *résumé*, nous pouvons considérer comme établies les propositions suivantes :

1° Le massage peut rendre de grands services dans les cas d'entorse légère et récente, en faisant disparaître la douleur et le gonflement.

2° Il faut généralement plusieurs séances de massage pour produire des effets durables ; souvent un grand nombre de séances sont nécessaires. Il est impossible de déterminer ce nombre à l'avance.

3° Dans les intervalles des séances, le gonflement et la douleur reviennent à des degrés variables.

4° Le massage réussit surtout dans les premières heures qui suivent l'accident. Les succès sont plus rares quand l'entorse date de plusieurs jours, ou quand il existe un certain degré d'inflammation.

5° Le massage demande beaucoup de patience et de temps au chirurgien et au blessé ; il est souvent, pour ce motif, confié à des empiriques, toujours portés à en abuser et à l'appliquer à contre-temps.

6° Il ne réussit pas toujours, même dans les cas simples ; il est dangereux dans les cas graves ou compliqués de fractures.

7° Après la disparition des symptômes primitifs de l'entorse, celle-ci n'est pas guérie. La cicatrisation des parties rompues ne peut avoir lieu qu'au bout d'un temps assez long et nécessite l'immobilisation de la jointure. Il est donc imprudent de faire marcher le blessé immédiatement après l'avoir massé.

8° Il s'ensuit que, selon qu'on donne la prépondérance au massage ou à l'immobilisation, on s'expose à laisser, après le traitement, l'articulation privée de solidité ou affectée de raideur.

II

On doit se demander, dès lors, s'il est absolument impossible de trouver un moyen qui concilie les deux indications fondamentales du traitement de l'entorse, c'est-à-dire qui permette d'agir sur les épanchements provoqués par la lésion de la jointure comme le fait la main du masseur, tout en laissant le membre dans une immobilité complète.

A cette question je répondrai : non, cela n'est pas impossible, car ce moyen existe, et non seulement il présente tous les avantages du massage, mais encore il est exempt de tous les inconvénients de ce mode de traitement. Facile à appliquer et ne demandant nulle aptitude spéciale, il n'occasionne point de perte de temps au chirurgien, ne cause aucune douleur au malade et n'exige de sa part ni patience, ni stoïcisme. Il n'expose, d'ailleurs, à aucun accident, même dans les cas les plus graves, dans ceux qui sont compliqués de fractures. C'est la *compression élastique à l'aide de la bande de caoutchouc*.

Le mode d'action de la bande de caoutchouc ne demande aucune explication. La pression douce, mais soutenue, qu'elle exerce sur les organes, a pour effet d'en exprimer, en quelque sorte, tous les liquides, quels qu'ils soient, qui remplissent les interstices des tissus, et de les refouler dans les parties non comprimées et saines, où leur absorption s'opère plus facilement. La bande de caoutchouc agit donc exactement comme le massage; mais elle a sur lui cet avantage que son action est continue, ce qui permet de la rendre extrêmement faible, sans qu'elle cesse d'être efficace; que cette continuité empêche les liquides de rétrograder, comme cela a lieu après chaque friction, et surtout qu'elle évite les réactions qui s'opèrent dans les intervalles des séances de massage, avec retour du gonflement et de la douleur.

Mais ce qui donne à la compression élastique une immense supériorité sur le massage, c'est que son action s'exerce le membre étant maintenu dans une immobilité absolue, ce qui la rend applicable aux cas les plus graves comme aux plus légers, à ceux qui s'accompagnent de fractures et d'arrachements osseux, aussi bien qu'à ceux que constitue une simple distension des ligaments.

A ce point de vue, la compression élastique au moyen de la bande de caoutchouc offre une sécurité absolue, qui permet de la confier aux mains les plus inexpérimentées, avec cette simple recommandation de *ne pas faire souffrir le blessé*.

Cette recommandation est essentielle, parce que la douleur la plus légère produite par la bande deviendrait rapidement, par sa continuité, absolument intolérable. Et l'on peut dire que c'est là une circonstance heureuse, attendu qu'une pression trop forte pourrait produire des eschares.

Afin de répartir également sur tout le pourtour du membre la pres-

sion exercée par la bande et pour éviter qu'elle ne porte plus fortement sur les saillies osseuses, il faut préalablement garnir d'ouate et
combler les dépressions qui les entourent, celles, par exemple, qui,
au cou-de-pied, se trouvent au-dessous et sur les côtés des malléoles.
C'est, du reste, dans ces dépressions qui s'observent généralement
les ecchymoses et épanchements sanguins que la pression doit faire
disparaître. On pourrait également recouvrir de coton les autres
régions de la jointure où l'ecchymose serait plus accentuée.

On se servira, pour faire la compression, d'une bande de caoutchouc vulcanisé, puis désulfuré ; sa longueur sera d'un à deux mètres, sa largeur de 5 à 6 centimètres. Elle sera mince et souple, de
façon à s'adapter facilement aux parties qu'elle recouvre et à s'allonger par la moindre traction. En l'enroulant autour du membre, on
aura soin seulement que ses deux bords soient mis en contact sans
effort avec la peau, que les tours de bande se recouvrent, en général,
dans le tiers ou la moitié environ de leur largeur, et ne laissent entre
eux aucun intervalle, où le défaut de compression amènerait l'infiltration et la douleur.

A part les points sur lesquels on voudra agir plus spécialement,
la bande sera appliquée directement sur la peau, si ce n'est chez
quelques personnes nerveuses qui ne peuvent endurer le contact du
caoutchouc. On devra, chez ces dernières, recouvrir préalablement
les parties d'un linge fin ou d'une mince couche de coton.

Il arrive souvent que le malade, interrogé immédiatement après
l'application de la bande de caoutchouc, affirme qu'elle ne le gêne
en aucune façon, tandis que deux ou trois heures après, ou même
plus tôt, il accuse des douleurs intolérables causées par la pression.
Il ne faut pas hésiter, dans ces cas, à défaire le bandage pour le réappliquer à nouveau. On doit même recommander au malade de retirer
lui-même, en l'absence du médecin, la bande qui le fait souffrir,
plutôt que de prolonger ses souffrances et de s'exposer à passer une
nuit dans l'insomnie.

Le repos au lit sera prescrit dans tous les cas, et le membre placé
sur un coussin épais, pour favoriser la circulation veineuse.

La bande de caoutchouc roulée autour de la jointure et dont plusieurs tours se recouvrent, suffit ordinairement pour assurer le degré
d'immobilité nécessaire dans les cas d'entorse légère. Dans ceux qui
présentent plus de gravité, on pourra rendre l'immobilité plus complète, surtout en vue des mouvements involontaires que pourrait
faire le malade pendant la nuit, en enveloppant, en outre, le membre
d'une couche épaisse d'ouate, qu'on maintiendrait avec une bande
roulée ordinaire.

Quand la bande élastique peut être appliquée peu de temps après la production de l'entorse, elle prévient le développement du gonflement et des douleurs. Mais ordinairement le chirurgien n'intervient que plusieurs heures après l'accident, alors que l'épanchement et le gonflement ont déjà pris d'assez notables proportions et que l'articulation est devenue extrêmement sensible au moindre attouchement. L'application de la bande, de caoutchouc faite avec les précautions convenables, loin de faire souffrir le malade, amène un soulagement immédiat, en même temps qu'elle donne au membre un certain degré de rigidité qui permet de le déplacer pour le mettre dans une positon favorable au retour du sang veineux vers le cœur. Il suffit, dans la plupart des cas, d'un à trois jours de compression élastique pour faire disparaître complètement et définitivement les symptômes visibles de l'entorse et pour rendre à la région sa forme et ses proportions normales.

Les observations nombreuses que je pourrais rapporter présentant peu de différences entre elles, je me contenterai de citer les deux cas suivants :

Obs. I. — *Entorse médio-tarsienne, avec épanchement sanguin considérable; guérison rapide.*

Mme B***, âgée de trente-deux ans, d'une constitution chétive et d'un embonpoint moyen, en descendant rapidement, le 4 décembre 1883, à sept heures du soir, l'escalier de la maison dont elle est la concierge, fit un faux pas, dans lequel son pied droit fut tourné violemment en dedans. Elle ressentit une violente douleur, et il lui fut impossible de s'appuyer sur le membre de ce côté. On la porta immédiatement dans son lit, et on lui appliqua des compresses trempées dans l'alcool camphré.

Appelé le lendemain, dans la matinée, je constatai une tuméfaction considérable du cou-de-pied et de la face dorsale du pied, avec une teinte violacée de la peau autour de la malléole externe; et surtout en. avant de cette saillie. En exerçant des pressions au niveau de l'interligne articulaire médio-tarsienne, je développais de très fortes douleurs, en même temps que j'éprouvais cette sorte de crépitation due aux caillots qu'on écrase. Les mouvements du pied n'étaient pas moins douloureux, particulièrement ceux de latéralité. Il existait également de la sensibilité à la pression le long du bord interne du pied.

Deux heures après cet examen, j'appliquai la bande de caoutchouc, avec un peu d'ouate. La journée se passa bien. Mais dans la nuit, à trois heures du matin, la malade, qui avait beaucoup remué, se réveilla, souffrant de la pression de la bande. Elle enleva son appareil, puis le fit remettre en place par son mari.

Le 6 décembre, quand je revis la malade, à midi, le gonflement avait presque complètement disparu, ainsi que la teinte violacée. La douleur à la pression était beaucoup moindre, et la malade avait marché, malgré mes recommandations, encouragée par l'absence de douleurs.

La bande réappliquée, et Mme B... refusant de garder le lit, je l'engageai à laisser au moins sa jambe étendue horizontalement sur une chaise. Mais, à chacune de mes visites subséquentes, je la trouvai la jambe pendante. Elle ne me cachait pas, du reste, qu'elle avait fait, à plusieurs reprises, quelques pas dans sa loge.

Le 7 *décembre*, la tuméfaction et la sensibilité avaient complètement disparu en dehors ; mais en dedans, la pression était encore un peu douloureuse au niveau du scaphoïde.

Le 9 *décembre*, enfin, il ne restait plus aucun symptôme de l'entorse et la malade cessa tout traitement. Malgré toutes ses imprudences, elle n'eut jamais à s'en repentir, contrairement à ce dont je l'avais menacée.

Obs. II. — *Entorse tibio-tarsienne; ecchymose considérable. Massage. Compression élastique.*

Mme J...., femme d'un de nos plus distingués confrères, fit un faux pas en marchant dans sa chambre, dans la soirée de 2 juillet 1882 ; son pied gauche s'étant fortement renversé en dedans, elle éprouva aussitôt une douleur tellement vive qu'elle faillit se trouver mal et qu'on fut obligé de la porter sur un canapé.

Elle me fit appeler immédiatement et je pus la voir deux heures après l'accident. La région externe du cou-de-pied gauche était déjà le siège d'un gonflement assez marqué, et la pression douloureuse au niveau de tous les ligaments externes de l'articulation tibio-tarsienne, ainsi que sur le péroné, un peu au-dessus de la malléole ; rien au côté interne. Il n'y avait point de déplacement du pied, ni aucun signe de fracture. Les mouvements spontanés étaient possibles, quoique douloureux, de même que les mouvements communiqués. L'articulation médio-tarsienne n'offrait rien d'anormal.

A défaut de bande de caoutchouc, je pratiquai d'abord le massage pendant une demi-heure, et j'appliquai une bande de toile avec une couche de coton. Mme J*** put marcher avec moins de douleur, mais il existait de la raideur.

Le 3 *juillet*, à dix heures, je constate que toute la portion externe de la région du cou-de-pied est envahie par une large ecchymose, qui lui donne une couleur noire, et qu'à ce niveau la pression la plus légère produit une douleur assez vive. Je recouvre toute cette région d'une mince couche d'ouate, et j'applique la bande de caoutchouc.

Le 4 *juillet*, Mme J*** n'a pu endurer la bande : son mari l'a retirée dans la nuit, puis réappliquée. Le matin, je trouve un œdème très notable du pied et de la jambe sur les limites de la bande. D'ailleurs, il y a peu de douleurs et la malade marche facilement. Je réapplique la bande en la serrant extrêmement peu.

Le 5 *juillet*, l'œdème a disparu, et avec lui l'ecchymose, dont il ne reste absolument rien. Il n'y a presque plus de gonflement. Les mouvements sont libres et la marche facile.

Je conseille à Mme J*** de laisser la bande en place quelques jours de plus et de ne marcher qu'au bout d'une quinzaine. La guérison a eu lieu sans aucun incident, et Mme J*** a conservé depuis lors l'intégrité parfaite des fonctions de son pied.

Mais la compression élastique ne convient pas seulement aux entorses récentes. J'ai pu m'assurer qu'elle s'applique avec non moins d'avantage à celles qui remontent à plusieurs jours, voire même à plusieurs semaines, quel qu'ait été, d'ailleurs, le traitement appliqué antérieurement, et lorsque déjà la jointure est le siège d'une inflammation assez vive. Les deux observations suivantes ne laisseront aucun doute à cet égard.

Obs. III. — *Entorse médio-tarsienne datant de huit jours. Inflammation très vive. Compression élastique. Guérison.*

Le nommé X**, tambour au Lycée Saint-Louis, âgé de quarante-neuf ans, fortement musclé, s'était donné une entorse médio-tarsienne du pied gauche le 5 décembre 1883, en descendant les marches d'un escalier. Malgré la douleur extrêmement vive qu'il avait éprouvée au moment de l'accident, il avait continué à marcher pour les besoins de son service. Mais les jours suivants, les mouvements devinrent de plus en plus pénibles, et le 12 du mois, X*** fut obligé de garder le lit.

Le lendemain, le docteur B..., interne au Lycée, trouva la région du cou-de-pied et le dos du pied notablement tuméfiés, rouges et très douloureux à la pression; les mouvements de l'articulation tibio-tarsienne étaient assez libres, mais ceux de l'articulation médio-tarsienne déterminaient des douleurs très vives.

Il appliqua immédiatement la bande de caoutchouc, dont il avait eu maintes fois l'occasion de constater les heureux effets sur des élèves du Lycée, où les entorses sont fréquentes. Très faiblement serrée, la bande fut parfaitement supportée par le malade, dont les douleurs furent aussitôt calmées et qui dormit d'un bon sommeil.

Le *14 décembre*, à midi, quand je visitai le pied malade, le gonflement et la douleur avaient complètement disparu. On pouvait imprimer des mouvements au pied et à ses divers segments sans faire souffrir notablement le blessé, qui avait même essayé de marcher dans la matinée, bien qu'on lui eût recommandé de garder un repos absolu.

La bande fut réappliquée et maintenue pendant huit jours encore. C'est tout ce que je pus obtenir du malade qui, ayant recouvré le libre fonctionnement de son membre, se crut complètement guéri et voulut absolument reprendre son service. Je ne l'ai pas revu depuis, ce qui me donne la certitude qu'il continue à bien aller.

Obs. IV. — *Entorse tibio-tarsienne gauche, datant d'un mois, avec*

inflammation marquée et douleurs très vives. Bande de caoutchouc.
Guérison rapide.

Mme Vial, trente-huit ans, lingère, d'une bonne constitution et d'un
embonpoint notable, s'est donné une entorse le 5 janvier 1884, en marchant dans la rue. La douleur fut extrêmement violente. Mme V... tomba,
et essaya en vain de se relever, ne pouvant s'appuyer sur son pied gauche.
Divers traitements furent appliqués successivement, sans beaucoup de
succès : sangsues, immobilité, cataplasmes, pommades de diverses natures.

Le 5 *février*, un mois, par conséquent, après son accident, la malade
entra à la Maison de santé.

La région du cou-de-pied gauche était alors très tuméfiée, tendue,
rouge. Les mouvements du pied développaient de très grandes douleurs ;
il en était de même des pressions, particulièrement au-dessous et en avant
de la malléole externe, qui était très saillante sous la peau distendue et
semblait avoir une certaine mobilité (fracture ?). Il existait également du
gonflement et de la douleur à la pression autour de la malléole interne.

La malade accusait de l'inappétence, et n'avait pu dormir depuis plusieurs jours.

On appliqua la bande de caoutchouc après avoir enveloppé la région
d'une mince couche de coton, à laquelle on donna un peu plus d'épaisseur au pourtour des malléoles.

6 février. La bande a été parfaitement tolérée, les douleurs sont sensiblement calmées.

7 février. Le gonflement a bien diminué ; les pressions sont beaucoup
moins douloureuses. Réapplication de la bande.

9 février. Le pansement ayant été refait la veille par un élève, la malade a souffert toute la nuit. A l'examen du membre, je trouve une rougeur vive au niveau de la malléole externe, et une petite phlyctène recouvrant une eschare très superficielle près du sommet de cette saillie
osseuse. Je fais écouler la sérosité de la phlyctène, que je recouvre d'un
linge fin enduit de pommade borique ; puis je réapplique la bande très
lâchement, en plaçant préalablement un bourrelet de coton autour de la
malléole, pour le protéger contre toute pression. La douleur se calme
aussitôt.

12 février. L'eschare est éliminée et la petite plaie en voie de cicatrisation. Les mouvements du pied sont devenus faciles.

15 février. La malade a essayé de marcher et a pu le faire sans douleur.
Je l'engage cependant à rester encore dans l'immobilité.

20 février. Se trouvant complètement guérie elle quitte la Maison de
santé. Je n'ai plus eu de ses nouvelles depuis lors.

Il me serait très facile de multiplier les relations de faits de ce
genre ; mais elles ne nous apprendraient rien de nouveau, toutes
se ressemblant par leurs caractères essentiels, et surtout par la marche régulière et rapide vers la guérison.

. La dernière observation montre les dangers auxquels on pourrait s'exposer en serrant trop fortement la bande de caoutchouc chez un malade endurant. Mais ces dangers sont si faciles à conjurer, qu'ils ne sauraient constituer un inconvénient de la méthode. Ce cas, du reste, est le seul qui m'ait offert un petit accident imputable à la compression élastique.

Il est singulier que la compression élastique, dont les effets sont si rapides et si sûrs, n'ait été mentionnée nulle part à propos de l'entorse. De tous les auteurs qui ont traité de cette affection, seul M. Dally, dans l'article *Manipulations thérapeutiques* du *Dictionnaire encyclopédique des Sciences médicales* (2ᵉ série, t. IV, p. 574), y fait allusion, pour en rejeter l'emploi. « Les pressions, dit-il, sont souvent associées à la compression préalable à l'aide de la bande roulée, soit avant, soit après l'opération. Je n'ai trouvé à cette pratique, *quand elle a été possible*, que des avantages; *mais je n'en puis dire autant des appareils fixes en tissus élastiques, qui sont loin d'avoir le mérite des bandes de toile posées méthodiquement.* »

Un grand *mérite* que je trouve aux bandes de toile, *quand elles sont supportées*, c'est de devenir inoffensives, une fois produit le premier effet qui suit leur application. Les bandes de flanelle, qui ont un certain degré d'élasticité, sont plus avantageuses et d'une efficacité un peu plus prolongée. Mais leur action est toujours fort limitée et ne saurait être mise en parallèle avec celle de la bande de caoutchouc.

On me dira peut-être que la compression élastique est appliquée depuis longtemps par les chirurgiens qui se servent du bandage ouaté, l'élasticité du coton remplaçant celle du caoutchouc. Je conteste la chose d'une manière absolue. Avec le bandage ouaté, la compression, quelque forte qu'elle puisse être au début, et elle est difficilement supportée au-delà d'un très faible degré, va rapidement en décroissant et ne tarde pas à se réduire à zéro. La bande élastique, au contraire, peut être très lâchement appliquée, sans cesser un seul instant d'exercer son action, jusqu'au moment où on l'enlève, et cela malgré la diminution de volume que cette action détermine dans les parties comprimées.

Il est bon, dans les deux ou trois premiers jours du traitement, de renouveler l'application de la bande de caoutchouc une ou deux fois dans les vingt-quatre heures. Plus tard, on pourrait laisser le bandage en place pendant plusieurs jours. S'il existe une fracture compliquant l'entorse, on sera disposé, en général, pour plus de sécurité, à placer le membre dans un appareil inamovible, ce qu'on pourra faire, dans la majorité des cas, au bout de cinq à six jours, en mettant de côté la bande de caoutchouc.

Il est à remarquer que l'immobilité prolongée succédant à la compression élastique et maintenue jusqu'à consolidation de la fracture ne paraît pas laisser après elle des raideurs articulaires aussi considérables que celles qu'on observe d'ordinaire après le traitement des fractures articulaires. C'est du moins ce que j'ai pu constater dans deux cas de fracture du péroné avec entorse que j'ai traités d'abord par la compression élastique. Je me propose d'user du même moyen quand l'occasion s'en présentera.

D'une manière générale, je suis disposé à croire que la compression élastique, en provoquant la résorption rapide du sang épanché, favorise et hâte la formation du cal, qui ne commence véritablement que lorsque les surfaces fracturées sont débarrassées des liquides répandus autour des fragments. Quelques faits, qu'il m'a été donné d'observer, me semblent ne laisser que peu de doute à cet égard. Il ne sera pas sans intérêt de répéter ces observations.

DE LA TUBERCULOSE CHIRURGICALE [1]

Par le Docteur CHARVOT

Professeur agrégé du Val-de-Grâce
Médecin major au 10ᵉ Régiment de Hussards.

3° *Preuves tirées de l'observation clinique.*

La démontration clinique, sans être aussi rigoureuse en apparence que l'expérimentation, n'en est pas moins au fond très concluante; on s'étonne que l'observation attentive de ce qui se passe chez les malades atteints de tuberculoses localisées n'ait pas mis depuis long-temps sur la trace de leur véritable pathogénie et fait abandonner la croyance accréditée depuis des siècles à leur nature scrofuleuse. L'aspect, l'évolution, la ténacité de ces manifestations locales et surtout leur mode de généralisation, montrent bien que l'on a affaire à un processus virulent, et le sens clinique, en cela, vaut presque mieux que le raisonnement. Nous allons cependant indiquer les principales considérations cliniques qui plaident en faveur de cette façon de voir.

1° *Il n'est pas possible d'établir de distinction clinique entre les localisations tuberculeuses externes qui évoluent chez un phthisique et qui ont toujours été considérées comme telles par les praticiens, et celles qui naissent spontanément sur un sujet sain en apparence et qui sont encore considérées comme de simples scrofules par la majorité des chirurgiens.* — De toute antiquité l'on a noté l'éclosion, sur les sujets atteints de tuberculose pulmonaire, d'une ou de plusieurs des affections que nous étudions et dont nous avons donné la liste. Dans ces conditions, on n'a jamais hésité à considérer ces accidents comme tuberculeux. Mais que ces mêmes affections vinssent à se déclarer sur un sujet sain du reste et ne présentant aucune trace de tuberculose viscérale, on ne voulait plus voir là qu'une manifestation de la scrofule. Or dans les deux cas l'aspect et le mode d'évolution est tellement identique que les pathologistes et les cliniciens ont toujours été fort embarrassés pour établir une distinction qui en réalité est impossible.

1. Voir le numéro de mai 1884.

Bazin, qui est le chef de cette école, puis Milcent, Franc et Morton, sentant combien il était vicieux en principe de faire dépendre la nature d'une maladie de la coexistence de la tuberculose et d'une autre affection, ont imaginé une phthisie scrofuleuse. Pour Bazin, qu'un sujet atteint d'adénite suppurée chronique devienne poitrinaire, il a non pas une phthisie tuberculeuse, mais bien une phthisie scrofuleuse. Cette distinction édifiée sur des considérations trop subtiles, n'a pas persisté longtemps; dès 1867, Hérard et Cornil démontrèrent que la phthisie des scrofuleux n'est qu'une phthisie tuberculeuse.

2° *Toutes ces affections peuvent se compliquer, à un moment donné, de tuberculose viscérale.* — C'est là un fait dont l'observation a démontré depuis longtemps la vérité surtout pour les tumeurs blanches, pour les adénites et pour la fistule à l'anus. Nous n'avons pas l'intention de citer ici l'opinion de chacun des pathologistes sur cette question, qui appartient autant à la médecine qu'à la chirurgie et que l'on trouvera largement traitée dans l'intéressante thèse d'agrégation de M. Quinquaud, *Sur les rapports qui existent entre la phthisie pulmonaire et les accidents scrofuleux.* Nous noterons seulement ce fait fort instructif pour nous, que tous, quoique d'opinions fort différentes sur d'autres point, ont été forcés d'avouer la fréquence de la phthisie pulmonaire chez les sujets porteurs d'accidents dits scrofuleux. Nous venons de voir que, pour expliquer cette fréquence, les adversaires de la tuberculose en sont même arrivés à vouloir créer une forme spéciale de phthisie pulmonaire dite phthisie scrofuleuse et qui ne serait pour eux qu'une scrofule interne; c'est au contraire en sens inverse que l'unité devait être proclamée.

Morton est d'avis que la coïncidence est si fréquente qu'il y a rapport de cause à effet.

Laënnec signale les tubercules pulmonaires comme assez fréquents chez les scrofuleux.

Pour Louis, les sujets strumeux sont plus prédisposés que les autres à la phthisie.

Marjolin va plus loin et dit : « Il n'est pas rare de voir l'affection scrofuleuse extérieure se porter à l'intérieur et occasionner des tubercules du poumon; c'est ainsi que de 15 à 30 ans, on verra beaucoup de sujets qui, dans leur enfance, avaient présenté quelques signes de scrofule, succomber à la phthisie tuberculeuse. »

Dans les statistiques de Lebert, la proportion est considérable; mais nous n'attachons pas grande valeur à ces relevés numériques, dans lesquels on fait rentrer des accidents scrofuleux de toute sorte. On a même exagéré parfois la fréquence de la tuberculose pulmonaire dans les maladies dites scrofuleuses.

D'après nos observations personnelles, toutes les affections que nous considérons comme des tuberculoses externes peuvent se compliquer presqu'au même degré, de tuberculose viscérale. Cependant le fait est mieux établi pour les adénites caséeuses externes, pour les fistules à l'anus, pour les épididymites caséeuses, et pour les tumeurs blanches. On verra en parcourant la seconde série de nos observations, des gommes sous-cutanées (obs. n° 8), des adénites (obs. n° 9), des ostéo-périostites (obs. n° 1), se compliquer de tuberculose pulmonaire. Nous recommandons tout particulièrement la lecture de l'observation n° 10, dans laquelle on peut suivre pas à pas le mode de généralisation du mal et ses diverses poussées sur les régions externes et sur les viscères, jusqu'au moment où la péritonite tuberculeuse perfore l'intestin et enlève le malade. Nous avons publié un exemple analogue dans la *Gazette hebdomadaire* (1882) : chez un jeune soldat, un abcès froid ostéo-périostique de la face se compliqua brusquement d'une ostéite généralisée à marche suraiguë, qui détermina des dégâts épouvantables et s'accompagna de tuberculose pulmonaire ultime. Les exemples de ce genre ne manquent pas; mais peu sont publiés avec des détails suffisants pour bien faire comprendre le mode d'invasion du mal. Nous aurons, du reste, l'occasion de revenir sur les relations si importantes qui existent entre les tuberculoses externe et interne et nous indiquerons l'influence que l'intervention opératoire exerce sur la marche de la tuberculose viscérale.

Nous savons fort bien que l'ancienne école a voulu expliquer ces faits incontestables en disant que, dans ces cas, la phthisie est déterminée par l'épuisement qui accompagne les suppurations chroniques et par les causes débilitantes qui résultent d'un long séjour à l'hôpital. Mais à ceci l'on peut répondre que les affections chroniques suppurantes, autres que les tuberculoses externes, s'accompagnent d'une suppuration bien plus abondante et fétide et entraînent une débilitation bien autrement évidente, sans déterminer la phthisie pulmonaire; ces malades meurent d'hecticité, mais l'on ne trouve pas un tubercule dans les viscères. Du reste, à moins de complications inflammatoires, la suppuration, dans les tuberculoses localisées, est peu abondante et plutôt séreuse ou puriforme que véritablement purulente.

Puis les prétendus scrofuleux ne succombent pas toujours à cette forme lente de phthisie, dite phthisie caséeuse, qui serait le résultat de l'épuisement cachectique. D'après nos observations et d'après nos recherches, nous pouvons affirmer que, bien plus souvent qu'on ne le pense, le sujet est enlevé par une tuberculose aiguë, par une granulie qui ressemble absolument, par sa marche, à la tuberculose viscérale des animaux mis en expérience. Dans ces cas, il est difficile de ne pas voir que la phthisie est due à la généralisation dans les viscères du virus tuberculeux, jusque-là localisé, à une auto-infection véritable et l'on est amené à penser que, dans les autres cas, la généralisation, tout en étant moins évidente, se fait pourtant par le même processus.

Nous résumerons cet argument eu disant que tous les accidents dits scrofuleux, dont nous avons donné la liste, pouvant s'accompagner, à un moment donné, de généralisation tuberculeuse, sont eux-mêmes de nature tuberculeuse et nous insisterons sur ce point : qu'il n'est pas de clinicien capable de discerner entre les accidents locaux dits simplement scrofuleux et ceux qui doivent s'accompagner de phthisie pulmonaire.

3° *Plusieurs ou presque tous ces accidents caséeux peuvent apparaître, sur le même sujet, successivement ou bien simultanément et par bouffées, les uns étant depuis longtemps reconnus tuberculeux, les autres ne peuvent être considérés comme d'une autre nature, c'est-à-dire comme scrofuleux.* — Il n'est pas rare, et nous en donnons des preuves de voir évoluer simultanément ou successivement, sur un malade, des dépôts caséeux dans divers organes ou dans diverses couches anatomiques. Parmi ces localisations, quelques-unes sont considérées, sans discussion, comme tuberculeuses : nous citerons seulement l'épididymite caséeuse, la tuberculose des voies génito-urinaires, les gommes sous-cutanées tuberculeuses, les ostéites des vertèbres ; la logique la plus élémentaire force à admettre, comme étant de même nature, les autres accidents qui apparaissent en même temps et qui présentent des caractères cliniques et une évolution identiques. Nous en donnons plusieurs exemples : c'est ainsi que dans l'observation n° 2 (chez un malade atteint de gommes sous-cutanées multiples), on put suivre du doigt l'invasion de la tuberculose dans l'épididyme, dans les voies séminales et dans la prostate. Enfin l'observation n° 10 peut servir de type pour montrer cette multiplicité des tuberculoses locales : périostite, ostéite, gomme cellulaire, toutes de nature tuberculeuse, évoluent presque en même temps sur le même sujet et, dans ce cas, rien ne manque puisque nous avons dans la tuberculose viscérale, la signature de l'affection.

Pour en finir avec cet argument, nous ferons remarquer que lorsque l'une de ces localisations (gomme périostique, adénite, ostéite) évolue toute seule, elle ne présente pas de caractères différents, et pourtant, dans ces cas où le sujet ne présente ni phthisie pulmonaire ni autre accident bien reconnu tuberculeux, la majorité des praticiens continuent à voir dans ces affections les diverses manifestations d'une diathèse scrofuleuse qui est encore à établir.

5° *Les lésions chirurgicales dites scrofuleuses présentent tous les caractères des affections virulentes.* Quand on veut bien y réfléchir, il est difficile de ne voir dans ces affections que le reflet d'une nutrition en souffrance, qu'une dystrophie, comme le prétendent les partisans de la scrofulose. Elles présentent, au contraire, tous les caractères cliniques des affections dites de mauvaise nature par les anciens et que nous considérons aujourd'hui comme virulentes, et, en cela, l'impression clinique est parfaitement d'accord avec la théorie parasitaire et la découverte des bacilles qui vient la confirmer. On peut dire que, le plus souvent, ces ulcérations torpides présentent toutes les allures du chancre mou et que même, parfois, elles prennent celles plus redoutables encore des néoplasmes malins. Certaines de ces tuberculoses ont jadis passé pour telles. Le lupus est de ce nombre; il en fut de même des synovites fongueuses. Dans un cas de ce genre, Platner fait observer : « que la tumeur s'est ouverte et changée en cancer végétant ». Lisfranc décrivit un cas analogue sous le nom de sarcome. Chassaignac, en 1844, acceptait encore la nature néoplasique et maligne des synovites tendineuses ulcérées et végétantes. Jusqu'en 1856, avec le cas de H. Larrey, on continua à considérer ces productions comme des tumeurs malignes.

Les analogies seraient encore bien plus frappantes si nous insistions sur le mode de généralisation et sur les complications.

6° *Toutes les influences étiologiques et surtout l'hérédité, s'appliquent aussi bien aux accidents dits scrofuleux qu'à la phthisie pulmonaire.* — Nous verrons, en nous occupant spécialement de l'étiologie, que toutes les causes données comme favorisant l'éclosion de la phthisie pulmonaire, peuvent rigoureusement s'appliquer à la tuberculose chirurgicale : tempérament, âge, saisons, climats, conditions hygiéniques de toutes sortes, etc. Nous ne voulons insister ici que sur l'hérédité.

Tous les cliniciens sont tombés d'accord pour reconnaître le lien héréditaire qui unit la scrofule à la tuberculose : *les phthisiques engendrent des scrofuleux, les scrofuleux engendrent des phthisiques. — On trouve dans une même famille des phthisiques et des sujets porteurs de manifestations scrofuleuses externes.* La vérité de ces propositions est démontrée par l'observation de tous les jours, et les adversaires les plus violents de l'unicité de la scrofule et de la tuberculose n'ont pu les nier. Bazin lui-même a démontré, par ses observations, l'existence de la tuberculose pulmonaire chez les ascendants des scrofuleux. Après avoir récolté un grand nombre de faits, Lugol a cru pouvoir dire : « La scrofule a si généralement une origine tuberculeuse que, dans deux salles contenant 84 lits, j'ai constaté communément l'existence de la phthisie tuberculeuse pulmonaire sur plus de la moitié des parents ascendants. » M. Colas, de Lille, dans sa thèse est arrivé aux mêmes résultats. Dans certaines de nos observations de tuberculoses externes, l'influence héréditaire est manifeste.

Or, en présence d'une parenté aussi intime entre deux maladies, un esprit non prévenu ne peut que conclure à l'identité. D'autant que les explications fournies par les dualistes sont contraires aux saines notions de pathologie générale. On ne peut admettre avec eux qu'une maladie de nutrition, une dystrophie simple, la scrofule, se transforme par l'hérédité en une affection dont la virulence est dès aujourd'hui incontestable, la tuberculose.

Anatomie pathologique.

Les altérations macroscopiques de la tuberculose externe sont connues depuis longtemps, mais ont été étudiées et décrites sous la rubrique de lésions scrofuleuses. Les altérations histologiques, au contraire, ont été, depuis quinze ans, l'objet de recherches minutieuses dont nous avons eu l'occasion de parler et qui ont permis d'en pénétrer la nature intime. Elles ont été si souvent contrôlées, que la discussion n'est guère possible à cette heure et ne peut plus porter que sur l'interprétation de quelques-uns des phénomènes initiaux.

Nous allons tracer l'histoire générale de ces lésions; cette vue d'ensemble, bien que fort difficile, est cependant possible dès aujourd'hui, car les travaux modernes ont prouvé que, quelque soit le tissu dans lequel se développe la tuberculose, elle entraîne des altérations identiques au fond et qui évoluent en présentant la même. marche; seules les particularités anatomiques du tissu atteint peuvent imprimer quelque changement à leur aspect extérieur. Ajoutons que ces lésions sont les mêmes pour la tuberculose chirurgicale et pour la tuberculose médicale.

Elles suivent une marche presque fatale et qui est partout la même On peut, pour la facilité de la description, la diviser en quatre périodes assez nettes qui s'appliquent aussi bien à l'évolution anatomique qu'à la marche clinique de l'affection.

1° Dans la *première période*, dite *d'infiltration tuberculeuse*, *période de crudité* des anciens, apparaissent les lésions tuberculeuses élémentaires (*follicule tuberculeux*, *cellule géante*, *inflammation intercalaire*), qui se réunissent pour former la *granulation grise* de Laënnec ou *infiltrent* le tissu en masse. Les parties ambiantes s'hyperplasient sous l'influence de ce processus irritatif; on note un *gonflement mollasse* et *lardacé* du tissu qui présente une consistance variable et prend le plus souvent l'aspect d'une *gomme*.

2° La *seconde période* est celle de *fonte caséeuse* ou *puriforme*. Le tubercule ou l'infiltration tuberculeuse subit la fonte caséeuse ou puriforme ; ce produit de dégénérescence peut aussi présenter tous les degrés de consistance, depuis celle du *pus*, auquel on l'a comparé, jusqu'à celle de la *craie*. Le plus souvent il y a formation d'un *abcès froid*.

3° Dans la *troisième période*, le produit *nécrosé* est *éliminé* ou *résorbé* ; il persiste toujours une perte de substance : *caverne, fistule, ulcère*. Le plus souvent alors, la cavité s'emplit de *fongosités* qui sont dues à l'effort que fait le tissu irrité pour combler la perte de substance; effort impuissant, la fongosité est un bourgeon charnu altéré par la tuberculose. Elle peut manquer.

4°. La *quatrième période* est une période de *réparation*, de *cicatrisation*. Les tissus comblent la perte de substance produite par la fonte tuberculeuse à l'aide des procédés habituels de la cicatrisation.

Bien qu'on en ait dit, le tubercule suit un cycle fatal et passe par tous les états que nous venons d'indiquer. Tout point inoculé par le virus tuberculeux est, par cela seul, voué à une mort certaine et doit disparaître en entraînant une perte de substance (Kiener).

Il ne peut y avoir guérison qu'après cicatrisation. Il faut rejeter la doctrine qui voit dans le tubercule un néoplasme capable de s'organiser et de se transformer en tissu fibreux, doctrine qui a été formulée par M. Grancher, dans cette définition trop connue : « Le tubercule est une néoplasie inflammatoire à tendance fibro-caséeuse. » Ce qui a pu donner le change, c'est qu'assez souvent ce produit de caséification plus ou moins liquide est résorbé sans être éliminé au dehors et que, n'assistant pas à la cicatrisation qui se fait dans la profondeur des tissus tuberculeux, on croit à une guérison par organisation du tissu tuberculeux.

La marche de ces altérations est de plus extrêmement variable et cela pour une même période. Puis l'affection peut ne pas avoir le temps de parcourir toutes ses phases, le sujet succombant par la destruction d'un organe essentiel à la vie ou bien à la suite d'une complication. Il n'est pas rare, non plus, de voir les produits tuberculeux indurés ou crétifiés persister indéfiniment dans les tissus et ne pas dépasser la deuxième période.

Ces distinctions établies, nous allons étudier pas à pas les altérations tuberculeuses en général et en particulier dans les tissus qui intéressent le chirurgien.

1ʳᵉ *Période. — Altérations tuberculeuses initiales (follicules élémentaires, cellules géantes, inflammation tuberculeuse intercalaire). — Dépôts tuberculeux, — infiltrations tuberculeuses.*

Les altérations tuberculeuses initiales ne sont appréciables qu'au microscope. Elles peuvent prendre des formes assez différentes, en apparence, et qui varient avec l'intensité du virus tuberculeux et avec la rapidité de leur évolution; mais, au fond, elles sont toutes constituées par un amas de cellules qui subissent une hypertrophie parfois énorme et présentent, à leur centre, une tendance plus ou moins rapide à la dégénérescence vitreuse et caséeuse.

Dans les formes lentes et relativement bénignes de la tuberculose, ce groupement cellulaire a tout le temps de s'édifier et présente les types les plus parfaits et les plus caractéristiques; ce sont ces figures anatomiques qui ont les premières attiré l'attention des histologistes et qui, depuis Friedlender et Köster, sont devenues classiques.

Le *follicule tuberculeux élémentaire décrit par Köster* est bien connu. La section d'une de ces petites masses spécifiques donne une figure assez régulièrement circulaire. Au centre se voit la *cellule géante :* c'est un élément cellulaire qui a pris un volume relativement colossal et présente l'aspect d'un myéloplaxe rameux ou arrondi; il est presque visible à l'œil nu. Cette cellule géante pousse dans toutes les directions des prolongements rameux qui pénètrent dans la zone épithélioïde et va semer à distance des éléments cellulaires produits par son bourgeonnement propre. Autour d'elle se trouve la zone dite *épithélioïde* qui lui forme une sorte de collerette; elle est constituée par des cellules aplaties et anastomosées ensemble de façon à former des travées épaisses semées de noyaux. Le follicule est environné d'un nombre considérable de cellules rondes et d'une *zone d'inflammation* assez vive, à vaisseaux perméables.

Dans la forme la plus lente, dite *nodule de Friedlender*, l'extension de l'altération est très lente; les cellules embryonnaires, qui forment de larges bandes autour du nodule, restent vivantes et végétantes au sein d'un tissu réticulaire vrai, régulièrement vascularisé.

Dans le follicule de Köster, l'extension est plus rapide; des follicules secondaires se forment aux dépens de la zone épithélioïde et de son auréole inflammatoire. Les follicules sont en outre reliés par des bandes inflammatoires diffuses et spéciales, au milieu desquelles se développent des éléments volumineux et vitreux : c'est l'*inflammation tuberculeuse intercalaire.*

Dans les formes très rapides de la tuberculose, le groupement cellulaire n'a pas le temps d'acquérir son type parfait et reste à la période élémentaire décrite sous les noms de *nodule embryonnaire, tuber-*

cule élémentaire de Malassez ou *lymphoïde de Rindfleisch*. Gros parfois comme une tête d'épingle, il est régulièrement arrondi et nettement limité par un contour circulaire formé de cellules refoulées et aplaties. Le nodule est formé par un amas de cellules indifférentes; vers le centre, elles commencent à subir la tuméfaction vitreuse qui aboutit, dans les follicules adultes, à la formation de la cellule géante. Ces cellules centrales sont, en effet, plus grosses, moins serrées; leur protoplasma est comme tuméfié, légèrement vitreux et semé de gouttes de graisse.

Pour beaucoup d'histologistes, l'altération tuberculeuse débuterait par les vaisseaux (Kiener, Cornil) et ces diverses figures que nous venons de décrire ne seraient que la coupe d'un capillaire ou d'un fin vaisseau atteint d'endo-artérite tuberculeuse. Le mode de formation, dans ce cas, a été très bien décrit par M. Kiener, et nous ne pouvons mieux faire que de renvoyer nos lecteurs à la communication que notre savant ami faisait à la Société médicale des hôpitaux le 11 février 1881.

Il est probable que cette origine vasculaire est la plus fréquente. Cependant, certains histologistes pensent que les cellules embryonnaires altérées peuvent former le follicule tuberculeux en dehors de toute néoformation vasculaire préexistante.

Ce qu'il faut retenir de cette description histologique, c'est que la première lésion appréciable de la tuberculose est une lésion irritative, sorte d'inflammation spécifique produite, le plus souvent, dans un capillaire ou dans un vaisseau extrêmement fin, par le dépôt d'un principe virulent, bactérie, sans aucun doute, bacille de Koch ou monade de Malassez et Vignal. Les plus récents travaux de M. Cornil semblent le prouver : « même quand les bacilles sont peu nombreux, il en existe toujours un ou plusieurs dans les cellules géantes, c'est-à-dire au milieu des granulations tuberculeuses; on doit donc croire que, là aussi, les bacilles ont été le point de départ de l'inflammation nodulaire, puisqu'ils siègent à leur centre..... L'examen d'un nodule tuberculeux montre, à son centre, un fin vaisseau oblitéré par de la fibrine, et, dans cette fibrine, les bacilles caractéristiques de la tuberculose. Sur les parois des vaisseaux et dans son voisinage, on en rencontre également en plus ou moins grand nombre..... En même temps que les bacilles, se trouvent souvent de petits grains irréguliers, soit déposés bout à bout, soit isolés, qui se colorent, par le procédé d'Ehrlich, comme les bacilles. Ces grains isolés peuvent exister seuls dans la paroi des vaisseaux ou dans les granulations tuberculeuses, etc. » (Communication de MM. Cornil et Babès à l'Académie de médecine, 24 avril et 1er mai 1883.)

Au point de vue anatomique, le nodule tuberculeux n'est donc qu'une endartérite virulente et la meilleure preuve à l'appui de cette façon de voir est donnée par les expériences de Martin et les observations de Laulanié.

Nous ne reviendrons pas sur les expériences si intéressantes de Martin, qui a pu reproduire toutes les variétés du follicule tuberculeux en injectant, dans le torrent circulatoire, des substances irritantes; mais nous devons indiquer les recherches fort curieuses, sur la genèse du follicule tuberculeux, que M. Laulanié communiqua en 1882 (2 janvier) à l'Académie des sciences. En observant, sur le poumon des chiens, des altérations provoquées par les œufs d'un nématoïde, le *strongylus vasorum* (Baillet), M. Laulanié les a trouvées identiques à celles de la tuberculose. « Les œufs ou les embryons, arrêtés dans les fines artérioles, deviennent le point de départ d'une artérite noduleuse réunissant, dans sa structure histologique, tous les caractères que l'on assigne, depuis Köster, au follicule élémentaire de la tuberculose. On trouve en effet, au centre de chaque foyer noduleux, un œuf niché dans une cellule géante : celle-ci est entourée de cellules épithélioïdes et d'une zone externe embryonnaire, qui tend fréquemment vers la formation fibreuse. Le groupe cellulaire, formé par la cellule géante et par sa couronne de cellules épithélioïdes, a une origine intra-vasculaire et procède de l'endothélium du vaisseau oblitéré. C'est bien la même production nodulaire possédant la structure que Kiener a décrite sous le nom d'anévrysme miliaire tuberculeux. » L'auteur conclut : « 1° que l'agent spécifique de la tuberculose agit de la même manière que les œufs des strongles et porte son action initiale sur les vaisseaux dans lesquels il est en circulation; 2° que le follicule tuberculeux n'est pas autre chose qu'une particularité noduleuse. »

La formation du follicule tuberculeux entraîne, dans les tissus ambiants, un travail d'irritation considéré comme un processus inflammatoire; il est caractérisé par la présence de masses cellulaires souvent considérables qui, pour les uns (Martin), ne seraient que des globules blancs issus des vaisseaux par diapédèse et, pour les autres (Kiener), seraient dues à la prolifération des cellules plasmatiques, semées dans un stroma cellulo-fibreux, parfois myxomateux ; elles sont parcourues par un réseau vasculaire souvent très riche. C'est cette infiltration qui arrête le gonflement des tissus malades et qui leur donne une consistance fort variable et qui peut aller jusqu'à celle du lard salé.

Telle est l'altération qui constitue le tubercule élémentaire visible seulement au microscope. Le nombre de ces nodules est en général

considérable et c'est leur groupement qui constitue l'altération anatomique appréciable à l'œil nu. Dès ce moment, on peut distinguer
trois formes assez nettement distinctes : a. *la forme circonscrite*, b.
la forme diffuse ; à celle-ci il faut ajouter une troisième forme exceptionnelle qui constitue, c. *la tuberculose miliaire suraiguë.*

a. *Forme circonscrite.* — Le plus souvent les follicules tuberculeux
s'agglomèrent pour former un petit corps arrondi, grisâtre et de consistance assez dure, visible à l'œil nu ou tout au moins à la loupe, la
granulation grise de Laënnec ou *tubercule proprement dit.* Nous
ne pouvons mieux faire que de donner la description de MM. Cornil
et Ranvier (Cornil et Ranvier, *Manuel d'histologie pathologique*,
1884, t. I, p. 235).

« La granulation grise se montre à l'œil nu comme une petite
nodosité d'un volume variable depuis 1 vingtième de millimètre
jusqu'à 2 et 3 millimètres de diamètre, volume qu'elle atteint du
reste rarement. Elle est dure et fait toujours un relief notable.
Transparente, quand elle est récente, elle devient bientôt opaque et
jaunâtre à son centre. Elle est entourée le plus souvent d'une zone
rougeâtre vascularisée. »

De même que la cellule géante ou le follicule tuberculeux constituent pour ainsi dire l'unité microscopique, la granulation grise
devient l'unité macroscopique et, en s'agglomérant et en déterminant dans la trame des tissus ambiants des altérations profondes et
une sorte d'infiltration éléphantiasique, forme, le plus souvent, une
tuméfaction appréciable en chirurgie et décrite sous les noms de :
gomme, gros tubercule, tubercule enkysté, dépôt tuberculeux, etc...
Si l'on peut, dès son début, inciser cette tumeur, ce qui est rare, on
voit sourdre un liquide séro-albumineux ou même visqueux et l'on
trouve un tissu de consistance assez variable mais cependant, en
général, tenace et élastique, offrant sur la tranche une masse de
petites granulations grises appréciables à l'œil ou à la loupe. Les
contours sont le plus souvent assez mal limités, cependant la gomme
peut être dès le début enkystée naturellement (comme le ganglion
tuberculeux) ou par suite d'un travail d'inflammation périphérique.

b. *Forme diffuse.* — Dans cette forme, l'altération tuberculeuse ne
se limite pas, mais infiltre les tissus ; les follicules tuberculeux sont
disséminés en énorme quantité, formant des nappes tuberculeuses continues, et peuvent même ne pas s'agglomérer pour former la granulation grise ; c'est une véritable *infiltration tuberculeuse.* Les altérations macroscopiques consistent dans l'épaississement des tissus
qui deviennent lardacés, dans une tuméfaction diffuse, étalée en
nappe. Sur la coupe, il est parfois possible de distinguer des granu-

lations miliaires largement disséminées; mais il faut bien savoir qu'elles manquent le plus souvent.

La troisième forme qui, avons-nous dit, n'est que la *granulie* d'Empis généralisée aux tissus chirurgicaux, est caractérisée par un semis de granulations miliaires et par tous les signes d'une inflam- mation très vive. Elle a été surtout étudiée dans les synoviales et dans le tissu osseux. C'est la tuberculose à l'état suraigu.

Ces trois formes anatomiques se retrouvent dans toutes les tuber- culoses chirurgicales.

La *tuberculose des muqueuses* accessibles au chirurgien, débute par des nodosités, par des plaques très limitées (forme circonscrite) ou bien par une infiltration diffuse et en nappe (forme diffuse). Nous n'insisterons pas sur l'étude de ces ulcérations tuberculeuses qui sont devenues classiques.

La *tuberculose du tissu cellulaire sous-cutané ou inter-mus- culaire*, prend le plus souvent le type circonscrit et se présente sous la forme de ces *gommes* si bien décrites par MM. Brissaud, Josias et Lannelongue; c'est sur elles qu'il est peut-être le plus facile d'étudier l'altération tuberculeusè au début, car on a souvent dans la pratique l'occasion de les inciser ou même de les enlever complètement; ce sont ces tumeurs gommeuses que nous avons prises pour type de notre description générale, et nous n'y reviendrons pas. Dans certains cas cependant, la tuberculisation peut envahir le tissu cellulaire en nappe et prendre la forme diffuse.

La *tuberculisation du périoste* a été si nettement décrite par MM. Kiener et Poulet que nous ne pouvons mieux faire que de citer en entier les quelques lignes de leur mémoire qui traitent de cette ques- tion : « Le tubercule se présente dans le périoste sous forme de masses caséeuses, variables en épaisseur et en étendue, ou bien sous forme de nodules isolés ne dépassant pas le volume d'une graine de ché- nevis. Les masses caséeuses débutent ordinairement dans la couche profonde du périoste, c'est-à-dire dans un territoire très vasculaire, éminemment propre à la néoformation capillaire. La néoplasie, com- primée entre l'os et les lames fibreuses du périoste, prend alors la forme d'une lentille biconvexe ou d'une lame amincie sur ses bords. D'autres masses se développent aux dépens des lobules adipeux dis- séminés dans les différentes couches du périoste et affectent une forme sphérique. Dans les deux cas, le premier stade est caractérisé par la formation d'un tissu inflammatoire, riche en cellules et toujours pourvu d'un abondant réseau vasculaire. Au deuxième stade, appa- raissent dans ce tissu inflammatoire des follicules, des cellules géantes isolées, des cordons fibreux plexiformes correspondant aux divers modes d'altération des vaisseaux sanguins; nous retrouvons ici les différents types de structure qui ont été signalés par l'un de nous dans les séreuses, ce qui nous dispensera d'entrer dans de plus amples détails. »

Au point de vue histologique, la périostite tuberculeuse présente donc dès son origine la forme de nodule circonscrit ou d'infiltration caséeuse. Au point de vue macroscopique, il en est de même et, dès le début de ses altérations, on constate, en les incisant sur les os superficiels, qu'elles se présentent sous forme de gommes ou de nappes diffuses étalées sur l'os. La gomme périostique est la variété la plus fréquente; dès qu'elle a atteint un certain volume, elle se présente sous la forme d'un œuf coupé par la moitié et collé sur l'os; les bords souvent diffus vont en s'abaissant progressivement se confondre avec le périoste voisin. A la coupe, l'aspect est celui de toutes les gommes tuberculeuses : tissu lardacé, grisâtre et parsemé de tubercules ou de masses vitreuses, le plus souvent déjà caséeuses; issue d'un liquide séreux ou gélatineux. Toutes ces altérations macroscopiques, nous les avons soigneusement décrites en traçant, sous l'inspiration de M. le professeur Gaujot, l'histoire de la périostite externe (*Gaz. hebd.*) qui n'est autre chose que la périostite tuberculeuse, comme nous n'avons pas tardé à le reconnaître.

C'est dans les *voies génito-urinaires* que la tuberculose chirurgicale a été le mieux étudiée (Bayle, Dufour, Cruveilhier, Reclus, etc.). Depuis longtemps, Cruveilhier a démontré que, dans ces organes, il existe deux centres ou points de départ de la tuberculisation, l'épididyme et la prostate, le plus souvent peut-être l'épididyme. Le testicule ne se prend que secondairement dans l'immense majorité des cas; si bien que Ricord a pu dire que : « Lorsqu'il y a des tubercules dans quelques parties des voies génitales, il y en a dans l'épididyme. » Reclus, dans ses minutieuses recherches, n'a rencontré que trois cas dans lesquels la glande testiculaire fut seule prise. Il est au contraire fréquent de trouver des noyaux caséeux seulement dans l'épididyme, mais pas aussi souvent que le pourrait faire croire l'exploration clinique. C'est ainsi que, sur 34 observations suivies d'autopsie, Reclus a constaté 27 cas de tubercules de l'épididyme et du testicule et 7 cas de tubercules de l'épididyme seul. La palpation, au contraire, semble faire croire que, dans la moitié des cas, le testicule n'est pas altéré.

Nous avons vu que la prostate et la glande séminale étaient presque aussi souvent envahies que l'épididyme; le tubercule peut évoluer simultanément dans les deux organes. Le cordon, qui les réunit, est le siège d'altérations plus tardives et qui se localisent de préférence aux deux extrémités : dans la portion qui se dégage de la queue de l'épididyme et dans le point où il s'abouche dans l'urèthre.

. Dans des cas moins fréquents, la tuberculose envahit la portion membraneuse de l'urèthre et se généralise au reste des voies urinaires : vessie, uretères, reins. Il est à remarquer qu'elle ne dépasse presque jamais en avant la portion membraneuse de l'urèthre.

. Notons que la tuberculose envahit très rapidement les voies séminales du côté opposé et qu'il est fréquent de constater des lésions bilatérales dans l'épididyme et surtout dans la prostate.

Reprenons la description des altérations macroscopiques de la tuberculose génitale à sa première période :

L'*épididyme*, entouré d'une coque de tissu fibreux de nouvelle formation qui en atténue les saillies et les dépressions, est envahi par la tuberculose en totalité ou en partie, et présente les deux variétés que nous retrouvons partout. Dans la forme circonscrite, on trouve seulement quelques noyaux isolés et qui siègent aussi bien dans la queue que dans la tête de l'épididyme. Les recherches de Dufour et de Reclus ont démontré que l'opinion ancienne, qui faisait toujours débuter la tuberculose par la tête de cet organe, n'était pas juste. Quand on peut examiner ces noyaux au début, on les trouve formés par des masses caséeuses crues, à bords arrondis et parfois festonnés que limite un tissu d'apparence normale, mais dont les lobules sont le plus souvent anémiés et tassés par une prolifération lamineuse. Chose singulière, dans ces masses caséeuses, rares ou nombreuses, petites ou volumineuses, on n'a jamais rencontré, jusqu'à présent, ces granulations grises ou ces nodules transparents et perlés si fréquents dans le testicule.

Dans la seconde variété, l'épididyme est infiltré en totalité, c'est la forme diffuse. L'organe, tuméfié et induré, forme une sorte de barque qui reçoit le testicule dans sa concavité et le déborde de tous côtés, ne laissant le plus souvent qu'un tiers de sa circonférence libre en avant. La surface, plus ou moins bosselée, présente déjà dès ce moment quelques points fluctuants. A la coupe, on voit, à la place du parenchyme normal, une série de masses caséeuses séparées par des traînées de tissu fibreux.

Dans *le testicule*, les lésions de la tuberculose, appréciables à l'œil nu, sont beaucoup plus variées et offrent des formes analogues à celles que l'on observe dans le tissu osseux.

Dans une première variété qui correspond au début de la tuberculisation testiculaire, la coupe de la glande montre, au milieu du tissu parfaitement sain, une série de petites granulations transparentes, des nodules à peine visibles en certains points, saillants sur d'autres et du volume d'un grain de millet. Ces granulations miliaires présentent comme caractères essentiels : leur dureté, leur transparence et leur aspect perlé ; elles ont peu de tendance à la caséification et entraînent dans le tissu de la glande un travail d'atrophie fibreuse, de cirrhose, qui a été parfaitement indiqué par Cruveilhier et étudié par Reclus. Elles sont semées au hasard ou forment, sur la coupe, une série de lignes concentriques aboutissant au corps d'Highmore. Cette disposition symétrique, qui se retrouve aussi dans la tuberculose rénale, serait due à la tuberculisation des glandules séminales.

Dans une seconde variété, qui est la plus fréquente, les granulations miliaires se retrouvent unies à des noyaux caséeux analogues aux foyers circonscrits de l'épididyme. Le mélange de ces deux types de l'altération tuberculeuse donne aux coupes du testicule les aspects les plus variés. Cependant, d'après Reclus, il existe un certain ordre dans leur groupement général : « ces granulations se développent surtout vers la périphérie du testicule ; elles deviennent de moins en moins nombreuses vers la partie centrale, pour disparaître complètement au niveau du corps d'Highmore. En effet, jamais on n'a distingué de granulation grise dans le *rete*, qui, sous ce rapport, doit être assimilé à l'épididyme et au canal déférent. Cette particularité mérite d'être signalée, car elle confirme un point que révèle l'étude microscopique : c'est qu'il existe dans la glande spermatique deux modes différents de tuberculisation, l'un pour les tubes séminifères seulement, l'autre pour le canal déférent, l'épididyme et le *rete*. »

Dans une troisième variété assez rare, mais bien décrite par M. Reclus, une notable portion ou même la totalité du tissu de la glande spermatique est envahie par l'infiltration caséeuse, qui n'est limitée le plus souvent que par l'enveloppe fibreuse. « Sur une coupe antéro-postérieure, comprenant à la fois le testicule et l'épididyme, on voit une surface d'un blanc jaunâtre, résistante au début et semblable à un marron d'Inde dont les deux moitiés ont été étalées ; le testicule est beaucoup plus gros. » Dans ce cas, l'éruption tuberculeuse s'est faite en masse et, les vaisseaux s'oblitérant brusquement, une portion ou la totalité du tissu glandulaire se nécrose et subit la fonte granulo-graisseuse, puis purulente comme nous le verrons. C'est l'analogue de ce qui se passe dans la forme infiltrée de l'ostéite tuberculeuse.

Les altérations tuberculeuses du *canal déférent* prennent la forme de nodosités assez nettement circonscrites, qui s'étagent le long du cordon en partant de la queue de l'épididyme et remontent plus ou moins haut vers l'orifice interne du canal inguinal. Ces renflements monoliformes sont dus à des dépôts circonscrits de substance tuberculeuse; leur nombre est très variable; quand il est considérable, il donne au canal l'aspect d'un chapelet. Presque jamais le canal n'est régulièrement tuméfié et induré comme dans les funiculites ordinaires.

Les lésions tuberculeuses de la *prostate* et des *vésicules séminales*, sont analogues à celles que nous venons de décrire. Quand on veut faire l'autopsie des glandes séminales, on trouve ces organes entourés, comme l'épididyme, d'une enveloppe de tissu fibreux souvent dure et résistante. Les replis glandulaires des vésicules séminales, épaissies et indurées par le processus tuberculeux, ressemblent à des circonvolutions congelées et semblent injectées de suif (Richet). Les coupes faites sur la prostate montrent des granulations miliaires (Godard, Virchow, Delfau, Rindfleisch etc.), des noyaux caséeux ou les deux formes réunies en proportion variable et sans ordre spécial.

Les altérations de la *région prostatique de l'urèthre* sont, en général, secondaires et ne s'observent que rarement à leur période de début. Cependant, le professeur Guyon et Dolbeau ont constaté l'existence de tubercules crus dans la muqueuse uréthrale, à ce niveau.

L'examen histologique de ces altérations est des plus intéressants, et permet de se faire une idée du mode d'invasion de la tuberculose. Verneuil, Bouisson et surtout Malassez ont pu étudier les granulations à l'état naissant dans le testicule. Au milieu du tissu glandulaire qui a conservé son apparence et sa souplesse normale, on distingue, avec peine, un semis de granulations transparentes d'un diamètre de 4 à 7 dixièmes de millimètres. En déroulant les tubes séminifères, on voit qu'ils entrainent ces granulations miliaires et, en les plaçant sous le champ du microscope, on reconnaît qu'elles sont formées par un renflement arrondi légèrement fusiforme et parfaitement régulier du tube qui les porte. Le centre renferme une substance finement granulée qui correspond à la lumière du conduit et provient de la fonte granulo-graisseuse de l'épithélium qui le tapisse; la zone périphérique est constituée par des éléments embryonnaires disposés en couches concentriques, limitées par des lamelles de tissu conjonctif. Elle se continue avec la paroi du tube séminifère et semble être formée par la prolifération des cellules plates, qui se trouvent momentanément semées entre les deux lames engainantes.

D'ordinaire on rencontre des altérations plus avancées; ce sont des granulations plus volumineuses et moins complètement transparentes. On peut encore, en déroulant les tubes, entraîner la granulation, mais on déchire toujours plusieurs de ces tubes qui font corps avec elle. La coupe de ce petit grain montre, à sa partie centrale, une masse de cellules dégénérées, de forme étoilée et qui correspond à la coupe d'un tube séminifère profondément altéré. Elle est entourée d'une zone périphérique, formée par une série de cercles conjonctifs entre lesquels se trouvent placées des cellules dites épithélioïdes. Reclus pense qu'elle est formée par une série de tubes séminifères altérés, une couronne de cellules embryonnaires complète la granulation.

Les masses caséeuses, qui sont la règle dans l'épididyme et dans le *rete testis* n'offrent pas un grand intérêt histologique. Elles sont formées par des amas granulo-graisseux au milieu desquels apparaissent quelques débris du tissu glandulaire. Ce sont là des parties mortifiées en voie de régression avancée. Elles doivent provenir de la fonte caséeuse de granulations agglomérées (Reclus), ou bien, plus souvent, d'une infiltration en masse d'une portion de la glande. Sur leur pourtour, là où la mortification n'est pas aussi complète, on trouve une grande quantité de cellules géantes.

La coupe du canal déférent tuberculeux donne une figure qui, en grand, ressemble à celle des granulations développées sur les tubes séminifères : masses caséeuses ramollies au centre de la lumière du canal; zone périphérique formée par l'enlacement d'éléments altérés caséeux, de cellules géantes et de fibres concentriques élastiques et musculaires; tout autour, masse de cellules qui présentent, par place, l'altération interne au début; mêmes altérations dans les tubes pelotonnés qui forment l'épididyme.

Dans le tissu glandulaire de la mamelle, la tuberculose présente le même mode de développement anatomique que dans les voies séminales et dans les autres glandes. Depuis longtemps, les observations de Velpeau, Johannet, Nélaton avaient prouvé l'existence des altérations macroscopiques de la tuberculose mammaire, sans convaincre les chirurgiens. Les examens histologiques de MM. Ledentu, Quenu et Dubar, sont venus démontrer la nature intime de ces lésions. M. Dubar décrit dans la mamelle deux variétés d'altération tuberculeuse : 1º des noyaux tuberculeux isolés et disséminés; 2º des noyaux tuberculeux adjacents et confluents.

« 1º Dans la première forme (noyaux tuberculeux isolés) observée par Velpeau, Johannet et Billroth, la mamelle n'est augmentée de volume que dans de faibles proportions. En pratiquant des coupes dans différentes directions, on trouve en nombre variable, dans le tissu glandulaire, des noyaux parfaitement distincts, isolés les uns des autres par une couche plus ou moins épaisse de tissu sain. Leur volume atteint parfois la grosseur d'une amande; d'autres fois, ils ne dépassent pas celui d'un grain de mil. Leur coloration est tantôt jaunâtre (couleur châtaigne cuite), tantôt jaune grisâtre. Le tissu de la mamelle qui les entoure a gardé sa consistance et sa coloration normales, tout au plus ce tissu a-t-il un peu plus de consistance, de fermeté dans une petite étendue autour des noyaux. Lorsqu'on saisit les noyaux entre les doigts, on s'assure qu'ils ont une consistance ferme, une certaine résistance; toutefois on arrive sans difficulté à les écraser, ils sont friables; quelques uns peuvent être légèrement ramollis à leur centre, mais, en général, on n'y rencontre pas cette bouillie fluide que nous verrons accolée aux parois des cavités de la seconde variété. En résumé : dépôts de matière tuberculeuse dans le parenchyme mammaire, subissant lentement la dégénérescence caséeuse du centre à la périphérie, tolérée par le tissu glandulaire qui, irrité dans une petite étendue seulement, devient fibreux, enkyste le noyau et semble former une sorte de barrière à l'envahissement des tubercules. » Cette variété correspond à la forme circonscrite de la tuberculose; nous en avons observé un exemple chez un adulte atteint d'adénites tuberculeuses multiples.

2° La seconde forme (noyaux tuberculeux adjacents, confluents) se mélange souvent à la première; elle correspond à la tuberculose infiltrée : « Le sein est doublé de volume. Le gonflement n'est pas réparti également sur tous les points; une moitié du sein proémine beaucoup plus que l'autre. Au niveau des parties les plus saillantes se voient un ou plusieurs orifices fistuleux. Lorsqu'on saisit la glande entre les doigts, on sent une induration en masse non mobile, assez étendue et présentant à sa surface de légères saillies et dépressions, des sortes de bosselures dont les bases larges se confondraient les unes avec les autres. Dans les parties moins tuméfiées, on peut reconnaître la présence de quelques petits noyaux peu mobiles, etc... »

Les études histologiques ont été faites pour la première fois par M. Dubar sur des coupes pratiquées dans la seconde forme, mais elles sont concluantes : « On rencontre, dans le tissu conjonctif interlobulaire, des granulations, des infiltrations et des lésions irritatives à des degrés de développement, de dégénérescence vitreuse et caséeuse variables suivant les points observés. Les granulations ont pour la plupart un volume qui varie de 100 à 200 millièmes de millimètre. Elles sont par conséquent sur les limites de la vision à l'œil nu, et il serait facile de les découvrir à la loupe. Leur forme est arrondie. Elles siègent dans le tissu conjonctif où on peut les apercevoir très nettement à un faible grossissement. Sur des coupes pratiquées à deux ou trois centimètres des cavités centrales, elles se montrent tantôt tout à fait indépendantes, tantôt comme appendues à la paroi des capillaires, tantôt enfin entourant les conduits galactophores de second et de troisième ordre. Elles sont formées presque toutes par des amas de cellules embryonnaires jeunes, sans noyaux; quelques-unes d'entre elles, cependant, présentent à leur centre des cellules épi-thélioïdes munies de noyaux et plus volumineuses que les cellules embryonnaires de la périphérie. Ces dernières constituent un folli-cule tuberculeux incomplet; car il n'existe pas de cellules géantes au centre. Les éléments embryonnaires sont plus serrés, plus tassés au centre qu'à la périphérie. » Ces nodules tuberculeux sont reliés par des nappes d'infiltrations tuberculeuses identiques aux traînées de l'*inflammation tuberculeuse intercalaire*, décrites par Chandelux dans les synovites fongueuses : « à côté des noyaux embryonnaires arrondis, se voient des traînées, des infiltrations cellulaires sans forme bien déterminée, qui, d'abord isolées au sein du tissu con-jonctif peu altéré, se confondent de plus en plus avec les éléments voisins lorsqu'on se rapproche des parois fistuleuses. Tantôt unique-ment formées de cellules embryonnaires, tantôt constituées par une association intime et sans ordre de cellules embryonnaires et de cel-lules épithélioïdes, ces infiltrations subissent irrégulièrement les mêmes phases de la dégénérescence vitreuse que les granulations précédentes. »

Il est une question que l'histologie n'a pas encore résolue et qui pourtant présente un certain intérêt pour éclairer la pathogénie de ces tuberculoses des glandes : l'altération tuberculeuse débute-t-elle dans l'intérieur des voies glandulaires sur l'épithélium qui tapisse les culs-de-sac, ou les canaux, ou bien est-elle périphérique et se déve-loppe-t-elle dans le tissu cellulaire qui les enveloppe?

La seconde opinion est admise par MM. Malassez et Reclus pour le testicule. M. Dubar semble arriver aux mêmes conclusions pour la ma-melle. Cependant, la lecture attentive des altérations histologiques nous parait faire plus tôt pencher vers la première façon de voir. L'altération débuterait dans l'épithélium qui tapisse les canaux glan-dulaires, comme elle le fait dans les canaux sanguins; Curling est de cet avis.

Dans le *tissu lymphatique des ganglions*, les altérations initiales de la tuberculose présentent quelques particularités qui les rendent souvent moins caractéristiques au début et qui ont fait croire à leur nature non spécifique. Dans nombre de cas, le ganglion tuméfié, de consistance assez ferme, présente sur la coupe des granulations gri-sâtres qui tranchent sur la coloration rougeâtre du tissu lymphati-que. Les tubercules sont alors facilement visibles et M. Colas, dans sa thèse, les a constatés comme il suit : « Les petits ganglions sont rou-

ges, assez fermes et présentent, à la coupe, une pulpe rougeâtre purulente. Les ganglions, plus volumineux, sont extérieurement couleur
de gros rein blanc de forme ovale, de consistance ferme et portent
quelquefois, incrustée à la partie extérieure, une série de petits
points jaunâtres. Sur une coupe, quelques-uns présentent une surface
gris rougeâtre parsemée irrégulièrement de points ; ces points ont des
dimensions différentes, 1,2,3,4 millimètres : les plus petits sont blanchâtres à leur centre, gris à leur circonférence et sont limités par une
petite zone très fine, bleuâtre ; les autres points ressemblent aux précédents, sauf le centre qui est jaune et plus considérable, etc. »

Mais souvent la coupe du ganglion ne montre pas ces granulations
tuberculeuses caractéristiques. Il faut alors l'aide du microscope
pour voir que le tissu lymphatique est criblé de cellules géantes et
de follicules spécifiques ; l'infiltration tuberculeuse ne devient évidente à l'œil que lorsqu'apparaissent les masses caséeuses.

C'est donc dans le *tissu osseux* qu'il est peut-être le plus facile
d'étudier les lésions tuberculeuses à leur naissance et pendant leur
développement. Aussi ont-elles été depuis longtemps décrites par
Delpech, Nichet et Nélaton. Les recherches histologiques récentes de
MM. Kiener et Poulet sont venues contrôler et compléter ces belles
découvertes. Depuis Nélaton, on décrit deux formes de tuberculose
osseuse : 1° le *tubercule enkysté ;* 2° l'*infiltration tuberculeuse des
os.* Comme celle-ci peut être circonscrite ou diffuse, il en résulte
trois formes spéciales et, l'on peut dire, très distinctes de cette
même affection.

Dans la *forme enkystée* de Nélaton, la plus anciennement connue
et la moins sujette à contestation, on voit se développer sur un point
de l'os et dans les vacuoles médullaires, une série de granulations
grises qui se réunissent pour former une masse grisâtre, qu'une enveloppe fibreuse ne tardera pas à séparer nettement du tissu osseux
sain, mais légèrement hyperhémié à son pourtour. Les granulations
ne se touchent pas, au début, et restent quelque temps séparées
par les tubercules osseux sur lesquels rampent de fins vaisseaux sanguins. Mais ces cloisons s'amincissent rapidement et disparaissent ;
les tubercules s'agglomèrent alors pour former une masse qui ne
tarde pas à subir la dégénérescence caséeuse.

                                                (*A suivre.*)

DE LA RÉSECTION DU POIGNET

DANS LE TRAITEMENT
DES OSTÉO-ARTHRITES FONGUEUSES [1]
SES RÉSULTATS DÉFINITIFS

Par le Dr Michel GANGOLPHE

Chef de clinique chirurgicale à la Faculté de médecine de Lyon.

§ II. — *Du manuel opératoire de la résection du poignet et des soins consécutifs. — Nécessité des drainages multiples et des modifications ultérieures des foyers de la résection pour empêcher la réapparition des tissus fongueux. — Résultats définitifs.*

Le procédé que nous avons vu employer par M. Ollier diffère de celui qu'il indique dans son *Traité de la régénération des os* (tome II, p. 379, 1867) et qui est surtout applicable à l'ablation de l'extrémité inférieure des deux os de l'avant-bras. Celui que nous décrivons présente les avantages suivants :

1º Il permet, comme le premier, de conserver intégralement tous les muscles et tous les tendons de la région et n'entraîne à sectionner aucun vaisseau ni aucun nerf important.

2º Il crée une voie large, met bien à découvert les parties malades et permet une exploration complète non seulement de la région carpienne, mais des bases des métacarpiens, des extrémités radiale et cubitale.

3º On peut sans le secours d'autres incisions enlever du côté de l'avant-bras une longueur d'os aussi grande que l'exige l'étendue des lésions. Grâce aux incisions de décharge, l'écoulement des liquides de la plaie s'effectue facilement. On se réserve, de plus, la possibilité de modifier par des cautérisations, des injections, les parois de la cavité produite par l'ablation des parties osseuses. — Les incisions de décharge qu'il est absolument nécessaire de pratiquer si l'on veut se mettre dans les meilleures conditions de succès doivent être faites au début de l'opération. Il est alors facile de reconnaître les points de repère, qui sont les deux apophyses styloïdes. On incisera les tis-

---

1. Voir le numéro de mai 1884.

sus de dehors en dedans jusqu'aux os, longitudinalement, au niveau des points précédemment indiqués, dans une étendue variable de trois à quatre centimètres. Ces ouvertures, qui serviront à établir un drainage transversal du poignet, peuvent être utilisées pour l'extraction des os du carpe et deviennent alors des incisions opératoires. S'il existe des fistules multiples, on pourra avec avantage conduire par ces trajets accidentels plus ou moins agrandis un ou plusieurs drains borgnes aboutissant à la cavité carpienne. C'est là le seul parti vraiment utile que l'on puisse tirer de l'existence de ces fistules, et, si l'on veut faire un nettoyage complet, il est de toute nécessité de se créer une large voie, permettant de juger facilement de l'étendue des lésions. C'est là le but de l'incision opératoire proprement dite, dorsale, carpo-anti-brachiale, incision qui a pour points de repère le milieu du diamètre bi-styloïdien d'une part et d'autre part un point placé sur le deuxième métacarpien à l'union de son tiers supérieur avec ses deux tiers inférieurs. Dans ses dernières opérations M. Ollier a donné plus d'importance à l'incision cubitale. Il la prolonge en bas le long du tiers inférieur du cinquième métacarpien pour enlever plus facilement l'os crochu et réséquer l'extrémité supérieure des quatrième et cinquième métacarpiens s'il en est besoin. Cette incision devient alors une incision de résection qui facilite beaucoup la manœuvre et n'a aucun inconvénient, puisqu'elle ne compromet aucun muscle ni aucun tendon. C'est dès lors un procédé à deux incisions dorsales, l'une radio-dorsale, l'autre cubito-dorsale.

Le sujet, dans le décubitus dorsal, la main sur un coussin résistant, dans l'extension et la pronation, on pratiquera sur la face dorsale du poignet une incision oblique allant du point métacarpien au milieu du diamètre bi-styloïdien. Après avoir écarté un rameau sous-cutané du radial, une ou deux veinules, on incisera plus profondément jusqu'au périoste, aux ligaments dorsaux, en ayant grand soin d'éviter l'extenseur de l'index et le tendon du deuxième radial. La section du ligament annulaire dorsal permet d'écarter facilement les tendons et de passer au second temps de l'opération, la dénudation et l'extraction des os. On apprécierait mal le degré de difficulté que présente la résection du poignet si l'on s'en tenait aux manœuvres d'amphithéâtre. En clinique, l'opération est moins laborieuse. L'articulation radio-carpienne mise à découvert, on détruit les adhérences périostiques et ligamenteuses du carpe, et, après avoir fait saillir le carpe de de plus en plus en haut et en arrière, on rugine la région palmaire avec le détache-tendon.

Un os enlevé, l'extraction des autres se fait facilement avec un davier pour les saisir et un détache-tendon pour les séparer des parties fibreuses qui les retiennent encore. Les extrémités inférieures du radius et du cubitus paraissent-elles malades, il est facile d'en faire la résection; prolongeant par en haut suivant l'axe de l'avant-bras l'incision dorsale carpienne, on arrivera sur un interstice fibreux séparant le long extenseur propre du pouce de l'extenseur propre de l'index. Le périoste incisé sur le radius, on dénudera méthodiquement son extrémité inférieure, l'apophyse styloïde, détachant ainsi le ligament latéral externe; l'extrémité inférieure du cubitus est à son tour dépouillée de son revêtement fibreux. On luxe les deux os de l'avant-bras, dont on a dénudé les deux faces palmaires et dorsales, et on les scie à la hauteur voulue. Il importe à ce moment d'éviter un décollement exagéré de la gaine périostique. Au lieu de faire une section franchement horizontale, on peut dans certaines circonstances se contenter d'excaver au couteau-gouge (modelage) l'extrémité inférieure du radius. Souvent, on n'a pas à toucher au pisiforme ni au trapèze, moins fréquemment atteints que leurs congénères. Ajoutons que l'altération souvent très prononcée des têtes métacarpiennes nécessite leur résection ou au moins leur abrasion, qui se fait très facilement avec la cisaille ou le davier-gouge.

Il importe de dépouiller de tout leur revêtement fibreux les parties osseuses que l'on enlève; sinon on s'exposerait à sectionner involontairement les tendons des radiaux et du grand palmaire.

En résumé, le procédé que nous venons de décrire se compose essentiellement d'une incision *principale* dorsale carpo-anti-brachiale et de plusieurs incisions *complémentaires* de décharge. Parmi ces dernières, les deux plus importantes (qui servent aussi à faciliter la dénudation et l'extraction des osselets) sont habituellement établies aux deux extrémités du diamètre transverse du poignet. L'incision cubitale devra souvent, comme nous venons de le dire, être assez allongée pour constituer une *seconde incision de résection*. Grâce à ces incisions multiples, il est possible d'enlever la totalité des tissus morbides et de diminuer d'autant les chances ultérieures de récidive.

Avant d'établir le drainage et de faire le pansement, il est avantageux de toucher au fer rouge les points les plus malades; on achève ainsi la destruction des fongosités; il est en outre permis de penser que l'élévation de température, à laquelle se trouvent soumis les tissus non directement touchés, détruit les germes tuberculeux qu'ils peuvent contenir. La cautérisation post-opératoire immédiate, qui doit être faite avec prudence, à cause du nombre et de l'importance des organes de la région, *offre le double avantage de modifier la surface cruentée et de s'opposer à l'absorption d'éléments tubercu-*

leux, à ce que **M.** le professeur Verneuil a appelé l'auto-inoculation chirurgicale. A ce.point de vue, l'*emploi de la bande* d'Esmarch, par les changements qu'elle détermine dans les conditions de circulation et d'absorption du membre, n'est pas à négliger. Nous n'avons jamais vu survenir d'hémorrhagies inquiétantes. A peine a-t-on l'occasion de faire trois ou quatre ligatures d'artérioles.

La plaie soigneusement lavée avec une solution phéniquée, on place de nombreux drains, les uns borgnes, les autres perforants, et l'on fait pénétrer entre eux de petits tampons de gaze phéniquée froissée, contenant de l'iodoforme non pulvérisé, mais sous forme de cristaux. On termine en .appliquant un pansement de Lister rigoureux. L'immobilisation du membre est assurée au moyen d'une attelle plâtrée amovible. Il faut avoir soin de mettre la main dans l'axe de l'avant-bras en pronation, le poignet légèrement relevé. Il importe de tailler son attelle de façon que son extrémité supérieure remontant au-dessus du coude, l'avant-bras demi fléchi, l'appareil ne puisse glisser et soit maintenu en bonne position.

Toutes les précautions doivent être prises pour assurer l'antisepsie et éviter au malade les causes d'affaiblissement qui résulteraient inévitablement d'un état fébrile, d'une complication infectieuse. Mais, loin de rechercher la réunion immédiate, il faut l'éviter et maintenir longtemps accessibles aux agents extérieurs les parties profondes du poignet opéré. On fera seulement quelques points de suture aux deux extrémités de l'incision dorsale.

Le pansement tel que nous venons de le décrire, mis en place, n'est enlevé qu'au bout d'un laps de temps variable qui, dans certains cas, peut aller jusqu'à trois semaines et même davantage. Tant que les parties extérieures du bandage ne sont pas souillées par les liquides sécrétés par la plaie, tant que la température reste bonne, il n'y a pas d'indication évidente à renouveler le pansement. Un des avantages les plus considérables de l'iodoforme, avantage sur lequel insiste **M.** Ollier, c'est en effet la possibilité de ne faire que des pansements rares. On comprend l'importance de ce fait dans le traitement des résections. Nous avons eu maintes fois l'occasion d'observer le pouvoir antiseptique persistant de l'iodoforme. Qu'il nous suffise de dire que chez un réséqué du genou pour tumeur blanche, le premier pansement fut fait quatorze jours après l'opération, le second vingt-huit jours après le précédent. A ce moment, la consolidation paraissait établie. Lorsqu'il s'agit de pertes de substance de moindre étendue, comme dans les cas de résections du poignet, on peut donc, tout en surveillant son malade, laisser le pansement en place vingt ou vingt-cinq jours.

A côté des bénéfices réels que l'on retire de l'emploi de l'iodoforme, nous croyons devoir signaler certains inconvénients qui paraissent liés au séjour plus ou moins prolongé de cette substance dans les plaies.

Chez plusieurs opérés (résections de la hanche, résections partielles du tarse), nous avons remarqué, en même temps que l'urine et la salive présentaient les réactions caractéristiques de l'absorption de l'iodoforme, des troubles paraissant dus au mode de pansement. Ces malades se plaignaient d'inappétence, d'envies de vomir, soif, sécheresse de la bouche, et d'un goût d'iodoforme très désagréable; ils n'éprouvaient aucune douleur dans la région opérée et n'avaient pas de fièvre. Renouvelait-on le pansement en supprimant l'iodoforme, qui était remplacé par la naphtalime ou toute autre substance antiseptique, l'examen de l'urine et de la salive démontrait au bout de quelques jours la disparition de la réaction iodoformique, en même temps que le sujet recouvrait son appétit habituel. Un nouveau pansement à l'iodoforme déterminait la réapparition des phénomènes pathologiques précédents.

Bien que les faits soient encore trop peu nombreux pour être regardés comme absolument probants, M. Ollier, tout en employant l'iodoforme pour le premier pansement, recommande, la période dangereuse passée, d'utiliser d'autres antiseptiques ne présentant pas les mêmes inconvénients. Du reste, la conduite du chirurgien doit toujours être subordonnée à l'état du malade, et il est clair que, chez un sujet dont la nutrition est affaiblie, il faudra redoubler de précautions et même, dans certains cas, abandonner le pansement à l'iodoforme.

Nous avons cru devoir insister sur ces détails pratiques, non signalés dans les mémoires récemment publiés sur l'emploi de l'iodoforme en chirurgie. Ils nous paraissent en effet d'une grande valeur au point de vue du choix du mode de pansement.

Le pouvoir antiseptique de l'iodoforme est indiscutable; il n'en est pas de même malheureusement des propriétés antifongueuses qui lui ont été attribuées par Mosetig et Gussenbauer; ainsi qu'on le verra plus loin, chez tous nos malades, c'est à des moyens plus énergiques que l'on a dû avoir recours pour combattre la néoformation fongueuse.

La période des pansements rares passée (durée variable de trois à cinq semaines), commence celle des soins consécutifs.

Traitement consécutif. — L'influence d'un traitement consécutif bien dirigé n'est nulle part plus évidente que dans les cas de résection du poignet. Les moyens employés ont pour but, les uns le rétablissement aussi parfait que possible des fonctions du membre, les autres la destruction complète des tissus malades. A la première de ces deux catégories appartiennent l'électricité, le massage, les mouvements à imprimer aux articulations digitales et métacarpo-phalangiennes enraidies, et les soins destinés à maintenir la main dans une bonne position. Dans la seconde catégorie prennent place le drainage et toute la série des agents modificateurs (fer rouge, nitrate d'argent, liqueur de Villatte, teinture d'iode, de créosote, etc.) propres à prévenir toute récidive locale, dans les lésions tuberculeuses que nous avons spécialement en vue. Dans les inflammations d'origine traumatique ou rhumatismale, qui n'ont pas revêtu le caractère tuberculeux, le traitement est plus simple et la guérison plus prompte. Elle se produit pour ainsi dire toute seule après l'ablation des os malades.

A. *Position à donner au membre.* — Nous avons vu qu'un des symptômes fréquemment observés dans les lésions fongueuses du poignet était la chute de la main sur l'avant-bras. Cette déviation à un degré minime est de peu d'importance après la résection ; toutefois on devra s'attacher à la prévenir en faisant des attelles plâtrées palmaires renflées à leur partie inférieure et soulevant le talon de la main.

L'attelle ne devra jamais être assez longue pour gêner les mouvements des articulations métacarpo-phalangiennes. Il est de plus nécessaire de faire une sorte de crochet qui viendra se placer en se recourbant entre le pouce et le premier métacarpien. On pourra ainsi éviter ces déviations attribuées par M. Verneuil au cubital antérieur et qui paraissent dues à des causes multiples, telles que le poids de la main, la prédominance d'action du groupe fléchisseur, une position vicieuse donnée au poignet après l'opération.....

B. Les raideurs articulaires, les ankyloses tendineuses constituent fréquemment des obstacles difficiles à surmonter ; ainsi doit-on recommander aux infirmiers et aux malades de faire exécuter plusieurs fois par jour des mouvements aux différentes articulations digitales et surtout aux métacarpo-phalangiennes. Il est avantageux de déraidir les doigts pendant l'anesthésie nécessitée par l'opération. On aura ainsi moins de difficulté à les mobiliser les jours suivants. Le plus souvent, les doigts ont de la tendance à se mettre dans la flexion ; on les relèvera en recommandant au patient d'appuyer non pas l'avant-bras, mais les doigts sur une écharpe élastique, un fragment de bande de caoutchouc, par exemple. Les frictions excitantes sur l'avant-bras sont utiles : on devra enfin employer journellement et le plus tôt possible l'électricité sous forme de courants interrompus. Les électrodes seront placées de préférence sur le groupe musculaire anti-brachial postéro-externe, en raison de son affaiblissement généralement très prononcé.

C. *Modificateurs locaux*. — Nous avons signalé précédemment les avantages résultant de la cautérisation post-opératoire immédiate ; nous n'y reviendrons pas.

Autant la réunion immédiate est désirable et utile, à la suite de l'amputation d'un membre ou de l'ablation d'un sein cancéreux, autant elle est non point seulement indifférente, mais même nuisible à la suite des opérations pratiquées pour des lésions fongueuses. Si l'on doit utiliser le pansement antiseptique, parce qu'il met à l'abri des accidents infectieux si fréquents autrefois, il importe de se rappeler que les tissus fongueux ont une grande tendance à repulluler et par suite à entraver la cure de la résection. Aussi doit-on maintenir longtemps ouverte au moyen d'un large drainage les plaies de résections pour lésions pathologiques. Ajoutons que nous avons vu plusieurs fois la suppression prématurée d'un drain être suivie d'un arrêt de la guérison et quelquefois d'une aggravation dans l'état de la jointure.

Le drainage est la condition sine qua non *d'une modification continue, persistante, et partant véritablement efficace de la région malade.* On supprimera généralement les drains borgnes au bout d'un mois environ, mais il importe de conserver pendant longtemps deux ou trois drains perforants. A mesure que l'amélioration se prononcera, on les diminuera de nombre et de calibre, mais on ne devra arriver à leur suppression complète qu'après la transformation fibreuse des tissus primitivement doués d'une mollesse de mauvais augure. Comme nous l'avons déjà dit, du reste, tout dépend de la nature des tissus intéressés. Si nous insistons sur la modification et la destruction des fongosités tuberculeuses nous devons nous mettre en garde contre l'abus du raclage dans les inflammations non tuberculeuses. Racler en pareil cas, c'est se livrer à une opération anti-physiologique. Comme l'a dit M. Ollier (*Résections et pansements antiseptiques*, in *Revue mensuelle de méd. et chirurgie* 1881), il est des granulations qu'il faut respecter si l'on ne veut pas détruire les éléments de reconstitution de la nouvelle articulation.

Quinze ou vingt jours après l'opération commence la période des pansements fréquents. Tous les deux jours environ, les *injections modificatrices* seront faites dans les trajets des drains ; ces derniers sont fréquemment retirés pour permettre une cautérisation plus énergique des parties profondes. Ces cautérisations sont pratiquées habituellement avec le crayon de nitrate d'argent. Dans certains cas rebelles, des pointes de feu pénétrantes à l'aide du cautère effilé de l'appareil Paquelin permettent de détruire un point de repullulation de quelque importance. Divers liquides excitants peuvent servir aux injections ; les plus fréquemment employés à la clinique sont : la liqueur de Villate, les teintures d'iode, de créosote, un mélange à parties égales de sulfate de zinc et sulfate de cuivre (5 0/0), etc.

C'est grâce à un drainage prolongé, à ces cautérisations répétées d'intensité variable, que l'on peut arriver à transformer en masses fibreuses des tissus primitivement mous et de mauvaise nature.

Pendant que ce double traitement orthopédique et modificateur est mis en usage, il importe d'améliorer l'état général du sujet par une alimentation réconfortante des toniques, de l'huile de foie de morue créosotée, le vin phosphaté, etc. Le séjour à la campagne, à condition que l'on puisse revoir le malade de temps à autre, doit être particulièrement recommandé. Ajoutons que, même à l'hôpital, les conditions hygiéniques d'un réséqué du poignet sont relativement bonnes si on les compare à celles d'un réséqué du genou ou de la hanche, dont la santé s'étiole par un séjour prolongé au lit.

Résultats définitifs. — Dans un mémoire publié dans les *Archives de Langenbeck* (Band 28, 4 Heft, s. 823-860), Bidder regrette avec raison la rareté d'observations de résections du poignet suffisamment anciennes. Il insiste sur l'utilité des résections précoces, qui préviennent les désordres multiples résultant d'une temporisation prolongée et permettent d'obtenir de bons résultats. Parmi les malades dont il rapporte les observations, trois sont de ses opérés, les autres ont été réséqués par Langenbeck, Folet, Krönlein, Bergmann. Les résultats éloignés obtenus dans ces différents cas sont encourageants et concordent à peu près avec les nôtres. Remarquons toutefois que M. Bidder n'insiste pas sur l'utilité, la nécessité d'une modification prolongée au moyen des cautérisations et du drainage.

L'intérêt de nos observations résidant principalement dans l'examen des résultats éloignés, nous n'insisterons pas sur les suites immédiates, qui du reste ont été de la plus grande simplicité. Le manuel opératoire, réglé de la façon précédemment indiqué, met à l'abri des blessures des organes importants ; le drainage et l'antisepsie s'opposent aux complications infectieuses. — Nous n'avons pas à revenir sur le mode de reconstitution du poignet décrit par M. Ollier (*loc. cit.*). La main, tout en paraissant plutôt dans l'adduction, ne nous a jamais offert de déviation véritable ; l'emploi d'attelles plâtrées tendant constamment à modeler la nouvelle jointure permet de remédier à la chute de la main ainsi qu'à son inclinaison exagérée du côté cubital. Remarquons qu'à l'état normal la main s'incline un peu de ce côté lorsqu'elle se fléchit sur l'avant-bras.

Bien que les fonctions des membres opérés se soient établies à
des degrés différents, nous croyons pouvoir dire que les résultats
obtenus ont été très satisfaisants. Non seulement tous nos malades
peuvent tenir une plume, écrire, faire de petits ouvrages, etc., mais
encore plusieurs peuvent exécuter des travaux qui exigent de la
force. Les sujets des observations VI, XV, XI, portent 10 kilog. à
bras tendu et exercent les professions de cultivateur, maraîcher. Ils
peuvent soulever facilement et porter pendant un temps assez long
des fardeaux de trente à quarante livres. D'autres (III, VII, XVI, XI,
XIII, XIV, VIII) tiennent à bras tendu pendant quelques secondes
des haltères de 3 à 10 kilog. Nous renvoyons à nos observations
pour l'examen des mouvements détaillés de la main et des doigts
chez ces différents malades. D'une manière générale, l'extension,
la flexion, l'adduction, l'abduction de la main sur le poignet existaient souvent complètement. La pronation et la supination étaient
fréquemment incomplètes. Les mouvements de flexion des doigts,
complets en ce qui concerne les phalanges, s'étaient rétablis moins
vite et moins bien dans les articulations métacarpo-phalangiennes.
L'extension active nous a paru également beaucoup plus longue à se
rétablir, en raison de l'atrophie et des raideurs des tendons et
muscles dorsaux.

L'opposition du pouce suffirait, dans les cas les plus défavorables,
à rendre la main infiniment plus utile qu'un moignon pourvu d'un
crochet.

On jugerait mal cette question si, négligeant de tenir compte de
l'état antérieur du membre, on se préoccupait uniquement des
résultats obtenus. Les faits sont loin d'être comparables, et si, par
exemple, l'observation V, considérée au point de vue absolu, est
un résultat encore peu brillant, c'est un véritable succès, relativement aux désordres existant au moment de l'intervention.

Les moyens orthopédiques et modificateurs décrits n'ont pas toujours été employés aussi longuement ni aussi attentivement qu'on
aurait pu le désirer.

Malgré les recommandations qu'on leur adresse, les malades, soit
insouciance, soit crainte de la douleur, ont souvent négligé l'usage
des excitants électriques et des mouvements artificiels. La suppression prématurée des drains et de toute injection modificatrice a
quelquefois retardé d'une manière très évidente la marche de la guérison.

Il résulte de nos observations que l'état général des sujets, loin
d'être fâcheusement influencé, a été notablement amélioré par l'opération. Aucun d'eux n'a présenté d'accidents analogues à ceux qui

ont été relatés par Bardenheuer et d'autres chirurgiens (pleurésie, méningite, etc.).

Nous avons eu récemment des nouvelles des divers opérés cités dans la thèse de Métral; tous sont vivants; aucun ne paraît menacé d'une fin prochaine. Cependant plusieurs présentaient des signes de tuberculose pulmonaire évidents au moment de l'opération (VII, VIII, IX, X). Parmi les malades que nous avons l'occasion de voir récemment, celui qui fait le sujet de l'observation II est des plus remarquables à ce point de vue. Actuellement, il tousse peu, sa tuberculose ne paraît pas avoir progressé, bien qu'il se soigne mal et exerce la profession pénible de conducteur de voitures de vidange. Ajoutons que d'autres opérés, considérés seulement comme suspects à cause des signes peu évidents fournis par l'auscultation, sont en bonne santé.

En présence de tels résultats, il nous est impossible de partager les idées de quelques chirurgiens étrangers[1] relativement à l'emploi de la résection dans les cas pathologiques. Se basant sur la nature infectieuse de la tuberculose, ils comparent les lésions fongueuses au cancer et préfèrent l'amputation à la conservation du membre par la résection. Une discussion approfondie d'une telle opinion s'écarterait trop de notre sujet pour que nous l'abordions; nous ferons seulement remarquer que, si d'une part les observations cliniques et anatomiques démontrant la curabilité des lésions tuberculeuses soit viscérales, soit osseuses ou articulaires, ne permettent pas d'établir d'analogie entre la tuberculose et le cancer, d'autre part l'envahissement des ganglions profonds rend parfaitement illusoire la prétention de débarrasser l'organisme de tout germe infectieux. Dans ces conditions, l'intervention n'a de radicale que le nom. Ce sont d'autres considérations tirées de l'âge du malade, de son état général, de la marche des lésions, état fébrile qui doivent décider le chirurgien à préférer l'amputation à la résection.

Obs. XIII. — *Ostéo-arthrite chronique tuberculeuse du poignet. Résection sous-périostée radio-carpienne. Guérison.* (Th. Métral., résumée.) Louis Chaussabel, cultivateur, 37 ans, entré le 7 février 1881, salle Saint-Sacerdos, 28.

Antécédents héréditaires nuls. En 1875, longue maladie qui paraît avoir été une fièvre éruptive (probablement rougeole). Il y a dix-huit mois, le malade commença à ressentir des douleurs dans le poignet gauche et depuis, le malade ne put se servir de son membre. Il y a trois mois, une fistule se fit au-dessus de l'apophyse styloïde du cubitus. Sup-

1. *Ueber Gelenk's Resect. bei Caries.* E. Albert, *Wiener Klinick* (IV Heft s. 85-100, 1883).

puration abondante au début. Jamais il n'est sorti d'esquilles. Persistance des douleurs.

Aujourd'hui, tuméfaction notable de l'articulation, fistules, mouvements spontanés à peu près nuls, mouvements provoqués très douloureux. Traitement antisyphilitique, puis bandage silicaté et pointes de feu.

6 mai 1881. — Pas d'amélioration sous l'influence du traitement précédent.

Résection: Ablation de tous les os du carpe. Section du radius et du cubitus. Abrasion des extrémités postérieures des métacarpiens. Cautérisation au Paquelin. Drainage. Lister. Attelle plâtrée. Suites simples.

12 août 1881. — Bon état général. Les drains sont toujours en place. Injections caustiques.

A la fin du mois, le malade part chez lui.

8 décembre 1881. — Mouvement de flexion et d'extension de la main de 15 à 20 degrés ; pas de déviation. Craquements non douloureux par les mouvements communiqués. Les articulations métacarpo-phalangiennes un peu raides. Celles des phalanges très souples. Petite fistulette dorsale. On sent à la place de la région carpienne une masse inégalement dure. Le malade soulève facilement un poids de 6 kilos. Il porte 500 grammes, la main étant en demi-supination et le poids suspendu à son index et à son médius. Mouvements de rotation de l'avant-bras assez limités.

Janvier 1884. — Nous avons appris que ce malade était actuellement en très bonne santé et travaillait la terre sans aucune fatigue. Par suite, sans pouvoir donner de renseignements très détaillés sur l'état fonctionnel du membre, il paraît certain que l'amélioration est très notable.

Obs. XIV. — *Ostéite du radius et du cubitus. Résection de leurs extrémités inférieures. Guérison. Résultats définitifs.* (Th. Métral., r.)

Coignet, Antoine, 25 ans, entré en 1874, salle Saint-Sacerdos, n° 10.

L'extrémité inférieure du cubitus de la main droite avait été réséquée une année auparavant par le docteur Duchêne, de Firminy. L'extrémité inférieure du radius s'étant prise à son tour, le malade entre dans la salle Saint-Sacerdoce, où M. Ollier en fait la résection. Il enlève 3 centimètres et demi environ de cet os sans toucher au carpe. Le malade se rétablit promptement et quitte l'Hôtel-Dieu trois mois après.

Malade revu en 1881. Il est clerc d'huissier, peut écrire toute la journée avec sa main opérée. Au dynamomètre, 11 kilos du côté opéré, 38 du côté sain. Pas de douleurs. Légère flexion de la main. Extension et flexion du poignet incomplète. Doigts parfaitement libres. Les mouvements de pronation et de supination sont bien rétablis. L'articulation est solide. Elle s'est reformée une portion d'un centimètre au moins de l'extrémité inférieure du radius, qui fournit au carpe un large point d'appui. Etat général très bon.

Ce malade a été revu en janvier 1884, c'est-à-dire dix ans après sa résection. Sa santé générale est excellente et la guérison locale ne s'est pas démentie.

Obs. XV. — *Ostéo-arthrite fongueuse du poignet droit. Résection radio-carpienne.*

François Morel, né à Mions (Isère), 28 ans, entré le 31 décembre 1882, salle Saint-Sacerdos, n° 5.

Parents en bonne santé ; pas d'antécédents pathologiques collatéraux. A l'âge de 9 ans, état fébrile mal défini, accompagné d'hématuries. Guérison en quinze ou vingt jours. En 1881, pendant que le malade faisait ses 28 jours (réserviste), l'index gauche se tuméfia et devint douloureux. Le doigt tout entier augmenta de volume. Pas d'abcès, pas de traitement chirurgical. Cet état dura deux mois, puis s'amenda. Néanmoins, persistance d'une induration douloureuse vers la base du doigt. L'index resta demi fléchi. Un peu plus tard, le poignet devint douloureux, les mouvements furent gênés. La raideur disparaissait après un instant d'exercice. Il y a un mois, tout travail devint impossible à cause de la tuméfaction et de la douleur.

Abcès à la face dorsale du poignet. Admis le 30 octobre 1882 à l'hôpital. De nouveaux abcès se forment. Apparition d'un état fébrile assez marqué 38°,5-39. Ouverture, au bistouri, d'abcès dorsaux au niveau du deuxième espace métacarpien. Contre-ouverture au niveau de la base du poignet.

19 novembre 1882. — Résection du poignet. L'exploration au stylet ayant démontré l'existence de portions d'os nécrosés, la nécessité d'un large drainage anti-fébrile étant[nettement indiquée, M. Ollier se décide à l'opérer.

Ablation des os du carpe. Section du radius et du cubitus à 0,005 millimètres au-dessus de leur surface articulaire. Section à la cisaille des extrémités carpiennes des deuxième, troisième et cinquième métacarpiens dans l'étendue d'un centimètre environ. Toutefois, un demi-centimètre seulement du cinquième est enlevé. Drainage bilatéral, dorso-palmaire. Large incision des foyers suppurés dorsaux. Curage et cautérisation des fongosités. Pansement antiseptique à l'iodoforme. Attelle plâtrée.

Suites. — Les suites ont été très simples. La température de l'opéré, qui était de 39°,5 quelques instants avant l'opération, tomba complètement les jours qui suivirent. Le tendon de l'extenseur propre de l'index, dont l'existence paraissait compromise, s'est recouvert de bourgeons charnus et ne s'est pas exfolié.

17 décembre. — Les mouvements des doigts ne peuvent encore se faire isolément. Tous les doigts sont fléchis ou étendus simultanément. Les mouvements propres du pouce commencent à revenir. L'état général est bon.

Avril 1883. Les drains ont été enlevés en grande partie ; un seul est conservé. Depuis un mois, le malade aide ses parents dans leur métier de maraîcher. Il porte facilement un seau d'eau et tient 3 kilos à bras tendu.

Janvier 1884. — Depuis le mois de mai, le malade a été revu à différentes reprises et ses membres ont été soumis plusieurs fois aux courants électriques. L'état général est très bon. Main en bonne position. Le massif carpien est représenté par une masse ostéo-fibreuse que l'on sent très nettement entre la base des métacarpiens d'une part, et les os de l'avant-bras. Articulé solidement avec le radius, ce massif est plus lâchement uni aux métacarpiens. Tout le poignet est sec, dur, fibreux. Mouvements des doigts très libres ; ceux du pouce sont à peu près complets. Très bon état général. Le malade tient facilement 10 kilogrammes à bras tendu.

Obs. XVI. — Ostéo-arthrite fongueuse radio-carpienne droite. Ablation des os du carpe.

Moutin, Virginie, 57 ans, entrée le 11 octobre 1883, salle Saint-Pierre, 20.

Pas d'antécédents héréditaires ou collatéraux. Pas de rhumatismes. Assez bonne santé. Il y a un an, le poignet ainsi que la main droite devinrent le siège d'une tuméfaction qui s'accrut progressivement. Pas de traumatisme. La malade n'éprouvait pas grande douleur ; mais les doigts restaient inactifs, moins à cause de la raideur que par la faiblesse très marquée des muscles de l'avant-bras.

Quatre ou cinq mois plus tard (avril 1883), le gonflement se limita surtout à la partie dorsale de la main en même temps que l'œdème des doigts disparaissait. Les lésions ont toujours été remarquablement indolentes. A son entrée, on constate l'existence d'une tuméfaction marquée de la région du poignet droit. Sur le dos de la main, on voit un abcès dont l'ouverture paraît imminente, mais à fluctuation à peine sensible. La main est pendante et présente une légère chute sur l'avant-bras. Mouvements d'extension du poignet impossibles. Les doigts sont mobiles passivement, mais l'impotence fonctionnelle est complète. La malade n'a jamais eu d'autre traitement que quelques applications de liquide émollient. Elle n'a jamais été immobilisée dans un bandage silicaté.

Un ganglion épitrochléen de la grosseur d'une noisette à droite. La pression sur le poignet est à peine douloureuse.

Quelques jours après son entrée, M. Vincent pratique la résection du poignet. Ablation des os du carpe. Abrasion de l'extrémité postérieure des quatre derniers métacarpiens. Abrasion légère de l'extrémité inférieure du radius. Curage et cautérisation des fongosités. Pansement antiseptique à l'iodoforme. Attelle plâtrée. Drainage bilatéral, dorso-palmaire. Suites simples.

Actuellement (janvier 1884), la malade se sert de sa main pour boutonner ses vêtements, manger, etc. La mobilité des doigts est parfaite. L'opposition du pouce se fait très bien. Nous croyons devoir faire remarquer qu'avant l'opération il n'existait pas d'ankyloses tendineuses prononcées et que la mobilité passive était assez bonne. La force de la malade n'est pas encore bien considérable. Elle ne s'est pas exercée ; l'électrisation a particulièrement été négligée. Elle tient à bras tendu 3 à 4 livres. Le drain dorsal est encore en place. On le supprimera incessamment, les tissus du poignet étant durs et fermes. Plus d'attelle plâtrée. La main est fixée dans une bonne position.

Obs. XVII. — *Ostéo-arthrite fongueuse du poignet droit. Résection. Ablation des os du carpe, moins le pisiforme. Abrasion de l'extrémité postérieure des 2e, 3e, 4e métacarpiens. Section de l'extrémité inférieure du radius et de l'apophyse styloïde du cubitus.*

Michel, 27 ans, entré dans le courant de janvier 1882, salle Saint-Sacerdos, 8, maréchal ferrant.

Assez bonne santé habituelle. Depuis plusieurs mois éprouve des douleurs dans le poignet droit ; peu à peu tuméfaction, gêne progressive

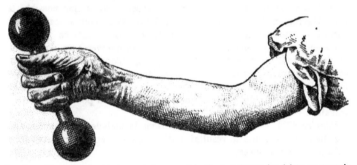

Fig. 2. — Figure montrant la forme de la main et le degré de flexion des doigts un an après l'opération. L'opéré portait 8 kil. à bras tendu. Il a été photographié avec un haltère plus petit pour avoir plus de fixité dans le membre.

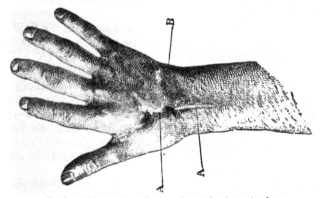

Fig. 3. — Main vue par sa face dorsale avec les doigts étendus.

des mouvements, et finalement |impotence fonctionnelle. Traité pendant quelque temps par l'immobilisation et la compression. Pas d'amélioration. L'état local s'est plutôt aggravé. Etat général assez bon. Pas de signes de tuberculose pulmonaire.

M. Ollier se décide à l'opérer le 10 février 1882.

Ablation des os du carpe, sauf le pisiforme. Section légèrement oblique du radius, de haut en bas, d'arrière en avant, de façon à ce qu'il puisse soulever un peu le talon de la main. Résection de l'apophyse styloïde du cubitus. On ébarbe l'extrémité postérieure des 2°, 3°, 4° métacarpiens. Curage et cautérisation des fongosités. Drainage ; Lister ; Attelle plâtrée. . Suites simples.

Le drainage est maintenu pendant 2 ou 3 mois.

23 *mars* 1883. — Le malade revient dans le service nous montrer les résultats obtenus ; on lui fait ainsi des séances quotidiennes d'électrisation. Les mouvements du poignet sont aussi parfaits que possible ; la main légèrement inclinée sur le bord cubital est en bonne position. Les fistules sont toutes fermées depuis longtemps. Les doigts se fléchissent et s'étendent complètement ; ils possèdent les mouvements d'adduction et d'abduction. Le malade peut faire le poing. L'opposition du pouce est active et complète. On le fait photographier tenant à bras tendu une haltère de 3 kilog., mais il peut porter 8 kilog. pendant quelques secondes. Bon état de santé. Juin 1883. Le malade part chez lui pour reprendre son travail.

Février 1884. — Nous n'avons pas revu le malade, mais nous avons tout lieu de croire que le résultat noté précédemment s'est maintenu et même a dû s'améliorer.

CONCLUSIONS.

Des faits que nous venons d'exposer nous pouvons tirer les conclusions suivantes :

1° La résection du poignet dans les cas d'ostéo-arthrite fongueuse a les mêmes indications générales que les résections des autres articulations du membre supérieur.

2° Les conditions locales défavorables à cette résection, c'est-à-dire la multiplicité des articulations du poignet et le voisinage des gaines tendineuses, rendent cette opération plus délicate et exigent un traitement consécutif plus minutieux et plus prolongé ; mais, en ayant soin d'enlever toutes les parties malades et de modifier consécutivement le foyer de la résection pour empêcher le développement du tissu fongueux. on arrive à d'excellents résultats au point de vue orthopédique et fonctionnel.

3° Les opérations trop économiques ou trop tardives sont, chez les adultes surtout, les principales causes d'insuccès. La suppuration est alors interminable et la récidive imminente. Dans les résections trop tardives, l'altération des tissus extra-articulaires empêche de conserver les éléments de reconstitution de l'articulation. Cette opération doit être faite par la méthode sous-périostée, malgré l'altération de la gaine péri-ostéo-capsulaire ; c'est grâce à cette méthode qu'on peut obtenir des résultats bien supérieurs à ceux qu'on avait autrefois.

4° La tuberculose paraît plus grave au poignet qu'au coude et à l'épaule, parce qu'il est plus difficile de débarrasser la région de tous ses éléments tuberculeux ; mais, si l'on arrive à ce résultat, on se trouve dans les mêmes conditions que pour les autres articulations.

5° La réunion immédiate est absolument contre-indiquée dans les cas pathologiques. Il faut maintenir la plaie longtemps ouverte pour empêcher la repullulation fongueuse. — L'emploi de la bande d'Esmarch et de la cautérisation post-opératoire immédiate s'oppose à l'auto-inoculation chirurgicale.

6° L'âge des malades, la multiplicité des lésions, l'existence de tubercules pulmonaires ne constituent pas forcément des contre-indications. Des opérations pratiquées depuis plusieurs années sur des sujets ayant eu des hémoptysies ont donné lieu à des guérisons durables. Cependant chez les cachectiques, les tuberculeux fébricitants, on devra préférer l'amputation. En somme, les contre-indications de cette résection sont les mêmes que pour toutes les arthrites tuberculeuses.

7° Chez les enfants, la combinaison de la cautérisation et de l'abrasion intra-articulaires dispense de faire de véritables résections.

NOTE ADDITIONNELLE.

Au moment où nous avons rassemblé nos observations (décembre 1883, janvier 1884) plusieurs de nos malades, entre autres Cuers, suppuraient encore et n'avaient qu'un résultat très imparfait. Actuellement (15 mai 1884) nous avons eu des nouvelles récentes de ce malade ; la cicatrisation est complète ; le malade ne souffre plus, et se sert de plus en plus de sa main pour les usages de la vie. Il y a encore de la raideur des doigts, mais il peut écrire très facilement. C'est un de ceux chez lesquels la lésion avait débuté par les gaines. Il porte à bras tendu 5 kilog., la santé générale est excellente ; ce sera, nous l'espérons, un des faits les plus remarquables lorsque l'exercice aura modifié suffisamment l'état des muscles et des tendons.

Nous avons revu récemment Défait, et nous avons constaté une grande amélioration : il a beaucoup grandi, ne tousse pas ; pas de signes à l'auscultation. Porte 7 kilg. à bras tendu et 10 kilg., l'avant-bras fléchi à 65°. Mobilité complète des doigts. Le carpe est remplacé par une masse ostéo-fibreuse mobile sur le radius. Très bon état fonctionnel de la main. Pas traces des anciens abcès pelviens.

Quant à Mathilde Moyroud, l'amélioration continue et aujourd'hui elle peut écrire et sa main se fortifie de plus en plus.

REVUE GÉNÉRALE

Les organismes vivants de l'atmosphère, par M. P. Miquel, docteur ès sciences, docteur en médecine, chef du service micrographique à l'observatoire de Montsouris. Paris, Gauthier-Villars, 1883.

Du rôle des organismes inférieurs dans les complications des plaies, par le Dr Léopold Dandois. Bruxelles, Manceaux, 1882.

Les Schizomycètes ou schizophytes au point de vue médical, par Eug. Fournier (*Gazette hebdomadaire de médecine et de chirurgie*, 1884, nos 5 et suivants).

Par M. HACHE.

(*Suite* [1])

M. Miquel a également étudié le rapport qui existe entre le nombre des microbes aériens et les recrudescences des maladies épidémiques. Il fait précéder l'exposition des résultats qu'il a obtenus à ce sujet de réflexions très judicieuses et très sages, et déclare tout d'abord que le transport par l'air ne peut s'effectuer qu'à de faibles distances. Nous ne croyons pouvoir mieux faire que de transcrire textuellement ce passage écrit dans un esprit véritablement scientifique. « La théorie de la non-transmissibilité par l'air à de grandes distances des poisons figurés morbides a de plus pour elle quelques faits, parmi lesquels on peut citer la difficulté qu'éprouvent les microbes des fièvres intermittentes de porter la maladie loin des districts malsains et marécageux... mieux vaut admettre avec les médecins de tous les siècles que les germes des épidémies lointaines sont apportés par les voyageurs, les vaisseaux et les objets arrivant des localités infestées. Une fois établie dans une cité, la maladie ne tarde pas à faire des progrès en rapport avec les relations fréquentes des habitants, c'est alors que l'atmosphère joue un rôle actif, en portant la cause du mal de maison en maison, d'étage en étage. La peste atteint bientôt son apogée, puis décroît et s'éteint après avoir exercé son action meurtrière sur les êtres qu'elle a trouvés vulnérables. Plus tard encore, les germes morbides répandus dans les poussières des rues, l'intérieur des habitations vieillissent, perdent de leur vitalité, diminuent de jour en jour, et la cause du mal disparaît avec eux. Cette théorie de la marche des épidémies venues à plusieurs reprises frapper les contrées européennes me semble conforme à l'idée qu'on doit se faire de la diffusion des ferments pathologi-

1. Voir la *Revue de chirurgie*, numéro de mai 1884, p. 371.

ques; mais si elle puise sa vraisemblance dans les faits journellement observés, n'oublions pas que les microbes délictueux, auteurs du choléra, de la fièvre jaune, de la dothiénentérie, etc. demandent à être découverts et que cette théorie reste basée sur des faits probablement exacts, mais non sanctionnés directement par l'expérience.

« Cette déclaration faite, je demande au lecteur de supposer provisoirement avec moi l'existence de microbes autonomes, agents premiers des maladies dites spécifiques, supposition d'ailleurs en accord avec les récentes découvertes de MM. Davaine, Pasteur, Obermeier et Klebs sur les organismes si bien étudiés du charbon, du choléra des poules, des fièvres à rechute et intermittentes, hypothèse, dis-je, féconde en beaux résultats et propre à stimuler le savant dans la recherche de l'origine des maladies... »

« Ces généralités énoncées je demanderai au savant le plus habile et le plus au fait des choses de la micrographie d'accepter la mission en apparence fort simple et fort naturelle pour certains esprits, de découvrir dans l'air les germes des maladies infectieuses. Beaucoup d'auteurs, lui dirai-je, sont persuadés qu'il faut attribuer telles maladies à des poisons telluriques, telles autres à des microbes répandus dans les desquamations épithéliales, furfuracées, etc., et à la multiplication de ces poisons dans les eaux potables, les fleuves, les mares, les égouts, les ruisseaux fangeux; à vrai dire, tout cela est encore un mystère, mais il vous appartient de résoudre scientifiquement ces problèmes obscurs. Je doute fort qu'un savant raisonnable acceptât une semblable tâche... »

« En l'absence de moyens d'investigation suffisamment puissants, il faut donc aborder la question par un côté plus général et baser sur une hypothèse vraisemblable un ensemble de recherches dont les résultats moins brillants puissent permettre de s'avancer lentement, mais sûrement vers une solution plus pratique.

« Pour qui a étudié les infiniment petits il est évident que les bactéries meurtrières ou non possèdent toutes le même mode de diffusion, que le vent ou la pluie, qui soulève dans l'air ou fixe sur le sol telle bactérie inoffensive, jette dans l'atmosphère ou immobilise de même les ferments morbides, surtout si ces ferments ont la faculté de croître au dehors du corps humain, dans les eaux communes, les boues des rues, etc. Comme l'observation le fait pressentir, les recrudescences des bactéries vulgaires doivent coïncider avec les recrudescences des bactéries infectieuses, et alors les considérations générales qui s'appliquent aux premiers êtres doivent aussi s'appliquer aux seconds; en un mot la statistique des schizomycètes atmosphériques, effectuée en bloc, peut donner des indications utiles sur le nombre relativement grand ou faible des ferments morbides. Quand ces ferments seront absents, l'air ne sera pas pour cela privé d'organismes vivants, peut-être même le chiffre des bactéries aériennes sera-t-il à peine diminué, et en cela on peut comparer les microbes infectieux aux faibles quantités de gaz ou de vapeur qui peuvent se répandre dans une atmosphère, l'empoisonner, et en disparaître sans augmenter ou en en diminuer sensiblement le volume.

« Jusqu'ici mon but n'a donc pas été de saisir au vol les germes des
bactéries pathologiques, mais d'étudier le rapport existant entre le chiffre
des microbes atmosphériques et le total des décès causés à Paris par les
maladies dites *zymotiques*. En effet, puisque l'air est accusé de répandre
autour de lui l'infection, le premier acte du micrographe devait être de
constater si à chaque recrudescence de décès correspondait une crue bien
évidente de microbes atmosphériques, au sein desquels on suppose encore gratuitement les poisons figurés morbides, doués de caractères botaniques à peu près identiques. Envisagé sous ce point de vue le problème

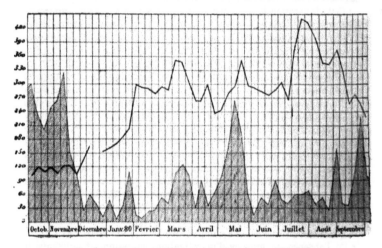

Fig. 6. — Maladies épidémiques et bactéries (années 1879-1880).

se simplifie, se transforme et devient facile à résoudre. Il ne s'agit plus
de prouver directement dans l'air la présence individuelle de toutes les
bactéries pathologiques, mais d'examiner si les fluctuations du chiffre des
décès se comportent comme si l'atmosphère était réellement chargée d'organismes malfaisants. »

Pour rendre la comparaison facile entre le chiffre des bactéries et celui des décès, M. Miquel a construit des diagrammes que nous reproduisons (fig. 6, 7, 8) et dans lesquels les moyennes hebdomadaires des bactéries sont représentées par les espaces teintés, et les chiffres des décès,
pris dans le *Bulletin démographique* du Dʳ Bertillon, sont donnés par
la ligne pleine brisée. Les maladies qui entrent en ligne de compte sont
la fièvre typhoïde, la variole, la rougeole, la scarlatine, la coqueluche,
les affections diphthéritiques, la dysenterie, l'érysipèle, l'infection puerpérale, et la gastro-entérite ou diarrhée cholériforme des jeunes enfants.

Les analyses d'air furent faites au centre de Paris. Ces diagrammes
montrent que chaque recrudescence de décès est accompagnée d'une

recrudescence de microbes, sauf une seule exception pour chacun d'eux. En étudiant de près ces aggravations de la mortalité, M. Miquel a remarqué qu'elles étaient presque toujours dues à l'explosion isolée d'une épidémie de fièvres éruptives, ou de fièvre typhoïde; en d'autres termes que les recrudescences de la mortalité sont gouvernées le plus habituellement par un seul groupe de maladies, tandis que les autres règnent endémiquement.

Avant de se prononcer définitivement sur la constance de ces faits, l'auteur demande à poursuivre encore longtemps ces recherches intéres-

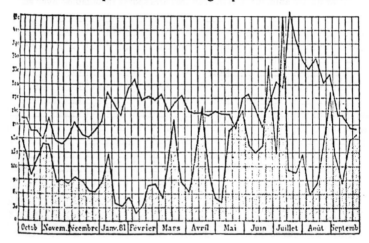

Fig. 7. — Maladies épidémiques et bactéries (années 1880-1881).

santes afin de pouvoir appuyer ses affirmations sur une surabondance de résultats positifs. Comme on le lui a fait dire à tort il n'a jamais prétendu qu'il existât de rapport direct entre le chiffre des bactéries et celui des décès, mais uniquement une coïncidence de recrudescences.

Nous allons étudier maintenant l'influence des milieux de culture sur le développement et les propriétés de ces organismes microscopiques.

Influence du milieu de culture. — Les microbes ne se développent pas indifféremment dans tous les milieux, et les liquides de culture doivent être choisis avec soin suivant l'espèce que l'on veut obtenir. Le degré de sensibilité des liqueurs employées journellement dans les laboratoires est fort variable, nous dit M. Miquel, et il importe grandement au micrographe d'être averti de ce fait et de pouvoir au besoin calculer ce degré auquel se trouvent évidemment soumis les résultats numériques de toute recherche statistique de germes. Pour obtenir dans les travaux de micrographie aérienne des chiffres rigoureusement comparables il est indispensable d'user toujours du même liquide nutritif et de ne passer à l'emploi d'une nouvelle

liqueur qu'après avoir déterminé très soigneusement par de nombreuses expériences ,le coefficient qui permet de rapporter les premières
recherches aux secondes et *vice versa*. En outre un liquide favorable au
développement de tel bactérien peut être impropre à celui de tel autre, au moins si on l'y transporte brusquement, mais on peut l'amener à
y vivre par une sorte d'éducation. M. Dandois rapporte à ce sujet une
expérience très intéressante de Grawitz qui, après avoir essayé inutilement de faire végéter dans le sang des champignons de moisissures en les
injectant à des animaux, arriva à rendre leurs spores inoculables avec suc-

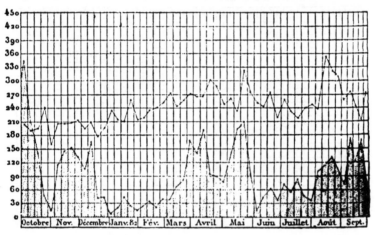

Fig. 8. — Maladies épidémiques et bactéries (années 1881-1882).

cès par des cultures successives sur du pain en bouillie, dans des solutions de peptone graduellement alcalinisées, puis dans du sang frais ; ainsi
traitées leur spores purent germer dans le sang et produire un nombre
immense de foyers d'infection dans toute une série d'organes. De même
Wernich était arrivé de son côté à des conclusions analogues, montrant
que la culture dans des milieux favorables augmentait l'énergie et la vitalité des microbes et leur permettait de se développer dans des milieux
primitivement réfractaires.

Les conditions de milieu ont donc une influence de premier ordre sur
la vitalité et l'énergie des microbes, elles peuvent aussi modifier considérablement leur aspect comme M. Miquel en rapporte plusieurs exemples ;
plusieurs auteurs ont même admis la *mutabilité des espèces bactériennes*
par suite de cultures successives dans des conditions différentes, adap-
tant ainsi la théorie de Darwin à ces algues inférieures. M. Miquel, qui a
étudié la question, n'a jamais rien vu qui puisse ébranler ses convictions
sur l'immutabilité des espèces et signale les nombreuses causes d'erreur
que comporte cette étude. En tous cas, la discussion en est bien difficile

à suivre à cause de l'incertitude absolue qui règne encore sur la classification de ces petits êtres.

Si l'on a pu croire, après les travaux si considérables publiés par M. Cohn à ce sujet, être arrivé à une base de classification définitive, de nouvelles recherches sont venues renverser cet édifice et tout remettre en question. Pour M. Fournier, l'opinion la plus conforme à l'état actuel de la science serait celle de M. Nœgeli : « Autant je suis convaincu, dit cet auteur, qu'on a distingué parmi les schizomycètes trop d'espèces, autant il me semble peu probable d'un autre côté, que tous les schizomycètes constituent une seule espèce naturelle, comme le prétend Billroth. Je serais plutôt porté à supposer qu'il existe parmi eux un petit nombre d'espèces qui se rapportent peu aux genres ou aux espèces admises aujourd'hui, et dont chacune parcourt un cycle de formes déterminées, mais assez nombreuses. » On comprend combien dans ces conditions on doit peu s'arrêter à discuter la mutabilité ou la fixité d'espèces dont l'existence même est mise en question.

On peut cependant tirer dès à présent des faits mis en avant pour attaquer ou défendre la fixité des espèces bactériennes, des résultats intéressants au point de vue médical; il paraît démontré en effet que des cultures successives peuvent modifier profondément le mode d'activité physiologique de ces éléments. C'est ainsi que Ereenfield aurait vu l'activité virulente de la bactérie charbonneuse décroître et disparaître au bout d'un certain nombre de cultures pour devenir en tout semblable à la bactérie du foin, et résultat plus inattendu, cette bactérie du foin, d'abord absolument inoffensive, occasionner une infection charbonneuse évidente après avoir été cultivée dans des liquides animaux (Dandois). Ces résultats et ceux de Grawitz que nous avons rapportés plus haut sont absolument concordants avec les célèbres *atténuations des virus* obtenues par M. Pasteur, au moyen de cultures successives; ils tendent en outre à établir une relation entre les microbes inoffensifs et les agents morbigènes organisés, ce qui donnerait un intérêt encore plus puissant à l'étude en masse des microbes atmosphériques suivant la méthode indiquée par M. Miquel.

Si ces résultats sont confirmés par les autres observateurs il faudra renoncer à faire une classe à part des microbes pathogéniques qui devront être considérés comme des microbes vulgaires ayant acquis leurs propriétés nocives par une sorte d'éducation, et conservant ces propriétés pendant un certain nombre de générations pour retourner ensuite à leur état primitif par la cessation des influences qui leur avaient communiqué des qualités malfaisantes. On ne devrait plus s'étonner alors que des maladies éminemment infectieuses, qui ont régné dans les temps passés, aient disparu aujourd'hui, et on pourrait espérer que d'autres de même nature disparaîtront un jour, en même temps que d'autres, encore inconnues, pourraient surgir.

Les micro-organismes pathologiques. — Sans nous arrêter davantage à discuter la question de l'existence comme espèces spéciales des microbes

pathologiques, et sans [chercher à apprécier leur rôle dans la pathogénie
de telle ou telle affection [déterminée, ce qui nous entraînerait trop loin
même en nous bornant]aux maladies dans lesquelles leur influence est le
moins contestée, comme dans l'affection charbonneuse, nous nous bornerons à présenter quelques considérations générales sur la manière dont
on peut concevoir leur rôle et leur mode d'action sur l'organisme humain.

Comme pour la réussite d'une culture expérimentale, deux choses sont
absolument nécessaires au développement d'une maladie parasitaire, le
microbe et le *terrain*, le milieu de culture favorable à son développement.

Plusieurs auteurs ont soutenu que les bactéries existaient à l'état normal dans les tissus, ou se développaient aux dépens de leurs éléments :
Richardson, Tiegel et Billroth ont cru trouver dans le sang normal les
germes de bactéries susceptibles de développement; Béchamp a prétendu
que les bactéries n'étaient que les diverses phases de développement des
microzymas, c'est-à-dire des granulations moléculaires normales des
animaux. Arndt a émi une opinion analogue, admettant le développement
de ces organismes aux dépens des corpuscules élémentaires et du protoplasma des cellules; mais ces opinions ont été réfutées : Landau et Klebs,
Koch, et Pasteur ont démontré que le sang et les tissus normaux ne contenaient à l'état normal aucun germe vivant. Ces germes, quand on les
rencontre dans l'économie, viennent donc du dehors. Ils pourraient dans
certaines conditions séjourner silencieusement dans l'économie, pour
produire plus tard, dans des conditions meilleures pour eux, ce que
M. Verneuil a appelé l'*auto-inoculation* [1].

L'existence des germes dans les produits de l'alimentation est bien
connue et leur présence dans l'air n'est plus discutable après les travaux
de M. Miquel; leurs voies d'introduction sont multiples. Les muqueuses
pulmonaire, digestive et genito-urinaire présentent contre leur invasion
des surfaces de faible résistance, surtout si elles offrent la moindre solution de continuité; M. Büchner a vu périr sans exception les souris
auxquelles il faisait respirer un air chargé de poussières de rates dessé-
chées prises sur des animaux morts du charbon; celles qu'il a nourries
avec ces rates n'ont au contraire présenté aucun trouble. On peut même
admettre la pénétration de ces organismes microscopiques à travers les
cellules épithéliales intactes, puisque M. Van Tieghem a vu le bacillus
amylobacter s'insinuer dans la cavité des cellules des plantes, en traversant la membrane qui clôt ces cellules, puisque surtout MM. Charles
Richet et Louis Olivier ont constaté des microbes pareils à ceux des
eaux de la mer, non seulement dans le tube digestif des poissons, mais
aussi dans la cavité péritonéale, à la surface de l'estomac. On comprend
que le point où s'est faite l'inoculation indirecte doive échapper souvent
à nos moyens d'investigation; en présence d'une plaie accidentelle ou
chirurgicale au contraire, le rôle de l'air se déduit aisément des considérations dans lesquelles nous venons d'entrer.

1. Verneuil, *De l'auto-inoculation traumatique.* (*Revue de chirurgie*, 1883, p. 921.)

Voilà donc le microbe introduit dans l'économie, mais il faut pour qu'il puisse l'influencer qu'il y rencontre un terrain favorable à son développement. Appliquant transitoirement le mot d'espèces aux bactéries qui possèdent une propriété déterminée, sous les réserves que nous avons faites plus haut, et supposant démontrée l'existence d'une bactérie spéciale comme élément actif de toute maladie, pour éviter des périphrases et des redites, nous pourrons dire que les modifications que doit subir l'économie pour constituer un terrain favorable au développement de telle ou telle espèce bactérienne, sont très variables. Ajoutons que nous ne pouvons actuellement apprécier ces modifications que d'une façon tout empirique, puisqu'elles nous sont absolument inconnues dans leur essence.

Pour certains germes l'économie paraît un terrain toujours favorable, où plutôt presque toujours, pour tenir compte des immunités individuelles, c'est ainsi que le charbon, les fièvres éruptives et la variole chez les sujets non vaccinés ou non encore atteints, l'érysipèle, etc., paraissent se développer chez la grande généralité des sujets qui se mettent dans les conditions où l'inoculation du microbe propre à ces différentes affections peut s'effectuer; pour d'autres, au contraire, l'inoculation paraît être négative dans les conditions normales de résistance de l'organisme; tel est le cas pour le bacille de la tuberculose dont l'abondance dans les crachats des phthisiques est telle que tous ceux qui fréquentent les hôpitaux doivent forcément en introduire dans leurs voies respiratoires un grand nombre et qui peut d'autre part se greffer dans un point sans infecter nécessairement le reste de l'économie, comme dans certains cas de tuberculose locale; d'autres microbes enfin paraissent acquérir dans l'organisme même par une sorte d'acclimatement analogue à des cultures successives, leurs propriétés pathogéniques qui se trouvent ainsi sous la dépendance absolue des altérations des milieux organiques qui ont permis cet acclimatement; il est bon à ce propos de rappeler l'opinion de Wernich d'après lequel on ne serait en droit de considérer aucun microbe, fût-il aussi caractéristique de forme, aussi capable de mouvement et de reproduction que possible, comme la cause des changements qui surviennent dans le milieu où il vit sans l'avoir positivement démontré. Comme exemple de cette dernière catégorie de faits on peut citer les microbes que l'on rencontre toujours en abondance à la surface des plaies, mais qui n'y végètent que péniblement; si la plaie et le sujet sont dans de bonnes conditions, l'état local lui-même ne paraît modifié en rien par leur présence; dans le cas contraire, si on laisse persister des clapiers par exemple, les microbes s'acclimatent et végètent plus vigoureusement, les sécrétions s'altèrent, la guérison est plus pénible et l'économie subit le contre coup de ces altérations locales; la fièvre traumatique légère se produit. Si rien ne s'oppose à sa marche, le microbe devient plus dangereux de génération en génération, il s'attaque aux granulations des plaies et les rend diphthéritiques, il pénètre dans le réseau de Malpghi et engendre l'érysipèle, dans le tissu cellulaire où il crée des phlegmons et des abcès; d'après M. Dandois en effet les analogies morphologiques et

biologiques des microbes de la suppuration, de l'érysipèle, et de la diphthérie des plaies, sont si évidentes qu'on peut admettre que tous ces
organismes ont une souche commune, et que ce sont seulement des conditions déterminées de culture et d'adaptation qui en font des variétés
distinctes, l'influence de cette adaptation pouvant d'ailleurs cesser de se
faire sentir dans des conditions données. — Un moment encore, et les
microbes, cultivés ainsi, ont acquis toute leur puissance et font éclater
la septicémie et l'infection purulente.

On comprend ainsi pourquoi le séjour dans les hôpitaux et les conditions d'encombrement rendent si fréquentes les complications des plaies,
qui sont au contraire exceptionnelles à la campagne, en dépit souvent de
la négligence de toutes les précautions hygiéniques. C'est que les salles
où les blessés s'entassent ou se succèdent sans cesse, sont des lieux de
culture pour les microbes ; chaque lésion ouverte leur donne l'occasion
de se perfectionner dans leurs moyens d'attaque et ils passent d'une plaie
à l'autre avec les qualités infectieuses acquises.

On voit donc que la théorie microbienne n'implique pas nécessairement,
comme elle semblait devoir le faire au premier abord, la fatalité du développement des maladies après l'inoculation accidentelle du microbe
qui présiderait à leur éclosion, fatalité qui serait en contradiction absolue
avec les données de la clinique. Si cette fatalité existe pour les affections
qu'on savait déjà être inoculables, le développement de beaucoup d'autres, en admettant qu'il nécessite une inoculation préalable, ne peut se
faire que si l'organisme y est préparé par des modifications passagères ou
permanentes qui permettent seules le développement du microbe. La
prédisposition individuelle pourrait même dans certains cas avoir un rôle
encore plus actif et faire acquérir des propriétés virulentes aux bactéries
primitivement inoffensives qui s'y développeraient.

A mesure que se précisent les intéressantes recherches que la théorie
nouvelle a fait éclore, cette dernière est ramenée à des notions de plus en
plus conformes à la pathologie générale qu'elle avait d'abord paru devoir
bouleverser; sans fournir encore la solution complète du problème elle
fait faire un pas important à la connaissance du mode de développement
des maladies et permettra sans doute de diriger contre elles un traitement plus précis.

C'est dans ce but que l'on étudie expérimentalement avec soin l'*action
des divers antiseptiques sur le développement des bactéries*. M. Miquel
a aussi traité cette question.

Dans ses recherches il s'est attaché à déterminer là dose minima
d'une substance donnée qui suffisait à rendre impossible l'évolution de
n'importe quel germe et quelle bactérie, tout en reconnaissant avec d'autres expérimentateurs que cette dose varie pour les divers microbes dont
l'énergie vitale est fort inégale. M. Miquel a classé les divers agents qu'il
a expérimentés suivant la quantité qu'il devait en ajouter pour rendre
imputrescible un litre de bouillon de bœuf neutralisé. Nous signalerons
parmi les substances qu'il a étudiées : comme éminemment antiseptiques,

agissant à la dose de 5 à 8 centigrammes, l'eau oxygénée, le bichlorure de mercure et l'azotate d'argent; comme très fortement antiseptiques (25 à 90 centigrammes) l'iode, le brome et le sulfate de cuivre; comme fortement antiseptiques (1 gr. 20 à 5 gr.) le bichromate de potasse, le chloroforme, le chlorure de zinc, l'acide thymique, l'acide phénique, l'alun et le tannin ; comme modérément antiseptiques (5 gr. 50 à 18 gr.) le bromhydrate de quinine, l'acide arsénieux, l'aside borique, l'hydrate de chloral, le salicylate de soude et la soude caustique ; comme très faiblement antiseptiques (115 à 300 gr.) l'iodure de potassium, le sel marin, la glycérine et l'hyposulfite de soude.

M. Miquel a également cherché quels agents seraient capables d'anéantir les germes mêlés aux poussières des appartements et des hôpitaux; il a trouvé que le brome, l'acide chlorhydrique et l'acide hypoazotique étaient les plus violents destructeurs des germes, et qu'une atmosphère chargée par mètre cube de 5 grammes de l'un de ces trois corps avait le pouvoir d'enlever toute fécondité aux semences des schizophytes restées pendant deux jours à son contact. Après ces corps il faut ranger les vapeurs d'iode et de chlore; l'ozone n'aurait pas à cet égard les propriétés qu'on lui a attribuées. Dans ses conclusions pratiques cet auteur recommande peu l'usage des désinfectants gazeux pour les appartements et leur préfère de beaucoup les lavages, l'aération largement pratiquée et l'application de la chaleur là où cela est possible.

En clinique les merveilleux résultats du *pansement antiseptique* sont encore un des meilleurs arguments qu'on puisse faire valoir en faveur du rôle pathogénique des bactéries.

Toute la *méthode antiseptique* est en effet dirigée contre les germes et cherche à en préserver la plaie pendant et après l'opération par un ensemble de procédés nécessairement empiriques puisqu'on ne connaît que bien imparfaitement les ennemis dont on cherche à se défendre. On pouvait croire que la plaie devait être, à l'abri de ce pansement, absolument indemne de tout microbe, il n'en est rien et l'on a trouvé sous le pansement de Lister le plus parfait, des microbes vivants et susceptibles de se développer avec énergie dans un liquide nutritif. C'est que le pansement phéniqué, comme du reste tous les antiseptiques pratiquement applicables au pansement des plaies, ne tue pas les microbes et ne s'oppose même pas absolument à leur développement, mais il met simplement les plaies dans de telles conditions que les parasites qui y arrivent sont restreints dans leur capacité vitale, n'ont pas de propriétés d'invasion et n'acquièrent aucune capacité d'infection (Büchner, Wernich). C'est dans cette particularité, dit M. Dandois, qu'il faudrait chercher l'interprétation de ce fait observé plusieurs fois : si dans un hôpital on abandonne les procédés antiseptiques que l'on avait rigoureusement employés pendant un certain temps, on ne remarque d'abord que des complications légères du traumatisme, mais, après quelque temps, reparaissent les formes graves qui régnaient autrefois : les microbes dangereux que le pansement de Lister, en leur refusant les conditions d'existence, avait rendus inoffensifs, se cultiveraient de nouveau sur les plaies qu'on leur fournit sans défense après l'abandon de ce pansement, et ils retrouveraient bientôt les qualités envahissantes et nocives qu'ils avaient perdues.

Conclusions. — Nous pouvons résumer par les lignes suivantes les points principaux de ce travail.

L'observation microscopique décèle dans l'air l'existence de spores d'un grand nombre d'algues inférieures, ayant des caractères morphologiques identiques à ceux des algues que l'on a rencontrées dans l'organisme des malades atteints de diverses affections; l'abondance de ces micro-organismes se montre notablement plus grande au centre des grandes villes, où l'on avait reconnu depuis longtemps que l'air était le plus malsain; en outre les recrudescences du chiffre de ces bactéries et celles du chiffre des décès par maladies épidémiques sont presque absolument coïncidentes. Ces données basées sur des chiffres précis résultant des recherches de M. Miquel, suffiraient déjà pour permettre de conclure que les germes de l'air peuvent avoir une influence fâcheuse sur l'économie, et pour montrer l'intérêt qui s'attache à leur étude.

Tous les milieux ne sont pas propres au développement des bactéries, et pour quelques-unes même la culture demande des précautions minutieuses; la composition plus ou moins favorable du liquide de culture modifie profondément la forme et les propriétés physiologiques des bactéries qui s'y développent pendant un certain nombre de générations. Expérimentalement ces faits concordent avec l'*atténuation des virus* obtenue par M. Pasteur; cliniquement ils permettent de concilier avec la théorie parasitaire l'*influence souvent prépondérante du terrain*, de la constitution des malades sur les résultats de l'inoculation.

Les microbes pathogéniques ne devraient donc pas être considérés comme des espèces distinctes; leurs propriétés malfaisantes leur seraient acquises par suite de certaines conditions de développement réalisées pendant un certain nombre de générations, et pourraient disparaître graduellement par suppression de ces mêmes influences.

La théorie parasitaire serait ainsi plus d'accord avec les données de la pathologie générale; la découverte des bactéries reste un progrès important dans la connaissance du développement des maladies, mais elle laisse une large place à l'influence du terrain de culture dont l'aptitude morbide est aussi indispensable que le microbe pour que l'affection à laquelle ce dernier préside puisse se développer. On peut espérer que ces notions plus précises de pathogénie permettront à l'hygiène et à la médecine de perfectionner leur arsenal d'attaque et de défense et modifieront heureusement les résultats qu'elles obtiennent, de même que l'emploi méthodique des antiseptiques a si favorablement et si complètement transformé les résultats obtenus par la chirurgie.

REVUE DES SOCIÉTÉS SAVANTES

SOCIÉTÉ DE CHIRURGIE.
23 avril — 14 mai.

M. Trélat. — *Anévrysmes.*

A propos de la discussion soulevée dans la dernière séance sur les anévrysmes, M. Trélat rapporte deux observations de sa pratique.

La première est un cas d'anévrysme poplité diffus guéri par la ligature de la fémorale par le procédé de Hunter; cas exceptionnellement heureux, qui ne doit pas faire croire à l'efficacité habituelle de la ligature dans ces conditions. Il s'agissait d'un homme de cinquante ans, très vigoureusement musclé, qui vit survenir de l'œdème du mollet gauche en 1877, un an après le diagnostic d'anévrysme poplité est porté; le malade fait un faux pas à la suite duquel sans doute son anévrysme est devenu diffus. M. Trélat constate dans le creux poplité l'existence d'un anévrysme expansif avec plaques dures. La flexion et la compression directe déterminent des douleurs intolérables; la compression indirecte faite avec des bouteilles contenant 5200 grammes de plomb et garnies d'une petite boule de caoutchouc collée sur le bouchon, sorte de pulpe digitale artificielle, est continuée pendant près d'un mois, dix heures par jour, puis soixante-dix et quatre-vingt-seize heures de suite, sans aucun résultat. De nouvelles tentatives de compression directe avec des appareils variés ne peuvent être tolérées. Les progrès de l'affection décident M. Trélat à pratiquer la ligature qui est faite au sommet du triangle de Scarpa, avec de la soie phéniquée. Trois mois après, le malade marchait avec une canne et deux ans plus tard la guérison s'était confirmée.

La seconde observation de M. Trélat est un cas d'anévrysme artério-veineux guéri par la compression directe et indirecte : un enfant de quinze ans entre dans le service de M. Trélat avec un anévrysme artério-veineux récent de la cuisse consécutif à un coup de couteau. Le 26 octobre on commence des séances répétées de compression directe et indirecte; après quelques jours de repos, on constate le 8 novembre que le bruit continu a disparu. Une angine nécessite une interruption du traitement pendant quinze jours et l'anévrysme désormais purement artériel est guéri par la compression indirecte avec les bouteilles décrites plus haut en trois séances de une heure, 2 heures et 1 heure 15 minutes. La guérison s'était maintenue un an après.

M. Pamard (d'Avignon). *Anévrysme fémoral traumatique. Insuccès de la compression. Guérison par la ligature.*

Blessé en 1870 avec un couteau au niveau de l'union du tiers moyen et du tiers inférieur de la fémorale, le malade a pu faire quatre ans de service militaire, quoique souvent gêné et fatigué, et reprendre son état de mineur malgré des battements au niveau de la cicatrice et des varices du mollet. Après l'avoir soumis sans succès à trois reprises à la compression par la bande d'Esmarch suivie de compression digitale, M. Pamard coupe l'artère entre deux ligatures au-dessus de l'anévrysme le 30 avril : la cicatrisation était faite au bout de huit jours, et le malade quittait l'hôpital au bout de trois semaines. Le malade, opéré il y a un an, va aussi bien que possible ; il y a seulement une petite fistule de cause inconnue, au niveau de la cicatrice du coup de couteau.

M. Hermann (de Mulhouse). *Pleurésie purulente. Deux ponctions. Empyème six mois après le début. Opération d'Estlander 18 mois plus tard. Insuccès.*

Une opération d'empyème faite depuis dix-huit mois, six mois après le début d'une pleurésie purulente ponctionnée deux fois, laissait le malade en proie à une suppuration abondante dont l'issue était incomplètement assurée et aux progrès de laquelle le malade devait fatalement succomber. La percussion donnait une sonorité tympanique dans tout le côté de la poitrine correspondant à la fistule ; l'analyse du pus et des crachats ne montrait pas de bacilles, les reins paraissaient sains, et M. Hermann se décida à intervenir le 20 janvier dernier. Après avoir réséqué 5 à 10 centimètres de 6 côtes (3e à 8e), il trouva la plèvre si indurée qu'il l'incisa dans l'étendue du champ opératoire ; il hésita à compléter l'opération par une section linéaire postérieure des côtes réséquées, mais y renonça à cause de l'état demi-syncopal du malade. L'opération avait duré 1 heure et demie ; elle fut terminée par des lavages avec le chlorure de zinc au 10e, suture et drainage. Le poumon était fortement rétracté et entouré d'une coque s'opposant à son expansion, aussi le malade n'a-t-il pas retiré grand profit de cette intervention qui laisse la plèvre ouverte largement, les bords de l'incision ne s'étant pas réunis. La circonférence thoracique ne s'est nullement modifiée ; on a dû renoncer à la compression du thorax qui amenait de la dyspnée.

M. Hermann conclut que l'abstention doit être de règle quand le poumon est arrivé à ce degré de rétraction, mais c'est un diagnostic souvent impossible ; peut-être une sonorité tympanique très étendue, comme dans le cas actuel, pourrait-elle servir d'élément de diagnostic, mais son absence n'aurait aucune valeur.

M. Ollier. *Ablation de l'astragale.*

22 fois depuis quelques années, M. Ollier a pratiqué l'ablation de l'astragale ; cette opération n'a pas grand inconvénient au point de vue fonctionnel et orthopédique ; elle est souvent utile, car cet os est fréquemment plus altéré qu'on ne le croit dans les suppurations du pied ;

enfin son ablation préalable permet de se rendre compte exactement de l'état du plateau tibial et des malléoles dont la conservation sur la plus grande étendue possible est au contraire très importante.

C'est une opération difficile, notamment par le procédé indiqué en 1867 par M. Ollier (incision en fer à cheval antéro-externe à concavité supérieure); pour permettre d'atteindre facilement la clef de l'articulation, le ligament deltoïdien interne, qui va de la malléole interne à l'astragale et au calcaneum, M. Ollier ajoute maintenant à son incision primitive une incision interne qui contourne en avant la malléole tibiale. Par cette incision on introduit un détache-tendon bien tranchant, ce qui n'est pas dangereux si l'on n'abandonne pas l'os, et on coupe successivement les ligaments latéraux internes et le ligament calcaneo-astragalien interosseux. Pour saisir l'astragale malade solidement sans l'écraser, M. Ollier a fait construire des *daviers-érignes* dont les dents fines pénètrent dans l'os et un davier tournant qui permet de déplacer la main sans lâcher prise; il présente ces instruments à la Société ainsi qu'un couteau gouge qui permet de creuser et d'évider les os sans trépan. Si ces incisions sont suffisantes en cas d'arthrite fongueuse, on peut y ajouter une incision de décharge sur le côté externe et même interne du tendon d'Achille en ménageant les vaisseaux et nerfs plantaires.

Avant d'employer le procédé qu'il préconise aujourd'hui, M. Ollier a fait une extirpation presque complète de l'astragale sans succès et a dû amputer ses opérés; mais depuis 1874, il a fait 20 fois cette opération : 2 fois des pieds bots, 2 fois pour des lésions traumatiques et 16 fois pour des lésions pathologiques. Sur ces 16 opérés deux sont morts, un de pourriture d'hôpital et l'autre tardivement de tuberculose, les 14 autres sont guéris ou en voie de guérison; ces opérés marchent facilement et avec peu de déformation; la cavité se comble par du tissu fibreux et peut être ostéo-fibreux; les malades ne peuvent marcher qu'après 7 ou 8 mois au moins. C'est une bonne opération pour les cas traumatiques et non tuberculeux; pour les arthrites fongueuses elle est contestable et admissible seulement chez des sujets jeunes.

Accessoirement, M. Ollier parle de l'ablation simultanée de l'astragale et du calcaneum, opération de nécessité et non de choix qui ne peut être tentée que sur de jeunes sujets ou adolescents.

M. Guermonprez (de Lille) lit un mémoire sur un *nouveau moyen de diagnostic de la névrite traumatique.*

M. Polaillon. *Traitement des anévrysmes cirsoïdes.*

D'après les recherches de M. Polaillon, l'oblitération des vaisseaux qui forment la tumeur et l'extirpation sont les seules méthodes qui aient donné de bons résultats pour les tumeurs cirsoïdes de la main et du bras. Les opérations sur les vaisseaux afférents n'ont rien donné, non plus que la compression directe, généralement mal supportée. Le traitement à conseiller est donc l'ablation avec le bistouri sans s'inquiéter des dilatations artérielles, ou les injections coagulantes dans l'intérieur même des vaisseaux et non dans le tissu cellulaire qui les entoure.

M. Monod. *Périnéorrhaphie.*

MM. Monod et Terrillon ont fait ensemble 11 fois cette opération, pour laquelle ils ont adopté presque absolument le procédé d'Emmet; ils ne font pas de suture vaginale séparée parce que l'affrontement leur paraît suffisant, mais ils en feraient au besoin, avec de la soie ou du crin de Florence. Ils ont conservé la suture enchevillée, pour laquelle ils emploient les tubes de plomb imaginés par Duplay pour l'hypospadias.

M. Verneuil a appliqué trois fois à cette opération la réunion immédiate secondaire, quinze jours après l'avivement au thermo-cautère, comme il l'a fait pour la fistule vésico-vaginale. L'opération est plus facile. Il a eu deux succès complets et une petite fistule recto-vaginale.

M. Guéniot a vu chez une malade, très bien restaurée en apparence, persister une incontinence relative des matières fécales.

M. Guermonprez. *Pronostic des mutilations de la main.* Rapport de M. Richelot. (Voir *Revue de Chirurgie*, février 1884, page 142.)

Tout en approuvant les conclusions de l'auteur, M. Richelot lui reproche de ne pas proscrire assez formellement l'intervention immédiate, question du reste absolument résolue aujourd'hui.

M. Bousquet (du Val-de-Grâce). *Varices lymphatiques. Présentation de malade.*

M. Bousquet présente un jeune homme d'une vingtaine d'années, né à Paris, mais ayant séjourné à Cuba et qui présente au-dessous de l'aine droite une énorme varice lymphatique, réductible par le repos, qui forme une tumeur mesurant 22 cent. de longueur et 13 cent. de largeur à sa base.

M. Verneuil. *Epithélioma buccal. Glycosurie reconnue, traitée et guérie. Opération. Mort de pneumonie et coma diabétique.*

M. Verneuil répète qu'en publiant les faits de ce genre, il ne veut pas dire qu'il ne faut pas opérer les diabétiques, mais seulement qu'il faut s'entourer de beaucoup de précautions, malgré lesquelles le pronostic reste beaucoup plus grave chez ces malades que chez les autres.

Un homme de 62 ans se présenta à M. Verneuil avec un épithélioma du voile du palais ayant envahi la base de la langue, et une adénopathie sous-maxillaire du côté correspondant; il souffrait beaucoup, mais sa santé était excellente et il avait toutes les apparences de la vigueur. La date de l'opération était fixée, quand la veille, M. Verneuil reçut l'analyse des urines; elles contenaient 76 grammes de sucre par litre; l'opération fut remise et un traitement approprié institué (eau de Vichy, bromure de potassium 4 gr. par jour et alimentation réglée). En 13 jours, toute trace de sucre avait disparu des urines, sans modification du chiffre des phosphates et de l'urée et l'opération fut faite cinq jours plus tard. M. Verneuil employa l'incision de Maunoury (de Chartres), qui part de la commissure labiale et suit le bord inférieur et la branche montante du maxillaire inférieur, donnant ainsi un très facile accès dans l'arrière-bouche. L'opération fut faite au thermo-cautère et aucun liquide ne pénétra dans les voies aériennes. Le malade eut au bout d'une heure une hémorrhagie secondaire précoce, malgré une hémostase très soignée, et perdit 250 grammes de sang environ; cet accident est fréquent chez les diabétiques. Le lendemain, le malade présenta quelques symptômes thoraciques, la pneumonie se confirma le jour suivant (39° 5, 120 pulsations), dans la nuit il eut du délire (40° 5), puis du coma et succomba 75 heures après l'opération. L'autopsie fut refusée, mais on pouvait constater l'absence de complication locale; les urines ne présentèrent que de très petites quantités de sucre dans les deux jours qui suivirent l'opération.

M. Verneuil fait suivre la relation de ce cas des remarques suivantes :

1° Nécessité de faire analyser les urines avant toute opération, la glycosurie pouvant exister, comme ici, sans aucun symptôme fonctionnel.

2° La constatation et le traitement de la glycosurie n'ont pas empêché l'issue fatale, mais on a pu la rapporter à sa véritable cause, et non au shock ou à une pneumonie septique.

3° La mort est due ici à la propathie aggravée par le traumatisme opératoire (fièvre épitraumatique).

4° Le pansement antiseptique rend la plaie inoffensive par elle-même, mais ne l'empêche pas de réagir sur les propathies.

5° Dans trois cas analogues, M. Verneuil a vu une fois tout aller bien, une autre fois la mort survenir par gangrène diabétique foudroyante (plaie modifiée par la propathie), la dernière fois enfin, c'est le cas précédent, la mort est survenue par une complication propre au diabète (propathie influencée par la plaie).

6° M. Verneuil repousse, au point de vue chirurgical au moins, la distinction établie entre le *diabète* et la *glycosurie;* la maigreur ou l'embonpoint ne modifient pas le pronostic opératoire.

En résumé :

L'étude de la glycosurie et du diabète est à refaire par des chirurgiens pour les besoins de la chirurgie; le pronostic est toujours *sérieux* chez un glycosurique quelle que soit la quantité de sucre contenue dans l'urine, et la disparition même du sucre par le traitement ne le met nullement à l'abri des accidents locaux et généraux, isolés ou combinés, qui peuvent suivre le traumatisme opératoire. La cause de ces accidents et le moyen d'atténuer leur gravité nous sont encore totalement inconnus. Une antiseptie rigoureuse et un traitement général approprié sont les seuls moyens actuellement connus et l'on ne peut compter sur leur efficacité.

M. Desprès se demande si l'inhalation des vapeurs du thermo-cautère n'a pas pu déterminer la pneumonie; il a vu 3 hommes mourir de pneumonie trois jours après avoir séjourné deux minutes dans une atmosphère remplie de vapeurs très chaudes, à la suite d'une explosion.

M. Terrier a observé après une ablation de corps fibreux chez une diabétique, sans sucre au moment de l'opération, des accidents généraux assez sérieux ; il ne voudrait pas opérer avant que le sucre n'ait disparu des urines quoiqu'il pense comme Verneuil que le pronostic n'en reste pas moins sérieux. — Les accidents pulmonaires par respiration d'air enflammé sont loin d'être démontrés ; après les explosions de feu grisou par exemple, on n'observe pas de pneumonies, mais de la trachéite et de la laryngite pseudo-membraneuses.

M. BERGER. — *Oblitération d'une des narines par déviation de l'extrémité antérieure du vomer. Son traitement.*

M. Berger a observé deux cas de cette lésion fréquente et mal connue ; les lésions anatomiques qui la constituent et son traitement lui ont été indiqués par M. Duplay et lui ont permis d'obtenir deux succès. La déformation est due à une déviation osseuse et non cartilagineuse comme on le croyait avant M. Duplay. Les jeunes sujets atteints de cette affection se présentent respirant avec bruit et difficulté, la bouche ouverte ; leur nez est tordu et un peu camard, à base large ; on voit une des narines bouchée à son entrée par une tuméfaction que recouvre la muqueuse. Cette tuméfaction se compose de deux saillies distinctes, une supérieure et antérieure et une inférieure. La dernière, blanche, nacrée et cédant à la pression est le cartilage de la cloison ; la première, très dure et fixe est formée par la pointe du vomer qui soulève l'aile du nez et rend quelquefois la narine absolument inaccessible aux instruments. La narine saine est élargie dans sa partie antérieure, mais elle l'est très peu au niveau de la déviation à cause d'une hyperostose qui donne à la cloison une épaisseur de 1 centimètre à 1,5 centimètre à ce niveau. Il y avait en outre du coryza chronique chez les deux malades de M. Berger.

On constate de plus chez ces sujets l'étroitesse de l'arc palatin, la forme ogivale de la voûte palatine, le chevauchement et l'implantation irrégulière des dents ; en un mot des preuves de l'insuffisance de développement du maxillaire supérieur. Le diamètre vertical des fosses nasales se trouve rétréci par la même cause et la cloison, qui a ses dimensions normales, doit s'infléchir en S pour pouvoir se loger dans les limites qui lui sont assignées.

Les troubles fonctionnels qui accompagnent cette lésion en font une infirmité véritable : la respiration est gênée et sifflante ; il y a une véritable dyspnée qui peut n'être pas sans influence sur le développement thoracique des jeunes sujets ; l'ouverture constante de la bouche favorise les altérations dentaires et rend l'effort plus difficile et moins puissant.

Les procédés de traitement que l'on avait proposés contre cette affection s'adressent tous à la saillie cartilagineuse, notamment celui de Chassaignac, et ne donnaient que des résultats incomplets ; quelquefois même, si l'on perforait la cloison, on créait une difformité assez appréciable. M. Duplay a montré qu'en s'adressant à la saillie osseuse, plus élevée, on avait l'avantage de pouvoir se contenter d'une résection moins étendue ; d'obtenir un résultat durable et de pouvoir opérer sans danger de perforer la cloison.

D'après ces données, après anesthésie, M. Berger, faisant rétracter fortement l'aile du nez, introduit un ciseau à froid le plus près possible de la
ligne médiane et le pousse de façon à enlever la saillie osseuse le plus
complètement possible, avec la muqueuse correspondante. On peut faire
une seconde section ou compléter l'évidement avec une petite gouge si on
le juge nécessaire après avoir suspendu avec des éponges l'hémorrhagie
très abondante qui se produit. On passe souvent à travers la cloison, mais
sans y faire de perte de substance, de sorte qu'il n'y paraît plus après
cicatrisation. Les suites sont des plus simples; il faut tamponner avec
une éponge pendant 24 ou 48 heures, renouveler ce tamponnement au
besoin et plus tard faire des lavages avec la solution de chloral au 100° et
des douches nasales pour guérir le coryza chronique. Aucune autre précaution consécutive n'est nécessaire : le résultat est déjà bon au bout de
huit jours et s'améliore encore ensuite. M. Berger a opéré son premier
malade en décembre dernier et la seconde qu'il présente à la Société, il
y a un mois. Ils respirent très bien tous deux, surtout la dernière qui a
été opérée plus largement.

M. VERNEUIL. — Dans un cas observé par lui, les deux narines étaient
bouchées, l'une en haut et l'autre en bas par une déviation en S très prononcée de la cloison; peut-être le redressement serait-il possible après
une perte de substance en bas.

M. NEPVEU. — *Variété rare de corps étrangers du genou.* — Un for-
geron de Constantinople, âgé de vingt-huit ans, avait depuis sept ans une
tumeur pâteuse du genou qui laissait les mouvements à peu près libres :
une ponction n'avait donné que quelques grammes d'un liquide sirupeux
jaunâtre et l'on se décida à faire l'arthrotomie. L'incision de l'articulation
fit découvrir une trentaine de corps étrangers, insérés sur un pédicule
unique, d'un blanc nacré ou crayeux avec de la graisse liquide; le chirurgien pensa avoir affaire à un lipome arborescent et envoya quelques-
uns de ces corps étrangers à M. Verneuil pour lui demander son avis.
L'examen de ces corps fut fait par M. Nepveu qui les trouva solides,
formés par des couches feuilletées de substance amorphe avec quelques
cellules cartilagineuses en dégénérescence granulo-graisseuse, surtout
avancée vers le centre, au niveau duquel elle avait déterminé la production d'une petite cavité remplie de graisse dans quelques-uns de ces
corps étrangers.

En résumé, ces corps étrangers articulaires présentaient à noter : leur
implantation racémeuse sur la synoviale, leur transformation partielle en
kystes graisseux; leur disposition feuilletée et les foyers de dégénérescence graisseuse qu'ils contenaient. M. Nepveu pense qu'il ne s'agit pas
d'un lipome arborescent, mais d'une simple hyperplasie avec transformation cartilagineuse des appendices des franges synoviales, avec dégénérescence granulo-graisseuse très avancée. Peut-être les tumeurs décrites comme lipome arborescent étaient-elles du même genre?

M. TRÉLAT a plusieurs fois examiné des grains hordéiformes de synovite

du poignet et les a trouvés exclusivement composés de matière amorphe
feuilletée : il les croit formés par des produits de sécrétion de la synoviale
roulés dans la gaine tendineuse. Il n'y a rien d'étonnant à ce qu'on
retrouve cette couche feuilletée à la surface des autres corps étrangers.

M. KIRMISSON. — *Trois cas de hernie inguinale congénitale.* — La gravité particulière de l'étranglement des hernies inguinales congénitales a
été signalée récemment par M. Trélat et par M. Ramonède dans sa thèse ;
deux des cas de M. Kirmisson sont venus confirmer cette règle à laquelle
le troisième fait exception par sa bénignité.

OBS. I. — *Hernie inguinale congénitale du côté droit, étranglée depuis
18 heures.* — *Kélotomie après un taxis de 20 minutes sous le chloroforme. Étranglement par un anneau mince et étroit à l'orifice
supérieur du canal inguinal.* — *Pneumonie double.* — *Mort le
sixième jour sans aucune complication locale ou abdominale.*

OBS. II. — *Hernie inguinale congénitale gauche.* — *Kélotomie au
bout de 17 heures.* — *Mort avec persistance des accidents d'étranglement.*

Il s'agissait d'un garçon de dix-neuf ans, avec un étranglement très
serré siégeant au niveau de l'orifice externe du canal inguinal : on trouva
dans le sac un diverticulum intestinal de 7 centimètres de longueur adhérant au fond du sac et naissant de la convexité de l'anse étranglée. Le
malade eut une selle, mais mourut le lendemain matin. L'autopsie fut
refusée, mais on put s'assurer qu'il n'y avait ni péritonite, ni perforation.

OBS. III. — *Hernie pariétale étranglée.* — *Laparotomie
le sixième jour. Guérison.*

Un enfant de treize ans et demi est amené à l'hôpital avec une tumeur
parallèle à l'arcade crurale droite située un peu au-dessus d'elle, à peine
douloureuse à la palpation ; il avait été pris brusquement de douleurs
dans l'aine et de vomissements. État général peu grave. M. Kirmisson
pense à une hernie pariétale plutôt qu'à une invagination, et ouvre le
ventre le lendemain par une incision faite sur le grand axe de la tumeur :
il trouve celle-ci bridée en dehors par un véritable collet qu'il incise ainsi
que le sac sur la sonde cannelée ; la réduction est facile et l'intestin si peu
serré que l'opérateur explore l'abdomen avec l'index, craignant un autre
obstacle au cours des matières. Un pansement antiseptique fut appliqué,
et 10 jours après le malade sortait guéri sans avoir présenté la moindre
complication.

Chacun de ces cas est un exemple d'une des trois variétés d'anomalie du
canal péritonéo-vaginal décrites par M. Ramonède dans sa thèse.

M. BOUILLY. *Trois observations de fracture du radius vicieusement
consolidée et ayant nécessité une intervention chirurgicale.*

OBS. I. — *Fracture du radius vicieusement consolidée. Compression du médian et troubles trophiques. Régularisation du cal avec la
gouge et le maillet. Guérison.*

Déformation classique en dos de fourchette très prononcée, formant au côté palmaire une sorte de poulie sur laquelle se réfléchissait le médian ; la fracture remontait à trois semaines : douleur à la pression s'irradiant dans le territoire du médian, troubles trophiques et atrophie des muscles de l'éminence thénar, sauf l'adducteur, retard de la sensibilité et douleurs spontanées. Le 26 octobre 1880, incision le long du tendon du grand palmaire, tendons fléchisseurs écartés en dedans, saillie du fragment antérieur supprimée avec le maillet et la gouge. Pansement antiseptique. Guérison de la plaie en 20 jours, sans accidents. Il n'y eut d'abord pas de modifications des troubles fonctionnels, sauf la cicatrisation des ulcérations trophiques; mais, revu au mois de juillet 1881, le malade avait recouvré l'usage de sa main; il persistait seulement encore un peu d'atrophie des muscles de l'éminence thénar.

Dans un cas récent tout à fait analogue, M. Bouilly a répété cette opération avec un succès opératoire complet.

OBS. II. — *Fracture du radius vicieusement consolidée. Gêne des mouvements. Ostéoclasie avec l'appareil de Collin. Insuccès.*

Un homme de vingt ans vient en juillet dernier consulter M. Bouilly avec une gêne très notable des mouvements de l'avant-bras, surtout des mouvements de rotation, dus à une fracture du radius consolidée en très mauvaise situation. Il était tombé quatre semaines avant sur le poignet gauche déjà fracturé sept semaines plus tôt Le redressement manuel étant impossible, M. Bouilly applique, sur les conseils de M. Verneuil, l'appareil à ostéoclasie de Collin : la fracture ne peut être produite qu'avec une pression de 120 kilogrammes et une secousse brusque. La correction immédiate fut très bonne, mais le malade présentat des douleurs intolérables et des accidents phlegmoneux menaçants. Ces accidents ont été conjurés, la déformation a disparu, mais le résultat fonctionnel est loin d'être satisfaisant.

OBS. III. — *Fracture du quart inférieur du radius mal réduite. Gêne des mouvements. Ostéotomie. Guérison.*

Petite fille de neuf ans, fracture du quart inférieur du radius non soignée datant de trois semaines, consolidée en laissant une convexité exagérée sur la face dorsale de l'avant-bras et une déviation de la main sur le bord cubital. Gêne des mouvements de pronation et de suppination. Ostéotomie du radius sur le point le plus saillant. Redressement très facile. Lavage phéniqué et tampon de ouate hydrophile phéniquée sur la plaie sans tentative de réunion ; appareil plâtré circulaire. Suite des plus simples. Appareil enlevé le 21e jour. Consolidation en bonne position et bon résultat fonctionnel.

Les cas de ce genre ne sont pas très rares et l'on peut avoir à intervenir chirurgicalement à cause de la difformité, de la gêne des mouvements, ou d'une compression nerveuse. La littérature médicale est encore trop pauvre sur ce sujet pour qu'on puisse établir des règles précises d'intervention. M. Bouilly pense cependant que l'ostéotomie doit être considérée comme la méthode de choix, bien supérieure ici à l'ostéoclasie instrumentale et même à la rugination de la pointe saillante, un peu plus dangereuse. En cas de compression nerveuse, il faut intervenir de bonne heure et se souvenir que les troubles trophiques disparaissent lentement, comme M. Trélat l'a rappelé récemment.

M. VERNEUIL. L'ostéoclasie instrumentale est dangereuse dans cette région, mais l'ostéoclasie manuelle peut être tentée et m'a donné un bon résultat pour une fracture des deux os de l'avant-bras vicieusement consolidée chez une petite fille. Quand cette dernière échoue, l'ostéotomie peut être employée avec grand avantage comme le prouve, outre les faits de M. Bouilly, une observation déjà communiquée à la Société par M. Duplay.

M. TRÉLAT a fait trois fois au moins des résections de petits cals vicieux gênants au calcaneum et au tibia, sans aucun accident; les petites opérations sur les os sont en effet absolument inoffensives avec la méthode antiseptique. A propos de compression des nerfs par le cal, M. Trélat rappelle le travail de M. Mondan paru dans la *Revue de chirurgie* (numéro de mars 1884, page 196), sur les paralysies du nerf radial liées aux fractures de l'humérus; d'après cet auteur, M. Ollier aurait trouvé moyen de reconnaître dans certaines fractures récentes de l'humérus que le radial était menacé d'être enclavé, et aurait pu le dégager par des manœuvres spéciales; ce diagnostic parait devoir être bien délicat. Quand les signes de l'enclavement sont reconnus pendant le travail de consolidation, M. Ollier pratique le dégagement du nerf dès que le diagnostic est posé, sans attendre que la consolidation soit complète comme on le fait ici; le nerf reprendrait ses fonctions d'autant plus vite que sa libération aurait été plus précoce. Les avantages de l'intervention à cette période méritent d'être discutés.

M. GILLETTE préconise pour les petits segments des membres l'ostéotomie et l'ostéoclasie combinées qu'il a employées avec succès dans plusieurs cas de cals vicieux de la jambe.

                                                              HACHE.

REVUE ANALYTIQUE

Divers.

QUELQUES EXEMPLES D'ANOMALIES CONGÉNITALES, AU POINT DE VUE DE LEUR PATHOGÉNIE, par le Dr Lannelongue. (*Archives générales de médecine.* Avril 1883, page 389, et mai, p. 349.)

L'auteur rappelle d'abord en quelques mots les doctrines qui ont cours en tératologie, et s'arrête, en faisant quelques réserves, à l'opinion de M. Dareste.

« Les monstruosités résultent toujours de causes accidentelles, causes qui ne modifient pas l'organisation toute faite, mais qui la modifient pendant qu'elle se produit en donnant une direction différente aux phénomènes de l'évolution. »

On sait qu'on a pu produire expérimentalement des anomalies et des vices de conformation par les procédés physiques les plus variés, tels que le refroidissement temporaire des œufs (Panum), l'emploi des courants électriques (Lombardini), l'échauffement inégal de l'œuf (Dareste) etc.... On peut ainsi avec Marchand, de Giessen, classer en deux groupes les influences qui peuvent intervenir :

1° Les causes extérieures à l'embryon (traumatismes abdominaux — hyperthermie chez la mère, ébranlements physiques de l'embryon dans le sein de la mère, toutes causes contestables).

2° Les causes tirées des modifications organiques de l'embryon et de ses annexes.

Après avoir signalé l'obscurité qui règne encore sur le mécanisme de l'hérédité pathologique, l'auteur insiste sur ces troubles de formation vasculaire qui engendrent l'état connu sous le nom d'hydropisie embryonnaire. Cette hydropisie peut être l'origine d'un spina bifida, d'une hernie encéphalique, etc., si elle se produit dans les vésicules cérébrales ou dans le canal médullaire. L'auteur cite ensuite trois observations (dont la première a été publiée dans les Bulletins de la Société de chirurgie (1879, t. V, p. 621) dans lesquelles un produit pathologique tel qu'une tumeur, ou un organe supplémentaire vient empêcher une soudure ou désunir des parties molles par un procédé tout à fait mécanique. Dans la première de ces observations c'est un maxillaire surnuméraire avec ses dents incluses (examen fait par MM. Blot et Magitot), qui a déterminé sur la ligne médiane un bec-de-lièvre tou à fait anormal de la lèvre inférieure.

Dans la deuxième, c'est une tumeur de la langue qui a déterminé une division du voile palatin. M. Malassey a trouvé cette tumeur formée de tissu fibreux, mêlé aux fibres musculaires de la langue, avec du tissu érectile et une petite cavité kystique. Enfin, dans la troisième, c'est un kyste développé dans un tissu érectile qui, tenant au périoste et à la muqueuse de la gencive a provoqué, un bec-de-lièvre unilatéral et incomplet de la partie latérale droite de la lèvre supérieure.

M. Lannelongue insiste ensuite sur les conséquences tératologiques que doit avoir le développement irrégulier de l'amnios, et il fait remarquer, combien les saillies et les anfractuosités de l'extrémité céphalique de l'embryon se prêtent à des adhérences de l'amnios. Il cite une observation dans laquelle la persistance d'adhérences puissantes dans les fissures congénitales (arcs branchiaux), de véritables ligaments, s'insérant sur le maxillaire, témoigne de l'origine d'un bec-de-lièvre double et d'un coloboma des paupières.

Bien plus, les adhérences amniotiques survenant en d'autres points du corps peuvent déterminer d'autres malformations, telles que spina bifida, sections incomplètes des membres, amputations congénitales. Quant à dire pourquoi se produisent ces adhérences et ces arrêts de développement de l'amnios, on ne peut que rassembler les documents dans lesquels, l'un des générateurs de l'embryon était manifestement sous le coup d'un état virulent, tel que la syphilis par exemple. Pourra-t-on, en compulsant ces documents établir un lien entre les anomalies du nouveau-né et une maladie constitutionnelle des parents? Peut-être. C'est à ce titre que les quatre observations qui terminent ce mémoire, sont intéressantes. Dans la première, c'est un spina bifida chez un enfant rachitique et syphilitique (taches cutanées, dents présentant à leur base un sillon avec état carieux, dentelures profondes, etc...), issu d'un père et d'une mère syphilitiques. — Dans la seconde (obs. VI), le père est syphilitique; le produit est rachitique, et présente en outre une division postérieure de la voûte palatine et du voile du palais. Ici encore on trouve sur l'enfant des traces de syphilis congéniale (dents, etc....). Enfin dans les deux dernières (obs. VII et VIII), l'enfant d'un père syphilitique présente un double pied bot. Pas de traces de syphilis ni de rachitisme chez ces deux enfants.

AIMÉ GUINARD.

DES TUMEURS MALIGNES CHEZ LES ENFANTS, par le Dr C. Picot, in *Revue médicale de la Suisse romande*, no 12, décembre 1883, page 660.

D'après l'auteur, la rareté des tumeurs malignes chez les enfants n'est que relative. Duzan (th. Paris 1876) en a réuni 182 cas sur des enfants au-dessous de dix-sept ans, et l'auteur 242 cas, en tout 424 cas.

On ne peut fixer un rapport proportionnel entre le nombre des cancers du jeune âge et celui des cancers des adultes; cette dernière classe devant à sa fréquence d'être surtout passée sous silence.

L'auteur a considéré ici comme tumeurs malignes celles qui sont sujettes à récidiver après ablation et à se reproduire par métastase dans d'autres organes que ceux où elles siégeaient primitivement. (Carcinomes, sarcomes, lymphadénomes malins, épithéliomes papillaires de la vessie susceptibles de repullulation).

Ces tumeurs se comportent généralement chez l'enfant comme chez l'adulte.

Age. — C'est dans la première année que les tumeurs malignes sont les plus fréquentes. Souvent observées au moment de la naissance, elles l'ont été aussi peu après et paraissent alors également congénitales (Duzan, 4 cas de fœtus cancéreux ayant donné lieu à de la dystocie).

Ces tumeurs congénitales semblent affecter de préférence les *reins* et les *organes génitaux*. Elles sont rares dans l'œil et les os, siège habituel des tumeurs malignes de la seconde enfance.

Près de la moitié des tumeurs malignes de l'enfance ont été signalées dans les cinq premières années de la vie ; à partir de la septième année leur nombre diminue sensiblement.

Sexe. Il y a prédominance du sexe masculin.

Duzan : 60 garçons, 32 filles.

Picot : 108 garçons, 92 filles.

Chez l'adulte il y a une légère prédominance du cancer chez la femme.

Hérédité. — Son influence semble être nulle.

Siège. — Parmi les organes atteints primitivement, l'*œil*, avec ses annexes, est l'organe le plus fréquemment atteint (100 cas). Gliômes de la rétine et du nerf optique.

Le fongus hématode, l'encéphaloïde du globe oculaire sont fréquents. Quelquefois les paupières sont atteintes.

Le rein donne 80 cas, les os 67 cas ; savoir : les 2 maxillaires 17, tibia 11, fémur 10, cubitus 8 cas.

Les organes génitaux donnent 37 cas souvent congénitaux.

Encéphale, 23 cas primitifs ; il y a propagation fréquente au cerveau dans le sarcome de l'œil.

Les organes souvent atteints de cancers dans l'âge adulte sont épargnés dans l'enfance ; en revanche, le cancer du rein l'emporte en fréquence dans les premières années de la vie. Extrême fréquence du cancer de l'œil.

Formes anatomiques. — Il y a prédominance du sarcome, le carcinome affecte surtout la forme encéphaloïde ; les papillomes récidivants de la vessie sont assez fréquents. Il y a une dizaine de cas d'adénolymphomes malins.

En somme, on peut observer toutes les formes de cancer. Celles qui prédominent sont le sarcome sous toutes ses formes et le cancer encéphaloïde ; les formes dure et sèche à marche lente sont l'exception.

Marche. — L'existence des tumeurs malignes passe quelquefois inaperçue, au début : des tumeurs congénitales ne sont signalées qu'au bout de plusieurs mois, un an.

Il n'y a alors ni douleurs, ni gêne. Au bout d'un certain temps, il se fait un développement rapide, le volume est considérable ; alors douleurs très vives, troubles fonctionnels par compression des filets nerveux et des organes voisins.

La cachexie et la teinte jaune paille sont très rares.

La marche est rapide.

La généralisation aux organes voisins et aux ganglions est rapide.

La récidive est fréquente.

Pronostic grave à courte échéance.

Traitement. — Ablation de la tumeur quand le siège le permet. L'absence de cachexie encourage à intervenir.

DES INJECTIONS PARENCHYMATEUSES D'ACIDE HYPEROSMIQUE DANS LES TUMEURS, par **Oscar Delbastaille** (de Lüttich) (*Centralbl. f. chirurgie*, p. 777, 1882)·

Winiwarter a entrepris ces injections chez un homme porteur d'un énorme sarcome du cou chez lequel des adhérences et une fusion intime entre la tumeur et les vaisseaux et nerfs de la région firent rejeter l'opération.

C'est alors que Winiwarter injecta pendant quinze jours, tous les jours, trois gouttes d'une solution aqueuse 1/100 d'acide hyperosmique, à l'aide de la seringue de Pravaz, dans la tumeur. Après ce laps de temps, le néoplasme était ramolli ; les parties mortifiées s'éliminèrent mélangées de pus à travers les incisions cutanées. Ces dernières se cicatrisèrent très vite, l'infiltration diminua de jour en jour, et un mois après la tumeur avait complètement disparu sans qu'il y eût aucune trace d'inflammation du côté des parties superficielles.

Depuis, ces injections ont été utilisées avec succès dans un cas de sarcome récidivant de l'épaule, de lymphomes multiples du cou, d'adénite strumeuse, etc. ; jamais elles n'ont réussi contre le carcinome. La dose de liqueur injectée a été portée jusqu'à une demi-seringue de Pravaz.

Le grand avantage de l'acide hyperosmique semble consister dans la conservation de l'intégrité des tissus normaux et dans l'action localisée de la solution. Delbastaille se propose de publier bientôt des expériences à l'appui de cette conclusion.

Dr SCHWARTZ.

BIBLIOGRAPHIE

TRAITÉ CLINIQUE DE L'INVERSION UTÉRINE, par **P. Denucé**, doyen et professeur de clinique chirurgicale à la Faculté de médecine de Bordeaux, avec 103 figures dans le texte. Paris, J.-B. Baillière, 1883.

Cet ouvrage est le plus considérable qui ait été fait sur ce sujet.

Après un historique très complet où le savant doyen de la Faculté de Bordeaux montre toute son érudition, il étudie le mécanisme de l'inversion puerpérale et de l'inversion polypeuse ; il décrit minutieusement, s'appuyant sur de très nombreuses observations, l'anatomie pathologique, les symptômes et l'importante question du diagnostic.

Mais c'est au traitement qu'il donne le plus d'extension, reproduisant ou analysant toutes les observations connues et décrivant avec soin tous les procédés qui ont été mis en usage, en s'aidant de figures pour faciliter la description.

Cet ouvrage important devra donc être consulté par quiconque voudra étudier ce sujet.

CONTRIBUTION CLINIQUE A L'ÉTUDE DE LA CYSTOTOMIE SUS-PUBIENNE, AVEC STATISTIQUE COMPRENANT LES ANNÉES 1879-1883, par le docteur **Garcin** (de Strasbourg). Strasbourg, 1884. R. Schultz.

Ce travail, élaboré en grande partie avec les matériaux fournis par notre maître le professeur Eug. Bœckel, est un plaidoyer à ajouter à tous ceux faits dans ces derniers temps en faveur de la cystotomie sus-pubienne appliquée à l'extraction des calculs vésicaux. M. Garcin ne s'est pas contenté de l'étude de la taille hypogastrique ; il a de plus étudié la section vésicale faite au-dessus du pubis comme opération préliminaire de l'extirpation des tumeurs vésicales et surtout comme opération préliminaire du cathétérisme rétrograde. Passons rapidement en revue les sept chapitres de ce travail. Le premier traite de la taille hypogastrique proprement dite. L'auteur nous communique 5 observations de taille de Franco pratiquées par le professeur Eug. Bœckel, et dont la première remonte déjà à 1870, par conséquent date d'une époque où la proscription reléguait généralement cette opération du domaine chirurgical.

Les 4 premières tailles ont été faites sans le ballonnement rectal de Petersen ; la cinquième seule a profité de cette innovation heureuse ; mais déjà le professeur Bœckel employait le siphon vésical, destiné à éliminer l'urine au fur et à mesure de son entrée dans la vessie. Le siphon vésical est actuellement remplacé par deux tubes associés plongeant dans le réservoir urinaire. Le professeur Bœckel a fait chez un enfant la suture de la vessie ; le cas a été malheureux, do même qu'un autre, où une fausse route pénétrait dans le cul-de-sac de Douglas. Dans les deux cas, la taille a été pratiquée sans les récents perfectionnements qui y ont été apportés, et sur des sujets dans de mauvaises conditions de résistance.

Garcin décrit ensuite le manuel opératoire actuellement adopté, puis pose les indications de la taille hypogastrique, en faisant le parallèle avec la taille périnéale.

. Nous n'y insisterons pas, rien de nouveau ne se trouvant dans cette partie de la thèse. Suit un tableau résumé de 94 opérations publiées de 1879 à 1883, rapportées aussi complètement que possible et qui ont donné 23 morts.

Sur 7 cas où l'on fit la suture de la vessie, 5 succombèrent d'infiltration urineuse. L'auteur est donc opposé à la suture, d'autant plus que dans le cas de réussite la guérison définitive n'a eu lieu en moyenne que onze jours plus tôt que dans ceux où l'on n'a pas suturé.

Un index bibliographique et la liste des ouvrages consultés termine cette première partie.

Quelques lignes seulement sur le nombre encore restreint de faits publiés sont accordées à l'étude de la cystotomie sus-pubienne appliquée à l'extirpation des tumeurs de la vessie ; Garcin se réserve pour la troisième partie, qui est la plus originale. Il ajoute, aux observations déjà connues de cystotomie sus-pubienne comme opération préliminaire au cathétérisme rétrograde, cinq nouveaux faits, dont quatre sont dus au professeur Bœckel et un à notre ami le docteur Jules Bœckel.

Deux fois sur quatre, la guérison a été obtenue dans des cas très graves de rétrécissements infranchissables, ou de ruptures de l'urèthre ou d'obstacles prostatiques. Nous retiendrons de l'une des observations un procédé ingénieux pour amener une sonde de la vessie au dehors par l'urèthre. Dans un cas, le professeur Bœckel réunit deux sondes en gomme par leur pavillon à l'aide d'une tige de bois introduite dans les deux ; puis il fit passer les deux sondes ainsi accouplées par l'urèthre d'arrière en avant, et, la première sortie au dehors, il n'eut plus qu'à les séparer et à laisser la seconde en place.

En résumé, le travail du docteur Garcin, quoique moins complet que certains autres faits sur la question et parus récemment, nous semble très utile à consulter, vu les observations rigoureusement prises qu'il contient et qui reflètent la pratique de l'un de nos excellents maîtres de l'ancienne école de Strasbourg.

Dr SCHWARTZ.

Le Propriétaire-Gérant : FÉLIX ALCAN.

Coulommiers. — Typ. PAUL BRODARD et Cⁱᵉ.

LE TRAUMATISME ET LES AFFECTIONS DU FOIE

Par M. VERNEUIL.

Dans un des derniers numéros de la *Revue*, j'ai montré l'influence funeste exercée par une blessure des plus simples sur un cancer du foie resté latent jusqu'alors.

Une fracture de la jambe sans plaie survient le 4 mars, — le 7 se montrent les premiers troubles gastriques, — le 14, une teinte subictérique appelle l'attention vers le foie, sur le bord antérieur du quel on constate l'existence d'une tumeur, — celle-ci progresse avec une telle rapidité, que le 25 avril elle entraînait la mort avec tous les signes de la cachexie cancéreuse.

La fracture n'était pas entièrement consolidée, mais aucune complication n'en était partie (Hamonic).

Dans ce cas, la terminaison fatale sembla dépendre plutôt de la nature maligne du mal que de sa localisation particulière dans le foie. Mais d'autres faits forcent à reconnaître que c'est bien l'affection hépatique elle-même qui a tué le blessé par l'aggravation que lui a fait subir le traumatisme.

J'ai cité deux cas de ce genre l'an dernier à la Société de chirurgie dans la discussion où j'ai affirmé que les blessures étaient parfois capables et coupables d'aggraver jusqu'à la mort inclusivement les états morbides antérieurs. Peu de temps après, M. Kirmisson, mon excellent élève et ami, publiait dans la *Gazette hebdomadaire* [1], un fait offrant beaucoup d'analogie avec l'un des miens et qui était encore plus probant puisqu'il était complété par l'autopsie.

En voici le court résumé :

« Un homme de cinquante-neuf ans subit, le 17 juin 1883, la kélotomie pour une hernie crurale étranglée depuis quinze heures environ. Opération fort simple, aucune ligature artérielle n'est nécessaire ; réunion immédiate, drainage. Localement tout se passe bien, la suppuration est à peu près nulle, le thermomètre d'autre part

1. 16 nov. 1883, page 753.

atteint à peine 38°. Le 21, malgré cette bénignité, état général mauvais, anorexie complète, respiration difficile. Toux, congestion à la
base des poumons. Le 23, hémorrhagie secondaire que n'explique
ni la septicémie qui n'existe pas, ni les conditions de la plaie. Le
sang, de coloration noire, coule goutte à goutte par ce qui reste de
cette plaie. A partir de ce moment, la santé générale s'altère de jour
en jour; digestions difficiles, ballonnement du ventre, œdème des
membres inférieurs, puis ascite. Urates en abondance dans les urines;
l'examen du foie fait diagnostiquer une cirrhose.

« Tous ces symptômes s'accentuent en juillet; le 28 de ce mois.
éruption de purpura sur les membres inférieurs. Mort à la fin d'août,
deux mois et demi après la kélotomie. A l'autopsie, cicatrice opératoire terminée, mais peu solide; confirmation du diagnostic en ce
qui touche la lésion du foie. Celui-ci pèse seulement 1010 grammes;
il est le siège d'une cirrhose évidente. »

De son côté, M. le Dr L. Picqué, à qui j'étais déjà redevable d'une
observation intéressante, en publiait une nouvelle, également recueillie dans le service de son chef, M. Berger, l'un de nos jeunes
chirurgiens les plus distingués [1].

Il s'agissait d'un homme de quarante-quatre ans, de constitution
athlétique, qui avait toujours joui d'une excellente santé et n'offrait
aucune trace de maladie antérieure. Le 6 juin 1883, il reçoit sur l'œil
gauche un violent coup de poing qui abolit la vision, mais ne détermine qu'une douleur passagère; dès le lendemain, malaise au niveau
de l'hypochondre droit avec nausées. Les jours suivants, le ventre
se ballonne. Le malade entre à l'hôpital, on constate une teinte
subictérique de la peau et des conjonctives, un peu d'ascite et
d'œdème péri-malléolaire. Le foie légèrement douloureux à la pression déborde de deux travers de doigt le rebord des fausses côtes:
faiblesse, appétit nul. Le 18, tous ces symptômes s'aggravent rapidement. On note successivement : diarrhée incoercible, amaigrissement, face terreuse, miction difficile.

Le 23, toux, râles sous-crépitants à la base du poumon droit, température 38° 4.

Mort le 27, trois semaines après l'accident.

Autopsie. — Foie volumineux pesant 2500 grammes, à surface lisse,
présentant çà et là des points granuleux; traces de péri-hépatite
ancienne. Tissu résistant au doigt; à la coupe, surface d'un blanc
grisâtre, avec coloration jaunâtre par places.

L'œil avait été d'abord le siège d'une hémorrhagie, mais il n'avait

1. *Gaz. méd.*, 9 février 1884, p. 64.

jamais été douloureux dans la suite, et n'avait pas présenté trace d'inflammation.

La mort est donc survenue exclusivement par le foie.

Enfin ces jours derniers, M. le Dr Paul Segond, brillante recrue que vient de faire notre chirurgie parisienne, a bien voulu me communiquer la note suivante, qui lui a paru confirmer mes opinions avec une grande netteté.

Obs. — *Lésions traumatiques du membre inférieur chez un sujet bien portant en apparence. — Au cours d'une réparation, d'abord normale, symptômes de cirrhose hépatique survenant brusquement et évoluant avec rapidité. — Accidents locaux développés simultanément du côté des blessures. — Mort par l'affection hépatique deux mois et demi après l'accident.*

Chef... Eug., palefrenier, cinquante-six ans, entré à l'hôpital Saint-Antoine le 20 juillet 1883, pour une vaste tumeur sanguine de la cuisse droite, consécutive à un violent coup de pied de cheval. Cette tumeur, longue de 15 centimètres environ, occupe tout l'espace compris entre la pointe du triangle de Scarpa et le condyle interne du fémur; sa surface est presque entièrement recouverte par une eschare noire et sèche, bordée à sa circonférence par un liseré rouge, annonçant le commencement du travail d'élimination.

L'état général n'est pas mauvais, cependant la langue est un peu saburrale et le thermomètre marque 38° dans l'aisselle.

L'eschare est fendue et réséquée largement; deux palettes de sang noirâtre sont extraites de la poche, laquelle est soigneusement lavée avec une solution phéniquée à 5 p. 100 et pansée avec le coton hydrophile imbibé d'une autre solution plus faible; une légère écorchure située au niveau de la malléole externe est pansée de même.

Le lendemain la température était redevenue normale, et l'état général paraissait excellent. Sous l'influence de pansements réguliers, la plaie se déterge peu à peu et se couvre de bourgeons de bonne nature. A la fin du mois d'août, elle avait à peine les dimensions de la paume de la main; tout faisait donc espérer une guérison prochaine.

Cette espérance fut malheureusement déçue. Un jour, sans cause connue, la cicatrisation s'arrête brusquement; les bourgeons charnus s'affaissent. Toute la plaie devient pâle et blafarde. L'écorchure malléolaire, qui paraissait guérie et que recouvrait seulement une mince croûte se rouvre, recommence à suppurer, et devient le point de départ d'une angioleucite remontant sur la face externe de la jambe.

En même temps, la santé générale, excellente jusque-là, s'altère profondément, par suite de l'apparition d'une cirrhose à marche rapide; le diagnostic de cette dernière est confirmé par M. Hanot, médecin distingué des hôpitaux, qui s'étonne de son côté des conditions spéciales dans lesquelles ont surgi les symptômes hépatiques.

L'ascite apparut la première et avec elle semblèrent coïncider l'arrêt de la cicatrisation et le mauvais aspect des plaies. A partir de ce jour, les choses ne firent qu'empirer; non-seulement la cicatrisation ne reprit pas sa marche, mais l'angioleucite suppura, de sorte qu'il fallut ouvrir à la jambe deux collections purulentes assez étendues.

Rien ne put arrêter les progrès de la *cirrhose*, à laquelle le blessé succomba le 7 octobre, deux mois et demi après son accident.

L'autopsie a confirmé le diagnostic de cirrhose.

M. Segond ajoute à son récit les réflexions suivantes : « Une cirrhose latente existe chez un homme qui n'est point un ivrogne à proprement parler, mais qui ne se défend pas d'user largement des boissons alcooliques. Un trauma survient, qui n'atteint aucun organe essentiel à la vie. Tout va bien pendant quelque temps. Mais l'impulsion est donnée à la lésion viscérale, qui produit comme premières manifestations externes l'ascite et l'anasarque. Les blessures prennent aussitôt mauvais aspect, ce qui n'a pas lieu d'étonner, puisque le travail réparateur marche mal dans les tissus infiltrés. Une complication inflammatoire tout à fait imprévue survient, sous forme de lymphangite suppurée; c'est encore une cause d'aggravation pour l'affection hépatique qui, peu de temps après, amène la mort.

« Est-il possible de ne voir en tout ceci qu'une coïncidence, qu'un pur effet du hasard? De penser en conséquence que sans blessure cet homme aurait péri par son foie aussi vite, et que sans affection hépatique il aurait succombé à un abcès hématique de la cuisse.

« Tout cela est bien difficile à croire et, en vérité, l'interprétation que fournissent les opinions de M. Verneuil satisfait beaucoup plus l'esprit. »

Naturellement je partage l'avis de mon jeune collègue et me demande comment en vérité on pourrait faire autrement.

Les trois observations qui précèdent et que je cite d'autant plus volontiers qu'elles ne sont pas tirées de ma pratique, ont été recueillies dans le court espace de deux mois. J'en connais au moins deux autres datant aussi de l'année dernière, et présentement entre les mains d'un de mes chers disciples, qui les publiera sans doute quelque jour. Ceci prouve au moins que les faits de cette catégorie ne sont pas bien rares, ce que tout le monde n'admet pas encore.

On parle volontiers, en citant mes recherches, de mon *infatigable ténacité;* les uns l'approuvent, d'autres semblent la trouver fatigante. C'est de parti pris que j'agis de la sorte. Les idées sont comme les graines, qu'il ne suffit pas de jeter sur le sol, mais qu'il faut cultiver avec sollicitude et persévérance jusqu'à ce qu'elles aient produit de robustes plantes.

Il faut donc s'attendre à lire encore de ma prose : 1° jusqu'à ce que les nosographes soient convaincus du danger que font courir aux blessés les affections antérieures du foie, danger qui résulte, soit de l'aggravation apportée à la propathie hépatique par le traumatisme, soit des désordres survenus dans le processus réparateur par le fait de cette propathie même; 2° jusqu'à ce que les praticiens veuillent bien tenir compte du danger en question, quand ils poseront leur pronostic et discuteront les indications ou contre-indications opératoires.

CONTRIBUTION A L'ÉTUDE

DES

LUXATIONS TARSO-MÉTATARSIENNES

Par M. CHAVASSE

Médecin-major de 2e classe,
Professeur agrégé au Val-de-Grâce.

Nous avons eu l'occasion, assez rare, d'observer deux cas de luxation tarso-métatarsienne dont nous publions les observations. Regardées pendant longtemps comme impossibles ou du moins comme des faits exceptionnels, ces luxations sont aujourd'hui bien connues au point de vue de leur mécanisme et de leur symptomatologie. La lecture de cinquante et une observations, qu'on trouvera réunies en un tableau synoptique à la fin de cette étude, nous a permis de relever certaines particularités intéressantes que nous tenons à mettre en relief et qui concernent l'étiologie, le pronostic et le traitement de ces luxations.

Obs. I. — *Luxation en haut des quatre premiers métatarsiens du pied droit.*

Le nommé Chop..., canonnier conducteur au 2e régiment d'artillerie, fait, le 24 février 1876, une chute avec son cheval qui glisse et s'abat sur le côté. Il a le pied droit, chaussé de l'étrier, pris de telle sorte que le talon appuie contre le flanc du cheval tandis que la pointe touche le sol, un peu par sa face dorsale. Il ressent une douleur très vive, essaye inutilement de marcher et se fait transporter à l'infirmerie où je le vois une demi-heure après l'accident.

Je constate une tuméfaction limitée exactement à la région moyenne de la face dorsale du pied, s'effaçant par degré du côté des orteils et finissant d'une façon brusque vers le tarse. La peau est tendue, bleuâtre, fortement ecchymosée. La plante du pied est aplatie et regarde en dedans par sa partie antérieure ; la face dorsale est tournée en dehors. A la palpation, je sens très nettement que la saillie dorsale est constituée par les bases des quatre premiers métatarsiens luxés en haut sur le tarse : les deux premiers sont en luxation complète, les deux autres seulement en semi-luxation. Il existe un raccoucissement de 1 centimètre sur le bord interne du pied.

Les orteils nous semblent dans une situation normale.

Toutes les autres articulations sont intactes.

Je cherche alors à obtenir la réduction par les manœuvres suivantes : Pendant que deux aides font l'extension et la contre-extension, je saisis avec les deux mains les bords du pied au niveau du siège de la luxation et je tâche de refouler en avant et en bas avec les pouces placés sur la face dorsale la base des métatarsiens, les autres doigts agissant à la face plantaire sur les cunéiformes pour produire une propulsion en sens inverse, c'est à dire en arrière et en haut. La réduction se fait, mais la luxation se reproduit aussitôt après la cessation des manœuvres. Le malade est alors évacué sur l'hôpital militaire où de nouvelles tentatives exercées avec l'aide de la chloroformisation restent sans résultat et ne donnent qu'une réduction incomplète. Un gonflement inflammatoire ne tarde pas à survenir et nécessite l'application de vingt sangsues. Au bout de huit jours, ces phénomènes aigus disparaissent; on tente encore infructueusement de réduire cette luxation.

Le 11 avril, un mois et demi après son accident, notre malade est envoyé en congé de convalescence : à cette date on sent encore nettement la saillie formée par les bases des métatarsiens incomplètement replacées dans leur situation normale ; la marche est pénible et douloureuse et se fait sur le bord externe du pied.

Six mois plus tard, Chop... rentre au régiment : la déformation est moins sensible, la marche est facile et non douloureuse, aussi cet homme reprend son service d'une manière complète.

Du reste, dès le troisième mois, il pouvait déjà marcher commodément.

Obs. II. — *Luxation en bas des trois premiers métatarsiens du pied gauche.*

Le 7 février 1883, le nommé Lam... cavalier au 10ᵉ régiment de hussards à Nancy, fait une chute avec son cheval qui glisse et s'abat sur le côté. Son pied gauche est pris de telle manière que, le talon posant à terre, la pointe relevée appuie par sa face plantaire contre le flanc de la monture dont elle supporte ainsi tout le poids. Malgré une douleur très vive, notre homme remonte à cheval et revient au quartier où je le vois une heure après sa chute. (Détail à noter, il n'avait pas d'étriers lorsqu'il est tombé.)

Le pied présente à la partie moyenne de la face dorsale, surtout dans ses 2/3 internes, une tuméfaction déjà considérable s'étendant en haut jusqu'au cou-de-pied et en bas vers le milieu des métatarsiens. La plante du pied est aplatie ; le gros orteil est un peu incliné en dedans, les autres orteils sont dans une extension marquée. Le bord interne n'offre pas d'incurvation appréciable, mais semble raccourci. En cherchant à me rendre compte de la nature du traumatisme, je sens nettement la face antérieure des trois cunéiformes et en avant d'eux une dépression masquée à l'œil par la tension des tendons extenseurs. Sur la face plantaire, en suivant d'avant en arrière le premier métatarsien avec l'index, je constate que sa base est luxée en bas et refoule les téguments, aplatissant ainsi la courbure normale du pied. Quant aux deux autres métatarsiens. il est difficile de délimiter leurs bases, en raison de l'épaisseur des tissus et du gonflement existant. La pression est très douloureuse à la face plantaire, beaucoup moins sur le dos du pied.

La mensuration indique un raccourcissement de 1 centimètre portant sur le bord interne du pied, et un accroissement d'épaisseur de 3 centimètres au niveau de l'articulation de Lisfranc. Aucune fracture n'est constatée. Il existe une entorse médio-tarsienne révélée par de la douleur et du gonflement sur les articulations astragalo-scaphoïdienne et calcaneo-cuboïdienne.

Le diagnostic était donc fort net : il y avait luxation en bas des trois premiers métatarsiens.

Je procède à la réduction qui s'obtient facilement à l'aide des manœuvres indiquées dans l'observation précédente, seulement je fais exercer l'extension particulièrement sur la partie interne de l'avant-pied. Ensuite, le pied est solidement fixé sur une attelle plantaire garnie avec de la ouate en couche épaisse à la partie moyenne, et le malade est envoyé à l'hôpital militaire. Un gonflement considérable se manifeste le lendemain et est combattu par l'application de la glace pendant six jours. On applique ultérieurement un appareil plâtré.

Le 14 avril, deux mois et demi après l'accident, notre blessé part en congé de convalescence : le pied a sa forme normale, mais la marche est encore douloureuse et détermine au bout de peu de temps, un gonflement accentué surtout vers le soir. Je le revois le 14 juillet complètement guéri ; à cette époque, il reprend son service qu'il continue sans aucune interruption.

Le *mécanisme* suivant lequel se sont effectuées les deux luxations précédentes est facile à saisir.

Dans la première observation, concernant une luxation en haut des quatre premiers métatarsiens, nous voyons au moment de la chute le pied droit appuyer par la partie postérieure du talon contre le flanc du cheval, et par la face dorsale de sa pointe sur le sol, pendant que l'étrier maintient immobile le tarse sur lequel il presse assez fortement pour déterminer une contusion. Par suite de cette position du pied, le poids du cheval, animé en outre d'une impulsion due à une allure rapide, a produit un mouvement de flexion forcée (abaissement de l'avant-pied) dont l'effet s'est localisé sur les articulations tarso-métatarsiennes. Les ligaments dorsaux brusquement distendus se sont déchirés et ont ainsi permis aux bases des métatarsiens de passer par-dessus les os du tarse. L'action musculaire a évidemment rempli le rôle d'un adjuvant efficace.

La luxation en bas signalée dans la deuxième observation s'est opérée par un mécanisme inverse du précédent; l'extrémité du pied appuyait par sa face plantaire contre le flanc du cheval et le talon portait sur le sol par sa partie postérieure. Il s'est donc produit un mouvement énergique de relèvement de l'avant-pied, c'est-à-dire d'extension, qui a amené la rupture des ligaments inférieurs tarso-métatarsiens et tracé ainsi le chemin aux bases des os du métatarse. L'action musculaire a dû aussi intervenir pour compléter la luxation, qu'un certain degré de rotation de l'avant-pied de dedans en dehors a facilitée.

En parcourant les observations de luxations tarso-métatarsiennes, il est facile de se convaincre que leur mécanisme est différent non seulement pour les diverses variétés, mais aussi pour la même espèce de luxation et cela par suite des modes d'action multiples des causes vulnérantes. Nous renvoyons ceux de nos lecteurs que la question pourrait intéresser à la thèse de M. Rhenter [1], qui à fait une critique approfondie de vingt-cinq observations recueillies dans les auteurs et s'est, en outre, livré à vingt-huit expériences sous la direction de M. D. Mollière pour tâcher d'élucider ce mécanisme. Voici les conclusions auxquelles il est arrivé : Les luxations *en haut* se produisent : 1° par l'effondrement de la voûte plantaire amenant la rupture des ligaments inférieurs; 2° par l'extension exagérée des métatarsiens sur le tarse; 3° par la flexion et la torsion; 4° après la rupture des ligaments qui a lieu dans chaque cas, les contractions musculaires seules sont capables de produire la luxation en haut.

Les luxations *partielles en haut* des métatarsiens médians s'opèrent par le mécanisme de l'expulsion de leur base chassée comme un noyau de cerise (fait indiqué déjà par Bégin).

Les luxations *en bas* ont lieu : 1° par l'extension forcée; 2° le plus souvent par un mouvement exagéré de rotation interne.

Les luxations *latérales* ne peuvent se produire sans la fracture préalable du 2° métatarsien et se font généralement en haut (mécanisme indiqué par Malgaine, Laugier et A. Després).

Dans une thèse récente sur les luxations en dehors, M. Monnier [2] arrive à la conclusion suivante au sujet de leur mode de production : La luxation du métatarse en dehors est toujours incomplète; elle n'est possible le plus souvent que grâce à une fracture du second métatarsien, parfois du premier. Dans certains cas la fracture

1. Rhenter. *Des luxations du métatarse*. Thèse de Lyon, 1880.
2. Monnier. *De la luxation en dehors des métatarsiens*. Thèse de Paris, 1883.

n'existe pas, il y a alors écartement de la mortaise du tarse, après déchirure des ligaments qui la consolident.

Cependant nous ferons remarquer que dans six observations, 1 fois le premier métatarsien était fracturé; 2 fois, le 2°; 1 fois, le 3° et dans 2 cas on ne signale aucune fracture.

Nous n'avons rien de particulier à dire de l'anatomie pathologique et de la symptomatologie bien décrites dans les ouvrages classiques et dans les travaux dont on trouvera plus loin l'indication : un phénomène constant est l'aplatissement de la plante du pied signalé par tous les observateurs quand le premier métatarsien prend part à la luxation.

Etiologie et *fréquence*. Les diverses causes ayant déterminé la luxation sont :

12 fois une chute, le pied pris sous un cheval;

14 fois une chute faite d'une certaine hauteur sur la pointe du pied;

13 fois actions directes sur le pied reposant sur son bord externe; pied pris par ses extrémités entre deux forces agissant en sens inverse; passage d'une roue de voiture, etc;

2 fois, glissement brusque exécuté sur l'extrémité antérieure du pied, le talon étant relevé par la contraction musculaire; dans ces deux cas les blessés étaient porteurs de lourds fardeaux et le premier cunéiforme a été luxé avec le métatarsien cerrespondant.

1 fois, le blessé a été pris sous un éboulement.

1 fois, rotation brusque du pied.

8 cas sont sans indication.

Le pied droit a été atteint 16 fois, le gauche 13, les deux pieds 1; pour 21 cas nous n'avons pu trouver aucune indication.

Les sujets appartiennent à tous les âges, de six ans à soixante; le sexe féminin ne fournit que 3 observations pour la raison bien simple que ses occupations le mettent à l'abri des violents traumatismes.

Variétés de luxations. Les luxations tarso-métatarsiennes sont totales ou partielles. Chacune de ces deux classes peut présenter les variétés suivantes, d'après le sens du déplacement : 1° en haut; 2° en bas; 3° en dehors; 4° en dedans; ces deux dernières sont toujours en même temps en haut.

A. Luxations totales : 22 cas dont 14 en haut, 1 en bas, 6 en dehors et en haut, 1 en dedans et en haut. Sur ce nombre, 4 étaient compliquées de plaies contuses étendues ou d'écrasement d'autres os du tarse, ayant entraîné 3 fois l'amputation; 2 étaient accompagnées de luxation du premier cunéiforme.

B. Luxations partielles : 29, dont 24 en haut et 5 en bas.

1° En haut :

Un seul métatarsien. 11		Plusieurs métatarsiens. 13		
1er métatarsien	6	Deux premiers métatarsiens	...	1
2e id.	1	Trois id. id.	...	3
4e id.	3	Quatre id. id.	..	4
5e id.	1	2e, 3e et 4e id.	..	2
		3e et 4e id.	..	1
		4e et 5e id.	..	2

Il est à remarquer qu'on n'a pas encore signalé la luxation isolée du 3e métatarsien.

2° En bas : { 1er métatarsien .... 2 cas.
             3 premiers métatars... 3 —

Ainsi donc : 1o Les luxations en haut, totales ou partielles, sont six fois plus fréquentes que les luxations en bas : 38 contre 6; 2° les luxations partielles sont en nombre supérieur à celui des totales. La forme du pied, les résistances des ligaments, le mode d'action le plus fréquent des causes vulnérantes nous donnent la raison de ces différences sans qu'il soit nécessaire d'insister.

Pronostic. Le pronostic doit être envisagé sous trois points de vue différents :
1° Résultats fournis par les manœuvres de réduction;
2° Etat fonctionnel du pied après la réduction ou la non-réduction;
3° Mortalité.

1° Résultatats des manœuvres de *réduction.* La réduction des luxations tarso-métatarsiennes n'a pas toujours été obtenue ou parce que des interpositions ligamenteuses s'y sont immédiatement opposées, ou bien parce qu'elle a été tentée trop tard, la lésion ayant été méconnue.

En effet, dans 28 cas on a pu réduire, dans 10 les tentatives sont restées impuissantes, dans 4 on a eu des résultats incomplets; trois fois l'amputation a été nécessitée par des complications immédiates; six observations ne nous fournissent aucun renseignement.

En somme, c'est à peine si la réduction a été obtenue dans les 2/3 des cas où elle a été essayée. On a réussi jusqu'au neuvième jour, mais les tentatives ont dû souvent être renouvelées à deux ou trois jours d'intervalle et ont parfois été très pénibles malgré l'emploi du chloroforme.

	RÉDUCTION	RÉDUCTION INCOMPLÈTE	NON RÉDUITE	AMPUTATION IMMÉDIATE	SANS INDICA- TION
Luxation en haut { Totales	7	—	2	2	3
Luxation en haut { Partielles. . . .	13	3	5	—	3
Luxation en bas . { Totales	1	—	—	—	—
Luxation en bas . { Partielles. . . .	3	—	2	—	—
Luxation en dehors.	4	1	—	1	—
Luxation en dedans.	—	—	1	—	—
	28	4	10	3	6

2° *Etat fonctionnel du pied.* Lorsque la réduction a été complète. les sujets ont pu facilement marcher dans un laps de temps variant en moyenne de quinze jours à un mois. Cependant un de nos malades et celui de Hartmann (obs. 35 et 51) ne se servirent utilement de leur pied que quatre mois environ après l'accident.

Dans les quatre observations concernant des réductions incomplètes (obs. 17,42,43,44), la marche est redevenue facile trois fois après un à trois mois, et une fois elle est·restée pénible pendant très-longtemps; il est vrai qu'il s'agissait dans ce dernier cas d'une luxation en dehors.

Nous avons trouvé des renseignements pour sept malades dont la luxation ne put être réduite. Celui de Notta reprend ses occupa-tions un mois après son accident; ceux de Kirk et de Bégin marchent péniblement pendant longtemps; ceux de Wilms et Cock recouvrent au bout de sept mois l'usage du membre grâce à une chaussure appropriée; celui de Tuffnell commence à poser son pied à terre le septième mois, et le seizième la marche était encore difficile; le sujet observé par Malgaigne et dont la lésion avait été méconnue ne put marcher sans douleur qu'après six ans (obs. 14,16,38,40,45. 47, 48).

Il est à remarquer que jamais les luxations tarso-métatarsiennes, réduites ou non réduites, n'ont entraîné une impotence fonction-nelle complète et permanente. Dans les observations de non-réduc-tion, la marche s'effectue sur le bord externe du pied parce que, la voûte plantaire n'existant plus, la compression douloureuse des parties molles et des nerfs est ainsi évitée. Elle a été rendue facile, dans les cas les plus malheureux, par l'emploi d'une chaussure appropriée.

C. *Mortalité.* Les deux cas de mort survenue après des amputations nécessitées par des complications immédiates, telles que plaies et écrasements, doivent être classés à part et ne pas contribuer à la mortalité générale de ces luxations.

47 luxations simples ont fourni deux décès : un par suite du tétanos, la luxation ayant été méconnue (Montéggia, obs. 36); l'autre consécutif à une infection purulente due à une arthrite suppurée, qui avait été provoquée par des tentatives de réduction faites avec un poinçon appliqué directement à travers la peau sur les bases des métatarsiens (Malgaigne, obs. 39).

En résumé : 4 luxations compliquées, 3 amputations avec 2 morts; 47 simples, 2 morts ou 4,2 pour 0/0 de mortalité.

Traitement. Les manœuvres de réduction doivent nécessairement varier suivant que la luxation est partielle ou totale, et, en outre, suivant qu'elle s'est produite en haut, en bas, en dehors ou en dedans.

A. *Luxations totales.* Deux aides seront suffisants : l'un fixe solidement le talon et le cou-de-pied, l'autre exerce une traction vigoureuse et continue sur l'extrémité du pied saisie à pleines mains. Le chirurgien embrasse alors avec ses deux mains la partie moyenne du pied au niveau du siège du déplacement, les pouces placés sur la face dorsale et les autres doigts sur la face plantaire : 1° Si la luxation est en haut, le dos des mains sera tourné vers les orteils de manière à ce que les pouces exercent un mouvement de propulsion en avant et en bas sur les bases des métatarsiens, pendant que les autres doigts agiront en sens inverse sur les cunéiformes et le cuboïde; 2° dans les cas de luxation en bas, la face dorsale des mains regardera vers la jambe, et les pouces refouleront en arrière et en bas les os de la 1ʳᵉ rangée du tarse, tandis que les autres doigts attireront les bases des métatarsiens en avant et en haut; 3° Si la luxation est en dehors, comme en même temps elle est aussi en haut, il faudra aux manœuvres indiquées pour cette dernière variété, joindre des pressions exercées sur le bord externe du métatarse d'une part et sur le bord interne du tarse d'autre part. On agira d'une manière inverse pour les luxations en dedans.

Il est évident que la chloroformisation sera un adjuvant utile et précieux.

Dans les cas où les tentatives faites suivant les modes indiqués ci-dessus n'aboutiraient pas, le chirurgien pourra recourir à l'emploi de la pince de Farabeuf, comme nous le dirons plus loin.

B. *Luxations partielles*. Les procédés que nous venons de décrire leur sont applicables, lorsque le premier métatarsien y prend part; seulement la traction sera particulièrement exercée suivant la direction de la partie interne du pied. Cependant, on n'a pas tou-jours réussi en agissant ainsi. Dans un cas, malgré tous ses efforts, Malgaigne ne put obtenir la réduction; il explique son échec par ce fait que la traction exercée avec les mains se produit sur les cinq métatarsiens à la fois, tandis qu'elle ne devrait agir que sur ceux qui chevauchent, et il ajoute que c'est là une difficulté peut-être insurmontable.

M. D. Mollière [1] a employé, pour remédier à cet inconvénient, la pince de Farabeuf qui lui a permis de réduire une luxation partielle en bas avec la plus grande facilité. L'extension, avec cette pince, s'exerce individuellement et successivement sur les orteils corres-pondant aux métatarsiens luxés qu'on fait rentrer dans leur situation normale par des pressions exercées sur leur base. C'est surtout dans les luxations des métatarsiens médians que ce procédé rendra de grands services.

Dans un cas de luxation du 2e métatarsien en haut, M. Brault [1], après plusieurs essais infructueux de traction et de propulsion, eut l'ingénieuse idée de se servir du tourniquet à hémostase comme moyen de réduction : Une forte bande doublée fut passée comme un sous-pied et fixée à la pièce supérieure du tourniquet; entre le dos du pied et la pelote il intercala un petit cylindre de bois taillé en biseau, de 3 centimètres de hauteur et garni de charpie, qui fut appuyé dans une direction oblique d'arrière et en avant; ce cylindre maintenu avec les doigts, on fit agir la vis du tourniquet et la réduc-tion s'opéra.

Nous signalons, pour le condamner absolument, l'emploi du poinçon dont se servit Malgaigne, car nous avons vu, dans une observation, que la mort avait été la conséquence d'une pareille manœuvre.

Parfois la luxation, une fois réduite, a une grande tendance à se reproduire; un bandage à la fois immobilisant et compressif aidera à vaincre cette difficulté.

1. Rhenter, *loc. citat.*
2. *Recueil de mémoires de médecine militaire*, 3e série, t. IV, p. 268, 1860.

En général, le traumatisme est suivi d'une réaction inflammatoire assez vive, surtout si la réduction n'a pas été obtenue. Il faudra donc immobiliser le pied au moyen d'une gouttière plâtrée remontant jusqu'à mi-jambe et qui permettra de faire soit des émissions sanguines locales, soit des applications réfrigérantes. Le gonflement ainsi traité disparaît en 5 ou 6 jours, et alors on peut remplacer avantageusement la gouttière plâtrée par un appareil silicaté.

Lorsque la réduction n'a pas pu être obtenue, est-on autorisé à intervenir ultérieurement par une résection ? M. Rhenter dans sa thèse se prononce pour l'affirmative. L'intervention, malgré les garanties de succès données par les méthodes actuelles de pansement, nous paraît une chose assez grave pour ne pas être entreprise sans que le chirurgien soit bien convaincu que l'impotence fonctionnelle du pied sera permanente et définitive. Or nous avons vu à propos du pronostic que, sauf dans un seul cas où la marche redevint facile seulement vers la sixième année, la plupart des sujets ont pu reprendre des occupations pénibles au plus tard au bout de deux ans. Des chaussures appropriées, à semelle très solide, ont permis à ceux qui étaient le plus maltraités par le traumatisme, de se servir à bref délai très utilement de leur pied. On n'aura donc que rarement l'occasion de pratiquer une opération dont l'excellence des résultats fonctionnels est encore à démontrer.

Conclusions

1° Les luxations du métatarse se produisent le plus souvent soit dans une chute faite le pied pris sous un cheval 12; soit dans une chute d'une certaine hauteur sur l'extrémité du pied, 14.

2° Les luxations partielles sont plus fréquentes que les totales; la luxation isolée du 3° métatarsien n'a pas encore été observée. La variété en haut est six fois plus fréquente que les autres.

3° Dans le tiers des cas environ la réduction n'a pas pu être obtenue.

4° Jamais l'usage du membre n'a été définitivement perdu après la non-réduction. Pour les cas de luxation simple, la mortalité s'élève à 4,6 pour 0/0.

5° Pour réduire facilement, il faut agir non pas sur la masse totale des métatarsiens, mais sur chaque os isolément.

A. Luxations totales.

N° D'ORDRE	AGE ET SEXE.	ÉTIOLOGIE.	COTÉ ATTEINT. OS LUXÉS.	RÉDUCTION OU NON-RÉDUCTION.
1	Femme, 30 ans	Glisse sur l'extrémité du pied, en portant un lourd fardeau.	Pied droit.	Réduction.
2	Homme, 24 ans	Chute sur la plante des pieds dans un fossé.	Les deux pieds.	Non réduite. Essais tentés le 10e jour
3	Homme, 60 ans	Enseveli sous un éboulement.	P. gauche.	Réduction.
4	Homme, 30 ans	Glisse sur l'extrémité du pied, en portant un lourd fardeau.	P. gauche.	Id.
5	Homme, 17 ans	Passage d'une roue de voiture.	P. gauche.	—
6	Homme.	Chute d'une cuve qui roule sur le pied portant à faux au niveau du tarse.	P. droit.	Réduction.
7 et 8	id.	Pas de renseignement.		
9	Homme, 60 ans	Chute d'une hauteur de 4 m. sur l'extrémité du pied.	P. gauche.	Réduction
10	Homme.	Choc d'un boulet à la fin de sa course contre le pied dont l'extrémité était arc-boutée contre la saillie d'un mur.	P. droit.	Id.
11	Pas d'indication.	Pas d'indication.	—	—
12	Homme, 36 ans	Passage d'une roue de voiture.	P. droit.	—
13	Homme.	Chute du haut d'un échafaudage.	—	Réduction quelques jours après
14	Homme.	Passage d'une roue de voiture.	P. droit.	Non réduite.
15	—	Le pied fut pris entre une charrette et le trottoir et plié en extension forcée.	—	Réduction le 6e jour.

2° En

ÉTAT FONCTIONNEL DU PIED. — MORTS.	OBSERVATIONS PARTICULIÈRES.	INDEX BIBLIOGRAPHIQUE.
1° En haut.		
Marche facile au bout d'un mois et demi.	Le 1er cunéiforme était luxé avec le métatarsien correspondant.	Dupuytren. *Leç. clin.* t. II, et Dusol, thèse de Paris, 1836.
Pas d'indication.	—	*Ibid.*
—	Mort le lendemain par suite de rupture intestinale.	Delort. *Bullet. soc. anat.*, 1826.
Marche facile le 15e jour.	Le 1er cunéiforme était luxé avec le métatarsien correspondant.	Bouchard. *Journ. des Connais. méd. chirurg.*, 1839, p. 19.
Amputation. Mort.	Luxation compliquée de plaie : le 5e métatarsien était fracturé à son quart antérieur.	Mazet. *Bullet. soc. anat.* 1837, p .229.
Marche facile après trois semaines.	—	P. Mesnier. *Gaz. méd. de Paris* 1840, p. 282.
	Dans un de ces cas, le 1er cunéiforme était luxé avec le métatarsien.	R. W. Smith in *Treatise on fractures et dislocat.* p. 224. Cité dans le *Traité des fract. et luxat.* de Malgaigne.
Marche facile le 2e mois.		Minonzio. *Gaz. méd. Paris*, 1856, p. 796.
Pas d'indication.		Brault. *Recueil de mémoires de médecine militaire*, 1860, t. IV, p. 268, 3e série.
		Marit. *Ibid.* 1866, t. XVII, p. 319.
Amputation.	Ecrasement-fractures du cuboïde, du calcaneum et du 1er métatarsien.	Machenaud. *Bullet. soc. anat.* 1866.
	—	Wilms. Cité dans un mémoire de E. Hitzig qu'a bien voulu nous traduire notre ami, le Dr Gross, in *Berliner Klinische Wochenschrift* 1865, p. 393.
Recouvre après 7 mois suffisamment l'usage du membre pour pouvoir remplir ses occupations, à l'aide d'une chaussure appropriée.	Fracture des cunéiformes et du scaphoïde.	Cock. *Guy's hosp. rep.* 3e ser. t. I, (in Hitzig, (*loc. citat.*)
bas.		
		Smyly. *Dublin Quaterly Journal*, t. II, p. 413., 1854.

Nᵒˢ D'ORDRE	AGE ET SEXE.	ÉTIOLOGIE.	COTÉ ATTEINT. OS LUXÉS.	RÉDUCTION OU NON-RÉDUCTION.
				3º En dedans
16	—		—	Non-réduction
				4º En dehors
17	Homme.	Chute le pied pris sous un cheval.	P. gauche.	Réduction incomplète.
18	Homme, 61 ans	Chute d'une hauteur de 4 mètres sur le pied droit.	P. droit.	Réduction.
19	Homme.	La partie antérieure du pied étant prise dans une ornière, la roue d'un canon frôle le talon qui était soulevé.	—	Réduction pénible.
20	Homme.	Renversé dans une lutte par son adversaire qui lui marche sur le pied.	—	Réduction.
21	Homme.	Pied pris sous la traverse de derrière d'une charrette à bascule.	P. droit.	—
22	Homme, 65 ans	Reçoit sur le pied droit posant à plat sur le sol une lourde plaque de tôle qui atteint d'abord le bord interne et porte ensuite sur le dos du pied.	P. droit.	Réduction.
				B. Luxations partielles.
23	Pas d'indication.	Aucune indication	1ᵉʳ métatarsien, côté non indiqué	Réduction.
24	Enfant, 6 ans	Chute du haut d'une fenêtre.	1ᵉʳ métatarsien, côté non indiqué	Id.
25	Homme, jeune	Chute avec un cheval.	1ᵉʳ métatarsien gauche (incomplète)	Id.
26	Id.	Id.	4ᵉ métatarsien.	Pas d'indication.
27	Homme, 22 ans	Chute d'une hauteur de 4 mètres sur les pieds.	1ᵉʳ métatarsien droit.	Réduction.
28	Id.	Chute d'une hauteur de 4 à 5 mètres sur le pied droit en extension.	1ᵉʳ métatarsien droit.	Id.
29	Homme, 23 ans	Chute dans un escalier, le fourreau d'un sabre venant arc-bouter sur la face dorsale du pied.	2ᵉ métatarsien gauche	Réduction le 9ᵉ jour.
30	Homme, 53 ans	Chute d'une hauteur de 8 mètres.	4ᵉ métatarsien.	Réduction.

ÉTAT FONCTIONNEL DU PIED. — MORTS.	OBSERVATIONS PARTICULIÈRES.	INDEX BIBLIOGRAPHIQUE.
et en haut.		
Marche très pénible, pendant longtemps		Kirk. London méd. Gazet, 1844. in Malgaigne, loc. citat.
et en haut.		
Marche pénible et difficile pend. fort longt.	Le 3e métatarsien était fracturé à sa partie antérieure.	Lacombe. Rev. méd. chirurg. 1849, p. 215.
Marche facile.	Le 2e métatarsien était fracturé à sa partie moyenne.	Laugier. Arch. gen. de médec. 1852, t. XXVIII, p. 28.
En voie de guérison au bout de 4 semaines.	—	Futschek. Deutsche Klinik 1854, cité par Hitzig, loc. citat.
Marche facile.		Mignot-Danton. Arch. gen. de médec. 1868, t. VIII, p. 405.
Amputation sous-astragalienne.	Fracture du 2e métatarsien à 1 cent. au-dessous de son extrémité postérieure; arrachement de la base du 3e; fracture intra-articulaire du 4e; plaies contuses.	Abbadie-Tourné. Progrès médic. 1878, p. 361 et Bullet. soc. anat. 1878.
Sort de l'hôpital au bout de 3 semaines marchant péniblement.	Fracture du 1er métatarsien à 1 cent. et demi au-dessous de son articulation avec le cunéiforme.	Monnier. Thèse de Paris 1883, (Luxat. en deh. du métatarse).
1° En haut.		
—	—	Liston. in Malgaigne, loc. citat.
		Pellarin. Union médicale, 1860, p. 375.
		Reeb. Recueil de mém. de Médecine milit., 1861, t. VI, 3e série, p. 319.
		Marit. Ibid., 1866, t. XVII, 3e série, p. 819.
		Duprez. Arch. de Médecine belges, 1868, p. 306.
		Trotter. The Lancet, 1874, t. II, p. 413.
		Brault. Rec. de mém. de Méd., milit. 1860, t. IV, 3e série, p. 268.
Guérison complète.		Malgaigne. Gazette des hôpitaux, 1848, p. 218.

N° D'ORDRE	AGE ET SEXE.	ÉTIOLOGIE.	COTÉ ATTEINT. OS LUXÉS.	RÉDUCTION OU NON RÉDUCTION.
31	Jeune homme, 19 ans.	Rotation brusque sur le pied dont la partie antérieure était fixée.	4e métatarsien gauche.	Réduction.
32	Pas d'indication.	Passage d'une roue de voiture.	4e métatarsien droit.	Id.
33	Homme.	Chute avec un cheval.	5e métatarsien.	Pas d'indication.
34	Id.	Id.	1er et 2e métatarsiens	Id.
35	Homme, 25 ans	Chute d'une hauteur de 4 pieds.	3e et 4e métatarsiens.	Réduction le 6e jour.
36	Pas d'indication.	Pas d'indication.	4e et 5e métatarsiens.	Méconnue.
37	Id.	Id.	4e et 5e métatarsiens.	Réduction.
38	Jeune cavalier	Chute avec un cheval.	2e 3e et 4e métatarsiens gauches.	Méconnue. Tentatives tardives.
39	Homme, 53 ans	Chute d'un timon de voiture sur le pied reposant sur son bord externe.	2e 3e et 4e métatarsiens gauches.	Méconnue. Tentatives de réduction avec un poinçon le 10e jour.
40	Homme, 46 ans	Luxation datant de 24 ans. Chute d'une hauteur de 6 mètres.	2e 3e et 4e métatarsiens.	Non réduite.
41	Femme.	Pas d'indication.	1er 2e et 3e métatarsiens.	Réduite.
42	Femme.	Chute du haut d'un étage.	1er 2e 3e et 4e métatarsiens du pied droit.	Réduction du 1er métatarsien. On n'obtient pas une réduction complète pour les autres.
43	Homme, 22 ans	Chute avec un cheval.	1er 2e 3e et 4e métatarsiens droits.	Réduction incomplète.
44	Homme, 23 ans	Saute d'un deuxième étage et tombe sur la plante du pied gauche.	1er 2e 3e et 4e métatarsiens du pied gauche.	Réduction complète pour les 2e, 3e, et 4e, incomplète pour le 1er.
45	Homme.	Chute du haut d'un échafaudage de la hauteur d'un 4e étage.	3 premiers métatarsiens	Non-réduction.
46	Homme.	Chute du haut d'un poirier.	1er 2e et 3e métatarsiens.	Réduction.

ÉTAT FONCTIONNEL DU PIED. — MORTS.	OBSERVATIONS PARTICULIÈRES.	INDEX BIBLIOGRAPHIQUE.
Marche facile.	—	Guelliot, *Ibid.*, 1876, p. 755.
Id.		Surmay, *Bull. Société de chirurgie*, 1876, p. 575.
Pas d'indication.		Marit, *loco citato.*
		Id. Id.
Marche pénible pendant 4 mois.		Hartmann, *Revue des sciences médicales*, 1875, p. 683.
Mort par tétanos.		Monteggia (cité par Malgaigne).
Pas d'indication.		South, *Id.*
Marche pénible pendant longtemps.		Bégin, *Nouveaux éléments de Chirurgie*, t. II, p. 772.
Arthrite aiguë. Mort par infection purulente.		Malgaigne, *ouvrage cité.*
Le blessé marche avec des béquilles pendant 6 mois ; la marche reste ensuite pénible pendant 6 ans et alors redevient facile.	—	Id. Id.
Pas d'indication.	—	Laugier, *Archives de médecine*, t. XXVIII, p. 28, 1852.
Marche facile.	Fracture de jambe.	Demarquay, *Gaz. des hôpitaux*, 1865, p. 534.
Marche facile au bout de 3 mois.		Personnelle. Voir observation 1, p. 1.
Marche facile au bout de 6 semaines: monte les escaliers avec une canne.		Hitzig, *loc. citat.*
L'usage du membre n'est pas perdu grâce à une chaussure appropriée.		Wilms in Hitzig, *loc. citat.*
Marche bien la 4e semaine.		Schrauth, *Deutsche Klinik*, 1854, cité par Hitzig, *loc. cit.*

Nᵒˢ D'ORDRE	AGE ET SEXE.	ÉTIOLOGIE.	COTÉ ATTEINT. OS LUXÉS.	RÉDUCTION OU NON-RÉDUCTION.
				2° En.
47	Homme, 25 ans	Chute avec un cheval.	1ᵉʳ 2ᵉ 3ᵉ en bas; 4ᵉ en haut. Pied droit.	Non-réduction pour les os luxés en bas; réduction pour le 4ᵉ métatarsien.
48	Homme.	Id.	1ᵉʳ métatarsien droit	Non-réduction.
49	Homme, 23 ans	Id.	1ᵉʳ métatarsien gauche	Réduction.
50	Homme, 49 ans	Pied pris entre une roue et le caisson d'une voiture.	1ᵉʳ 2ᵉ et 3ᵉ métatarsiens du pied droit	Réduction le 8ᵉ jour.
51	Homme, 23 ans	Chute avec un cheval.	1ᵉʳ 2ᵉ et 3ᵉ métatars. du pied gauche	Réduction.

ÉTAT FONCTIONNEL DU PIED. — MORTS.	OBSERVATIONS PARTICULIÈRES.	INDEX BIBLIOGRAPHIQUE.
bas.		
Marche facile un mois après.		Notta, cité par Malgaigne dans son *Traité des fract. et luxat.,* t. II.
Marche pénible s'exécutant sur le bord externe du pied au bout de 6 mois. 16 mois après, la marche était plus facile.		Tuffnell, *Dublin Quaterly Journ.,* 1854, t. I, p. 63.
—		Gayda, *Rec. de Mém. de Médec. milit.,* 3e série, t. XXXIII, p. 305, 1877.
Marche facile une semaine après.		Mondan, in Rhenter, thèse de Lyon, 1880 (*Des luxations du métatarse*).
Marche facile le 4e mois.		Personnelle, voir observ. II.

DU PLEXUS CERVICAL SUPERFICIEL

ET DU PLEXUS BRACHIAL

Par M. LAUTH

Interne des hôpitaux.

Duchenne (de Boulogne) est le premier qui ait attiré l'attention sur une variété spéciale de paralysie du plexus brachial, qu'il observa le plus fréquemment dans des accouchements laborieux à la suite de manœuvres obstétricales ; il s'agissait de cas dans lesquels un cer. tain nombre de muscles, toujours les mêmes (deltoïde, sous-épineux, biceps, brachial antérieur) étaient paralysés ; se bornant à signaler ces faits, il laissa à d'autres le soin de rechercher quelle cause anatomique devait présider à ces localisations spéciales.

Aujourd'hui la question est à peu près résolue. Il ressort en effet des observations et des recherches cliniques d'Erb, communiquées au congrès des naturalistes de Heidelberg en 1875, des observations de Remak (*Berl. Klin. Woch.*, 1877) et des recherches anatomiques d'Hœdemaker (*Arch. für Psychiatrie*, 1879), que les cinquième et sixième nerfs cervicaux jusqu'à leur passage entre les scalènes contiennent les fibres nerveuses des nerfs sus-scapulaire, musculo-cutané, axillaire, de quelques filets du radial (ceux du long supinateur et souvent du court supinateur) et enfin de quelques filets du médian (probablement les nerfs collatéraux du pouce et de l'index). Entre les scalènes, ces deux nerfs cervicaux donnent des rameaux pour le muscle rhomboïde, l'angulaire, le grand- dentelé ; enfin quelques rameaux vont au grand pectoral et au sous-scapulaire, mais ces deux muscles sont principalement animés par le septième nerf cervical. L'absence de paralysie, dans tous les cas signalés par ces observateurs, du rhomboïde, de l'angulaire, du grand dentelé, du grand pectoral et du sous-scapulaire, permet de localiser la lésion du plexus brachial sur les cinquième et sixième nerfs cervicaux avant leur passage entre les scalènes. L'exploration électrique est venue confirmer ces faits ; Erb a pu, sur des sujets se prêtant bien à ces expériences, déterminer des contractions manifestes dans le long supinateur, le coraco-brachial, le deltoïde, le sous-épineux, le biceps et des fourmillements à la face palmaire et à la face dorsale du pouce et de l'index, en appliquant un électrode très fin dans la fosse sus-claviculaire sur une ligne s'étendant de l'articulation sterno-claviculaire au sommet de l'apophyse épineuse de la septième vertèbre cervicale, à 1 cent. 1/2 en avant du trapèze.

A l'occasion du malade dont nous publions l'observation, nous avons pratiqué cette exploration sur plusieurs individus, et elle nous a donné les mêmes résultats avec une netteté parfaite ; nous avons observé en outre des fourmillements à la face antérieure et externe de l'avant-bras.

Ces différents travaux ont été analysés en 1880 par M. Straus, dans la *Gazette hebdomadaire*, et par son élève M. Sarrade, dans sa thèse inaugurale, à propos d'un cas de paralysie spontanée du plexus brachial avec intégrité du médian. En 1881, dans la *Revue de médecine*, M. Lannois [1] a publié deux nouveaux cas de paralysie spontanée, dont l'un présente cette particularité d'avoir atteint tout le plexus et de n'avoir épargné que le groupement décrit par Erb. Enfin M. Giraudeau [2] vient de publier une observation dans laquelle on retrouve nettement le groupement caractéristique. On comprend du reste que les causes de ces paralysies pouvant être très nombreuses et porter sur des points différents, leurs manifestations cliniques puissent être très variées. Dans l'observation que nous allons présenter et que nous venons de recueillir dans le service de notre maître M. le docteur Nicaise, comme dans les cas observés par Erb, Remak et Hœdemaker, les symptômes ont toujours été à peu près les mêmes, et la paralysie a presque toujours reconnu pour cause un traumatisme de l'épaule (chute, coup, effort) portant violemment sur la clavicule et sur le creux sus-claviculaire et déterminant, vraisemblablement par compression, une contusion du cinquième et du sixième nerf cervical, situés assez superficiellement à ce niveau.

Obs. — *Contusion du plexus cervical superficiel et des cinquième et sixième paires cervicales.*

Le nommé Ed. B., plombier, âgé de trente-cinq ans, entre à l'hô-

---

1. Lannois, 1881. — Contribution à l'étude des paralysies spontanées du plexus brachial (*Revue de médecine* p. 988).

2. Giraudeau, 1884. — Note sur un cas de paralysie radiculaire du plexus brachial (*Revue de médecine*, p. 186).

pital Laennec le 10 avril 1884, salle Malgaigne, dans le service de M. le Dr Nicaise. Pas d'antécédents de famille ni personnels. Le 8 avril, en chargeant avec ses camarades un piano sur une voiture, il a été entraîné en arrière par le poids de l'instrument et a dû faire un effort considérable de l'épaule gauche pour ne pas tomber et pour élever le piano sur la voiture. La clavicule a été en somme violemment pressée en haut et le creux sus-claviculaire a été contusionné par la courroie qui portait l'instrument et qui passait sur l'épaule; aussitôt le malade a senti un craquement dans cette région et il a eu une impotence complète du bras.

A son entrée on constate une paralysie du deltoïde, du sous-épineux (probablement il existe aussi une paralysie du sus-épineux et du petit rond), du coraco-brachial, du biceps, du brachial antérieur et du long supinateur. Aucun autre muscle de l'avant-bras, ni le triceps ne sont paralysés. La sensibilité est abolie sur toute la région de l'épaule; au bras elle est conservée partout sauf en avant à une région correspondant à la face antérieure du biceps et provenant probablement du rameau cutané du radial; à l'avant-bras la sensibilité est abolie à la face antérieure, en dedans et en dehors; elle est conservée en arrière. A la main toute la paume de la face palmaire des cinq doigts a gardé sa sensibilité; elle n'est abolie que sur l'éminence thénar. A la face dorsale on observe une région insensible qui correspond exactement à la face dorsale du premier et du deuxième métacarpiens et des premières phalanges correspondants des deux doigts cette zone d'insensibilité paraît se continuer avec celle de la région antérieure et externe de l'avant-bras aussi insensible.

Outre ces troubles de sensibilité portant exclusivement sur des nerfs du plexus brachial, on constate une anesthésie complète dans toute la sphère de distribution du plexus cervical superficiel; il y a eu là probablement une compression violente des différents nerfs de ce plexus par la courroie très large qui portait sur l'épaule.

Aucune douleur à la pression dans la région sus-claviculaire.

14 Avril. La sensibilité est revenue sur le dos de la main dans la zone du radial, elle n'est plus abolie à la main que sur le bord externe du premier métacarpien et du pouce et sur l'éminence thénar. Pas d'autre changement dans la distribution de la paralysie et de l'anesthésie.

A la pression, douleur vive le long du bord postérieur du sterno-mastoïdien dans une étendue de 5 centimètres environ, à partir d'une hauteur de 3 centimètres au-dessus de la clavicule; douleur à la face externe du deltoïde, à la face antérieure du biceps, à la sortie de la gouttière de torsion et un peu au-dessous du pli du coude sur le trajet du radial, à la face postérieure de l'épaule dans la fosse sous-épineuse.

Ces douleurs, quoique assez bien localisées sur des troncs nerveux, paraissent devoir être plutôt considérées comme des douleurs musculaires, qui se produisent en général, quand les muscles tendent à reprendre leurs fonctions; du reste la contractilité électrique est à peine diminuée, et les muscles ne sont pas atrophiés. En présence de ces faits on porte un pronostic favorable, et on institue le traitement par les courants faradiques; nous nous sommes servi de l'appareil de M. Chardin dont l'interrupteur permet facilement d'éloigner les intermittences; dans notre cas, les muscles étant peu lésés dans leur nutrition, l'emploi des intermittences rares n'avait pas l'importance qu'elle a quand les muscles sont dégénérés.

3 Mai. Amélioration notable dans les mouvements et la sensibilité. La contractilité électrique n'ayant jamais été abolie, il n'y a pas eu lieu d'observer la réaction de dégénérescence [1].

8 Mai. Sans être encore très forts les sous-épineux, biceps, long supinateur se contractent volontairement; la flexion de l'avant-bras est facile, on sent la corde du supinateur dans l'adduction avec flexion et pronation, enfin la rotation en dehors de l'humérus, le coude étant appliqué contre le tronc, se fait de nouveau ; seul le deltoïde est encore très faible.

On observe les mêmes douleurs, cependant moins vives qu'auparavant. La sensibilité est revenue dans toute la zone du plexus cervical, sur l'épaule elle est revenue en grande partie, on n'observe plus qu'une petite zone verticale insensible à la face antérieure du deltoïde qui se continue avec la zone également encore insensible de la face antérieure du biceps. A l'avant-bras la sensibilité est revenue à la face antérieure et interne, elle est encore abolie à la face antérieure et externe, ainsi qu'à la face palmaire du premier métacarpien et des deux phalanges du pouce.

30 Mai. Le malade part pour Vincennes, la guérison est presque complète, il n'y a plus qu'un peu de faiblesse du deltoïde qui n'empêche cependant pas de lever l'épaule, la sensibilité est revenue partout; il reste seulement un peu d'anesthésie sur l'éminence thénar et la face palmaire de la deuxième phalange du pouce.

Nous ferons remarquer que, dans cette observation, se trouvent réunis tous les symptômes que les auteurs ont signalés comme appartenant aux lésions des cinquième et sixième nerfs cervicaux ; seule la paralysie du court supinateur observée dans quelques cas nous a fait défaut. Un seul fait nous a paru extraordinaire, c'est l'anesthésie observée à la face antérieure et interne de l'avant-bras, et répondant par conséquent à la paralysie du brachial cutané interne : ce fait ne se retrouve dans aucune observation ; du reste les auteurs ont peu étudié les troubles de la sensibilité, souvent ceux-ci ont fait complètement défaut. On a vu que dans notre observation, outre la lésion du plexus cervical qui est un fait accessoire, les filets sensitifs de l'axillaire, du musculo-cutané, quelques filets du radial et du médian ont été atteints au même titre que les filets musculaires.

---

1. Nicaise, 1884. Maladies chirurgicales des nerfs. (*Encyclopédie internationale de chirurgie*, t. III, p. 701).

REVUE DES SOCIÉTÉS SAVANTES

SOCIÉTÉ DE CHIRURGIE.

21 Mai — 18 Juin.

Fractures du radius (Suite de la discussion). M. DESPRÈS. Dans le traitement de ces fractures l'appareil plâtré est mauvais, au contraire l'appareil de Nélaton est excellent.

M. TRÉLAT. L'attelle plâtrée antérieure ou postérieure suivant les cas après une réduction soigneuse, laissée en place trois semaines en moyenne, ne m'a donné ni raideur ni accident. Quand la réduction est difficile, j'applique quelquefois pour l'obtenir graduellement l'appareil de Nélaton auquel je substitue un plâtre au bout de deux ou trois jours.

M. BOUILLY. L'appareil plâtré est excellent pour les fractures quand il est bien appliqué et suffisamment surveillé.

M. TERRIER emploie toujours l'appareil plâtré dans son service et s'en trouve fort bien, mais il faut faire une bonne réduction. Il met une attelle palmaire maintenant la main dans une *extension* légère sur l'avant-bras, et laissant libres les doigts que le malade doit remuer fréquemment.

M. VERNEUIL. Dans les fractures du radius il faut d'abord faire la réduction en plusieurs jours avec l'attelle coudée si c'est utile. Une certaine *extension* de l'articulation radio-carpienne est nécessaire. L'appareil plâtré bien appliqué répond à toutes ces indications.

M. TILLAUX emploie une attelle plâtrée palmaire maintenant la main dans une légère *flexion*, contrairement à MM. Verneuil et Terrier ; il fait la réduction après avoir appliqué l'attelle humide et la maintient jusqu'à ce que l'appareil soit sec.

M. FONTAN (de la Nouvelle Calédonie). *Fistules sterco-purulentes*, rapport de M. NEPVEU. — Ces fistules sont caractérisées par l'existence d'une cavité suppurante interposée à l'orifice intestinal et à l'orifice cutané. M. Verneuil a démontré en 1874 que leur persistance tenait à la rétention des matières fécales dans la cavité intermédiaire et à l'épidermisation du trajet et des orifices ; il a montré de plus que la guérison pouvait être obtenue assez simplement en ouvrant largement le foyer purulent et en avivant le trajet par la cautérisation.

M. Fontan envoie l'observation d'un homme de quarante-deux ans chez lequel une fistule sterco-purulente s'ouvrit à la peau trois ans après un coup de pied qui avait déterminé un phlegmon abdominal. Après deux tentatives infructueuses d'entérorrhaphie, dont la seconde fut compliquée d'une ouverture du péritoine fermée avec une pince à forcipressure et guérie sans accident, le seul résultat obtenu était l'ouverture large du foyer qui s'oblitéra bientôt sous l'influence d'une simple compression et laissa une fistule stercorale qui guérit définitivement après avivement et compression. La guérison s'était maintenue un an après.

M. Nepveu rapporte ensuite trois observations du service de M. Verneuil : la première a trait à un homme de vingt-huit ans chez lequel une hernie inguinale enflammée détermina un abcès stercoral et une fistule stercopurulente. Le foyer fut largement ouvert et ses parois furent touchées au thermo-cautère ainsi que l'orifice intestinal, et la guérison définitive survint sans intervention, après deux rechutes. Elle s'était maintenue au bout de deux ans. La seconde observation est celle d'une femme qui sortit améliorée après cent soixante-quatorze jours de traitement ; la troisième, celle d'un homme dont le trajet se cicatrisa, mais se rouvrit bientôt.

En somme, sur quatre cas, deux succès, une amélioration et une récidive rapide, ce qui suffit à faire recommander (de préférence) ce procédé simple et sans danger à la laparotomie avec entérorrhaphie qui doit être réservée pour les cas graves.

M. Després a eu dans son service le dernier de ces malades, dont la fistule s'était rouverte en sortant de Vincennes. Le malade est mort d'épuisement. Ces cas sont incurables.

M. Berger. La distinction entre les fistules stercorales proprement dites, que l'on peut opérer, et les fistules pyo-stercorales spontanées, pour lesquelles toute intervention active est contre-indiquée, a une grande importance. Je m'en tiendrais dans ce dernier cas au mode d'intervention simple préconisé par M. Verneuil, car deux autopsies que j'ai eu l'occasion de pratiquer m'ont montré des lésions si profondes et des adhérences si étendues de l'intestin que toute suture méthodique aurait été impossible.

M. Verneuil croit avoir le premier distingué de la fistule stercorale vraie la fistule sterco-purulente que son procédé cherche à guérir par l'oblitération de l'entonnoir membraneux de Scarpa, qui, une fois cicatrisé, forme un opercule à l'orifice intestinal dont les bords ne se cicatrisent pas. Ce procédé simple et sans danger peut échouer dans les cas compliqués ; son but, si la fistule est profonde, est de créer une fistule borgne interne qui peut guérir spontanément, comme on sait.

M. Trélat. Il faut savoir que dans certains cas graves où des foyers purulents anciens se sont ouverts à l'extérieur et dans l'intestin, la chirurgie est actuellement impuissante.

M. Martel (de St-Malo). *Tumeur pulsatile de la base du cou.* — Un homme de cinquante-cinq ans ayant présenté des attaques épileptiformes après une chute dans l'eau, se luxa l'épaule et vit apparaître consécutivement à la base du cou, une tumeur, en même temps que sa voix s'altérait. Les attaques ont disparu depuis cet accident.

La tumeur qu'il présente, située en arrière de l'articulation sterno-claviculaire droite, offre des battements avec expansion et un double
bruit sans souffle ; la compression de cette tumeur détermine un senti-
ment d'angoisse ; le pouls paraît affaibli à droite, mais cet affaiblissement
n'a pu être étudié avec le sphygmographe. M. Martel pense à un anévrysme du tronc brachio-céphalique comprenant peut-être l'origine de la
carotide primitive. Il hésite comme traitement entre la ligature de ces
deux troncs par la méthode de Brasdor, et la galvano-puncture après ligature de la carotide primitive pour se mettre à l'abri de l'embolie cérébrale.

M. Després. Il pourrait aussi s'agir là d'un goitre vasculaire ou d'un
carcinome vasculaire de la première côte.

M. Polaillon. *Rhinoplastie.* — Un homme avait perdu depuis dix ans
l'aile du nez par gangrène à la suite d'un coup de pied de cheval. — M.
Polaillon entreprit de la restaurer au moyen d'un lambeau triangulaire
pris vers le grand angle de l'œil — La réunion immédiate réussit, mais
un mois après on constatait l'atrésie de la narine correspondante. M. Polaillon y remédia en libérant le bord de la narine et en interposant un
nouveau lambeau.

M. Gamgee (de Birmingham) présente à la Société une nouvelle *éponge
chirurgicale,* faite d'un mélange de coton hydrophile et de fibres de coco,
que l'on rend antiseptique au moment de s'en servir en brisant par pression une mince capsule de verre qu'elle contient et qui est pleine d'une
solution antiseptique d'essence d'eucalyptus. Elle peut servir avec avantage comme pansement sec et absorbant — Son prix très modique
permet de la brûler quand on s'en est servi une fois.

Institution d'un congrès français de chirurgie. — Au nom d'une com-
misson composée de MM. Chauvel, Horteloup, Pozzi, Trélat, Verneuil,
et nommée pour étudier la proposition de M. *Demons* tendant à la
fondation d'un Congrès annuel de chirurgie française, M. *Pozzi* lit
un rapport qu'il termine par les conclusions suivantes :

1° La création d'un *Congrès français de chirurgie* serait éminemment
utile et rien ne vient actuellement en diminuer l'utilité ou l'opportunité.

2° Il y a lieu de nommer un comité d'organisation servant de bureau
provisoire qui établirait des statuts et règlements provisoires, recueille-
rait les adhésions, etc. Ses fonctions cesseraient dès la première réunion
du Congrès après l'élection d'un bureau définitif.

Ces conclusions ont été adoptées par la Société et MM. Bouilly, Chauvel,
Horteloup, Monod, Pozzi, Trélat et Verneuil ont été nommés membres
du comité d'organisation.

M. Jules Bœckel (de Strasbourg). — *Extirpation totale de l'utérus cancéreux par le vagin. Fistule de l'uretère gauche. Néphrectomie. Guérison. Récidive au bout de sept mois. Mort. Autopsie.* — La malade était

une femme de quarante et un ans, présentant depuis trois mois des symptômes utérins ; quand M. Bœckel la vit, le col était déchiqueté et ulcéré, mais les culs-de-sac libres, sauf un peu d'empâtement à gauche ; l'utérus était mobile et l'état général bon.

L'extirpation totale de l'utérus fut pratiquée le 26 octobre avec toutes les précautions antiseptiques ; le col étant saisi avec des pinces de Museux il fut facile d'abaisser l'utérus jusqu'à faire sortir le col hors de la vulve, le cul-de-sac postérieur fut incisé transversalement et le péritoine ouvert ; puis le cul-de-sac antérieur incisé de même et la vessie décollée. L'abaissement devint alors très facile et la main, saisissant le fond de l'utérus, amena le ligament large de droite à la vulve où il fut sectionné après avoir été compris dans une ligature en masse faite sous les yeux de l'opérateur ; la trompe fut liée à part. A gauche, l'abaissement fut plus difficile, le ligament large ne put être amené au dehors et on dut placer deux ligatures sur lui sans l'avoir sous les yeux. Quelques anses intestinales se présentèrent à ce moment dans la plaie, mais elles furent facilement réduites et on n'eut plus à s'en occuper. L'examen de l'utérus enlevé montra le corps dégénéré du côté du ligament large gauche ; dans la plaie on sentait à ce niveau de l'engorgement et une traînée lymphatique aboutissant très haut à un ganglion engorgé. Ces parties furent enlevées avec des ciseaux, mais il se produisit une hémorrhagie qui nécessita le placement de deux longues pinces qu'on dut laisser à demeure. Comme pansement on maintint dans le vagin un tampon de gaze iodoformée, sans faire la moindre suture de la plaie péritonéale par laquelle les intestins n'avaient aucune tendance à s'engager. La malade fut ensuite reportée dans une salle commune de quinze lits dont neuf étaient occupés par des malades plus ou moins gravement atteints.

Le 27 octobre, T. 38 et 38° 4. Vomissements bilieux. Le 28, T. 37° 8 matin et soir, les pinces sont détachées et le tampon changé ; aucune mauvaise odeur. Le 29, T. 37 et 37° 8. Le 30, T. 37° 2 et 38, l'urine commence à sortir goutte à goutte par le vagin. Le 1er novembre, T. 37° 8 et 37° 4, normale depuis. Le 5 novembre, la malade prend un bain de siège, elle va très bien et le vagin est presque complètement oblitéré, mais l'écoulement d'urine persiste et on constate au fond et à gauche un infundibulum de 6 centimètres de profondeur environ, non cicatrisé, incrusté de sels calcaires et livrant passage à l'urine. Une inspection attentive montre que l'urine vient de l'uretère gauche qui a dû être compris dans une des pinces à demeure et gangrené.

Pour remédier à cet écoulement constant la malade étant suffisamment rétablie, la néphrectomie est pratiquée du côté correspondant le 27 novembre, un mois après la première opération. L'écoulement d'urine par le vagin cesse immédiatement. Le rein enlevé était absolument sain. Les suites furent des plus simples :

Le 28 novembre. — T. 38° 2 — 37° 8. — 650 grammes d'urine.
    29   —   — T. 37° 7 — 38° 2. — 700   —   —
    30   —   — T. 38° 5 — » » — 800   —   —

1er décembre. — T. 38° 5 — 38° 2 — 875 grammes d'urine.

  2   —   — » » — » » — 1360.

A partir du 4 décembre, 1100 à 1700 grammes par 24 heures.

La cicatrisation de la plaie était complète le 20 décembre et la malade sortait guérie le 30.

Tout alla bien jusqu'au mois de mars ; à ce moment, la malade fut reprise de quelques douleurs ; à la fin d'avril, l'écoulement sanieux reparut, et la malade mourut sept mois après l'hystérectomie, de récidive locale et ganglionnaire, après des souffrances considérables.

A l'autopsie on constata la dégénérescence cancéreuse des ganglions lombaires, iliaques et mésentériques et de la paroi postérieure du vagin. Le rein conservé était en dégénérescence amyloïde avancée.

Que conclure de cette observation ?

C'est un succès opératoire, mais le résultat thérapeutique est peu encourageant. En somme l'opération radicale du cancer utérin ne présente pas des avantages qui compensent ses dangers (1 mort sur 3 en opérant par le vagin, bien plus encore par l'abdomen) ; le nombre des récidives est considérable. Aussi pour M. Bœckel ne doit-on la pratiquer que très exceptionnellement au début de l'affection, quand le col seul est pris et à la condition expresse que les paramètres soient sains et que *l'abaissement de l'utérus soit facile.* Encore dans ces conditions peut-il, comme dans le cas actuel, exister des ganglions profonds non soupçonnés qui amènent une récidive rapide.

M. VERNEUIL remercie M. Bœckel de sa communication qui fait reconnaître en lui, à côté de l'habileté et de l'audace chirurgicales, des qualités de praticien et de clinicien consommé. M. Verneuil fait ressortir un point très intéressant de cette observation si complètement prise, relatif au fonctionnement complémentaire après l'ablation d'un rein sain. Ici le surmenage extraordinaire du rein laissé en place, qui sécrétait 1700 grammes d'urine, un tiers de plus que ce que produisent deux reins sains, a déterminé sans aucun doute la dégénérescence amyloïde constatée à l'autopsie et qui aurait suffi à tuer rapidement la malade en l'absence de toute récidive du cancer.

Quant à la valeur thérapeutique du traitement radical, M. Verneuil estime qu'il ne donne pas une survie supérieure au traitement palliatif, aux pansements, qui rendent la vie supportable et permettent de prolonger six mois l'existence des malades chez lesquelles l'opération est encore possible.

M. TERRIER a été sur le point d'enlever l'utérus à une femme qui présentait un cancer limité au col, mais a été arrêté par les difficultés opératoires possibles, en particulier le décollement quelquefois pénible de la vessie en avant et l'abaissement incomplet de l'utérus qui rend très laborieuse la ligature des ligaments larges. Il est cependant disposé à intervenir tout à fait au début de l'affection.

Quant à la malade à laquelle il a fait allusion, il lui a enlevé le col seulement au thermo-cautère le 9 avril, les suites ont été simples, mais la malade qu'il a revue hier, paraît déjà présenter un début de récidive.

M. Polaillon. Y a t-il eu des extirpations d'utérus cancéreux non suivies de récidive ? Je ne le crois pas, et la récidive est souvent rapide. D'après les statistiques la survie après que l'affection est reconnue serait de deux ans et demi pour le cancer du col et de trois ans environ pour le cancer du corps; quand on intervient par une opération dite radicale on a, outre les deux tiers de décès opératoires, de grandes chances pour activer la marche de l'affection par auto-inoculation ou autrement. Au contraire le traitement palliatif, les pansements, comme dit M. Verneuil (pansement iodoformé, cautérisations au chlorure de zinc, etc.), permettent de prolonger la vie des malades et de la leur rendre supportable. Enfin au début, alors que ni le corps utérin, ni les ganglions ne sont envahis, l'hystérectomie totale est inutile, puisque l'ablation de toute la tumeur, comme pour l'épithélioma des lèvres, peut amener une guérison complète. J'en ai observé pour ma part deux exemples, l'un sur une femme opérée depuis trois ou quatre ans et l'autre sur une malade de soixante-douze ans opérée depuis un an. Dans les deux cas, M. Cornil, qui a examiné les pièces a reconnu un cancer.

M. Lucas Championnière a été malheureux avec les opérations partielles qu'il croit assez médiocres. L'hystérectomie vaginale est possible, au point de vue *opératoire*, même quand le vagin et le ligament large sont envahis et peut même alors donner une amélioration passagère, comme il en a vu un exemple sur une femme opérée par Billroth dans ces conditions. M. Lucas Champonnière ne préconise pas, bien entendu, l'opération dans ces cas ; il s'étonne seulement de ce qu'elle puisse encore réussir. Au point de vue de la guérison, une malade a été suivie deux ans sans récidive et perdue de vue ensuite; chez la plupart il y a récidive dans les six mois. D'ailleurs la solution de cette question est rendue très difficile par le doute qui peut exister, mêmes pièces et préparations histologiques en main, sur le diagnostic de cancer. On peut espérer cependant que cette voie ouverte conduira à quelque solution utile.

M. Terrier a guéri une femme par une extirpation partielle, mais doute du diagnostic d'épithélioma bien qu'il ait été confirmé par l'examen histologique. L'extirpation de l'utérus doit guérir certains cas qui récidiveraient après les opérations partielles, d'ailleurs très graves. Il faut appliquer au cancer utérin les notions générales sur le traitement des cancers.

M. Trélat. Le traitement palliatif, dans lequel je fais rentrer les opérations partielles, donne des résultats convenables et permet de soulager à peu près les malades ; quant à l'ablation totale, je ne me suis jamais senti autorisé à la proposer à une malade à cause de la gravité de son pronostic. On dit qu'il faudrait la faire tout à fait au début de l'affection, mais on n'est pas consulté à cette époque et, en tous cas, le diagnostic à cette période est extrêmement épineux.

M. Bouilly s'était résolu à faire l'hystérectomie vaginale dans un cas, mais a dû y renoncer à cause de l'impossibilité absolue où il s'est trouvé d'abaisser suffisamment l'utérus. Des recherches sur dix cadavres de femmes lui ont montré que cet abaissement était souvent très difficile, même sans lésion pathologique de l'appareil génital. Au point de vue opératoire, il croit que la meilleure marche à suivre serait la suivante : 1° ouvrir le cul-de-sac postérieur et couper les ligaments utéro-sacrés; 2° décoller la paroi vaginale antérieure de la vessie, temps délicat qui demande à être fait à ciel ouvert; 3° saillie d'un des ligaments larges à la vulve en abaissant le fond de l'utérus avec la main. Au lieu de mettre deux ligatures avant de couper le ligament large, on peut placer sur le côté utérin une longue pince plate. Les indications cliniques de cette opération ne sont pas encore posées.

M. Bœckel croit l'opération impraticable quand l'utérus ne peut pas être abaissé suffisamment.

M. Verneuil. Les ablations partielles donnent des résultats avantageux quand elles sont encore possibles, et elles le sont presque aussi longtemps que l'hystérectomie totale.

Sur les vingt ablations du col de l'utérus que j'ai pratiquées et publiées (*Archives générales de médecine*, janvier, 1884) dix-sept seulement ont trait à des cancers : elles m'ont donné un cas de mort rapide après ouverture du cul-de-sac péritonéal, sans suture ni antiseptie suffisante, et seize guérisons pour lesquelles le minimun de survie a été de six mois et le maximum de sept ans ; la moyenne de survie est pour les dix-sept cas de dix-neuf mois, résultat dont n'approche pas l'extirpation totale de l'utérus.

J'ai fait l'amputation du col cancéreux dans trois conditions différentes, tantôt avec l'espoir fondé d'enlever tout le mal ; tantôt n'arrivant pas à dépasser ses limites malgré· mes prévisions ; tantôt enfin amputant en plein cancer de parti pris ; toujours les résultats palliatifs ont été obtenus. Enfin j'ai fait quatre fois le curage pour de gros fongus mollasses, indolents et saignant facilement, qui remplissaient le vagin, la survie moyenne a été de huit mois et un certain soulagement a toujours été obtenu ; deux de ces malades ont eu des accidents, une poussée de péritonite dans un cas et des accidents rénaux dans l'autre.

Je tiens à bien faire entendre que je ne rejette nullement l'extirpation totale en principe ; elle serait notamment bien indiquée dans le cas d'adénome (epithelioma glandulaire) décrit par Ch. Robin. Cette variété d'épithélioma en effet remonte un peu dans le corps utérin, mais son évolution est très lente et l'engorgement ganglionnaire tardif, comme pour l'adénome sudoripare. Cette variété de tumeur n'est pas très rare, son diagnostic est très possible, et elle atteint surtout les femmes jeunes. Les indications de cette opération pourront être précisées si l'histologie veut rentrer dans la voie clinique.

M. Trélat. M. Verneuil fait en somme comme moi une série d'opérations palliatives destinées à modifier les surfaces ulcérées et à s'opposer à l'infection putride et à l'hémorrhagie, ces deux complications menaçantes. Dans ces conditions les opérations partielles donnent une survie très appréciable et fournissent aux malades l'illusion de la guérison.

M. Demons (de Bordeaux). *Hystérectomie vaginale dans le traitement du cancer utérin.*

M. Demons donne le résultat des sept opérations de ce genre qui ont été pratiquées à Bordeaux : deux malades sont bien portantes, sans trace de récidive l'une depuis dix-huit mois et l'autre depuis six mois ; deux ont récidivé au bout de quelques mois, l'une opérée depuis quinze mois survit encore, l'autre est morte au bout d'un an ; les trois autres enfin sont mortes de péritonite dans les jours qui ont suivi l'opération.

Cette opération ne doit être acceptée qu'avec une extrême réserve, mais il ne faut pas la repousser entièrement, car les opérations partielles ne répondent pas aux mêmes indications, sa difficulté n'est pas extrême quand les cas sont bien choisis et sa gravité diminuera avec un choix plus judicieux des sujets et les progrès de la technique opératoire. Le côté le plus faible est la récidive généralement rapide et presque fatale, mais on est droit d'espérer des guérisons définitives, si rares qu'elles soient, et cette espérance, qui suffit à justifier l'ablation de la langue, des amygdales et la désarticulation de la cuisse pour des cancers, paraît devoir justifier aussi la colpohystérectomie.

Cancer du col. — M. Brossard présente au nom de M. Gallard un col utérin enlevé avec l'anse galvanique pour un cancer. Les limites du mal n'ont pu être dépassées malgré les prévisions basées sur l'examen de la malade. Néanmoins M. Gallard préfère ces opérations partielles à l'hystérectomie totale.

M. Jules Bœckel (de Strasbourg). *Genu valgum.*

M. Bœckel présente à la Société une malade qu'il a opérée de *genu valgum* par l'ostéotomie il y a trois ans. Elle marche très bien, sans boiter ni faucher. La jambe formait avec la cuisse un angle à sinus externe de 17 centimètres ; l'écartement malléolaire était de 22 centimètres. L'observation de cette malade a d'ailleurs été publiée dans la *Revue de Chirurgie*, n° de juin 1882.

M. Bœckel a fait depuis dix ans trente-deux fois l'ostéotomie et trente-deux fois environ l'ostéoclasie du fémur. Par l'ostéotomie, la consolidation a toujours été complète au bout de six semaines, sans accident. Au contraire, trois de ses opérés d'ostéoclasie ont présenté des accidents : rupture du ligament latéral externe chez un homme de vingt-deux ans qui porte encore un appareil, depuis trois ans ; périostite suppurée apparue au neuvième jour chez une petite fille qui a mis quatre mois à guérir ; une ostéotomie pour déviation rachitique faite en même temps du côté opposé avait guéri sans accident ; enfin chez un enfant la consolidation ne se fit pas ; la pseudarthrose persiste depuis sept ans. Parmi les sujets qui ont subi l'ostéoclasie il y avait à peu près autant d'enfants que d'adultes.

M. Kirmisson. *Sur la ligature de l'iliaque externe pour les anévrysmes inguinaux* (Voir *Revue de chirurgie*, mai 1884, page 384).

Rapport de M. Berger.

Adoptant les conclusions émises par M. Kirmisson, M. Berger entre dans quelques développements à propos du manuel opératoire de la ligature de l'iliaque externe. Quatre principaux procédés sont à examiner dont deux sont à rejeter : celui de Bogros, à cheval sur l'artère, qui mène immédiatement au-dessus de l'arcade, c'est-à-dire bien trop bas, et celui d'Abernethy, dont l'incision verticale expose à l'éventration et à la blessure du péritoine.

Le procédé de Cooper, aujourd'hui classique (incision à un travers de doigt au dessus de l'arcade crurale parallèle à cette arcade et se diri- geant sans l'atteindre vers l'épine iliaque antérieure et supérieure), est adopté avec raison par M. Kirmisson ; mais M. Berger aurait voulu le voir insister davantage sur le précepte, souligné par M. Farabeuf, de déposer définitivement le bistouri après avoir incisé l'aponévrose du grand oblique et de défoncer le *fascia transversalis* avec le doigt pour ménager le péritoine qui lui est en ce point souvent uni en cas d'anévrysme, sur- tout après des tentatives de compression ; le danger moins grand aujour- d'hui des blessures de cette séreuse ne rend pas moins nécessaire de les éviter autant que possible.

Enfin le procédé de Marcellin Duval, qui ajoute à l'incision précédente une incision très oblique en haut et en dedans partant de son extrémité externe, permet d'arriver jusqu'à l'origine de l'artère au besoin, mais donne une plaie longue, tiraillée, mal disposée pour la réunion immédiate et exposant à l'éventration. Quand cette incision est nécessaire, M. Berger conseille de ne pas la faire d'emblée jusqu'au péritoine dans toute son étendue, mais de décoller d'abord la séreuse en dedans, où elle est plus distincte et d'achever 'incision sur son doigt. En résumé, le procédé d'élection est celui de Cooper, mais on peut y ajouter l'incision de Mar- cellin Duval s'il faut lier l'artère trop haut.

M. FARABEUF se range absolument à cet avis, ce procédé étant bien préférable à celui de Roux et Lisfranc trop externe qui mène péniblement sur l'artère et nécessite pour aller un peu haut des décollements très étendus. Pour les ligatures profondes sans points de repère pour le doigt, on risque de tâtonner pour chercher l'artère ; M. Farabeuf conseille alors de marquer sur la peau le trajet de l'artère à la teinture d'iode, par exem- ple, avant l'opération de façon à pouvoir trouver l'artère plus facilement.

M. DESPRÉS. On n'opère pas de même un sujet gras ou maigre. C'est au chirurgien à savoir s'en tirer sans procédé fixe.

M. TERRIER. *Splénectomie* [1].

M. Terrier présente à la Société une rate pesant 6 kilogrammes qu'il a enlevée à une femme de 40 ans qu'il avait déjà vue il y a deux ans et chez laquelle il avait trouvé alors en même temps que son hypertrophie de la rate une très légère leucocytose (1 globule blanc pour 275 rouges, au lieu de 1/300). Le 16 novembre, cette malade rentre dans son service réclamant une opération, la rate avait encore augmenté ainsi que la pro- portion des globules blancs (1/253). M. Terrier se décide cependant à

1. Cette observation sera publiée in extenso dans la *Revue de chirurgie*.

l'opération|qui ne dura qu'une heure et se passa bien, malgré le volume
énorme des vaisseaux qui abordaient l'organe et dont on peut juger sur
la pièce, où ils ont été injectés. Toutes les ligatures furent faites avec soin
et aucune ne se détacha, comme le démontra l'autopsie; la malade mourut
dans les 24 heures d'hémorrhagie capillaire. Le suintement sanguin se
fit non seulement dans la cavité abdominale mais dans les parois, au
niveau de chaque point de suture.

Cette observation tendrait à faire prohiber toute opération en cas de
leucocytose, si faible qu'elle fût; mais Franzollini a guéri de l'opération
et de sa leucocythémie une femme qui n'avait plus que 30 globules rouges
pour un globule blanc. Toutes les autres opérations du même genre se
sont du reste terminées fatalement, presque toutes par hémorrhagie.

M. KIRMISSON. *Sur la conicité dite physiologique des moignons.*
Rapport de M. VERNEUIL.

Un malade de 20 ans, amputé de la jambe à l'âge de 4 ans, dut être
opéré par M. Kirmisson pour une conicité douloureuse du moignon, consécutive à l'allongement des os de la jambe; le moignon était devenu douloureux à l'age de 14 ans. La résection de ces os sur une longueur de
10 centimètres permit au malade de faire usage de son moignon. Deux
moules pris avant et après l'intervention en montrent l'utilité et le succès.

A ce propos, M. Verneuil montre plusieurs moules de moignons coni-
ques de cette nature tirés de sa collection particulière. Il insiste sur
l'apparence pathognomonique de cette déformation, le moignon étant cylindrique dans son ensemble et terminé par un mamelon brusquement
saillant.

Dans ses conclusions M. Kirmisson recommande d'éviter autant que
possible les amputations chez les enfants et de conserver quand on est
obligé de les faire des lambeaux d'une longueur considérable.

M. Farabeuf qui a vu ce malade s'étonne de ce fait que la distension
ne portait que sur la peau terminale sans tiraillement aucun du reste de
la peau du moignon. Il pense qu'une forme analogue de moignon conique
pourrait se produire chez l'adulte après une réunion primitive trop rapide de la peau, par rétraction lente des muscles qui cesseraient de recouvrir l'os. Il en a vu un exemple après une amputation circulaire

M. TRÉLAT ne croit pas au mécanisme invoqué par M. Farabeuf : la
réunion profonde est la condition nécessaire de la réunion superficielle
totale. Les amputations à lambeaux se prêtent mieux que les circulaires
à la réunion immédiate. On peut espérer que les méthodes d'opération et
de pansement actuelles permettront d'éviter dans l'avenir, dans une mesure variable, ces déformations consécutives aux amputations pratiquées
chez les enfants.

M. BERGER. Chez l'adulte une conicité analogue peut survenir par formation d'ostéophytes à l'extrémité de l'os sectionné, — le fait a été signalé
il y a quelques années dans les *Archives de Laugenbeck* et M. Berger en
a vu un exemple sur un jeune homme de vingt-quatre à vingt-cinq ans. —

Il a dû réséquer secondairement 5 à 6 centimètres d'os nouveau et n'a pas conservé de périoste pour éviter tout nouvel accident de ce genre.

M. Farabeuf. La cause de la conicité consécutive est la rétraction lente des muscles insuffisamment fixés à l'extrémité du moignon ; cette rétraction est facilitée par l'élargissement de leurs gaines aponévrotiques, c'est-à-dire par l'amaigrissement ou la disparition de l'œdème.

M. Berger. M. Farabeuf attribue un rôle trop considérable aux muscles : dans les meilleurs moignons on ne trouve à l'extrémité que du tissu fibreux et de la graisse.

M. Verneuil. La seule cause de la conicité des moignons est leur inflammation ; la longueur, la forme et la constitution des lambeaux n'y jouent aucun rôle, non plus que la réunion immédiate que M. Verneuil ne fait jamais après les amputations. Elle peut encore survenir par une sorte de fonte des parties molles, chez les cachectiques fébricitants.

M. Trélat. Les amputations à lambeaux et la réunion immédiate diminuent les chances d'inflammation et par conséquent de conicité du moignon.

M. Hergott (de Nancy). *Fistules vésico-vaginales et avantages dans certains cas de la méthode de Bozeman.*

M. Hergott insiste tout particulièrement sur la valeur et l'importance du *traitement préparatoire* destiné à assouplir le tissu de cicatrice qui entoure la fistule et bride le vagin ; continué un nombre de mois suffisant, ce traitement permet de guérir par une seule opération des cas qui seraient restés sans cela au-dessus des ressources de l'art.

En général, M. Hergott opère ses malades dans la position pelvi-dorsale inclinée ; la position genu-pectorale n'est employée par lui que quand elle donne des facilités spéciales pour l'opération, comme dans deux de ses observations. Les femmes doivent être examinées dans les deux positions avant l'opération. Une table spéciale est absolument nécessaire pour que la position genu-pectorale puisse être conservée par la malade pendant l'opération.

M. Hergott n'adopte pas le spéculum bivalve ou trivalve de Bozeman.

Après l'opération, il a renoncé à la sonde à demeure et n'emploie le cathétérisme que quand la malade ne peut uriner seule ; il n'est généralement nécessaire que le premier jour.

M. Hergott donne ensuite la statistique de ses dernières opérations qui lui ont donné huit succès d'emblée, un insuccès après trois opérations et un insuccès complet. Dans un cas, le traitement préparatoire a duré six mois ; la malade a guéri.

M. Terrier présente un *écarteur des paupières* imaginé par M. Faucher et qui évite toute espèce de pression sur le globe oculaire, grâce à deux valves mobiles qui prennent leur point d'appui sur le rebord orbitaire. M. Terrier a fait avec cet instrument un grand nombre de cataractes et d'iridectomies et le trouve très bon.   M. Hache

REVUE ANALYTIQUE

I. — Pathologie générale.

Leçon sur l'érysipèle, par le professeur Cornil, recueillie par M. Babinski, in *Journal des connaiss. méd.*, année 1884, n° 1, page 1.

Anatomiquement, l'érysipèle est une inflammation œdémateuse aiguë de la peau, de nature infectieuse. Dans un cas d'intensité moyenne, les lésions consistent :

En une accumulation dans le derme de cellules lymphatiques, autour des vaisseaux sanguins, des capillaires lymphatiques, et autour des lobules adipeux ; elle est due à la diapédèse, mais aussi à la multiplication des cellules du tissu conjonctif ;

En une exsudation fibrineuse ;

Et, enfin, en la présence de nombreuses bactéries, d'un très petit diamètre (0,0003), formées par la réunion de spores formant des chapelets sinueux. Ces bactéries sont réunies en groupes dans les espaces interfasciculaires, dans les vaisseaux lymphatiques, et, dans les cellules adipeuses, elles occupent le protoplasma qui entoure la gouttelette de graisse. Un siège d'élection est la périphérie des poils, probablement aussi les gaines, qui seraient une des voies d'élimination des bacilles (d'où la chute des cheveux). Ces bacilles se distinguent par leur coloration par l'aniline des granulations albumineuses qui se trouvent dans le liquide fibrineux exsudé.

Dans les cas de grande intensité, l'épiderme, peu atteint dans le cas précédent, présente des lésions diverses : vésicules, phlyctènes, bulles, dont le siège est dans le stratum granulosum, soit au milieu, et alors elles le dédoublent, soit au-dessus, soit au-dessous.

Le liquide de ces phlyctènes ne contient pas toujours de bacilles : c'est cependant avec des bacilles puisées en lui et cultivées que Fehleisen a pratiqué, avec succès, des inoculations modificatrices, pour certaines affections, le cancer par exemple.

Dans le stratum de Malpighi, — dégénérescence vésiculeuse des noyaux des cellules, qui, parfois, se laissent pénétrer par une ou deux cellules migratrices. L'évolution épidermique reste incomplète (comme, du reste, dans les affections cutanées, où il y a migration de leucocytes dans la couche de Malpighi, et où les cellules du corps muqueux subissent la dégénérescence vésiculeuse); les cellules du stratum granulosum ne se chargent pas d'éléidine, et les cellules épidermiques tombent avant la disparition de leur noyau, avant la kératinisation.

Si on se rappelle les phases de l'histoire de l'érysipèle, on voit, qu'après l'avoir considérée comme une affection sans lésions, comme une phlébite, comme une lymphangite, comme une dermite exsudative, on en est arrivé à son vrai caractère de maladie bactéridienne, infectieuse, et contagieuse.

Dʳ LAURAND.

LA PUSTULE MALIGNE ET LE CHARBON, par le professeur Cornil, in *Journal des connaissances médic.*, année 1884, nº 6, p. 41.

Relation très intéressante de deux autopsies de pustule maligne remontant à douze et quinze jours. Le professeur Cornil ne rencontra de bacilles, ni dans le liquide provenant du raclage du tissu sous-jacent à l'eschare, ni sur les coupes de l'eschare et des tissus voisins, ni dans le sang du cœur ou des vaisseaux cutanés. Les organes, au contraire, contenaient des bactéridies charbonneuses, poumons, rate, et surtout estomac, où elles occupaient le tissu conjonctif sous-muqueux et la face interne des glandes à pepsine et à mucus, dont l'épithélium, en beaucoup de points, était desquamé et granuleux. Ces faits autorisent à penser que les bacilles, après avoir rempli, à un moment donné, la circulation générale, étaient en voie d'élimination : la guérison possible ne doit point, pour cela, être admise, car le sang était poisseux, impropre à l'hématose, irrémédiablement altéré. — Ce qui le prouve, c'est que, dans le second cas, ni les centres nerveux, ni les poumons, ni le tube digestif, ne présentaient de bacilles, sauf l'estomac et le foie. Les reins n'en offraient pas non plus, mais ils étaient le siège d'altérations (glomérulite, exudats intra-canaliculaires, cylindres, etc.), traces du passage des bactéridies. Il existait une large ecchymose sur l'intestin, qui, dans certains cas, on le sait, peut être la porte d'entrée de l'infection, sans qu'il y ait de pustule cutanée.

Dʳ LAURAND.

DES CONGÉLATIONS, par le Dʳ Catiano (de Berlin). (*Langenbeck's Archiv.* Band. 28, S 278, 1882).

L'auteur a fait une série de recherches pour élucider les deux questions suivantes : 1º Comment survient la mort dans l'action du froid sur l'organisme ; 2º Quelle est la cause de la mort subite, lorsqu'on réchauffe brusquement un individu menacé par l'action du froid ?

1º D'après Catiano, on n'observerait dans l'action du froid ni hyperémie des centres nerveux, ni altération du sang. L'auteur a soumis des animaux à l'action du froid. Il a pris la température de plusieurs viscères et il a d'autre part observé la circulation cérébrale, grâce à des trépanations. Il conclut de ces recherches que, contrairement à l'opinion des auteurs précédents, il y a plutôt anémie des vaisseaux de la pie-mère qu'hyperémie.

De plus, la température du sang ne descend pas assez bas pour que celui-ci soit modifiée d'une manière importante. D'après Catiano la mort survient par anémie cérébrale, avec phénomènes d'asphyxie consécutifs et paralysie des nerfs respiratoires.

2° On sait qu'un individu soumis à l'action du froid peut mourir subitement lorsqu'on vient à le réchauffer d'une façon brusque. D'après des expériences faites sur des animaux, Catiano attribue la mort à une dilatation considérable des vaisseaux du tégument cutané et à l'anémie consécutive des viscères crâniens et thoraciques.

Suivent quelques considérations thérapeutiques sur les bains froids. L'auteur pense que ces derniers produisent l'anémie du cerveau. Si on observe une contraction des artères périphériques, celle-ci est due non à l'action directe du froid, mais à l'anémie du centre vaso-moteur.

H. GILSON.

II. — Organes génitaux de la femme.

RÉSUMÉ DE VINGT-CINQ CAS DE SECTION ABDOMINALE, par Ewing Mears (*The Boston med. and surg. journal*, décembre, 1882, vol. CVIII, page 609).

Causes de l'ouverture de l'abdomen :

22 fois tumeurs de l'ovaire.

1 cas d'ascite de diagnostic obscur.

1 cas d'hydropisie enkystée du péritoine.

1 cas d'extraction de fœtus (grossese extra-utérine).

L'auteur ne s'occupera que des cas ovariques.

Age des opérées, de seize à soixante-cinq ans.

Durée de la tumeur, de trois mois à sept ans, à dater du jour où elle a été reconnue par la malade.

Ponction exploratrice 8 fois, évacuatrice 4 fois.

Etat des patientes au moment de l'opération : bon, sauf 2 cas (tumeurs malignes). Toujours traitement préparatoire de deux semaines à deux mois.

Ligne d'incision : ligne blanche; longueur variable suivant le volume et les adhérences. Pour kyste uniloculaire, facile à enlever, incision de 1 pouce 1/2. Pour kyste polikystique, incision de 4 à 6 pouces.

Suture métallique.

Adhérences, 18 fois, d'étendue variable.

Caractères des kystes : 4 uniloculaires, 16 multiloculaires, 2 tumeurs malignes.

Double ovariotomie : 2 fois.

Opérations antérieures, dans un cas, l'autre ovaire enlevé trois ans auparavant; incision à côté de la cicatrice, pour éviter de blesser l'ancien pédicule.

Traitement du pédicule : clamp, sauf une fois ligature au catgut et pédicule rentré.

Dans les cas favorables, la première suture était enlevée le sixième jour et le clamp du huitième au dixième jour.

Drainage : dans un cas, large tube de caoutchouc dans l'abdomen pendant trois jours, pas de liquide à sortir, aucun signe de rétention septique. L'usage du drainage est spécialement indiqué dans les kystes avec adhérences.

Précautions antiseptiques : 14 fois méthode antiseptique complète: résultats heureux.

Quinine donnée à larges doses (30 à 60 grains) dans les vingt-quatre heures avant l'opération, pour prévenir le choc traumatique.

Durée de l'opération : de trente minutes à deux heures.

Poids de la tumeur : de 3 à 60 livres.

Suites de l'opération : dans les cas heureux, les malades ont pu s'asseoir dans leur lit le douzième jour, se lever sur une chaise longue le quatorzième et se promener dans leur chambre dès la troisième semaine. Guécomplète à la quatrième ou cinquième semaine.

Pas de nourriture pendant les vingt-quatre heures qui suivent l'opération puis une once de lait avec de l'eau de chaux, s'il y a des vomissements ou des nausées, toutes les trois ou quatre heures. Au bout de deux ou trois jours, deux onces de lait toutes les trois heures, alternant avec une cuillerée à thé de jus de bœuf; pas de nourriture solide jusqu'à l'ablation des sutures et du clamp.

Léger laxatif le huitième jour.

Cathétérisme toutes les six ou huit heures pendant cinq jours.

Résultats : sur 25 cas, 4 morts, dont 3 après l'extraction de kystes ovariques et 1 à la suite d'extraction de fœtus.

G. CARRON.

UNE NOUVELLE OPÉRATION POUR LA CURE DE L'ABAISSEMENT DE L'UTÉRUS, par le Dr Adams, in *Glasgow med. Journ.*, vol. XVII, n° 6, p. 437.

Cette opération, basée sur le rôle physiologique des ligaments ronds, consiste à aller chercher ces ligaments par une incision pratiquée au niveau de chacun des orifices inguinaux, à les isoler, puis à exercer sur eux une traction qui a pour effet de relever l'utérus ; après quoi, ces ligaments maintenus tendus sont fixés aux tissus environnants.

HENRY LUC.

TRAITEMENT DE LA CHUTE DE MATRICE PAR LE CLOISONNEMENT DU VAGIN, MODIFICATION AU PROCÉDÉ DU PROFESSEUR LE FORT, par le professeur G. Eustache (de Lille) [*Archives de tocologie, mal. des femmes*, n° de septembre 1882, p. 513].

Après avoir déploré le peu de succès obtenu par les méthodes chirurgicales employées contre le prolapsus utérin, M. le Dr Eustache (de Lille) rapporte l'observation d'une malade qu'il opéra par le procédé du professeur Le Fort. Cette opération suivie d'insuccès (dû très probablement d'après l'observation, à l'indocilité de la malade) lui fit chercher quelles modifications on pourrait apporter au procédé du cloisonnement vaginal.

L'auteur, après avoir critiqué la méthode et discuté ses modifications, arrive aux conclusions suivantes :

1° La seule opération chirurgicale capable de remédier efficacement et définitivement à la chute complète de l'utérus est le cloisonnement du vagin suivant la méthode imaginée par M. Le Fort.

2° Pour que cette méthode soit suivie de succès certain, il faut :

3° Au lieu d'un avivement linéaire de 1 à 2 centim. de large, un avivement large de 4 à 5 centim. depuis le col de l'utérus jusqu'à la vulve (6 centim.) ;

4° Remplacer le fil d'argent par le catgut ;

5° Employer la méthode antiseptique.

A ces modifications est dû, suivant l'auteur, le succès opératoire qu'il a obtenu dans cinq observations qu'il cite à la fin de son travail.

F. Verchère.

_____

Suture du cancer inopérable de l'utérus, par le Dr von Rabenau (Berliner klinische Wochenschrift, 1883, p. 188).

Dans les cas où l'opérateur doit renoncer à enlever le cancer de l'utérus en entier, von Rabenau pense que le chirurgien doit encore intervenir. Il faut, d'après lui, enlever avec la curette ou une cuillère tranchante tout ce qui peut être enlevé du néoplasme. On peut aussi détacher certaines portions de la tumeur avec le couteau et les ciseaux. Cette opération une fois terminée, les chirurgiens ont l'habitude d'appliquer sur la plaie une substance caustique (chlorure de zinc par exemple), tant pour arrêter l'hémorrhagie que pour favoriser la cicatrisation. C'est à cette pratique que s'était arrêté le Dr A. Martin. Ce chirurgien, ayant perdu deux malades d'hémorrhagie après avoir employé ce procédé, a cherché à remplacer ce mode opératoire par la suture de la plaie utérine. C'est cette pratique que recommande von Rabenau. 12 malades ont été opérées de cette façon. Sur ces 12 malades, 9 ont présenté au bout de quatorze jours une réunion à peu près satisfaisante. H. Gilson.

_____

Catgut phéniqué pour sutures du col utérin, par A. R. Jackson, AM.MD. (The medical Record, New-York, vol. XX, 10 décembre 1881, p. 675).

L'auteur recommande fortement l'usage du catgut phéniqué, qui ne nécessite pas une seconde opération pour retirer les points de suture. Il s'est servi du fil d'argent, de la soie ; mais ces substances, qui remplissent parfaitement le but de maintenir les surfaces, offrent l'inconvénient qu'on est obligé de les retirer après la réunion. Le catgut n'est jamais résorbé avant que la réunion ait lieu. Il recommande surtout son emploi dans la périnéorrhaphie, car on n'est pas obligé d'écarter les cuisses de la malade afin de retirer les sutures, alors que peut-être la réunion des tissus n'est pas tout à fait suffisante. Dr Rowlatt.

BIBLIOGRAPHIE

CONTRIBUTION A L'ÉTUDE CLINIQUE DES TUMEURS SOLIDES DU SCAPULUM, par le docteur R. de Langenhagen, interne des hôpitaux de Paris. Paris, A. Delahaye, 1883.

L'auteur, dans la première partie de son travail, insiste sur la nécessité de bien reconnaître si les mouvements imprimés au scapulum se communiquent ou non à la tumeur.

Dans une deuxième partie fort soignée, M. de Langenhagen discute le diagnostic de la nature de la tumeur. N'y aurait-il pas eu avantage à séparer nettement les tumeurs bénignes et malignes et à mettre en lumière ce fait clinique que les grosses tumeurs à marche lente de la racine du membre sont surtout des enchondromes? Quant aux tumeurs malignes, elles n'atteignent généralement un grand volume qu'après avoir donné lieu à des phénomènes locaux et généraux d'une signification précise.

Dans un chapitre fort intéressant, l'auteur étudie d'après un historique complet, les résultats de la résection simple de l'omoplate. Sur 30 cas recueillis par lui, il signale 4 décès seulement, ce qui implique une très faible mortalité, fait que Chauvel avait déjà noté dans son remarquable article. Malheureusement les récidives sont fréquentes, comme il ressort de la lecture des observations.

Dans la statistique des ablations de l'omoplate, consécutives à celles du bras, l'auteur fait ressortir que la mortalité soit primitive, soit ultérieure y est faible, fait intéressant qui doit engager le chirurgien à intervenir toutes les fois que l'état du malade le permet.

M. Langenhagen étudie ensuite les avantages et les inconvénients de l'amputation totale du bras, il présente une statistique de 11 cas dont 3 personnels.

Viennent ensuite une série de chapitres riches de documents bibliographiques sur les résections partielles de l'omoplate, où l'auteur met en relief leurs avantages réels au point de vue de la bénignité et de la restauration fonctionnelle.

RECHERCHES ANATOMIQUES ET PHYSIOLOGIQUES SUR LE MUSCLE STERNO-CLEIDO-MASTOÏDIEN, par M. Maubrac, prosecteur de la Faculté de médecine de Bordeaux. Paris, Octave Doin, 1883.

L'auteur, déjà précédé dans cette voie par le professeur Krauss, a produit sur le muscle sterno-mastoïdien des faits à la fois nouveaux et curieux.

En se basant sur l'anatomie comparée, M. Maubrac démontre que le sterno-mastoïdien est dû à la réunion de plusieurs muscles, et qu'il constitue en réalité un groupe musculaire formé de 4 faisceaux : le sterno-mastoïdien, le sterno-occipital, le cleido-occipital, le cleido-mastoïdien. Chez l'homme, plusieurs de ces faisceaux sont atrophiés, réunis entre eux mais chez certains animaux on les retrouve d'une façon très distincte. il propose donc de donner au sterno-cleido-mastoïdien le nom de muscle quadrijumeau de la tête. Du reste leurs invervations et leurs fonctions viendraient encore corroborer cette opinion.

Le cleido-mastoïdien, qui occupe du reste un plan postérieur, reçoit seul des filets du spinal : les 3 autres reçoivent leurs nerfs de la 3e cervicale ou de son anastomose avec la 11e paire.

Les sterno-mastoïdiens sont extenseurs de la tête, sauf quand la tête est fléchie; les cleido-mastoïdiens augmentent le mouvement de flexion.

M. Maubrac insiste en terminant sur le rôle de ce groupe dans les fonctions respiratoires et dans l'exercice de la vision.

Huit planches sont annexées à ce travail.   Picqué.

DE L'INTERVENTION CHIRURGICALE DANS LES HERNIES ÉTRANGLÉES COMPLIQUÉES D'ADHÉRENCES ET DE GANGRÈNE. ENTÉRECTOMIE ET ENTÉRORRHAPHIE, par M. Barrette, aide d'anatomie de la Faculté de médecine. Paris, A. Delahaye, 1883.

Nos lecteurs n'ont pas oublié le remarquable travail qu'a publié récemment dans cette Revue M. le docteur Bouilly sur l'entérectomie, l'entérorrhaphie. M. Barrette, dans un mémoire fort intéressant, a repris cette question en s'appuyant sur un nombre considérable d'observations ; il est arrivé aux mêmes conclusions. En se reportant à l'historique de l'auteur, on pourra facilement se rendre compte des vicissitudes nombreuses qu'a eu à subir l'opération en question pour entrer définitivement dans la pratique. Quoique sa cause ne soit pas entièrement gagnée, elle est bien près de l'être, et c'est en opposant, à force d'observations, aux inconvénients et aux dangers de l'anus contre nature, les avantages incontestables de l'entérectomie, qu'on pourra se rendre compte de l'utilité de cette dernière.

L'entérorrhaphie circulaire en deux temps est une opération qui mérite l'attention dans l'avenir : les observations en sont peu nombreuses. L'auteur a annexé à son travail des tableaux, où l'on pourra facilement se reporter pour juger d'une façon générale la question de l'entérorrhaphie qui, bien que préférable à l'anus contre nature, ne peut lui être substituée que par des mains exercées. Mais M. Barrette ne s'en est pas tenu à ce point de vue thérapeutique : considérant le côté clinique, il a écrit des pages intéressantes sur les indications de l'intervention dans les cas d'adhérences ou de gangrène.

Picqué.

CONGRÈS FRANÇAIS DE CHIRURGIE.

Le projet de réunir annuellement tous les chirurgiens français en un congrès était assuré d'avance d'être bien accueilli et l'on doit savoir gré à M. Démons d'avoir soulevé cette question.

Les idées qui militent en faveur de ce projet répondent trop exactement aux mobiles qui nous ont conduit à la fondation de la *Revue de chirurgie*, pour que nous ne l'acceptions pas avec empressement, ainsi que l'a fait la Société de chirurgie en votant les conclusions du rapport de M. Pozzi. Nous disions, en effet, en 1881, en tête du premier numéro de ce journal : « Notre programme sera rempli par la collaboration de tous ceux qui s'intéressent aux progrès de la chirurgie française.

« Aussi la *Revue de chirurgie* aura-t-elle des collaborateurs non seulement dans les villes qui sont de véritables centres scientifiques, mais encore dans tous les points des pays où il y a une chirurgie qui travaille. »

Le congrès français de chirurgie sera, nous n'en doutons pas, largement ouvert à tous ceux qui voudront se réunir aux chirurgiens français.

Il ne s'agit pas de la prépondérance d'une ville sur l'autre, d'un groupe de chirurgiens sur un autre, le but est plus élevé, il vise les progrès de la science chirurgicale en général, mais en particulier ceux de la chirurgie française; il est donc à la fois scientifique et patriotique, ainsi que l'a dit très bien le rapporteur.

Ce congrès suscitera l'ardeur des chirurgiens et, puisque nous voulons l'instituer, ce sera pour soutenir dignement la comparaison avec les congrès de même ordre qui existent dans d'autres pays.

La préparation des statuts et règlements provisoires du congrès est confiée à une commission composée de MM. Bouilly, Chauvel, Monod, Pozzi, Trélat et Verneuil.

NÉCROLOGIE

BOUISSON

M. Bouisson, l'éminent chirurgien de Montpellier, qui vient de succomber, a joué pendant longtemps un rôle important; doué d'une grande activité, il fut un chirurgien militant et contribua largement par ses travaux au mouvement scientifique de 1840 à 1860. Il était un excellent professeur et de plus un érudit et un lettré.

Bouisson était né en 1813, à Mauguio, village voisin de Montpellier, d'une famille obscure. Il fit ses études médicales à Montpellier en 1836;

à vingt-trois ans, il était nommé premier agrégré (section de chirurgie). En 1837 il était nommé (au concours) professeur de physiologie à Strasbourg.

En 1840, il vint concourir à Montpellier pour la chaire de pathologie externe, qu'il obtint et occupa jusqu'en 1845. A cette époque, il passa à la clinique chirurgicale, en remplacement de Lallemand. Il alla, en 1851, concourir à Paris pour une chaire de clinique chirurgicale et obtint la voix de Velpeau, de Bégin et de Réveillé-Parise; Nélaton l'emporta.

Il abandonna la clinique chirurgicale en 1869, pour prendre la chaire de médecine opératoire qu'il a gardée jusqu'à sa mort. Nommé doyen en 1868, il a rempli ces fonctions près de onze ans. De 1873 à 1875, il a administré l'Académie de Montpellier en qualité de recteur intérimaire. De 1875 à 1881, il a été membre du conseil supérieur de l'Instruction publique.

Il était correspondant de la Société de chirurgie, associé national de l'Académie, correspondant de l'Institut.

Liste de ses principaux travaux.

THÈSES.

Doctorat. *Fragments pour servir à l'histoire des altérations organiques du cœur* 1835.

Agrégation. *Diathèse purulente. De la pathogénie des abcès et de leur traitement.* 1836.

Professorat (physiologie), Strasbourg. *Des propriétés générales de l'organisme et des forces qui le régissent.* 1837.

Professorat (pathologie externe), Montpellier. *Parallèle entre la pathologie chirurgicale des écoles françaises et la pathologie chirurgicale des Écoles étrangères.* 1840.

Professorat (clinique chirurgicale), Paris. *Des vices de conformation de l'anus et du rectum.* 1851.

TRAVAUX DIVERS.

Études sur le chyle. Paris, 1844, in-8.

De la bile, de ses variations physiologiques, de ses altérations morbides. Montpellier, 1843, in-8.

De la lymphe et de ses altérations pathologiques. Montpellier, 1845, in-4.

Des larmes sous le rapport physiologique et pathologique. Montpellier, 1847.

Clinique de la maison des aliénés de Montpellier. In-8, 1833.

Anatomie et physiologie des annexes du fœtus. In-8, 1834.

Tableau des progrès de l'anatomie dans l'École de Montpellier. In-8, 1836.

Discours sur l'avenir de la physiologie. In-8, 1838.

Étude chirurgicale sur Hunter et Desault. In-8, 1842.

Les médecins et les poètes latins. In-8, 1843.

Introduction à l'étude de la clinique chirurgicale. In-8, 1845.

Traité théorique et pratique de la méthode anesthésique. In-8, Paris, 1850. Ouvrage couronné par l'Académie des sciences (Prix Gobert).

Tribut à la chirurgie. 1857, 1861. Deux volumes in-4° avec planches qui renferment les travaux suivants : 1er volume : *Des fractures longitudinales des diaphyses osseuses. — De la lithotritie par les voies accidentelles. — Considérations sur les amputations multiples. — Mémoire sur la luxation traumatique de l'articulation occipito-atloïdienne* (observation nouvelle de cette espèce de luxation). — *Des hémorragies périodiques qui compliquent les suites des opérations et de l'utilité de leur traitement médical. — De la suture implantée, ou Recherches sur une nouvelle espèce de suture destinée à réunir les plaies des intestins. — Réduction d'une luxa-*

tion ancienne de la mâchoire inférieure au moyen d'un levier à plaques paraboli-
ques. — D'un nouveau procédé de rhinoplastie latérale ayant pour but de conserver
la régularité du contour des narines. — Nouvelle étude de la taille médiane. —
Observation d'un porte-plume métallique devenu le noyau d'un calcul et extrait par
une incision médiane du vagin. — Mémoire sur les lésions des artères fessière et is-
chiatique et sur les opérations qui leur conviennent. — Remarques sur l'insuffisance
des humeurs de l'œil. — Nouveaux moyens de contribuer au succès de la réunion
immédiate par issue directe des fils à travers la peau.— Suture à plans superposés.—
Recherches et observations sur quelques variétés rares de luxations. — Mémoires sur
les tumeurs syphilitiques des muscles et de leurs annexes. — 2ᵉ volume : Parallèle
de Delpech et de Dupuytren. — Mémoire sur l'exploration sous-cutanée des tumeurs,
proposition d'un nouvel instrument pour le diagnostic des tumeurs solides. — Des-
cription d'une nouvelle fronde élastique pour le traitement des fractures de la mâ-
choire inférieure. — Recherches sur les fissures congéniales des lèvres; description de
quelques variétés nouvelles du bec-de-lièvre. — Observation de taille médiane employée
pour extraire de la vessie une pierre friable, un fragment de bois et une épingle.—
De la ventilation des plaies et des ulcères. — De l'amputation du pénis. — Du
cancer buccal chez les fumeurs. — Remarques sur l'ophthalmie pseudo-membraneuse.
— Histoire d'un aliéné aveugle qui, après l'opération de la cataracte, a recouvré à
la fois la vue et la raison. — De l'orchite rhumatismale. — De l'affection tubercu-
leuse du testicule. — Recherches cliniques sur les variétés et le traitement de l'hé-
matocèle. — De la phlébite inguinale. — Relation d'un cas rare de hernie inguinale
avec étranglement de l'intestin grêle, à travers une perforation du mésentère. — De
l'hypospadias et de son traitement chirurgical.

Bouisson a fait les articles LANGUE et LÈVRES du *Dictionnaire encyclopédique des sciences médicales.*

Il a légué à la Faculté de Montpellier sa bibliothèque, qui est fort
importante, et cent mille francs destinés à fonder des prix pour les
élèves.

LETIÉVANT

Lyon a perdu un chirurgien de grand mérite : Létiévant, chirurgien-
major de l'Hôtel-Dieu, professeur adjoint à la Faculté de médecine, sou-
tenait dignement la grande tradition chirurgicale de l'Ecole lyonnaise.

Il a fait de nombreux travaux que nous ne pouvons énumérer aujour-
d'hui; nous citerons seulement ses mémoires sur l'opération de Gensoul,
sur la gangrène traumatique, sur la sensibilité des téguments, sur l'abrasion intra-articulaire ou arthroxésis.

Son ouvrage principal est son *Traité des sections nerveuses.*

Létiévant a eu le mérite d'introduire le premier à Lyon la méthode
antiseptique; c'est là un grand service rendu.

Enfin, le premier, il a eu l'idée en 1875 de la mobilisation de la paroi
thoracique dans les fistules pleuro-cutanées rebelles.

Le Propriétaire-Gérant : FÉLIX ALCAN.

Coulommiers. — Typ. PAUL BRODARD et Cⁱᵉ.

DE L'EXTIRPATION TOTALE DE L'UTÉRUS
PAR LE VAGIN

Par M. A. DEMONS
Chirurgien de l'hôpital Saint-André de Bordeaux.

Historique. — L'extirpation totale de l'utérus par le vagin a été longtemps regardée comme une opération téméraire entre toutes et même par quelques-uns comme une entreprise coupable. Actuellement, un grand nombre de chirurgiens partagent encore cette opinion. Les auteurs de traités de médecine opératoire ne parlent de cette opération que pour ne pas être accusés de rester incomplets, en marquant bien qu'ils la prennent pour une erreur du temps passé. Des exemples réitérés nous ont appris à ne pas considérer comme irrévocables des jugements en apparence sans appel. La chirurgie contemporaine, ayant pour elle le puissant secours de la méthode antiseptique, tente de faire revivre une foule d'opérations anciennes cent fois déjà condamnées à rester dans l'oubli. Sans vouloir accepter tous les excès inévitables d'une telle révision, il faut bien reconnaître que ce mouvement est justifié par de magnifiques résultats et qu'il est cent fois préférable à l'immobilité satisfaite où certains retardataires voudraient nous voir endormis.

Parmi les opérations abandonnées dont la réapparition est difficile à accepter se place au premier rang l'extirpation totale de l'utérus pour des cas de cancer, car les objections les plus sérieuses se dressent immédiatement devant elle. D'abord, c'est la difficulté de son exécution, puis l'incontestable danger qui la suit, et enfin la probabilité d'une récidive plus ou moins rapide. Je me propose dans la présente étude de mettre sous les yeux des lecteurs de la *Revue de Chirurgie* les pièces principales du procès qui s'instruit en ce moment. Ils jugeront si la kolpohystérectomie totale doit rentrer dans l'oubli, ou si, au contraire, elle mérite de reprendre une place, quelque petite qu'elle soit, dans le cadre des opérations licites.

L'extirpation de l'utérus par le vagin ne date pas d'hier. Négligeant d'approfondir la question de savoir si Soranus (d'Ephèse) et beaucoup plus tard Andreas a Cruce l'ont pratiquée, je me contente de remonter à 1813, où Langenbeck, le père, l'a faite avec un succès qui ne s'est pas démenti pendant trente-deux ans. Sans doute, la matrice n'était pas véritablement cancéreuse. Langenbeck n'ouvrit pas le péritoine, et laissa dans l'abdomen une partie du fond de l'utérus, qui ne fut pas retrouvée à l'autopsie effectuée par Langenbeck fils. Un accident curieux signala cette opération. Kirchmayer, l'aide unique de Langenbeck, fut pris brusquement d'un accès de goutte, et malgré les appels désespérés du chirurgien, ne put venir à son secours. Obligé de lutter seul contre une hémorrhagie inquiétante, Langenbeck fut réduit à se servir de ses dents pour serrer les fils des ligatures. En 1822, Sauter, de Constance, enleva l'utérus, après avoir ouvert le péritoine; la vessie fut blessée; une fistule persista jusqu'à la mort de la malade, survenue quatre mois après à la suite d'un œdème pulmonaire.

En Angleterre, en 1828, Blundell fit la même opération. La malade mourut de récidive au bout d'un an.

En France, en 1829, Récamier exécuta l'extirpation totale de l'utérus par le vagin, avec un succès opératoire complet, et en donna une description très précise, avec figures à l'appui. Le premier il eut l'idée de jeter une ligature préalable sur les ligaments larges, afin de prévenir l'hémorrhagie. Les Allemands de 1878 n'ont aucun droit à cet honneur, pas plus Freund que Czerny. Depuis lors, on n'a apporté, ni au manuel opératoire, ni à l'instrumentation, aucune modification capitale. L'opération, telle qu'elle se pratique aujourd'hui, est bien l'opération de Récamier.

La kolpohystérectomie tomba rapidement dans le discrédit général, malgré plusieurs tentatives isolées. Les chirurgiens étaient devenus fort sages et même un peu craintifs. Ceux qui tremblaient devant l'hystérométrie et la cautérisation de la cavité cervicale, et pour qui le péritoine était un épouvantail, pouvaient-ils songer à un si monstrueux traumatisme? Une révolution dans les idées chirurgicales était nécessaire pour amener une restauration de cette opération.

Czerny (d'Heidelberg) est l'auteur de cette rénovation (12 août 1878). Pour être poussé à l'entreprendre, il n'était besoin de connaître ni l'amputation supra-vaginale du col de Schroeder, ni la laparohystérectomie de Freund, il suffisait de consulter les traités de chirurgie et de lire Sauter ou Récamier. La question de priorité qui a un moment excité les uns contre les autres les chirurgiens et les gynécologues allemands est donc facilement tranchée.

L'extirpation de l'utérus par le vagin prit une extension rapide en Allemagne, entre les mains de Martin, Billroth, Olshausen, Schroe-

der, Mikulicz, Sänger, etc.; elle passa en Suisse (Kocher, Müller); en
Amérique (Anderson, Fanger), etc.; et fut très-bien accueillie en Italie
(Bompiani, Bottini, Caselli, etc.). En Angleterre, elle paraît avoir
moins de faveur. En France, je l'ai pratiquée au mois de décembre 1882. Mon exemple a été suivi par mes confrères de
Bordeaux, Dudon et Mandillon. Tout récemment, Jules Bœckel
est venu communiquer à la Société de Chirurgie (séance du 4 juin),
une observation intéressante, qui a été le point de départ d'une importante discussion où l'opération a été vivement critiquée.

Il serait donc aisé de diviser l'histoire de cette opération en plusieurs périodes distinctes. En ne tenant pas compte des opérations
de Soranus (d'Ephèse) et d'Andreas a Cruce, dont l'authenticité ne
nous est pas bien démontrée, nous aurions : 1° une première période,
de création, s'étendant de 1813 à 1829 ; 2° une seconde période, d'a-
bandon, de 1829 à 1878 ; une troisième période, de restauration, allant de 1878 jusqu'à nos jours.

Indications et contre-indications. — L'extirpation totale de l'utérus par le vagin peut-être proposée pour toute maladie chronique de cet organe : 1° si cette maladie menace à coup sûr la vie ;
2° si le chirurgien a la certitude qu'un autre moyen ou une autre opération ne peuvent amener la guérison ; 3° si l'ablation complète des
parties malades est possible par cette voie sans blessure des organes
voisins ; 4° s'il n'existe aucun état cachectique ou aucune autre maladie mortelle dans un temps donné.

Le cancer de l'utérus a fourni naturellement la majeure partie des
indications de cette opération. Les cas sont rares où le chirurgien se
voit conduit à y songer pour d'autres lésions.

Parmi les fibro-myômes qui légitiment une opération, les uns,
saillants dans le vagin, peuvent être enlevés par une simple éra-
dication, les autres nécessitent la laparo-hystérectomie. Mais il existe
une troisième catégorie de corps fibreux, interstitiels, sous-péritonéaux et surtout sous-muqueux, qui me paraissent justifier plutôt la kolpohystérectomie. Leur situation profonde rend impossible
leur énucléation simple par le vagin. Pourquoi donc, si leur volume
ne s'oppose pas à l'extirpation de l'utérus et de la tumeur par le vagin, pourquoi ne pas choisir cette voie, de préférence à la voie abdominale, s'il est prouvé qu'ainsi l'intervention chirurgicale est
moins dangereuse ? On trouvera plus loin la démonstration de cette
moindre gravité. Je parle surtout pour certains myômes, de dimensions médiocres, situés sur le fond de la cavité utérine. J'ai vu mourir d'hémorragies répétées une jeune femme qui n'avait qu'une tu-

meur de ce genre grosse comme une noix. Le problème se posera
rarement pour les corps fibreux franchement interstitiels ou sous-péritonéaux, car, au moment où une opération est devenue indispensable, ils ont habituellement des dimensions trop considérables pour
permettre de pratiquer une extirpation de l'utérus par le vagin dans
des conditions convenables, ou bien ils peuvent être extraits sans
ablation concomitante de la matrice.

J'ai soigné avec mon ami, le docteur Abadie (de Bourg), une dame
qui présentait des hémorragies formidables produites par des polypes muqueux très nombreux de la cavité du corps de l'utérus.
Après plusieurs tentatives infructueuses, nous avons fini par réussir
à amener la guérison, au moyen de raclages répétés avec la curette
de Recamier et de cautérisations à l'acide nitrique. Mais j'avoue que,
si nous avions échoué, et que si la vie de la malade avait été sérieusement menacée, je n'aurais pas hésité à proposer la kolpohystérectomie.

Dans le cas d'inversion irréductible de l'utérus, l'extirpation plus
ou moins incomplète de l'organe par la ligature élastique, l'écraseur, etc. a donné de si beaux résultats que l'extraction totale par
l'instrument tranchant ne me semble pas devoir lui être opposée.

Contre le simple prolapsus, l'art a des armes plus innocentes;
du reste, cette infirmité peut-elle nous autoriser, même dans ses
formes les plus pénibles, à exposer aussi gravement la vie de nos
malades?

Quant au cancer, qui débute à peu près toujours par le col, comme
on sait, on peut en deux mots résumer les indications qu'il fournit à
l'extirpation totale par le vagin : l'utérus ne doit être atteint ni trop
ni trop peu. D'un côté, si l'excision du col est jugée suffisante, il serait souverainement imprudent d'aller plus loin ; d'un autre côté, si
l'écorce de l'utérus est dépassée par le mal, si les ligaments larges
sont intéressés, si les ganglions lombaires sont envahis, si la vessie
ou le rectum sont atteints, pourquoi tenter une opération redoutable,
destinée à rester forcément incomplète ou à être suivie d'une infirmité déplorable, en mettant les choses au mieux ? Des obstacles d'ordre secondaire peuvent arrêter la main du chirurgien : une étroitesse excessive du vagin, une mollesse considérable de la tumeur
utérine, des adhérences d'origine inflammatoire ayant produit l'immobilisation de l'utérus. Il est inutile d'ajouter que la cachexie cancéreuse et l'existence d'une autre maladie mortelle à bref délai constituent des contre-indications formelles.

Les considérations précédentes font comprendre la nécessité d'un
examen approfondi du sujet. La coloration des téguments, l'état des

viscères, la composition de l'urine, doivent être l'objet d'une soigneuse étude, aussi bien que les divers organes intra-pelviens. La paleur anémique de certaines femmes épuisées par les hémorrhagies ne sera pas confondue avec la teinte cachectique. Une femme, opérée en ma présence par M. Mandillon, paraissait presque exsangue; elle guérit cependant de l'opération. La simple faiblesse ne constitue pas une contre-indication absolue, car, nous le verrons, toute hémorrhagie inquiétante peut être évitée par un chirurgien prudent, et le choc traumatique n'est pas fort intense.

L'attention doit se porter spécialement sur l'abdomen, le bassin, les organes génitaux. Pour arriver à une connaissance parfaite de la situation, il est absolument nécessaire, dit Schroeder, d'anesthésier la malade. Chez quelques malades bien dociles et dont la paroi abdominale est flasque, cette précaution n'est pas nécessaire, mais dans les conditions contraires, le conseil de Schroeder est bon à suivre. Pour ma part, j'ai refusé d'opérer une femme dont les muscles de l'abdomen se contractaient à la moindre tentative de palpation et qui n'avait jamais accepté la chloroformisation comme moyen de diagnostic. Le palper abdominal, le toucher vaginal, et le toucher rectal, isolés ou combinés, sont les principales manœuvres à employer. Par le palper on étudie l'état des divers viscères; on recherche la tuméfaction des ganglions lombaires, des ligaments; on apprécie la hauteur atteinte par le fond de l'utérus. Si, en même temps, on introduit l'index de l'autre main au fond du vagin, on se rend compte mieux encore de la souplesse des culs-de-sac et de la mobilité de l'utérus, soit de haut en bas soit sur ses différents axes. Il est de la plus haute importance d'établir nettement le degré de cette mobilité; car, si l'utérus est fixe ou très peu mobile, l'opération sera impossible ou hérissée de difficultés. Cette diminution dans la mobilité est due quelquefois à une simple périmétrite adhésive, néammoins il faut toujours d'avance songer à la peine qu'elle donnera à l'opérateur. Si l'on trouve des indurations le long des côtés de l'utérus ou des nodosités dans les ligaments recto-utérins, l'on a affaire presque à coup sur à une infiltration de mauvaise nature. L'exploration des ligaments de l'utérus demande beaucoup de soins. Schrœder pratique simultanément le toucher vaginal, et le toucher rectal, puis fait abaisser l'utérus vers la vulve au moyen d'une pince. Les ligaments larges passent ainsi tout entiers entre les doigts des deux mains. Le doigt introduit dans le vagin est promené sur ses parois. Une infiltration carcinomateuse étendue de ce conduit, ou des plaques siégeant à une certaine distance du col constitueraient des contre-indications à l'opération, non pas qu'on ne puisse à la rigueur les enlever, mais à cause de leur signification au point de vue de la généralisation du mal. Le doigt reconnaît aussi le volume, la forme, la consistance du col et, glissant sur les faces et les bords de l'utérus, à travers le vagin déprimé, il détermine la hauteur atteinte par le mal.

Il serait également très important d'apprécier les limites intra-utérines de la tumeur. D'après Schroeder, la forme anatomique du néoplasme peut donner sur ce point des informations utiles. Par exemple, dans la forme la plus fréquente, le cancroïde de la portion vaginale du col (excroissances en choux-fleurs), la muqueuse n'est pas intéressée ou l'est seulement à la dernière période de la maladie. Si, au contraire, le cancroïde atteint d'abord la muqueuse vaginale, il envahit ensuite le tissu cellulaire du bassin, puis le tissu du col, et enfin la membrane muqueuse de celui-ci. Une seconde forme est l'encéphaloïde primitif de la muqueuse du col. Il progresse juste en sens inverse, ulcérant d'abord les parois du col, puis celles du corps de l'utérus; il s'étend relativement tard au delà du museau de tanche, à la muqueuse du vagin et au tissu cellulaire pelvien. Entre ces deux formes, on peut placer le cancer primitif des parois du col (squirrhe). Il envahit de bonne heure le corps de l'utérus et le tissu cellulaire du bassin, et intéresse très tard la muqueuse du col. Ainsi, le cancroïde de la portion vaginale du col laisse intacte la muqueuse utérine, tandis que le cancer du col épargne pendant longtemps le tissu cellulaire pelvien. Outre ces formes, on trouve le cancer primitif de la muqueuse du corps : de là il s'étend au col.

Le spéculum rend peu de services dans le cas particulier qui m'occupe.

On doit s'enquérir aussi exactement de l'état de la vessie et du rectum soit par un examen direct, soit par l'étude de leurs fonctions.

Des névralgies rebelles le long de certaines branches des plexus lombaire et sacré, l'œdème des membres inférieurs, inspireront naturellement les plus vives appréhensions et nécessiteront en tout cas un examen approfondi.

Les indications de l'extirpation totale de l'utérus par le vagin pour des cas de cancer ont donc des limites bien nettes au point de vue de l'état local des parties malades : d'une part, elles commencent là où finissent celles de l'excision du col; d'autre part, elles s'arrêtent là où il ne paraît pas possible ou prudent d'enlever tout le mal.

D'ailleurs, ce n'est pas seulement la portion vaginale du col qu'il est permis de réséquer. Si le néoplasme ne remonte pas plus haut que l'orifice interne, on peut pratiquer une autre opération partielle : l'amputation supra-vaginale du col. (Le cancer de la muqueuse du col et celui du corps de l'utérus nécessitent toujours l'extirpation totale.) Cette opération se pratique de la manière suivante : une pince de Museux est fixée dans chaque lèvre du col et l'utérus est fortement attiré en bas. Dans certains cas, il est bon de diviser le col de chaque côté jusqu'à l'insertion du vagin. On sectionne alors la muqueuse du vagin tout autour du col, à un centimètre environ des parties malades. Ceci fait, on pousse en haut le cul-de-sac antérieur du vagin et avec lui la vessie et le repli du péritoine, jusqu'au-dessus du niveau de l'orifice interne. Alors tirant fortement l'utérus en bas, on coupe transversalement la lèvre antérieure, en prenant grand soin d'agir sur des tissus sains. L'hémorrhagie est arrêtée par une suture dont les points profonds sont placés de manière à unir les muqueuses vaginale et cervicale, et à les attirer sur le moignon. On procède de la même manière sur la lèvre postérieure ; pendant cette manœuvre, le péritoine de la poche de Douglas est généralement déchiré. Enfin, les incisions bi-latérales sont fermées par des points de suture profonds unissant le fond du vagin avec les côtés de l'utérus (Schrœder).

Sur soixante-quatre opérations de cette nature, Schroeder a eu huit morts. Malheureusement, la récidive a été fréquente. Dans quelques cas, elle ne s'est montrée qu'au bout de deux ou trois ans ; d'autres malades n'ont plus reparu ; en réalité très peu de femmes sont restées absolument indemnes de récidives.

Manuel opératoire. — Pendant les quelques jours qui précèdent l'opération, on fait pratiquer des injections vaginales répétées avec une solution phéniquée. On oblige la malade à garder le lit, si elle a des hémorrhagies. La veille, on administre une purgation, et le matin même, un lavement.

La malade est couchée sur une table à opération, en face d'une fenêtre donnant beaucoup de jour, dans la position de la taille périnéale. Les précautions ordinaires sont prises pour éviter le refroidissement. Les poils des parties génitales sont coupés au ras. La vulve et les parties voisines sont lavées à grande eau avec la solution d'acide phénique à trente pour mille. Une injection est faite dans le vagin avec le même liquide. Pour rendre l'antisepsie plus complète, on a conseillé de badigeonner le col avec une solution de chlorure de zinc ; ce moyen aurait aussi l'avantage de diminuer l'écoulement de sang. Quant au raclage préalable des fongosités, s'il peut agir dans le même sens et débarrasser le champ opératoire, il est susceptible de déterminer une hémorrhagie désagréable. La vessie est vidée.

L'anesthésie est poussée jusqu'à la résolution complète.

1er TEMPS. — *Abaissement de l'utérus.*

Les parois du vagin sont écartées avec des spéculums univalves minces, courts et larges, placés à droite et à gauche, ou en avant et en arrière, suivant le cas. Si l'anneau vulvaire est trop étroit, on pratique une incision⋅ périnéale. Le col utérin, devenu visible, est saisi en un ou plusieurs points avec des pinces de Museux appliquées aussi haut que possible, sur des tissus résistants, sans trop empiéter sur le vagin. Il n'est pas besoin, comme le croit Récamier, d'avoir de très fortes pinces ; au contraire, leurs branches doivent être grêles pour tenir peu de place, et longues afin de porter les anneaux loin de la vulve. Les griffes, peu recourbées, saisissent bien le col, peuvent parfois pénétrer dans sa cavité, et ne sont pas gênantes. A l'extrémité opposée, une tige transversale, munie de nombreux crans d'arrêt, permet de tenir solidement saisie une couche de tissus plus ou moins épaisse. La longueur totale de cet instrument est de 30 centimètres. A la rigueur, des pinces de Museux ordinaires peuvent suffire.

On abaisse ainsi l'utérus vers la vulve par des tractions lentes et bien dirigées. Si le col, ramolli par le néoplasme, vient à se déchirer, on place les pinces sur un autre point. Quand le col est dur, il y a avantage à remplacer les pinces par un ou deux gros fils de soie passés au travers : ils sont moins encombrants. Ces détails ont leur importance, car le chirurgien non prévenu est exposé à perdre un temps précieux, à déchiqueter le museau de tanche, à provoquer un écoulement de sang considérable.

L'abaissement de l'utérus est facilité par une pression exercée sur le fond de cet organe à travers la paroi abdominale.

2e TEMPS. — *Incision du vagin. Décollement du col.*

Avec un bistouri droit on incise d'un seul coup la paroi du vagin, à un centimètre environ du col, en prenant soin d'agir sur des parties saines. La section est circulaire ; on est quelquefois gêné par le volume du col pour la compléter de tous côtés ; habituellement, elle est plus facile en avant. La main qui tient la pince de Museux imprime en même temps au col de l'utérus des inclinaisons en divers sens pour rendre la manœuvre plus aisée.

Abandonnant le bistouri, on introduit l'extrémité de l'index de la main droite entre les lèvres de la plaie, et on le pousse en haut en rasant l'utérus, de manière à détacher le col des parties voisines. Sur les côtés et en arrière on se contente d'un décollement rapide et incomplet, tandis qu'en avant on enfonce le doigt plus profondément, en glissant toujours sur la paroi utérine et en élargissant l'ouverture par des mouvements de va-et-vient, de droite à gauche et de gauche

à droite. On parvient ainsi en peu d'instants jusqu'au cul-de-sac
antérieur du péritoine. Le doigt est préférable à tout autre instru-

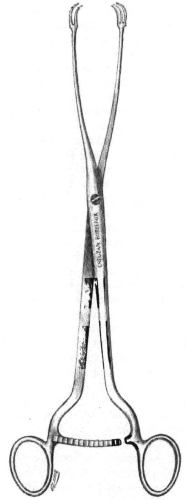

Fig. 1. — Pince de Museux modifiée.

ment mousse, tel que la spatule ou les ciseaux. On se sert quelquefois du bistouri boutonné pour couper des portions de tissu cellulaire trop résistantes. D'autres fois, on se trouve bien de confier à

un aide la pince de Museux et de saisir avec une pince à griffes la
paroi incisée du vagin. Le doigt pénètre mieux entre le vagin et
l'utérus solidement tendus par les tractions. Dans les cas où le ramollissement du tissu utérin remonte très haut, on risque, si l'on n'y
prête attention, de s'égarer dans l'épaisseur même de l'organe et de
dépasser le cul-de-sac du péritoine. De là, une hésitation et une
perte de temps regrettables.

3ᵉ TEMPS. — *Ouverture du péritoine. Renversement de l'utérus.*

Le cul-de-sac antérieur du péritoine est ouvert, soit avec le doigt
s'il ne résiste pas trop, soit avec le bistouri, sans oublier de ne point
s'écarter de l'utérus, car il importe absolument d'épargner la vessie.
L'incision est agrandie de chaque côté, de manière à constituer une
large porte d'entrée dans la cavité abdominale.

Par cette brèche un ou deux doigts introduits, glissant le long de
la face antérieure de la matrice, en atteignent le fond qu'ils accrochent,
qu'ils attirent en avant puis en bas, et finalement ils le font basculer
à travers l'incision du vagin. L'utérus est renversé ; son bord et ses
angles supérieurs apparaissent aux regards. Les doigts ne sont pas
toujours assez longs pour accomplir cette besogne ; on supplée à leur
insuffisance par une érigne glissée à plat sur eux. Si ce mouvement
de bascule n'est pas possible, il convient de ne pas y attarder ses
efforts et d'entreprendre alors le renversement en arrière, en procédant de la manière qu'on avait employée en avant.

4ᵉ TEMPS. — *Ligature et section des ligaments larges.*

Ce temps est sans conteste le plus délicat et le plus difficile. Dans
l'épaisseur des ligaments larges rampent des vaisseaux plus ou moins
volumineux, dont l'ouverture peut donner naissance à des hémorragies d'autant plus redoutables que ces vaisseaux, une fois coupés,
remontent dans le bassin et échappent facilement à toute préhension.
Il importe donc de les bien oblitérer.

Certains chirurgiens, il est vrai (Blundell, Sauter, Hennig), n'ont
pas craint autrefois de trancher du haut en bas les ligaments larges,
sans se préoccuper des artères et des veines, et, chose curieuse,
malgré l'absence de toute ligature, ils n'ont pas eu de perte de sang
inquiétante. Kochs, cherchant l'explication de ce fait, l'a trouvée
dans la disposition topographique de l'artère utérine. Ce vaisseau,
après avoir formé un grand arc convexe du côté du vagin, se rapproche du bord de l'utérus, le long duquel il remonte, mais, au lieu
d'être accolé à ce bord, il en est distant d'un centimètre environ
(l'écartement est encore plus considérable dans le cas de gravidité
utérine). Doche a vérifié et dessiné ce rapport anatomique que j'indique dans une figure schématique. Sauter avait déjà invoqué la

petitesse du calibre des vaisseaux sanguins *propres* de l'utérus et insisté sur l'utilité d'inciser très près des bords de cet organe.

En rasant l'utérus, on peut donc éviter le tronc des artères utérines. La section des branches transversales qu'elles envoient à l'utérus ne détermine pas d'écoulement de sang considérable. A plus forte raison, peut-on dédaigner les artères ovariennes qui courent dans la partie supérieure des ligaments larges et s'anastamosent avec les branches terminales des utérines. Ceci est une explication, mais

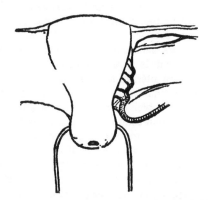

Fig. 2. — Disposition de l'artère utérine. — (Figure schématique.)

ne saurait constituer un encouragement ou un conseil. D'abord, l'on n'est pas sûr de toujours ménager les artères utérines; j'ajoute qu'on est même obligé le plus souvent de les couper, si l'on veut bien agir sur des parties saines, la propagation du cancer se faisant principalement à travers les ligaments larges. En second lieu, les branches transversales, souvent dilatées dans les cas de néoplasmes, acquièrent souvent, je m'en suis assuré, un calibre notable. Enfin, les veines méritent bien quelque attention. Pour tous ces motifs, il est donc nécessaire d'appliquer une ou plusieurs ligatures sur les ligaments larges, avant de les diviser avec l'instrument tranchant.

Récamier, le premier, bien avant tout chirurgien allemand, quoi qu'on en ait dit, a compris l'importance de cette manœuvre : « Etant prouvé, dit-il, qu'il peut y avoir hémorrhagie, je pense qu'il est préférable de poser la ligature avant la section des ligaments de la matrice. » Récamier s'appuyait surtout, pour admettre la possibilité de l'hémorrhagie, sur le fait de Langenbeck, dans lequel cet illustre chirurgien eut les plus grandes peines à arrêter une hémorrhagie considérable, au moyen de quatre ligatures. A une époque plus récente, on a eu à déplorer plusieurs cas de mort consécutifs à des pertes de sang. Récamier coupait lentement de haut en bas les deux tiers supérieurs des ligaments larges, en rasant les bords de l'utérus, jusque vers le sillon qui les sépare du col ; puis, avec une aiguille courbe montée sur un manche, il passait un fil fort autour du tiers inférieur, avant de le sectionner. Malgré les raisons qu'il a données pour justifier son procédé et les moyens qu'il indique pour le rendre plus sûr, les chirurgiens préfèrent lier les ligaments larges dans toute leur hauteur, afin d'être mieux à l'abri de toute hémorrhagie.

Avec une aiguille courbe, montée sur un manche et percée vers sa pointe (aiguille de Cooper), on porte un fil autour du tiers supérieur du ligament large, sans traverser la trompe ; on lie de la même manière avec un autre fil le tiers moyen, et enfin le tiers inférieur qui comprend l'artère utérine avec un troisième fil. Quelquefois une ou deux ligatures supplémentaires sont utiles. Il faut exercer une énergique constriction et bien serrer les nœuds, afin d'éviter le glissement des fils, glissement rendu facile par la nature des tissus et par leur tendance, à remonter vers l'abdomen quand la traction a cessé. Faut-il donner la préférence au fil de soie ou au catgut? Ce dernier me semble devoir être choisi, quoiqu'il soit plus malaisé de le bien serrer, car il se résorbe mieux. Le catgut n° 1 suffit pour les ligatures supérieures ; en bas, les n° 2 ou 3 sont employés avec plus d'avantage. Tous ces fils doivent être passés le plus loin possible de l'utérus ; on pourra ainsi sectionner les ligaments larges dans des portions saines et prévenir le glissement des fils. Cette section se fait soit avec un bistouri boutonné, soit avec des ciseaux mousses. Du côté de l'utérus, les vaisseaux ouverts donnent un peu de sang, mais pas suffisamment pour nécessiter des ligatures doubles : la pression des doigts ou quelques pinces à forcipressure en ont raison. Après avoir détaché l'utérus d'un côté, on procède de la même manière sur l'autre côté et avec une facilité plus grande. Puis, l'on coupe transversalement avec le bistouri le péritoine qui recouvre la face postérieure. Enfin, s'il en est besoin, l'on achève la section du vagin. L'utérus tombe. Il ne faut pas enlever les ovaires, car après la guérison les opérées n'éprouvent aucune douleur vive à l'époque des menstrues et n'ont point d'hémorrhagie intra-abdominale.

On voit aussitôt s'écouler une certaine quantité de sang. Il importe de rechercher s'il n'existe pas d'hémorrhagie véritable. Parfois on est obligé de lier avec de fins catguts une ou deux artères vaginales ; pour les bien voir et saisir, on relève avec une pince à griffes les bords incisés du vagin, au-dessous desquels elles se cachent dans

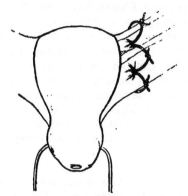

Fig. 3. — Ligament large lié en trois portions.

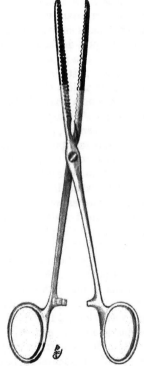

Fig. 4. — Longue pince à forcipressure.

l'épaisseur des parois. D'autres fois, chose plus grave, une ligature du ligament large a glissé, ou quelque vaisseau a échappé à la constriction. On voit le sang tomber des profondeurs de la plaie. Sans hésitation il faut attirer en bas le point suspect pour y appliquer un ou plusieurs fils. Dans ce cas on emploie utilement de longues pinces à forcipressure, capables de pénétrer bien haut et d'embrasser une large couche de tissus. Ne pouvant réussir à placer une ligature, J. Bœckel a été obligé de laisser à demeure une de ces pinces.

Pendant toute la durée de l'opération, on se sert de petites éponges montées et l'on fait de temps à autre quelques petites injections phéniquées.

Modifications du manuel opératoire. — Certains opérateurs, au lieu de faire basculer l'utérus et de lier les ligaments larges de haut en bas, ont sectionné ces ligaments, *in situ*, de bas en haut. J'ai agi ainsi une fois, mais il est nécessaire que l'utérus possède une mobilité très grande permettant un abaissement considérable.

Schroeder fait basculer l'utérus *en arrière*. Cette manière de procéder offre, en effet, souvent plus de facilités, surtout si l'utérus est déjà en rétroversion. Cependant, la présence d'un volumineux champignon cancéreux sur la lèvre postérieure du col rend quelquefois pénible la section du vagin en arrière et le décollement du col.

Pour attirer l'utérus en bas on a imaginé d'introduire dans sa cavité des instruments pouvant s'y élargir après leur entrée (tige à renflement conseillée par Récamier, pince à érignes divergentes de Chassaignac). Ces instruments sont peu commodes et peu employés. Bernays a inventé récemment, dans le même but, une pince dont le dessin reproduit ci-contre, donne une idée suffisante. Elle lui a rendu des services qu'il s'est plu à exalter. Il est certain que, dans les cas où le col ramolli se déchire sous les tractions des pinces de Museux, l'abaissement de l'utérus devient malaisé, et qu'il y a avantage à employer un instrument pouvant s'implanter plus haut dans le corps même de l'utérus sur des points résistants. Malheureusement, la déviation de la cavité cervicale peut rendre sa pénétration difficile.

Bernays a utilisé aussi sa pince pour faciliter la bascule de l'utérus. Déjà Martin s'était servi aux mêmes fins d'un levier en bois et Fanger d'une sonde d'homme introduite jusqu'au fond de l'utérus.

P. Müller a sectionné verticalement l'utérus en deux moitiés. Cette incision faciliterait la séparation de la matrice de ses ligaments.

Préoccupés de la crainte des hémorrhagies, plusieurs opérateurs ont modifié le manuel opératoire généralement employé. Müller fait la compression de l'aorte abdominale. Cushing a inventé un instrument avec lequel il pratique préalablement la ligature des artères utérines à leur passage au-dessus des culs-de-sac vaginaux. Si l'on parvenait avec cet instrument, dont on trouvera la description dans la thèse de Doche, à jeter des ligatures d'attente sur les utérines sans trop de difficultés, on aurait évidemment ainsi des garanties sérieuses contre les pertes de sang. Olshausen s'est principalement attaché aux ligatures en masse des ligaments larges. Après avoir essayé les fils de fer et les fils de soie, il a fait choix dans ses dernières opérations des ligatures élastiques. Enfin, l'on a sectionné les ligaments

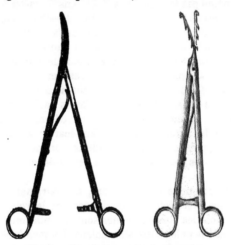

Fig. 5. — Pince de Bernays fermée et ouverte.

avec l'anse galvano-caustique et le thermo-cautère (Bottini, Anderson). Il semble que les ligatures partielles avec le catgut offrent plus de garanties contre les hémorrhagies et les accidents inflammatoires.

Accidents et suites de l'opération. — Je n'ai pas à revenir sur les causes et le traitement des hémorrhagies qui peuvent se produire pendant le cours de l'extirpation de l'utérus par le vagin. Si l'on ne parvenait pas à s'en rendre maître par la ligature ou la forcipressure, il faudrait avoir recours à la compression directe (tamponnement), déjà indiquée par Sauter, malgré les craintes de phlegmasie que ce moyen doit inspirer. Les hémorrhagies consécutives sont rares, cependant Schroeder a perdu une de ses malades de cette complication.

La blessure de la vessie est exceptionnelle. Dans le cas où elle n'aurait pas pu être évitée, il conviendrait de suturer la plaie, afin de prévenir une fistule persistante.

La blessure des uretères a moins de chances encore de se produire. On comprend toute la gravité d'un pareil traumatisme. J. Bœckel, à qui pareil accident est arrivé, en a triomphé par une néphrectomie ultérieure.

A première vue, la procidence des intestins doit être fréquente, puisque ces viscères ont devant et au-dessous d'eux une porte largement ouverte. La probabilité de cette hernie a été mise en avant contre l'opération (Chassaignac). Eh bien, dans l'immense majorité des cas, cet accident, prévu par la théorie, ne se montre point. On n'aperçoit même pas le tube digestif, à moins d'écarter fortement les lèvres profondes de la plaie. Sans doute, l'anesthésie complète dans laquelle la patiente est plongée, explique ce fait d'une manière satisfaisante, mais elle n'en est pas la seule cause. Récamier, dont la malade n'était point endormie, fait la remarque suivante : « Pendant l'opération un appendice épiploïque s'est montré à la vulve ; il a été réduit et n'a plus reparu ; je m'attendais à la sortie des intestins, par les cris de la malade que je n'avais garde d'empêcher (?) ; j'y étais préparé, et leur présence n'aurait dérangé aucune de mes manœuvres ; je les aurais seulement fait écarter au besoin par la main d'un aide, puis je les aurais réduits comme l'épiploon. » En effet, dans tous les cas, la réduction est aisée, et la hernie ne se reproduit pas.

Le choc traumatique est assez rare, contrairement à ce qui se passe après les hystérectomies pratiquées par la voie abdominale. Les complications les plus fréquentes sont la septicémie et la péritonite. J'ai signalé la phlegmatia alba dolens des membres inférieurs. Olshausen a eu un cas de mort par embolie pulmonaire, vingt-quatre jours après une opération non suivie de réaction fébrile. Quant aux cas de mort par intoxication iodoformique, ils sont imputables à une erreur de pansement trop fréquente en Allemagne.

Pansement. De toutes les questions soulevées par l'extirpation vaginale de l'utérus, celle du pansement a été la plus controversée : je parle de la technique du pansement, car personne n'a songé à s'affranchir des rigueurs de la méthode antiseptique.

Suture. Certains opérateurs ont laissé la plaie absolument ouverte, sans suture. J'ai agi de la sorte dans une première opération : je n'ai pas eu à m'en féliciter. Si cette pratique a l'avantage de faciliter l'issue au dehors des liquides de la plaie, elle offre l'inconvénient de laisser trop largement ouverte la cavité péritonéale. Les tampons de gaze iodoformée dont on bourre le vagin me semblent insuffisants, malgré l'enthousiasme des Allemands, à garantir contre toute inflammation septicémique les ligaments larges et le cul-de-sac de Douglas. J'ai vu ces tampons prendre assez rapidement une très mauvaise odeur et retenir au-dessus d'eux les sécrétions de la plaie.

D'autres chirurgiens pratiquent la suture du péritoine et se louent beaucoup de cette manière de faire. On lui peut reprocher cependant de n'être sans doute pas très aisée, de prendre un certain temps et enfin d'empêcher l'issue, au dehors, du sang ou du pus qui peuvent s'accumuler au-dessus de la suture.

J'ai réuni la paroi antérieure à la paroi postérieure du vagin par quelques fils, laissant à chaque extrémité un passage pour un drain.

Drainage. Le drainage a ses partisans et ses détracteurs. Pour ceux qui laissent la plaie largement ouverte, il est inutile ; pour d'autres, il serait dangereux, car il introduit un corps étranger au contact du péritoine et de l'intestin. A mon avis, il possède l'avantage incontestable d'assurer l'écoulement du sang, du pus, et des débris sphacélés des ligaments larges. Il n'est pas possible de rapprocher l'extirpation de l'utérus par le vagin de l'ovariotomie. Dans celle-ci le drainage n'a habituellement que des inconvénients ; mais dans notre opération, une grande épaisseur de tissu cellulaire a été irritée par les instruments, sectionnée, liée ; la plaie du péritoine n'a pas été obturée par la suture ou n'a pu l'être qu'imparfaitement ; l'antisepsie rigoureuse est rendue malaisée à maintenir à cause du voisinage du méat urinaire et de l'anus. Est-il prudent, dans ces conditions, de fermer complètement la plaie ? — Voici comment nous avons procédé dans les opérations faites à Bordeaux.

Au moyen de cinq à sept fils de soie phéniquée ou de catgut nous avons suturé le fond du vagin. Cette suture est facile, car on peut attirer en bas avec une pince à griffes les bords de la plaie. A chaque angle, nous avons conservé une ouverture, par laquelle nous avons introduit à une profondeur de 4 à 5 centimètres un drain de moyen volume. Dans le vagin nous avons placé un tampon de gaze iodoformée et, par-dessus, un gros tampon de ouate salicylée ou de gaze phéniquée. Nous n'avons jamais tenté la suture du péritoine et nous ne connaissons pas, par expérience, la valeur de ce moyen.

Soins consécutifs. L'opérée est placée dans un lit modérément incliné, de manière à faciliter l'écoulement des liquides de la plaie. Ces liquides sont assez abondants pour nécessiter au bout de quarante-huit heures le changement du tampon de gaze iodoformée et une injection phéniquée dans le vagin. Ce pansement doit être fait de nouveau tous les jours ou tous les deux jours, car si l'on agit autrement, le tampon prend une odeur nauséabonde ; il devient plus nuisible qu'utile. N'était la passion mise par les gynécologues d'outre-Rhin à vanter les bienfaits de cette gaze iodoformée, je proposerais même d'en supprimer l'emploi dans cette circonstance, et de faire pratiquer cinq ou six fois par jour des injections vaginales. Mikulicz a imaginé pour donner des injections continues un appareil qui semble devoir être fatiguant pour la malade. Les drains sont enlevés vers le sixième jour. Le cathétérisme est pratiqué pendant les premiers jours. Il irrite assez vite la vessie, et les malades demandent bientôt à en être délivrées.

Résultats et valeur de l'opération. Il est indispensable, dans l'étude des résultats fournis par l'extirpation totale de l'utérus. d'examiner à part les résultats immédiats, opératoires, et les résultats définitifs.

a. Sänger a publié, en 1883, une statistique très complète, qu'on trouvera détaillée dans son travail. En voici le résumé :

	CAS	GUÉRISONS	MORTS
Extirpation totale pour cancer de l'utérus........................	133	95 = 71,4 °/₀	38 = 28,6 °/ₒ
Extirpation pour prolapsus de l'utérus.............................	6	4	2
Extirpation pour fibromes de l'utérus.............................	4	4	0
Total général..........	143	103 = 72 °/₀	40 = 28 °/₀

Depuis cette statistique, un assez grand nombre d'opérations ont été faites, surtout en Allemagne et en Italie. Je ne suis pas en mesure, et le moment ne me paraît pas encore venu, de les réunir en faisceau. Il est probable que la proportion des succès devient de plus en plus plus forte, car la technique opératoire se perfectionne et les indications sont de mieux en mieux suivies. Par exemple, je vois Staude obtenir six guérisons consécutives. On ne peut donc accuser la kolpohystérectomie de posséder une gravité exceptionnelle, surtout si l'on veut bien ne pas oublier que cette opération a été pratiquée, dans l'immense majorité des cas, sur des personnes dont elle constituait la seule chance de salut.

A ce point de vue, l'extirpation par le vagin est infiniment supérieure à la laparohystérectomie de Freund. Tous les relevés sont unanimes sur ce sujet ; il est inutile d'insister.

On a également comparé l'extirpation totale avec l'ablation du col.

Certes, l'avantage est tout entier pour cette dernière, mais nous verrons tout à l'heure dans quelle mesure ce parallèle est justifié.

b. Le cancer de l'utérus, comme tous les autres et plus que beaucoup d'autres, a une tendance déplorable à la récidive. Conséquemment, les résultats définitifs de l'extirpation totale pratiquée pour des tumeurs cancéreuses sont souvent très fâcheux, d'autant plus que l'intervention a été plus d'une fois tardive et que la disposition anatomique de la région malade rend difficile une large ablation du mal. Il est malheureusement impossible de donner une statistique intégrale indiquant pour tous les cas la durée de la guérison ou le temps écoulé entre l'opération et l'apparition de la récidive. Cela pour deux raisons : dans un grand nombre d'observations cet élément d'appréciation n'est pas fourni, et d'un autre côté, certaines opérations ont été pratiquées depuis trop peu de temps pour avoir permis des constatations éloignées. Je puis, néanmoins, indiquer quelques résultats consolants. Ainsi, Schrœder à examiné une femme opérée le 30 janvier 1882 : elle était sans récidive et très bien portante vingt mois plus tard. Son assistant, Lomer, a vu à l'Ambulance gynécologique deux femmes opérées au printemps de 1881 : elles n'avaient pas de récidive dans l'hiver de 1882. Une femme opérée par mon collègue Dudon est dans un état parfait au bout de dix-huit mois. D'autres chirurgiens ont également constaté l'absence de récidive : Czerny après un an et sept mois, A. Martin après un an et demi, Von Teuffel après un an et demi, Olshausen après quinze mois (dans une série de cas), Staude après un an. Plus fréquemment la récidive apparaît en moyenne dans les quatre ou cinq mois qui suivent l'opération et entraîne la mort au bout d'un an ou quatorze mois (après l'opération). On parle même de récidives survenues quatre semaines (Billroth) et six semaines (Von Teuffel) après l'opération. Sans doute l'extirpation du néoplasme avait été incomplète. La récidive se produit tantôt dans la cicatrice, tantôt, et le plus souvent, d'après Schrœder, dans le tissu cellulaire pelvien. On a incriminé les fils de soie employés par certains opérateurs ; par leur présence prolongée dans les tissus ils feraient l'office d'épines. On peut accuser sans doute avec plus de raison les incisions du vagin faites trop près du col et les interventions trop tardives. Les tentatives faites pour extirper les noyaux cancéreux résultant de la récidive n'ont pas donné de bons résultats. Enfin, chose utile à noter, les femmes souffrent beaucoup moins de leur cancer récidivé que de leur premier cancer utérin ; les hémorrhagies sont moins fréquentes et moins graves. La différence de texture des tissus envahis explique convenablement cette particularité.

Ici encore, on a opposé l'excision du col à l'extirpation totale de
l'utérus, et l'on a trouvé la première bien supérieure à la seconde.
Je n'y veux point contredire, bien que la preuve n'en soit peut-être
pas tout à fait donnée. Mais il me semble que dans ce parallèle établi
entre les deux opérations, on crée à plaisir une confusion. L'ablation
du col vaut mieux que l'extirpation totale, elle est beaucoup plus facile, plus innocente et même, si l'on veut, moins suivie de récidive.
Mais les deux opérations s'adressent à des cas bien distincts.
Là où l'excision du col suffit à enlever largement le mal, personne
ne songe à extirper l'utérus; là où l'on extirpe l'utérus, personne ne
doit tenter l'hystérectomie cervicale. Je connais bien l'argument qui
réplique : « L'extirpation de l'utérus aura d'autant plus de chances
de succès qu'elle sera faite dans les cas où le cancer sera très limité,
très rapproché de son début, où, en conséquence, le territoire lymphatique, le tissu cellulaire pélvien, n'auront pas eu le temps de se
prendre. Cette opération devra donc être pratiquée quand la portion
vaginale du col sera seule intéressée. Or, nous démontrons que dans
ces cas l'excision du col est préférable à l'extirpation totale. » Il est
facile de répondre que nous pensons à recourir à l'extirpation, parce
que nous voyons les malades à une période trop avancée de leur
mal, alors que l'excision du col n'est plus possible et que cependant,
dans notre conviction, le néoplasme n'a pas encore dépassé les limites de l'utérus. Une comparaison fera mieux comprendre, s'il en est
besoin, toute ma pensée. Un sujet est atteint d'un épithélioma du
dos de la main : on ampute l'avant-bras. Chez un autre malade, le
cancroïde a gagné la région du coude : nous amputons le bras à sa
partie supérieure. Pourra-t-on avec justice comparer l'amputation
de l'avant-bras et l'amputation du bras dans l'épithélioma du membre
supérieur, et proclamer la supériorité de la première, au point de
vue de la difficulté, de la gravité et des récidives.

Contre l'extirpation totale on a mis également en avant le traitement chirurgical palliatif : les cautérisations, le raclage des fongosités. On a dit : « L'extirpation est décidément trop difficile, trop
sérieuse, et donne trop rarement des succès durables. Nous préférons les pansements, car ils sont habituellement innocents, ils diminuent les sécrétions de la tumeur et les hémorrhagies, ils permettent de prolonger sensiblement la vie des malades et de leur
donner l'illusion de la guérison». Verneuil et Trélat en France, Wynn
Williams et J. E. Burton en Angleterre, se sont faits, avec beaucoup
d'autres, les champions de cette thérapeutique. Les résultats obtenus
par ces chirurgiens doivent être regardés comme incontestables,
malgré que leur manière de voir soit combattue par de nombreuses

autorités et, qu'en principe, les cautérisations incomplètes et autres manœuvres de cette nature semblent influencer défavorablement la marche des tumeurs cancéreuses. Je me rangerais immédiatement à leur avis, s'il m'était prouvé que par l'extirpation on ne peut ni obtenir des survies plus longues et plus douces ni espérer des guérisons radicales. Les partisans à outrance de l'ablation du col ont cité des cas encourageants de tumeurs manifestement cancéreuses, pour longtemps ou définitivement guéries par cette opération. Nous est-il donc défendu d'abandonner toute confiance? Une femme guérie sans retour sur dix ou vingt opérées, ne pèserait-elle pas dans la balance autant que dix femmes traînant pendant six mois de plus leur triste vie de cancéreuses?

Quand il s'agit d'intervenir dans le cancer, il faut savoir se contenter de peu. Lorsque nous enlevons la langue et le plancher de la bouche, les maxillaires ou le rectum; lorsque nous désarticulons la hanche pour des ostéosarcomes du fémur; lorsque nous pratiquons la gastrostomie pour le cancer de l'œsophage, ou la colotomie pour le carcinome du rectum, nous mutilons les patients sans obtenir des résultats définitifs très brillants. Après la kolpohystérectomie, les infirmités résultant de l'opération sont relativement rares. On a observé quelquefois des fistules de la vessie, de l'uretère ou de l'intestin, mais seulement dans les cas où, le mal ayant dépassé l'utérus, l'opération n'était pas parfaitement indiquée. Les femmes voient leurs souffrances disparaître, les hémorrhagies cesser; si la récidive survient après plusieurs mois de bien-être physique et de calme moral, ces accidents ne reprennent pas leur intensité première.

On a fait enfin des difficultés de l'extirpation de l'utérus un sombre tableau bien fait pour décourager les plus hardis. Assurément, l'opération est délicate, à cause de l'étroitesse et de la profondeur du champ opératoire, à cause du voisinage d'organes importants. Toutefois, elle n'a rien qui puisse effrayer un chirurgien : des médecins (Récamier, Mandillon), l'ont pratiquée avec succès. Pour ma part, je crains moins d'enlever un utérus mobile qu'un polype nasopharyngien à prolongements multiples ou un goitre suffocant.

Jusqu'ici j'ai parlé seulement de l'extirpation totale dans les cas de cancer, parce que dans l'immense majorité des cas les tumeurs cacancéreues en ont été l'objet. N'oublions pas l'application qui en a été faite à l'ablation de certains myomes déterminant des hémorrhagies graves ou des accidents septicémiques. La proportion des succès obtenus a été infiniment supérieure et les guérisons sont restées radicales. Dans l'avenir, la kolpohystérectomie trouvera peut-être de ce côté un champ plus largement ouvert devant elle.

Après cette trop longue étude je persiste à penser que l'extirpation totale de l'utérus par le vagin, sans mériter d'être prônée avec une folle ardeur, est appelée à rendre quelques services à l'art de guérir. Désormais, notre devoir consiste à perfectionner le manuel opératoire et surtout à déterminer exactement les limites dans lesquelles son action doit se mouvoir au double point de vue de la nature du mal et de son extension.

Principaux travaux à consulter.

C.-J.-M. LANGENBECK. *Neue Bibliothek für die Chirurgie*, 1818-1821.

SAUTER. *Extirpation der Carcinomatösen*, etc., Constanz, 1822. Traduit en français par Peschier, in *Mélanges de chirurgie étrangère*, Genève, 1824.

RÉCAMIER. *Recherches sur le traitement du cancer*. 1829, t. I, pages 352 et 519.

CZERNY. *Ueber die Ausrottung des Gebärmutterkrebses* (*Wiener med. Wochenschrift*, 1880, n⁰ˢ 45-48). — *Beitrage zur vaginalen Uterusextirpation* (*Berliner klinische Wochenschrift*, 1882, n⁰ 46).

MIKULICZ. *Ueber die Totalextirpation des Uterus* (*Wiener med. Wochenschrift*, 1880, n⁰ˢ 47 et 88, et 1881, n⁰ˢ 2 et 88).

SCHROEDER. *Centralblatt für Gynækologie*, 1880, n⁰ 24). — *Vaginale Uterusextirpation* (*Archiv für Gynækologie*, t. XVI, p. 479). — *The Vaginal extirpation of Carcinoma of the Uterus* (*British medical Journal*, 1883, p. 520). Communication au Congrès de l'Association médicale anglaise, avec discussion.

A. MARTIN. *Ueber vaginale Uterusextirpation* (*Berliner klinische Wochenschrift*, 1881, n⁰ 19). — *Zur Technik der vaginale Uterusextirpation* (*Centralblatt für Gynækologie*, 1881, n⁰ 5).

OLSHAUSEN. *Ueber Totalextirpation des Uterus*, etc. (*Berliner klinische Woschenschrift*, 1881, n⁰ 35-36). — *Weitere Erfolge der vaginalen Totalextirpation des Uterus und Modification der Technik* (*Archiv für Gynækologie*, 1882, p. 296). Communication au Congrès des naturalistes allemands à Eisenach, avec discussion.

HAIDLEN. *Zur Frage der Totalextirpation des Uterus* (*Archiv. für Gynækologie*, 1882, p. 106).

KOCKS. *Ueber die Totalextirpation des Uterus* (*Archiv für Gynækologie*, t. XIV, p. 127.)

REUSS. *Totalextirpation des Uterus wegen Carcinoma*. — *Drainage-Heilung* (*Archiv. für Gynækologie*, t. XVII, p. 116).

SANGER. *Zur vaginalen Totalextirpation des Carcinomatösen Uterus*, etc. (*Archiv für Gynækologie*, 1883, p. 99).

STAUDE. *7 Falle von Totalextirpation des Uterus*. — *Arztclicher Verein zu Hamburg*. (*Deutsche med. Wochenschrift*, 1883, n⁰ 45. — Analyse in *Centralblatt für Chirurgie*, 1884, p. 159).

FENGER. (*American Journal of medical science*, january, 1882.)

CUSHING. (*American Journal of med. sc.*, april 1882) et (*The medical record*, mai 1883.)

ANDERSON. (*American Journal of obst. sc.*, april 1882.)

A.-C. BERNAYS. (Saint-Louis, Mo.) Reproduit in *Centralblatt für Chirurgie*, 1884, p. 331).

KOCHER. (*Revue médicale de la Suisse romande*, 1881, n⁰ 11).

D. MÜLLER. (*Centralblatt für Chirurgie*, 1882, n⁰ 10.) *Zur vaginalen Totalextirpation des Uterus* (*Wiener med. Wochenschrift*, 1884, n⁰ 8. — Analysé in *Centralblatt für Chirurgie*, 1884, p. 331.)

BOTTINI-GUARNERI. (*Gazetta degli ospitali*, 1882, n⁰ 13. — Analysé in *Centralblatt für Chirurgie*, 1882, n⁰ˢ 13 et 15.)

BOMPIANI. (*Gazetta med. di Roma*, 1881, n⁰ 16.)

CALDERINI. (*Annali di ostetricia, ginecologia e pediatria*, 1882, n⁰ 8.)

DEMONS. *Extirpation totale de l'utérus par le vagin* (Académie de médecine, 12 juin 1883 et *Archives générales de médecine*, septembre 1883). — *Sur l'extirpation totale de l'utérus par le vagin dans les cas de cancer* (Société de chirurgie, 18 juin 1884).

DOCHE. *De l'extirpation totale de l'utérus par le vagin dans les cas de cancer* (Thèse inaug. Bordeaux, 1884).

J. BŒCKEL. *Sur l'hystérectomie vaginale dans les cas de cancer* (Société de chirurgie, 4 juin 1884, avec discussion).

E. KUFFERATH. *Cancer utérin*. — *Ablation totale de la matrice par le vagin*. — *Guérison*. — *Récidive* (*Journal de médecine de Bruxelles*, mai 1884. — Reproduit in *Annales de Gynécologie*, juillet 1884).

OBSERVATION

DE TUMEUR DERMOIDE DU PLANCHER BUCCAL

Par M. J. DARDIGNAC

Médecin-major.

Le 15 novembre 1882, je reçois dans mon service, à l'Hôtel-Dieu de Saint-Etienne, le jeune soldat D..., de la classe 1881, incorporé depuis quelques jours au 19e régiment de dragons. Ce jeune homme, brun, d'un tempérament nerveux et vigoureusement constitué, se présentait avec le diagnostic : « Grenouillette ».

D... n'accuse aucun antécédent, sauf des fièvres intermittentes qui, après avoir persisté deux ans, 1878 et 1879, disparurent sans intervention médicale.

Il lui est impossible de donner des renseignements complets sur l'affection actuelle. En février 1882, ses parents le firent apercevoir d'une tuméfaction qui se développait sous le menton. En même temps sa voix changeait de timbre, devenait confuse, la parole était embarrassée, et la nuit il était devenu ronfleur. Cette tumeur s'est développée insensiblement sans provoquer d'accident. Au conseil de révision, la tumeur moins développée qu'aujourd'hui — car elle a surtout progressé depuis 8 mois — fut constatée par le médecin expert. La tumeur occupait d'abord le milieu de la cavité sublinguale, d'abord logée au sommet de la concavité du maxillaire inférieur, puis gagnant peu à peu la base de la langue qu'elle refoulait bientôt en arrière. Elle était accompagnée d'une gêne de plus en plus grande pour parler, et pour manger : la déglution est difficile ; la nuit il suffoque, quelquefois il est réveillé par des étouffements et il ne peut dormir qu'avec la bouche ouverte. Toutes les fonctions sont normales.

Examiné la bouche fermée, l'ovale du visage paraît allongé, au-dessous du menton, par une tumeur qui fait à la région sus-hyoïdienne une saillie très appréciable. Cette tumeur recouverte par la peau saine, est sphérique, lisse, indolente, occupe tout l'espace compris entre l'os hyoïde et la concavité de l'os maxillaire. Elle ne gêne aucun mouvement du maxillaire, permet la déglutition de la salive et ne trouble aucune fonction, sauf la voix parlée, on croirait alors que le malade a la bouche pleine.

La bouche étant largement ouverte, on ne voit pas la langue qui est refoulée en arrière et en haut, la pointe étant appliquée sur la portion membraneuse de la voûte palatine : elle est remplacée par une tumeur volumineuse, arrondie, remplissant exactement l'espace compris entre la base de la langue et l'os maxillaire. Cette tumeur, indolente, n'empêche aucun mouvement de la langue, qui peut facilement être projetée hors de la bouche : elle est également étalée des deux côtés du frein, qui imprime à sa surface une légère dépression médiane, aussi, a-t-elle l'aspect très légèrement bilobée. Elle refoule en avant les canaux de Warthon, dont on voit bien les *ostium ombilicale*, en avant, éloignés de trois centimètres environ : ceux-ci ne sont pas oblitérés, car une pincée de sel déposée dans le voisinage du frein, fait sourdre un flot de salive. La tumeur est lisse, très tendue, mais non transparente ; la muqueuse qui la recouvre paraît adhérer avec elle, elle a conservé sa coloration normale. En la pressant entre les deux index, on perçoit nettement de la fluctuation, mais une pression plus forte donne l'idée d'une certaine rénitence dans la profondeur. Cette sensation particulière devient encore plus nette si l'exploration de la tumeur est faite une main placée dans la cavité buccale, l'autre à la région sus-hyoïdienne : alors on déplace — mais faiblement — la tumeur en masse, car elle remplit la totalité de l'espace sus-indiqué.

En définitive, on était en présence d'une tumeur à développement lent, congénitale, unique sans doute, lisse, incompressible, occupant exactement tout le plancher buccal, liquide peut-être — la fluctuation étant difficile à affirmer — développée exclusivement dans la région sublinguale et refoulant, par son volume, qui peut déjà être comparé à une grosse mandarine, en bas, les muscles qui séparent anatomiquement la bouche de la région sus-hyoïdienne où elle proémine ; en haut, la langue dont elle applique la pointe contre le voile du palais.

Le diagnostic de cette tumeur a présenté quelques difficultés et j'avoue même que celles-ci ne se dissipèrent qu'au moment de l'intervention opératoire. On pouvait conclure par exclusion, soit à une tumeur kystique du tissu cellulaire de la bourse de Fleischmann, soit à un hyste dermoïde du plancher buccal.

Les glandes sublinguales, les glandes sous-maxillaires, ainsi que leurs conduits, étant dans un état normal, on pouvait encore penser à une grenouillette non glandulaire, c'est-à-dire à une tumeur kystique indépendante des glandes salivaires, développée dans le plancher buccal et dont le développement progressif aurait refoulé en bas la cloison musculaire sus-hyoïdienne. Gosselin a publié une observation de kyste hydatique. Les kystes sanguins étudiés par Dolbeau et dus à une tumeur érectile de la région, se présentent avec des caractères spéciaux, autres que ceux que j'ai énumérés ;

les kystes congénitaux, ordinairement multiloculaires, empiètent sur la région cervicale.

Mais il y avait lieu aussi, dans cette région, de penser aux autres tumeurs indépendantes des conduits salivaires, à un kyste dermoïde [1], à un lipome du plancher, à une tumeur ganglionnaire.

Quoi qu'il en soit, l'intervention réclamée par le malade devait, au début, être la même dans le cas de tumeur dermoïde ou de kyste séreux. Je décidai en conséquence, de pratiquer une ponction qui aurait le double avantage d'éclairer le diagnostic et de dicter le traitement.

Opération. — Le 24 novembre 1882, assisté de mon excellent collègue et ami, M. le médecin-major Cadot et en présence de M. André, médecin-major de première classe, chef du service militaire à l'Hôtel-Dieu, je procède à l'opération.

Le malade étant assis, la bouche largement ouverte et la tête solidement maintenue par un aide, avec un trocart à hydrocèle assez volumineux, je pratiquai une ponction sur le côté gauche de la tumeur, à trois centimètres en arrière de l'orifice du canal de Wharton. La pression dut être assez forte, car j'éprouvais une certaine résistance pour faire pénétrer l'instrument : immédiatement, issue d'un liquide clair, transparent, séreux, semblable au liquide de l'hydrocèle; ce n'était donc pas un kyste salivaire. Malgré des pressions répétées sur tous les points, il ne sortit environ que 70 ou 80 grammes de liquide. Le kyste pouvant être multiloculaire, je pratiquai une nouvelle ponction du côté droit : il ne sortit rien. La tumeur existant toujours, dure, indolente, lisse et plus mobile, libérée seulement du liquide extrait, je pensai immédiatement à une tumeur dermoïde, que je me mis en devoir d'extraire.

Soulevant avec une pince la muqueuse voisine du frein, j'en coupai un morceau d'un coup de ciseau; avec le bistouri, je fis à droite et à gauche, à égale distance du frein, des orifices et des canaux de Wharton, des incisions de trois centimètres environ, parallèles aux arcades dentaires. Avec le doigt glissé sous la muqueuse qui se laisse facilement décoller, je constatai une tumeur occupant toute la région sublinguale et descendant vers l'os hyoïde, en arrière, tandis qu'en avant elle paraissait tenir très profondément, et sur la ligne médiane, au maxillaire inférieur. Bien qu'adhérente en certains points aux tissus voisins, elle est cependant énucléable, car la paroi paraît solide et résistante. La saisissant solidement de la main gauche avec des pinces, j'opérai des tractions en haut et en avant, tandis que de la main droite, armée alternativement de la spatule ou du bistouri, je la décollai des parties environnantes. Pendant ces ma-

1. Nicaise. Kyste dermoïde canaliculé de la bouche (*Bul. soc. chir.*, 1881, p. 498).

nœuvres, nous vîmes sortir par l'orifice de la ponction exploratrice, une matière homogène, blanche, rubanée, semblable à du suif ou à du mastic, probante de la nature de la tumeur. Celle-ci fut facilement libérée dans ses parties supérieure et postérieure, car elle n'était unie à la muqueuse linguale sus-jacente, que par un tissu cellulaire lâche, mais latéralement et surtout à la partie inférieure, elle était très unie aux muscles de la région et son extraction fut laborieuse : avec le doigt, je pus me rendre compte de son adhérence intime avec le maxillaire inférieur, dans la région des apophyses géni.

Le malade très fatigué et suffocant, je dus hâter l'opération et sectionner le point d'implantation de la tumeur que je ne pouvais atteindre commodément ; mais afin de retrouver ce petit lambeau, je jetai au préalable un double fil de soie que je liai très fortement pour faire une sorte de pédicule facile à retrouver. On sait, en effet, que souvent ces tumeurs congénitales adhèrent intimement au périoste sous-jacent et qu'il faut détruire ces adhérences, car ces sortes de tumeurs se reproduisent facilement si on ne les extirpe pas en totalité.

25 novembre matin. — Le moindre mouvement de la langue occasionne d'atroces douleurs avec retentissement dans les oreilles.

Le jour suivant, réaction inflammatoire assez vive.

27. — Le malade se trouve mieux. Il avale facilement les liquides et peut ouvrir largement la bouche. (Température m. 38. 8). La tuméfaction a diminué des 2/3. Avec la sonde, je soulève le lambeau de la muqueuse sublinguale, et je puis avec le doigt déchirer et retirer des débris de tissu cellulaire sphacélé : j'arrive facilement sur les apophyses geni, où, saisissant avec des pinces le pédicule laissé à dessein, je le détache de son insertion à l'os en raclant fortement avec la pointe de la spatule, il s'écoule un peu de sang. (Température s. 37. 4). Alimentation légère : œufs, panade, vin. — Eau alcoolisée, cataplasmes.

28. — Excellent état ; général, parole facile, tous les mouvements de la langue sont récupérés. La plaie suppure franchement et bourgeonne, mais un stylet introduit entre les bords, pénètre sur la ligne médiane à une profondeur de cinq centimètres : craignant une adhésion des bords avant la cicatrisation de toute la cavité, j'introduis un long crayon de nitrate que je promène sur tous les points non recollés ; je me propose en cautérisant plusieurs fois, de ne laisser adhérer les lèvres de la plaie que quand la cicatrisation sera complète en marchant du fond de la surface.

12 décembre. — D.., complètement guéri, sort de l'hôpital. Cicatrice très solide ; la muqueuse sublinguale, un peu épaissie, adhère bien aux muscles qu'elle recouvre.

Examen de la tumeur. — La tumeur extirpée est un kyste dermoïde, occupant la ligne médiane de la cavité sublinguale, reposant profondément sur les muscles mylo-hyoïdiens et génio-glosse des deux côtés, et paraissant avoir pris naissance près ou sur les apophyses géni où elle était comme implantée. De la grosseur d'une mandarine, elle est sphérique, lisse, à parois épaisses et très vasculaires ; la déchirure des adhérences latérales et profondes fut longue et accompagnée d'un écoulement de sang si abondant, qu'il fallut terminer rapidement l'extirpation. La paroi d'enveloppe ne présente aucune ouverture sauf celles qui, à droite et à gauche, résultaient des ponctions exploratrices et par lesquelles s'est écoulé de cette poche uni-loculaire, le liquide qui occupait la partie supérieure, tandis que la partie inférieure, soit environ les $^5/_6$, était occupée par de la matière sébacée.

Le liquide séreux, transparent, légèrement jaunâtre, contenait de l'albumine. La paroi, divisée en deux segments et étalée, découvre le contenu de consistance molle, graisseuse, qui adhérait très faiblement au revêtement interne, rougeâtre et velouté; le contenu ayant été examiné avec beaucoup de soin, par dissolution dans l'éther, je n'ai pu y trouver de poils, mais seulement des cellules épithéliales, noyées dans un amas de globules de graisse. La partie importante était la paroi dont l'analyse histologique s'imposait comme complément de l'observation. Mon maître et ami, M. Laulanié, professeur d'anatomie générale à l'école vétérinaire de Toulouse, a bien voulu étudier un fragment de la tumeur. Je consigne ici la note rédigée à ce sujet, en le priant d'accepter tous mes remerciements.

« Les présomptions dont vous m'avez fait part, touchant la nature du kyste, sont pleinement confirmées par le résultat de mes observations. Les parois ont en effet, tous les caractères d'une membrane tégumentaire, et j'ajoute que par la disposition de la couche épithéliale, elles se rapprochent de la peau plus que de tout autre tégument.

« La membrane du kyste se compose de deux couches : un derme et un épithélium, tapissant sa face interne.

« Le derme dépourvu de papilles ne présente rien de spécial. Il est constitué par des faisceaux connectifs entre-croisés dans tous les sens et de fibres élastiques assez uniformément distribuées : les vaisseaux y sont très nombreux, surtout dans les parties profondes et dans le tissu conjonctif sous-dermique où se trouvent les sections de volumineuses artérioles. Je n'ai trouvé aucune trace de glandes ou de follicules pileux. En revanche, j'ai été frappé par la présence d'éléments accumulés en très grand nombre en certains points du derme, et qui rappellent les sections transversales des fibres musculaires lisses ; j'avoue que c'est là un point obscur et sur lequel je ne me prononce pas.

« L'épithélium est tout à fait caractéristique, car on y retrouve toutes les couches de l'épiderme :

« 1° Le corps muqueux de Malpighi; avec son assise profonde de cellules normales au plan du derme et le pointillé spécial qui dessine le contour des cellules et qui répond aux crénelures dont ces éléments sont pourvus;

« 2° Une mince couche de cellules aplaties et remplies de fines granulations d'éléidine, qui ont vivement fixé le carmin (*stratum granulosum*);

« 3° Le *stratum lucidum* est moins net, mais on le distingue assez facilement en quelques points ;

« 4° Enfin la couche cornée qui atteint dans toutes les parties où elle a été conservée, une épaisseur considérable.

« Le contenu d'apparence stéatomateuse, que j'ai trouvé dans le kyste, est entièrement formé de lamelles épithéliales et surtout de cellules remplies de graisse ou de gouttes graisseuses.

« Il est facile de reconnaître à tous ces caractères une forme de ces productions, que l'on désigne sous le nom de kystes dermoïdes. »

DE LA TUBERCULOSE CHIRURGICALE

Par le docteur CHARVOT

Professeur agrégé du Val-de-Grâce,
Médecin-major au 10ᵉ Régiment de Hussards.

b. La seconde variété est l'*infiltration tuberculeuse circonscrite* qui correspond à l'*infiltration demi-transparente et à l'infiltration puriforme* ou *opaque* de Nélaton. Là, point de granulations grises appréciables à la vue : on trouve, sur les coupes du tissu osseux, des taches plus ou moins larges d'une teinte grise opaline, demi-transparente. La circonférence de ces taches est nettement arrêtée, elles renferment quelques rares vaisseaux sanguins.

D'après MM. Kiener et Poulet, ce foyer est caractérisé par la marche lente et uniforme du processus dans toute l'étendue du territoire envahi. Les follicules y apparaissent par poussées successives et en amènent l'ischémie progressive et la caséification. Les follicules ont ici la même signification que dans tous les tissus conjonctifs et le même mode de formation. Ils résultent de l'altération de plus en plus marquée des vaisseaux de néoformation de la moëlle, qui ne tarde pas à s'anémier.

c. Dans l'infiltration tuberculeuse diffuse, décrite par MM. Kiener et Poulet, les altérations sont les mêmes, mais elles ne se limitent pas et envahissent toute l'épiphyse. Sa marche est beaucoup plus rapide et les tissus se détruisant vite, les altérations histologiques du début ont à peine le temps de se laisser voir. Elles consistent dans une masse de cellules géantes disséminées au milieu de cellules migratrices et au milieu de la moëlle fortement hyperhémiée au début.

La *tuberculisation des articulations* peut être primitive ou secondaire : Elle est *primitive* quand elle débute par la synoviale articulaire et n'envahit que consécutivement les cartilages et les os ; *secondaire* lorsque l'infection est causée par l'ouverture dans

1. Voir le numéro du 10 juin 1884.

l'article d'un abcès tuberculeux de l'épiphyse. Parise (de Lille) et Wolkman ont eu l'incontestable mérite de montrer que beaucoup de tumeurs blanches avaient pour origine un foyer d'ostéite tuberculeuse développé dans le tissu spongieux de la tête articulaire. Dans ces cas la caverne osseuse, au lieu de s'ouvrir une voie au dehors, use le cartilage diarthrodial et se déverse dans l'article dont elle détermine l'infection secondaire.

Dans ce chapitre de pathologie générale nous n'avons à nous occuper que de la synovite tuberculeuse primitive niée à tort par Wolkmann et démontrée par les observations de nombreux anatomistes (Cornil Laveran, Brissaud, Lannelongue, Polosson, Chandelux, etc). La dissection d'un orteil désarticulé ces jours-ci pour une tumeur blanche phalango-phalangienne, nous a permis de constater des lésions tuberculeuses avancées de la synoviale et des tissus mous ambiants sans la moindre trace d'altération sur les cartilages.

La tuberculisation des synoviales articulaires prend des formes extrêmement variées dans lesquelles, cependant, il est possible de distinguer les trois types que nous connaissons et qui se différencient, autant par la nature des lésions que par l'évolution clinique :

a. La *forme circonscrite*, fongueuse, à granulations grises le plus souvent apparentes, à processus assez lent; c'est la tumeur blanche vulgaire.

b. La *forme infiltrée*, caractérisée par l'infiltration en nappe de la synoviale, sans granulations tuberculeuses généralement visibles à l'œil nu ; elle aboutit à des altérations profondes et parfois assez rapides de l'article.

c. La *tuberculose miliaire*, forme suraiguë, véritable *granulie articulaire*. La synoviale est criblée de granulations qui n'ont pas le temps d'évoluer, le malade étant rapidement enlevé par l'infection générale.

a. La première variété de synovite tuberculeuse, est la plus commune. Elle répond à la tumeur blanche classique et ses altérations macroscopiques sont décrites depuis longtemps. Les anciens lui donnaient le nom d'arthrite chronique fongueuse. Dans ce cas, en effet, la tuberculisation de la synoviale s'accompagne d'une production abondante de fongosités qui donne à cette affection un aspect caractéristique. Il est bon de noter que seule cette forme de tuberculose localisée présente, dès son début, cette végétation fongueuse exubérante, qui n'apparaît, dans les autres, qu'à la troisième période.

Ces *fongosités* se montrent, à l'œil nu, sous forme de masses bourgeonnantes, muriformes, sessiles ou pédiculées. Elles prennent les aspects les plus variés, recouvrent la face séreuse de la synoviale et s'élèvent-en bourrelets marginaux autour des surfaces articulaires qu'elles entourent comme d'une collerette. Leur face libre, en rapport avec la cavité articulaire, à l'aspect d'un paquet de frai de poisson ou d'œufs d'écrevisses ou de langouste. « Il semble que la partie superficielle de la fongosité soit criblée d'une innombrable quantité de petits kystes transparents, arrondis, du volume d'un grain de semoule à celui d'un grain de millet, la plus part entièrement translucides, quelques fois offrant un centre jaunâtre, mais séparés les uns des autres par des trainées de substance puriforme concrète qui restent encore appréciables, quand on a lavé la surface à grande eau. Mais ce ne sont pas là des kystes. Quand on les pique avec une aiguille, ils fuient comme des corps liquides et, d'autre part, tiennent solidement au tissu subjacent. Cependant le courant d'eau en fait flotter plusieurs et en entraine quelques-uns. Ce sont là des éléments caractéristiques du tissu fongueux synovial de la tumeur blanche et dont la disposition typique a déjà appelé l'attention du professeur Cornil et de Lannelongue. Nous pouvons dire, dès à présent, que chacun d'eux répond à l'un des grains tuberculeux en voie de destruction et d'élimination à la surface libre de la membrane fongeuse. (Chandelux) ».

La coloration de ces fongosités n'est pas toujours la même : Les unes pâles et transparentes ont la couleur de la chair d'huître, sur laquelle tranchent très nettement les nodules grisâtres qui forment un semis à leur surface. La vascularisation, qui n'apparaît sur ces fongosités que sous formes de points rougeâtres, peut devenir bien plus riche sur d'autres. Chaque grain tuberculeux est entouré d'un cercle rouge et la fongosité tout entière ressemble à un petit amas d'œufs d'écrevises. D'autres enfin sont piquetés de points noirâtres. Ce sont de petits foyers apoplectiques.

Les *fongosités* ne se présentent pas toujours sous la *forme arborescente* que nous venons d'étudier. Elles peuvent rester beaucoup plus petites et sont décrites sous les noms de fongosités *viliformes, papillaires et réticulaires.*

Chandelux, a étudié et décrit avec un grand soin les altérations qui nous occupent il distingue, sur les coupes fraîches, trois zones qui sont, en allant de la cavité articulaire à la périphérie : 1° la synoviale devenue fongueuse; 2° une couche vasculaire sous-synoviale; 3° le tissu lardacé péri-synovial.

Nous venons d'étudier la région des fongosités. Au dessous-rampe une couche noirâtre formant une ligne festonnée et présentant, sur la coupe, un piqueté analogue à celui de la substance cérébrale.

« C'est la zone vasculaire dans laquelle se multiplient, pour s'élever ensuite vers la surface libre de la zone fongueuse, les vaisseaux végétants de néo-formation ; elle sert de pédicule diffus aux fongo- sités... C'est la zone véritable d'extension interstitielle aux dépens de laquelle le tissu fongoïde s'accroît, soit pour végéter vers la cavité articulaire, soit pour s'étendre dans les tissus sous-jacents à la synoviale. »

Le tout est supporté par une épaisseur souvent considérable de tissu lardacé qui crie sous le scalpel comme du lard salé. Il est formé par le tissu cellulaire périsynovial infiltré et dégénéré.

Pour achever cette description macroscopique notons que, dès le début, la cavité synoviale contient un épanchement plus ou moins abondant formé par la synovie mêlée à de la sérosité renfermant déjà des parties louches et jaunâtres et parfois des filets sanguins.

Au point de vue histologique, la fongosité n'est qu'un bourgeon charnu en train de subir l'altération tuberculeuse. Elle a, au fond, la même structure que le bourgeon dont elle dérive :

Le stroma est formé par un tissu cellulo-fibreux présentant une structure fibreuse plus accusée d'autant que l'éruption tuberculeuse est plus discrète et que l'on examine la fongosité dans un point plus rapproché de sa base. Dans les altérations tuberculeuses à évolu- tion plus rapide, il est presque complètement constitué par un tissu embryonnaire et même muqueux.

La fongosité est parcourue par un système vasculaire en tout semblable à celui du bourgeon charnu. Les fusées artérielles, parties de la couche vasculaire sous synoviale, s'élèvent dans la fongosité et se terminent en formant des anses capillaires sinueuses. L'altération de ces bouquets vasculaires est d'autant plus prononcée qu'on s'éloigne du pédicule de la fongosité et que l'intensité du processus est plus grande. Elle consiste dans une sorte d'endoartérite qui rend leurs pa- rois épaisses et vitreuses. C'est cette opacité qui fait que les fongosités, au moins aussi vasculaires que les bourgons charnus, gardent pour- tant une coloration grisâtre.

Les lésions tuberculeuses élémentaires s'y trouvent disposées dans un ordre fixe : à peine perceptibles à la base de la fongosité, elles deviennent de plus en plus abondantes à mesure qu'on s'en éloigne, et elles forment, le plus souvent, une nappe confluente à son extrémité libre. Les follicules sont assez régulièrement disposés de chaque côté des fusées vasculaires, appendus latéralement aux artérioles à la façon des grains d'une grappe. Leur nombre et sur- tout la constitution intime du nodule tuberculeux varie beaucoup suivant l'intensité de l'altération tuberculeuse et la rapidité de son évolution. L'histologie, dans ce cas, est parfaitement d'accord avec la clinique.

Dans la forme lente, à type clinique torpide, l'éruption tuberculeuse est très discrète. Le virus, étant peu actif et l'évolution très lente, le follicule a tout le temps de s'édifier complètement et prend le type parfait que Friedlander, le premier, a découvert dans le lupus. Les cellules géantes ont une zone épithélioïde bien formée et sont entourées de larges bandes de cellules embryonnaires actives et vivantes, toute prêtes à s'organiser en tissu fibreux. Nous verrons en effet que, dans ce cas, la synovite tuberculeuse est susceptible de guérison.

Dans la forme la plus habituelle de la synovite fongueuse, qui constitue la tumeur blanche commune, l'évolution est de moyenne rapidité et l'altération tuberculeuse élémentaire prend le type classique décrit par Kœster. De l'avis de Chandelux, il n'est aucun point de l'économie, où ce follicule atteigne un développement plus typique et plus parfait; nous n'avons pas à revenir sur sa description.

Quand l'évolution est plus rapide, la destruction hâtive des lésions ne leur donne pas le temps de parfaire leur édification; les cellules centrales n'arrivent pas à subir ce gonflement énorme et vitreux qui les transforme en cellules géantes et ne s'entourent pas d'une collerette de cellules épithélioïdes; le nodule tuberculeux reste à l'état de masse cellulaire à contour nettement arrondi, à protoplasma muqueux; c'est le nodule embryonnaire de Rindfleisch.

Entre ces masses de cellules qui affectent un type bien défini et constituent le follicule tuberculeux, on trouve, dans la trame du tissu embryonnaire ou cellulo-fibreux de la fongosité, des éléments cellulaires en train de subir l'altération vitreuse et de se tuméfier. Isolés, ils sont décrits sous le nom de cellules géantes; réunis en longues nappes, ils constituent ces traînées d'inflammation tuberculeuse sur lesquelles Chandelux a le mérite d'avoir attiré l'attention des anatomistes. Elles sont tout aussi caratéristiques que les follicules et jouent un rôle important dans l'extension des lésions tuberculeuses.

Quand les follicules élémentaires se sont multipliés, organisés et entourés de la zone inflammatoire pérituberculeuse, leur masse constitue une nodosité visible à l'œil nu, dans l'épaisseur et surtout à la surface de la fongosité; ce sont les grains tuberculeux dont nous avons déjà parlé.

b. La deuxième variété de synovite tuberculeuse est constituée par l'infiltration tuberculeuse de la synoviale. Dans ce cas, on n'observe pas cette végétation fongueuse caractéristique de la tumeur blanche ordinaire. Les follicules tuberculeux ne se réunissent pas en petites masses pour former les grains tuberculeux visibles à l'œil nu, la granulation grise. Ils sont infiltrés dans la synoviale, en quantité parfois si considérable que, follicules, cellules géantes et inflammation tuberculeuse intercalaire forment des nappes tuberculeuses continues qui, plus tard, se transformeront en larges traînées caséeuses et entraîneront la destruction en masse de la séreuse.

Dans cette variété, les altérations macroscopiques se bornent donc au début à un épaississement de la synoviale qui s'infiltre de larges traînées vitreuses et déjà jaunâtres.

c. La troisième variété est heureusement très rare; quelques exemples en ont été rapportés par MM. Laveran, Cornil, Ollier et Polosson. C'est la tuberculose miliaire de l'articulation, la granulie d'Empis. L'éruption tuberculeuse apparaît, sur la séreuse, sous forme d'un semis très abondant de granulations miliaires opalines et transparentes. Elle est accompagnée d'une réaction inflammatoire assez vive, caractérisée par l'hyperhémie de la synoviale et par un épanchement séreux plus ou moins abondant.

La *tuberculose de l'œil* a été bien étudiée, dans ces dernières années, par les ophthalmologistes. Leurs recherches sont d'une grande importance pour fixer la pathogénie générale de la tuberculose. Dans les milieux transparents de l'œil il est possible, en effet, de voir naître les altérations tuberculeuses spontanées ou provoquées par l'inoculation et de suivre pas à pas leur évolution anatomique.

La tuberculose intra-bulbaire peut être a. *primitive* ou b. *secondaire :*

a. *Tuberculose primitive de l'œil.* — Les observations sont nombreuses aujourd'hui qui prouvent que cette affection peut naître dans l'intérieur de l'œil et y rester localisée. Elles prouvent également que, si l'énucléation est faite à temps, le sujet peut être guéri complètement et ne plus présenter, par la suite, de traces de généralisation.

Dans ce cas, l'observation clinique, aussi bien que l'inoculation, montre que l'affection a le plus souvent, pour point de départ, l'iris ou la choroïde, c'est-à-dire les deux membranes éminemment vasculaires de l'œil.

L'iris surtout semble être un siège de prédilection pour la tuberculose qui nait de préférence, sur son rebord pupillaire. La *tuberculose iridienne* débute par l'apparition de petits boutons grisâtres qui se dessinent dans les plis et sur le bord pupillaire de l'iris.

Dans les inoculations seulement, il est possible de constater que l'éruption du bouton tuberculeux se développe sur une tache rougeâtre formée par une vascularisation localisée de l'iris.

Ils donnent naissance à des tubercules d'un gris transparent devenant blancs, puis d'un jaune clair.

Les quelques examens histologiques pratiqués sur ces nodosités ont montré les altérations habituelles du tubercule à l'état naissant (groupes de cellules épithélioïdes avec ou sans cellules géantes, etc.).

Les *tubercules de la choroïde* ont été signalés depuis longtemps. Ils semblent être moins fréquemment primitifs que dans l'iris, ce qui tient peut-être à ce qu'il est plus difficile de les découvrir sur la choroïde que sur cette membrane; ces nodules présentent, du reste, les mêmes caractères anatomiques.

On a même observé des nodules tuberculeux sur la rétine; mais dans ces cas la *tuberculose rétinienne* n'est que secondaire et provient, par propagation, d'altérations tuberculeuses nées dans la chambre antérieure.

b. *Tuberculose secondaire de l'œil.* — Dans ces cas, l'altération naît en dehors du globe de l'œil et, après avoir perforé la sclérotique ou la cornée, inocule les membranes intra-bulbaires. Le point de départ de la tuberculose dans ce cas semble être, le plus souvent, un des culs de sac conjonctivaux. Le mal se développe plus rarement sur la conjonctive bulbaire ou sur la cornée. Il semblerait aussi, d'après certaines observations et les inoculations de Deutschmann, que la tuberculose des méninges puisse, en se propageant par le nerf optique, venir inoculer la papille.

2e *Période.* — *Fonte caséeuse ou puriforme des produits tuberculeux (caverne, abcès froids, dépôts crétacés, etc.).*

Comme nous l'avons vu, le propre de la lésion tuberculeuse est d'être dégénérative dès sa naissance. Remarque très importante, la dégénérescence débute toujours par le centre de l'agrégat tuberculeux et procède du centre à la périphérie, pourvu, toutefois, que celui-ci ait le temps de suivre son évolution habituelle. C'est, en effet, seulement dans les formes ordinaires de la tuberculose, lorsque le virus tuberculeux est de moyenne intensité, qu'il est possible d'étudier ce processus dans ce qu'il a de caractéristique.

Le follicule tuberculeux, à peine né, souvent même avant son édification complète, subit, par sa partie centrale, la fonte vitreuse, caséeuse, puis granulo-graisseuse. La cellule géante n'est-elle pas déjà une cellule centrale en voie de tuméfaction vitreuse? à mesure que le noyau cellulaire se transforme en caséum, de nouvelles cel-

lules géantes naissent dans la collerette épithélioïde et deviennent
elles-mêmes les noyaux de nouveaux follicules qui, en entourant le
nodule initial, constituent la figure décrite sous le nom de *follicules
agminés extensifs*. Ces tubercules élémentaires éprouvent, à leur
tour, la même dégénérescence, et l'altération va en s'étendant par
la périphérie, grandement aidée, il faut bien le dire, par ces bandes
d'inflammation tuberculeuse intercalaire qui relient les follicules
entre eux et qui subissent souvent, tout d'une pièce, la fonte caséeuse.

Ce que nous venons de dire du tubercule histologique s'applique
exactement au tubercule macroscopique, à la granulation grise de
Laennec. Celle-ci ne garde pas longtemps son aspect translucide;
elle se trouble, blanchit ou jaunit par son centre et se crible de points
jaunâtres. L'altération gagnant toute son épaisseur, elle prend une
opacité et une coloration blanc-jaunâtre, indices certains de sa mortification plus ou moins hâtive. La fonte granulo-graisseuse ne se
fait pas attendre.

Si l'on veut aller plus loin, on verra que, dans l'agrégat tuberculeux circonscrit (gomme, ganglion tuberculeux, noyau caséeux, etc.),
l'altération suit la même marche destructive par son centre, exten-
sive par sa périphérie, que nous signalerons du reste dans toutes les
étapes de l'affection tuberculeuse. Prenons, par exemple, la gomme
tuberculeuse du tissu cellulaire, dans laquelle cette évolution a été
si bien étudiée par Lannelongue. Comme le follicule tuberculeux,
comme la granulation miliaire, la gomme subit la fonte caséeuse du
centre à la périphérie et finit par se transformer en une masse d'aspect fort variable, mais qui constitue toujours, au fond, la nécrose du
tissu envahi par la tuberculose. Ce produit peut présenter tous les
degrés de consistance depuis celle du pus liquide jusqu'à celle de la
craie.

La fonte puriforme est la plus fréquente et, lorsqu'elle a envahi la
production gommeuse dans toute sa masse, on se trouve en face d'une
collection liquide limitée par une paroi plus ou moins nette : c'est
l'*abcès froid des anciens*, qu'il nous importe d'étudier dans tous
ses détails.

a. L'aspect du *liquide puriforme* a quelque ressemblance avec
celui du pus phlegmoneux et les anciens l'ont considéré comme
un pus spécial dit de mauvaise nature. Il n'en est rien, au fond,
et, dans les cas ordinaires, ce liquide séreux et mal lié, qui provient de la fonte granulo-graisseuse des produits caséeux et qui
ne renferme que des matières granuleuses et des débris de cellule, n'a rien à faire avec le pus phlegmonneux de consistance
crémeuse et presque uniquement formé de leucocytes, c'est-à-dire

de cellules douées encore d'une certaine vitalité. Le liquide puriforme des abcès froids tuberculeux a, en général, une consistance
très fluide; mais il charrie presque constamment des fragments
blanchâtres ou jaunâtres qui ressemblent à des morceaux de fromage;
ce sont des masses caséeuses qui se détachent de la paroi, avant
d'avoir subi une liquéfaction complète, et tombent dans la cavité de
l'abcès. Il n'est pas rare de voir flotter dans ce liquide de petits caillots sanguins plus ou moins noirâtres. Le sang s'y trouve souvent
intimement mêlé au liquide granulo-graisseux et modifie sa coloration habituelle qui est jaune verdâtre. Il prend alors une couleur qui
varie depuis celle du café au lait jusqu'à celle du chocolat. Le microscope montre, dans ces cas, une énorme quantité de globules sanguins
plus ou moins altérés mêlés aux éléments habituels de ce liquide
(matières granuleuses, corps gras, cristaux de cholestérine, débris de
cellules et de tissus etc.). Les leucocytes y sont d'ordinaire très rares
et dégénérés; mais on peut en trouver une grande quantité, quand
la poche a été le siège de poussées inflammatoires. Le liquide prend
alors un aspect analogue à celui du pus véritable.

b. La *poche* qui limite l'abcès froid tuberculeux est plus intéressante à étudier; car elle constitue la partie réellement vivante,
tandis que le liquide puriforme n'est plus qu'un produit de mortification (Lannelongue). Elle est parfois très distincte et assez facile à
isoler des tissus ambiants par la dissection, soit qu'on en fasse l'autopsie soit qu'on veuille l'énucléer sur le vivant dans un but thérapeutique. Plus ou moins dense et épaisse, elle présente : une face
interne ou cavitaire, une paroi, une face externe en contact avec les
tissus.

La *surface cavitaire* est très variable d'aspect; lisse et unie
parfois comme celle d'un kyste véritable, elle présente, le plus souvent, des saillies de toute forme et de toute coloration (villosités,
bourgeons, brides, etc), tantôt pâles, tantôt rouges, qui flottent dans le
liquide et ressemblent souvent, à s'y méprendre, aux boursouflures
du kémosis conjonctival ou, mieux encore, à du frai de poisson.
Cette paroi, soulevée par les cordes tendineuses et par les débris
d'aponévrose, prend, par moment, un aspect semblable à celui de
la surface interne du cœur; creusée par des culs-de-sac et par des
cavités secondaires, elle est très souvent tapissée par une couche de
masses caséeuses, qui s'en détachent plus ou moins facilement et lui
donnent une coloration blanc jaunâtre. On rencontre aussi des
tractus tendus d'une paroi à l'autre; ils sont formés par des vaisseaux ou des nerfs que le processus tuberculeux n'a pas encore
complètement rongés. Le plus souvent cette face interne est d'une

couleur grisâtre semée de points et de plaques rouges dus à une vascularisation abondante ou même à des foyers hématiques noirâtres.

La *cavité de l'abcès* est formée d'une seule loge ou bien est multiloculaire. La loge unique arrondie, ovoïde ou cylindrique, présente les dimensions les plus variables, mais qui oscillent, le plus souvent, entre celles d'une noix à celles d'une orange. Les abcès multilobés peuvent être formés de deux, de trois ou même de plusieurs poches distinctes qui communiquent entre elle par de larges cavités ou par des orifices assez rétrécis. Ces poches superposées forment souvent ces longs chapelets que l'on a décrits depuis longtemps dans les abcès par congestion.

La *structure de la paroi* des abcès froids a été bien étudiée par les auteurs anciens; mais la connaissance de leur constitution histologique est due aux travaux de MM. Vignal et Lannelongue. Quand on examine au microscope la coupe de cette paroi, on voit qu'elle est essentiellement formée de masses cellulaires traversées par des capillaires et de fins vaisseaux et semées de follicules tuberculeux à tous les stades d'évolution, mais d'autant plus altérés qu'on se rapproche de la cavité purulente. Sur le bord cavitaire, ces nodules, fondus en caséum et déjà vidés de leur contenu granulo-graisseux, forment des trous ou des diverticulums qui lui donnent un aspect inégalement frangé; plus loin ces nodules énormes et caséeux sont manifestement frappés de mort. A mesure qu'on se dirige vers la face externe on découvre des follicules plus jeunes et présentant les caractères histologiques que nous avons longuement décrits (follicules de Kœster, nodules tuberculeux, etc.), et qui montrent l'altération tuberculeuse à sa naissance. Ces tubercules élémentaires, semés en plus ou moins grande abondance suivant l'intensité du processus spécifique, sont dispersés souvent assez loin dans la trame des tissus ambiants. Nous avons dit que cette paroi était sillonnée par un lacis vasculaire souvent très riche; ces fins vaisseaux subissent rapidement l'altération vitreuse que nous avons décrite dans les fongosités synoviales; capillaires et artérioles se rompent alors en formant de petites hémorrhagies pariétales et en deversant, dans la cavité, une quantité parfois notable de sang.

La *face externe* est souvent impossible à préciser, la paroi de la poche tuberculeuse se confondant insensiblement avec les tissus ambiants; mais souvent aussi elle a des limites assez nettes qui rendent son énucléation facile. Il est curieux de la voir, dans certains cas, présenter de véritables bourgeons qui s'enfoncent dans les parties molles et vont semer l'altération tuberculeuse dans·le tissu cellulaire voisin.

Hâtons-nous de faire remarquer que, bien que la fonte puriforme soit presque la règle, la nécrose du produit tuberculeux peut aboutir à la formation d'une substance granulo-graisseuse, d'une consistance souvent assez ferme, ressemblant à du fromage, à de la châtaigne cuite, à du mastic et qui peut même s'indurer au point de donner la sensation de la craie.

La description anatomique que nous venons de tracer s'applique à toutes les *gommes tuberculeuses du tissu cellulaire*, que celles-ci se développent sous la peau, dans le tissu cellulaire intermusculaire profond ou même dans l'épaisseur du périoste.

Les *gommes périostiques* (périostite externe) ne présentent comme particularités que leur adhérence à l'os sur lequel elles se développent et la production fréquente d'ostéophytes, dans la lame profonde du périoste.

Dans le *tissu glandulaire* (mamelle, glandes séminales, etc.) le processus des tuberculoses circonscrites est identique et aboutit au même résultat, c'est-à-dire à la formation d'un abcès froid, en tout semblable au type que nous venons de décrire, ou bien de masses caséeuses ou crayeuses.

Dans la *mamelle*, comme l'ont bien montré les coupes pratiquées par MM. Ledentu et Dubar, les noyaux tuberculeux disséminés ou agglomérés, subissent, du centre à la périphérie, la dégénérescence caséeuse, puis la fonte puriforme, et forment, d'ordinaire, des abcès assez bien enkystés, à cavité unique, ou, bien plus souvent, multiloculaires. Telle est du reste la description que donne, dans sa thèse, M. Dubar qui a été le premier à démontrer clairement l'existence de la tuberculose mammaire : « Sur les coupes on trouve des noyaux souvent gros comme des amandes, les uns jaune grisâtre, les autres jaunes, couleur de châtaigne cuite. Le centre jaune d'un certain nombre d'entre eux est entouré par une zone gris bleuâtre d'apparence translucide. Ils sont friables et quelques-uns sont légèrement ramollis à leur centre..... La fonte caséeuse des noyaux confluents donne lieu à la formation de cavités à prolongements diverticulaires multiples, qui ne communiquent souvent avec l'abcès central que par des orifices fins et sinueux. La surface interne est molle, grisâtre et tomenteuse; les parois dures, comme fibreuses, présentent des groupes de nodules demi-transparents, etc. »

Dans le *testicule*, les agrégats de granulations miliaires et les noyaux caséeux circonscrits se transforment en masses crétacées ou se fondent en un liquide puriforme; le travail d'hyperplasie, qui s'opère dans le tissu glandulaire périphérique, les enkyste; ainsi se trouvent formées ces collections purulentes qui, sur la coupe, criblent le testicule de petits foyers disséminés ou détruisent son tissu en formant de larges abcès. « Quand ce sont les masses caséeuses centrales qui se ramollissent d'abord, il se forme un abcès véritable et nettement enkysté. Dans un cas, il existait une cavité centrale remplie de pus crémeux et assez vaste pour loger une grosse fève; elle était elliptique, régulière et partout à égale distance de la surface de l'albuginée dont elle était séparée par une épaisseur de tissu de 5 à 6 millimètres environ. Les parois de cette caverne étaient anfractueuses et bourgeonnantes comme celles des tumeurs blanches. Ce tissu pariétal, d'une épaisseur d'environ 2 millimètres, par sa coloration jaunâtre due à l'infiltration graisseuse, tranchait sur une couche blanche limitrophe due à la sclerose du tissu conjonctif; enfin, plus excentriquement, se trouvait le tissu glandulaire peu altéré en certains points, mais infiltré en d'autres, par des granulations transparentes (Reclus). »

Dans les cas exceptionnels décrits par cet auteur, où le tissu glandulaire est envahi en totalité par la tuberculose, il éprouve en bloc la fonte caséeuse, puis puriforme, et il se forme un vaste abcès limité seulement par la paroi de l'albuginée épaissie. Il n'est pas rare alors de voir les couches périphériques se fondre plus rapidement que les masses centrales qui constituent comme des séquestres déchiquetés, entourés de tous côtés par le pus et qui peuvent persister ainsi un assez long temps.

Dans l'*épididyme*, le *cordon*, les *vésicules séminales* et la *prostate*, tout se passe de même; des abcès grands ou petits se substituent aux noyaux caséeux; parfois les cavernes renferment un dépôt crétacé.

Nous n'avons pas d'autres particularités à mentionner dans l'évolution des *glandes lymphatiques* tuberculeuses. Comme toutes celles que nous venons de voir, la gomme glandulaire subit plus ou moins lentement la fonte caséeuse, puis puriforme et aboutit à la formation d'un abcès très nettement enkysté par l'enveloppe fibreuse du ganglion. Celui-ci peut rester libre au milieu du tissu ambiant; mais souvent une inflammation irritative et de voisinage, (périadénite) indure le tissu cellulaire et englobe les glandes ramollies; la tumeur qui en resulte peut prendre alors des formes et des dimensions très variables.

Même processus dans les *os* ; mais ici les qualités physiques du tissu osseux modifient un peu l'aspect extérieur des lésions.

Dans la *variété enkystée de la tuberculose osseuse*, la masse des tubercules gris agglomérée ne tarde pas à se transformer en caséum. Si on fait, à ce moment, la coupe de l'épiphyse atteinte, on trouve, dans le tissu spongieux: « une cavité close de toutes parts, contenant une matière d'un blanc opaque, quelquefois jaunâtre, comparable, par sa consistance, au mastic des vitriers. Cette matière est contenue dans une sorte de kyste fibreux dont la surface interne tomenteuse est quelquefois imprégnée de substance caséeuse, tandis que sa surface externe, juxtaposée à la cavité osseuse, lui adhère par un lacis vasculaire qui, émané du réseau trabéculaire, vient se terminer dans son épaisseur. Le tissu spongieux qui l'entoure est légèrement injecté mais sain (Nélaton). »

Dans la *seconde variété,* dite *infiltration circonscrite* du tissu osseux, l'évolution présente quelques particularités intéressantes. La tache grisâtre prend une coloration franchement jaune limitée par un contour très net et les travées osseuses éprouvent, d'ordinaire, une condensation notable. Toute cette portion d'os, infiltrée par le tubercule, est vouée à une mort certaine; comme le tissu trabéculaire meurt en masse et tout d'une pièce et qu'il se détache, à la périphérie, par une sorte de sillon d'élimination, il se forme un séquestre de forme très variable et qui parfois garde un aspect éburné dû à la densification des lamelles osseuses que nous venons d'indiquer. Il nage dans une cavité remplie de pus et qui souvent s'enkyste.

Dans la *troisième forme* ou *infiltration diffuse,* l'affection tuberculeuse marche si vite que des abcès circonscrits n'ont pas le temps de se produire. Si le chirurgien n'intervient pas, l'homme meurt, le plus souvent de suppuration diffuse.

Dans les articulations atteintes de *synovite tuberculeuse,* les choses se passent un peu différemment au début, mais aboutissent au même résultat. Les fongosités tuberculeuses, à peine formées, se fondent et déversent constamment dans la cavité articulaire, des masses caséeuses et des débris granulo-graisseux qui transforment rapidement l'épanchement primitif en un liquide puriforme; celui-ci dépose sur la surface fongueuse de la synoviale une couche plus ou moins épaisse d'une substance jaunâtre ressemblant au fromage. La synoviale ainsi que les tissus périsynoviaux s'épaississent et s'indurent souvent à une grande distance. Les épiphyses articulaires qui plongent dans ce foyer tuberculeux ne tardent pas à présenter des altérations profondes; leur revêtement articulaire disparaît, rongé par place ou en totalité par les fongosités qui rampent à sa surface; le tissu spongieux, mis à nu, est pris d'ostéite tuberculeuse et se recouvre de fongosités semblables à celles de la synoviale. Dès ce moment on est en présence de l'abcès froid articulaire de Bonnet.

3ᵉ *Période. — Elimination ou résorption des produits tuberculeux (cavernes, fistules, ulcères, etc.).*

Les altérations tuberculeuses, arrivées à la période que nous venons d'esquisser, peuvent suivre trois voies différentes : elles peuvent (a) se résorber ou (b) se momifier pour ainsi dire, s'arrêter presque complètement dans leur évolution ; — (c) elles se frayent une voie au dehors et, en s'éliminant, elles laissent, après elles, une perte de substance d'aspect très différent, mais au fond de nature identique.

a. Dans le premier cas, qui correspond aux formes discrètes et malheureusement assez rares de la tuberculose, l'intensité du virus est faible et s'épuise rapidement dans les tissus infectés. Le point touché, après avoir subi la fonte vitreuse caséeuse ou granulo-graisseuse, est résorbé et, le principe tuberculeux n'ayant aucune tendance à s'étendre en rayonnant, les tissus ambiants gardent leur vitalité ; ils s'hyperplasient à la suite de l'irritation produite par l'épine tuberculeuse et réparent la perte de substance par la production de tissu fibreux. C'est une sorte de cicatrisation qui s'opère dans la profondeur des tissus.

Dans le follicule tuberculeux, pendant que la masse cellulaire centrale tuméfiée et vitreuse subit la fonte caséeuse, la masse des cellules ambiantes s'organise en tissu fibreux. Dans la granulation miliaire, le travail est identique et aboutit à la formation de ces tubercules fibreux depuis longtemps décrits. Cette forme, qui correspond à la phthisie fibreuse, a été constatée de préférence dans les glandes lymphatiques et séminales.

L'induration fibreuse des ganglions tuberculeux n'est pas rare. Dans le testicule, Cruveilhier et Reclus ont décrit des cas où le tissu glandulaire était en partie ou même en totalité remplacé par des masses fibreuses, qui transformaient cet organe en une sorte de moignon ratatiné.

Il peut se faire aussi que le tissu fibreux périphérique de néoformation ne vienne pas combler la perte de substance laissée par la fonte du tissu primitivement tuberculeux ; il forme alors une sorte de coque fibreuse renfermant dans sa cavité un liquide plus ou moins séreux. Un kyste alors est constitué qui ne présente plus, à l'examen, la moindre trace des lésions tuberculeuses originaires et qui peut donner complètement le change à l'anatomiste aussi bien qu'au clinicien. Lannelongue a appelé l'attention sur ces productions kystiques que l'on trouve parfois dans le périoste et qui intriguent beaucoup le praticien. Nélaton les a décrites dans l'os.

b. Les produits tuberculeux, au lieu de disparaître par résorption ou par élimination, persistent parfois indéfiniment dans les tissus sous forme de masses caséeuses ou crétacées enfermées dans une membrane kystique ou semées dans les tissus.

Tous les anatomistes ont signalé, dans les autopsies, la fréquence
de ces tubercules momifiés sur les coupes du testicule, de la prostate,
des ganglions, etc... On sait, du reste, qu'ils ne sont pas rares dans
le poumon.

c. Les modes de terminaison que nous venons de passer en revue
sont relativement exceptionnels, et, le plus souvent, l'abcès froid tuberculeux, une fois formé, s'agrandit en rongeant les tissus ambiants
et finit par se frayer une voie à l'extérieur ou dans une cavité voisine.

Les anciens ont étudié avec beaucoup de soin la migration des
abcès tuberculeux à travers les tissus sains, sans en bien pénétrer le
mécanisme. Pour eux ce travail se faisait en vertu d'une certaine
force expulsive vers l'extérieur dont il reste encore à prouver la réalité.
Or, nous savons aujourd'hui qu'il n'y a là rien de spécial; l'abcès
ronge les tissus dans tous les sens et s'il parvient tôt ou tard à se
vider à l'extérieur c'est qu'il trouve de ce côté une moindre résistance. Ce travail d'expulsion n'est donc en résumé qu'un travail
d'ulcération de la profondeur vers la surface. Il n'est que la continuation de ce même processus qui a déterminé la formation et
l'extension de l'abcès froid et sur lequel nous avons insisté. La poche
qui limite la collection n'est pas une membrane inerte ou plutôt elle
ne le devient que dans les formes très atténuées de la tuberculose.
Dans la majorité des cas elle est douée de propriétés spécifiques très
accentuées, elle reste tuberculeuse, comme l'a si bien démontré
M. Lannelongue. Les tubercules, dont elle est criblée, subissent à
leur tour la fonte nécrosique pendant que d'autres apparaissent à la
périphérie; la cavité de l'abcès s'aggrandit et la collection purulente
augmente. Ce développement, qui est en général assez lent, ne se
fait pas d'une façon régulière; l'abcès pousse des prolongements dans
tous les sens. On a très bien observé (Lannelongue, Chandelux), sur la
face externe de la poche, ces bourgeons rougeâtres et mollasses, sortes
de fongosités externes, qui s'insinuent à travers les éraillures des
aponévroses, entre les muscles et partout où les traînées du tissu
cellulaire facilitent l'extension du processus tuberculeux. Ils vont
souvent à d'assez grandes distances inoculer les tissus et sont comme
les premiers jalons du mal.

On ne connaît pas bien les lois qui régissent la marche de ces
abcès, si tant est qu'il en existe, mais l'on sait qu'ils cheminent de
préférence dans le tissu cellulaire facile à inoculer (en raison peut-
être de sa richesse en lymphatiques), dissocient les muscles et se
butent souvent un assez long temps contre les aponévroses épaisses
comme celles de la cuisse (*fascia-lata*), qu'elles finissent cependant

par ulcérer. Les cordons vasculo-nerveux, avec l'atmosphère cel-
lulo-lymphatique qui les entoure et les anneaux fibreux qu'ils traversent, sont des voies toutes tracées pour ces abcès migrateurs dont
le plus beau type est fourni par les abcès ossifluents du rachis.
Aussi ne faut-il pas s'étonner de voir ces abcès par congestion suivre
de préférence les gros vaisseaux et les troncs nerveux et sortir avec
eux du bassin. Ce sont eux aussi qui présentent ces longs chapelets
dus à l'inégale résistance qu'offrent les tissus à la destruction tuberculeuse. Dans ce mode d'évolution les lois de la pesanteur ne jouent
donc pas le rôle prédominant que lui assignaient les anciens.

L'abcès, arrivé sous la peau, trouve encore une résistance assez
sérieuse dans le derme et ne parvient à le traverser qu'après l'avoir
érodé par sa face profonde. La peau est alors rapidement percée et le
pus se fait jour à l'extérieur. Il se forme ainsi une perte de substance (fistules, clapiers, décollements, cavernes, ulcères, etc.) dont
l'étude appartient surtout à cette troisième période anatomo-pathologique.

Si maintenant nous appliquons ces données générales à chacune
des tuberculoses localisées, nous verrons que la marche de l'abcès
froid qui lui correspond, tient à la situation anatomique qu'elle
occupe dans les tissus, et que cette situation influe beaucoup sur
l'étendue des délabrements qui en sont la conséquence.

Les plaques tuberculeuses des muqueuses, qui ont été surtout bien
étudiées sur la langue, laissent persister, en se désagrégeant, des
ulcérations superficielles de forme et d'étendue fort variable.

Les gommes sous-cutanées n'ont qu'à entamer la peau pour se
faire jour au dehors. Certaines même se forment dans la face profonde du derme et l'abcès qui en résulte n'est plus recouvert que par
une pellicule épidermique.

Les ganglions tuberculeux superficiels n'ont pas beaucoup plus de
tissus à éroder pour se vider au dehors. Il en est de même pour les
gommes périostiques qui se développent sur les os sous-cutanés :
(tibia, sternum, côtés, etc.). Les lésions, qui leur succèdent, consistent le plus souvent dans des ulcérations et des fistules tuberculeuses
peu profondes, mais accompagnées de décollements souvent assez
étendus.

Les abcès qui proviennent de la fonte des gommes cellulaires in-
termusculaires, des ganglions profonds, des périostites du fémur et
des os recouverts d'épaisses masses musculaires, ont un trajet beaucoup plus long à parcourir et surtout des aponévroses à perforer.
Aussi font-ils souvent d'assez longs détours et laissent-ils, après
eux, des trajets fistuleux profonds et sinueux.

Mêmes considérations pour les glandes. Dans la mamelle, les noyaux tuberculeux profonds, en s'abcédant, sillonnent le tissu glandulaire dans tous les sens et y creusent des fistules et des diverticulums souvent très nombreux.

Les masses tuberculeuses développées dans les voies séminales ont des trajets bien différents à parcourir; le long du cordon, dans l'épididyme, le petit abcès n'a que l'épaisseur des enveloppes scrotales à traverser pour former ces fistules caractéristiques que nous étudierons en clinique. Les tubercules ramollis du testicule ont, de plus, à perforer l'albuginée, membrane fibreuse, tenace et éminemment résistante. Mais ce sont les foyers tuberculeux de la prostate qui décrivent les trajets les plus longs et les plus variés pour aller s'ouvrir soit dans l'urèthre, en créant à ce canal de vastes diverticulums, soit dans le rectum, qui leur est adossé, en formant des fistules prostato-rectales ou même uréthro-rectales; leurs trajets sinueux à travers le périnée déterminent la formation de fistules uréthro-périnéales; ils peuvent enfin s'ouvrir de tous les côtés à la fois.

Les propriétés physiques du tissu trabéculaire et surtout de la lame compacte font que, dans les tuberculoses osseuses d'intensité moyenne, les abcès centraux ont plus de difficulté à s'agrandir et à se vider au dehors. D'autant que souvent le périoste, irrité par ce travail de voisinage, se met à sécréter des couches osseuses nouvelles qui opposent à la marche de l'abcès une barrière toujours renaissante. On sait que l'une des formes du *spina ventosa* des anciens est due à ce travail exagéré de néoformation périostique provoqué par l'évolution d'une caverne tuberculeuse centrale.

Nous avons vu que l'abcès osseux pouvait s'enkyster. Cependant, dans la majorité des cas, il finit par s'ouvrir une issue dans les parties molles ambiantes. Un abcès ossifluent est alors constitué qui suivra, à travers les tissus, la marche que nous avons indiquée; tout dépend alors de la profondeur à laquelle l'os est situé.

La tuberculose affectant de préférence l'épiphyse, l'abcès siège en général assez près de la cavité articulaire, souvent même il se développe sous la lame cartilagineuse diarthrodiale, comme on peut le voir très nettement dans l'observation n° 10. Aussi ne faut-il pas s'étonner de le voir souvent ronger le cartilage articulaire et se vider dans l'articulation. Parise, de Lille, et Volkmann ont insisté sur ce mode d'origine fréquent des tumeurs blanches. Dans notre observation, l'autopsie permit de vérifier le fait : le gros tubercule (infiltration tuberculeuse de Nélaton) développé dans la tubérosité externe du tibia, sous le cartilage articulaire, commençait à entamer cette lame cartilagineuse.

Dans les ostéo-arthrites suppurées, la synoviale épaissie et indurée offre pendant quelque temps une résistance assez grande à l'évacuation du pus ; il est même fréquent de voir se former longtemps avant son ouverture des abcès périarticulaires, qui ne communiquent pas avec la cavité synoviale. Ils sont dus peut-être au ramollissement puriforme de ces fongosités qui se développent sur la face externe de la synoviale et pénètrent assez profondément les tissus. Mais, quand la tumeur blanche ne guérit pas par transformations fibreuses, il arrive toujours un moment où le pus s'ouvre une voie à travers les tissus lardacés, s'infiltre dans tous les sens en formant des clapiers et, en perforant la peau sur plusieurs points, crée ces fistules multiples que décrivent tous les traités classiques.

C'est ici que devrait venir se placer l'étude des pertes de substance formées par l'érosion tuberculeuse dont nous venons d'étudier le mécanisme, et qui constituent des cavernes, des décollements, des fistules, etc. Mais cette étude est faite depuis longtemps et nous insisterons d'autant moins sur leur description que nous aurons l'occasion de revenir sur ce sujet à propos des caractères cliniques de l'affection. Nous ferons seulement remarquer qu'à cette période les cavités tuberculeuses s'emplissent presque constamment de fongosités présentant des caractères macroscopiques et microscopiques identiques à ceux des fongosités articulaires, dont nous avons étudié minutieusement la constitution anatomique à propos des synovites fongueuses.

4e Période. — Réparation. Cicatrisation. Cicatrices.

Dans cette dernière période, qui n'existe que dans les cas heureux, la plaie cesse d'être virulente; lle reprend l'aspect et la marche des plaies de bonne nature. La solution de continuité se répare par les procédés habituels de la cicatrisation et le travail n'offre plus, dès lors, grand intérêt pour l'étude de la tuberculose, tout au moins au point de vue anatomique ; car nous verrons que la cicatrisation et les cicatrices tuberculeuses présentent des particularités fort intéressantes pour le clinicien.

REVUE DES SOCIÉTÉS SAVANTES

SOCIÉTÉ DE CHIRURGIE
25 Juin. — 16 Juillet.

M. Trélat. *Conicité des moignons* (suite de la discussion).

Le processus de guérison n'est pas identique en cas de cicatrisation à ciel ouvert, ou de réunion primitive ; cette dernière donne des moignons épais, mobiles et souples ; elle nécessite des lambeaux étendus de forme et de taille irréprochables, permettant une coaptation très exacte.

M. Moty. *Fracture pénétrante du crâne ; fracture par contre-coup.* Rapport de M. Chauvel.

Un Arabe tué d'un coup de feu tiré de près présente une plaie au-dessus de l'oreille gauche, une ecchymose palpébrale et sous-conjonctivale double, et la balle est retrouvée dans le lobe pariétal, doit après avoir contusionné l'os en ce point. Du point d'entrée de la balle part une fissure qui se bifurque, isolant absolument un fragment osseux et s'étend à l'étage supérieur. En outre, les deux voûtes orbitaires présentent des fractures *isolées.*

M. Moty conclut de ce fait que :

1° Dans les fractures pénétrantes du crâne les pressions se transmettent à toutes les parties de la voûte, d'après le principe de Pascal.

2° La pression intra-cranienne peut redescendre ensuite brusquement, tendant à produire ainsi l'enfoncement des fragments et à leur défaut celui des parties molles.

3° Cette théorie est peut-être applicable aux fractures par contre-coup simples par contusion de la voûte cranienne.

La première conclusion de M. Moty n'est pas nouvelle, et la théorie de la pression hydrostatique n'est pas applicable à tous les cas ; on a invoqué aussi l'action prépondérante des vibrations osseuses et même le choc de l'encéphale contre les parois de la cavité qui le contient. Quant à la seconde conclusion, elle est à réserver et ne peut être déduite d'un seul fait ; encore moins ce fait unique permet-il de généraliser la théorie aux fractures simples par contre-coup.

M. Berger. Les fractures indépendantes de la base du crâne, sans aucune irradiation qui les relie à la fracture principale, ne s'observent qu'à la voûte orbitaire, point faible, et ne sont pas spéciales aux fractures par coup de feu. Il y en a plusieurs exemples dans les musées.

M. Trélat a fait des expériences autrefois sur les fractures du crâne. Le plus souvent on observe des fractures irradiées, et qui siègent presque toujours sur l'orbite, mais quelquefois, à la partie supérieure du rocher, près de son sommet. Ces fractures sont réellement indépendantes, mais semblent être dans le prolongement d'une des fissures de la fracture principale.

M. Sée rappelle les expériences de Rocher sur les'fractures du crâne par coup de feu ; cet auteur a souvent noté des fractures isolées de la base, produites par une sorte d'éclatement dû à l'augmentation brusque de pression intra-cranienne.

M. Chauvel. Les coups de feu des armes de guerre actuelles produisent des perforations simples de loin, mais de près (jusqu'à 200 mètres pour le chassepot), ils produisent un éclatement par augmentation de pression. On ne peut proposer la même explication pour les fractures par coup de feu et par contusion.

M. Millet. *Kyste hydatique de la prostate.* Rapport de M. Nicaise.

Un homme de cinquante-neuf ans est pris de rétention d'urine et l'on constate l'existence d'une tumeur de la région prostatique; on peut passer une sonde en caoutchouc rouge. M. Nicaise auquel on envoie le malade trouve dans la région prostatique une tumeur rénitente perceptible par le rectum, grosse, régulière et indolente; il propose une ponction qui n'est pas acceptée. Six mois après, nouvelle rétention qui nécessite une ponction hypogastrique : en cherchant à introduire dans la vessie une sonde métallique, il s'écoule par la sonde 700 grammes d'un liquide limpide contenant des crochets et un peu d'albumine; on sent par le rectum une dépression au niveau de la prostate. Après inflammation de la poche par pénétration de l'urine et expulsion par le rectum de vésicules hydatiques, la plaie granule et se cicatrise. Ce cas est très nettement un kyste hydatique de la région prostatique ayant comprimé l'urèthre et le rectum ; on sait qu'on peut trouver de l'albumine dans le liquide des kystes hydatiques qui ont été enflammés.

M. Nicaise a pu réunir à ce propos trente-trois faits de kystes du bassin, dont le diagnostic a été le plus souvent difficile. Ces trente-trois faits ont donné neuf guérisons et vingt-quatre morts, dont onze de rétention d'urine ou de ses suites et treize de complications non urinaires. Sur six cas où il y a eu une intervention chirurgicale il y a eu cinq guérisons et un seul décès. Cette intervention doit consister en une ponction et si elle est insuffisante en une incision avec pansement iodoformé et injections antiseptiques prudentes. Plusieurs fois, il y avait en même temps des kystes dans d'autres organes. Quant au siège exact de ces kystes hydatiques, aucune démonstration anatomique indiscutable ne prouve qu'ils puissent occuper la prostate ; le seul cas de kyste incontestablement prostatique ne contenait pas de crochets.

En définitive, l'existence des kystes hydatiques de la prostate est probable, mais non démontrée anatomiquement, et leur existence dans la région prostatique pourrait s'expliquer par le refoulement de l'organe.

M. Pozzi. *Adénome de la paroi antérieure du rectum.*

Une femme de trente-huit ans était soignée depuis quelque temps pour des lésions utérines quand des hémorrhagies rectales mirent sur la voie du diagnostic et permirent de reconnaître une tumeur siégeant au niveau de la cloison recto-vaginale et déterminant du ténesme, de la diarrhée et des hémorrhagies fréquentes ; cette tumeur du volume d'une amande était sessile, framboisée, mobile avec la muqueuse rectale et située à un pouce de l'anus. M. Pozzi l'enleva par dissection avec l'instrument tranchant ; une hémorrhagie immédiate assez forte nécessita trois ligatures ; les suites furent simples et la guérison était complète au bout de six semaines. L'examen histologique de la tumeur la montra constituée par un adénome pur, avec prédominance absolue du tissu glandulaire, de vascularité moyenne.

M. Trélat a enlevé avec l'écraseur une tumeur pédiculée du rectum, du volume du poing, qui présentait une structure identique.

Ces faits sont rares ; M. Pozzi insiste sur les phénomènes pseudo-utérins présentés par sa malade, la facilité du diagnostic par l'exploration directe et la possibilité d'opérer ces tumeurs avec l'instrument tranchant quand leur siège n'est pas trop élevé.

M. Nicaise rappelle, au point de vue du diagnostic, qu'il a présenté, en 1883, une tumeur de la cloison recto-vaginale qui accompagnait un cancer.

M. Vallin présente au nom de M. *Le Fort* un malade atteint d'une tumeur congénitale qui fait saillie des deux côtés du nez et qui a augmenté depuis quelque temps. Elle présente en haut un point animé de battements et une poche qu'on peut vider par la pression ; la respiration ne paraît pas l'influencer.

M. Le Fort pense à une *méningocèle* ou à une *encéphalocèle anormale.*

M. Gallard. *Traitement du cancer de l'utérus.*

L'extirpation totale n'est possible et utile que dans la forme rare du cancer utérin qui débute par la muqueuse et s'y limite jusqu'à la fin, faisant mourir les femmes d'épuisement avec des douleurs atroces. M. Gallard ne parlera que de l'intervention dans le cancer du col.

C'est un devoir pour lui de ne pas abandonner les cancéreux ; l'opération leur rend un véritable service, quand on peut dépasser les limites du mal, sinon elle a toujours un effet moral et d'ailleurs on peut quelquefois arriver à soulager des cas jugés d'abord inopérables. Comme pour tous les cancers accessibles il faut faire ici l'ablation quand elle est possible, sans prétendre à une guérison absolue. Lisfranc a amputé autrefois beaucoup de cols avec l'instrument tranchant, et il a eu beaucoup d'insuccès par hémorrhagie et septicémie, accidents qu'on ne savait pas alors combattre comme aujourd'hui. En outre il cherchait à attirer le col à la vulve, en faisant des débridements latéraux au besoin, et cet abaissement de l'utérus est une cause d'insuccès ; il faut couper le col où il est ; aussi les ciseaux et le bistouri sont-ils incommodes pour cela.

L'écraseur est difficile à appliquer au fond du vagin; le serre-nœud est plus facile à placer, mais la section est longue et souvent l'anse qui peut se casser, s'incline de façon à moucher le col au lieu de l'enlever. Un moyen plus puissant et plus commode est l'anse galvanique qui fait cette section en quelques minutes.

D'après les résultats obtenus chez vingt-cinq malades qui ont été plus ou moins complètement soulagées, quoique plusieurs fussent dans un état désespéré, M. Gallard pense que l'amputation du col cancéreux est souvent indiquée, surtout quand on peut tout enlever; elle est encore justifiée quand il y a des tumeurs proliférantes surajoutées dont l'ablation peut supprimer les symptômes pénibles.

En résumé :

Le cancer de l'utérus doit être traité par l'ablation comme les autres cancers externes.

L'anse galvanique est l'instrument de beaucoup préférable quand on peut l'appliquer.

La guérison peut être durable quand tout le mal est enlevé.

L'ablation incomplète suivie de cautérisations répétées peut amener aussi la guérison et soulage au moins momentanément les malades.

M. Th. Anger se sert pour cautériser les cols cancéreux du cautère à gaz de Nélaton qui lui donne de très bons résultats.

M. Terrillon a enlevé il y a cinq ans un col très dur, portant une ulcération interne et pour lequel le diagnostic de M. Verneuil avait été épithelioma infiltré, diagnostic confirmé par M. Ranvier après l'ablation qui fut faite avec le couteau galvanique. — La cicatrisation a été rapide et la malade ne présente pas trace de récidive. Il faut faire des réserves sur ce diagnostic.

M. Desprès n'hésite pas à dire que toutes les malades amputées du col qui ont survécu quatre ans n'avaient pas une affection cancéreuse. L'examen histologique n'est pas une garantie suffisante, il peut induire en erreur, des proliférations glandulaires par inflammation chronique pouvant faire croire à un épithélioma qui n'existe pas.

M. Lucas Championnière a été frappé comme M. Desprès des proliférations épithéliales que peuvent fournir les glandes du col utérin et a entendu soutenir l'épithélioma par des micrographes de profession que le diagnostic histologique induisait souvent en erreur dans ces conditions. Quant au diagnostic clinique, les erreurs sont très fréquentes de la part des chirurgiens les plus éminents. Il faut donc admettre que les cas de survie extraordinaire sont bien souvent des erreurs de diagnostic.

M. Verneuil possède dans ses observations un cas bien net : il a fait l'examen histologique et *affirme* qu'il ne pouvait s'agir que d'un épithélioma, de plus, la malade est morte de récidive au bout de sept ans; il faut donc bien admettre ces six ans de guérison après une ablation de col cancéreux. M. Verneuil répète que l'ablation de col cancéreux est une excellente opération même quand on n'enlève pas tout le mal; ces ablations partielles étaient déjà recommandées par Nélaton, pour les tumeurs de la parotide par exemple. — Comme instrument, M. Verneuil emploie l'écraseur en passant la chaîne au milieu du col avec un trois-quart et en coupant successivement les deux moitiés. Cette manœuvre rend l'opération à la portée de tous les praticiens; en outre l'anse galva-nique expose aux hémorrhagies secondaires.

M. POLAILLON a fait une quarantaine d'ablations du col et préfère l'anse galvanique aux autres moyens. Si l'on s'aperçoit en examinant la pièce enlevée qu'on est tombé dans des tissus malades, on achève leur destruc-tion en introduisant des flèches au chlorure de zinc dans le tissu ou la cavité de l'utérus, à plusieurs reprises au besoin; la cicatrisation se fait très bien. Trois fois, M. Polaillon a ouvert le cul-de-sac postérieur, deux fois sans accident; la troisième malade est morte, mais il faut peut-être incriminer le chloroforme. Jamais il n'a observé d'hémorrhagies immé-diates et les quelques hémorrhagies secondaires qu'il a vues s'expliquaient par des imprudences et une fois par un retour de fièvres intermittentes. On se met à l'abri de cet accident en maintenant les malades au lit dix à quinze jours. La guérison durable par les opérations partielles est *pos-sible* en cas de vrai cancer. Quant à l'ablation totale de l'utérus, les pro-grès de la médecine opératoire pourront la rendre préférable, mais c'est actuellement une opération mauvaise.

M. MARCHAND a fait cinq opérations palliatives, sans accidents, et cinq amputations totales du col cancéreux. Parmi ces dernières, il a eu avec l'anse galvanique, une hémorrhagie immédiate grave et un cas d'ouver-ture consécutive de la vessie qui ont guéri, et un cas d'ouverture du cul-de-sac postérieur, où la mort est survenue en quarante-huit heures. Une de ces malades vit depuis quatre ans, sans récidive; le diagnostic d'épi-thélioma a été vérifié par M. Troisier.

M. TERRIER s'étonne de la statistique si favorable qu'ont présenté ses collègues et M. Gallard; pour sa part il a eu des insuccès et des insuccès graves, dus à la présence de ganglions dégénérés qui s'enflamment facile-ment et amènent de la pelvi-péritonite, et aux altérations des vaisseaux et de l'état général qui facilitent les hémorrhagies. L'amputation totale de l'utérus est médiocre à l'heure actuelle, mais les procédés de trai-tement qu'elle cherche à remplacer ne valent guère mieux et il faut s'efforcer de l'améliorer.

M. TILLAUX. La pathologie générale doit faire condamner absolument, *en principe*, les ablations partielles des cancers quels qu'ils soient. Elles ne sont permises qu'en cas d'indication spéciale, pour faciliter la respiration par exemple dans un cas de cancer végétant de l'amygdale.

M. LABBÉ, tout en réservant son opinion définitive sur l'hystérectomie totale, dit que ses résultats ne sont pas encourageants et qu'elle ne paraît indiquée que pour la forme muqueuse du cancer utérin, comme l'a dit M. Gallard. Pour les opérations partielles, l'abaissement de l'utérus peut être difficile, mais il est toujours facile d'avoir le col sous ses yeux en employant le spéculum de Sims après avoir mis la malade dans le décu-bitus latéral gauche, position à laquelle M. Labbé attache une grande importance. Il donne comme M. Gallard la préférence à l'anse galvanique. En somme, M. Labbé est partisan de l'intervention, même palliative, dans le cancer utérin.

M. MARCHAND défend aussi les opérations palliatives qui peuvent quelquefois, quoi qu'on en dise, guérir des malades atteintes de véritables épithéliomas. Il appuie sa manière de voir sur les statistiques de Schrœder qui, sur vingt-deux mille deux cents malades examinées de 1870 à 1884, a trouvé cinq cent onze cancers utérins pour lesquels il a pu intervenir cent cinquante fois. Il a constaté des guérisons au bout de cinq ans. Ce chirurgien a renoncé aux caustiques et au thermo-cautère et opère toujours au bistouri.

M. TERRIER. La question à résoudre est celle de la valeur relative des opérations partielles et totales; les premières soulagent momentanément, non sans faire courir des dangers aux malades, et doivent être conservées, mais la véritable portée des secondes n'est pas établie : peut-on espérer les rendre réellement curatives? Faut-il aller dans cette voie plus loin que nous n'y allons? On serait tenté de le faire si leur mortalité n'était pas aussi effrayante. C'est à l'atténuer qu'il faut s'appliquer.

M. VERNEUIL. Le cancer utérin au début doit être opéré rapidement comme celui des lèvres.

M. TRÉLAT. Le cancer utérin est une affection d'un diagnostic difficile, d'une limitation incertaine et d'une marche redoutable à laquelle on oppose des opérations dont le danger croit avec la puissance; en outre les opérations les plus *complexes* ne peuvent toujours être *complètes*. Si l'extirpation totale devient moins dangereuse; ou aura fait un grand pas dans le traitement du cancer utérin où l'on est réduit actuellement à une thérapeutique bien misérable.

M. MONOD. *Névralgie du dentaire inférieur. Arrachement de l'extrémité inférieure de ce nerf par le trou mentonnier. Guérison.*

Pour remédier à une névralgie intense et rebelle du dentaire inférieur, revenant par crises et tendant à s'étendre, M. Monod fit d'abord la trépanation de la branche montante au maxillaire inférieur suivie de la section et l'élongation du nerf : le résultat immédiat fut bon, mais six mois après, le malade était dans le même état qu'avant l'opération. M. Monod se décida alors à pratiquer l'opération de Jules Roux, perfectionnée par Beau : trépanation de l'os en arrière du trou mentonnier et arrachement à l'extrémité terminale du nerf. Après cette intervention les douleurs ont complètement disparu et la guérison s'est maintenue depuis treize mois. Chez un second malade, M. Monod a fait la même opération, trop récemment pour que le résultat soit encore appréciable.

M. Monod ne repousse pas l'opération au niveau de la branche montante qui peut convenir à certains cas, quoique l'élongation soit presque impossible à obtenir à ce niveau. Il a recueilli treize observations analogues à la sienne et données comme succès, mais les malades ont été perdus de vue trop tôt. L'opération comprend les temps suivants : 1° Incision de la peau et découverte du nerf qui est saisi dans une anse de fil; 2° trépanation en arrière du trou mentonnier, et découverte du nerf qui est chargé sur un crochet, sectionné et arraché. — On voit que le procédé est analogue à celui qu'on emploie pour le nerf sous-orbitaire, peut-être pourrait-on l'appliquer au traitement de toutes les névralgies périphériques.

M. Polaillon a fait quelquefois cette opération qui ne lui a pas donné de guérisons complètes. Elle n'est pas applicable aux cas où la névralgie s'étend aux grosses molaires.

M. Tillaux a guéri par ce procédé un malade qu'il a revu douze ans après, sans récidive. Quand il faut remonter au niveau de la branche montante, M. Tillaux préfère aujourd'hui, contrairement à son opinion première, le procédé par trépanation à celui de Michel (de Nancy) qui cherche le nerf par la bouche près de l'épine de Spix. Seulement l'opération est bien plus facile avec le ciseau et le maillet qu'avec le trépan, et de plus il ne faut pas compter faire par ce procédé l'élongation qui est impossible à obtenir à cause de l'adhérence du nerf aux parois de son canal. Le point de départ des douleurs est souvent un guide précieux pour le diagnostic si difficile de l'origine centrale au périphérique d'une névralgie.

M. Monod. Les faits cliniques prouvent que l'élongation et l'arrachement du bout périphérique d'un nerf peuvent guérir des névralgies portant sur le tronc de ce nerf. Le mécanisme de cette guérison est obscur, comme bien d'autres points de la pathologie nerveuse.

M. Larger. *Traumatisme et grossesse.*

Il s'agit d'une femme de vingt-sept ans, d'ailleurs forte et bien portante, qui a remarqué depuis un an la présence d'une tumeur du sein indolente, d'abord à peu près stationnaire, mais qui a pris depuis quatre mois un développement rapide en même temps qu'une grossesse se déclarait. Cette tumeur est un encéphaloïde très vasculaire, encore sans adhérences profondes et sans retentissement ganglionnaire apparent, du volume d'une tête d'adulte. — Ponctionnée il y a un mois, cette tumeur présenta une ulcération par laquelle se sont déjà produites plusieurs hémorrhagies. L'opération est grave et dangereuse et son résultat douteux; l'avortement est à craindre, cependant M. Larger est d'avis d'intervenir à cause de l'urgence absolue, contrairement à l'avis d'un autre chirurgien. M. Larger consulte la Société à ce sujet.

Les différents membres qui prennent la parole conseillent l'opération.

M. Badal (de Bordeaux). *Exostose éburnée du frontal remplissant la cavité orbitaire. Ablation avec la gouge et le maillet. Guérison.* Rapport de M. Chauvel.

Le malade de M. Badal, homme de vingt-quatre ans, avait vu débuter sa tumeur quatre ans auparavant : cette dernière remplissait l'orbite dont elle chassait l'œil et mesurait dans ses 3 diamètres, 35, 40 et 70 millimètres; la surface était irrégulière et mamelonnée. Une ponction avec le perforatif ayant montré l'absence de toute cavité M. Badal, craignant les dangers d'une large ouverture, attaqua la tumeur avec la gouge et le maillet et l'arracha ensuite, sans chercher à reconnaître ou à poursuivre

ses prolongements. Il croit avoir sectionné un pédicule qui l'unissait au
maxillaire. Après l'arrachement, le plafond de l'orbite présentait une large
perforation par laquelle sortait un peu de substance cérébrale. Pansement
ouaté. Guérison avec amélioration ultérieure des troubles fonctionnels
de l'œil.

M. Chauvel ajoute que l'intervention dans ces cas est parfaitement justifiée, et qu'il faut y avoir recours de bonne heure, les rapports exacts de
l'implantation étant impossibles à préciser et les dégats devant être d'autant
moindres que la tumeur est moins volumineuse. Le rapporteur ne partage
pas l'opinion de M. Badal et croit au contraire qu'il vaut mieux faire une
large ouverture et dégager facilement la tumeur généralement peu adhérente à l'os, que de faire des tractions qui peuvent amener des désordres
graves.

M. Berger. M. Badal n'insiste pas sur le diagnostic qui peut être très
difficile comme j'en ai vu un exemple : Un jeune homme de vingt-deux
ans entra à la Charité avec une tumeur énorme de l'orbite, indolente,
développée lentement et d'une dureté osseuse; je me décidai à l'enlever
et à ouvrir une voie très large avant de chercher à enlever la tumeur ce
qui est la meilleure méthode à suivre comme l'ont démontré Dolbeau et
M. Richet, mais les premiers coups de maillet m'amenèrent dans une
cavité énorme : il s'agissait d'un *kyste osseux* développé aux dépens du
plancher de l'orbite et dont j'enlevai les parois morceau par morceau.
La tumeur était un *sarcome kystique* et il ne restait plus du sarcome
qu'une mince couche doublant les parois de la cavité osseuse; l'erreur
de diagnostic était inévitable. Ce malade a complètement guéri, gardant
seulement un peu de chute de l'œil, mais sans diplopie. Je l'ai revu au
bout de quelques mois et puis je l'ai perdu de vue.

M. Monod a vu un malade opéré par M. Rouge qui avait un énorme kyste
osseux, probablement du frontal, qui contenait une masse charnue qui
fut extraite. Ce malade a guéri, mais les parois du kyste ont continué à
s'épaissir, accentuant l'exophthalmie, sans qu'il y ait la moindre récidive
sarcomateuse. Dans ce cas, comme dans celui de M. Berger, s'agit-il bien
d'un ostéo-sarcome dont la récidive est presque fatale ?

M. Terrier. *Myotomie et opération incomplète d'un kyste de l'ovaire.*

M. Terrier a opéré et guéri une malade que lui avait envoyée M. Desprès
dans un état grave, avec une double tumeur abdominale dont la droite
était constituée par un kyste dermoïde suppuré de l'ovaire développé
entre les deux feuillets du ligament large, et la gauche par l'utérus hypertrophié et surmonté de deux corps fibreux. L'opération consista dans
l'ablation des deux corps fibreux, dont l'un était bien pédiculé, avec ligature des pédicules à la soie et réduction de ces pédicules, et dans l'ouverture du kyste dont les bords furent suturés à la peau. Actuellement la
malade est absolument guérie, l'utérus a beaucoup diminué de volume
et les règles sont normales. Elle a seulement un peu de tendance à une
hernie de la ligne blanche au niveau de la cicatrice.

M. Polaillon a enlevé un corps fibreux sous-péritonéal très douloureux

inséré sur un gros utérus, en fixant le pédicule dans l'angle inférieur de
la plaie abdominale. La malade a bien guéri et son utérus a presque
repris aussi ses dimensions normales.

M. Desprès. *Pseudarthrose de l'avant-bras.*

M. Desprès présente une malade de cinquante-sept ans atteinte de pseudarthrose de l'avant-bras. M. Polaillon conseille de tenter la suture
osseuse, au moins sur le cubitus.

M. Hache.

BIBLIOGRAPHIE

Conditions de l'intervention chirurgicale dans les localisations externes
de la tuberculose, par le Dr P. Coudray. Thèse, Asselin, 1884.

Tout en reconnaissant les services rendus par la théorie bacillaire de
la tuberculose, qui a permis de synthétiser, pour ainsi dire, les notions
fournies par la clinique relativement à la marche de cette affection, l'auteur,
s'appuyant sur l'autorité incontestable de M. Cornil, fait de sages réserves
sur le sort final du bacille. « A propos de l'auto-inoculation traumatique,
sur laquelle M. le professeur Verneuil a insisté à la Société de chirurgie,
il fait ressortir le caractère exceptionnel des auto-inoculations par formation de foyers secondaires et par infection générale, de sorte que la
réalité bien démontrée de ces accidents n'en fait nullement une contre-
indication capitale à l'intervention soit contre des foyers tuberculeux,
soit contre les tuberculeux. L'interprétation de ces faits n'est pas sans
obscurité et il faut tenir un compte considérable de la question *du
terrain.* M. Trélat a bien fait ressortir l'influence favorable de l'intervention dans les cas bien choisis, choix délicat et difficile; ses indications peuvent se résumer en deux mots : menace d'infection ou d'affaiblissement à l'économie, et ses contre-indications en un seul : prédominance des lésions viscérales sur les lésions externes.

Dans la seconde partie de son travail, l'auteur examine les diverses
localisations tuberculeuses avec les remarques qui s'y rapportent au point
de vue de l'intervention. Nous relèverons dans ce chapitre comme présentant un intérêt particulier la question des foyers tuberculeux épiphysaires dont les difficultés de traitement sont bien mises en relief, le point
capital étant de ne pas intéresser l'articulation tant qu'elle est saine, sous
peine de l'infecter. Pour les ostéites tuberculeuses du carpe et du tarse,
l'auteur admet l'efficacité du curage quand un seul os est malade, mais
montre peu de confiance, en dehors de ces cas, dans les résections partielles.
Pour les ostéo-arthrites tuberculeuses, dans lesquelles il range sans hésitation toutes les tumeurs blanches, l'auteur fait ressortir toutes les diffi-

cultés qu'il y a souvent à saisir les indications opératoires. Partisan de la conservation pendant la première période, chez l'adulte, et beaucoup plus longtemps chez l'enfant qui supporte très bien les opérations partielles, il condamne presque absolument ces dernières chez l'adulte. La résection doit être préférée à l'amputation quand les lésions ne sont pas trop avancées, l'auteur la recommande peu dans les tumeurs blanches du tarse et du carpe; pour ces dernières au moins les résultats obtenus par M. Ollier et exposés par M. Gangolphe dans la *Revue de Chirurgie* (mai et juin 1884), nous paraissent devoir faire atténuer ce jugement. Pour la tuberculose mammaire, il préconise, contrairement à Dubar, l'extirpation hâtive et complète, de même que pour la tuberculose linguale, quand elle constitue la lésion initiale.

Comme péroraison de son réquisitoire en faveur de l'intervention chez les tuberculeux, M. Coudray rapporte trois observations de manifestations tuberculeuses complexes guéries ou améliorées par l'intervention chirurgicale, dont la première surtout est un remarquable exemple de ce que peut faire une thérapeutique persévérante : il s'agit d'un enfant atteint de coxalgie droite qui guérit par ankylose, d'un mal de Pott dorso-lombaire, et d'une coxalgie gauche suppurée pour laquelle, après un grattage qui fut insuffisant, M. Trélat pratiqua la résection de la hanche; plus tard encore il dut faire le curage d'un abcès froid au niveau du *fascia lata* à gauche. L'état général s'est amélioré depuis ces opérations et la guérison paraît confirmée.

M. H.

Le directeur-gérant, FÉLIX ALCAN.

Coulommiers. — Imprimerie P. BRODARD et Cie.

DES VARIÉTÉS CHIRURGICALES DU TISSU OSSEUX

Par M. CHARPY

Chef des travaux anatomiques à la Faculté de médecine de Lyon.

Le squelette est, dans le cours de la vie, par le fait des conditions multiples qui le modifient, celle de l'âge surtout, sujet à de nombreuses variations ; en outre, plus que d'autres organes, plus que les autres systèmes nés comme lui du feuillet moyen, il garde les traces du passé et porte l'empreinte héréditaire. Je vais appeler l'attention sur quelques unes de ces variétés : je chercherai comment elles se comportent suivant les circonstances, soit dans leur activité physiologique, en choisissant comme pierre de touche leur résistance à la tuberculose, soit dans leurs qualités physiques, en étudiant surtout leur résistance aux actions mécaniques extérieures.

I. Des conditions favorables ou défavorables à la tuberculose osseuse.

Il y a longtemps que les préparateurs de pièces anatomiques ont classé les os en trois catégories : les os rouges, qui sont les os sanguins, pléthoriques si l'on veut ; — les os jaunes, qui sont gras à l'œil et au toucher ; les os blancs, secs, éburnés, presque invasculaires, qu'on récolte de préférence chez les phtisiques. Cette classification, fort pratique dans l'espèce, tiendrait difficilement devant les exigences de la théorie. On pourra dire qu'elle ne comprend point tous les types, puisque souvent, de 20 à 40 ans, on trouvera des os où ne prédominent ni la graisse, ni le sang, ni la matière osseuse ; qu'elle établit une distinction d'espèces dans ce qui n'est qu'affaire de temps, tout os rouge ou blanc étant destiné à devenir gras et jaune eu vieillissant ; qu'elle englobe sous un même nom des éléments disparates, les os blancs se rencontrant chez les adolescents, les bilieux, les phtisiques, les anémiques, les albuminuriques. Mais malgré toutes ces justes objections, cette classification est comme celle des tempéraments : elle reste, au moins provisoirement, parce qu'elle est commode, et qu'il n'y en a pas d'autre. J'examinerai donc comment ces trois types de terrain se prêtent à la culture de la tuberculose osseuse, terme sous lequel on comprend maintenant la plupart des ostéites infectieuses et progressives.

1° Des os rouges ou os sanguins.

L'os rouge, dans le sens spécial que je lui donne, ce n'est point l'os jeune et fœtal. Celui-ci a sans doute une moelle brune dans son canal médullaire et ses aréoles ; mais lavé ou séché, *il vient en blanc*, parce que ni le sang, ni l'élément adipeux ne l'imprègnent profondément. Tandis que l'os rouge, frais, sue le sang par tous les pores, comme d'autres la graisse ; séché, il tourne au sombre, au pourpre, au noir. On ne le voit guère que sur l'adulte, et presque exclusivement sur l'homme vigoureux, musclé, à plus forte raison sur le type athlétique. Ce sont des os épais, à gros trous vasculaires saignants, à surfaces rugueuses, avec des formes ordinairement très cintrées, des apophyses et des empreintes bien marquées. Au microscope, on leur voit des fibres volumineuses, des canaux nombreux, larges, très anastomosés.

Les os sanguins sont peu disposés à la tuberculose.

Le tubercule ne s'accommode ni des organes richement vasculaires, ni de ceux qui le sont trop peu. Il se tient entre les extrêmes ; prospérant sur les terrains moyens, plutôt faibles, sur les organes à activité ralentie, à circulation paresseuse. Ainsi, au poumon, il débute par le sommet, moins hématosé que la base. Il est bien connu que les bronchites chroniques et congestives des catarrheux, qui sembleraient un terrain propice à la fixation du microbe, deviennent au contraire rarement tuberculeuses. Rindfleisch n'est pas le seul à croire que pour détruire le tubercule il faut l'hyperhémier.

La répulsion du tubercule pour le sang n'est peut-être, au fond, que la conséquence de sa répulsion pour l'oxygène. Des faits, déjà nombreux, ont conduit un certain nombre d'observateurs à penser que l'agent infectieux est, au moins, dans une certaine limite, un être anaérobie, aimant les atmosphères confinées, les poumons étroits et inactifs ; et depuis tant d'années qu'on épuise toutes les combinaisons et tous les règnes de la nature pour le détruire, on ne voit pas qu'on ait encore rien trouvé de mieux que l'*aération*, que l'on tienne pour les courants marins ou qu'on veuille l'air des hauts sommets.

J'en dirai tout autant de la tuberculose chirurgicale. Si je m'en rapporte à la pratique de M. Ollier, dont je suis depuis plusieurs années les très hardies opérations et les très heureux résultats, je vois toute lésion suspecte de tuberculose, carie, tumeur blanche, fongosité, traitée d'après un même principe : large ouverture du foyer, mise à nu de la surface malade, irrigations excitantes (qui feraient si bien l'affaire du cancer). C'est par les mêmes raisons que ce chirurgien rejette les résections partielles dans les tumeurs.blanches des articulations serrées, où subsisteraient des foyers insalubres, des liquides stagnants, et que, même pour une lésion restreinte, il fait la résection totale. C'est encore pour cela qu'il repousse, dans ces cas, toute réunion immédiate, laissant au contraire de nombreuses ouvertures de décharge, traversant la plaie de drains volumineux qu'on laisse le plus longtemps possible et qu'on enlève toujours trop tôt. J'ai cité cette pratique, parce que l'ayant vue depuis longtemps appliquée sur les nombreux malades de sa clinique, et ayant souvent constaté des guérisons persistantes, je sais qu'elle conduit à des résultats encourageants, plus encourageants qu'on ne le croit généralement d'après la gravité des tuberculoses osseuses ou articulaires.

Et si maintenant je cherche à me rendre compte des éléments complexes de cette thérapeutique, — du besoin impérieux d'amener au dehors, en pleine lumière, la pullulation des foyers, — de l'indifférence des substances médicamenteuses, mais de la nécessité du drainage, — des améliorations rapides de ces plaies au grand air de la campagne, souvent sans soins, — des récidives, si l'occlusion est prématurée, je me demande si toute cette thérapeutique ne peut pas se résumer dans un seul mot : l'*aération*.

Et pour en revenir aux os rouges, je crois qu'il passe dans leur territoire trop de sang, et avec lui trop d'oxygène, pour y laisser croître la tuberculose. De mêmes influences doivent se faire sentir sur la vulnérabilité de chaque partie du squelette. La fréquence des lésions du pied et de la main ne tiendraient-elles pas à leur éloignement du centre circulatoire ? et, dans chaque os, ne semble-t-il pas que les lésions tuberculeuses, chez l'enfant, sont plus fréquentes aux parties moins vasculaires, l'épiphyse et l'extrémité bulbeuse du corps, que dans la zone rigoureusement juxta-épiphysaire, c'est-à-dire en croissance ? Même dans les lésions vraiment juxta-épiphysaires, c'est surtout au moment où l'ostéogenèse se ralentit ou vient de finir, que le tubercule apparaît. Ainsi, pour le bassin, si je consulte les observations citées dans l'excellente thèse de M. Goullioud (Lyon, 1883), je vois que dans les ostéites marginales, post-pubertiques, la tuberculose n'apparaît que vers 20 ans pour s'échelonner régulièrement jusqu'à 40. Or, à 20 ans les épiphyses marginales, qui ont apparu vers 15 à 16, sont déjà en voie de s'unir à la diaphyse ; à 25 ans, elles sont soudées, et l'activité circulatoire qu'elles avaient provoquée est pleinement sur le déclin.

2° *Des os jaunes ou os gras.*

L'os jaune, c'est l'os gras. Toute moelle commence par être rouge, c'est-à-dire vasculaire, avec 1 à 2 pour 100 de graisse (Berzélius), et finit par être jaune, c'est-à-dire grasse, avec 60 et 70 pour 100 de graisse (Volkmann) ; et cela d'une façon précoce ou tardive, rapide ou graduelle, suivant diverses conditions. C'est ce qu'on a appelé : état graisseux, nécrobiose graisseuse, surcharge graisseuse, adiposité.

Cet état gras n'est bien établi sur le squelette qu'au moment où la croissance totale, soit verticale, soit transversale, est terminée : vers 30 ans pour l'homme, et bien plus tôt chez la femme. L'os au repos économise des aliments et prend de l'embonpoint. Mais déjà l'adiposité s'est montrée à mesure que le mouvement de croissance se ralentissait, aux approches de la puberté. Sur des adolescents, on voit la moelle des grands canaux tourner à la couleur orange ou brune, et même celle des extrémités (pieds et mains), ou des épiphyses à peine soudées (trochanters) être notoirement grasse. Cette précocité tient sans doute à ce que le sang circule plus difficilement dans l'os que dans d'autres organes ; Bourgery disait que l'os est un vaste système caverneux où la stagnation du sang favorise l'apparition de la graisse.

La loi qui règle cette marche est que l'adiposité progresse de la périphérie au centre, c'est-à-dire qu'elle débute par les points éloignés du système vasculaire central, pour se rapprocher graduellement de la région des gros vaisseaux et du cœur. Ainsi, les pieds et les mains sont atteints avant les jambes et les avant-bras, ceux-ci avant les bras et les cuisses. Les os du tronc (bassin, côtes, vertèbres), qui reçoivent le sang près de sa source, restent rouges jusque dans la première vieillesse, ou du moins sont bruns, du brun rouge au bistre, indiquant un mélange presque égal de moelle rouge et jaune. Il faut une vieillesse avancée pour que le sternum soit complètement gras.

De même, dans un os, l'extrémité périphérique est prise avant le bout central ; et l'épiphyse avant la diaphyse voisine. On voit la tache graisseuse épiphysaire diffuser, en quelque sorte, à travers la cloison lamellaire de l'ancien cartilage de conjugaison, et s'étendre en nappe sur la région juxta-épiphysaire, allant à la rencontre de la graisse en suif du canal médullaire. Les régions juxta-épiphysaires, que nourrissent des artères nombreuses, souvent aussi grosses chacune que l'artère nourricière principale, résistent plus que toute autre, quelquefois jusque dans la vieillesse.

Cette marche est lente ou rapide, suivant des conditions individuelles que l'on peut rarement élucider à l'état normal. De même qu'on voit les points d'ossification apparaître d'une façon précoce ou tardive, et les soudures épiphysaires s'accomplir à des âges variables, de même on peut dire qu'il est des squelettes qui sont gras de bonne heure et vieillissent prématurément, et d'autres qui restent jeunes presque indéfiniment. J'en ai souvent fait la remarque en étudiant le col du fémur ; j'ai vu, à 40 ans, des cols déjà gras et friables, à vieillesse anticipée ; j'en ai vu à 80 ans, sans raréfaction, sans lacunes, encore rouges, et d'une solidité à toute épreuves.

Variables aussi dans leur couleur et leur consistance sont ces graisses infiltrées ou agglomérées. Il en est de fluides qui imprègnent l'os sans que rien puisse le laver, de fermes et de compactes qui semblent ne pas le tacher ; on peut en voir de blanches, jaune pâle, jaune foncé, orangé clair. Il est certain que la présence du sang influe sur cette coloration. On le voit bien sur les régions juxta-épiphysaires des sujets âgés, qui sont encore jaune rougeâtre, alors que les parties voisines, moins vasculaires, sont plus pâles, plus blanches. On le voit encore mieux sur les os vivants, anémiés par la bande d'Esmarch ; combien de fois, en présence d'un tissu osseux gras et mou (au voisinage d'un foyer tuberculeux), devenu couleur paille par l'arrêt de la circulation, n'a-t-on pas songé à une infiltration purulente !

La transformation graisseuse ne se faisant que lentement et attaquant l'os par des points multiples, les points terminaux des artères, on doit s'attendre à trouver les plus étranges, souvent les plus artistiques effets de coloration. Il faudra être très réservé avant de parler de lésions morbides , congestion , infiltration... Les os les plus sains, de 20 à 50 ans surtout, et particulièrement les extrémités des grands os, montrent tous ces jeux de coloration, des marbrures, des veines, des plaques lilas ou brun rouge, panachées de taches jaunes, tout cela tournant au vif par l'exposition à l'air.

Il ne faudrait point confondre l'état adipeux des os avec leur raréfaction, qui est aussi un effet de l'âge. Ces deux phénomènes sont souvent réunis, mais ne sont pas nécessairement parallèles. L'os gras de l'adulte n'est pas raréfié ; il a gardé tous ses systèmes de lamelles et de trabécules ; il est ferme et solide ; je crois même, en me fondant sur quelques expériences, que sa ténacité va en augmentant jusqu'à 40 ou 50 ans. J'ai vu, à cet âge, des rotules, des fémurs, totalement gras et pourtant d'une force de résistance

considérable. Tandis que la vieillesse est marquée par l'adjonction
d'un autre phénomène, l'*atrophie*. Le volume est conservé ou non;
mais les trabécules spongieuses s'amincissent en dentelle et disparaissent; il se forme des lacunes, des géodes, selon le mot de Cruveilhier, la diaphyse se creuse jusqu'à n'être plus qu'une coque. L'os
est alors tendre, c'est-à-dire facilement traversé par le couteau; fra-
gile, c'est-à-dire facile à briser; et léger au point qu'un tibia de
320 grammes peut ne peser alors que 100 grammes. La combinaison des deux états forme ce que quelques auteurs appellent l'*ostéo-
porose adipeuse*.

Ce qui prouve encore que l'adiposité n'est pas la cause de l'atrophie, et que toutes deux ne sont que deux effets simultanés d'une
même cause, la dénutrition, c'est qu'on peut voir, sur les vieillards,
des os comme le sternum et les côtes raréfiés et fragiles, et pourtant
à moelle rougeâtre. Pour le dire en passant, ce que l'on a décrit sous
le nom d'*ostéomalacie sénile*, ne me paraît pas autre chose que ce
même état normal dans l'évolution du squelette, c'est-à-dire des os
du tronc à moelle brune, incomplètement transformée en graisse, et
s'accompagnant de l'atrophie raréfiante. Enfin, autant que j'en puis
juger d'après des études encore incomplètes, la raréfaction sénile
ne diffère pas essentiellement de la raréfaction aiguë et morbide de
l'ostéite. Pas plus là qu'ici ce n'est la graisse qui use le rempart
osseux qui l'entoure; c'est très probablement cette couche de petites
cellules médullaires qu'on retrouve toujours appliquée contre la
lamelle périphérique, et qui résorbe cette lamelle que sa coloration
facile par le carmin semble indiquer comme décalcifiée à l'avance.

Je n'ai rien dit du tissu osseux des membres immobilisés. Son
état est pareil; il passe par les deux phases, état graisseux, puis
raréfaction. C'est un os sénile, mais qui a vieilli rapidement; il
compte ses années par semaines. « Du moment qu'il y a immobilité,
il y a atrophie, raréfaction, agrandissement des cellules par absorption complète ou incomplète des cloisons, remplacement du tissu
osseux absorbé par le tissu adipeux. » (Cruveilhier.)

Si nous nous demandons maintenant quelle est la signification de
cet état gras, nous ne pouvons nous empêcher de l'interpréter
comme un ralentissement de la nutrition. L'os gras a gardé ses cellules osseuses intactes, et son périoste aussi, même dans sa couche
profonde, seulement s'atrophiant progressivement; mais ses canaux
de Havers, son canal médullaire et ses aréoles se remplissent d'une
quantité de plus en plus grande de vésicules adipeuses, et les vaisseaux se réduisent proportionnellement. Si l'on se rappelle que ces
phénomènes sont tardifs dans la région active de l'accroissement,—

que nuls chez l'enfant, ils vont en progressant jusqu'à la fin, — qu'ils se dirigent en sens inverse du système artériel, c'est-à-dire de la périphérie au centre, — qu'ils sont précipités par l'alcoolisme, l'obésité, et localement par les maladies immobilisantes, on ne peut que conclure que cette graisse emmagasinée indique une vitalité diminuée. Je dis seulement diminuée, car nous savons que les fractures des adultes et des vieillards, qui sont le plus souvent des fractures d'os gras, se consolident parfaitement ; et même pour les parties adipeuses et ramollies, qu'on voit autour des foyers tuberculeux, dans les tumeurs blanches surtout, M. Ollier estime qu'elles se reconstituent après l'évidement ou la résection et fournissent leur appoint à la réparation totale.

L'os gras est-il un terrain favorable à la tuberculose? On ne pourra répondre définitivement à cette question que lorsqu'on aura publié des statistiques étendues d'ostéites chroniques classées d'après l'âge du sujet et le siège de la lésion. Jusque-là, je crois que l'os gras, placé presque à l'extrême de l'os rouge et sanguin, aussi peu vascularisé que celui-ci l'est trop, est, par une raison inverse bien entendu, un terrain défavorable à la tuberculose.

Je me fonde sur le fait suivant. Il n'est pas rare, chez les sujets jeunes, de voir la tuberculose débuter par le centre de l'épiphyse, pour envahir plus tard l'articulation. Le fait est moins commun chez l'adulte ; c'est la synoviale articulaire ou tendineuse qui, le plus souvent, se prend la première ; son épiphyse grasse résiste pendant des mois, et les surfaces à réséquer ne sont ordinairement qu'un simple plateau. Ceci est vrai des tumeurs blanches des petites jointures, comme des grandes cavités ; au carpe, au tarse, la tuberculose diffuse à travers les synoviales bien plus qu'à travers les os. Je sais que plusieurs chirurgiens éminents sont partisans du début constant de la tumeur blanche par l'épiphyse ; mais l'étude des pièces de résections précoces, m'a toujours paru infirmer cette manière de voir.

A l'appui de la résistance de l'os gras au tubercule, j'ai été bien aise de retrouver, dans le remarquable chapitre de Nélaton sur l'affection tuberculeuse des os, les lignes suivantes écrites en 1848, et auxquelles il y aurait peu à changer aujourd'hui : « Le tissu spongieux des os, chez un adulte, se présente sous deux états fort différents, qu'on peut désigner par les noms de tissu celluleux *adipeux*, et de tissu celluleux *vasculaire*, *sanguin*, ou tout simplement de tissu celluleux *rouge*. La première variété constitue les extrémités des os longs et les os courts des membres. Tous les os du tronc sont formés par la seconde... C'est dans cette seconde variété de tissu celluleux des os, que se développent presque exclusivement les productions tuberculeuses. Chez les très jeunes enfants cette différence entre les deux tissus n'existant pas d'une manière bien tranchée, les os des membres comme ceux du tronc étant tous formés de tissu celluleux rouge, l'affection tuberculeuse attaque indifféremment les os des membres et du tronc ; chez l'adulte, au contraire, on ne l'observe que dans les os du tronc. Cette loi souffre peu d'exceptions, dont on trouverait peut-être l'explication dans une transformation tardive du tissu celluleux rouge en tissu celluleux adipeux. »

3° Des os blancs ou os phtisiques.

L'os blanc, c'est par excellence l'os du phtisique. J'ai déjà dit que d'autres squelettes, qui nous semblent sans rapport entre eux, pouvaient rentrer dans ce groupe ; ainsi souvent les os des gens à tempérament sec, nerveux ou bilieux ; ainsi les os des adolescents dans le moment de leur grande croissance verticale ; ainsi encore, ceci sous réserve, les os des nègres, chez qui la faible musculature s'accompagne d'un squelette éburné. Je pourrais faire remarquer que l'adolescence est l'âge de la phtisie, que les nègres sont décimés par la tuberculose ; mais je ne veux point forcer les analogies.

Le squelette du phtisique a toujours été fort recherché des préparateurs d'anatomie, Il fait prime pour sa blancheur et la finesse de son grain ; il a peu de graisse et encore moins de sang. Il a des vaisseaux grêles, ses artères nourricières comme ses épiphysaires et plus encore les périostiques de la diaphyse ; gracilité en rapport avec la petitesse de tout son arbre artériel, qui peut n'être que la moitié du volume normal, et la petitesse de son cœur gauche (fait qui résulte des recherches de M. Cénas).

C'est le type atrophique, non l'atrophie raréfiante du vieillard, avec conservation du volume et des os longs, mais l'atrophie de croissance d'un os réduit de volume en épaisseur, ayant ses empreintes, ses sillons, ses apophyses faiblement dessinés, ses profils allongés, peu courbés. Il reste adolescent sur l'adulte, et sur l'homme il est par certains points féminin. Jusque dans sa structure intime se poursuit cette finesse atrophique ; ses canaux de Havers sont étroits, et ses ostéoplastes grêles,

Prenez trois humérus de même longueur sur trois hommes adultes, un phtisique et deux sujets musclés, vous trouverez que :

L'humérus d'un sujet très musclé pèse. . . . . . . 240 grammes.
    —   — moyennement musclé. . . . . 218 —
    —   — d'un phtisique. . . . . 167 —

Le phthisique est donc bien inférieur dans son poids comme dans son volume total; il est resté aux deux tiers de son développement. Mais, prenez de chacun un volume sensiblement égal, et, à la main, l'os du phtisique vous étonnera par sa lourdeur; on le reconnaît à l'instant. Ce petit os est *dense*; il est tout os, serré dans sa structure, ferme, d'ivoire. C'est parce qu'il est compact qu'il est *dur*, c'est-à-dire se rayant difficilement, et il ne faut pas avoir ouvert beaucoup de thorax pour être frappé de la résistance des côtes au costotome chez les tuberculeux, — et qu'il est *tenace*, c'est-à-dire doué d'une résistance à la rupture qu'on ne lui soupçonne pas.

C'est donc un type atrophique spécial. Dans quelle classe le rangerons-nous ?

Il y a longtemps que M. Ollier, dans son *Traité de la régénération des os*, a dénommé et décrit une forme de croissance osseuse, qu'il a appelée *allongement atrophique*; un de ses élèves, M. Mondan, dans sa remarquable thèse sur les *Atrophies* (Lyon 1883), a complété cette étude. Un sujet en croissance est atteint, je suppose, d'une lésion du fémur qui immobilise son membre et même arrête le développement de ce fémur ; or, il se trouve que le tibia du côté malade, au lieu de s'arrêter aussi, croît plus que l'autre, comme par compensation ; il devient plus long, mais en même temps plus grêle. M. Ollier explique le fait par l'inertie fonctionnelle, ou plus strictement encore, par le défaut de pression ; le cartilage de conjugaison du tibia au repos travaille en toute liberté et pousse l'épiphyse vers les cavités articulaires où les pressions ont diminué. Ainsi encore s'expliqueraient ces croissances rapides que l'on voit parfois dans les maladies aiguës chez les sujets qui sont restés au lit avec des membres au repos et dès lors décomprimés.

On a, je le sais, contesté le fait même de l'allongement atrophique; mais M. Ollier a mis cliniquement et expérimentalement le fait hors de doute, et pour moi, qui ai pu mesurer plusieurs pièces d'autopsie, ma conviction est faite. Seulement je donne à ce fait local une autre portée ; je le considère comme un cas particulier dans les lois générales qui président à toute croissance végétative.

La croissance totale de l'organisme se fait en deux sens fondamentaux : le sens vertical en longueur, et en épaisseur le sens transversal, que Quételet appelle encore le sens diamétral. Il ne semble point que leur origine soit la même, l'une étant surtout cartilagineuse et l'autre périostique. En tout cas, elles sont loin d'être toujours harmonisées. Ainsi, la croissance est surtout diamétrale dans la première enfance, elle redevient verticale à l'excès dans l'adolescence, elle retourne à la fin de la jeunesse au type transversal. Même chez l'adulte, qui semble réaliser l'équilibre, l'accord de toutes ces forces expansives, il n'est pas rare de voir prédominer un type déterminé : le type long, résultat d'un excès de croissance verticale; le type large, ramassé et trapu, trop poussé dans ses masses.

Pour prendre le type le plus incontestable de croissance verti-cale, l'adolescence, si l'on songe à la gracilité de ses os, à la prédo-minance de ses longueurs sur ses largeurs osseuses ou musculaires, on ne peut s'empêcher d'assimiler ce mode d'accroissement à celui de l'allongement atrophique.

Le phtisique est dans le même cas. Je ne parle pas du phtisique arrivé à sa fin, mais du type, du sujet suspect, qui, dès les premiè-res années de sa vie, prend une tournure reconnaissable, qui pourra échapper heureusement aux poussées ultérieures de la tuberculose ou en être victime. C'est presque toujours un hérédiataire ou le résultat d'un empoisonnement lent et précoce. Le cou, les flancs élancés, les mains souvent fines et longues, il n'a pas vu sa croissance en hauteur souffrir de son état général. Mais ses dimensions transver-sales ne sont point dans le même cas ; son thorax est réduit dans ses diamètres, son angle xiphoïdien aigu, sa taille fine ; il n'est pas en chair ; des muscles pâles, mal préparés pour le travail continu, s'insèrent sur un squelette effilé ; des artères étroites s'accommo-dent à ce système. C'est encore un type d'allongement atrophique.

L'interprétation de ces faits me semble être la suivante :

On peut considérer l'os comme ayant une quantité déterminée de vie, ou si l'on veut matérialiser l'idée, de sang à dépenser pour son accroissement. Suivant la manière dont il l'emploie, il prend une forme harmonisée, ou bien prédomine dans un des deux sens. L'adolescent croît surtout en longueur (indépendamment des influen-ces héréditaires et originelles) parce que sa croissance transversale est faible, et celle-ci est faible parce que l'activité périostique est en rapport avec l'activité musculaire, laquelle s'exerce en n'accomplis-sant qu'une faible somme de travail utile.

Les adolescents, à qui est imposé ce travail musculaire préma-turé, comme on le voit dans plusieurs professions, deviennent gros et forts, musclés, épais, plus que ne le comporte leur âge ; mais c'est au détriment de leur taille. Sur la fin de la jeunesse et dans le commencement de l'âge adulte, la croissance cartilagineuse se ralen-tit et finit par s'arrêter ; la croissance périostique, usant de cet excé-dent disponible, et sollicitée par le jeu des muscles, prend le dessus, vascularise l'os, l'épaissit, le rend plus solide. Les inerties muscu-laires des longues maladies et celles du type phtisique n'agissent pas autrement qu'en ralentissant l'activité périostique au profit de l'activité épiphysaire. De même encore les atrophies des moignons, des membres immobilisés.

Je ne puis comprendre que les pressions aient l'influence qu'on leur attribue dans la croissance verticale, et qu'elles puissent aussi facilement la limiter. A ce compte-là, les membres supérieurs devraient être infiniment plus longs que les membres inférieurs ; et l'extrémité supérieure du fémur devrait croître plus que l'inférieure (ce qui n'est pas, M. Ollier l'a démontré), puisque les pressions verticales au niveau du genou sont bien supérieures à celles qui passent par la tête fémorale.

Au reste, dans toute théorie de ce genre, il ne faut jamais s'arrêter à l'organisme humain, il faut se rappeler que les lois générales de la croissance sont les mêmes pour des corps immobiles, comme les végétaux. Eux aussi augmentent dans leurs deux sens, et l'expérimentation peut à son gré faire prédominer telle ou telle forme, favoriser la couche génératrice sous-corticale, qui est un véritable périoste, ou les parties terminales de la tige. Les arbres ébranchés s'allongent et utilisent, pour monter, la sève qui devait les grossir ; étêtés, ils se développent en largeur. Tous les forestiers savent que les arbres en forêt, c'est-à-dire restreints dans leur développement transversal, ont un port droit, une tige élancée, un bois compact, une couronne à faibles ramifications latérales; un type inverse caractérise les arbres solitaires.

Maintenant que nous avons fixé nos idées sur ce type atrophique du phtisique, nous nous posons la même question que précédemment : est-il favorable à la tuberculose osseuse ? La réponse coule de source. Le microbe tuberculeux est ici chez lui et non en parasite ; il est sur son propre terrain, celui que les nombreuses générations de ses aïeux ont préparé pour lui, ou directement ou par l'atrophie circulatoire. C'est un terrain maigre, mal canalisé, traversé par un sang insuffisant de toute façon. La plupart des ostéites tuberculeuses poussent sur des os ainsi disposés, diathésiques, comme on dit ; c'est pour cela qu'elles colonisent si facilement, qu'elles sont tenaces, envahissantes, récidivantes; c'est pour cela surtout que la menace d'autres tuberculoses, les tuberculoses viscérales, est toujours suspendue sur la tête des malades. Le squelette est tout entier dans les mêmes conditions de réceptivité; seules, les conditions locales d'épuisement, le froid, le traumatisme, les fatigues articulaires et tendineuses, les troubles circulatoires de croissance, déterminent le siège local de l'affection.

Malgré la gravité de cette forme qu'on pourrait appeler, paradoxalement, la tuberculose sur des tuberculeux, elle n'est heureusement

pas à l'abri de nos ressources. Si le pronostic est désolant pour le
médecin qui n'agit qu'à distance sur des foyers parasitaires pullu-
lant à leur aise, il est plus consolant pour le chirurgien qui peut,
le plus souvent du moins, aller chercher l'ennemi et tenter de le
vaincre sur son propre terrain.

II. De la Densité et de la Ténacité des os.

Nous avons jusqu'à présent envisagé l'os au point de vue de ses
caractères organiques, et montré comment sa substance dure et sa
moelle peuvent se transformer anatomiquement et dès lors, vivre
différemment, suivant certaines conditions d'âge, d'individualité, de
maladie. Un autre côté du problème, consiste à étudier ses caractères inorganiques, tels que sa composition chimique, son architec-
ture, son volume, sa dureté c'est-à-dire sa résistance au rayage, son
élasticité ou résistance aux déformations, sa ténacité, sa densité.
Pour ne pas compliquer la question, d'ailleurs très vaste, nous nous
limiterons aux deux derniers points.

La *densité* que j'ai cherchée est celle de l'os total. — Nous savons
depuis longtemps que la poudre d'os a une densité de 1,79 à 1,99
(Wertheim). Cette densité est toujours la même, puisque l'os sec a
toujours ou à peu près la même composition chimique, la substance
collagène se saturant d'une quantité sensiblement définie de sels
calcaires. C'est pour la même raison que Dufourt (Th. de Lyon, 1882)
n'a trouvé aucune différence chimique entre les os des phtisiques
et les sujets normaux. Mais à quoi cela sert-il pratiquement! et
qu'est-ce que la chirurgie a retiré de tant d'analyses stériles? Ce
n'est pas la poudre d'os macéré, substance inerte, que nous avons à
connaître, à manier; c'est l'os entier, c'est-à-dire un tout, un organe,
avec sa masse minérale, sa moelle et ses vaisseaux. C'est pour cela
que j'ai cherché la densité d'un os complet ou d'un fragment de cet
os. Il est dépouillé de son périoste et pesé frais avec une excellente
balance hydrostatique, marquant parfaitement le demi-milligramme.

Les chiffres qu'on lira plus loin se rapportent toujours à un fragment de même côte, pris entre les extrémités. J'ai choisi la côte
comme facile à se procurer et facile à peser. Elle nous présente un
type d'os plat, intermédiaire entre le type compact et le type spongieux.

Des recherches faites sur d'autres parties du squelette, le radius,
le fémur, la clavicule, les épiphyses, se sont trouvées assez concor-
dantes, pour que je considère la côte comme donnant une juste idée
du type entier du squelette; elle subit fidèlement les influences de

l'âge et du sexe; elle est tout à la fois respiratoire et musculaire; elle fait partie intégrante d'une vaste cavité viscérale; elle est moins envahie par la graisse que les os périphériques.

Que nous apprend la densité totale ? Elle nous donne les proportions entre la masse minérale et la moelle qui l'infiltre, entre les vides et les pleins de l'édifice; et le type architectural de celui-ci étant connu, puisqu'il suit pour chaque os des lois définies, elle nous permet de rétablir la construction tout entière. Un os dense a ses fibres serrées, ses lacunes et ses canaux étroits, sa moelle réduite; un os, léger sous le même volume, a de vastes espaces médullaires et des lamelles minces. Toute une échelle de gradations va de la condensation éburnée de certaines ostéites à la raréfaction extrême d'une ostéomalacie.

De la densité, nous ne pouvons pas rigoureusement conclure à la dureté ni à la ténacité.

La *dureté*, c'est-à-dire la résistance à la pénétration par la scie, le couteau, la lime, est une propriété qui tient aux individualités. Le diamant est le plus dur et non le plus dense de tous les corps.

La *ténacité* est la résistance à la rupture. On peut s'en faire une idée approximative d'après la densité, mais non l'en déduire absolument : d'abord parce qu'elle est, elle aussi, une propriété spécifique; puis, parce que deux os de même densité peuvent avoir un volume très différent, ce qui change leur pouvoir de résistance (un gros fémur d'homme, moins dense qu'un petit fémur de femme, n'en est pas moins beaucoup plus solide); enfin, parce que les os ont chacun une construction spéciale en plateaux, en voûtes, en colonnes, qui introduit des conditions mécaniques dont on doit tenir le plus grand compte.

J'ai donc cru devoir faire quelques recherches sur la ténacité elle-même. Le péroné frais, isolé et entier, est placé, les extrémités libres, sur deux appuis que sépare une distance déterminée, et brisé au milieu par la pression d'un ostéoclaste muni d'un dynamomètre. On voit de suite que je n'ai mesuré que la ténacité à la flexion, et même la ténacité par pression qui n'est pas identique à celle par choc (Brongniart), sans m'occuper de l'écrasement, de l'arrachement, ni de la torsion; que mes chiffres ne s'appliquent qu'à un os compact, spécialement mince et long, et placé dans des conditions qui ne se rencontrent jamais dans une fracture. Mais je n'ai eu en vue que de trouver des termes comparatifs pour estimer la résistance relative des divers sujets, si bien même que je me dispenserai de citer des chiffres absolus, inapplicables en pratique, pour ne donner que des valeurs proportionnelles, rapportées à la ténacité moyenne de flexion d'un homme adulte supposée égale à 100.

1° Type de l'homme adulte. — Variations individuelles.

En prenant comme adulte l'homme de 25 à 50 ans, je trouve qu'il a une densité moyenne qu'on peut évaluer ainsi :

Côte. 1,35

Comparez avec les chiffres suivants :

Corps du péroné avec sa moelle. 1,60
Substance compacte seule. . . . . , . . . 1,90
Tissu spongieux des épiphyses. . . . . 1,15 [1]
Cartilages costaux. 1,13
Tendons (d'après Wertheim). 1,13

Il ne faut pas oublier que de vingt-cinq à cinquante ans, comme je le montrerai plus loin, la densité va toujours en diminuant, non seulement parce que la moelle se charge de graisse, mais surtout parce que l'os a des canaux vasculaires de plus en plus larges. Il s'accroît en volume et en résistance, mais il baisse comme densité.

L'étendue des variations individuelles est difficile à préciser, en raison du chiffre un peu restreint de mes pesées. J'estime que pour les côtes, dont la densité moyenne est de 1.35, les variations sont ordinairement comprises entre 1.30 et 1.40, soit de 8 pour 100. Je trouve pour la femme des différences semblables.

Rapprochons de ces faits : les *variations en longueur*, qui nous représentent surtout la croissance verticale ou cartilagineuse. Un fémur d'homme a une longueur moyenne de 41 c. avec 38 et 48 pour limites (Sappey) ; les variations sont donc de 24 pour 100.

Les *variations en largeur et en épaisseur*, qui nous représentent la croissance périostique. Je trouve pour les côtes des différences de 48 pour 100 ; ce qui revient à dire qu'un sujet peut avoir un squelette presque une fois plus épais que celui du sujet voisin.

Comparons enfin la *ténacité*. Le péroné placé dans les conditions énoncées plus haut, se brise en moyenne à 275 kilog., avec des écarts de 225 à 300 ; soit des variations de force de 30 pour 100 environ.

La forte densité est-elle un avantage ? Quel est dans les variations indiquées le sens du perfectionnement ?

· Galippe a communiqué à la Société de biologie (mai 1884) des recherches sur la densité des dents, et a conclu de ces recherches que les dents plus denses sont les meilleures, étant les moins aptes à la

---

1. Il y a de grandes variations (de 1,05 à 1,20 au moins) suivant l'âge et les régions.

carie. Ceci est facile à comprendre pour les dents, qui plongent directement dans le milieu chimique ou septique où elles vivent; plus leur tissu est serré, plus il résiste à la pénétration, à l'atta-.que. Mais, en dehors de circonstances rares (issues de fragments, moignons d'amputation, etc.), l'os n'est pas dans des conditions semblables; il est parcouru par des vaisseaux qui lui apportent la santé ou la maladie.

On pourrait dire en faveur de la densité élevée, que le tissu compact est plus réfractaire que le tissu spongieux aux traumatismes, aux ostéites, aux néoplasmes. Mais cela serait encore plus vrai des condensations éburnées, que nous considérons comme de vraies cicatrices. Et si l'on songe que la vigueur physique nécessite des os sanguins et largement troués, et que, tout au contraire, le phtisique a un squelette à forte densité, on reconnaîtra que le type le meilleur est dans une juste moyenne.

2° Influence de l'âge.

Les variations qu'apporte l'âge dans la structure physique de l'os, peuvent se résumer dans cette phrase qui exprime une loi : *La densité va toujours en diminuant de la naissance à la mort.*

On en jugera par les chiffres suivants :

Hommes.	
Nouveau-né,	1,55
5 ans.	1,50
15 ans.	1,40
Adulte.	1,35
50 ans.	1,30
Vieillesse avancée.	1,10

C'est donc une ligne descendante. Il n'en serait pas de même pour le volume et la ténacité; leurs changements, de la naissance à la vieillesse, seraient exprimés par une ligne rapidement ascendante, puis lentement décroissante. Ainsi la résistance à la flexion étant de 100 pour l'adulte, n'est que de 10 vers cinq ans, et retombe à 50 et même plus bas chez le vieillard.

Revenons à la densité. Si elle va toujours en baissant, c'est que la moelle empiète de plus en plus sur l'os; or, la moelle n'a qu'une faible densité, surtout la moelle adulte et vieille qui est très adipeuse. A partir de l'état cartilagineux, les cavités médullaires, que ce soit le grand canal, les aréoles ou les canaux de Havers, étendent de plus en plus leur domaine, résorbant incessamment la paroi osseuse qui les enclôt. L'enfant a un petit os blanc et fin; l'adulte a de grands réseaux vasculaires dans sa charpente et dans ses muscles;

le vieillard a des lacunes dilatées où s'entasse un remplissage adipeux.

Nous avons vu plus haut, que la caractéristique de l'état sénile n'était point l'état gras de la moelle, puisque dès l'adolescence, certains points du squelette deviennent adipeux, et que les os du tronc dans un âge avancé restent relativement rouges; mais bien l'atrophie. Cette atrophie semble revêtir suivant les os, des formes différentes; pour les os plats comme le maxillaire, les pariétaux, le diploé disparaît, et les tables s'amincissent, l'os tout entier a diminué de volume; pour les os longs au contraire, la forme et le volume extérieur paraissent conservés et la raréfaction est purement centrale. Du moins en est-il ainsi pour le col du fémur, comme je m'en suis assuré par de nombreuses mensurations.

Les côtes étant du type tabulaire, ont leur volume sensiblement réduit, la gouttière s'efface, les bords s'amincissent, les diamètres transversaux sont tous moindres : la diminution moyenne en volume est d'environ 20 pour 100, et peut tomber plus bas encore.

Il y a une exception à faire pour la voûte cranienne. Par des raisons inconnues, il est fréquent de rencontrer, chez les vieillards, des crânes tout à la fois hypérostosés et condensés; leur densité est augmentée, ainsi qu'il résulte des recherches de Tourdes et de Sauvage (voir Sauvage : *Recherches sur l'état sénile du crâne*. Th. Paris 1869). Mais c'est là un cas spécial qui sort du point de vue d'ensemble où je me suis placé.

Nous retrouvons dans l'étude du squelette sénile, à propos des caractères physiques, les mêmes variations que j'ai déjà signalées dans l'état gras et l'atrophie; c'est-à-dire qu'en dehors de la marche commune, il y a des sénilités précoces et des sénilités tardives. J'ai trouvé sur un homme de 45 ans, à sénilité précoce (os très gras système pileux tout blanc), mort de phtisie terminale, une densité de 1.25, quand à côté un beau vieillard de 70 ans avait des côtes parfaitement solides et d'une densité de 1.32.

Humphry (*Traité du squelette*) a vu des diaphyses de gens de 80 et 90 ans, qui ne pouvaient se distinguer de l'état normal. J'ai vu une opérée de M. Ollier âgée de 72 ans, chez laquelle, après une résection du coude, il se reforma deux larges tubérosités latérales à l'extrémité inférieure de l'humérus, preuve de sa vitalité périostique. Une centenaire, morte de pneumonie, avait encore des côtes supérieures comme volume à la moyenne normale, et leur densité n'était tombée qu'à 1.26. Il ne serait même pas paradoxal de soutenir que les gens extrêmement âgés sont moins vieux que ceux de vieillesse moyenne; car, pour atteindre un très grand âge, il faut une vigueur de constitution, une résistance à la sénilité, qui classent ces privilégiés dans un cadre à part.

3° Influence du sexe.

Consultons le tableau suivant, qui nous donne la densité moyenne de l'homme et de la femme, toujours pour le même fragment de côte :

	Homme.	Femme.
Naissance	1,55	1,60
5 ans	1,50	1,55
15 ans	1,40	1,45
Adulte	1,35	1.40
50 ans	1,30	1,30
Vieillesse avancée	1,20 à 1,10	1,15 à 1,00.

Il nous enseigne :

1° Que de la naissance à la fin de l'âge adulte, le squelette féminin est plus dense que celui de l'homme. On pouvait le prévoir d'après son aspect extérieur, son éclat, sa blancheur, son grain serré, sa finesse d'ivoire ; il a toujours été préféré des préparateurs de pièces anatomiques. Ce caractère, il le doit à sa faible vascularisation ; et tout cela n'est que la conséquence de la vie sédentaire de la femme, où le travail musculaire, mécanique, tend de plus en plus à se réduire. Par ce caractère comme par tant d'autres, la femme se rapproche de l'enfant.

2° Que dans la vieillesse au contraire, le squelette de la femme tombe au-dessous de celui de l'homme ; ce qui est conforme à l'observation ancienne. Les vieilles femmes sont plus vieilles que les hommes de même âge ; leurs côtes sont plus friables, leur col du fémur creusé de plus vastes cavités. Malgaigne estime que dans la vieillesse il y a deux fois plus de fractures chez la femme que chez l'homme, et Gurlt (*Fractures*, t. I) dit 7 fois plus, de 80 à 90 ans. Les femmes ont d'ailleurs commencé plus tôt leur jeunesse, et nos deux cycles physiologiques ne sont pas rigoureusement superposables.

Il n'est pas sans intérêt de rapprocher quelques autres particularités du système osseux.

La croissance *longitudinale* de la femme représente les 92 pour 100 de celle de l'homme, en calculant d'après les membres inférieurs qui expriment bien l'activité des cartilages épiphysaires.

La croissance *transversale*, mesurée par l'épaisseur de ses os et mesurant à son tour l'activité périostique descend à 75 pour 100. Elle est en rapport avec sa faible musculature et sa prédominance adipeuse.

Le *volume total* du squelette est de 66 pour 100, d'après quelques auteurs. Je trouve pour la tête du fémur, qui participe aux deux sens d'accroissement, 63 seulement.

Le *poids* de ses os est d'autant plus différent de celui de l'homme, que la comparaison porte sur des parties plus influencées par l'exercice musculaire. Il est de 85 pour 100 au crâne, et seulement de 78 au maxillaire inférieur (Morselli) et à la clavicule (recherches personnelles).

Enfin la *ténacité de flexion* est de 72, ce qui est sensiblement en rapport avec l'épaisseur de l'os, cette épaisseur étant pour un os adulte, l'élément fondamental de la résistance. Il est clair que cette faible ténacité rend le squelette de la femme plus fracturable que celui de l'homme. Mais les chances traumatiques sont si différentes pour les deux et si difficiles à comparer !

Malgaigne dit que de 0 à 5 ans, où les deux sexes vivent de la même vie extérieure, il y a deux fois plus de fractures chez la femme que chez l'homme. Gurlt trouve au contraire, au même âge, une fois et demie plus de fractures dans le sexe masculin.

Réunissons ces divers caractères sous forme de tableau. Il nous donnera une idée approximative des différences physiques des squelettes.

	Femmes	Hommes = 100
Croissance longitudinale. . . .	92	
Croissance transversale. . . .	75	
Volume total.	66	
Ténacité.	72	

Il est bien évident que la femme n'est pas organisée comme l'homme pour la vie extérieure ; elle a vécu dans d'autres conditions, elle s'est fait un autre squelette. Mais de ces caractères physiques, pouvons-nous conclure à ses caractères d'ordre vital, et en déduire son coefficient sexuel ? Cela semble naturel ; car ces propriétés inorganiques ne sont après tout que l'expression de l'activité du tissu vivant. Mais la vérification en est délicate. On pourrait la chercher dans la réparation des fractures, et dans la régénération osseuse après les résections sous-périostées. Or, sur le premier point, les renseignements sont contradictoires. Tandis que Malgaigne considère la pseudarthrose comme tout à fait rare chez la femme, Gurlt, qui a réuni plus de 400 cas, la donne comme une fois plus fréquente chez la femme de 20 à 40 ans, et relativement, bien entendu, à un même nombre de fractures. A leur tour, les tableaux de Gurlt sont discordants sur plusieurs points. Même s'il était prouvé que les pseudarthroses sont relativement plus rares chez la femme, on pourrait encore objecter que la raison est dans ce fait, que les pseudarthroses tiennent le plus souvent à une interposition musculaire, et que celle-ci se voit surtout dans les grands traumatismes particuliers à l'homme.

Quant à la régénération osseuse, M. Ollier que j'ai consulté à cet égard, juge la question difficile à résoudre, bien que l'homme semble révéler une certaine supériorité à ce point de vue.

Il n'en reste pas moins certain que par sa densité forte, sa faible vascularisation, son moindre accroissement, sa ténacité abaissée, le squelette féminin est *absolument* inférieur au squelette masculin; mais il est son égal *relativement*, c'est-à-dire si l'on considère son adaptation à un autre but, à la vie sociale de la femme civilisée.

4° Du type phtisique.

Je terminerai en appliquant ces données normales au même type pathologique que j'ai déjà décrit, au type phtisique.

La densité moyenne est pour lui :

Homme 1,45 (normal : 1;85). — F : 1,50 (normal : 1,40).

De même pour un os long et compact : corps du péroné de l'homme, densité : 1.70 à 1.90 (normal : 1.62). De même encore pour le tissu spongieux des épiphyses : 1.25 au lieu de 1.15.

C'est donc une densité plus forte. Et peut-être Nélaton avait-il en vue les phtisiques, lorsqu'il disait (t. I, p. 638) :

« Il suffit d'avoir examiné la texture du tissu osseux chez les scrofuleux, pour se convaincre que leurs os sont très solides, et d'une densité très remarquable. »

On pourrait objecter que la côte a pu subir, par voisinage, l'influence de la lésion pulmonaire; mais les mêmes différences se retrouvant pour le péroné, la clavicule, l'objection tombe par elle-même. J'ajouterai que si le résultat mentionné est le plus commun, il n'est pas constant. Non seulement il ne s'applique pas aux adultes atteints d'une tuberculose acquise, accidentelle; mais même parmi ceux qui ont le type héréditaire, on en rencontre avec des os mous, d'une densité moyenne ou un peu au-dessous, et qui m'ont paru coïncider avec une moelle gélatiniforme.

La croissance verticale est, comme on le sait, plutôt supérieure à la moyenne. Mais la croissance transversale est bien réduite, comme le muscle qui la développe : elle ne représente guère pour la côte que les 75 pour 100 de l'épaisseur normale, les 65 pour 100 pour l'humérus : nouveau trait de rapprochement entre le type phtisique et le type féminin.

Du même coup, la ténacité baisse de 20 pour 100, parce que la densité plus forte ne compense pas la minceur de l'os.

Nous avons, au début, rapproché l'os phtisique de l'os à allongement atrophique, en insistant sur le désaccord qu'on voit dans ces deux cas entre la croissance longitudinale, de source cartilagineuse, et l'accroissement diamétral, de source périostique. (Ce désaccord se voit d'ailleurs en maintes autres circonstances; c'est ainsi que sur un genu valgum, j'ai vu l'hypertrophie en hauteur du condyle interne, compensée par une atrophie de 2 centimètres en épaisseur, laquelle rétablissait exactement le volume).

Depuis lors, j'ai pu examiner un péroné à allongement atrophique, pris sur un sujet atteint de coxalgie. Comparé au péroné sain du côté opposé, cet os plus long d'un centimètre à peine (la différence était de deux centimètres pour le tibia), avait subi une réduction de poids de 14 pour 100, et une réduction de volume, pour une même longueur, de 18 pour 100; par contre, sa densité totale était de 1.77 au lieu de 1.71, et on retrouvait ces différences, même en ne pesant qu'un fragment de substance compacte vidé de sa moelle. Ces résultats justifient l'analogie que j'ai établie entre les deux sujets.

Nous savons que l'os grêle et dense du phtisique tient ce caractère de sa faible vascularisation, si bien même que sous l'influence d'une inflammation légère, il retourne à l'état normal. Ainsi, sur une jeune fille tuberculeuse, les côtes du côté droit étaient atrophiques et d'une densité de 1.49; celles du côté gauche, englobées dans un exsudat pleurétique, avec un périoste en travail d'ossification, avaient regagné 23 pour 100 en volume, en même temps que leur densité s'abaissait à 1.45.

Cette densité a-t-elle quelque rapport avec la localisation, ou, si l'on veut, les sièges d'élection des tuberculoses osseuses? La question est difficile. Il y a tant d'éléments qui peuvent intervenir comme conditions d'éclosion de la tuberculose (traumatismes, froid, fatigues locales), qu'il serait imprudent de décider sur un seul. Si la densité pourtant a quelque valeur, c'est qu'elle indique la relation entre la matière inorganique, la substance osseuse, et la matière organisée vivante, la moelle.

J'ai récemment examiné environ 150 pièces de sujets de 10 à 60 ans, provenant des résections faites par M. Ollier pour des tumeurs blanches ou des lésions chroniques des extrémités osseuses. Sans parler des cas d'origine synoviale et dont les lésions osseuses étaient manifestement secondaires, il s'est trouvé que les foyers tuberculeux se répartissaient régulièrement dans certaines régions. Ainsi, les épiphyses à structure serrée, comme celles de l'extrémité supérieure du cubitus, de la tête fémorale, de la cupule du radius, sont rarement tuberculeuses d'emblée; de même la rotule, à plus forte raison le tissu compact des diaphyses. Et par contre les espaces spongieux qui occupent l'épiphyse de la tête humérale et celle de l'extrémité supérieure du tibia, les condyles fémoraux, les renflements condylien et trochléen de l'humérus, le crochet du cubitus, l'extrémité inférieure du radius, et j'ajouterai le grand trochanter, les vertèbres, le calcanéum, le sternum, les côtes, etc., sont des nids à phtisie. Il y a dans toutes ces régions où la densité s'abaisse au centre à 1.10, un suffisant espace, une suffisante quantité de moelle, et une stagnation assez marquée dans la circulation pour laisser s'implanter les colonies tuberculeuses.

DE LA TUBERCULOSE CHIRURGICALE[1]

Par le docteur CHARVOT

Professeur agrégé du Val-de-Grâce,
Médecin-major au 10° Régiment de Hussards.

ÉTIOLOGIE ET PATHOGÉNIE

« *La tuberculose chirurgicale est une affection infectieuse due à l'introduction dans l'organisme d'un virus dont le bacille de Kock représente, jusqu'ici, l'élément figuré le mieux connu, mais arrivé déjà à l'âge adulte.*

Le virus tuberculeux se fixe dans certains tissus anatomiques en déterminant des TUBERCULOSES LOCALISÉES; *ces accidents sont le résultat, soit d'une inoculation directe du tissu, soit d'une localisation du mal après infection générale, mais latente, de l'économie. Cette localisation est très souvent déterminée par un traumatisme ou par une irritation persistante. La tuberculose localisée évolue sur place, en suivant le cycle fatal dont nous avons longuement tracé les périodes, et guérit souvent, après avoir épuisé sa virulence.*

Malheureusement assez souvent aussi et sous l'influence de causes jusqu'ici inconnues, mais parmi lesquelles l'intervention opératoire semble jouer un rôle important, le virus se généralise dans un même système anatomique ou dans l'économie toute entière; c'est la TUBERCULOSE GÉNÉRALE OU GÉNÉRALISÉE.

La plupart des accidents chirurgicaux, considérés jusqu'ici comme scrofuleux, sont des tuberculoses localisées.

La tuberculose est une et la tuberculose externe ne diffère de la phthisie viscérale que parce qu'elle évolue dans des tissus accessibles au chirurgien. »

Telles sont les conclusions auxquelles nous sommes arrivés implicitement en étudiant la nature des tuberculoses localisées et nous croyons les avoir appuyé sur des preuves suffisamment solides;

[1]. Voir le numéro du 10 août 1884.

nous les plaçons en tête de ce chapitre parce qu'elles nous semblent résumer, en peu de mots, toute la pathogénie des affections
qui nous occupent. Il nous reste à étudier plus spécialement ici, leur
étiologie et à montrer, en passant, que toutes les causes placées par
les auteurs au début de la phthisie et de la scrofule leur sont rigoureusement applicables, et que ces causes viennent toutes confirmer
la véracité de nos propositions pathogéniques. Nous allons, pour
plus de clarté, suivre l'ordre adopté par les traités classiques, et
passer successivement en revue les causes dites prédisposantes, qui
préparent au virus un terrain de culture favorable ou bien plutôt
amènent l'infection latente de l'économie et les causes déterminantes, qui assurent sa localisation.

I. CAUSES PRÉDISPOSANTES : a. *Age.* — Il est certain que les tuberculoses locales s'observent de préférence pendant l'enfance et l'adolescence ; à partir de trente et surtout de quarante ans, elles sont
beaucoup plus rares, mais non pas exceptionnelles. On observe
encore la plupart de ces accidents (ostéites, tumeurs blanches, fongosités tendineuses, etc.), sur des sujets assez âgés et l'on a décrit
une scrofule sénile qui ne doit être, au fond, que la tuberculose chirurgicale des vieillards. Si la plupart de nos observations portent sur
des sujets de vingt à vingt-cinq ans, c'est que nous exerçons dans
l'armée, c'est-à-dire sur des hommes adultes, pour le plus grand
nombre.

On peut remarquer en outre que, parmi les tuberculoses localisées,
certaines sont beaucoup plus fréquentes à des périodes données de
la vie. Les adénites tuberculeuses sont l'apanage de la première
enfance ainsi que les gommes tuberculeuses, les ostéites et les
tumeurs blanches. Les tuberculoses des voies génito-urinaires apparaissent pendant l'adolescence et l'âge adulte. Ces particularités ont
chacune leur explication qui réside surtout dans l'ordre de développement des organes, dans les influences infectieuses extérieures
et dans la multiplicité, à ces âges, des causes irritatives, inflammatoires ou traumatiques.

C'est ainsi que chez l'enfant la fréquence des adénites tuberculeuses tient un peu à l'activité prépondérante des glandes lymphatiques (Colas), et beaucoup, sans doute, à l'irritation de ces glandes
par les affections cutanées eczémateuses qui sont si communes à
cet âge. La preuve en est que, dans la grande majorité des cas,
l'engorgement porte sur les ganglions du cou qui correspondent
au cuir chevelu, à la face, à la cavité buccale et pharyngienne,
sièges de prédilection de ces éruptions infantiles.

On sait aussi quel travail irritatif la croissance du squelette localise aux extrémités épiphysaires de l'enfant et l'on ne doit pas s'étonner de voir apparaître, en grand nombre, à ces âges, les ostéo-périostites épiphysaires tuberculeuses et les tumeurs blanches qui les compliquent si souvent.

. Pour comprendre la fréquence de toutes ces tuberculoses dans l'enfance, il faut songer encore à d'autres causes, telles que l'hérédité qui épuise ses effets dans les premiers âges de la vie et surtout à l'influence des milieux infectieux dans lesquels sont plongés les enfants pauvres des villes (encombrement, locaux malsains, familles misérables, foyers d'infection et d'inoculation, etc.). Ces dernières influences ont une telle importance que l'homme adulte, placé dans des conditions analogues, passe par la série des mêmes accidents; nous verrons, en effet, que, dans le milieu militaire, l'homme, de vingt à vingt-cinq ans, présente, au point de vue de la tuberculose, une pathologie identique à celle de l'enfant.

La fréquence de la tuberculose génito-urinaire chez l'adolescent et surtout chez l'adulte, s'explique facilement par le développement que les organes de la reproduction prennent à ces âges et surtout, par les causes irritatives auxquelles ils sont soumis (coït, uréthrites de toutes natures, orchites, cystites, métrites, etc.). D'après M. Verneuil, la contagion serait peut-être encore plus intime et l'inoculation pourrait être directement produite d'organe à organe par l'acte du coït.

Si les synovites tuberculeuses articulaires ou tendineuses se rencontrent aussi fréquemment vers cette époque de la vie, c'est que les articulations et les tendons sont soumis à des travaux pénibles et à des traumatismes fréquents.

Toutes ces causes commencent à s'épuiser vers l'âge de trente ans et c'est pourquoi, à partir de ce moment, le nombre des tuberculoses va en décroissant. N'en est-il pas de même de la phthisie pulmonaire?

b. *Sexe.* — Les deux sexes semblent également prédisposés aux tuberculoses chirurgicales comme à la phthisie pulmonaire. D'après les statistiques de Lebert et Milcent, les écrouelles seraient à peu près aussi fréquentes chez la femme que chez l'homme. Chandelux arrive à des résultats analogues pour les synovites fongueuses et fait remarquer, fort judicieusement, qu'il y a cependant une légère différence pour le sexe masculin dont les travaux pénibles peuvent favoriser l'éclosion du mal.

c. *Tempérament.* — Nous passerons rapidement sur ces causes que nous considérons comme un peu banales et sur les rapports qui existent entre la tuberculose et cet état général, assez mal défini, que l'on est convenu d'appeler lymphatisme. Nous pensons, pour notre compte, qu'on abuse de ces causes prédisposantes dont on fait souvent des causes déterminantes ; car, s'il semble plus fréquent de voir le tubercule se développer chez les enfants dits lymphatiques et à constitution délabrée, il reste prouvé, par les travaux des médecins militaires, que les soldats, c'est-à-dire des adultes triés avec soin par les conseils de révision, sont tout particulièrement exposés aux accidents tuberculeux. Si l'on veut parcourir nos observations, l'on verra que la plupart des sujets n'avaient pas présenté, dans leur enfance, cette série de manifestations externes que l'on considère comme les attributs des tempéraments lymphatiques ou scrofuleux.

d. *Hérédité.* — Elle exerce sur l'éclosion des tuberculoses localisées une influence incontestable et qui, depuis longtemps, a été signalée pour la phthisie et même pour les accidents dits scrofuleux. Nous avons insisté sur ce point en traitant de la nature de ces affections. Il serait fort intéressant de savoir comment s'opère cette transmission du mal. Ne fait-elle qu'engendrer une prédisposition, un terrain de culture favorable à l'inoculation et au développement du bacille ? Le virus est-il transmis en nature à l'état de germe, comme dans la syphilis ? Rien jusqu'ici ne permet de trancher la question ; mais nous n'hésitons pas à adopter cette seconde hypothèse qui est plus conforme aux données de la pathologie générale. On a, du reste, observé des synovites fongueuses chez le fœtus, et les études consciencieuses que les vétérinaires ont fait dans ces derniers temps (Lydtin), prouvent que, chez les animaux, la tuberculose est directement transmissible par hérédité et que le fœtus peut être atteint dans le ventre de la mère [1].

c. *Conditions hygiéniques. Milieux infectieux,* etc. — Toutes les mauvaises conditions hygiéniques qui résultent de la misère et de l'encombrement (défaut d'alimentation, habitation dans des locaux étroits et insalubres, etc.), et qui se trouvent réunis dans la banlieue des grandes villes, agissent puissamment sur les enfants de ces tristes quartiers et alimentent les hôpitaux de tuberculoses locales (voy. les travaux de Brissaud et Josias, de Lannelongue, de Colas, etc.). Nous sommes loin de nier que, dans ces cas, la misère physiologique, engendrée par ces causes débilitantes, ne facilite

---

1. Au moment où nous publions ce travail, paraît, dans la *Revue de médecine* l'intéressant mémoire de MM. Martin et Landouzy sur *l'hérédité de la tuberculose*. Nous sommes heureux de constater que ces expériences si importantes viennent appuyer notre façon de voir, c'est-à-dire la transmission en nature de la graine tuberculeuse des parents à l'enfant.

l'éclosion du mal en préparant un terrain de culture favorable à
l'évolution du virus ; mais nous croyons que ces conditions hygiéniques agissent beaucoup plus en créant des milieux infectieux où
les sujets s'inoculent de proche en proche. C'est à ces conclusions
que sont arrivés les vétérinaires dont nous venons de mentionner
les travaux. Lydtin, analysant la série des mémoires cités au dernier
congrès vétérinaire de Bruxelles, a montré que toutes les causes
que nous venons d'invoquer exercent une influence considérable sur
le développement de la phthisie pommelière et des accidents locaux
de la tuberculose animale : « ces affections sont très fréquentes dans
les étables encombrées, mal aérées et construites en pierres de
taille ; dans la banlieue des grandes villes ; chez les gens pauvres.
Les animaux qui vivent près de l'homme et absorbent les détritus de
l'alimentation humaine, semblent s'inoculer plus facilement ; les
troupeaux qui vivent au grand air et en liberté sur des points élevés
ne connaissent pas cette maladie. »

La *séquestration* agit d'une façon aussi évidente sur le développement de la tuberculose chirurgicale que sur celle de la phthisie.
Les prisons sont des foyers d'infection tuberculeuse où l'on peut
étudier tout à l'aise cette triste maladie. Nous avons eu l'occasion
de soigner plusieurs sujets qui avaient contracté, dans ces conditions, des accidents tuberculeux de diverses sortes. D'après nos
remarques, le mal semble faire son apparition chez les prisonniers
au bout de un ou deux ans de réclusion et, même après leur sortie,
continue son évolution ; dans ce cas, il peut prendre une gravité
exceptionnelle (voir l'obs. n° 8).

Enfin le *casernement militaire*, qui réunit une partie des causes
que nous venons d'énumérer (encombrement, séquestration, insuffisance relative et uniformité de l'alimentation, nostalgie, etc.), crée
un milieu dans lequel la tuberculose chirurgicale sévit aussi bien
que la tuberculose médicale. Depuis longtemps, les travaux des chirurgiens militaires ont montré la fréquence des suppurations froides
dans les hôpitaux militaires et, si l'on songe à leur nature, pour la
plupart tuberculeuse, on en arrive à ce résultat peu rassurant que la
tuberculose chirurgicale est peut-être aussi fréquente dans l'armée
que la phthisie pulmonaire qui, on ne le sait que trop, exerce dans ce
milieu de terribles ravages. On peut même remarquer que les tuberculoses externes sont beaucoup plus nombreuses dans la garnison
de Paris, et l'école du Val-de-Grâce, qui a l'occasion d'en observer
chaque année un grand nombre dans ses salles, a fourni sur ce sujet
des renseignements étiologiques fort curieux (Villemin, Gaujot,
Vallin, Kiener, Poulet, Charvot). D'après le résultat de nos obser-

vations personnelles (que nous avons déjà publié à propos d'un cas
d'ostéite tuberculeuse suraiguë dans la *Gaz. hebd.*, 1882, et dans
les *Archives de médecine militaire*, mars 1884), il faudrait un an
environ pour déterminer chez le soldat la débilitation favorable à
l'inoculation du virus ou, mieux peut-être, à l'infection générale de
l'économie; et le premier accident surviendrait dans le courant de
la seconde année de service. L'éclosion de la tuberculose est très
souvent précédée par une manifestation pulmonaire légère (bronchite ou pleurésie), qui indique que le sujet commence à être
effleuré par le tubercule. Pendant les années qui suivent, les accidents s'aggravent et se multiplient et, chose curieuse, ils peuvent
s'amender lorsque l'homme quitte le milieu militaire pour reparaître parfois, quand il est replongé dans le même milieu infectieux.

II. Causes déterminantes. — Les causes déterminantes sont, il
faut bien le dire, souvent inappréciables en clinique et l'affection
semble éclore spontanément. Mais, en observant de près, on trouve
fréquemment, au début de la première manifestation, une cause irritative qui a déterminé la localisation de la tuberculose.

Parmi ces causes, la plus nette et la mieux démontrée est la cause
traumatique et, parmi les lésions traumatiques, ce sont surtout les
contusions, les écrasements, les distorsions qui semblent tenir la
première place, c'est-à-dire toutes celles qui s'accompagnent d'une
hémorrhagie interstitielle et d'une inflammation insidieuse et
tenace. Les blessures plus franches, les coupures, les piqûres et
même les fractures, se compliquent rarement de tuberculose,
d'après la remarque très juste de Roser, qui veut s'en servir comme
d'une arme pour combattre cette influence traumatique. Nous avons
vu combien cette donnée étiologique est d'accord avec les expériences (Max Schuller), et avec les vues nouvelles que l'on a aujour-
d'hui sur la tuberculose. Pour le moment nous devons nous borner
à enregistrer ce fait qui est indéniable. Depuis bien longtemps les
chirurgiens ont remarqué combien les entorses exposent aux tumeurs blanches, c'est-à-dire aux ostéo-arthrites tuberculeuses : « la
moitié des pieds qui tombent sous le couteau du chirurgien ont dû
leur maladie à une entorse primitive. » Pour notre compte, nous
avons eu à traiter, dans ces derniers mois, cinq cas d'ostéites tuberculeuses du tarse, consécutives à des entorses du cou-de-pied, et
nous avons vu, chaque fois, l'altération débuter par la face externe
du calcanéum, au niveau du point d'implantation des ligaments latéraux externes qui sont si fort tiraillés dans les distorsions de l'ar-

ticle. Les synovites fougueuses des tendons périmalléolaires doivent avoir la même origine.

Au genou, la tumeur blanche est bien souvent le résultat d'une entorse à répétition.

Dans les ostéo-arthrites suppurées des vertèbres lombaires, dans le mal de Pott en un mot, le malade avoue souvent avoir vu l'affection succéder à un effort dans les reins, c'est-à-dire à une sorte d'entorse des apophyses articulaires du rachis.

Dans beaucoup de nos observations d'ostéo-périostites suppurées, nous avons trouvé comme étiologie évidente une contusion (voir surtout l'obs. n° 10); à ce sujet, nous ferons remarquer que point n'est besoin que l'attrition soit profonde et qu'il suffit d'une contusion même légère.

Tous les chirurgiens qui ont étudié l'orchite tuberculeuse ont indiqué comme cause fréquente de cette affection les contusions auxquelles le testicule est si facilement exposé. Fossard, Béraud, Després, Reclus en ont cité des exemples, et ce dernier auteur considère comme hors de conteste cette origine traumatique. Pour notre compte, nous avons eu l'occasion d'observer tout dernièrement trois cas d'orchites tuberculeuses qui avaient pour origine des contusions bien avérées de la région scrotale.

Après le traumatisme, l'on doit citer comme causes déterminantes les diverses irritations, parmi lesquelles l'inflammation chronique tient la première place. C'est ainsi que dans les adénites tuberculeuses suppurées, l'engorgement primitif des premiers ganglions atteints, est très souvent le résultat d'une irritation lymphatique dont il est facile, de par l'anatomie, de découvrir l'origine. Pour les adénites cervicales, qui sont les plus fréquentes, nous citerons les caries dentaires, les gingivites, les pharyngites, les eczéma de la face, du cuir chevelu, les otites, etc. Enfin la tuberculose génito-urinaire succède souvent à des uréthrites ou a des cystites chroniques.

De ces faits. cliniques il importe de rapprocher les expériences de Max Schuller que nous avons déjà décrites dans tous leurs détails. Elles démontrent que chez un animal en puissance de tuberculose (par inoculation ou injection de matière tuberculeuse), on peut développer, à volonté, une arthrite tuberculeuse par distorsion de la jointure.

La clinique et l'expérimentation prouvent donc, d'une façon péremptoire, que le traumatisme et l'inflammation chronique ou aiguë ont une influence réelle sur l'éclosion des tuberculoses locales. Mais comment agissent-ils? La théorie de Verneuil de l'auto-inoculation interstitielle donne une explication fort séduisante de l'influence traumatique : « L'auto-inoculation est l'acte physiologique en vertu duquel un parasite circulant en liberté dans les vaisseaux rouges ou blancs, quitte le milieu sanguin ou lymphatique, à la faveur d'un trauma vasculaire profond, pour pénétrer dans les espaces conjonctifs ou les flots parenchymateux et s'y développer au besoin » (Verneuil, *Gaz. hebd.*, 23 février 1883).

La même façon de voir peut s'appliquer à l'inflammation, qui accumule dans le point touché une quantité de sang considérable et peut-être une masse de microbes en rapport avec l'hyperhémie inflammatoire. Si l'on songe en outre, que, grâce à la paresse vasculaire, cette énorme quantité de sang et de microbes stagnent dans le tissu irrité, on ne s'étonnera pas qu'il puisse se produire une véritable auto-inoculation interstitielle, sans trauma vasculaire.

Ces vues pathogéniques sont d'accord avec les données histologiques actuelles (Cornil, Martin, Kiener), qui semblent démontrer que le tubercule élémentaire a son point d'origine dans les vaisseaux et qu'il n'est, au début, qu'une endo-artérite nodulaire tuberculeuse.

La pathogénie, que nous venons de développer, implique implicitement l'idée d'une infection primitive de l'économie par le virus tuberculeux; l'accident chirurgical n'est plus qu'une localisation du mal, comme dans la syphilis et dans la maladie cancéreuse, nous la croyons applicable à la majorité des faits.

Mais il est une autre façon de voir qui considère la tuberculose localisée comme le produit de l'inoculation directe du tissu par le virus; le principe tuberculeux évolue sur place avant et même sans infection générale; c'est le chancre primitif. La tuberculisation des voies génito-urinaires est le résultat du contact des organes dans le coït (Verneuil). L'inoculation du premier ganglion tuberculeux dans l'adénite caséeuse est due au transport des bacilles absorbés par la solution de continuité de la muqueuse bucco-pharyngée, etc. Les choses doivent se passer ainsi dans certains cas. Les inoculations sur les animaux, les expériences de Pasteur sur l'absorption du charbon par la bouche le prouvent, mais jusqu'ici il n'est pas possible de faire la part de chacune de ces deux théories pathogéniques.

SYMPTOMATOLOGIE.

Comme la phtisie viscérale, la tuberculose chirurgicale peut prendre des formes cliniques très différentes suivant son degré d'acuité. La plus commune de beaucoup est la forme suppurée chronique, qui se localise et évolue sur place pendant des mois et des années (tuberculoses localisées proprement dites). Dans certains cas, le processus extrêmement lent peut subir des temps d'arrêt qui font durer l'évolution parfois toute la vie. Dans d'autres circonstances, plus malheureuses, la généralisation des accidents tuberculeux se fait avec une rapidité souvent foudroyante; on a alors affaire à une véritable granulie. Ces cas de *tuberculose aiguë* et même *sur-aiguë*, pourraient constituer une forme clinique distincte; mais comme ils sont, relativement aux formes communes, assez rares et qu'ils ne font presque toujours que compliquer l'évolution lente d'un foyer tuberculeux primitif, nous nous en occuperons seulement en traitant de la généralisation du tubercule et nous prendrons pour type de notre description la *tuberculose chronique et localisée* qui constitue la forme habituelle. L'étude du processus anatomique nous a montré que ces divers modes d'évolution clinique répondaient à des lésions assez nettement distinctes. La description minutieuse que nous avons tracée de ces altérations histologiques, nous dispensera de revenir sur certains détails qui appartiennent autant à l'anatomie pathologique qu'à la clinique.

L'évolution d'un foyer tuberculeux, quel que soit le tissu dans lequel il se développe, peut au point de vue des symptômes, se diviser en quatre périodes, qui correspondent exactement à la marche des altérations anatomiques et que les anciens chirurgiens avaient déjà adoptées pour l'orchite caséeuse :

1° La *période de début*, d'*induration*, de *crudité*, caractérisée par une *douleur fixe et limitée*, par des *troubles fonctionnels* et par un *gonflement (tuméfaction, gomme,* etc.), appréciable seulement dans les régions accessibles à l'exploration.

2° La *période de ramollissement* qui aboutit à la formation d'un *abcès froid tuberculeux.*

3° La *période d'élimination et d'ulcération* dans laquelle le pus, en se vidant au dehors, détermine la formation d'*ulcères*, de *fistules* et de *cavernes*, qui se recouvrent ou s'emplissent de *fongosités;*

4° La *période de terminaison* qui aboutit à la *guérison*, à la *transformation du mal*, à sa *généralisation* ou à la *mort.*

1° *Période de début.*

Ce début est, en général, extrêmement insidieux et, pendant longtemps, l'infiltration tuberculeuse reste inappréciable pour le clinicien. Tout dépend, du reste, de la région dans laquelle évolue la tuberculose et des facilités qu'elle offre à l'exploration. Dans les milieux transparents de l'œil, les ophthalmologistes peuvent assister à la naissance du tubercule et l'étudier comme au travers d'une

loupe. Dans le tissu cellulaire sous-cutané, dans les ganglions peu
profonds, sur le périoste des os superficiels, la gomme tuberculeuse
devient rapidement appréciable. Mais, dans les régions profondes et
surtout dans la tuberculose rachidienne, l'affection peut évoluer
pendant longtemps avant que le chirurgien n'ait la preuve pal-
pable du mal.

Les premiers signes sont subjectifs et consistent surtout dans de
la *douleur* et dans des *troubles fonctionnels* : ces symptômes assez
vagues et qui, du reste, manquent fréquemment, passent facilement
inaperçus et ont besoin d'être étudiés avec soin pour avoir quelque
valeur : grande est pourtant leur importance quand on songe que
souvent, pendant de longs mois, ils sont seuls à révéler l'évolution
naissante du tubercule chirurgical : nous donnerons comme exemple
les ostéo-arthrites profondes comme celles de la cuisse (coxalgie)
et la tuberculose vertébrale (mal de Pott).

La *douleur* surtout, offre un certain nombre de caractères qu'il
importe de préciser. Elle n'est d'ordinaire ni vive, ni lancinante,
mais sourde et obtuse ; elle se réveille à la suite de certains mouvements et des fatigues. Elle est fixe ; le chirurgien, par des pressions
profondes, peut découvrir son siège, et par suite, le point exact où
le tubercule est déposé. Dans les ostéo-périostites superficielles, ce
signe devient extrêmement précieux ; longtemps à l'avance, il fait
trouver sur l'os le point souvent fort limité qui deviendra, par la
suite, l'origine des abcès et des complications ultérieures. Dans les
synovites tuberculeuses, la pression profonde est douloureuse dans
les régions ou la synoviale est le plus accessible aux doigts. Ces
points sont enseignés par l'anatomie et par la clinique pour chacune
des articulations et constituent des signes diagnostiques importants
au début des tumeurs blanches.

Le siège de la douleur est très important à fixer ; car, la tuberculose ayant des préférences très marquées pour certaines régions,
pour certains points du squelette (extrémités épiphysaires, portion
antérieure des côtes, etc.), l'apparition, en ces points, d'une douleur sourde et tenace, prendra une grande importance.

Cette douleur présente, parfois, des irradiations fort curieuses et
jusqu'ici inexplicables. Dans les ostéo-arthrites tuberculeuses, l'irradiation douloureuse dans l'articulation sous-jacente, est connue depuis longtemps. Dans les ostéites de même nature, centrales ou
même superficielles, il n'est pas rare d'observer des douleurs nocturnes, se généralisant à toute la diaphyse et aux articulations prochaines, véritables douleurs ostéocopes qui peuvent souvent en
imposer.

Mais il faut bien savoir que ces phénomènes douloureux manquent d'ordinaire au début de certaines tuberculoses, telles que l'adénite et l'épididymite caséeuse.

Les *troubles fonctionnels* sont encore plus vagues et font le plus souvent défaut. Ils ne présentent une véritable importance que pour les articulations du membre inférieur. Ils consistent surtout dans la gêne des mouvements et dans des contractures musculaires, qui peuvent donner au membre correspondant et même à l'individu tout entier, une attitude caractéristique. Dans la coxalgie, par exemple, on sait quelle importance le clinicien attache à l'immobilisation de la hanche par la contracture réflexe des muscles pelvi-cruraux, et à l'attitude que prend le membre inférieur correspondant. Dans le mal de Pott au début, la colonne lombaire est immobilisée par le même mécanisme et les mouvements exécutés par le malade pour saisir un objet placé à terre peuvent, à eux seuls, mettre sur la voie du diagnostic.

La *tuméfaction* du tissu malade est le premier symptôme tangible. Ce gonflement est dû à l'infiltration tuberculeuse et à l'engorgement œdémateux ou lardacé que nous avons étudié. Il présente, comme caractères généraux : d'être indolent, de se développer en dehors de toute réaction phlegmoneuse et de présenter une consistance spéciale, ressemblant à celle de l'œdème dur. Quant à la forme et aux dimensions de la tumeur, elles sont essentiellement variables : la forme la plus fréquente est celle de la *gomme*. Dans les adénites superficielles du cou et de l'aine, l'engorgement du ganglion est vite reconnu ; celui-ci, tuméfié, régulièrement arrondi, d'une consistance élastique au début, roule sous les doigts au milieu de l'atmosphère cellulaire qui l'enveloppe. Il en est de même des noyaux tuberculeux qui poussent dans la glande mammaire.

Les engorgements tuberculeux de l'épididyme sont caractéristiques ; il est facile, à travers les enveloppes du scrotum, de sentir cet organe tuméfié, induré, présentant une série de bosselures, ou formant une sorte de barque qui englobe le testicule dans sa concavité. Les altérations similaires du canal déférent, des glandes séminales et de la prostate, présentent les mêmes caractères.

C'est peut-être dans la tuberculose du tissu cellulaire sous-cutané, qu'il est le plus aisé d'étudier la formation de ces tuméfactions ; elles ressemblent tellement, dans ce cas, aux gommes syphilitiques, qu'on leur a donné (Brissaud et Josias) le nom très heureux de gommes tuberculeuses sous-cutanées. Elles débutent par des noyaux de la grosseur d'un pois ou d'une aveline, assez régulièrement arrondis, d'une consistance élastique, se déplaçant sur l'aponévrose et indépendantes, au début, de la face profonde de la peau.

La tuberculisation du périoste est presque aussi facile à étudier sur les os superficiels, tels que le tibia et les côtes où elle est si fréquente. L'engorgement du périoste et surtout de la lame cellulaire qui forme sa face externe, donne la sensation exacte d'une gomme périostique, c'est-à-dire d'une tuméfaction résistante, à surface lisse, de forme ovalaire et à contours assez diffus qui vont en mourant se continuer avec le périoste circonvoisin. Cette tumeur est collée à l'os et fait corps avec lui; mais elle est indépendante des tissus qui la recouvrent et que l'on peut déplacer sur elle.

L'ostéite tuberculeuse ne détermine pas de gonflement appréciable, mais d'ordinaire, elle s'accompagne d'une périostite symptomatique ou tuberculeuse, et c'est cette infiltration du périoste qui donne aux doigts la sensation d'un os épaissi et tuméfié.

Dans les synoviales articulaires ou tendineuses, le dépôt de tubercules fait naître une poussée de fongosités qui gonflent la synoviale et forment une tumeur rapidement visible dans certaines régions et d'un aspect caractéristique.

Tels sont les symptômes qui caractérisent le début des tuberculoses localisées dans l'immense majorité des cas. Mais, sous peine d'être incomplet, nous devons indiquer une forme toute spéciale d'éclosion qui, bien que rare, a été signalée pour les tuberculoses génitales, articulaires, ganglionnaires et que nous avons eu l'occasion d'observer plusieurs fois. Dans ces cas, la naissance du tubercule est accompagnée de phénomènes inflammatoires extrêmement violents; c'est à un véritable phlegmon que l'on croit avoir affaire et il n'est guère possible d'éviter cette erreur. Puis, au bout de quelques jours, le plus souvent après l'évacuation d'un abcès caséeux, toute réaction phlegmonneuse tombe et l'affection reprend le cours habituel des tuberculoses localisées chroniques. Nous avons vu plusieurs fois l'orchite tuberculose, prendre au début cette forme suraiguë, mentionnée par M. Reclus. La marche des accidents est toujours la même : l'homme, à son entrée, présente un gonflement énorme, à la région scrotale qui est rouge, chaude et douloureuse et des phénomènes généraux en rapport avec l'inflammation scrotale. Puis, au bout de quelques jours, la poussée phlegmonneuse se dissipe, l'épanchement symptomatique, qui distendait la vaginale, se résorbe et l'on peut facilement sentir l'épididyme tuméfié et induré. Dès ce moment, l'affection ne présente plus rien de particulier.

Des faits analogues d'arthrites tuberculeuses, franchement inflammatoires au début, ont été signalées par MM. Polosson et Chandelux.

Nous avons deux ou trois fois observé des tuberculoses ganglionnaires qui, dès l'entrée, se présentèrent sous forme d'adéno-phlegmon et qui, après suppuration, reprirent l'allure habituelle des adénites tuberculeuses.

2ᵉ *Période (fonte caséeuse, abcès froids).*

Quel que soit le tissu dans lequel elle se développe, la gomme tuberculeuse, au bout d'un certain temps, change insensiblement de consistance, en vertu de cette fonte caséeuse que nous avons étudiée en traitant de l'anatomie pathologique et que nous avons vue commencer presqu'invariablement par son noyau. Aussi, est-il facile de constater en clinique, que la tuméfaction commence à se ramollir par le centre et que ce ramollissement, d'abord obscur et lent, envahit progressivement toute l'épaisseur de la tumeur qui devient nettement fluctuante et donne la sensation d'une poche kystique renfermant un liquide. Dès ce moment, l'abcès froid est constitué et occupe la place de la gomme tuberculeuse, à laquelle il s'est exactement substitué comme situation et comme forme.

Cette fonte purulente est très facilement appréciable dans les tuberculoses superficielles et bien limitées comme les gommes sous-cutanées, les adénites peu profondes, les ostéo-périostites du tibia, du cubitus et des côtes, les engorgements de la mamelle, de l'épididyme et même les nodosités de la prostate. Il en est de même pour les synovites tendineuses et certaines articulations superficielles.

L'*abcès froid tuberculeux* a été parfaitement étudié et décrit par les anciens chirurgiens, sous les noms d'abcès froids scrofuleux, idiopathiques, sous-cutanés, ossifluents, migrateurs, etc., et les découvertes modernes n'ont porté que sur la nature intime du mal. Aussi, glisserons-nous sur cette description, qui se trouve dans les traités classiques et que nous avons étudiée dans tous ses détails (voy. *Anat. path.*). Ce que l'on en doit retenir, c'est que la poche purulente, développée le plus souvent sans réaction inflammatoire, indolente spontanément et souvent même à la pression, reste au début, parfaitement libre au milieu des tissus qui l'environnent.

Dans les adénites, le liquide puriforme, résultat de la fonte caséeuse du tissu lymphatique, est exactement renfermé dans la coque ganglionnaire et donne la sensation d'un kyste à parois assez résistantes.

Les nodosités ramollies de la glande mammaire et de l'épididyme, donnent aux doigts les mêmes sensations.

Dans les abcès froids sous-cutanés, la fluctuation est très rapidement appréciable, mais la poche est souvent moins distincte.

Enfin les abcès froids tuberculeux sus-périostiques donnent aux doigts une sensation toute spéciale et que nous avons minutieusement décrite en étudiant, sous l'inspiration de M. le professeur Gaujot, la périostite externe (*Gaz. hebd.* 1879); c'est exactement celle que donne le céphalématome et en général toutes les bosses sanguines développées sur les os superficiels : mollesse extrême vers le centre de la tumeur et cercle extrêmement dur à la périphérie; ce rebord de consistance osseuse et qui est dû à l'hyperplasie irritative du périoste tuméfié et induré, s'en va, en mourant par son bord externe, se confondre avec le périoste sain, tandis que du côté interne, il semble taillé à l'emporte-pièce et donne la sensation d'un enfoncement osseux.

Le volume de l'abcès froid tuberculeux varie beaucoup. Dans les ganglions, dans les glandes et même dans le tissu cellulaire sous-cutané, il atteint à peine, d'ordinaire, le volume d'une noix ou d'un œuf. Mais, dans tous les autres accidents tuberculeux, il peut prendre des dimensions bien plus grandes.

En dehors des cas de généralisation locale, sur lesquels nous aurons à revenir, l'abcès, une fois formé, s'accroît lentement et tend à se vider au dehors. Quand la collection purulente est bridée par une coque purulente, comme dans le ganglion, le volume ne change guère, jusqu'au moment où le kyste élimine son contenu caséeux. Dans l'épididyme, il en est de même et les abcès sous-cutanés ne dépassent guère le volume d'une noix; mais, dans les infiltrations tuberculeuses du périoste et des os qui sont plus diffuses, l'abcès prend parfois des proportions dont on ne peut prévoir l'importance. Il en est à peu près de même dans les ostéo-arthrites tuberculeuses.

La migration de ces collections purulentes, l'étendue des décollements, la profondeur des fistules, dépendent de la profondeur à laquelle évolue le foyer tuberculeux et de la quantité de tissus qu'elles ont à traverser avant de s'ouvrir au dehors ou dans une cavité. Nous avons étudié ce travail d'élimination au chapitre de l'anatomie pathologique. Les abcès sous-cutanés n'ont qu'à perforer le derme. Les suppurations caséeuses des ganglions superficiels n'ont pas beaucoup plus de chemin à parcourir. Les foyers tuberculeux de l'épididyme ont à traverser toutes les enveloppes scrotales. Les abcès sous-périostiques du tibia, du cubitus, des côtes, etc., n'ont qu'à dissocier l'aponévrose d'enveloppe, mais celle-ci peut offrir une assez vive résistance dans les points où elle est un peu épaisse; c'est ainsi que, bien que superficiels, les abcès périostiques sus-trochantériens, bridés par le *fascia lata* extrêmement tenace à ce niveau, fusent parfois très loin en arrière et en bas et viennent s'ouvrir au voisinage du creux poplité. Dans les ostéo-périostites plus profondes et surtout dans les lésions tuberculeuses du rachis, les collections purulentes suivent parfois des trajets extrêmement longs et bizarres et constituent ces abcès dits migrateurs ou par congestion, qui ont été si bien étudiés par l'ancienne chirurgie.

Ce travail d'élimination s'accompagne, dans les tissus ambiants, de phénomènes irritatifs et inflammatoires, qui peuvent modifier momentanément l'aspect de la maladie; « l'abcès s'échauffe », disaient les anciens. Il se développe en effet une subinflammation éliminatrice de voisinage. Le tissu cellulaire s'empâte; les glandes tuberculeuses, libres jusque-là, sont prises dans cette gangue de tissu connectif induré et s'agglomèrent pour former des paquets cellulo-ganglionnaires, d'un volume parfois considérable. Les gommes tuberculeuses, les noyaux de l'épididyme, les gommes périostiques, s'entourent également d'un tissu lardacé ou fibreux qui peut augmenter beaucoup les dimensions de la tumeur primitive. Dans les synovites tuberculeuses, l'épanchement augmente le volume des parties et dans l'orchite caséeuse, la vaginale distendue par le liquide, rend la palpation difficile. Des phénomènes de réaction générale révèlent parfois cette inflammation péri-tuberculeuse et il n'est pas rare d'observer, pendant quelques jours, un mouvement fébrile plus ou moins accentué.

Le processus irritatif s'accompagne d'un processus ulcératif qui a été parfaitement décrit par M. Lannelongue et dont nous avons déjà montré le mécanisme. La poche tuberculeuse ronge les tissus de la profondeur vers la surface. Pour les foyers superficiels, ce travail est rapidement apparent. Il ne le devient, pour les foyers profonds, qu'au bout d'un temps très variable et quand l'abcès est devenu sous-cutané. La peau, qui jusque-là avait conservé sa coloration et son intégrité normale, s'amincit et prend une coloration lie de vin caractéristique; à la pression, le doigt sent très distinctement que la peau mal soutenue, voile un clapier purulent. Si l'intervention chirurgicale ne modifie pas l'évolution de l'abcès, la peau, rongée peu à peu par sa face profonde, devient pelliculaire et cède en donnant une issue plus ou moins facile à un pus tout spécial, sur le caractère duquel nous aurons à insister.

A partir de ce moment, l'ouverture ne se referme plus et même, d'ordinaire, s'agrandit par l'érosion de ses bords; il s'en écoule un liquide caractéristique et c'est ainsi que se trouvent établies les fistules, les décollements et les ulcères que nous allons étudier à la période suivante.

3e Période (fistules, décollements, cavernes, ulcères tuberculeux).

A cette période, l'affection prend des formes qui peuvent paraître assez différentes à un examen clinique superficiel, mais qui présentent au fond un aspect identique et qui montre bien que toutes ces pertes de substance sont le résultat de la même érosion virulente. Comme nous l'avons vu, ces variétés dépendent de la profondeur à laquelle la tuberculose a pris naissance, des dégâts que le pus spécifique a commis sur sa route et de l'étendue suivant laquelle la peau a été rongée.

Souvent les téguments ne présentent qu'un petit orifice ou mieux une saillie rougeâtre et fongueuse, au milieu de laquelle on introduit avec peine un stylet. Celui-ci pénètre, à une profondeur variable, dans un *trajet fistuleux* et révèle le plus souvent l'existence de *décollements* qui siègent, soit sous la peau ou la muqueuse, soit dans la profondeur des tissus, et qui peuvent être considérables. Dans les tissus plus denses, dans les glandes et surtout dans le tissu spongieux des os, la fistule aboutit à de véritables cavernes.

Dans les cas où la peau est détruite dans une assez grande étendue, la plaie tuberculeuse se présente sous forme d'un ulcère, qui laisse mieux voir les altérations sous-jacentes. Cette variété est de règle dans la tuberculose des muqueuses. Ces *ulcères tuberculeux* ont un aspect caractéristique qui suffit pour faire reconnaître, à première vue, leur nature. Il rappelle celui du chancre mou, simple ou phagédénique, Les bords déchiquetés ou taillés à l'emporte-pièce, sont tantôt saillants et indurés, tantôt amincis et décollés; ils présentent une coloration violacée qui rayonne dans une étendue de quelques millimètres et forme, tout autour de la plaie, une auréole livide; la peau parfois décollée à une grande distance, flotte sur le fond de l'ulcère. Il est facile d'étudier cette cavité dans les tuberculoses très superficielles et lorsque la peau largement corrodée, laisse à nu le fond de la plaie. On voit alors qu'elle est tapissée par une couche de *fongosités* mollasses et grisâtres, qui saignent au moindre contact. Ces bourgeons de mauvaise nature, qui pullulent parfois avec une grande activité, comblent les cavernes et les fistules profondes, et viennent faire hernie par les orifices cutanés, en formant des champignons parfois considérables.

Il est impossible de décrire d'une façon générale ces pertes de substances profondes, dont l'étendue et la forme varient à l'infini; nous n'essaierons pas de l'entreprendre.

La sécrétion de ces fistules est toute spéciale et a déjà été fort bien étudiée par nombre de pathologistes, surtout à propos des abcès froids de poitrine. Le liquide qui s'écoule est séreux, incolore, légèrement collant et comparé par les auteurs à une solution de gomme (Bichat) ou à de l'albumine (Ollier). L'écoulement est en général peu abondant; il n'est jamais par lui-même franchement purulent, et, lorsqu'on le trouve mêlé à une notable quantité de pus phlegmoneux, on doit penser que ce mélange provient d'une complication inflammatoire. Notons également, qu'il ne prend ces caractères que lorsque la sécrétion est établie depuis un certain temps et qu'au moment de l'ouverture de l'abcès, on lui trouve un aspect puriforme dû à la fonte caséeuse des parties.

Signe caractéristique, ce liquide charrie fréquemment des masses blanchâtres, semblables à du fromage blanc caillé; on les fait sourdre des fistules en pressant sur les parties profondes, et elles sont parfois assez volumineuses pour sortir avec peine par les orifices cutanés. Ce sont des fragments de caséum provenant de la dégénérescence tuberculeuse des tissus et on retrouve ces produits tuberculeux momifiés dans la profondeur des cavernes ou même enclavés entre les fongosités, lorsque l'ulcération de la peau permet d'inspecter le fond de l'ulcère. Des petites taches jaunâtres, dues à la dégénérescence caséeuse des nodules tuberculeux sont signalées, avec raison, comme piquetant les parois de ces foyers purulents; parfois il est possible de découvrir sur les fongosités de petits nodules grisâtres et brillants, véritable semis de tubercules crus.

Dans les ostéites tuberculeuses, le pus charrie souvent des parcelles d'os ou de petits séquestres érodés et parfois rongés comme de la dentelle.

4° *Période de terminaison : guérison, généralisation, mort.*

Le foyer tuberculeux après avoir évolué un temps variable, en général très long, aboutit souvent à la guérison, après avoir éliminé tous ses produits infectieux; cette solution favorable peut être hâtée et même déterminée par l'intervention chirurgicale. Mais, pour que la maladie puisse aboutir à cette heureuse terminaison, il faut que le tubercule ne soit pas déposé dans un organe très profond comme dans le rachis ou dans les ganglions viscéraux, ou bien que l'érosion tuberculeuse ne détruise pas un organe essentiel à la vie. C'est simplement à leur situation anatomique que certaines tuberculeuses, comme le mal de Pott, doivent leur gravité exceptionnelle. Le malade meurt à la longue d'épuisement, parce que la tuberculose locale ne peut pas guérir. Puis il existe des cas, qui ne sont malheureusement pas assez rares, et dont il faut tenir compte, dans lesquels le processus tuberculeux affecte une tendance dangereuse à l'envahissement. Enfin, pendant que le foyer tuberculeux initial tend vers la guérison, on voit parfois apparaître dans des points éloignés, de nouveaux accidents de même nature et une généralisation tuberculeuse dont on ne peut prévoir ni la durée, ni la gravité.

Nous allons passer en revue ces divers modes de terminaison.

a. *Guérison.* — La *guérison* s'opère par la transformation de l'ulcère infectieux en plaie de bonne nature. C'est ce que prouve un examen clinique attentif. La perte de substance (ulcère, fistule ou caverne), qui présentait jusque-là les caractères d'une plaie de mauvaise nature — caractères si accentués et sur lesquels nous avons suffisamment insisté — change quelquefois d'aspect d'une façon très rapide et très appréciable. Les fongosités mollasses et grisâtres font place à des bourgeons charnus de bonne nature. Le pus prend franchement les caractères du pus louable et devient épais, jaunâtre et homogène. Les bords perdent leur coloration livide, se collent aux tissus sous-jacents; l'on voit se former ce liseré bleuâtre, épidermique, qui rétrécit peu à peu la plaie et finit par former la cicatrice cutanée, pendant que les bourgeons charnus comblent la perte de substance, creusée par l'érosion tuberculeuse.

Mais il est bon de savoir que la *cicatrisation tuberculeuse* est rarement d'emblée définitive et qu'elle passe, en général, par une série d'alternatives de guérison apparente et de réouverture des fistules. Ce fait est parfaitement d'accord avec nos données théoriques; tant qu'il reste un point contaminé par l'agent tuberculeux, il suffit pour inoculer à nouveau tout ce qui reste de l'ulcération primitive. Que de fois, après une opération en apparence radicale, l'on peut voir, au milieu d'une plaie recouverte de superbes bourgeons charnus, se former un petit îlot de fongosités grisâtres, qui s'agrandit rapidement en largeur et en profondeur et finit par la transformer tout entière en un ulcère de mauvaise nature. Avec un peu d'attention, le clinicien peut chaque jour assister à cette lutte entre les fongosités infectieuses et la cicatrisation normale. Souvent c'est le liseré cicatriciel cutané qui tend à voiler la surface de la caverne tuberculeuse; mais, le pus et les fongosités spécifiques la soulèvent et la perforent dans plusieurs points et finissent par la cribler de trous aboutissant à des fistules. Souvent aussi, la cicatrice cutanée semble définitive; mais il est facile de sentir qu'elle est mal soutenue et voile un clapier, qui ne tarde pas à s'ouvrir de nouveau. Enfin, il peut ne persister qu'un pertuis assez petit pour n'admettre qu'un stylet filiforme et pour passer inaperçu; l'exploration profonde fait découvrir des fistules et des décollements très éten-

dus, dont il serait impossible de se faire une idée par l'inspection
extérieure.

La cicatrisation des foyers tuberculeux laisse, après elle, des stig-
mates ineffaçables et qui, longtemps après, permettent de reconnaître leur origine spécifique : ce sont ces cicatrices dites scrofuleuses et qui, dans certaines régions, comme au cou, peuvent garder
les aspects les plus désagréables (écrouelles). Violacées et livides,
minces et pelliculaires, grippées et froncées, elles contractent avec
les tissus sous-jacents des adhérences d'autant plus étendues que
le foyer tuberculeux, auquel elles succèdent, a été plus profondément situé ; c'est pourquoi elles sont si souvent adhérentes au périoste et aux os. Les trajets fistuleux laissent à leur suite des cordons cicatriciels bien faciles à sentir au milieu des parties molles et
qui conduisent au point de l'organe ou de l'os primitivement malade. On sait combien ces cordes fibreuses sont caractéristiques à la
suite des épididymites caséeuses suppurées.

Au tissu cicatriciel, s'ajoutent parfois des lésions de voisinage, qui
peuvent déterminer de graves infirmités. C'est ainsi que les couches osseuses de néo-formation, qui accompagnent souvent l'évolution des ostéo-périostites tuberculeuses, persistent souvent sous
forme d'épaississement, de saillies, d'apophyses accidentelles ; elles
peuvent jeter de graves désordres dans le fonctionnement des articulations prochaines.

b. *Généralisation.* — La *généralisation* du tubercule est *locale*
ou *générale* et peut présenter tous les degrés. C'est là peut-être, le
point le plus intéressant de l'histoire des tuberculoses externes et
celui qui a été le moins étudié jusqu'à ce jour. Les nombreuses
observations que nous avons réunies à la fin de ce mémoire, permettent de s'en faire une idée assez complète.

Lannelongue a le mérite d'avoir montré clairement comment
s'agrandissent les abcès froids tuberculeux et nous avons fait voir,
au chapitre de l'anatomie pathologique, par quel mécanisme la
poche douée de propriétés ulcérantes érode les tissus ambiants et
recule les limites du mal. Cependant il ne faudrait pas croire que
cette extension plus ou moins rapide du mal soit la règle, car, dans
nombre de tuberculoses locales, le foyer évolue pendant des mois
et des années sans s'accroître d'une façon notable. C'est ce qui faisait croire aux anciens que l'enkystement était un des principaux
caractères de l'abcès froid auquel ils ne voulaient pas reconnaître
la moindre propriété nocive. On est revenu aujourd'hui de cette
dangereuse quiétude et l'on sait que, dans maintes occasions, le

foyer s'agrandit, soit d'une façon insensible, soit par poussées successives, creuse au travers des tissus des fistules nombreuses et profondes, ronge les os et décolle la peau dans une étendue considérable. Dans ces cas graves, aucun tissu ne résiste à l'érosion tuberculeuse, qui perfore les aponévroses et les séreuses, excave les os, mais suit de préférence les traînées cellulaires. Les vaisseaux eux-mêmes et les artères de gros calibre, sont parfois entamés. La discussion soulevée l'an dernier au sein de la Société de chirurgie, à propos de l'érosion des artères par le pus, a montré qu'il existait déjà un nombre assez considérable d'observations d'abcès froids accompagnés d'hémorragies graves. Ce redoutable accident a surtout compliqué des cas dits d'ostéomyélites chroniques (qui n'étaient probablement que des ostéites tuberculeuses) et des adénites caséeuses suppurées de l'aine et du cou. Nous avons à cette époque, communiqué à la Société de chirurgie une observation très concluante et dont nous nous bornerons à donner ici le résumé. Dans le cours d'une ostéo-arthrite suppurée de la hanche (coxalgie), on vit des fistules labourer profondément les tissus de l'aine, perforer le péritoine et l'intestin et finir par éroder l'artère iliaque externe; une hémorragie foudroyante enleva le malade. Le sang sortait à la fois par l'intestin et par une fistule extérieure.

En dehors de cette extension sur place, qui se fait de tissu à tissu, on observe assez souvent une généralisation plus ou moins lointaine des accidents tuberculeux. Le mécanisme par lequel elle se produit est le plus souvent impossible à déterminer jusqu'ici. Dans des observations, rares il faut le dire, la propagation du tubercule se fait manifestement par la voie lymphatique. Depuis longtemps on a vu les ganglions internes se prendre à la suite des tuberculoses viscérales. Velpeau et Dubar ont montré que la tuberculose de la glande mammaire peut s'accompagner de l'engorgement tuberculeux des ganglions correspondants de l'aisselle. Dans un cas (obs. 6), nous avons pu suivre pas à pas cette généralisation lymphatique; chez un sujet atteint de périostite tuberculeuse de la région pectorale droite, nous avons vu plusieurs des ganglions correspondants de l'aisselle se tuméfier, s'indurer et présenter l'évolution caractéristique de l'adénite tuberculeuse.

Dans ces cas, le virus tuberculeux est transporté en nature jusqu'au premier ganglion qui l'arrête, sans que la paroi vasculaire soi contaminée; tout se passe comme dans la formation du bubon chancreux. Mais, comme on l'observe pour le chancre mou, le virus puisé par les troncs lymphatiques, peut les inoculer de proche en proche. Nous avons vu deux fois (obs. 3 et 4), à la suite d'un abcès

froid de la marge de l'anus, les cordons lymphatiques du pli de l'aine
se transformer en un boudin fongueux de la grosseur du doigt qui,
parti de l'abcès primitif, vint peu à peu, en s'allongeant le long du
pli inguino-crural, contaminer le ganglion correspondant de l'aine.

Comme M. Ch. Nélaton, nous pensons que ce mode de généralisation est plus fréquent que ne le pourrait faire croire la rareté des
observations. M. Lannelongue, après avoir observé sur des enfants
atteints de *spina ventosa*, le développement d'une série de gommes
tuberculeuses sur le bras et l'avant-bras correspondant au doigt malade, fait la remarque suivante que l'on trouvera fort juste : « Le
degré de développement de l'appareil lymphatique de la région,
exerce certainement une influence sur la production des néoplasmes
secondaires. Ainsi, par exemple, je n'ai jamais rencontré avec la
même évidence ces tumeurs multiples secondaires dans les affections chroniques des os du cou, du pied, du genou, de la hanche,
tandis que les *spina ventosa* m'en ont fourni plusieurs observations. »

Mais, dans la majorité des cas, il n'est plus possible de pénétrer le
mode de généralisation des accidents tuberculeux. Un foyer évolue
plus ou moins longtemps sur place, puis, tout à coup, d'autres localisations tuberculeuses apparaissent dans des points très éloignés les
uns des autres et même dans des tissus anatomiques très différents.
Nos observations fournissent de nombreux exemples de ce mode
d'évolution des tuberculoses localisées; mais l'observation n° 10 est
particulièrement instructive à cet égard. Comment se fait alors la
dissémination du mal? Le virus est-il puisé dans le foyer primitif
par les vaisseaux rouges ou blancs ou même par le tissu cellulaire,
puis dispersé dans l'économie tout entière? ou bien le principe infectieux circulant dans le sang, a-t-il dès le début infecté l'économie
tout entière? Les localisations successives du tubercule seraient, dans
ce dernier cas, analogues aux accidents successifs de la syphilis. Quoi
qu'il en soit, l'on peut faire quelques remarques qui semblent plaider
dans le sens de cette seconde façon de voir : c'est tout d'abord que
l'éclosion des accidents tuberculeux se fait, le plus souvent, par
bouffées et s'accompagne de phénomènes généraux qui montrent
combien est profonde l'altération de l'organisme. L'observation
n° 10 peut encore, dans ce cas, servir d'exemple. Puis les premières
manifestations de la tuberculose externe sont parfois précédées
d'accidents pulmonaires (bronchite et pleurésie), peu graves en
apparence, mais qui tendent à prouver que le sujet est déjà en
possession d'une sorte d'infection tuberculeuse latente.

Les mêmes questions se posent au sujet des généralisations viscérales et surtout pulmonaires qui surviennent dans le cours de tu-

berculoses localisées. Nous ne reviendrons pas sur ce sujet, qui intéresse autant la médecine que la chirurgie et que M. Quinquaud a
développé avec beaucoup de talent dans sa thèse d'agrégation (1883).
Nous en avons indiqué les particularités importantes en précisant la
nature tuberculeuse des affections qui nous occupent.

c. Mort. — Depuis que l'on commence à ranger parmi les tuberculoses localisées, le plus grand nombre des suppurations réputées
jusque-là simplement scrofuleuses, on voit que ces accidents tuberculeux n'entraînent pas, aussi souvent qu'on le pensait, une issue
fatale. Sans pouvoir fixer de chiffres à cet égard, nous pouvons cependant affirmer que la terminaison par la mort est relativement
rare, si l'on songe à la grande quantité de tuberculoses qui peuplent
certains services de chirurgie. Nous avons déjà indiqué quelles
étaient les complications qui pouvaient faire redouter cette triste
terminaison et nous aurons l'occasion de revenir sur ce sujet à
propos du danger des interventions opératoires. Nous n'aurons donc
plus qu'à les rappeler en quelques lignes.

Dans les tuberculoses localisées, les causes de mort proviennent :
1° de la situation et de l'étendue du mal qui fait que la réparation
des tissus n'est guère possible (mal vertébral, coxalgie, abcès étendus, etc.). Le malade meurt à la longue d'épuisement, sans toujours
présenter des tubercules dans les viscères ;

2° De la lésion d'organes indispensables à la vie : ulcération des
séreuses, des intestins, etc. ;

3° D'hémorragies produites par l'érosion des grosses artères ;

4° De la généralisation ganglionnaire ou viscérale ; la péritonite
tuberculeuse et surtout la phtisie pulmonaire, terminent d'ordinaire
la scène ;

5° De granulie, c'est-à-dire de la généralisation suraiguë du tubercule.

DIAGNOSTIC.

Il est difficile d'établir d'une façon complète le diagnostic général
de la tuberculose chirurgicale, chaque localisation donnant lieu, rien
que par sa situation anatomique, à des considérations spéciales.
L'étendue de ce mémoire ne nous permet pas de faire cette étude
pour chacune d'elles en particulier, et nous devons nous borner ici
à donner des indications générales et à insister sur les causes d'erreur les plus fréquentes.

Nous avons vu qu'à sa naissance, le tubercule chirurgical pouvait
s'accompagner de phénomènes inflammatoires d'une extrême acuité.

Il faut avouer qu'à ce moment, le diagnostic est impossible, s'il n'existe pas d'antécédent tuberculeux ou quelque autre foyer caséeux en voie d'évolution. Devant une orchite suraiguë, un adénophlegmon, une arthrite de cette nature, le clinicien ne peut que soupçonner l'élément tuberculeux et doit attendre la disparition des phénomènes inflammatoires avant de se prononcer; la marche ultérieure de l'affection vient alors fixer tous les doutes.

Mais cette forme est exceptionnelle et l'affection est d'ordinaire chronique d'emblée. Le diagnostic n'en est pas plus facile pour cela. Avant l'apparition du gonflement, les divers symptômes de cette période insidieuse ne peuvent qu'éveiller des suppositions et font bien souvent commettre de grosses erreurs. C'est ainsi que la *douleur* fait souvent croire à des névralgies (pleurodynie au thorax, sciatique au bassin et à la cuisse, etc.), à des pleurites (ostéo-périostites costales) et, plus souvent encore, à des douleurs ostéocopes (ostéo-périostites des os superficiels et surtout du tibia).

La *gêne* fonctionnelle des *mouvements*, les *épanchements synoviaux de voisinage*, font penser à des synovites tendineuses ou articulaires de toute nature, quand, en réalité, il n'y a que l'épiphyse de malade.

Le *gonflement* n'apparaît souvent que d'une façon fort tardive et ne devient appréciable que dans les régions accessibles à l'exploration chirurgicale. Ce symptôme est encore la source d'une série d'erreurs nouvelles; et tout d'abord cette tuméfaction à contours souvent assez nets, douée d'une certaine résistance au début, peut être confondue avec toutes les tumeurs bénignes ou malignes :

a. *Avec les engorgements simplement inflammatoires.* — Un ganglion reste tuméfié à la suite d'une inflammation ou d'une irritation de voisinage. Quel clinicien peut dire à ce moment, si l'on a affaire à une adénite non spécifique, c'est-à-dire sans gravité, ou bien à la tuberculisation naissante d'une glande lymphatique qui, nous le savons, peut être le point de départ d'accidents redoutables? Avant la suppuration, le diagnostic ne devient possible que lorsque d'autres glandes s'engorgeant à leur tour, la généralisation ganglionnaire devient évidente.

Quand, après une contusion, l'on voit se former des noyaux indurés, dans la glande mammaire, dans l'épididyme, sur le périoste, le diagnostic n'est pas plus facile; d'autant que les nodosités tuberculeuses ne suppurent pas forcément et qu'elles peuvent se résoudre ou passer à l'état fibreux.

b. *Avec les tumeurs bénignes.* — Les fibrômes ont une consistance plus dure que la gomme tuberculeuse qui, du reste, presque

dès sa naissance, se ramollit par son centre et donne alors la sensation d'un kyste à parois très épaisses. Le lipome est plus mou et
donne au doigt la sensation caractéristique d'une surface trabéculaire. Il serait plus aisé de le confondre avec l'abcès tuberculeux tout
formé. Nous ne parlerons pas des exostoses, des enchondromes,
etc., qui par leurs caractères semblent devoir être facilement éliminés. Et pourtant, la confusion a maintes fois été faite, au début,
entre ces tumeurs et les ostéo-périostites tuberculeuses.

   c. *Avec les tumeurs malignes.* — Des erreurs dans ce sens ont
été commises plus souvent qu'on ne le saurait croire, même au
début de la tuberculose, en raison des douleurs assez vives qui l'accompagnent et de l'anémie générale qui donne aux téguments une
coloration feuille-morte caractéristique. Nous avons eu plusieurs fois
à soigner des ostéo-périostites des membres et surtout des côtes, qui
avaient été considérées comme des ostéo-sarcomes.

   d. *Avec les gommes syphilitiques.* — Enfin, à cette période de
crudité, l'analogie est telle entre les gommes tuberculeuses et les
gommes syphilitiques du tissu cellulaire, du périoste et des os, que
le diagnostic doit rester longtemps hésitant et qu'il faut étudier avec
grande attention les commémoratifs et l'effet du traitement antisyphilitique, avant de se prononcer. Nous avons la persuasion que les
anciens ont souvent décrit comme syphilitiques, les gommes de
nature tuberculeuse.

   Si nous voulions prendre les cas particuliers, nous montrerions
que le diagnostic est très obscur entre la tuberculose ganglionnaire
généralisée et le lymphadénome, que la nature des synovites tuberculeuses est très difficile à préciser au début, etc., etc.

   Quand la tumeur tuberculeuse s'est fondue en un abcès, le diagnostic est plus facile et pourtant, il peut se faire que, dans certaines
régions, l'on puisse croire à la présence d'un lipome ou d'un kyste
séreux ou purulent. Puis, dans les synovites articulaires et surtout
tendineuses, l'abcès qui emplit la poche synoviale, peut passer pour
un simple épanchement séreux. Enfin, c'est ici que se placerait la
distinction entre les abcès froids spécifiques et les abcès froids
simples, si nous n'avions dit, dès l'abord, que nous considérions
comme tuberculeuses, l'immense majorité des collections purulentes
froides.

   L'abcès vidé au dehors, la perte de substance qui en résulte, prend
souvent un aspect de mauvais aloi, assez accentué pour faire penser
à une ulcération syphilitique ou maligne. Sur les muqueuses et de
préférence sur la langue, la distinction est alors si délicate qu'à la
Société médicale l'on a pu voir, l'an dernier, une ulcération de ce

genre susciter les diagnostics les plus différents. Dans ce cas, il n'y a que la constatation sur la plaie des granulations tuberculeuses grises ou caséeuses et l'influence du traitement, qui puisse tirer le praticien d'embarras.

TRAITEMENT.

C'est la partie la plus importante de cette étude; malheureusement c'est encore la plus obscure. Devant la discordance des résultats fournis par les chirurgiens et malgré une pratique personnelle de plusieurs années dans un milieu très riche en tuberculoses externes, il nous est impossible de poser des règles fixes et nous nous bornerons à classer et à énumérer les principaux moyens thérapeutiques employés jusqu'à ce jour, en indiquant pour chacun d'eux les avantages et les dangers qui lui sont inhérents. Cette étude ne peut, du reste, comporter que des points de vue généraux, chacune des tuberculoses localisées, prise à part, faisant naître, par ses conditions anatomiques, des indications particulières qui ne peuvent prendre place dans ce chapitre de pathologie générale.

Les méthodes de traitement applicables aux localisations tuberculeuses peuvent être rangées en cinq catégories principales qui répondent chacune à des indications spéciales :

1° L'expectation pure ou aidée de pansements ne présentant pas de propriétés modificatrices énergiques ;

2° La destruction de la poche tuberculeuse à l'aide de caustiques liquides ou solides ;

3° Le grattage, curage ou raclage de l'abcès ou de la caverne ;

4° L'ablation complète du foyer de tuberculose localisée ;

5° L'amputation du membre ou de l'organe malade.

Quant au *traitement général*, nous n'en parlerons que pour indiquer son peu d'efficacité; nous ne croyons pas, en effet, qu'il existe de moyens généraux spécifiques capables d'enrayer l'évolution de la tuberculose chirurgicale.

L'on devra, néanmoins, chercher à relever l'état général du sujet par tous les moyens dont peut disposer la thérapeutique et l'hygiène. Qui sait si en modifiant avantageusement le terrain l'on n'entrave pas, par ce seul fait, l'éclosion de la graine tuberculeuse?

Quoi qu'il en soit, le meilleur traitement général consiste à enlever le malade du milieu dans lequel il a contracté l'infection tuberculeuse et dans lequel il s'infecte chaque jour davantage. Cette mesure serait surtout applicable au milieu militaire; il serait prudent de réformer, au plus tôt, les soldats qui présentent des signes avérés de tuberculose médicale ou chirurgicale. Cette mesure serait aussi profitable aux hommes atteints qu'à l'armée elle-même; l'Allemagne nous a déjà devancé dans cette voie.

Expectation pure ou aidée de pansements peu énergiques.

Dans cette méthode, qui n'en est une que lorsque le chirurgien est guidé par des idées pathogéniques personnelles sur lesquelles nous aurons à revenir, le foyer tuberculeux est abandonné à son évolution naturelle et suit, en totalité ou en partie, le cycle complet dont nous avons longuement tracé les étapes, à propos de l'anatomie pathologique et de la symptomatologie. C'est au fond la plus communément suivie dans la pratique, même par ceux qui croient agir d'une façon efficace sur ces accidents. Ce ne sont pas, en effet, les topiques, si fréquemment usités dans ces cas, qui peuvent avoir grande influence sur la marche des tuberculoses externes : au début, les émollients et les antiphlogistiques peuvent être momentanément utiles pour apaiser une complication phlegmonneuse, mais non pas d'action directe sur le processus virulent du tubercule. Les pommades fondantes, à base de plomb ou de mercure, communément appliquées sur la peau au niveau des noyaux tuberculeux, n'ont jamais rien fait fondre. Les révulsifs (teinture d'iode, vésicatoire, moxa), ne font souvent que précipiter l'évolution du mal. A une période plus avancée, ce ne sont pas non plus les incisions, les drainages, les pansements simples qui peuvent avoir grande action sur son évolution. Le pansement phéniqué sous toutes ses formes, a joui, pendant quelque temps, d'une telle faveur que l'on pensait guérir par ce moyen jusqu'aux abcès par congestion. Mais on est vite revenu de cette croyance et, pour notre compte, nous avons pu nous assurer que, même dans les tuberculoses les plus accessibles, les solutions phéniquées n'avaient pas plus d'influence que les autres topiques sur la cicatrisation des pertes de substance tuberculeuses. Dans ce cas, nous préférons l'emploi du vin aromatique, de l'iode et surtout de l'iodoforme dont nous aurons à discuter la valeur.

L'expectation, telle que nous l'entendons, est certes la méthode la plus ancienne puisque, de tout temps, elle a été employée pour les abcès froids par les praticiens qui, ne croyant pas à la virulence des tuberculoses localisées, les traitaient comme des plaies scrofuleuses. Ces accidents, réputés strummeux, n'étant que des dystrophies locales, il ne fallait songer qu'à relever et à modifier l'organisme ; le traitement général absorbait toute l'attention. Bien que la façon de voir sur la pathogénie de ces affections ait beaucoup changé dans ces dernières années, nombre de chirurgiens continuent à pratiquer l'expectation dans la majorité des cas, bien que connaissant les habitudes

des tuberculoses localisées et sachant à quels dangers ils s'exposent. Pour agir ainsi ils se basent sur deux considérations parfaitement justes :

a. *Le plus grand nombre des tuberculoses localisées peuvent guérir par évolution spontanée, après avoir traversé en partie ou en totalité les stades de l'affection tuberculeuse.* — Souvent les tuberculoses discrètes ne dépassent pas la période d'induration. Il n'est pas rare de voir les noyaux tuberculeux du tissu cellulaire, les glandes mammaire ou séminales, les ganglions indurés par le tubercule se fondre et disparaître ou, plus souvent peut-être, s'entourer de tissus fibreux et persister indéfiniment dans les tissus. Même après formation de l'abcès, la résortipon du liquide puriforme est possible ; la poche revient sur elle-même et disparaît. Nous en avons observé plusieurs exemples que nous avons relatés à la fin de ce mémoire ; dans un cas même (obs. n° 10), il nous fut impossible de découvrir sur le cadavre la place occupée, quelques mois auparavant, par une gomme tuberculeuse suppurée de la région malaire.

Dans les synovites tuberculeuses, ces cas sont plus fréquents, surtout chez les enfants. Combien de tumeurs blanches guérissent après un traitement des plus simples (immobilisation et compression), ou, tout au moins, s'ankylosent sans aboutir à la suppuration et à la destruction de l'article.

Quand l'affection en est arrivée à la période ulcéreuse, nous avons vu que, dans beaucoup de régions, la guérison était presque la règle et que la tuberculose localisée se cicatrisait après avoir éliminé tous ses produits infectieux.

b. *L'intervention opératoire, quelle qu'elle soit, présente toujours des chances de danger et peut précipiter la généralisation tuberculeuse dans les viscères.* — Dès 1882, à propos d'une observation de tuberculose chirurgicale publiée dans la *Gazette hebdomadaire* (p. 380), nous disions : « Dans les tuberculoses externes, l'intervention opératoire n'est-elle pas parfois dangereuse en ouvrant une large voie à l'absorption et par suite en favorisant la généralisation ? » Cette question, que nous ne faisions que poser alors, M. Verneuil s'est chargé de la résoudre et de la développer sous le nom de *auto-inoculation chirurgicale* (*Gaz. hebd.*, 23 février 1883). Dans la séance de la société de chirurgie du 14 février 1883, l'illustre maître, insistant sur les fâcheux effets des opérations pratiquées dans le cours d'états généraux graves, disait que « l'aggravation de la phthisie pulmonaire par les opérations n'était plus à démontrer ». D'après M. Ch. Leroux, « les amputations des membres chez les phthisiques accélèrent la marche des lésions thoraciques dans la moitié des cas. » Cet auteur appuie ces idées, peut-être excessives, sur une série de cas dans lesquels des traumatismes accidentels (fractures) ou chirurgicaux (ponctions, raclages d'abcès froid, castrations), déterminèrent l'aggravation des lésions pulmonaires et même l'apparition de méningites tuberculeuses. MM. Berger, Polaillon et Perier développèrent les idées de M. Verneuil et citèrent les observations dans lesquelles l'intervention opératoire chez des phthisiques à diverses périodes, avait accéléré la marche des accidents généraux.

Nous avons, pour notre compte, observé deux ou trois cas analogues dans les salles de chirurgie du Val-de-Grâce. Dans un cas d'épididymite caséeuse, la décortication de l'épididyme fit éclater une granulie qui enleva le malade en trois semaines.

Dans une toute récente étude sur la question (De la présence des bacilles dans les lésions chirurgicales, *Revue de chirurgie*, nov. 1883), M. Bouilly revient sur cette auto-inoculation opératoire et pense comme nous que : « en ouvrant des vaisseaux sanguins et lymphatiques, on jette dans la circulation des germes de bacilles qui vont s'arrêter et végéter dans les milieux de culture qui leur sont le plus favorables, comme les poumons et les séreuses; » il cite, à l'appui, deux cas dans lesquels l'intervention chirurgicale vint donner un coup de fouet à l'évolution tuberculeuse et déterminer des accidents mortels pour l'un des sujets.

Tels sont les motifs invoqués par les chirurgiens qui se bornent à l'expectation pure et simple. Nous ne faisons que les indiquer, sans toutefois partager cette façon de voir pour la grande majorité des cas ; nous nous réservons, à propos de l'intervention opératoire, de montrer les dangers auxquels expose une semblable pratique quand on veut la généraliser à toutes les tuberculoses localisées. Hâtons-nous de faire remarquer, cependant, qu'elle est presque imposée dans les cas où l'organe atteint présente une telle importance fonctionnelle qu'il serait cruel de le sacrifier dès le début et dans ceux où le foyer tuberculeux devient presque inaccessible au chirurgien.

Lorsqu'on est résolu à ne point intervenir d'une façon violente, on peut aider l'évolution de la lésion spécifique et hâter parfois sa cicatrisation par l'emploi de topiques qui, sans être très énergiques, exercent sur les plaies tuberculeuses une action réelle. C'est ainsi que nous avons vu plusieurs fois l'injection de teinture d'iode déterminer la cicatrisation rapide d'abcès froids assez vastes. Cette action de l'iode sur les fistules est du reste connue depuis longtemps et mise surtout en pratique pour la fistule à l'anus.

L'iodoforme semble exercer une action plus puissante encore :

« parmi les adversaires de l'iodoforme, dit M. Berger, il n'y a qu'une
voix pour louer l'efficacité, voire même la spécificité de son action dans
le traitement des affections scrofuleuses et tuberculeuses. Telle est
aussi la première indication que lui avait reconnue Mosetig, remarquant la fréquence des récidives qui compromettent les résultats des
opérations pratiquées pour les manifestations locales de la tuberculose. » Nous n'avons pas expérimenté depuis assez de temps cet agent
pour pouvoir nous prononcer d'une façon définitive sur sa valeur.
Dans beaucoup de cas nous l'avons vu exercer une influence manifeste sur la cicatrisation des fistules et des abcès. Mais nous devons
avouer que cette action semble toujours assez lente; presque jamais, nous n'avons constaté ces effets merveilleux qui devaient faire
de l'iodoforme le spécifique des tuberculoses localisées.

Cette substance peut être employée sous différentes formes. Il est
facile de saupoudrer les ulcérations superficielles et les foyers largement ouverts avec la poudre d'iodoforme. Mais, dans les fistules et
dans les décollements, il est presque impossible de faire pénétrer la
poudre dans toutes les anfractuosités. On se sert alors avec avantage
de crayons confectionnés en unissant la poudre d'iodoforme avec une
quantité variable de gomme adragante. On obtient ainsi des bâtons
plus ou moins gros, sortes de bougies flexibles, qui pénètrent facilement dans tous les diverticulums et qui, en fondant, mettent toute l'é-
tendu du foyer en contact avec le topique. On a même proposé,
mais sans beaucoup de succès, l'injection de solutions éthérées d'iodoforme dans les articulations fongueuses.

Destruction de la poche par les caustiques.

Cette méthode consiste dans l'emploi de substances corrosives,
solides ou liquides, qui, mises en contact avec les tissus tuberculeux, rongent les fongosités et transforment cette ulcération virulente en plaie de bonne nature. Elle est des plus anciennes et, de
tout temps, les chirurgiens on eu à se louer de ce mode de traitement, sans en pénétrer complètement le mode d'action. Grâce aux
notions actuellement acquises, on comprend très bien que ces guérisons, parfois assez rapides, sont dues à la destruction *in situ* des
éléments infectieux qui inoculent constamment la plaie. Les principes tuberculeux détruits, peut-être la colonie des bacilles tuée sur
place, la solution de continuité cesse d'être virulente et reprend sa
marche normale vers la cicatrisation. Mais, comme on le conçoit
déjà, pour que ce résultat soit obtenu, il faut que la cautérisation
soit complète; car la persistance du moindre diverticulum gorgé de
fongosités tuberculeuses suffit pour inoculer la solution de conti-

nuité tout entière. Ne se trouve-t-on pas là en présence des mêmes conditions qui régissent le traitement des plaies chancreuses (chancre mou et bubon) par les caustiques? Il est vrai que pour les fistules tuberculeuses l'inflammation souvent très vive que détermine l'application des caustiques complète probablement leur action et achève de détruire les éléments tuberculeux. On voit alors la poussée phlegmonneuse apaisée, la plaie marcher d'une façon assez rapide vers la guérison.

De ces considérations et, mieux encore, de l'observation clinique, il résulte que le traitement par les caustiques est bon, mais que pour obtenir tous les résultats désirables, il faut :

a. Se servir de caustiques énergiques et capables de pénétrer dans tous les diverticulums ;

b. Faire la cautérisation aussi complète que possible ;

c. Surveiller chaque jour la place d'escarrification et répéter la cautérisation aussi souvent qu'il est nécessaire, afin de détruire, au fur et à mesure de leur réapparition, les néoproductions fongueuses.

On comprend, dès lors, que cette méthode n'est applicable qu'à un certain nombre de tuberculoses locales dans lesquelles tout le foyer d'infection est accessible à la cautérisation. Que sert, en effet, de traiter les fistules d'un abcès spécifique, quand on ne peut atteindre le foyer tuberculeux qui les entretient et, par suite, tarir la source du tubercule. Puis cette méthode offre des dangers qu'il faut bien connaître : elle expose à une réaction inflammatoire dont on ne peut prévoir l'intensité; nous avons vu plusieurs fois, après l'application de la pâte de Vienne, s'allumer des phlegmons considérables à la poitrine et à la cuisse. Enfin, si l'on manque le résultat, il peut se faire que l'on n'ait qu'aggrandi la perte de substance virulente, ou même donné un coup de fouet à l'évolution tuberculeuse locale.

Les caustiques le plus généralement employés sont : la pâte de Canquoin, la liqueur de Villate et le fer rouge. Nous n'entreprendrons pas de décrire la composition de chacun de ces caustiques ni leur mode d'action. Nous ferons seulement remarquer que la pâte de Canquoin est surtout destinée à être introduite sous forme de flèche dans les fistules assez facilement accessibles.

Dans les trajets sinueux, profonds et surtout dans ceux qui aboutissent à des foyers d'ostéite tuberculeuse, il est plus indiqué de pousser des injections de liqueur de Villate. Ce liquide, doué de fortes propriétés corrosives, pénètre beaucoup mieux dans tous les diverticulums.

Le cautère actuel a été appliqué aux tuberculoses externes de bien des façons. Les pointes de feu n'exercent qu'une légère révulsion

cutanée dont la portée n'est certes pas grande. Les raies de feu pratiquées sur les synovites fongueuses à la façon des vétérinaires
(Pouteau), c'est-à-dire avec le fer rouge chauffé au rouge cerise et
repassé plusieurs fois dans les mêmes sillons, ont un retentissement
beaucoup plus profond sur l'articulation qu'elles échauffent. Cette
action doit être plus vive encore dans l'ignipuncture de Richet, qui larde
les masses fongueuses avec de longues aiguilles chauffées au rouge.
L'amélioration que l'on constate parfois, à la suite de cette pratique,
est-elle due à l'inflammation substitutive et fibro-formative (Chandelux), ou, bien plutôt, à la destruction des principes virulents des
bactéries? C'est ce qu'il est encore impossible de dire. Nous avons
eu souvent à nous louer de la cautérisation directe de la plaie tuberculose à l'aide du thermo-cautère Paquelin; à la suite des opérations
plus radicales, c'est un excellent moyen de traquer dans tous les
coins les fongosités tuberculeuses de néoformation et d'empêcher la
réinoculation de la plaie.

Grattage, curage, raclage de l'abcès ou de la caverne.

Ce procédé est basé sur les mêmes principes que celui des caustiques. Le chirurgien se propose de désinfecter la poche, de la nettoyer pour ainsi dire, en extirpant toutes les productions tuberculeuses, fongosités et parois; mais, au lieu de se servir de caustiques
chimiques, il enlève directement les tissus altérés en les raclant à
l'aide d'instruments spéciaux (curette tranchante de Volkmann). Le
procédé opératoire est des plus simples, tout au moins en théorie,
et il a été fort bien indiqué par M. Lannelongue dans son livre sur
les abcès froids : la poche est incisée largement ainsi que tous les
décollements de façon à mettre complètement à nu toute l'étendue
du foyer tuberculeux; l'on s'arme alors d'une de ces cuillères ou
curettes tranchantes que Volkmann a mises en honneur, et l'on
gratte toutes les fongosités ainsi que la paroi, jusqu'à ce que l'on
pense avoir enlevé toute la poche tuberculeuse avec ses prolongements.

Dans les ostéites tuberculeuses limitées, le procédé n'est pas
beaucoup plus difficile à appliquer quand on peut, en incisant les
fistules, mettre à nu la caverne tuberculeuse. On racle alors vigoureusement jusqu'à ce que l'on sente la curette mordre dans les
tissus osseux de consistance normale. C'est justement en cela,
comme on le voit, que réside le défaut de la méthode; on ne peut
avoir, pour se guider pendant cette opération que des sensations
plus ou moins vagues. Quand doit-on s'arrêter? A quel moment est-
on certain d'avoir enlevé tous les tissus infectieux? Autant de ques-

tions auxquelles il est difficile de répondre dans la pratique. Ces opérations ne peuvent jamais être réglées à l'avance et présentent toujours beaucoup d'imprévu : le chirurgien n'a pour se guider que son sens clinique.

Il est bon de se servir de la bande d'Esmarch pour anémier complètement la région ; le praticien, qui n'est plus gêné par l'écoulement sanguin, voit beaucoup mieux ce qu'il fait.

Ce procédé du raclage des tuberculoses suppurées est une conquête chirurgicale toute moderne. Indiquée par Sédillot pour les os sous le nom d'évidement, elle a été érigée en méthode thérapeutique régulière par Volkmann et par son assistant Max Shedé. Elle a été vulgarisée en France par Lannelongue, qui a eu le grand mérite de la justifier en montrant les propriétés virulentes inhérentes à la paroi des abcès froids. M. Bœckel dit, dans ses fragments de chirurgie : « La méthode antiseptique a fait faire un pas immense à cette question. Lister a montré le premier que l'on pouvait impunément ouvrir, désinfecter, drainer les abcès froids les plus considérables. Mais les progrès les plus importants dans ce domaine datent du jour où la nature véritable, la pathogénie des abcès a été mise en évidence. C'est à Brissaud et Josias, à Charcot et à Lannelongue que revient l'honneur d'avoir élucidé le problème..... de là sont nées une doctrine pathologique nouvelle et par suite une thérapeutique nouvelle sur laquelle M. Trélat a de nouveau appelé l'attention au dernier congrès d'Alger. »

En résumé, la méthode qui consiste à ouvrir largement les abcès tuberculeux est une excellente méthode. On doit procéder le plus tôt possible, dès que la gomme tuberculeuse semble se ramollir. Elle n'est malheureusement pas applicable à toutes les tuberculoses localisées. Celles qui se prêtent le mieux à cette intervention chirurgicale sont : les tuberculoses superficielles, les gommes sous-cutanées, les ganglions caséeux, les périostites et les ostéites des os peu profondément situés, les noyaux de l'épididyme et même ceux du sein, etc. Dès que la tuberculose prend la forme infiltrée, qu'elle est trop avancée dans son évolution et dès qu'elle est située dans une région chirurgicale moins accessible, le grattage n'est plus aussi indiqué.

Ce procédé expose à des inconvénients et à des dangers. Le plus grave est la récidive qui est beaucoup plus fréquente qu'on ne voulait bien le dire au début. Aussi est-il nécessaire de surveiller avec la plus grande attention la plaie opératoire et de cautériser les fongosités dès qu'elles se montrent à nouveau. Les soins consécutifs ont donc ici une très grande importance. Les dangers sont ceux de toute intervention opératoire un peu active (phlegmons-septioémie, etc.). Ils sont surtout à craindre quand, par l'évidement, on creuse dans le tissu spongieux des os de profondes cavernes où stagne le pus. On doit, de plus, redouter la généralisation viscérale de la tuberculose.

Ablation complète du foyer tuberculeux
(énucléation, extirpation, résection).

Ce mode opératoire est surtout applicable au début des tuberculoses localisées, quand celles-ci sont encore à l'état de crudité et se présentent sous forme de gommes ou de noyaux parfaitement délimités. Il suffit alors d'inciser les tissus pour mettre à nu la tumeur tuberculeuse et pour l'extirper en totalité. La chose est surtout facile pour les glandes lymphatiques superficielles, et l'énucléation des ganglions a été de tout temps pratiquée. Les glandes tuberculeuses de l'épididyme et de la mamelle peuvent être extirpées de la même manière.

· L'abcès formé, ce procédé n'est plus aussi facile. Cependant, lorsqu'il est assez nettement enkysté, il est encore possible de disséquer la poche purulente comme une poche kystique et de l'enlever en totalité. Cette méthode n'est donc applicable qu'à un petit nombre de cas ; mais nous la croyons alors préférable au grattage simple ; car elle permet d'enlever la totalité du foyer infectieux.

C'est en résumé le même procédé d'extirpation qu'on applique aux néoplasmes malins et, avec M. Bouilly (loc. cit.), nous pensons que les tumeurs tuberculeuses doivent être considérées et traitées comme telles ; l'opération doit être, autant que possible, pratiquées dans les tissus sains et en dehors de la zone suspecte ; c'est un bon moyen de se mettre à l'abri de l'auto-inoculation opératoire.

Pour être logique, nous devons faire rentrer dans cette méthode thérapeutique les résections articulaires qui ont pour but, en enlevant une portion ou la totalité des têtes épiphysaires atteintes d'ostéite tuberculeuse, d'extirper la totalité du mal tout en conservant l'intégrité apparente du membre ou tout au moins sa continuité. Cette question des indications et des contre-indications de la résection articulaire dans les ostéo-arthrites tuberculeuses est grosse de discussions. Sans faire l'histoire des ardentes polémiques qu'elle a suscitées et qu'elle suscite encore aujourd'hui, nous pouvons cependant distinguer deux cas très différents, tout au moins en apparence :

a. Dans le premier, une caverne, excavant profondément la tête articulaire est sur le point d'infecter l'article. La jointure même est déjà contaminée ; il y a ostéo-arthrite tuberculeuse ; cependant les tissus mous ambiants ne sont pas encore labourés par des fistules multiples et surtout l'homme ne présente pas trace de tuberculose viscérale. Nous ne croyons pas qu'en présence de ces cas bien définis beaucoup de chirurgiens hésitent aujourd'hui. L'expectation n'est plus possible; car tout espoir de guérison spontanée est passé; le mal progresse souvent assez rapidement et il y a intérêt majeur à ne point attendre. L'amputation totale du membre serait, nous le verrons, le moyen le plus radical; mais du moment que, dans les conditions que nous venons d'indiquer, il y a grande chance non seulement pour que la tuberculose localisée guérisse, mais encore pour que le sujet conserve l'intégrité de son membre, il serait cruel de pratiquer d'emblée l'amputation.

b. Dans le second cas, nous ne ferons pas rentrer les tumeurs blanches dans lesquelles tous les tissus articulaires et péri-articulaires étant profondément altérés, l'amputation est absolument indiquée; mais celles qui évoluent sur un sujet atteint de tuberculose pulmonaire. C'est ici que la discussion devient vive : M. Leroux, dans un travail déjà cité, ne craint pas d'affirmer que l'intervention chez les phtisiques ne donne qu'un résultat temporaire et rappelle la phrase de M. Verneuil : « Le succès opératoire existe quelquefois; l'insuccès thérapeutique est la règle. » Comparant les résultats des amputations à ceux des résections, il donne des chiffres qui, s'ils étaient contrôlés par de nouvelles statistiques, jetteraient une grande défaveur sur les résections. D'après ces chiffres, en effet, les amputations, chez les phthisiques, seraient beaucoup moins graves que les résections. Pour M. Leroux, les causes qui plaident en faveur de l'amputation sont les suivantes : « Cette opération supprime une cause permanente d'affaiblissement, et cela en quelques semaines; car si la guérison a lieu, c'est en peu de temps qu'elle est obtenue. La plaie opératoire de la résection est, au contraire, plus longue à guérir; la suppuration se prolonge, des trajets fistuleux peuvent longtemps persister, et c'est, dans ces conditions que se produisent la généralisation ou l'aggravation des lésions pulmonaires déjà existantes. » La conclusion formelle de M. Leroux est que l'amputation, chez un phthisique, doit toujours être préférée à la résection.

M. Ollier, qui a une si grande expérience des résections articulaires, n'adopte pas les conclusions de M. Leroux et termine ainsi un de ses articles les plus récents (Lyon médical) sur ce sujet : « Les résections articulaires pratiquées chez les tuberculeux peuvent donner des succès durables. Elles permettent non seulement d'obtenir une guérison locale, mais encore d'enrayer les accidents généraux qui ont leur source dans l'absorption des foyers tuberculeux articulaires. » Nous nous rallions volontiers à cette façon de voir ; nous ne pensons pas qu'il faille tenir grand compte de la tuberculose pulmonaire, à moins que les altérations viscérales ne soient trop profondes. Nous croyons qu'il est beaucoup plus important de se guider sur l'état local de l'articulation, sur son degré d'altération et sur le résultat fonctionnel. Cette dernière considération est, en effet, très importante ; il faut songer à ce que deviendra l'usage du membre ou de l'organe après l'opération. Aussi est-ce au membre supérieur que les résections sont le plus indiquées : au coude et à l'épaule. Au membre inférieur, elles n'offrent que de bien moindres avantages, un bon pilon étant le plus souvent préférable aux membres conservés par la résection.

Amputation de l'organe ou du membre.

C'est là le procédé le plus radical ; il consiste à faire tomber le membre atteint de tuberculose (amputation), ou bien à enlever dans sa totalité l'organe infiltré par le mal. La castration pour les orchites caséeuses, l'ablation totale du sein pour les tuberculoses mammaires, l'énucléation de l'œil pour les irido-choroïdites tuberculeuses peuvent rentrer dans cette catégorie. La discussion a toujours été extrêmement vive au sujet de cette intervention opératoire radicale et nous en avons indiqué les points principaux à propos de l'expectation et de la résection articulaire. Pour jeter quelque lumière dans cette question si troublée par la controverse, il est nécessaire de distinguer plusieurs catégories de cas.

La première renferme tous ceux dans lesquels la discussion n'est guère possible au lit du malade et en présence desquels un clinicien n'hésitera guère. Dans les tumeurs blanches, ce sont ceux dans lesquels l'article est profondément détruit où dans lesquels les autres interventions opératoires ont complètement échoué.

Dans les orchites tuberculeuses les indications de la castration ont été très pratiquement posées par M. Legouest en 1870 à la Société de chirurgie : « Je crois qu'il n'y a pas de règle absolue, et je ne rejetterais pas la cautérisation dans un cas où les testicules présenteraient çà et là quelques abcès tuberculeux ; mais quand ces organes sont criblés de foyers ramollis et de fistules, je crois qu'il convient de procéder rapidement à la castration. En voulant conserver au malade un testicule inerte, un testicule moral, pour me servir de l'expression pittoresque de M. Verneuil, on s'expose à des récidives sans fin qui détériorent la santé du malade et compromettent sa vie. »

La question de l'énucléation de l'œil a été très clairement élucidée par M. Th. Anger, dans la séance de la Société de chirurgie du 27 novembre 1878. Ce chirurgien vint déclarer, à propos d'une observation de tubercule de la choroïde (resté localisé pendant quatre mois au globe de l'œil, puis généralisé), que si on avait enlevé l'œil au début, on aurait peut-être pu prévenir la généralisation. C'est à cette conclusion que MM. Poncet (de Cluny), Trélat et Perrin, sont arrivés, quelques années après M. Th. Anger : « Il faut, disent-ils, rester dans l'expectation, tant que le tubercule ne donne pas lieu à des troubles fonctionnels..... quand on voit survenir de l'inflammation, se déclarer des accidents glaucomateux, c'est alors seulement qu'on doit intervenir. »

Dans la seconde catégorie on peut ranger tous les cas dans lesquels l'altération tuberculeuse n'est pas encore très avancée. Nous avons dit à propos du grattage et de la résection, que, dans ces conditions, l'on doit tenter une intervention chirurgicale partielle, avant d'en arriver à l'ablation totale du membre ou de l'organe. Ces mêmes règles sont applicables aux tubercules de la glande mammaire et du testicule.

Quant à l'influence que doit exercer sur le chirurgien l'état des poumons, nous croyons exagérées les craintes invoquées par les partisans de l'expectation quand même, craintes que nous avons développées tout au long. Il est certain que, dans un certain nombre de cas rapportés par les auteurs, l'amputation a hâté la marche de la tuberculose pulmonaire. Mais ces observations sont rares, quand on les compare aux cas nombreux dans lesquels on voit, au contraire, une amélioration notable s'accentuer à partir du moment où l'homme est débarrassé, par l'amputation, d'un membre douloureux et gorgé de suppuration.

OBSERVATIONS (personnelles).

OBS. I. — *Abcès froid sus-périostique développé sur la diaphyse du second métacarpien droit et guéri. — Adénite caséeuse sous-maxillaire droite. — Otite chronique purulente double. — Tuberculose pulmonaire au début. — Induration de l'épididyme. — Inoculation de quelques fongosités de l'abcès ostéo-périostique à un cobaye qui devient rapidement tuberculeux.*

B.,. François, âgé de vingt-trois ans, soldat au 115e de ligne, entré au service en novembre 1878, né à Mortagne (Vendée), tailleur de pierres, yeux bleus, intelligence faible. Il ne présente aucun antécédent héréditaire tuberculeux ou autre ; un frère et trois sœurs jouissent d'une bonne

Pendant son enfance, il a eu une *otite moyenne catarrhale à droite* sans otorrhée ; il s'enrhumait facilement et toussait surtout l'hiver ; mais jusqu'à vingt ans il n'a pas fait de maladie grave. Huit mois après son incorporation (août 1879), il est forcé d'entrer à l'hôpital pour une *pleurésie droite*. Après soixante-dix jours de traitement il reprend ses occupations.

Deux mois après (novembre 1879), il est forcé de faire un second séjour à l'hopital pour *bronchite* et *eczéma*; la bronchite était intense. A ce moment il survient un *écoulement purulent très abondant* par *l'oreille droite* avec douleurs spontanées très vives dans la région sous-occipitale; la *surdité* était presque complète de ce côté(février 1880), à sa sortie de l'hôpital.

Il prend trois mois de repos, mais à la fin de ce temps une *pleurésie se déclare à gauche* et il rentre à l'hôpital où il reste deux mois. Pendant la convalescence de cette seconde pleurésie, une *otite purulente* survient du côté *gauche*.

Depuis le mois de septembre 1879, il portait sur la face dorsale de la main droite, au niveau du second métacarpien, une petite tumeur allongée, grosse comme une noisette, dure et indolente même à la pression; la peau n'avait pas changé d'aspect à son niveau. Elle s'accroît peu à peu et, vers la mi-juillet 1880, elle atteint la grosseur d'un petit œuf de poule, empiétant sur la face dorsale des autres métacarpiens. Elle est de plus, devenue rouge et douloureuse à la pression.

Le lendemain de sa quatrième entrée à l'hôpital (16 juillet 1880), on pratique une incision à un centimètre et demi en arrière de l'articulation métacarpo-phalangienne de l'index; il s'écoule une notable quantité de pus mal lié. Le surlendemain, on pratique une contre-ouverture au niveau de l'extrémité inférieure du métacarpien et l'on passe un drain (injection de teinture d'iode et cataplasme). A partir de ce moment le trajet reste fistuleux. A la fin de juillet, érysipèle de la face qui rend B... assez malade pendant un mois.

Vers la fin du mois de septembre, il découvre dans la région sous-maxillaire droite, une petite tumeur du volume d'une amande, roulant sous le doigt, indolente spontanément, mais douloureuse à la pression. Cette tumeur grossit, devient rouge et, vers la fin du mois, prend le volume d'un petit œuf; c'est à ce moment qu'il est évacué dans notre service.

A son entrée (30 septembre 1880), nous constatons l'état suivant. Dans la région sous-maxillaire droite, empiétant un peu sur la région parotidienne, tumeur du volume d'un petit œuf de poule, chaude, adhérente à la peau qui est un peu rouge à son niveau; la fluctuation est très nette; la pression est douloureuse en ce point, mais il n'y a pas de douleurs spontanées; rien du côté du maxillaire inférieur; pas de carie dentaire.

Écoulement abondant par les deux oreilles de pus crémeux, concrété dans les conduits auditifs; surdité presque complète.

Sur la face dorsale de la main droite, au niveau du second métacarpien, on voit deux orifices fistuleux situés l'un au niveau de la tête du métacarpien, l'autre vers l'extrémité carpienne. Ces petits orifices à bords décollés, livides, livrent passage à des fongosités grisâtres et laissent suinter, en petite quantité, un liquide séreux. Le stylet passe d'un orifice à l'autre, sous la peau très peu décollée sur les côtés ; partout l'on sent des fongosités mollasses, mais nulle part un point osseux mis à nu.

Du côté des organes génitaux, l'on constate le gonflement et l'induration de l'épididyme gauche qui reste indolent ; rien sur le trajet du cordon ; pas d'écoulement uréthral ; pas d'affection vénérienne antérieure.

Nous diagnostiquons : affections tuberculeuses multiples.

Traitement général par l'huile de foie de morue et l'iodure de fer, — pansement avec le vin aromatique de l'abcès froid du dos de la main, — cataplasme sur l'adénite cervicale, — injections émollientes et alcalines dans les oreilles.

Dans les jours qui suivent, la tumeur ganglionnaire tend à ulcérer la peau ; une incision au bistouri laisse écouler une grande quantité de pus mêlé de sang : le stylet pénètre dans une cavité grosse comme un petit œuf à parois assez lisses ; on place une mèche et à partir de ce moment la plaie d'incision se transforme en fistule.

Pendant quatre mois les choses restent à peu près dans cet état, sauf pour la fistule périostique du métacarpien qui tend vers la guérison. A la suite d'injections répétées de liqueur de Villate, les fongosités disparaissent, la peau se recolle et les deux orifices se cicatrisent définitivement. Dans les premiers jours de février 1881, on trouve à leur place deux petites cicatrices lisses, violacées et adhérentes à l'os. En palpant profondément on sent la diaphyse du second métacarpien notablement épaissie, surtout vers la partie moyenne, mais indolente à la pression. Les mouvements des doigts correspondants ne sont pas gênés.

L'écoulement purulent a cessé dans l'oreille gauche, mais continue par la droite.

Dans la région sous-maxillaire, au niveau de l'angle de la mâchoire, on voit, un petit orifice à bords irréguliers et bourgeonnants qui laisse suinter une faible quantité de pus séreux ; au pourtour, la peau est rouge violacée ; les parties sous-jacentes sont le siège d'un empâtement mal délimité.

Dans la poitrine on entend, aux deux sommets, de petits craquements secs ; on note une légère submatité dans les points correspondants, — toux assez fréquente ; pas d'expectoration.

C'est dans cet état que le malade sort le 4 février 1881 et que nous cessons de l'observer.

Inoculation. — Pendant le séjour du malade à l'hôpital, nous excisons quelques-unes des fongosités qui font hernie par la fistule périostique du dos de la main et nous les donnons à M. le Dr Kiener, qui, quelques semaines après, nous remet la note suivante :

2 *novembre* 1880. — Inoculation sous-cutanée, dans la région hypogastrique et à droite de la ligne blanche (cobaye) de quelques-unes de ces granulations fongueuses.

16 *novembre*. — Cicatrisation, pas de ganglion malade.

22 *novembre*. — Ganglion piriforme à l'aine droite.

5 *janvier 1881.* — Chapelet ganglionnaire à l'aine, amaigrissement.

21 *janvier.* — Mort. Autopsie. Tuberculose généralisée.

Réflexions. — Nous ne pouvons guère citer d'observation plus concluante pour démontrer la nature des divers accidents locaux que l'on doit considérer aujourd'hui comme appartenant à la tuberculose chirurgicale et non plus à la scrofulose. L'inoculation en effet, qui est le critérium le plus sur, l'a montré clairement dans ce cas : quelques granulations fongueuses provenant de l'abcès froid périostique de la main, introduites sous la peau d'un cobaye, ont suffi pour produire, en quelques semaines, l'infection tuberculeuse de l'animal, qui, moins de trois mois après, mourait de tuberculose généralisée. Comme dans la plupart des inoculations pratiquées dans ces conditions (Villemin, Colas, etc.), on a pu voir le virus tuberculeux se localiser un instant dans les ganglions correspondants, avant de se généraliser.

Le malade commençait, du reste, à être atteint de tuberculisation pulmonaire, quand il quitta l'hôpital ; à ce moment, on constatait des signes manifestes d'induration dans les sommets du poumon. Chez lui commençait une généralisation semblable à celle du cobaye inoculé.

Aussi est-il important de rappeler la liste des tuberculoses locales que le malade a présentées et qui ont été : une ostéo-périostique du second métacarpien droit, — un engorgement de l'épididyme gauche, — une adénite sous-maxillaire droite ; celle-ci a peut-être eu son point de départ dans l'otite moyenne chronique purulente qui, bien que double, a toujours été plus accentuée à droite : nous n'hésitons pas à considérer comme également tuberculeuses les manifestations du côté des oreilles.

Notons que ce sujet était Breton, qu'il n'avait dans sa famille aucun antécédent tuberculeux, qu'il n'a pas présenté, dans son enfance, de manifestations scrofuleuses et que, jusqu'à son incorporation, il n'a pas été sérieusement malade.

Autre point, l'éclosion des tuberculoses externes a été précédée de bronchite et de pleurésie des deux côtés : en parcourant nos observations, on verra que nous avons fréquemment noté ce fait et nous considérons ces accidents viscéraux comme les premiers signes de l'invasion du virus tuberculeux.

En dernier lieu, nous ferons remarquer que l'ostéo-périostique métacarpienne s'est cicatrisée complètement sous nos yeux ; de sorte que, sans l'apparition d'autres localisations, le malade fût sorti guéri de cet accident local manifestement tuberculeux. Or, dans ce cas, nombre de cliniciens l'eussent encore considéré comme simplement scrofuleux.

Obs. II. — *Gommes tuberculeuses multiples de la peau.* — *Tuberculisation des voies séminales droites (épididyme, cordon, vésicule, prostate)* — *Poussée de péritonite légère probablement tuberculeuse.* — *État général excellent ; pas de tuberculose pulmonaire.* — *Inoculation de quelques fongosités à un cobaye qui meurt tuberculeux.*

M... François, âgé de vingt-deux ans, engagé volontaire au 129° de ligne (mars 1879), entre à l'hôpital du Val-de-Grâce le 17 février 1881. C'est un Corse qui a passé sa jeunesse à travailler dans les champs ; il ne présente, ni dans sa famille, ni dans ses antécédents personnels, aucun indice de prédisposition scrofuleuse ou tuberculeuse. Il n'a pas fait de maladie grave ; chaque été, cependant, il a été pris d'accès intermittents endémiques dans la partie de la Corse qu'il habitait (hypertrophie persistante de la rate).

En décembre 1879, il entre à l'hôpital de Versailles et y reste quinze jours pour une bronchite ; après un traitement assez simple il sort guéri et reprend ses occupations.

Au commencement de l'année 1880, il se découvre sur la partie latérale droite du cou, une petite induration, grosse comme une noisette, indolente, siégeant dans la partie profonde de la peau et parfaitement mobile sur les tissus sous-jacents. M..., au début, n'attache pas d'importance au développement de cette petite grosseur ; mais elle prend assez vite le volume d'une noix et force le malade à garder la chambre avec des cataplasmes sur la région. En mai, la tumeur est devenue fluctuante et menace de percer la peau, qui, à ce niveau, est mince et violacée. Une ponction au bistouri laisse écouler une petite quantité de pus mêlé à du sang qui lui donne une coloration rougeâtre. A partir de ce moment, persiste un trajet fistuleux donnant issue à un faible écoulement de pus très séreux. La cicatrisation de cette première gomme cutanée ulcérée n'est complète qu'à la fin de l'année (septembre 1880).

Vers la fin de mai de cette même année, une autre gomme apparaît à la face postérieure de l'avant-bras droit, à l'union du tiers supérieur avec les deux tiers inférieurs. Elle débute comme la première et présente le même mode d'évolution. M... entre à l'hôpital en juin 1880 ; à ce moment on ne note que de la tuméfaction ; la peau n'a pas changé de couleur au niveau de la tumeur qui est profonde ; elle peut facilement glisser sur elle. Cinq jours après l'entrée à l'hôpital on l'ouvre au bistouri sans attendre la maturation. Il en sort une petite quantité de pus mêlé à beaucoup de sang, et il s'établit une fistule tuberculeuse qui persiste pendant cinq mois et ne se ferme qu'en octobre.

En juillet le malade sent qu'il lui pousse une tumeur semblable aux précédentes sur le côté et en arrière de la poitrine, vers les dernières côtes ; mêmes caractères cliniques et même évolution : développement de la gomme sous-cutanée sans adhérences aux parties profondes, ramollissement lent de la tumeur, changement de couleur de la peau à son niveau. Deux mois après, ouverture à la pâte de Vienne et issue d'un liquide que le malade n'a pas vu ; cicatrisation lente au bout de deux ou trois mois.

Vers la même époque, apparition à la face plantaire du gros orteil droit d'une gomme semblable aux autres ; elle est ouverte de très bonne heure et ne laisse écouler que de la sérosité. Le trajet fistuleux, qui lui succède, met six ou sept mois à se fermer

En même temps, à la racine de la cuisse, vers la pointe du triangle de

Scarpa, évoluait un petit abcès froid, plus superficiel encore que les autres, sous-épidermique même ; car le malade le compare à une ampoule et l'a percé lui-même avec une épingle. Il n'a mis qu'un mois à se cicatriser.

Le 16 novembre 1880 le malade sort de l'hôpital et va passer quatre mois chez lui. Il ne présentait plus qu'un petit trajet fistuleux résultat de l'abcès situé à la face plantaire du gros orteil. Il vient à Paris chez un oncle où il peut se reposer et se bien nourrir ; aussi l'état général ne tarde pas à être excellent.

Mais, au commencement de février 1881, M... remarque l'apparition d'une nouvelle gomme tuberculeuse sur le dos du gros orteil ; elle reste sous-cutanée et évolue comme les autres.

En même temps une autre gomme se développe dans la peau, à la racine de la cuisse gauche, en dedans et un peu au-dessous du pli inguino-crural ; même mode de développement que pour les autres abcès.

A ce moment, il est pris, dans le ventre, de douleurs très violentes qui lui coupent l'appétit et le sommeil ; pas de gonflement du ventre, mais un peu de constipation ; pas de vomissements, mais des nausées continuelles.

Au bout de huit jours, il est forcé de rentrer à l'hôpital. Déjà, en octobre précédent, il avait eu, du côté du ventre, des accidents semblables, mais plus violents : ballonnement, douleurs très vives, constipation, nausées, fièvre au début pendant deux jours. A cette époque, on se borna à lui appliquer, sur le ventre, de larges cataplasmes et, au bout de trois semaines, il était complètement guéri.

A son entrée à l'hôpital (17 février 1881), nous constatons l'état suivant: l'état général indique une débilitation assez profonde ; le malade est un petit homme brun, pâle et maigre, mais nerveux ; les cicatrices qui résultent des gommes tuberculeuses de la peau abcédées et ulcérées siègent : 1° à la partie latérale droite du cou ; 2° sur le côté gauche de la poitrine, très bas en arrière, vers les dernières côtes ; 3° à la partie postérieure de l'avant-bras droit ; 4° à la racine de la cuisse droite ; 5° à la face plantaire du gros orteil droit. Toutes ces cicatrices ont bien l'aspect tuberculeux ; elles sont violacées, lisses et satinées, un peu grippées. Sauf celles du cou et du gros orteil qui sont petites et linéaires, elles sont ovalaires et allongées de 5 ou 6 millimètres. Elles ne comprennent que la peau et sont parfaitement mobiles sur les parties sous-jacentes ; seule, la cicatrice de l'avant-bras reste collée à l'aponévrose par des adhérences faciles à sentir et semble provenir d'une gomme plus profonde.

Sur le dos du gros orteil droit, nous trouvons une nouvelle gomme cutanée ulcérée depuis cinq ou six jours. C'est une tumeur grosse comme la moitié d'une noix, collée sur la face dorsale de la première phalange du gros orteil, en dedans de la saillie formée par le tendon de l'extenseur. A ce niveau, la peau violacée, livide, est percée d'un trou assez petit par où font hernie des fongosités rougeâtres, il laisse suinter un liquide incolore et gommeux en quantité variable suivant les jours. Le stylet, introduit par cette ouverture, soulève la peau décollée dans toute l'étendue de la tumeur, mais ne pénètre pas dans la profondeur et reste au milieu des fongosités saignantes. En pressant la tumeur entre les doigts, on sent qu'elle est mollasse, développée seulement dans la face profonde de la peau et indépendante du tendon de l'extenseur qui passe profondément en dehors. L'articulation métacarpo-phalangienne, située plus en arrière, est parfaitement saine (pansement au vin aromatique).

A la partie supéro-interne de la cuisse, au-dessous du pli inguino-crural, se voit une gomme arrivée à son complet développement et prête à s'ouvrir : c'est une grosseur, du volume d'un petit œuf, située dans l'épaisseur de la peau qui, à ce niveau, est d'une coloration lie de vin. La palpation montre que la tumeur, parfaitement mobile sur l'aponévrose, est complètement fluctuante : la peau amincie est prête à crever ; pas de douleurs.

La malade se plaint toujours du ventre, qui est un peu gonflé et moins souple qu'à l'état normal ; on ne constate pas d'épanchement dans la cavité péritonéale ; les selles sont assez régulières ; plus de vomissements ni de nausées ; l'appétit est médiocre. Les douleurs abdominales se calment.

Il n'y a rien dans les signes stéthoscopiques ni dans les phénomènes généraux, qui indique une tuberculisation pulmonaire.

Nous diagnostiquons : gommes tuberculeuses multiples de la peau et nous pensons que les accidents abdominaux sont dus à une poussée tuberculeuse effleurant le péritoine.

L'évolution de l'affection montre bien sa nature tuberculeuse ; car les voies séminales ne tardent pas à être envahies par l'altération tuberculeuse. Vers la fin de mars, le malade sent dans la région scrotale droite quelques nodosités et en l'examinant, on reconnaît que l'épididyme de ce côté est volumineux, induré et présente plusieurs noyaux. Le 8 avril, un renflement devient distinct sur le cordon droit et, en pratiquant le toucher rectal, on sent très distinctement que le lobe correspondant de la prostate est hypertrophié, induré et bosselé ; un cordon, gros comme le doigt également induré et bosselé, se détache de ce côté de la prostate et remonte aussi haut que l'index peut l'atteindre : c'est la glande séminale envahie, comme le lobe droit de la prostate, par la dégénérescence tuberculeuse.

Pendant ce temps la gomme ramollie de la racine de la cuisse s'ulcère et laisse couler une petite quantité de liquide rougeâtre ressemblant à du pus décomposé. Il persiste une fistule donnant issue à un liquide louche et la peau reste à ce niveau, amincie, rouge et décollée.

L'état général s'améliore d'une façon sensible dans les semaines qui suivent ; le malade se promène, sort dans le jardin toute la journée ; l'appétit redevient très bon ainsi que le sommeil. M... engraisse sensiblement et reprend bonne mine ; le ventre est souple ; plus de douleurs abdominales ; les selles sont régulières. Pas de signes de tuberculose pulmonaire.

Mais les altérations locales restent dans le même état (gomme ulcérée de la racine de la cuisse, induration des voies séminales) sauf la gomme du gros orteil qui a moins mauvais aspect et tend vers la cicatrisation.

Le malade quitte l'hôpital vers la fin de mai et part pour les bains de mer.

M... revient des bains de mer le 1er septembre 1881 et nous constatons les modifications suivantes : l'état général est excellent, teint bistré, bon appétit, embonpoint, pas de signes de tuberculose pulmonaire. Il ne pousse plus de productions tuberculeuses externes.

L'abcès du gros orteil droit est complètement guéri ; il ne reste plus à sa place, qu'une cicatrice petite et violacée, non adhérente aux tissus sous-jacents et, autour de laquelle la peau reste un peu brune.

La gomme de la racine de la cuisse est en meilleure voie, mais n'est pas guérie. La peau reste à ce niveau, mince, livide, décollée ; un point fistuleux laisse encore suinter de la sérosité. Les dépôts tuberculeux n'ont pas subi grande modification dans les voies génitales droites. L'épididyme cependant s'est enfin dégonflé et l'on sent un noyau distinct au niveau de sa tête.

Jusqu'au 10 octobre, on ne note rien de particulier que la cicatrisation de l'abcès de la cuisse, et le malade quitte l'hôpital sans présenter de tuberculose pulmonaire.

Réflexions. — Cette observation établit très nettement la nature tuberculeuse des gommes sous-cutanées dont MM. Brissaud et Josias ont démontré, de par l'histologie, la pathogénie véritable. Ici nous avons de plus la preuve clinique et expérimentale : il y a, en effet, éclosion sur ce sujet et sous nos yeux d'une tuberculisation des voies génito-séminales dont on n'ait plus à contester la nature, et l'inoculation, faite par M. Kiener à un cobaye de quelques fongosités prises sur la gomme ulcérée du gros orteil, a déterminé la mort de l'animal par infection tuberculeuse.

Les quelques points saillants qui ressortent en outre de ce cas sont :

a. La multiplicité des gommes cutanées qui ont poussé par bouffées jusqu'au nombre de six ou sept.

b. Leur siège constant dans le tissu cellulaire sous-cutané. — La durée de leur évolution presque toujours la même. — Leur aspect clinique identique. — Enfin la possibilité de leur guérison complète.

c. La coïncidence de ces deux poussées successives de péritonite légère qui, d'après nos observations, doit avoir été due à l'effleurement de la séreuse abdominale par la tuberculose.

d. La reconstitution parfaite de l'état général et l'absence de toute trace de tuberculisation pulmonaire.

e. La persistance des noyaux tuberculeux des voies génito-urinaires qui restent à l'état de crudité.

Obs. VIII. — *Manifestations tuberculeuses multiples (adénites cervicales; abcès froid thoracique; tuberculisation des poumons et de l'abdomen) survenues chez un homme de vingt-deux ans, à la suite d'un séjour de deux années en prison. — Amélioration notable.*

Ch... Antoine, 22 ans, ancien fumiste, constitution assez faible; sa mère est morte d'une bronchite chronique; pas d'autres antécédents morbides héréditaires ou personnels. Il s'est toujours bien porté jusqu'à l'âge de 20 ans, époque à laquelle il a été mis en prison.

A Clairvaux, notre homme a été soumis à un régime très sévère (privation de viande et de vin, travaux très pénibles, etc.) et, la réclusion aidant, sa constitution s'est rapidement détériorée. La première manifestation de cet état cachectique ou, pour mieux dire, tuberculeux a été un engorgement des glandes du cou.

Puis, la faiblesse augmentant toujours, il est pris, neuf mois après son entrée en prison, de signes évidents de tuberculose pulmonaire et abdominale : sueurs nocturnes, diarrhées, douleurs abdominales, vomissements répétés; en même temps apparaissait, un peu au-dessous et à gauche de l'ombilic, une petite tumeur dure et douloureux qui, grosse alors comme un œuf de pigeon, n'a fait depuis que s'accroître.

Après s'être présenté plusieurs fois à l'infirmerie, où on lui appliquait, sans grands résultats, des cataplasmes sur le ventre, Ch..., ne pouvant plus travailler, est placé dans la section des vieillards et, plus tard, envoyé à l'hôpital Saint-Anne (avril 1880).

Le traitement (cataplasmes et vésicatoire sur le ventre) reste sans effet et il rentre dans sa prison (10 août 1880). Son séjour n'y fut pas long ; car, son état s'aggravant, il est forcé de rentrer à Sainte-Anne (2 février 1881) et y reste jusqu'a sa libération (21 juin 1881).

A ce moment il entre à l'hôpital du Val-de-Grâce et nous constatons tous les signes d'une cachexie profonde: l'amaigrissement est très considérable; les bras et les jambes sont remarquablement grêles; le malade se sent très affaibli et ne peut marcher longtemps; il a des sueurs nocturnes; l'appétit est bon, les digestions assez faciles. Les vomissements ont disparu depuis trois mois environ; la diarrhée survient à de fréquents intervalles et dure alors quatre ou cinq jours.

Il se plaint de douleurs vives à la région ombilicale s'exagérant par la pression et par les digestions. La palpation en ce point fait découvrir, assez superficiellement, des nodosités qui, réunies, donnent la sensation d'une tumeur assez volumineuse (grosse comme le poing), située du côté gauche de la région ombilicale et gagnant le flanc correspondant ; pas de liquide dans la cavité péritonéale. On croit un instant à un engorgement caséeux des ganglions intra-abdominaux; mais nous pensons plutôt à une induration tuberculeuse du grand épiploon ; car la tumeur semble superficielle et le malade dit qu'elle a débuté par une petite induration superficielle située à côté de l'ombilic.

Sur la poitrine, à droite, au niveau de la sixième côte, nous découvrons une petite tuméfaction complètement indolente, large comme une pièce de cinq francs ; au centre un orifice fistuleux laisse écouler un liquide citrin ; le stylet montre un décollement périphérique et arrive sous la côte supérieure un peu dénudée.

Le malade tousse un peu et se plaint d'un léger point de côté à gauche ; les deux sommets des poumons sont le siège d'une tuberculisation évidente.

Après un séjour de trois mois à l'hôpital pendant lequel le traitement a surtout été reconstituant, le malade sort le 8 octobre 1881. L'état de la fistule de la paroi thoracique n'a pas changé ainsi que l'induration abdominale ; mais l'état général s'est considérablement amélioré ; l'homme a engraissé, les forces sont revenues, le teint est bon. Dans les sommets mêmes les signes de tuberculisation pulmonaire ne sont plus aussi évidents.

Réflexions. — Cette observation parle d'elle-même et montre clairement l'influence de la réclusion sur le développement de la tuberculose chirurgicale aussi bien que médicale. L'homme, sain du reste et n'ayant eu jusque-là aucune manifestation scrofuleuse ou tuberculeuse, est atteint, après quelques mois de prison, de tuberculisations multiples, externes et internes : les glandes du cou, la paroi thoracique se prennent, en même temps que l'état général s'altère profondément et que surviennent des signes évidents de tuberculisations viscérales, (poumons et abdomen). Il sort de prison et trois mois d'un régime reconstituant relèvent d'une façon notable son état général, sans avoir cependant grande influence sur les tuberculoses externes.

OBS. IX. *Tuberculisation des ganglions lymphatiques, à forme envahissante.* — L'affection débute dans les glandes du cou, puis se généralise à celles du creux sus-claviculaire, des deux aisselles, et des aines. — *Signes de compression bronchique.* — *Tuberculose pulmonaire au début.* — *État général grave.*

M... Jean a comme antécédents deux frères morts de maladies aiguës dont il ne peut préciser la nature. Quant à lui, il n'a jamais été malade avant l'âge de vingt ans et n'a présenté, dans son enfance, ni engorgement ganglionnaire ni autre accident scrofuleux ou tuberculeux.

Vers l'âge de 22 ans (c'est-à-dire un an et demi environ après son incorporation, dans les premiers jours de janvier 1881), il découvre derrière son apophyse mastoïde droite une glande engorgée du volume noisette ; elle s'était développée sans aucun phénomène inflammatoire ou douloureux ; Elle roulait sous le doigt ; la peau restait saine à son niveau.

Le ganglion grossit rapidement et, le 23 du même mois, il a déjà pris le volume d'un œuf de pigeon. Le malade entre alors, une première fois, à l'hôpital où le traitement consiste dans des badigeonnages à la teinture d'iode et dans l'administration de la teinture d'iode à l'intérieur (on commence par 0 gr. 50 et l'on va progressivement jusqu'à 10 gr. par jour).

Au bout de trois mois aucune amélioration ne s'était produite et le traitement n'avait en rien modifié la marche de l'affection ; elle avait envahi la chaîne des ganglions du cou à droite, puis à gauche ; malgré cela, l'état général était encore assez satisfaisant ; cependant, bien que conservant son appétit, l'homme avait maigri d'une façon notable.

Il s'en va chez lui passer six mois et, à son retour, est forcé de rentrer à l'hôpital. Pendant ce temps, aucun autre ganglion ne s'était pris; mais l'adénite avait augmenté de volume et, dans les derniers jours, une des glandes indurées de la région cervicale droite s'était ouverte spontanément, éliminant un peu de pus séreux mêlé de fragments caséeux.

A son entrée, on institue un traitement reconstituant (huile de foie de morue, vin de quinquina, etc.), mais l'adénite continue sa marche envahissante. De chaque côté du cou, des glandes indurées se ramollissent et s'ouvrent, à la suite d'applications répétées de pâte de Vienne.

Le 5 avril 1882, nous constatons l'état suivant : le malade est amaigrie, la face pâle et terreuse; la maigreur du corps contraste avec le volume considérable du cou qui est globuleux; toutes les glandes de la chaîne lymphatique cervicale ont été envahies des deux côtés; les creux sus-claviculaire sont comblés par des masses ganglionnaires qui font saillie sous la peau; les muscles sterno-cléido-mastoïdiens sont soulevés par la tuméfaction des glandes profondes. La région cervicale est sillonnée par des orifices fistuleux résultants de l'ouverture spontané ou chirurgicale des glandes abcédées. Il s'en écoule de la sérosité louche et la pression fait soudre des masses blanchâtres et caséeuses; chaque fistule ne communique qu'avec un ganglion. Dans l'aisselle droite on trouve une masse ganglionnaire du volume d'un œuf de pigeon. A gauche le creux axillaire est presque comblé par la masse des glandes tuméfiées. Dans le pli de l'aine, de chaque côté, les ganglions sont indurés, mais peu augmentés de volume; un seul à droite fait saillie sous la peau et présente la grosseur d'une noix.

Le malade est pris par moments et surtout la nuit, d'une petit toux sèche, sans expectoration; il n'y a aucune gêne respiratoire. Il est probable que cette toux spéciale est due à la compression des bronches ou plutôt des nerfs récurrents par les ganglions bronchiques altérés et tuméfiés comme les autres glandes accessibles à l'exploration; on ne trouve pas cependant la matité inter-scapulaire.

A partir de ce moment, l'état général du malade s'aggrave; le peu d'appétit qu'il avait conservé jusque là l'abandonne; il se sent trop faible pour se lever.

Le 16 mai, une fièvre intense s'allume le soir; la température monte à 40° 3, le premier jour et à 40°, le second. Le sommeil se perd; il y a des sueurs nocturnes; à l'auscultation on trouve, dans le sommet pulmonaire droit des signes très nets de tuberculisation : respiration rude, expiration prolongée et saccadée, craquements prononcés; à gauche, les mêmes signes existent, mais moins nets.

Dans les jours qui suivent, la température reste très élevée; elle oscille le soir, entre 39° et 40°. Les signes stéthoscopiques s'accentuent et montrent que la tuberculisation se prononce plus à droite qu'à gauche. La submatité devient évidente à droite.

C'est dans cet état grave que le malade quitte l'hôpital (1er juin.)

Réflexions. — Cette observation est un triste exemple de cette forme de tuberculose ganglionnaire à marche rapidement envahissante qui n'est pas très rare et que l'on peut rapprocher du lymphosarcome avec lequel elle doit être souvent confondue au début. Le tubercule éclôt dans un ganglion parotidien et, au lieu de se localisier dans un point de la chaîne ganglionnaire du cou, comme d'ordinaire, l'envahit tout entière, il passe de l'autre côté, descend dans les glandes axillaires et probablement dans celles de l'intérieur du thorax, atteint également celles des aines, en un mot se généralise dans tous les ganglions lymphatiques accessibles à l'exploration. Chose singulière, mais non exceptionnelle, la tuberculose reste un instant cantonnée dans le système lymphatique. Mais bientôt l'état général s'altère profondément et les poumons se prennent. Le diagnostic n'est plus discutable; le pronostic devient extrêmement grave.

Obs. X. *Contusion de la face interne du tibia droit. — Bosse sanguine. — Périostite phlegmoneuse suppurée en ce point. — Son passage à la forme tuberculeuse. — Abcès froid développé sur le haut de la jambe gauche et symptomatique d'un gros tubercule caséeux de la tubérosité externe du tibia. — Aggravation de l'état général. — Apparition d'une série de gommes tuberculeuses : sur la branche montante du maxillaire droit; sur l'os malaire de ce côté: sur le périoste des côtes. — Première poussée de péritonite tuberculeuse. — Amélioration passagère, puis mort par péritonite tuberculeuse et perforation intestinale. — Tuberculose pulmonaire.*

C..., âgé de 36 ans, est depuis quinze ans au service. Il n'a ni dans sa famille, ni dans sa première enfance, d'antécédents scrofuleux. A l'âge de onze ans, il a eu une fièvre typhoïde à la suite de laquelle il a été atteint d'otite non suppurée; c'est du reste là sa seule maladie avant l'incorpo-ration. Il était cultivateur et jouissait d'une bonne santé.

Incorporé, en 1866, aux chasseurs à cheval, il fait régulièrement son service pendant trois ans. En 1870, il supporte, sans trop en souffrir, les fatigues de la guerre et celle de la captivité en Allemagne. En 1872, il fait une chute de cheval assez grave à la suite de laquelle il est soigné au Val-de-Grâce pour des accidents paraplégiques et se voit forcé de passer dans la garde républicaine à pied. En 1875, une attaque de rhumatisme articulaire le force à rentrer au Val-de-Grâce et jusqu'en 1879 il est soigné plusieurs fois dans cet hôpital pour des accidents semblables qui prennent la forme paraplégique et entraînent une atrophie des membres inférieurs encore très visible aujourd'hui, surtout à gauche. A partir de 1879, il reprend son service, gardant seulement quelques douleurs dans les reins.

Le 3 *avril* 1881, en poussant une malle, son pied glisse sur le sol et vient frapper violemment contre la barre de son lit de fer; la contusion porte sur la face antéro-interne du tibia, qui, en ce point, est sous-cutané, à l'union du tiers moyen avec le tiers inférieur de l'os. Douleur vive sur le moment et, un peu plus tard, apparition, au point contus, d'une tuméfaction transversale ne faisant pas une saillie bien notable. Dans les jours qui suivent, ce point se colore des teintes variées de l'ecchymose. Comme il ne souffre pas et que le gonflement n'est pas trop gênant, notre homme continue son service pendant presque trois semaines. Mais, le 22 avril, à la suite de marches fatiguantes, la partie contuse commence à s'enflammer et à devenir douloureuse; il est forcé d'entrer à l'infirmerie où l'on constate que la tuméfaction a augmenté de volume en devenant molle, rouge et chaude; pas de fièvre; on fait deux ponctions aux extrémités de l'abcès supposé et l'on passe un séton; il ne sort pas de pus, mais la valeur d'un petit verre à liqueur d'un liquide lie de vin qui n'est autre chose que du sang décomposé.

L'état local, loin de s'amender, s'aggrave; l'inflammation augmente; vers l'extrémité interne de la bosse sanguine, une plaque de lymphite s'étend vers le mollet; les glandes correspondantes se prennent à l'aine; la douleur surtout devient très vive, spontanée et force le malade à garder un repos complet; très peu de fièvre.

Dans les premiers jours de mai, on est forcé d'envoyer le malade au Val-de-Grâce (salle 28, lit 33), où je le trouve dans l'état suivant : sur la face interne de la jambe droite, à l'union du tiers inférieur avec le tiers moyen, on voit une tuméfaction grosse comme un demi œuf et collé sur l'os; allongée transversalement elle occupe toute la largeur de la face interne du tibia. A son niveau, la peau est rouge violacé, lisse et tendue. Des orifices fistuleux ont pris la place des ponctions faites à l'infirmerie : l'une, correspondante à la crête antérieure du tibia, laisse passer des fongosités mollasses; l'autre, située vers le milieu de la face interne du tibia, est dépassée par une plaque rouge de lymphite qui s'étend vers le mollet. Il s'écoule un pus rougeâtre de mauvaise nature; le stylet, introduit par ces fistules, montre que la peau est décollée dans toute l'étendue de la tuméfaction, mais que l'os n'est mis à nu en aucun point; on arrive partout sur le périoste recouvert de fongosités. La palpation donne les mêmes sensations que pour les céphalœmatomes : le doigt en pressant sur le centre de la tumeur, qui est mou et dépressible, semble s'enfoncer dans l'os; le pourtour est limité par un rebord très net, de consistance osseuse, qui fait relief sur le tibia; à ce niveau, l'os semble épaissi en totalité. Ces explorations sont très douloureuses et le malade s'y soumet avec difficulté; la pression réveille sur toute la tuméfaction une douleur très vive; cette douleur est même spontanée et trouble le sommeil du malade; mais elle se borne au point contus, ne semble pas centrale et ne s'étend pas, le long de la diaphyse, aux épiphyses supérieure et inférieure; l'engorgement des ganglions de l'aine persiste; il n'y a pas de réaction générale; l'appétit n'est pas bon et les nuits sont troublées par des élancements douloureux.

Le 9 mai, on fait une contre-ouverture, plus en dedans vers le mollet, et l'on passe un tube de drainage (cataplasmes et repos). Sous l'influence de ce traitement, les phénomènes inflammatoires et douloureux s'amendent; à la fin du mois, il faut une pression assez forte sur l'os pour réveiller la douleur; cependant la tumeur a peu diminué de volume; les orifices fistuleux donnent issue à des fongosités et à un pus peu abondant et mal lié; l'état général est satisfaisant.

Pendant le mois de juin, l'abcès qui, au début, était franchement phlegmonneux et le résultat d'une périostite traumatique, prend tous les caractères d'un abcès froid sus-périostique. On a enlevé le drain; mais il persiste deux trajets fistuleux par lesquels font hernie des fongosités de mauvaise nature; le stylet pénètre sous la peau décollée amincie et violacée, au milieu de fongosités mollasses, mais n'arrivent, en aucun point, sur l'os dénudé. L'abcès continue à présenter cette forme fongueuse, sans tendance à la cicatrisation, jusque vers le mois de septembre.

Pendant ce temps (fin juin), sur la face antéro-externe du bas de la jambe droite, au niveau de l'espace interosseux et tout près de l'ancienne périostite, apparaissent de nouvelles tuméfactions, avec rougeur et chaleur de la peau. Le gonflement s'accentue; la douleur devient plus vive; une fièvre assez forte s'allume; le malade est évacué sous la tente.

Le 29 *juin*, deux incisions, faites presque sur la même ligne que les incisions primitives, mais plus en dehors, laissent écouler du sang et du pus et permettent de passer un drain (cataplasmes phéniqués). Ces phénomènes phlegmonneux s'amendent vers la mi-juillet; on retire le drain et l'on se trouve en face d'une nouvel abcès froid sus-périostique augmentant l'étendue de l'abcès primitif, dont il présente tous les caractères, et occupant le bas de la jambe droite. Cette périostite suppurée chronique garde ces caractères de mauvaise nature jusqu'en octobre. A ce moment on note une amélioration sensible : diminution du gonflement osseux du tibia, légère tendance à la cicatrisation; mais nous verrons persister encore pendant de longs mois des trajets fistuleux et du décollement.

Depuis quelque temps le malade se plaignait ddoue leurs vagues dans la partie supéro-externe de la jambe gauche et déjà, vers le milieu de juin, nous avions trouvé, en avant de la tête du péroné, une tuméfaction ovalaire, aplatie, mesurant environ 7 centimètres de longueur et 3 centimètres de largeur, manifestement fluctuante. Elle grossit pendant le cours du mois de juillet, sans que la peau change d'aspect à son niveau. Dans les premiers jours d'août, le malade commence à s'en plaindre; le gonflement est plus considérable, la peau, sur la tumeur, devient rouge, chaude et douloureuse au toucher; la fluctuation est évidente; un abcès s'est formé. Deux incisions, pratiquées aux deux extrémités de la poche (8 août), laissent écouler une quantité notable de pus et permettent de passer un drain; le stylet pénètre dans une cavité assez vaste et arrive sur un point osseux dénudé, qui semble siéger sur la tubérosité externe du tibia; injections phéniquées, cataplasmes.

Après une amélioration momentanée dans les premiers jours d'octobre, cet abcès froid reprend sa marche envahissante par l'apparition d'une série de gommes tuberculeuses sous-cutanées qui poussent autour du foyer primitif et, en subissant la fonte caséeuse, augmentent l'étendue du décollement. C'est ainsi qu'immédiatement en dehors de la tête du péroné, il se produit un gonflement mollasse, et le malade se plaint de douleurs très vives qui partent de ce point et s'irradient jusque dans le bas de la jambe en suivant les trajets terminaux du sciatique poplité externe. En passant la main sur la face antéro-externe de la jambe gauche, on découvre, au-dessous de l'abcès froid primitif, une série de noyaux indurés, indolents, gros comme des avelines, roulant dans le tissu cellulaire sous-cutané et formant un chapelet qui descend le long de l'espace interosseux. Dans les premiers jours de novembre, une partie de ces gommes tuberculeuses ont subi la fonte suppurative, et le décollement descend, en bas, sur une longueur de plus de 12 centimètres.

En *décembre*, un nouvel abcès froid se forme au-dessus de la collection purulente primitive, en dehors du genou, au niveau de la face externe du condyle fémoral. On l'ouvre à la pâte de Vienne et il persiste, en ce point, un nouveau trajet fistuleux, semblable aux précédents.

En même temps que l'état local, l'état général s'aggrave d'une façon inquiétante; l'appétit languit; le malade s'affaiblit visiblement et est forcé de garder le lit; il est en pleine possession de la diathèse granuleuse et l'on voit apparaître, presque au même moment, une série de localisations tuberculeuses. C'est ainsi que, vers le mois de septembre, on s'était aperçu de la formation d'une gomme tuberculeuse sous-cutanée au devant, et au niveau de l'articulation temporo-maxillaire droite : grosse au début comme une noisette, elle roulait dans le tissu cellulaire sous-cutané à la façon d'un ganglion induré et peut-être avait-elle son point de départ dans l'engorgement de la petite glande préauriculaire. En octobre, elle augmente peu à peu de volume, surtout par sa partie inférieure, sans aucun phénomène inflammatoire ou douloureux et sans que la peau qui se déplace librement sur elle, change d'aspect à son niveau. En décembre, la gomme primitive s'est transformée en une petite poche fluctuante, grosse comme un œuf de pigeon, qui occupe toute la hauteur de la branche montante du maxillaire.

Peu de temps après, une autre gomme tuberculeuse sous-cutanée pousse un peu en avant et au-dessus de la précédente, au niveau de l'os malaire ; elle présente les mêmes caractères et la même évolution que la première et, après avoir subi la fonte caséeuse, se transforme en un petit abcès froid gros comme une chataigne et collée sur l'os de la pommette.

Sur la joue du même côté, depuis son entrée, on remarquait une petite plaque rouge ; en décembre elle est large comme une pièce de 2 francs, et présente l'aspect d'un petit lupus superficiel ; l'épiderme, à ce niveau, est rougeâtre, desquamé comme sur une plaque d'éczéma rubrum, sécrétant une faible humidité purulente ; le derme au-dessous est légèrement gonflé. Etant donné la généralisation des accidents tuberculeux et la proximité des gommes voisines, nous pensons avoir là une sorte de lupus superficiel dû au dépôt du poison tuberculeux à fleur de peau, dans la couche de Malpighi.

Toujours à la même époque, un nouvel abcès froid faisait son apparition sur la paroi thoracique, en dedans et au-dessous du mamelon gauche. Il débute par une douleur localisée vers l'articulation chondro-costale de la cinquième côte, puis par une tuméfaction qui grossit assez rapidement en ce point sans phénomènes inflammatoires. A la fin de décembre, c'est une collection purulente mesurant, 4 centimètres dans le sens vertical et 6 centimètres dans le sens transversal, très nettement fluctuante, collée sur la côte, mais non adhérente à la peau qui se déplace sur elle; les efforts de toux réveillent une douleur sourde à ce niveau.

Pendant ce temps, le processus tuberculeux envahissait les séreuses; le 16 décembre une péritonite assez violente se déclare : fièvre, vomissements, état général grave, gonflement du ventre qui est dur et douloureux à la pression surtout dans la région hypogastrique et vésicale, tenesme, urines troubles, constipation. Le traitement consiste dans des applications de cataplasmes laudanisés, dans des injections morphinées et dans l'administration de pilules de glace. Cette poussée de péritonite aiguë, de nature certainement tuberculeuse, ne dure que vingt-quatre heures; mais, pendant plusieurs semaines, le malade garde des coliques intermittentes et assez vives, le ventre reste un peu induré et douloureux à la pression; alternatives de constipation et de diarrhée.

L'état général est en rapport avec la multiplicité des localisations tuberculeuses et indique une altération profonde de l'économie; le teint est terreux, l'amaigrissement notable, l'appétit presque nul; il y a un peu de fièvre le soir et des sueurs nocturnes abondantes; le moral est affecté; le sommet des poumons semble s'infiltrer de tubercules; submatité, quelques craquements; traitement général par l'huile de foie de morue, l'iodure de fer, le vin de Bagnols, pansement au vin aromatique et à l'acide phénique.

Pendant tout le mois de janvier 1882 et la première moitié de février, l'état général et local reste très mauvais. Le 17 janvier, on ouvre, avec la pâte de Vienne et le bistouri, l'abcès froid préauriculaire, vers l'angle de la mâchoire; on en fait sortir, avec peine, un pus épais mêlé de fragments caséeux. L'abcès froid de l'os malaire ne se vide pas par le premier orifice malgré une forte pression; il reste stationnaire. On fait, sur l'abcès froid de la poitrine, plusieurs applications de caustique sans entamer la poche purulente. Celui de la partie supéro-externe de la jambe gauche s'agrandit par la fonte de plusieurs noyaux tuberculeuse et le décollement de la peau devient très étendu; la formation de ces petits abcès limitrophes est accompagnée de poussées inflammatoires et douloureuses qui nécessitent plusieurs incisions.

En face d'accidents locaux et généraux aussi graves, on craint l'invasion d'une tuberculose pulmonaire aiguë et une terminaison funeste. Il n'en rien; vers la fin de février, et surtout pendant le mois de mars, on voit se déclarer une amélioration assez rapide dans l'état général et dans les divers affections locales. L'appétit reprend, les selles deviennent régulières, le sommeil est bon; le malade se lève et va l'après-midi prendre l'air au jardin. Les abcès froids se vident, se résorbent ou tendent à la cicatrisation. Cette amélioration s'accentue pendant les mois d'avril et mai, sauf pour les lésions de la jambe gauche, et le 30 mai, C... est envoyé à Bourbonne-les-Bains.

A son départ je constate l'état suivant : à la place de l'abcès froid développé sur la branche montante de la mâchoire inférieure, l'on voit et l'on sent une induration grosse comme une petite noix, d'une consistance pâteuse, adhérente à la face profonde de la peau, mais se déplaçant facilement sur l'os maxillaire. A la limite inférieure, près de l'angle dela mâchore, on voit une petite cicatrice déprimée et plissée qui semble complètement fermée; cependant en faisant tomber la petite croûte qui la recouvre on découvre un tout petit orifice qui n'admet qu'un stylet filiforme; celui-ci pénètre à une profondeur de 4 centimètres en hauteur et révèle la persistance d'un écoulement; cette exploration prouve donc que la tuméfaction n'est autre chose que la poche de l'abcès revenue sur elle-même et qui, dans ces derniers jours, sécrétait des fragments de tubercule caséeux.

L'abcès froid de la région malaire est remplacé par une tuméfaction située en avant et en haut de la précédente et collée sur l'os de la pommette; ses limites sont diffuses, sa consistance pâteuse; la peau, rougeâtre à ce niveau, glisse facilement sur elle. Nous savons qu'elle a été beaucoup plus grosse et très nettement fluctuante et que le pus n'a pas été évacué. Il faut donc que cette collection probablement sus-périostique de l'os malaire se soit en partie résorbée.

A la joue du même côté se voit la plaque rougeâtre et gaufrée du lupus superficiel.

L'abcès froid de la poitrine est représenté par une tuméfaction située à 4 centimètres en dedans du mamelon et apparente sous la peau qui n'est pas adhérente et porte les traces de l'application prolongée de la pâte de Vienne. A la palpation, on sent une tumeur indolente, saillante en pointe, grosse comme un demi-œuf, collée sur la cinquième côte avec laquelle elle fait corps, dure à la périphérie, molle et fluctuante au centre. Cet abcès froid sus-périostique de la côte n'a jamais vidé son contenu et pourtant il a été plus volumineux et plus fluctuant.

A la jambe droite, l'abcès froid périostique primitif qui a été l'origine de tous ces accidents tuberculeux est presque complètement guéri. Le bas du tibia qui était le siège d'un gonflement énorme et d'une dureté en apparence osseuse a repris son volume normal. A trois travers de doigt au-dessus de la malléole interne, on voit la cicatrice de deux orifices fistuleux fermés; un troisième, situé plus en avant sur la crête du tibia, donne encore issue à quelques fongosités. A ce même niveau, sur la face externe de la jambe, persiste un gonflement mollasse qui remonte à 5 ou 6 centimètres et qui correspond à un trajet fistuleux sous-cutané dont l'orifice se trouve à la limite inférieure.

La partie supéro-externe de la jambe gauche est le siège d'un empâtement mollasse et diffus qui a son maximum au niveau de la tubérosité externe du tibia. Dans cette région, on découvre cinq orifices fistuleux, larges chacun comme une pièce de cinquante centimes; ils présentent tous les caractères des ulcérations tuberculeuses : auréole livide, bords minces décollés et bleuâtres, hernie de fongosités grisâtres et mollasses, issue d'un liquide incolore et visqueux; quatre sont assez régulièrement espacés sur une ligne oblique allant de la partie saillante du condyle externe au tiers supérieur de l'espace interosseux; un cinquième siège plus en dehors au niveau de la tête du péroné. Le stylet pénètre, sous la peau décollée, dans toute cette étendue au milieu de fongosités qui saignent facilement. L'articulation du genou est absolument saine.

On trouve quelques ganglions indurés dans l'aine gauche; deux ou trois gros comme des avelines forment un paquet ganglionnaire qui roule dans le tissu cellulaire de l'aine droite.

L'abdomen ne présente plus rien d'anormal; il ne persiste qu'un peut de douleur à la pression dans la région épigastrique; les fonctions digestives sont régulières. On ne trouve aucun signe stéthoscopique qui puisse indiquer une tuberculose pulmonaire. L'état général est assez bon.

A son retour des bains de mer (août 1882), plusieurs poussées locales ont guéri sans laisser de traces. La périostite suppurée du bas de la jambe droite n'a laissé que trois cicatrices adhérentes à l'os, et, en palpant le tibia, on ne sent même plus de gonflement osseux appréciable; la périostite n'a donc pas été ossifiante malgré son intensité et sa durée. Le décollement fongueux de la face externe du genou gauche a diminué d'étendue, mais ne montre pas la moindre tendance à la cicatrisation. L'abcès froid du thorax n'a pas changé d'aspect; il reste à l'état de tumeur pâteuse et mollasse, de la grosseur d'un demi-œuf et collé sur la côte. A la joue, la gomme de l'os malaire a disparu sans laisser la moindre trace; au niveau de celle qui s'est abcédée sur la branche montante de la mâchoire, on ne trouve plus qu'une petite cicatrice adhérente.

Mais l'état général n'a pas beaucoup gagné aux bains de mer; l'appétit est languissant; on trouve, au bout de quelques semaines, dans les poumons des signes évidents d'infiltration tuberculeuse.

Vers le 1er *novembre* 1882, sans cause appréciable, notre malade est repris d'une nouvelle poussée sur le péritoine avec les mêmes symptômes que la première fois. Il meurt le 10 novembre 1882 sans avoir présenté les phénomènes d'une péritonite bien aiguë.

AUTOPSIE PRATIQUÉE LE 12 NOVEMBRE AU MATIN.

Cavité abdominale. Elle est remplie d'une matière stercorale, jaunâtre, liquide, bilieuse comme du méconium, infiltrée dans toute la cavité abdominale entre les anses intestinales. A première vue, on découvre, dans le flanc droit, à la surface de l'intestin grêle, deux ou trois ulcérations grosses comme des pois, taillées à l'emporte-pièce dans les parois intestinales et par lesquelles il est facile de faire sourdre un liquide stercoral semblable à celui qui est épanché dans la cavité péritonéale. En cherchant, on trouve, dans des points très éloignés les uns des autres, de petites ulcérations tuberculeuses par lesquelles l'intestin a vidé son contenu dans l'abdomen. En sortant les anses intestinales et en les fendant sur une table, on voit, sur toute la longueur du canal intestinal, une quantité considérable de noyaux tuberculeux, à tous les stades d'évolution. Ils siègent tous sur la face externe de l'intestin, au-dessous de la séreuse péritonéale. Quelques-uns, gros comme de petites noisettes, sont appendus à l'intestin comme des ganglions caséeux ; incisés ils contiennent une matière jaunâtre qui a la consistance du mastic. A leur niveau, la muqueuse intestinale ne présente aucune altération ; d'autres noyaux caséeux ont vidé leur contenu et il reste à leur place, sur la face séreuse de l'intestin, une ulcération arrondie à bords taillés à pic, plus ou moins profonde ; quelques-unes ont presque rongé toute l'épaisseur des tuniques. Il est donc facile de constater que ce sont ces noyaux tuberculeux, éclos sous la face séreuse de l'intestin, qui ont ulcéré ce canal de dehors en dedans et déterminé les perforations avec leurs conséquences fatales.

Foie et rate. Ces viscères ne présentent rien d'anormal.

Poumons. Du haut en bas, ils sont criblés de tubercules crus ; tout le tissu pulmonaire est infiltré de ces granulations ; mais elles sont surtout confluentes dans les sommets qui sont indurés. On les sent très distinctement au toucher et, sur les coupes, on voit des milliers de petits grains ronds ; quelques-uns sont encore à la période de granulations grises ; le plus grand nombre offrent une coloration jaunâtre caséeuse. Cependant aucun de ces noyaux tuberculeux n'est encore ramolli et, même au sommet, il n'y a pas de cavernule en voie de formation. Le reste du tissu pulmonaire est rouge et congestionné. Comme les signes cliniques l'avaient bien démontré, l'invasion de la tuberculose sur le poumon n'a donc été qu'ultime et ce n'est pas cette complications qui a enlevé le malade.

Jambe droite. Il est curieux de savoir ce qui reste de la périostite primitive du tibia. A trois travers de doigt au-dessus de l'interligne articulaire, on voit encore quatre petites cicatrices cutanées, violacées, froncées et adhérentes à l'os. En incisant les parties molles à ce niveau jusqu'à l'os, on trouve seulement un peu de tissu cicatriciel, pas d'altération du périoste et, sur le tibia, une tache ovalaire, allongée, un peu rougeâtre, faisant une saillie à peine appréciable au toucher et légèrement rugueuse. En sciant l'os, on voit que cette tache est due au dépôt, sur la face superficielle de l'os, d'une mince couche de tissu osseux nouveau, faisant une élevure d'un 1/2 milimètre. Le tissu osseux et médullaire de l'extrémité inférieure du tibia ne présente pas trace d'altération. Rien dans l'articulation tibio-tarsienne correspondante. En résumé, en ce point, la périostite chronique a complètement guéri avec cicatrisation des trajets fongueux ; Elle n'a laissé, comme trace, qu'une très mince couche de tissu osseux de nouvelle formation, sécrétée par la face profonde de ce périoste qui a si longtemps suppuré par sa face externe.

Jambe gauche. A la partie supéro-externe de la jambe gauche et au côté externe du genou, on voit les traces des sept ou huit ulcérations qui, sauf deux, se sont toutes cicatrisées. En incisant les tissus jusqu'aux os, on voit que ces deux trajets fistuleux persistants conduisent dans un abcès allongé le long de la face externe du genou; la poche à parois lisses et blanchâtres contient encore quelques fragments caséeux. Elle siège dans le tissu cellulaire qui double la face externe des ligaments et du périoste et n'a aucun rapport avec l'articulation dont elle n'est pourtant séparée que par une mince couche de tissu fibreux. En promenant le doigt sur le fond de la poche, on sent l'os mis à nu en un point assez bien limité, qui correspond à la face externe de la tuberosité externe du tibia. En disséquant les parties molles, on trouve, en ce point, une ulcération superficielle de l'os, de la largeur d'une pièce de cinquante centimes, peu profonde et siégant à 2 ou 3 millimètres au-dessous du plateau articulaire du tibia. En séparant en deux l'épiphyse tibiale à l'aide d'un trait de scie passant à ce niveau, on voit, sur la coupe, au-dessous de cette ulcération superficielle de l'os, le tissu spongieux présenter une coloration jaunâtre d'un aspect très franchement caséeux; ce noyau tuberculeux, gros comme une petite noix, est limité par un liseré périphérique rougeâtre, dû à l'injection, assez prononcée du reste, du tissu épiphyspaire. Au centre du plateau articulaire du tibia, on voit, à ce niveau, une cicatrice bleuâtre et déprimée. Rien d'anormal dans l'articulation du genou.

Thorax. Sur la cage thoracique nous n'avons pu retrouver l'abcès froid, en raison probablement des délabrements causés par les manœuvres de l'autopsie.

Joue droite. Au niveau de la branche montante de la mâchoire et sur l'os malaire, il ne reste plus rien des deux gommes qui ont été si volumineuses et dont l'une a suppuré. Les tissus incisés en ce point ne laissent pas découvrir la moindre trace de la poche purulente. Sur l'os malaire, il ne persiste pas le moindre gonflement.

Réflexions. — Telle est cette histoire longue et minutieuse, mais qui offre le plus grand intérêt au point de vue du mode de généralisation du processus tuberculeux et de la multiplicité des accidents locaux. Pour en tirer tout l'enseignement possible il suffit de la résumer en quelques lignes :

Un homme, ne présentant pas d'antécédents tuberculeux et déjà d'un certain âge (36 ans), se fait, à la face interne du tibia droit, une contusion avec formation d'une petite bosse sanguine. Ce traumatisme léger, bien soigné, n'eût proablement pas entraîné de conséquences fâcheuses; mais l'homme se fatigue; trois semaines après, la poche s'enflamme et il se forme un abcès phlegmonneux sus-périostique que l'on ouvre. Jusqu'ici rien de bien intéressant; mais bientôt l'état général s'altère, la périostite prend la forme fongueuse et je suis si frappé par le faciès du malade, que je n'hésite pas à soupçonner l'invasion d'une tuberculose chirurgicale et l'éclosion de nouvelles localisations tuberculeuses. Les suites de l'affection ne me donnent que trop raison; deux mois et demie après l'accident, point de départ du mal, un abcès froid se déclare à la partie supéro-externe de la jambe gauche et les suites de l'affection nous montrent qu'il est symptomatique d'une ostéite de la tubérosité externe du tibia ;

le foyer primitif s'agrandit par la fonte de nombreux noyaux tuberculeux que nous voyons successivement pousser dans le tissu cellulaire
périphérique. Pendant ce temps, l'état général s'altère encore plus profondément, la généralisation tuberculeuse est rapide et une série de
manifestations locales éclosent dans des points très différents. Le processus tuberculeux effleure, à la joue, l'épiderme et laisse une petite plaque
de lupus; il se dépose dans le tissu cellulaire sous-cutamé, au niveau de
la branche montante du maxillaire droit, et donne lieu à la formation
d'une gomme tuberculeuse qui subit la fonte caséeuse et se vide; à deux
centimètres plus en avant, il se fixe sur le périoste de l'os malaire et
l'abcès froid, qui résulte de la fonte de cette gomme périostique, disparait sans verser au dehors son contenu puriforme. Sur la paroi thoracique, apparaît simultanément un nouvel abcès froid, qui présente la
même évolution que le précédent, et se résorbe en partie sans s'ouvrir.
En même temps, le poison tuberculeux fait invasion du côté des séreuses;
mais il se borne à effleurer le péritoine et cette première poussée de
péritonite aiguë tuberculeuse semble disparaître sans laisser de traces.
Bien que le poumon ne soit pas pris, l'état général est si grave que l'on
craint une issue funeste.

Heureusement cette prévision ne se réalise pas et soudainement la
scène change. L'état général s'améliore d'une façon très sensible et
presque toutes les manifestations tuberculeuses locales tendent à la
guérison : la périostite fongueuse du tibia droit guérit en laissant seu -
lement une cicatrice adhérente et une mince couche de tissu osseux de
nouvelle formation sous ce périoste qui a été si longtemps malade. La
gomme périostique de la pommette se résorbe sans laisser de trace ; la
poche tuberculeuse de la branche montante de la machoire finit par disparaître également; l'abcès froid des côtes suit une marche régressive à
peu près semblable. Seul, le décollement de la jambe gauche ne tend pas
à la cicatrisation; nous savons qu'il est entretenu par un tube roule osseux
de l'éphiphyse tibiale.

L'homme est envoyé aux eaux et cette amélioration se maintient un
instant à son retour. Mais tout à coup une nouvelle poussée granuleuse
se fait sur le péritoine et sur le poumon ; le malade meurt en quelques
jours, à la suite de perforations intestinales multiples.

d'arthritisme par lui-même ou par hérédité. En d'autres termes, comme cause réelle, primaire, dominante, la dyscrasie arthritique assez puissante pour engendrer à elle seule les néoplasmes dans les deux sexes, à tous les âges, dans tous les systèmes et dans tous les organes, mais profitant quelquefois pour ses localisations des lieux de moindre résistance créés par les causes banales, traumatisme, inflammation, irritation, etc.

Si nous cherchons maintenant à condenser en une seule phrase les précédents caractères, nous arrivons à la définition suivante :

Néoplasme. — Organe accidentel, définitif, superflu et nuisible, constitué par l'hypergénèse d'éléments anatomiques et de tissus altérés morphologiquement et chimiquement sans doute, siège d'une nutrition pervertie et désordonnée, enfin, manifestation locale d'une diathèse particulière dérivant de la dyscrasie arthritique.

Nous avons hésité à multiplier autant les caractères et à allonger autant la définition ; mais nous avons été conduit à cette prolixité par la difficulté très grande qu'on rencontre lorsqu'on veut limiter exactement un très vaste sujet.

Nous le répétons encore : les formes de la néoplasie sont si nombreuses et parfois si voisines, les néoplasmes ont tant d'affinités avec d'autres entités morbides, qu'il faut beaucoup d'attention pour faire le départ entre ce qui rentre dans leur cadre et ce qui doit en être éliminé, en d'autres termes pour les constituer en famille naturelle distincte.

Quelques commentaires vont d'ailleurs nous justifier : En disant que le néoplasme est un *organe*, nous indiquons nettement qu'il n'est point un produit pathologique simple, comme le sont les concrétions, les calculs, les exsudats, les épanchements, etc., mais bien une partie limitée, vivante, soumise au double mouvement de composition et de décomposition.

En disant que cet organe est *accidentel*, nous indiquons qu'il se développe par hasard, à une époque indéterminée, qu'il se surajoute à l'organisme, mais n'entre point dans le plan de l'organisation.

En disant que cet organe est persistant, permanent, *définitif*, nous indiquons qu'une fois installé en intrus, il ne quitte plus l'économie, que la nature médicatrice ne fait rien d'efficace pour l'expulser, et que la thérapeutique ordinaire n'a guère plus de puissance. Ce caractère, l'un des plus importants, sépare les néoplasmes des affections chroniques, tenaces, opiniâtres même, qui peuvent cependant guérir, soit spontanément, soit par l'emploi des agents thérapeutiques, soit par la disparition naturelle ou la suppression artificielle des causes.

En qualifiant cet organe de *superflu* et d'inutile, nous le distinguons aussitôt des produits de la néoplasie réparatrice ou protectrice qui engendrent le cal des fractures, la membrane granuleuse des plaies, la substance intermédiaire qui réunit les tendons coupés, les kystes qui isolent les corps étrangers, etc.

En ajoutant qu'il est *nuisible*, nous le séparons de certaines anomalies de forme, de volume et de nombre, qui, elles aussi, comportent l'addition d'organes nouveaux et inutiles sans doute (doigts surnuméraires, macrodactylie, etc.), mais qui du moins ne compromettent jamais la vie.

La production exagérée ou hyperplasie des éléments anatomiques dans les néoplasmes est un fait sur lequel tout le monde est d'accord. Tout au contraire, on a beaucoup discuté pour savoir si ces éléments néoplasiques étaient homœomorphes ou hétéromorphes, c'est-à-dire plus ou moins différents par la forme des éléments normaux, si les tissus qui constituent ces mêmes néoplasmes étaient homologues ou hétérologues, c'est-à-dire semblables ou non aux tissus sains.

Nous reviendrons peut-être sur ces termes à propos de la classification et parce que nous avons déclaré faire œuvre de critique; mais, dès à présent, nous rejetons ces distinctions qui sont tout à fait artificielles, inutiles en pratique, et d'ailleurs fort ambiguës, puisque les mêmes mots peuvent être compris de diverses manières.

Nous tranchons la difficulté en affirmant que les éléments anatomiques qui entrent dans la composition des néoplasmes vrais, diffèrent *toujours* des éléments normaux par quelques-uns de leurs caractères anatomiques : configuration, dimension, proportion entre le noyau et le protoplasme, rapport entre le noyau et les nucléoles, etc. D'où résulte que ces éléments anatomiques ne sont ni homœomorphes, ni hétéromorphes, mais seulement *dysmorphes*.

Ce que nous venons de dire des éléments s'applique également aux tissus néoplasiques. Avant l'intervention du microscope, on avait distingué à l'œil nu les tissus pathologiques en homologues et hétérologues, suivant qu'ils étaient analogues ou non aux tissus sains; puis on avait transporté dans la grande classe des tumeurs cette division qui a joui d'une grande faveur, et qui aujourd'hui même n'est pas encore abandonnée.

Or, si les tissus néoplasiques conservent toujours des analogies avec les tissus normaux dont, en somme, ils dérivent, ils en diffèrent toujours par la proportion, la répartition, la disposition des éléments constituants.

Ainsi la texture, au sens littéral du mot, d'un tissu morbide, s'éloigne tant de la texture du tissu sain correspondant, que le plus novice des micrographes ne confondra jamais la coupe d'une verrue avec celle de la peau normale, ni la coupe d'un adénome mammaire avec un lobule sain de la même glande. Les éléments anatomiques peuvent être les mêmes dans un tissu sain et dans un néoplasme, mais ils sont autrement répartis et autrement arrangés. Au lieu de l'ordre régulier, de l'*eutaxie*, qui caractérise la texture normale, il y a désordre, *cacotaxie* ou *dystaxie*, ce qui est plus euphonique.

Si nous ajoutons que dans les tissus néoplasiques, tel élément est plus abondant et tel autre plus rare que dans le tissu normal correspondant, nous arrivons à réunir tous ces faits anatomiques dans la formule suivante :

Les néoplasmes sont formés de tissus anormaux par le dysmorphisme, la disproportion numérique et la dystaxie des éléments qui les composent.

Il était bon de commenter la partie anatomique de la définition, car cette amplification permet de séparer des néoplasmes vrais, certaines productions qui s'en rapprochent beaucoup ; ainsi par exemple, les exostoses ostéogéniques sont inutiles, superflues, définitives, souvent nuisibles, et résistent à la thérapeutique tout comme les vrais néoplasmes ; mais on doit les en séparer de par l'anatomie pathologique, car le tissu osseux qui les constitue est identique à celui de l'os normal sur lequel elles s'insèrent.

En avançant que les éléments anatomiques des néoplasmes sont chimiquement altérés, nous formulons une proposition insuffisamment démontrée sans doute, mais en faveur de laquelle existent de fortes probabilités.

Il est déjà certain qu'une cellule, prise au centre d'un épithélioma et dont le protoplasma est granuleux ou infiltré de graisse, renferme d'autres substances que la cellule épithéliale restée saine au voisinage de la tumeur. Nous ne pensons pas non plus qu'une substance quelconque prise dans le tissu conjonctif et dans ses dérivés, représente exactement, au point de vue chimique, la gelée de certaines tumeurs colloïdes, ni le suc crémeux de certains sarcomes dits encéphaloïdes.

Enfin, l'analyse chimique des exostoses éburnées a montré que leur tissu osseux diffère de l'os normal, même le plus compact, non seulement par la proportion différente de la matière organique, mais encore par le rapport quantitatif entre les phosphates et les carbonates.

Nous pourrions emprunter d'autres arguments à la micro-chimie, mais ce que nous venons de dire suffit pour montrer la valeur de notre proposition et pour faire pressentir l'importance du fait qu'elle énonce.

(*A suivre.*)

REVUE DES SOCIÉTÉS SAVANTES

Société de Chirurgie.

23 Juillet — 13 Août.

M. Poulet, (du Val de Grâce) *Spécificité des ostéites*. Rapport de
M. Chauvel. (Voir *Revue de chirurgie*, n° de mai, page 393.)

M. Chauvel signale le grand intérêt des travaux remarquables de
M. Poulet sur lesquels nous reviendrons, et ne lui adresse aucune objection au sujet de l'ostéite syphilitique; il fait quelques réserves au sujet
de l'ostéite tuberculeuse.

M. Jeannel (de Vendôme). *Contribution au traitement des kystes
para-ovariques par l'injection iodée*. Rapport de M. Bouilly. (Voir
Revue de Chirurgie, n° de mai, page 388).

M. Bouilly s'associe aux conclusions de l'auteur. Il pense que dans les
kystes du ligament large, il faut répéter plusieurs fois la ponction avant
de recourir à l'ovariotomie. — Dans le cas de M. Jeannel le jeu de l'aspirateur a dû être entravé, non par le désordre respiratoire consécutif à la
syncope, mais par la flaccidité de la paroi qui venait boucher la canule.

M. Lucas Championnière. Les ponctions ne guérissent pas ces kystes
aussi facilement qu'on le dit ; ils sont à peu près comme les autres justiciables de l'ovariotomie.

M. Leriche. *L'ovariotomie à Mâcon*. Rapport de M. Bouilly.

Ce travail est un résumé de la pratique courante des principaux ovariotomistes, mais ne contient rien de nouveau — L'auteur ne paraît pas
assez apprécier les avantages de la réduction du pédicule. M. Bouilly
préfère la soie au catgut pour faire la ligature du pédicule.

M. Lucas Championnière. Le catgut lie aussi bien quand il est vieux
et bien préparé. Je m'en suis presque toujours servi avec succès. Il est
bien préférable à la soie quand on doit abandonner dans l'abdomen un
grand nombre de ligatures.

M. Tillaux préfère la soie à cause de la difficulté de se procurer du bon
catgut; il a renoncé à ce dernier après un cas de mort par hémorrhagie
au niveau d'un pédicule lié au catgut.

M. Verneuil. *Polype naso-pharyngien récidivé. Ligature de la carotide interne. Mort d'hémorrhagie secondaire tardive avec sphacèle de
l'artère.*

M. Verneuil a déjà présenté le malade à la société et raconte son histoire
(*Revue de chirurgie*, n° d'avril, page 298); on se rappelle que l'extraordinaire vascularité de ce polype et le fait de sa récidive avaient détourné
M. Verneuil d'une tentative d'extirpation extemporanée et l'avaient décidé, après avoir tenté d'atrophier la tumeur avec des injections irritantes, à faire une ligature préliminaire pour rendre l'exérèse possible. —
Ce plan, approuvé par la société fut mis à exécution.

Tout s'était bien passé après les trois premières injections de liqueur
de Piazza, mais les deux suivantes déterminèrent des accidents phlegmoneux menaçants à cause de l'hémorrhagie qui pouvait succéder à l'ouverture de l'abcès, et la ligature de la carotide primitive fut pratiquée le
quatre avril pour prévenir cet accident. Cette opération fut extrêmement
simple ; l'artère fut liée avec de la soie pheniquée, et la plaie pansée à
plat. Tout alla bien d'abord, la fièvre et les symptômes d'inflammation
locale cessèrent et la tumeur diminua de plus d'un tiers. — Le seize
avril l'abcès s'ouvre spontanément dans la gorge et est drainé par
M. Kirmisson. — Le fil à ligature tombe le quinzième jour. — Le
quatre mai le malade prend un érysipèle de la face, bientôt suivi d'un
second ; la plaie du cou ne se cicatrise pas. *Sans trace de phlegmon*
et sans qu'un examen attentif et répété fasse rien reconnaître d'anormal,
le dix-neuf juin il sort par la plaie un morceau de tissu cellulaire sphacélé
et un fragment de douze millimètres de la carotide, nettement coupé à
une de ses extrémités, terminé de l'autre par une sorte de queue de deux
centimètres cinq. Puis le vingt-un juin, deux mois et demi après l'opération, une hémorrhagie grave survient brusquement, mais peut être
arrêtée par la compression ; elle se reproduit et est arrêtée de même ;
enfin à la troisième fois elle est suivie de mort, sans que M. Verneuil
ait cru pouvoir intervenir utilement vu l'état de coma et d'oppression
intense du patient.

L'autopsie montre au niveau de la ligature une oblitération parfaite au
bout périphérique de la carotide mais le bout central avait disparu sur
une longueur de six centimètres et n'était plus représenté que par un
petit tronçon déchiqueté sur la crosse de l'aorte, un vaste anévrisme diffus séparait les deux bouts artériels ; en outre thrombose récente de la
jugulaire interne.

Du côté de la tumeur qui était bien un polype naso-pharyngien on
constata une perforation de la fosse sphénoidale qui avait livré passage
à un prolongement du volume d'une noix qui occupait la cavité crâ-
nienne sans avoir déterminé aucun symptôme cérébral.

M. Verneuil insiste sur la particularité de ce sphacèle tardif de l'artère
sur une longueur de six centimètres, fait dont il ne connait pas d'exemple et dont la pathogénie lui échappe.

Il fait remarquer en outre que le polype n'a pas cessé de s'accroître après l'âge de vingt ans, comme certains auteurs l'ont prétendu.

M. Trélat est partisan de cette théorie, et croit que les opérations palliatives destructives peuvent aussi conduire à une guérison définitive. — Quant à l'évolution de la ligature M. Trélat pense qu'il n'y a jamais eu de travail reparateur au niveau du bout central, peut-être à cause de l'antisepticité imparfaite de la ligature; la propagation lointaine du sphacèle artériel est très extraordinaire. — Le seul cas qui s'en rapproche de loin est un fait, qu'il a observé, dans lequel après de nombreuses ligatures du cou faites pour opérer une tumeur jugée inopérable à l'étranger, le fil s'est éliminé avec une petite portion d'artère. — Le malade a guéri.

M. Lucas Championnière. — Le fait de M. Verneuil prouve une fois de plus qu'un fil résorbable assure seul l'aseptie absolue de la plaie.

M. Polaillon a eu une hémorrhagie secondaire mortelle par le bout periphérique de la carotide externe, après une ligature au catgut malgré la réunion profonde de la plaie.

M. Sée explique le sphacèle artériel par l'érysipèle.

M. Verneuil préfère cette explication à celle de M. Trélat. Quant au fil sa nature importe peu pourvu que la plaie ne suppure pas et ne s'enflamme pas. — La soie donne de meilleurs résultats que le catgut, qui est infidèle.

M. Tillaux. *Résection du maxillaire supérieur. Prothèse.*

M. Verneuil présente un malade auquel il a enlevé le maxillaire supérieur droit et un peu du gauche pour une tumeur osseuse du volume d'un gros œuf de dinde. — Le malade a bien guéri et la perte de substance a été habilement réparée par un appareil prothétique construit par M. Beauregard.

M. Trélat. *Fistule stercorale guérie par l'opium.*

Une femme de cinquante-trois ans entre le deux juin 1884 à Necker pour une hernie inguinale droite étranglée qui est opérée de suite par M. Petit, chef de clinique; l'intestin mortifié était ouvert dans le sac par deux orifices; M. Petit fendit largement l'anse hernière, l'excisa et fixa la muqueuse intestinale autour de la plaie cutanée débridée en laissant le moins d'éperon possible à cette grande fistule stercorale. — A la fin de juin cette malade était guérie, sauf sa fistule qui admettait un crayon. M. Trélat la traita par une méthode qui lui a déja donné deux succès : bains tous les jours et alternatives d'eau de Sedlitz et d'opium pendant cinq jours. Après le troisième purgatif la guérison était complète sans autres interventions, le 30 juillet.

M. Trélat. *Genu Valgum traité par l'ostéoclasie.*

M. Robin, de Lyon, a présenté à la société le 21 mai, un malade atteint de genu valgum double avec 30 centimètres d'écartement bimalléolaire; il lui a fait dans le service de M. Trélat l'ostéoclasie avec son appareil le 30 mai, l'a laissé huit jours dans un appareil plâtré sans le redresser, puis trente-deux jours dans un nouvel appareil placé après redressement sous le chloroforme, — le malade n'a souffert vivement que vingt-quatre heures, puis modérément le lendemain, pas du tout depuis. — Il porte un double cal indolent, a un léger épanchement du genou qui se fléchit facilement et marche bien avec des cannes. C'est un opéré récent qui s'améliorera encore. — M. Trélat a dans son service une jeune fille opérée il y a quarante jours par l'ostéotomie. Elle est restée trente-trois jours en appareil et a moins souffert que le premier opéré. Le redressement est parfait, mais la saillie du fragment inférieur est un peu plus sensible. — Elle ne se lève pas encore. Donc bon résultat sans aucune complication par les deux méthodes, ce qui laisserait l'avantage à l'opération non sanglante, moins délicate.

M. Verneuil a vu dernièrement deux de ses malades opérés autrefois de genu valgum, bien redressés, mais marchant mal à cause d'un certain degré de mobilité latérale du genou. Est-ce une conséquence du genu valgum ou du mode de traitement ?

M. Bouilly a ostéotomisé un blanchisseur qui a repris son état et monte très agilement dans sa voiture.

M. Berger. Ce malade comme tous les opérés que M. Robin nous a présentés a une saillie du fragment supérieur, une saillie du condyle interne et une saillie angulaire des fragments; il marche presque exclusivement sur la face externe du pied qui est tournée en dedans. Il faut faire des réserves sur le résultat définitif.

M. Tillaux. Tous mes opérés marchent très bien, sauf une jeune fille qui a conservé de la mobilité latérale depuis sept ou huit ans. L'ostéoclasie manuelle expose plus à cet accident que l'appareil de M. Robin.

M. Polaillon a observé ce relâchement ligamenteux du genou sur une fille de six ans opérée avec le nouvel appareil de Collin. L'origine de cet accident est encore mal déterminée.

M. Lucas Championnière. Le malade de M. Trélat a une hydarthrose notable, que je n'ai pas observée dans mes quelques cas d'ostéotomie qui marchaient plus tôt.

M. Trélat. Ce malade est, à mon avis, en très bonne voie et marchera très bien. Les opérés de Mac Even mettent cinq à six mois avant de marcher.

M. Kirmisson. *Relation entre les traumatismes crâniens et les tubercules cérébraux.*

Un enfant de cinq ans et demi était soigné dans le service de M. Charcot pour une hémiplégie, flasque à la face, avec contracture des membres, survenue progressivement depuis un an, huit jours après une chute. En outre, une douleur localisée à la tempe droite, un cri plaintif, des vomissements, firent penser à un foyer traumatique et le firent envoyer en chirurgie pour être trépané. Quoique M. Kirmisson ait penché pour une coïncidence de tubercules ou de cancer il opéra cependant *in extremis* et ne trouva rien. L'enfant mourut au bout de 24 heures. L'autopsie montra une tumeur au centre de l'hémisphère droit ayant détruit la couche optique et le corps strié, et plusieurs tumeurs secondaires périphériques. L'apparence macroscopique fit porter le diagnostic de sarcome, mais le microscope montra qu'il s'agissait de tubercules avec foyers hémorrhagiques.

Il y avait donc simple coïncidence entre le traumatisme et le développement de la tumeur.

M. Kirmisson a trouvé 4 observations analogues, 3 de Mac Even et 1 de Hultke.

I. — Homme. Chute sur la tête. Mort en douze heures. Volumineuse tumeur du cerveau n'ayant donné lieu antérieurement à aucun symptôme.

II. — Enfant de six ans. Coup léger sur la tête. Mort en quelques jours : méningite tuberculeuse.

III. — Cas identique au précédent.

IV. — (Hultke) Homme. Chute sur la tempe. Phénomènes cérébraux immédiats très graves, amélioration, puis convulsions graves et douleur localisée au niveau de laquelle on trépane sans rien trouver. Mort; tubercules sans lésion traumatique.

M. Kirmisson termine son travail par les conclusions suivantes :

La douleur localisée du crâne est un signe parfois infidèle; le diagnostic entre une lésion traumatique ou spontanée peut être difficile après un traumatisme grave, il est facile quand le traumatisme est léger; il faut faire des réserves sur le pronostic des accidents cérébraux dans ces conditions; cette question a un gros intérêt en médecine légale.

M. KIRMISSON. *Syphilis congénitale.*

M. Kirmisson présente une fille d'une douzaine d'années porteur de gommes multiples et d'une kératite d'Hutchinson.

M. POLAILLON. *Inversion complète de l'utérus déterminée par un polype. Amputation. Guérison.*

Une femme de quarante-trois ans entre à l'hôpital portant entre les jambes une masse pédiculée, dans laquelle on reconnaît un polype inséré au fond de l'utérus retourné. M. Polaillon sectionne le pédicule au thermo-cautère, met une ligature solide sur la cavité péritonéale au moment où il l'ouvre et guérit sa malade sans accident. On voit sur la pièce enlevée le fond de l'utérus et la surface péritonéale.

M. POLAILLON. *Hématocèle vaginale.*

Un homme deux ans après avoir reçu un coup sur le scrotum se présente avec une tumeur de 58 centimètres de circonférence; la ponction donne issue à un liquide chocolat; mais une inflammation vive se déclare et nécessite la castration. Guérison en trois semaines. Les parois de la poche avaient une épaisseur de 3 centimètres.

M. Bouilly a publié un cas analogue dans la *Gazette médicale* de 1881 ; une septicémie gangréneuse suivit la ponction et nécessita l'incision large avec excision partielle, en tranche de melon, par le procédé de Voillemier.

M. Marchand. Ces très volumineuses tumeurs sont toujours des hydro-hématocèles et non des hématocèles vraies. Les parois sont moins épaisses et le drainage peut les guérir.

M. Berger. L'hydro-hématocèle n'est qu'une hydrocèle grave, l'hématocèle vraie nécessite la castration quand la décortication n'est pas possible.

M. Després. La décortication est insuffisante et impraticable. Le drainage et la castration sont les seules bonnes opérations. Les accidents graves qui suivent les ponctions d'hématocèle sont dus à l'introduction de l'air.

M. Lucas Championnière. Les grosses tumeurs peuvent être de vraies hématocèles. La castration guérit plus vite et expose moins que le drainage, et le testicule est toujours altéré.

M. Reclus d'après sa pratique n'accepte que le drainage ou la castration et préfère cette dernière, à moins que la tumeur ne soit petite.

M. Tillaux. La ponction est dangereuse quand les parois de la poche ne peuvent revenir sur elles-mêmes. La décortication est souvent impossible et la castration est ce qu'il y a de mieux dans les cas anciens.

M. Reclus. Le nom de *vaginalite chronique* serait bien préférable, l'épanchement de sang n'étant qu'un épiphénomène. Il y a production de néo-membranes, susceptibles de s'organiser pendant quelque temps.

M. Polaillon. *Restauration du nez.*

M. Polaillon lit une observation de restauration du nez après un traumatisme, avec lambeau pris sur la joue. Le résultat a dû être complété par une opération secondaire.

M. Després. *Gangrène spontanée chez un syphilitique. Amputation. Guérison.*

M. Després présente un homme de vingt-sept ans auquel il a fait l'amputation de la cuisse il y a vingt-et-un jours pour une gangrène spontanée du pied survenue en pleine période secondaire de la syphilis.

M. Berger a vu un cas de gangrène absolument spontanée de la jambe droite qui a évolué en trois mois, et dont il n'a pu découvrir la cause. Il faut se défier dans ces conditions des opérations réglées, même en remontant très haut, à cause de sphacèle possible des lambeaux, comme il en a vu un exemple chez un vieillard de Bicêtre.

M. Lucas Championnière a vu survenir un sphacèle tardif du moignon vers le quinzième jour, après une guérison apparente, chez un homme de quarante ans amputé pour une gangrène sénile. On connaît assez mal les gangrènes spontanées des jeunes gens, et il a vu récemment une gangrène suraiguë du membre inférieur évoluer en trois jours chez une jeune albuminurique, sans cause connue.

M. Reclus. Chez les vieillards même l'autopsie ne rend pas toujours compte de la gangrène, et il m'est arrivé de trouver des artères absolument perméables jusqu'au niveau du point gangréné.

M. Després. La gangrène sénile est bien connue depuis le travail de François; elle survient par embolie, par artérite, ou chez des diabétiques.

M. Lannelongue a toujours trouvé chez les vieillards des coagulations artérielles ou des altérations des parois qui suffisent à affirmer l'existence antérieure d'un caillot au moins au niveau du point gangréné. Chez les enfants, les gangrènes spontanées sont rares, leur marche est plus ou moins rapide et tout un membre peut disparaître en quelques jours. M. Lannelongue a trouvé de l'artérite sans oblitération proprement dite au-dessus de la gangrène sur une main qu'il a examinée avec grand soin après une amputation de l'avant-bras qui a guéri. Les faits cliniques concordent avec cette constatation anatomique, car les pulsations artérielles sont affaiblies du côté de la gangrène. Quant aux gangrènes de la rougeole, par exemple, elles sont quelquefois très bien limitées à un territoire artériel; M. Lannelongue en a vu un exemple curieux où la mortification s'est limitée à la région de l'os intermaxillaire.

M. Hache.

BIBLIOGRAPHIE

De la taille hypogastrique, par E. Bouley, interne des hôpitaux de Paris. Paris, J.-B. Baillière, 1883.

Depuis peu la taille hypogastrique a pris droit de domicile dans notre pays. La méthode antiseptique, d'une part, et surtout les modifications qu'on a fait subir au manuel opératoire pour éviter la blessure du péritoine et l'infiltration d'urine, ont fini par triompher de toutes les répugnances, et cette opération, si discréditée malgré les efforts d'Amussat et surtout de Suberbielle, a fini par se généraliser en France, au point de porter un coup fatal, de concert avec la lithotritie rapide, aux tailles périnéales si en honneur autrefois.

Déjà des travaux importants ont été publiés sur la taille hypogastrique, mais le mémoire de M. Bouley est assurément le plus complet que nous possédions sur le sujet. C'est une œuvre didactique dans laquelle l'auteur révèle des qualités remarquables d'érudit, de clinicien, d'expérimentateur et de critique.

M. Bouley, après un historique complet et intéressant à lire, étudie successivement les procédés opératoires anciens qu'il soumet à une critique judicieuse, et expose dans des termes clairs, le procédé actuellement suivi par les chirurgiens français; il passe ensuite en revue les accidents et les difficultés de l'opération; un chapitre important des indications et contre-indications termine ce travail.

M. Bouley a repris les expériences de Pouliot pour déterminer la distance du cul-de-sac péritonéal anté-vésical au bord supérieur du pubis et est arrivé à peu près aux mêmes chiffres. On trouvera ces tableaux intéressants à consulter pour pratiquer l'injection vésicale. Le ballon de Petersen vient en aide à cette injection ; mais il fallait savoir dans quelle mesure : là encore, M. Bouley a consigné dans des tableaux les résultats auxquels il est arrivé. Mais l'auteur a montré qu'il ne pouvait exister de règles absolues.

En résumé, le relèvement maximum s'obtient avec une injection vésicale de 300 à 400 gr., et un ballon contenant 500 c. environ.

L'auteur étudie ensuite la question de la suture vésicale : on sait que ce point a longtemps préoccupé les chirurgiens au point de vue de l'infiltration urineuse ; M. Bouley étudie avec soin toutes les observations publiées au nombre de 23, donne le résultat de 5 expériences personnelles et conclut en disant que la suture peut donner de bons résultats.

L'emploi des tubes de M. Perier vient heureusement trancher la difficulté.

La lithotritie, largement étendue, reste la méthode de choix : la taille hypogastrique, sans être comme autrefois réservée aux cas désespérés, ne peut s'appliquer qu'aux calculs non justiciables de la lithotritie.

On le voit, ces deux opérations se disputent également le traitement des calculs, mais chacune a ses indications : on ne saurait les mettre en parallèle.

                                                        PICQUÉ.

Le Propriétaire-Gérant : FÉLIX ALCAN.

Coulommiers. — TYP. PAUL BRODARD et Cⁱᵉ.

DE FAUSSE RÉDUCTION DES HERNIES

*(Fausse réduction par refoulement de l'intestin sous le péri-
toine à travers l'incision pratiquée pour le débridement, dans
l'opération de la hernie étranglée).*

Par Paul BERGER

Chirurgien de Bicêtre

On peut s'étonner à bon droit que les auteurs du siècle dernier
et du commencement de celui-ci, qui ont si minutieusement discuté,
réglé et décrit les divers temps de l'opération de la hernie étranglée,
aient si peu insisté sur le plus délicat et souvent le plus difficile
d'entre eux, sur la réduction des parties contenues dans la hernie et
particulièrement de l'intestin. Ceux même qui ont traité ce sujet
avec plus de détails, se sont bornés à considérer la conduite qu'il
faut tenir quand on est en présence d'altérations profondes des anses
intestinales ou d'adhérences qui les fixent dans une situation
anomale ; une fois le débridement opéré, la réduction d'un intestin
sain en apparence et libre d'adhérences, serait, si l'on en juge par
leur silence, une chose généralement exempte de difficulté, de complications et de dangers. Il suffit cependant à chacun de se reporter à
ses souvenirs pour reconnaître qu'il est loin d'en être ainsi : C'est bien
souvent au moment où l'on cherche à faire rentrer les parties contenues dans la hernie, que l'on se trouve arrêté par les obstacles les
plus sérieux, obstacles qui troublent d'autant plus que leur siège est
profond et qu'ils échappent aux yeux et parfois au doigt de l'opérateur.
L'on croit avoir, par un débridement suffisant, levé l'agent de l'étranglement, et cependant l'anse intestinale résiste aux pressions qui la
sollicitent à rentrer : tantôt elle reste en place sans diminuer de
volume et de consistance ; tantôt elle paraît céder, mais elle est aussitôt remplacée par une autre anse intestinale, qui vient occuper
le sac herniaire. On introduit alors le doigt dans le trajet pour reconnaître l'obstacle qui s'oppose à la rentrée de l'intestin ; on multiplie parfois les débridements, puis on réitère en les variant les

manœuvres de réduction : Si, de la sorte, on arrive le plus souvent à triompher des résistances et à obtenir une réduction vraie, dans quelques cas on fait fausse route, et refoulant, par les pressions intempestives que l'on exerce, l'intestin hernié vers l'orifice abdominal du trajet herniaire qu'il trouve fermé, on le contraint à s'engager au travers de la solution de continuité que le débridement a ouvert dans le sac, et à se loger dans une cavité creusée par l'introduction du doigt et des instruments entre le péritoine décollé et la face profonde des aponévroses abdominales.

Tel est ce mode de fausse réduction sur lequel M. Farabeuf a, dans une intéressante communication restée jusqu'à présent inédite, appelé l'attention de la Société de chirurgie en 1877. L'observation d'un accident de ce genre survenu entre mes mains à l'infirmerie de Bicêtre cette année même, m'a engagé à rechercher dans la littérature les cas analogues, et étudier de plus près les causes de cette complication et ses caractères cliniques, persuadé que leur connaissance plus approfondie devait nous permettre de l'éviter, et s'il y avait lieu de la reconnaître et d'y remédier à temps [1].

I. — OBSERVATIONS.

C'est à George Arnaud qu'est due la première relation d'un fait de ce genre, et, bien que son observation ne soit pas complètement explicite, je crois devoir la reproduire ici en entier :

OBS. I. — « En l'année 1730, je fus mandé à Rouen, en Normandie, pour y faire l'opération d'une hernie avec étranglement, à un financier de cette ville. M. de Manteville, médecin et chirurgien célèbre, qui fut un des consultants du malade sur lequel j'opérai, me demanda mon avis sur l'état d'une femme à qui il avait fait l'opération d'une hernie crurale, il y avait trente-six heures, sans que les accidents eussent diminué depuis l'opération. Je lui répondis que je ne pouvais pas en juger sans voir la malade, et sans examiner la plaie. Nous y fûmes sur-le-champ avec deux autres chirurgiens ; j'introduisis mon doigt dans le ventre où je sentis l'intestin, qui avait été réduit, extrêmement durci par les vents qu'il contenait, et je distinguai très sensiblement le rétrécissement de l'orifice du sac qui serrait fortement les intestins ; les assistants convinrent du fait après s'en être assurés les uns après les autres : je fis ce que je pus pour attirer l'intestin et le sac en dehors, ce qui ne fut pas possible ; il fallut donc se

---

1. On trouvera, plus loin, les deux observations de M. Farabeuf avec les réflexions très justes dont il les a fait suivre. Il en a rendu l'intelligence aisée par trois dessins, fort démonstratifs, que j'ai fait reproduire. J'insiste à dessein sur ce travail ; qui, malgré sa brièveté, renferme des aperçus pleins d'intérêt sur l'accident qui nous occupe.

déterminer à travailler sous œuvre pour débrider l'étranglement. M. de
Manteville me fit l'honneur de me présenter l'instrument, se servant de
ces propres termes, *que puisque j'avais découvert le renard, il fallait
que je le tuâs*. Je portai mon doigt jusqu'à l'orifice du sac, qui était
environ à la profondeur de trois pouces dans le ventre vers l'épine
supérieure et antérieure de l'os des iles, et je fis la dilatation du sac avec
mon bistouri mousse introduit sur mon doigt. La malade fut à la selle
une heure après; tous les accidents cessèrent, et elle fut guérie dans le
terme ordinaire [1].

Il ressort de la lecture de ce passage, que le chirurgien de Rouen
avait ouvert le sac herniaire et qu'après avoir probablement débridé
l'anneau, il avait réduit l'intestin étranglé, encore étreint par le
collet du sac qui était l'agent réel de la constriction, et qui n'avait
pas été sectionné, dans le tissu cellulaire sous-péritonéal. Il était
réservé à Georges Arnaud, le promoteur de la doctrine de l'étranglement des hernies par le collet du sac, de reconnaître la nature
des accidents et leur cause et d'y porter remède par une opération
jusqu'alors sans précédents : l'auteur à la vérité ne nous dit pas si
c'est par l'incision pratiquée sur le sac que l'intestin avait été refoulé
entre le péritoine et la paroi abdominale; il est même plus probable
que le sac lui-même, avec son collet et l'intestin qu'il renfermait
encore, avait été repoussé en dedans de l'orifice herniaire, car
Arnaud dit avoir cherché, mais en vain, à attirer *l'intestin et le sac*
au dehors. Ce qui est certain c'est qu'il s'agit bien ici d'une opération
dans laquelle le sac herniaire ayant été ouvert, l'anse intestinale
étranglée avait néanmoins été réduite en arrière de la paroi abdominale dans le tissu cellulaire sous-péritonéal, grâce à un décollement considérable de la séreuse, puisque l'orifice du sac avait été
refoulé *à trois pouces dans le ventre, vers l'épine supérieure et
antérieure de l'os des iles*.

Il est présumable que les accidents de ce genre avaient dû se
présenter plus d'une fois; mais ils avaient probablement été mal
interprétés : c'est ce qui paraît résulter d'une courte réflexion de
Richter [2].

« Supposons, dit-il, le cas où par rapport à l'étranglement on a
opéré une semblable hernie : le sac est ouvert, l'anneau dilaté, les
parties à découvert; mais on ne peut les réduire, ou si on les réduit,
le malade éprouve les accidents mentionnés : que peut-on faire
alors? »

1. George Arnaud, *Traité des Hernies ou descentes*, Paris, Le Mercier, 1749, sans
nom d'auteur, t. II, 1re partie, dixième observation, p. 62.
2. Aug. Gottlieb Richter, *Traité des hernies*, 2e édition, traduction de Joseph
Claude Rougemont, Bonn et Paris, 1788, p. 140.

Les accidents mentionnés sont : la constipation, les accidents du miséréré, des douleurs, inflammation, angoisse, difficulté de respirer, vertige ; c'est-à-dire la persistance des phénomènes de l'étranglement. Richter en rapporte la production à la pression exercée sur les viscères et sur les parois de l'abdomen par les parties que l'on a réduites et que le ventre ne peut plus contenir ; mais il est bien plus probable que la continuation et même l'exagération des troubles perçus par le malade, après la réduction, étaient dues à une fausse réduction ; l'anneau seul, comme le dit Richter, ayant été dilaté, et l'intestin ayant été refoulé dans le ventre avec le collet du sac qui l'étranglait.

Comment se fait-il que Richter, qui connaissait par les ouvrages d'Arnaud le rôle du collet du sac dans l'étranglement, qui admettait avec cet auteur, La Faye et Le Dran, malgré l'autorité de Louis, la possibilité de la réduction en masse d'une hernie étranglée par ce mécanisme, n'ait pas cherché dans une cause analogue la raison des accidents auxquels donnait lieu la réduction difficile de l'intestin, après l'ouverture du sac et le débridement des anneaux ?

Si l'interprétation exacte des accidents qu'il mentionne lui a complètement échappé, il faut l'attribuer à l'importance prédominante que l'on donnait encore aux anneaux, considérés comme l'agent presque exclusif des étranglements, et à l'opinion que le collet du sac, s'il prenait quelque part à la constriction exercée sur l'intestin, était suffisamment élargi par un débridement portant à la fois sur lui et sur l'orifice fibreux.

Il faut arriver en 1810, pour trouver dans une observation de Pelletan, la première où la constatation directe de la lésion ait été faite à l'autopsie, un aperçu plus exact des causes qui peuvent faire échouer les tentatives de réduction et du mécanisme par lequel s'opère la fausse réduction de l'intestin sous le péritoine.

Obs. II. — Pierre Patene, âgé de vingt-huit ans, vinaigrier, d'un tempérament flegmatique et d'une humeur triste et craintive, portait une hernie inguinale du côté droit , depuis l'âge de huit ans, pour laquelle il n'avait jamais eu de brayer : elle sortait pendant le jour, et avait acquis le volume d'un œuf, mais elle rentrait la nuit sans causer d'autres accidents que quelques coliques qui duraient peu.

Le 8 décembre, Patene travaillant à engerber des pièces de vinaigre, sa hernie sortit un peu plus que de coutume, et lui fit éprouver de la douleur, cependant elle rentra pendant là nuit.

Le 9, quand il voulut se lever, sa hernie sortit de nouveau, le fit beaucoup souffrir et l'obligea à se coucher pendant le reste du jour.

Le 10 et le 11, le malade ne déclara à personne la cause de son mal;

cependant il vomissait et n'allait pas à la selle. Ce ne fut que le 12, qu'il
se décida à venir à l'Hôtel-Dieu, où il arriva à deux heures après midi.
La tumeur avait le volume du poing, elle était allongée et piriforme, assez
dure, point douloureuse, même au toucher; elle semblait avoir un
pédicule d'un pouce et demi de long, le pouls étant faible et intermittent.

Les tentatives de réduction furent inutiles; on mit le malade dans un
bain, on appliqua des cataplasmes, et, à 8 heures du soir, l'impossibilité
de réduire la hernie étant la même, on pratiqua l'opération. Le procédé
en parut simple, l'anneau ayant été débridé convenablement, l'intestin
qui formait seul la hernie fut *repoussé au delà de l'anneau.* Le doigt
introduit dans cette ouverture ne témoigna rien de remarquable.

Je prescrivis des lavements émollients répétés d'heure en heure, et la
boisson de petit-lait; mais il ne se fit point d'évacuation. Le surlendemain
de l'opération, je fis prendre au malade une once d'huile de ricin, délayée
dans un jaune d'œuf; il n'y eut point de selle : les vomissements recom-
mencèrent comme avant l'opération; le ventre devint plus douloureux;
les hoquets et les vomissements s'aggravèrent jusqu'au 17 de ce mois,
jour auquel le malade succomba.

A l'ouverture du ventre, je trouvai une péritonite générale avec des
adhérences multipliées, des concrétions albumineuses et un épanchement
puriforme. La portion d'intestin qui avait été portée au delà de l'anneau,
avait été introduite entre le péritoine et les muscles abdominaux, au-dessus de cette ouverture. L'introduction du doigt dans le ventre par l'anneau, ne faisait rien connaître de cette disposition qu'on aura même de
la peine à concevoir. Mais voici comment je me représente que cela a été
effectué :

L'anneau étranglait fortement l'intestin, et le sac herniaire étant
ouvert, il est probable que j'ai introduit la tige du bistouri caché entre le
péritoine et les muscles. La nécessité de promener cet instrument d'un
côté et de l'autre, pour s'assurer qu'il n'y a point d'intestin engagé entre
lui et les parties à inciser, avant de faire sortir la lame, aura rompu le
tissu cellulaire et préparé là un espace capable de recevoir l'intestin.

J'éprouvai en effet une impression extraordinaire lorsque je fis rentrer
l'intestin, et je l'ai dépeinte en disant que j'avais *repoussé l'intestin au
delà de l'anneau.* Lorsque l'intestin est réduit convenablement, il ne faut
que le presser entre les doigts; il fuit pour ainsi dire, ou semble se précipiter dans le ventre. Mais comme une disposition intérieure, telle que le
volume des autres intestins, un amas de matières dans la portion la plus
voisine de l'anneau, ou toute autre circonstance analogue, peuvent faire
varier le mode de la rentrée de l'intestin, j'ai été peu frappé du vice de la
réduction, et mon doigt, introduit dans le ventre, ne m'ayant rien témoigné d'extraordinaire, je l'ai crue exacte et régulière [1].

1. Ph. J. Pelletan. *Etranglement produit par l'intromission de l'intestin entre le
péritoine et les muscles abdominaux.* (*Clinique chirurgicale*, Paris, Dentu, 1810;
t. III, p. 355.)

Cette observation présente néanmoins une lacune importante. On
voit que Pelletan ne mentionne même pas l'état du collet du sac et
qu'il est muet sur le rôle qu'il a pu jouer dans la persistance des phénomènes d'étranglement; la cause de la fausse réduction est toute
entière pour lui dans la fausse route que le chirurgien a créée en
essayant de débrider l'anneau. Scarpa ne pouvait tomber dans cette
erreur et les quelques lignes qu'il consacre à l'accident qui nous
occupe nous montrent la part qu'il fait jouer dans sa production, à
l'obstacle apporté à la réduction par l'orifice du sac herniaire. Voici
comment il s'exprime :

« Dans les cas dont je viens de parler, et qui ne sont point rares
dans la pratique (Scarpa vient de traiter des signes de l'étranglement
causé par le col du sac herniaire), si l'opérateur, par défaut d'attention ou par trop d'empressement, introduisait la sonde cannelée
entre le col du sac herniaire et l'anneau inguinal, il se trouverait
nécessairement fort embarrassé lorsqu'après le débridement de l'anneau, il éprouverait les mêmes difficultés qu'auparavant pour faire
rentrer les viscères dans le ventre. Si l'anse d'intestin était petite, il
serait exposé, en la repoussant avec force, à commettre une erreur
plus grande que la première ; il croirait remettre les parties à leur
place, lorsqu'il ne ferait que les pelotonner et les faire pénétrer entre
le péritoine et les bords de l'anneau [1] ».

Comme conclusion, Scarpa insiste sur la nécessité d'ouvrir le col
du sac à découvert, en glissant entre lui et l'intestin une sonde cannelée, et en s'assurant que le doigt peut, après ce débridement,
s'introduire jusque dans le ventre et y tourner en tous sens. On
verra plus loin que cette manœuvre elle-même ne donne pas une
garantie absolue.

Scarpa indique donc très nettement la persistance de la constriction exercée par le collet du sac comme la cause des fausses
réductions qui surviennent dans la kélotomie, et nous trouvons peu
après dans une autopsie de Lawrence la confirmation de cette hypothèse ; mais le fait en question présente des particularités insolites
qui jettent sur son interprétation quelque obscurité. A propos d'un
cas de réduction en masse du sac et de l'intestin qu'il contenait,
pratiquée au cours d'une opération de hernie étranglée, cet auteur
ajoute en note :

Obs. III. — Un cas presque semblable à celui-ci s'est offert à mon
observation. On pratiqua sans succès l'opération de la hernie crurale sur

1. Antoine Scarpa, *Traité pratique des hernies*, traduit par Cayol ; Paris, Gabon,
1812, p. 123.

un homme. Quand on eut ouvert le ventre, le péritoine vers l'arcade crurale parut soulevé par une tumeur considérable, placée entre lui et les muscles abdominaux; l'épiploon s'introduisait dans une ouverture ronde à bords mousses, et située vers le centre de la tumeur. Cette dernière était formée par une grosse masse d'épiploon, adhérente partiellement au sac herniaire, et se trouvait placée entre le péritoine et les muscles de l'abdomen. Les adhérences celluleuses de ces parties avaient été détruites, de manière que le péritoine était séparé dans une étendue considérable. Le sac herniaire avait été ouvert, mais son col n'était pas incisé, et c'est lui qui formait l'ouverture ronde que j'ai décrite au centre de la tumeur. Quand on considère l'étroitesse de l'étranglement dans la hernie crurale, il semble difficile de concevoir comment une masse aussi considérable de parties ait pu être réduite; mais l'examen ultérieur leva cette difficulté. L'arcade crurale avait été complètement détachée du pubis, de sorte que l'incision s'étendait de l'arcade crurale dans le canal inguinal. Heureusement le cordon spermatique n'avait pas été blessé. Les parties furent mises à part; elles sont maintenant en ma possession, et servent à prouver l'authenticité de mon récit [1].

Comment se fait-il qu'à l'autopsie l'on n'ait retrouvé dans la cavité accidentelle creusée entre le péritoine et les parois de l'abdomen, que de l'épiploon? L'intestin avait-il été réduit au cours de l'opération? Il faut le croire, car l'étranglement d'une masse même volumineuse d'épiploon, ne donne généralement pas lieu à des accidents mortels; malheureusement la constatation nécroscopique ne renferme aucun détail ni sur l'état de l'intestin, ni sur celui de la séreuse péritonéale.

L'observation suivant due à Ouvrard, bien que très courte, est plus satisfaisante à ce point de vue.

Obs. IV. — Le 26 août 1624, j'assistai, à l'Hôtel-Dieu d'Angers, à l'ouverture du corps d'un homme d'environ quarante-cinq ans, qui était mort dans la nuit précédente, à la suite de l'opération de la hernie étranglée : cet homme entra à l'hôpital avec une très petite hernie située au-devant de l'anneau inguinal droit; l'étranglement existait depuis vingt-quatre heures, la tumeur était très douloureuse ainsi que le ventre. On procéda à l'opération. L'anneau inguinal fut largement débridé, la petite anse d'intestin fut refoulée vers la cavité abdominale; le malade mourut trois jours après l'opération. L'inspection anatomique nous montra que l'aponévrose du grand oblique avait été largement débridée, mais que, vers l'extrémité supérieure du canal inguinal, il existait un rétrécissement qui n'avait pas été levé; resserrement qui s'était opposé à la rentrée des intestins dans le ventre, et qui avait fait que le chirurgien en poussant l'anse d'intestin, l'avait dirigée entre le péritoine et les muscles abdomi-

1. W. Lawrence, Traité des hernies, traduction de Béclard et J. Cloquet, Paris, Méquignon-Marvis, 1818, p. 427 : note.

naux. Le péritoine était décollé dans l'espace de deux pouces environ, formant ainsi un petit sac dans lequel l'intestin s'était logé, et où il avait contracté des adhérences par suite de l'inflammation. L'obstacle existant dans l'ouverture supérieure n'ayant pas été levé, les accidents avaient continué comme avant l'opération ; la hernie était en dehors, l'artère épigastrique en dedans, le cordon testiculaire en arrière et en dedans. Il existait une péritonite généralisée[1].

Un cinquième fait est relaté avec beaucoup plus de détails, par Aston Key, dans une note qu'il avait ajoutée au *Traité des hernies de l'abdomen* de sir Astley Cooper :

NOTE. — La méprise qui consiste à replacer dans l'abdomen un sac non ouvert, est maintenant peu commune depuis que A. Cooper a si bien appelé l'attention des chirurgiens sur la tunique additionnelle, fournie par le *fascia propria*. Dans le cas suivant, cet accident faillit arriver, mais l'opérateur ne pouvant réduire ce qu'il avait pris pour l'intestin, découvrit son erreur. Toutefois, lorsqu'il eut ouvert le sac et qu'il eut enlevé une partie de l'épiploon, au lieu de replacer l'intestin dans la cavité abdominale, il le refoula de force en haut entre le sac péritonéal et la gaine des vaisseaux. L'observation a été communiquée par une personne qui assistait à l'opération.

OBS. V. — La malade qui fait le sujet de cette observation se nommait Suzannah Towers, elle était âgée de soixante-dix ans. Le 20 août 1817, la malade n'avait pas eu de selles depuis plusieurs jours, mais elle n'avait point remarqué de tumeur dans les premiers moments ; elle affirma positivement qu'elle ne s'était livrée à aucun exercice violent et qu'elle n'avait fait aucun effort.

A dix heures du soir, elle éprouva les symptômes caractéristiques de l'étranglement ; pouls à 70, petit, filiforme ; vomissements fréquents, qui, suivant la malade, existaient depuis deux jours ; extrémités froides, prostration, absence de douleurs très vives, sauf toutefois une sensation d'élancement dans les intestins.

La hernie était évidemment crurale. La tumeur était dure et avait environ le volume d'une noix recouverte de son drupe. A son inflexibilité, je pensai qu'elle devait habituellement renfermer l'intestin, et que l'état qu'elle présentait dépendait de l'accumulation des matières fécales dans l'anse intestinale.

Je fis une saignée de six onces seulement, à cause de l'affaiblissement de la malade. Le taxis fut employé mais sans succès avant et après la saignée.

A onze heures, un chirurgien ayant proposé l'opération, dans la pensée que tout autre moyen serait peu efficace et qu'il n'y avait point de temps

1. J. P. Ouvrard, *Etranglement de l'intestin par l'ouverture supérieure et interne du canal inguinal* (Méditation sur la chirurgie pratique, Paris, J.-B. Baillière, 1828, p. 19).

à perdre, on y procéda de la manière suivante : on fit une incision cruciale qui comprenait la peau et les enveloppes de la hernie, à l'exception du péritoine (celui-ci en effet fut pris pour l'intestin), l'étranglement formé par le ligament de Poupart fut divisé. L'opérateur ayant ensuite mis son doigt dans une cavité qu'il regardait comme étant la cavité abdominale, me pria d'explorer cette cavité et d'y introduire aussi le doigt. Mais je ne rencontrai point l'espace que je m'attendais à y trouver ; je ne pouvais promener mon doigt librement de côté et d'autre.

Après de vains efforts pour réduire la hernie, l'opérateur, à un examen plus attentif, reconnut que le sac formé par le péritoine n'avait même pas été ouvert ; il y pratiqua, non sans quelques difficultés, une ouverture à travers laquelle il introduisit une sonde, et il acheva la division du sac avec un bistouri boutonné. Le sac ne renfermait point de sérosité ; la partie antérieure, et c'était la plus considérable de la hernie, était constituée par l'épiploon, derrière lequel se trouvait l'intestin qui avait le volume d'une noix ; celui-ci offrait une couleur rouge, livide, se rapprochant beaucoup du sang veineux, mais il n'avait pas perdu de sa transparence.

Comme on avait débridé à l'extérieur du sac, on pensa qu'il n'était pas nécessaire de débrider le sac lui-même, ni d'amener l'intestin en bas. Celui-ci fut facile à réduire et rentra promptement dans l'abdomen, du moins d'après ce que nous dit l'opérateur. Quant à l'épiploon, étant complètement froid, de même que l'intestin, et le sang ne circulant pas dans ses vaisseaux, même après qu'on eut eu soin de les dégorger, on en incisa une portion et le reste fut placé à l'entrée du sac. Il y avait quelques légères adhérences entre l'intestin et le sac, mais elles parurent à peine dignes d'attention. Les côtés de l'incision furent réunis par un seul point de suture ; on fit un pansement simple, et, comme la malade éprouvait une douleur légère de l'hypogastre, une flanelle chaude fut appliquée sur l'abdomen.

Le 24 août, à une heure un quart, *lavement de gruau et d'infusion de séné*. Ce lavement fut rendu aussitôt ; on le renouvela au bout d'une demi-heure, mais sans plus de résultat.

Vers deux heures et demie, *deux onces d'huile de ricin* qui furent rejetés ; depuis midi et demi les vomissements étaient continuels.

A trois heures et demie, *nouvelle dose de ricin*, qui fut également vomie.

A quatre heures un quart, amélioration, vomissements moins violents, pouls à 84, mou et plein.

Jusqu'à dix heures les vomissements cessèrent, mais ils reprirent alors avec une nouvelle intensité, et la malade vomit une grande quantité de matières fécales verdâtres ; pouls à 96, petit et faible ; langue chargée d'une couche brune et épaisse, visage anxieux, abdomen souple et sensible à la pression, seulement vers sa partie inférieure ; la malade prit alors cinq grains de calomel et un grain d'opium, mais ayant vomi au bout de quelques instants, elle rejeta probablement les médicaments qu'elle venait de prendre. Plusieurs lavements furent alors administrés jusqu'à une heure

après midi, moment où le chirurgien la vit et prescrivit une potion contenant du sulfate de magnésie, du calomel et de la rhubarbe; une dose fut
prise à deux heures.

A trois heures, on donna un lavement ordinaire, et comme il y avait
une chute du rectum, je fis rentrer l'intestin avant de donner le lavement
et je le maintins avec un tampon de linge.

A quatre heures, aucun vomissement n'est survenu depuis qu'on a
administré la potion. Point de selle; pouls à 90.

A six heures, pouls à 90 et faible, extrémités froides; bientôt après,
vomissement violent qui survient au moment où la malade prenait le calomel et la rhubarbe. J'injectai une autre demi-pinte de lavement, mais il
fut encore rendu à l'instant même.

A onze heures, la malade était expirante, pouls presque imperceptible,
extrémités froides, dyspnée. Mort un quart d'heure après minuit.

Autopsie treize heures après la mort. — Les intestins étaient légèrement enflammés et ils étaient distendus par des gaz; il y avait des
matières fécales et des gaz accumulés au-dessus de la portion intestinale
étranglée; mais il n'y en avait point au-dessous. Les intestins étaient fortement rétractés sur eux-mêmes au-dessous de l'étranglement, l'intestin
étant très étroitement embrassé par le collet du sac qui formait un étranglement, l'arcade crurale en formait un autre. Ce dernier avait été débridé
extérieurement au sac. En examinant l'intérieur du sac à travers l'incision faite à la cuisse, on ne découvrit d'abord aucune trace d'intestin; mais
toutes les parties environnantes étant écartées, on s'aperçut que l'intestin
avait été refoulé en haut, entre le péritoine et la gaine des vaisseaux cruraux; il était resté dans cette position vicieuse, aussi les symptômes
avaient-ils persisté.

L'aspect de l'intestin ne parut différer en rien de ce qu'il était au moment
de l'opération, je ne puis dire s'il renfermait des matières, car l'intestin
fut pressé et les matières furent refoulées dans sa cavité jusqu'à ce qu'il
se rompit; il adhérait solidement au collet du sac et ces adhérences ne
pouvaient pas s'être formées depuis l'opération. D'après la situation de la
hernie, je ne puis guère douter que l'intestin ne fût placé entre le péritoine
et la gaine crurale; c'était l'espace dans lequel on introduisait le doigt lors
de l'opération, circonstance qui explique la difficulté que j'avais éprouvée
à promener le doigt dans la prétendue cavité abdominale [1].

Malgré ces observations éparses, les accidents de fausse réduction
survenus dans le cours de l'opération de la hernie étranglée ne
semblent pas avoir arrêté l'attention des auteurs. Boyer ne les mentionne que pour dire « qu'aussitôt l'intestin réduit, on doit porter le
doigt indicateur dans l'ouverture herniaire, le faire pénétrer dans

---

1. Aston Key, annotation du *Traité des Hernies de l'abdomen*, d'Astley Cooper
(*Œuvres chirurgicales*, traduction Richelot et Chassaignac, Paris, Béchet jeune,
1837, p. 312).

l'intérieur du ventre, et lui faire parcourir tout le pourtour de l'anneau, afin de reconnaître si cette ouverture est libre, si l'intestin.....
au lieu d'avoir été introduit dans le ventre, n'a pas été poussé
entre le péritoine et les muscles...... » [1]. Velpeau, de même, indique
vaguement une variété de fausse réduction qui paraît se rapporter à
celle qui nous occupe :

« Il y a, dit cet auteur, dans cet accident une circonstance dont
l'explication n'a point encore été donnée d'une manière satisfaisante.
Étranglé par *l'anneau postérieur*, l'intestin, étant repoussé du scrotum dans le ventre, peut pénétrer par une éraillure du *fascia transversalis*, en subissant une flexion complète ; faisant alors saillie
dans l'abdomen, en laissant le canal inguinal libre, il met le chirurgien dans l'impossibilité de le faire ressortir. Les grands praticiens
ont presque tous signalé des cas de hernie inguinale ainsi réduite,
sans que les accidents d'étranglement eussent cessé, et sans qu'il
fût possible de faire redescendre les viscères. Un fait observé sur le
cadavre me porte à croire que quelques-unes de leurs observations
appartenaient au genre dont je viens de parler [2]. » Il est manifeste
que Velpeau indique ici la couture brusque et le refoulement dans
le tissu cellulaire sous-péritonéal de l'intestin par un autre orifice
que celui qui l'étrangle et qui n'a point été débridé, à la faveur
d'une ouverture qui, comprenant le fascia transversalis, doit évidemment comprendre aussi le sac herniaire et avoir été pratiquée
dans une tentative mal dirigée de débridement.

Telles sont les seules allusions que l'on puisse trouver à ce sujet
dans les traités classiques, dans les monographies et les articles de
dictionnaire. Dupuytren, dont les leçons cliniques renferment tant
de documents précieux sur les accidents qui compliquent l'étranglement herniaire, et particulièrement sur les réductions en masse, n'a
pas écrit une ligne de laquelle on puisse inférer qu'il connut
l'accident qui nous occupe ; on peut dire la même chose des ouvrages
de J. Cloquet, de Malgaigne, de M. Gosselin et de tous ceux dont
les travaux sur les hernies font autorité : preuve évidente de la très
grande rareté de cette variété de fausse réduction, car on ne saurait
admettre que les chirurgiens les plus versés en la matière n'eussent
pas tourné leur attention sur la cause d'accidents aussi graves qu'inattendus si ceux-ci se fussent présentés dans leur pratique.

1. Le baron Boyer, *Traité des maladies chirurgicales et des opérations qui leur conviennent* (Paris, 1822, t. VIII, p. 131).
2. Velpeau, *Article inguinale (hernie)*, in *Dictionnaire de médecine, ou répertoire
général des Sciences médicales*, Paris, Béchet, 1837, t. XVI, p. 512.

Ce fut en 1864 seulement que Streubel [1], étudiant dans une monographie très complète les diverses sortes de fausses réductions,
décrivit celle qui nous occupe ; et après avoir cité les cas de Pelletan et d'Ouvrard, y ajouta deux faits plus récents dus à Textor *Senior*
et au professeur Zeis, de Dresde : nous reproduisons *in-extenso* ces
deux observations qui présentent un très réel intérêt. Celle de Textor mérite d'autant plus d'être lue et méditée que des difficultés insolites se présentèrent au chirurgien au cours de l'opération; l'autopsie démontra que l'étranglement avait son siège dans la cavité abdominale et qu'il était dû à la pénétration d'une anse d'intestin dans la
tunique vaginale du testicule arrêté dans sa migration au-dessus de
l'orifice inguinal supérieur. Dans le cas de Zeis, au contraire, la
fausse réduction doit être uniquement imputée à la manière dont
fut pratiqué le débridement.

Obs. VI. — Sous le titre d'étranglement interne, Textor (Senior) décrit
le cas suivant. Le 3 décembre 1846 un journalier de vingt-cinq ans est porté
à Iuliushospital pour une hernie étranglée dont il était atteint. Ce jeune
homme disait avoir reçu, à l'âge de cinq ans, un coup de pied lancé par un de
ses camarades dans la région pubienne; par l'effet de cette violence, le testicule droit serait rentré dans le ventre; en effet, de ce côté le scrotum est
flasque et l'on n'y sent pas l'organe mâle. A cette époque également
serait apparue dans le pli de l'aîne à droite une tuméfaction, qui fut
réduite à l'hôpital un jour qu'elle était devenue plus grosse et plus douloureuse, et pour laquelle on avait appliqué un bandage. Comme cette
hernie ne lui causait aucune souffrance, le malade s'était bientôt dispensé de le porter; et pourtant, de temps à autre, des écarts de régime
ou des efforts ramenaient quelqu'état douloureux dans cette hernie.

La veille de son admission, à la suite d'une débauche de salade, écla-
tèrent des douleurs vives dans le bas-ventre et dans la tumeur qui devint
irréductible, et des vomissements survinrent. Un médecin, qui fut appelé,
trouva une tumeur grosse comme un œuf d'oie, tendue, résistante, que
les pressions exercées sur elle faisaient disparaître en partie : comme le
malade affirmait que depuis des années la hernie ne rentrait plus complètement, qu'il se disait soulagé par le taxis qu'il venait de subir, ce médecin crut avoir levé l'étranglement, mais en raison de l'indocilité du
patient qui se refusait à prendre les soins nécessaires, il conseilla néanmoins de le transporter à Iuliushospital, ce que l'on ne fit que trente
heures après, alors que les accidents d'étranglement, momentanément
masqués, se furent reproduits.

A l'examen on trouvait une vaste tumeur de la région inguinale; la
peau à ce niveau était rouge et l'épiderme soulevé par des phlyctènes.
Le grand diamètre de cette tuméfaction était parallèle au pli de l'aîne,

1. C. W. Streubel, *Ueber die Scheinreductionen bei Hernien, und insbesondere bei
eingeklemmten Hernien*, Leipzig, 1864, p. 99.

sa consistance était tendue ; elle était peu douloureuse et paraissait renfermer de l'intestin et de l'épiploon. Il n'y avait du reste pas de fièvre ; depuis deux jours aucune évacuation n'avait eu lieu par l'anus. Un interne pratiqua une tentative de taxis le malade étant placé dans un bain ; il crut avoir réussi en partie, mais sans que cette manœuvre amenât de soulagement. Au contraire, un lavement chargé d'huile de ricin détermina des évacuations copieuses qui furent suivies d'une amélioration des symptômes, quoique la tumeur eut repris tout son volume. Après une nuit assez bonne, les phénomènes de l'étranglement apparurent de nouveau, les lavements demeurèrent sans résultat, la tumeur se tendit davantage ; le 5 au matin, le taxis dans le bain fut tenté de nouveau, mais la hernie qui paraissait se réduire en partie sous les pressions, reprenait son volume primitif dès qu'elles cessaient. On procéda aussitôt à l'opération.

On fit une incision parallèle au trajet inguinal ; le tissu cellulaire était infiltré de sérosité ; à l'ouverture du sac, il s'écoula un liquide clair d'un brun jaunâtre. Le sac fut alors fendu dans toute sa longueur et l'on put apercevoir dans sa cavité une anse complète d'intestin ; sa coloration était brun-rouge. Le sac ne renfermait d'ailleurs, ni le testicule, ni d'épiploon. L'orifice herniaire ne paraissait exercer aucune constriction ; on pouvait aisément y faire pénétrer deux doigts et pourtant la réduction de l'intestin hernié n'était pas possible ; et lorsqu'on réduisait une anse au travers de l'orifice, une autre sortait et venait aussitôt prendre sa place. Cette difficulté de la réduction persista même après que l'on eut pratiqué des débridements avec le bistouri de Pott en haut d'abord, puis en différentes directions ; enfin l'on réussit à refouler l'intestin en dedans et en bas, mais malgré cette réduction il était toujours possible de le voir et de le toucher au travers de l'orifice herniaire, ce qui n'est point le cas lorsque la réduction s'est faite franchement. Au moment où l'on avait débridé en dedans, une grande quantité de sang était venue au dehors, de telle sorte que l'on eût pu croire à la blessure d'une artère ; l'hémorrhagie s'arrêta pourtant par la compression faite avec le doigt dans la plaie ou avec une éponge. On réunit les lèvres de l'incision par une suture, et l'on appliqua un pansement sur la plaie.

Le malade avait subi courageusement cette longue opération ; il n'en recueillit aucun bénéfice, l'abdomen resta tendu, douloureux et bientôt les vomissements réapparurent. Les sangsues, les lavements, le calomel restèrent sans effets, les phénomènes de péritonite s'accentuèrent de plus en plus, le pouls devint petit, rapide, la face s'altéra, la mort survint trente heures après l'opération.

Autopsie. — Le péritoine viscéral et pariétal est injecté ; cette injection est inégale et se présente en certains endroits sous forme de taches rouges. Dans les parties les plus déclives de la séreuse se trouve une grande quantité de liquide trouble, sale et floconneux.

On ne constate d'exsudat plastique que dans les points qui se rapproche du siège de l'étranglement ; les adhérences en ces points sont molles. Les anses intestinales sont très distendues par le gaz et les matières.

« Le testicule droit, se trouve à l'anneau inguinal interne du côté droit où
« il a été retenu par un arrêt de sa migration; il repose comme une val-
« vule serrée sur l'orifice de ce trajet. La tunique vaginale du testicule
« déplacé forme une valvule petite et épaisse, qui a laissé une anse d'in-
« testin grêle s'engager dans un orifice anormal : cette anse est très
« enflammée et recouverte d'un exsudat plastique. En cherchant à péné-
« trer dans le trajet inguinal par la plaie résultant de l'opération lors que
« l'on eut dégagé l'anse retenue par la valvule ci-dessus mentionnée, on
« trouva en outre quelques anses d'intestin grêle qui étaient sorties par
« l'orifice inguinal profond, et qui avaient été violemment refoulées, au
« cours de l'opération, non dans le ventre, mais dans un espace artificiel
« créé entre le péritoine, la vessie et les muscles de la paroi. Le péritoine
« décollé de la face postérieure de ces muscles recouvrait les anses intes-
« tinales et même deux onces de caillots sanguins noirâtres. » L'artère
épigastrique avait été coupée à deux pouces de son origine, c'était elle
qui avait fourni l'hémorrhagie. L'anneau constitué par la valvule que
déterminait le testicule et qui conduisait également à un sac intérieur,
avait un rebord irrégulier en raison de l'exsudat fibrineux dont il était
recouvert. L'auteur ajoute que dans le cas qu'il vient de décrire on n'eût
pu obtenir quelque résultat que de la gastrotomie [1].

Obs. VII. — Le 8 février 1884, je trouvai au service de chirurgie de
l'hôpital un garçon meunier de vingt-cinq ans, nommé Schroeder, qui
souffrait d'une hernie étranglée. La hernie, suivant son dire, serait apparue
à l'âge de dix-sept ans et dès lors elle aurait été contenue par un bandage; grâce à ce soin il n'aurait jamais souffert d'aucun trouble des fonctions digestives.

La hernie était une hernie scrotale gauche, elle avait un pédicule facile
à sentir, descendait profondément dans les bourses où l'on ne pouvait
l'isoler nettement du testicule, ce qui me fit penser que, quoique la hernie
se fût développée à un âge plus avancé, ce pouvait être une hernie congénitale (au point de vue de sa disposition anatomique). La tumeur, de
forme allongée, présentait du reste en son milieu une légère coarctation
qui m'amena à me demander si la partie supérieure seule n'était peut-
être pas la hernie, l'inférieure étant constituée par une hydrocèle; la
démarcation n'était pas assez marquée pour l'affirmer et l'on sait qu'il
arrive souvent que dans l'hydrocèle, dans les hernies ordinaires, ou
dans les hernies congénitales, la tunique vaginale, le conduit péritonéo-
vaginal ou le sac herniaire possèdent en certains points une épaisseur
variable de leurs parois qui peut donner lieu à une semblable apparence.

Un bain avait été donné sans résultat, les tentatives de réduction,
même avec l'assistance du chloroforme, n'avaient rien donné; les phénomènes d'étranglement pressaient; je me décidai à pratiquer de suite l'opé-

1. Textor sen. (*Verhandlungen der physik. medic. Gesellschaft zu Würzburg*,
vii, p. 35, et Streubel, *loc. cit.*, p. 81).

ration (on remarquera que Zeis ne donne aucun renseignement sur les débuts, les phénomènes et la marche de cet étranglement).

Après l'ouverture du sac herniaire, ou plutôt de la tunique vaginale du cordon, car le diagnostic de hernie congénitale se vérifia par la suite, je tombai sur de l'épiploon, sans qu'une goutte de liquide se fût écoulée ; cet épiploon était adhérent, mais des tractions avec le doigt suffirent à le libérer ; il avait d'ailleurs bon aspect. Pendant que je le libérais de ces adhérences je vis se présenter au-dessous de lui une anse d'intestin grêle vivement injectée ; sa surface laissait sourdre du sang des capillaires en telle abondance que la quantité de sang que perdit le malade pendant l'opération assez longue qui fut pratiquée, ne fut pas insignifiante. En plongeant le doigt vers les profondeurs du scrotum ; j'en fis sortir une grande quantité de sérosité jaune qui pouvait être le liquide du sac ou celui d'une hydrocèle congénitale.

Le pilier inguinal externe était fort tendu, je le sectionnai ; explorant alors l'orifice herniaire, je ne le trouvai pas très étroit. Je m'étonnai surtout que mon doigt, au lieu de pénétrer dans la direction du trajet inguinal, en dehors et en haut, pût être introduit directement d'avant en arrière et en dedans de telle sorte qu'après une très courte excursion, la pointe de ce doigt put être sentie au-dessous de la paroi abdominale. Ce fait m'induisait à croire, pendant quelques moments, que j'avais affaire à une hernie inguinale interne : dans cette hypothèse je pratiquai pour débrider l'orifice plusieurs petites sections sur son côté interne et une incision dirigée directement en haut. Mais avant la fin de l'opération le prolapsus du testicule qui occupait la même cavité que la hernie, venait me prouver qu'il s'agissait bien d'une hernie congénitale.

On comprendra l'erreur où je suis tombé en considérant que, dans les hernies inguinales externes anciennes, la direction du trajet inguinal se modifie de telle sorte que les viscères sortent de l'abdomen presque directement ; cela résulte du refoulement en dedans de la paroi postérieure du canal inguinal, y compris l'artère épigastrique. Ce vaisseau aurait pu être intéressé par le débridement que je fis en dedans ; si cela n'eut pas lieu cela tient à ce que mon incision fut très superficielle. Reste à savoir comment il se fait que les hernies externes ainsi modifiées aient un collet identique à celui des hernies inguinales externes ordinaires ; je ne trouve pas d'autre réponse à cette question que la suivante : alors même que la hernie externe est devenue directe, les rapports de son collet restent en partie ce qu'ils étaient auparavant.

Revenons à notre opération : même après que j'eus détruit les adhérences assez solides que l'épiploon avait contractées dans le trajet inguinal, la réduction de l'anse ne put être obtenue ; je fus donc amené à attirer au dehors une plus longue portion d'intestin pour faciliter la rentrée dans le ventre des gaz qu'il renfermait et son affaissement. Je passai deux fils en travers du sac, c'est-à-dire de la tunique vaginale, et je fis tirer sur eux pour effacer les plis que je supposais s'opposer à la réduction ; je dus même me servir à cet effet de l'érigne d'Arnaud.

La consistance de l'anse herniée me faisait craindre qu'elle ne vînt à se rompre, d'autant plus qu'en maint endroit des épanchements sanguins étaient apparus sous la séreuse. Je parvins enfin à faire rentrer successivement une certaine longueur de l'intestin, mais en même temps de nouvelles portions sortaient du côté opposé, principalement en dedans, de telle sorte que le volume des viscères herniés restait le même ; néanmoins je pouvais exercer des pressions plus efficaces sur ces derniers qui étaient sains, sans craindre de les crever. Ce laborieux travail put enfin être terminé ; tout l'intestin et l'épiploon étant alors réduits, je pus constater l'existence du testicule dans le sac.

L'opération paraissait achevée à souhait, le doigt introduit dans la plaie ne sentait plus aucun obstacle, pourtant aucune amélioration ne se manifesta dans l'état général du sujet, qui mourut le lendemain soir.

Autopsie le 10 février. — A l'ouverture du ventre on constate qu'une anse entourée d'épiploon adhère fortement à l'orifice inguinal interne. Après avoir sectionné l'épiploon on put mieux encore s'en convaincre, mais on trouva que, contrairement à ce qui s'observe généralement en pareil cas, l'on ne pouvait reconnaître l'anse jadis herniée à sa coloration. Nous en découvrimes la raison en attirant en dedans la masse intestinale : nous pûmes voir une grosse tumeur, recouverte par le péritoine, siégeant dans la fosse iliaque interne gauche et sur le muscle iliaque, tumeur dont la nature nous fut aussitôt révélée par l'aspect des anses intestinales qui la remplissaient et que l'on voyait par transparence. En incisant ce revêtement péritonéal nous tombâmes sur l'intestin et sur l'épiploon auxquels nous avions eu affaire pendant l'opération.

L'introduction d'un doigt, du péritoine dans le trajet inguinal jusqu'à la plaie, et d'un autre doigt de la plaie extérieure dans la cavité accidentelle, nous démontra que les viscères herniés n'avaient pas repris le chemin par lequel ils étaient sortis, mais avaient pénétré dans une fausse route. Je rappelle ici que mon premier débridement avait porté sur le pilier inguinal externe très tendu : on conçoit qu'en le faisant j'avais dû intéresser tout d'abord le revêtement séreux de la hernie, sac herniaire ou tunique vaginale. Les tractions pratiquées avec les fils passés au travers du sac et avec l'érigne, si utiles en temps ordinaire, pouvaient avoir eu pour effet dans ce cas de dilater l'incision du sac, et d'amener la formation d'une dépression à ce niveau, puis d'une véritable fausse route. L'on conçoit que celle-ci, une fois créée, la première anse intestinale y ayant été refoulée, les autres devaient la suivre dans le cul-de-sac où les refoulaient les pressions. Ainsi furent repoussés entre le péritoine et la face profonde du transverse, décollés par ce mécanisme, l'intestin et l'épiploon. Quoique les adhérences contractées par l'épiploon au niveau de l'orifice herniaire aient pu dès l'abord opposer une certaine résistance aux tentatives de réduction, il devint manifeste que ce n'était pas l'étroitesse de cet orifice qui avait déterminé la persistance de l'étranglement : celui-ci, comme dans des cas analogues, relevait uniquement de la coudure à angle aigu de l'anse intestinale, coudure qui la rendait infranchissable aux matières [1].

Streubel rapprochait, dans son travail, la fausse réduction de l'intestin sous le péritoine au travers de l'incision du sac herniaire, d'un accident très analogue qui peut survenir en dehors de l'opération sous l'influence du taxis. Birkett, en effet, a réuni plusieurs exemples de rupture du sac herniaire, produite par les efforts de taxis, et dans lesquels l'intestin fut refoulé au travers de cette rupture dans le tissu cellulaire sous-péritonéal par les pressions exercées sur la hernie dans un but de réduction. Ces faits, joints à quelques autres et à ceux que nous venons de reproduire, portaient tous sur des hernies inguinales ; aussi l'auteur vise-t-il uniquement ces hernies dans les considérations fort justes, du reste, dont il fait suivre ce chapitre et sur lesquelles nous n'insistons pas pour l'instant. Nous signalons cette lacune, car on a pu voir que cet accident n'était pas l'apanage exclusif de cette sorte de hernie, et qu'on l'avait également observé dans l'opération de hernies crurales : nous en citerons tout à l'heure de nouveaux exemples.

Le mémoire de Streubel était évidemment connu de Roser [2], lorsque, dans ses *Éléments de pathologie chirurgicale*, il compta au nombre des accidents qui peuvent survenir dans l'opération de la hernie étranglée, la réduction de l'intestin entre le péritoine et les aponévroses de la paroi abdominale, au travers de l'ouverture faite au sac par le débridement : mais ce que ce chirurgien en dit se borne à une simple mention accompagnée d'une figure schématique sans grand intérêt. Dix ans plus tard, l'auteur d'une thèse de Dorpat sur les réductions apparentes, Boris Lipnisski, s'inspira également du travail de Streubel [3]. Cette thèse, où les cas de fausse réduction sont répartis dans les cadres d'une classification fort compliquée, ne renferme d'ailleurs pas de paragraphe spécialement consacré à l'accident qui nous occupe, et il nous a fallu parcourir toutes les observations qu'il contient pour y trouver deux faits nouveaux qui nous ont paru les exemples indubitables de refoulement de l'intestin étranglé sous le péritoine, pendant l'opération. — L'un deux a été rapporté par Hulke ; la description trop sommaire et parfois obs- ·

1. Prof. Zeis, de Dresden (observation communiquée directement à Streubel, *loc. cit.*, p. 101).

2. W. Roser, *Éléments de Pathologie chirurgicale spéciale et de médecine opératoire*, traduction de Culmann et Sengel, Paris, Chamerot et Lauwefyns, 1870, p. 328.

3. Boris Lipnisski, *Ueber die Scheinreductionen bei Hernien*, thèse inaug. Dorpat, 1880, p. 70 et 75.

cure des lésions contenues dans cette observation ne laisse néanmoins aucun doute sur la pénétration de l'anse étranglée dans un
énorme décollement du péritoine créé par les efforts de réduction.
L'autre, publié par Max Schede, peut servir de moralité aux tentatives
que cet auteur a faites pour remettre en honneur le taxis forcé;
on y verra le décollement du péritoine être la conséquence des
manœuvres exagérées de taxis, préparé d'avance en quelque sorte
à recevoir l'intestin étranglé, lorsqu'après l'ouverture du sac on
voulut essayer de le faire rentrer dans le ventre.

Obs. VIII. — Une femme de soixante-dix ans portait, depuis une trentaine d'années, une hernie crurale qui s'était étranglée plusieurs fois et
avait toujours pu être réduite par le taxis. Un nouvel étranglement étant
survenu, la hernie qui présentait le volume d'une bille de billard, ne put
être réduite. Après une tentative infructueuse pour faire rentrer l'intestin
sans ouvrir le sac herniaire, ce dernier fut incisé, et l'on sectionna le
collet du sac, quelques tractus fibreux qui bridaient sa face externe, enfin
le ligament de Poupart. Mais malgré l'étendue de ce débridement le contenu de la hernie ne put être réduit d'une manière satisfaisante. Le
doigt pénétrait au-delà de la paroi abdominale dans un espace libre où
il pouvait se mouvoir; comme la nature de l'obstacle à la réduction ne
pouvait être rigoureusement déterminée, mais que l'étranglement devait,
à ce que l'on pensait, avoir été levé, on ferma la plaie. La mort survint
dix-sept heures après l'opération.

A l'autopsie, on trouva l'intestin dans le fond de la plaie; il existait
une sorte de grande cavité en dehors du péritoine, entre celui-ci et les
parois de l'abdomen et du bassin. Cette cavité s'étendait à trois pouces
au-dessus de la symphyse, de l'artère épigastrique droite à l'artère épigastrique gauche; elle régnait en avant de la vessie, en arrière de la symphyse pubienne, descendait des deux côtés du vagin jusqu'au plancher
périnéal, et elle atteignait l'échancrure sciatique gauche. La paroi postérieure de cette énorme cavité, formée par le péritoine renforcé par le
fascia transversalis, renfermait la vessie, séparée du pubis, et l'utérus;
le rectum côtoyait son bord droit. Cette paroi péritonéale présentait à la
hauteur de l'anneau crural gauche, mais à deux pouces et demi plus profondément située, une ouverture circonscrite par un épaississement du
péritoine et par laquelle la cavité accidentelle communiquait avec la
cavité péritonéale; c'était évidemment le reste du collet du sac. Par cet
orifice une longueur de huit pouces d'intestin grêle avait passé de la
cavité péritonéale dans la cavité accidentelle : l'anse jadis herniée contenue dans le sac se continuait avec l'intestin précédent. Celui-ci était
enflammé, principalement au voisinage du point qui avait été étranglé.
L'orifice qui laissait passer les anses intestinales n'exerçait sur elles
aucune constriction [1].

1. J. W. Hulke, *Medico-chirurgical Transact.*, vol. XLVII, 97, 1864, cité par Boris
Lipnisski (*loc. cit.*, p. 70).

OBS. IX. — Carl Dahlmann, ouvrier, âgé de vingt et un ans, se présente à la clinique de Volkmann en septembre 1868, avec une grosse hernie scrotale gauche, étranglée depuis deux jours. D'énergiques efforts de taxis avec chloroforme avaient été pratiqués par d'autres médecins, aussi en l'absence du professeur, Schede se décida-t-il à opérer de suite. L'intestin distendu paraissait sain; l'anneau inguinal externe qui semblait être la cause de l'étranglement et qui était fort étroit, fut agrandi par des débridements multiples et la réduction fut essayée; contre toute attente elle échoua. Schede pénétra avec l'indicateur dans le trajet inguinal qui était large, sans trouver nulle part d'obstacle à la réduction; si loin que le doigt put atteindre, il ne trouvait que des anses d'intestin libre. L'auteur se tranquillisa en se persuadant que le tympanisme seul s'opposait à la rentrée de l'intestin et il appliqua le pansement. Mais les phénomènes d'étranglement continuèrent; le lendemain, la plaie était couverte de matières d'aspect sale, la gangrène s'emparait du scrotum, et la péritonite généralisée déterminait la mort au bout de cinq jours.

L'*autopsie* fit voir un énorme décollement du péritoine comprenant l'*anneau inguinal interne* (sic) qui était l'agent de l'étranglement. La cavité ainsi créée contenait un pied et demi d'intestin, et avait le volume des deux poings, de telle sorte que le doigt introduit dans la plaie ne pouvait en aucune façon atteindre l'agent de l'étranglement. Pour reconnaître son existence il eût fallu d'abord évacuer par ponction le contenu de l'intestin, ou attirer de nouveau au dehors toute la portion de ce viscère qui était étranglé [1].

Dès 1877, M. Farabeuf avait porté à la connaissance de la Société de chirurgie deux faits anatomiques qu'il avait eu l'occasion d'étudier et où se trouvait minutieusement décrite et représentée par des figures, la disposition des parties après la fausse réduction [2]. Ce travail n'était point passé inaperçu puisqu'il se trouve cité dans le *Traité de pathologie externe* de M. S. Duplay au chapitre que l'auteur consacre aux accidents qui s'observent à la suite de l'opération des hernies [3]. Mais il ne fut pas publié dans les *Bulletins* et c'est pour combler cette lacune que, sollicité par un cas analogue qui s'est présenté cette année à mon examen dans mon service de Bicêtre, je demandai à mon collègue de vouloir bien m'en confier la publication. Je reproduis donc ces deux observations avec les dessins qui les accompagnent et qui sont dûs à la plume de M. Farabeuf; elles seront suivies de l'observation du cas qui m'est propre; celui-ci

1. Max Schede, *Ueber die forcirte Taxis bei Brucheinklemmungen* (Centralbl. f. Chirurgie, n° 25, 19 septembre 1874), cité par Boris Lipnisski (*loc. cit.*, p. 75).
2. L. H. Farabeuf, *Reduction des hernies sous le péritoine par la fente du débridement*, (cité dans les Bulletins de la Société de chirurgie, 1877, p. 531).
3. Follin et Duplay (*Traité élémentaire de pathologie externe*, t. VI, fasc. 1, p. 120, 1879).

terminera ce chapitre un peu long, consacré à la relation de faits
que, pour l'intelligence des considérations qui vont suivre, il était
nécessaire de retracer en entier.

Obs. X. (Farabeuf.) — En janvier 1876, j'assistais à l'autopsie d'une
femme morte des suites de l'opération d'une hernie inguinale étranglée.
Le débridement avait été fait en haut et en dehors largement. Il n'existait pas de traces d'un véritable collet du sac comme cela se rencontre
dans les vieilles hernies. L'anse intestinale herniée, refoulée par le taxis

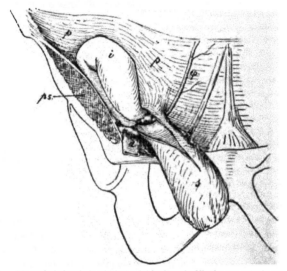

Fig. 1. — L'anse de la hernie inguinale *i* a été logée après débridement et taxis, entre la face
antéro-externe *p p*, du péritoine et la loge du psoas *ps*.
  S est le sac inguinal fendu et deshabité ; *a* l'artère crurale et l'origine de *ep*, l'artère épigastrique.

de l'opérateur, s'était engagée dans la longue incision du débridement,
au lieu de rentrer dans la cavité péritonéale, et s'était logée sous le péritoine de la fosse iliaque, toujours étranglée ou plutôt obstruée et, de plus,
coudée à angle droit au niveau de son pédicule.

  C'est en ce point et dans cet état qu'elle fut trouvée à l'autopsie, non
gangrénée et à peine adhérente au tissu cellulaire sous-péritonéal dans
lequel elle s'était creusé une loge. Ce fait mal compris, je dois le dire,
par quelques-uns des assistants, était resté dans mon esprit comme une
curiosité intéressante, mais très rare.

  Obs. XI. (Farabeuf.) — Un mois après, quelqu'un vint me parler d'une
opération de kélotomie qui, faite dans de bonnes conditions, avait présenté certaines particularités et paraissait devoir se terminer par la

mort. Après m'être fait rendre compte des diverses observations faites dans le cours de l'opération, je ne doutai plus de ce qui était arrivé à l'opérateur et lui fit part du fait précédent qui le frappa beaucoup. La deuxième opérée étant morte comme la première, la pièce anatomique fut mise à ma disposition, et je pus l'examiner à loisir, l'étudier et la dessiner.

Il s'agissait d'une vieille femme opérée de hernie crurale droite et morte le sixième jour après l'opération. Voici ce qui s'était passé :

Le sac, son goulot et son orifice interne avaient été incisés en dedans. L'étranglement avait été d'autant plus largement et profondément détruit que l'opérateur ne pouvant réduire d'une manière satisfaisante s'y était repris à plusieurs fois, enfonçant chaque fois le bistouri plus profondément. Après chaque débridement et avant de refouler l'anse herniée, le doigt du chirurgien sentait au fond de la plaie et en dedans de l'orifice « *une bride singulière* » qui se laissait bien refouler en dedans mais revenait en place aussitôt qu'on l'abandonnait à elle-même. Cette bride singulière fuyait pareillement devant le bistouri et laissait le tranchant mordre le collet du sac jusque dans le ventre.

C'était, comme l'autopsie l'a montré, l'artère ombilicale réduite comme d'habitude à l'état de cordon fibreux imperméable.

A chaque tentative de réduction, l'intestin ne pouvant être, vu la profondeur, parfaitement passé à la filière, refoulait en arrière la bride placée au côté interne de l'anneau incisé ; cette bride sous-péritonéale refoulait à son tour le péritoine également en arrière, le décollait de la paroi abdominale antérieure et préparait ainsi, dans le tissu cellulaire, un espace où l'anse herniée se logeait.

En effet, après chaque pseudo-réduction, il restait au fond de la plaie une petite saillie molle et dépressible qui n'était autre que le coude formé par l'anse intestinale recourbée devant le cordon de l'artère ombilicale.

Tout cela, qui devint fort clair après l'autopsie, resta incompréhensible pour tous ceux qui assistèrent à l'opération.

La malade abandonnée avec une pseudo-réduction, succomba, on l'a, vu, le 6e jour et à l'autopsie, l'anse herniée fut trouvée non réduite, mais coudée à angle droit devant l'artère ombilicale et logée entre le péritoine, en arrière de la face postérieure du pubis et du muscle grand droit de l'abdomen en avant. Elle avait contracté quelques adhérences avec le tissu cellulaire ambiant et n'était pas gangrenée. Je ne puis donner d'autres détails sur la marche des accidents non plus que sur le mécanisme de la mort.

Les figures ci-jointes, simplifiées mais dans le fonds conformes à la réalité, suppléeront au laconisme de la description.

Tout en croyant au rôle essentiel qu'a joué le cordon de l'artère ombilicale dans la production de la 2e pseudo-réduction dont il vient d'être question, je pense, ajoute M. Farabeuf, que la plupart du temps les accidents analogues doivent reconnaître d'autres causes qu'il me suffit d'examiner.

Il faut évidemment, pour que la hernie s'engage sous le péritoine par la fente du débridement, que cette fente soit *large, plus praticable que le collet du sac* et que la séreuse, peu adhérente, *se laisse facilement décoller.*

Si le chirurgien engage le doigt par erreur sous le péritoine, il prépare à la hernie une fausse voie. S'il ne s'assure pas que tout le pourtour de la partie étranglée est libre d'adhérences avec

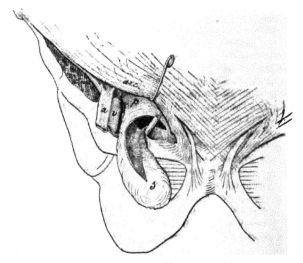

Fig. ii. — Cette figure représente le sac crural débarrassé de la hernie. On voit que le débridement a dépassé en dedans le cordon de l'artère ombilicale *o* sans l'entamer.

Arc. Arcade crurale soulevée par un crochet ; *p*, le péritoine ; *o*, le cordon de l'artère ombilicale ; *s*, le sac largement fendu ; *a* et *v*, l'artère et la veine crurales.

le collet et que celui-ci est largement débridé ; s'il ne fait pas le taxis dans la bonne direction ; s'il ne s'efforce pas de passer l'intestin à la filière..... il s'expose évidemment à produire soit la classique réduction en masse, soit la pseudo-réduction sous le péritoine.

Obs. XII (Personnelle). — Le 3 mars 1884, au matin, au moment de la visite, je fus averti que l'on venait de faire passer d'une salle de médecine dans la mienne un vieillard présentant une hernie irréductible avec des vomissements ; dès le premier coup d'œil, il me fut aisé de reconnaître qu'il s'agissait d'un étranglement véritable ; un bassin, placé à côté du malade et rempli de matières brunâtres et fétides, indiquait, en effet, la provenance des vomissements, et là tumeur inguinale droite, petite, mate, assez tendue, douloureuse au toucher surtout au niveau de son adhérence à l'anneau inguinal externe, ne pouvait être considérée que comme une hernie inguino-pubienne étranglée.

Les commémoratifs nous apprenaient que ce vieillard, âgé de soixante-treize ans, était depuis très longtemps porteur d'une hernie inguinale qui, simple d'abord et située à droite, était devenue double, la hernie gauche était néanmoins toujours restée moins volumineuse que la droite: Ces hernies étaient contenues depuis plusieurs années par un bandage inguinal double porté sans sous-cuisses.

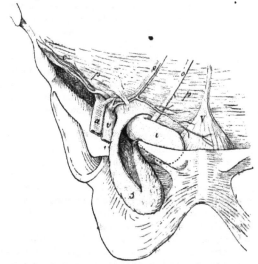

Fig. III. — Cette figure représente la hernie crurale : logée après débridement et taxis, derrière le pubis, devant le péritoine dont on voit p, p, la face antérieure. V est la vessie; o le cordon de l'artère ombilicale.; e les vaisseaux épigastriques ; c les vaisseaux circonflexes ; a et v les troncs vasculaires cruraux; s le sac crural fendu et déshabité.

Depuis quelques semaines la hernie droite sortait fréquemment sous le bandage et se réduisait plus difficilement, quand, le 29 février, dans un effort, elle s'échappa de nouveau, en acquérant d'emblée un volume notablement supérieur à celui qu'elle présentait d'ordinaire ; presqu'aussitôt des douleurs vives, puis des vomissements survinrent : les efforts que fit le malade, les tentatives d'ailleurs peu méthodiques de taxis qui furent faites, restèrent sans résultats.

Il faut le dire, pendant deux jours, ce vieillard ne fut l'objet que d'une médiocre attention, et ce ne fut que le 4ᵉ jour, à partir du début des accidents qu'il fut admis dans mon service comme atteint d'une hernie que l'on croyait enflammée plutôt qu'étranglée. Je ne m'arrêterai pas à discuter cette erreur qui avait tenu probablement à l'état général assez bon du malade, à la conservation de ses forces les premiers jours, à l'absence d'anxiété, d'oppression, au peu de tension et à l'indolence du ventre ; et pourtant depuis le commencement des accidents il n'y avait eu ni émission gazeuse, ni matières solides ou liquides rendues par l'anus, malgré les lavements administrés, et les vomissements avaient été incessants. Actuellement le malade commençait à s'épuiser ; il sentait sa fin prochaine et manifestait de la répugnance et une grande crainte de l'opératioh. Après l'avoir convaincu, je l'endormis néanmoins, et je procédai à l'ouverture de la hernie, bien entendu sans songer à obtenir la réduction par quelque autre moyen.

L'incision des téguments fut faite au niveau de l'anneau inguinal externe, sur la partie la plus saillante de la hernie. Le sac, très facile à reconnaître, fut ouvert en dédolant; il s'en écoula un peu de sérosité claire, ambrée. Quand je l'eus plus largement fendu, je vis qu'il renfermait une petite anse, à surface dépolie, rouge vineuse, adhérente en deux points par des tractus dont l'un me parut assez ancien à la face interne du sac. Du reste les parois intestinales n'étaient pas gravement altérées, elles n'étaient même pas fort épaissies. Le sac était mince et ne paraissait pas adhérer aux éléments du cordon situés en arrière et en dedans.

L'étranglement était produit par le collet du sac qui était fibreux et très étroit; je parvins à le dilater quelque peu en glissant entre lui et l'intestin une sonde cannelée forte, en acier trempé, par le moyen de laquelle j'exerçai sur lui de fortes tractions. Je pus attirer alors l'intestin un peu plus au dehors, m'assurer que le contour de la portion serrée ne présentait ni eschare ni perforation ; puis je cherchai à réduire par des pressions très douces exercées sur l'intestin pendant que le sac était fixé avec des pinces hémostatiques : je parvins en effet à refouler l'anse, mais non à la réduire. Celle-ci demeurait tendue ; bien qu'elle parût diminuer de volume et rentrer sous la pression des doigts, il fut nécessaire de la repousser jusqu'au-delà de l'anneau ; là même, et quoiqu'en apparence elle fût rentrée dans le ventre, elle resta accessible au doigt, immobile et fixée dans la position qu'elle occupait. En la suivant avec attention, on reconnaissait qu'elle formait, au niveau de l'endroit où elle se continuait avec le reste de l'intestin comme une coudure, au delà de laquelle le doigt ne pouvait pénétrer dans l'abdomeh et s'y mouvoir en liberté.

Pour avoir la raison de cette fausse réduction, j'attirai de nouveau l'intestin au dehors, je fendis assez largement la paroi antérieure du trajet inguinal, et je pus alors constater que sous l'influence des tenta-tives de réduction, pourtant très modérées, le sac s'était déchiré à l'union du corps avec le collet dans un bon tiers de sa circonférence, et que j'avais refoulé derrière l'anneau inguinal interne l'anse étranglée étreinte encore par le collet du sac qui l'entourait comme un anneau.

Un débridement du collet était nécessaire ; je glissai une sonde can-nelée entre l'intestin et lui, et je le sectionnai avec des ciseaux jusqu'à ce que l'ouverture ainsi obtenue permit la réduction facile de l'intestin; je ne me déclarai satisfait que lorsque mon doigt, introduit dans la cavité péritonéale où l'anse étranglée avait été réduite, put s'y promener à son aise et que j'eus ainsi la preuve matérielle qu'il n'y avait plus d'agent constricteur.

Je fermai alors (ou du moins je crus fermer), avec quelques points de suture au catgut, le collet du sac en comprenant les piliers inguinaux dans cette réunion et en ne laissant libre que la partie inférieure de l'anneau inguinal externe pour le passage du cordon : j'extirpai sans difficulté le corps du sac que je pus isoler du canal déférent des artères et veines spermatiques ; seule, une petite artériole funiculaire dut être liée. Mais un tube à drainage fut laissé dans la plaie que l'on réunit par une suture superficielle au crin de Florence et qui fut recouverte d'un pansement de Lister. L'opération avait été faite avec toutes les précautions antiseptiques, et n'avait pas duré une heure.

Dans la journée quelques vomissements se produisirent encore, mais ils étaient constitués par des matières venant de l'estomac : le hoquet, qui était continuel avant l'opération, cessa tout à fait, et le malade accusa un peu de mieux-être.

Le lendemain 4, l'état général était assez bon, l'opéré était calme, mais le ventre, quoique souple, restait météorisé. Du reste il était indolore, les environs même de la plaie opératoire n'étaient point sensibles. Malgré la paresse de l'intestin, des gaz en assez grande quantité avaient été rendus avec bruit par l'anus.

L'amélioration s'accentua le 5 ; les émissions gazeuses avaient été plus abondantes, quoique le ventre fût toujours ballonné, et que l'intestin fût long à reprendre sa contractilité : mais vers le soir le malade fut pris d'un violent frisson ; une dyspnée intense lui succéda et la température dépassa le chiffre 39, qu'elle n'avait pas atteint jusqu'alors. L'examen de la poitrine, fait le 6 au matin, démontra l'existence d'une double congestion pulmonaire qui parut s'amender sous l'influence d'une large application de ventouses sèches et de l'administration d'alcool à haute dose. En effet, le 7 tout danger semblait écarté ; le malade respirait assez bien et il venait, au moment de la visite, de rendre une selle copieuse et liquide. Du côté de la plaie seulement, quelques phénomènes inflammatoires s'étaient manifestés, et l'ablation des sutures permit l'évacuation d'une petite quantité de pus bien collecté.

Cependant l'amélioration n'était que passagère ; quoique l'opéré prît de la nourriture, qu'il n'accusât pas de dyspnée, sa respiration était fréquente et embarrassée ; sa langue demeurait sèche. Les journées du 8, du 9 et du 10 se passèrent sans changement notable ; le 11, l'affaiblissement devenait manifeste ; la congestion pulmonaire, malgré l'usage quotidien de ventouses et de révulsifs, avait regagné du terrain ; le 12 le malade commençait à se refroidir et l'on pouvait prévoir comme inévitable et prochaine la terminaison fatale qui survint le 13 au soir.

L'*autopsie* fut faite le 15, et je la rapporte telle que je l'ai dictée à l'amphithéâtre même :

A l'ouverture de l'abdomen il ne s'écoule pas de liquide; l'intestin est modérément dilaté, mais n'est ni enflammé ni congestionné même. Sa surface est lisse et ne présente ni exsudats ni adhérences. Le péritoine contient une très petite quantité de sérosité transparente.

La plaie opératoire est partiellement désunie : en arrière d'elle se trouve un foyer de suppuration circonscrit, correspondant à la place qu'occupait autrefois le sac herniaire. Des adhérences solides établies sur la partie profonde de ce foyer l'isolent absolument du péritoine. Le cordon spermatique n'est pas enflammé ; la tunique vaginale, saine d'ailleurs, renferme un peu d'épanchement ; le testicule droit est normal.

En examinant la région atteinte de hernie par sa face profonde (péritonéale), on trouve l'anse, qui a été jadis étranglée et qui est facilement reconnaissable à sa coloration violette, fort adhérente du côté de l'orifice inguinal profond : elle est certainement perméable et l'on fait aisément passer les gaz qu'elle renferme d'une de ses extrémités à l'autre. Cependant la portion d'intestin qui lui succède et qui, jusqu'à la valvule iléocoecale mesure environ soixante-quinze centimètres est plutôt revenue sur elle-même. En revanche, le gros intestin est très distendu.

Après avoir détruit les adhérences qui unissent les anses intestinales à la paroi abdominale vers l'orifice inguinal profond, l'on constate que l'intestin pénètre dans une sorte de sac propéritonéal, situé entre le péritoine et l'aponévrose du muscle iliaque au-dessous de l'anneau inguinal interne. L'orifice de cette cavité, très large, est limité par un rebord falciforme, tranchant, à concavité supérieure : cette bride est lâche, elle mesure près de six centimètres d'étendue ; elle se continue avec le collet du sac dont on trouve la partie supérieure encore suturée.

L'anse herniée, reconnaissable à sa coloration et au rétrécissement permanent assez étroit qu'elle présente au niveau de son extrémité inférieure, est partiellement contenue dans cette cavité, à la face interne de laquelle elle adhère. Le rebord falciforme qui sépare cette cavité de celle du péritoine ne paraît pas déterminer de constriction sur l'intestin, et le rétrécissement permanent provenant de l'étranglement levé par l'opération, ne lui correspond pas.

L'intestin, au niveau de l'anse herniée, ne présente d'ailleurs aucune lésion grave ; sa muqueuse même est absolument saine, quoique fortement colorée par une infiltration sanguine ancienne. Le mésentère, qui lui correspond, présente au contraire un épaississement notable ; une inflammation adhésive a confondu ses plis, et le transforme ainsi en un éperon qui maintient appliquées l'une contre l'autre par leurs faces mésentériques les deux branches de l'anse comprise autrefois dans l'étranglement. Ce bouchon mésentérique très congestionné, très tuméfié, présente même sur une de ses faces comme un commencement de section entourée d'une ecchymose, lésion qu'aurait déterminé l'agent de l'étranglement.

Les poumons sont congestionnés très fortement dans toute leur étendue.

Enfin à gauche existait une pointe de hernie oblique externe manifestée par une simple dépression, mais très marquée, située au niveau de l'orifice inguinal profond, Le doigt pressant en ce point sur l'infundibulum péritonéal détermine une très forte saillie à la peau, vers la partie moyenne de l'arcade fémorale. La hernie du côté droit était aussi, bien entendu, une hernie oblique externe.

Somme toute, il s'agissait d'une anse intestinale jadis étranglée par le collet du sac ; cette anse avait été, après le débridement, partiellement réduite dans l'abdomen, et partiellement refoulée dans une cavité accidentelle formée par le décollement du péritoine.

Celui-ci résultait d'une première réduction fausse, due à ce qu'au cours de l'opération le sac s'était déchiré à l'union du corps et du collet qui étreignait encore l'intestin — ce dernier avait été refoulé d'abord dans le tissu cellulaire sous-péritonéal ; mais l'erreur avait été reconnue; l'agent de l'étranglement avait été sectionné, ce qu i n'avait pas empêché, au moment de la réduction proprement dite, une partie de l'anse herniaire de se loger derechef dans le décollement où du reste elle n'était plus étranglée, mais où elle était exposée à contracter des adhérences qui eussent pu entraver plus tard le jeu de ses fonctions.

(A suivre.)

TUMEUR HYPERTROPHIQUE DE LA RATE

SPLÉNOTOMIE. MORT PAR HÉMORRHAGIE

Par M. F. TERRIER

Mme Renault, quarante-trois ans, rue du Couedic, 31 (Montrouge), couturière, entre dans le service de chirurgie de la Salpétrière le 6 décembre 1880. (Salle Saint-Antoine, n° 4).

Cette femme, née à Dammartin, est restée toujours à la campagne jusque dans ces dernières années; depuis trois ans seulement elle habite Paris à Montrouge; en fait, elle n'a jamais été soumise à l'influence du miasme paludique et n'a jamais eu de fièvres intermittentes. Sa santé a toujours été bonne et elle n'a jamais subi de privations.

Mariée à vingt-neuf ans, Mme R.... a eu deux accouchements normaux; pas de fausses couches. Réglée à quinze ans, les règles ont été toujours régulières, sauf dans ces quatre dernières années, l'écoulement sanguin a notablement diminué et parfois il se produisait une amenorrhée durant plusieurs mois. Les dernières règles datent du mois d'avril 1880. Pendant son enfance, Mme R... n'a jamais été malade et n'a pas présenté d'accidents strumeux; à vingt-six ans, bronchite assez forte; à trente-quatre ans, fièvre typhoïde avec ictère.

Son père est mort accidentellement à trente et un ans, sa mère a succombé à une fièvre typhoïde. Une sœur est morte phthisique à trente-six ans.

Le début de l'affection splénique, pour laquelle la malade entre à la Salpétrière a été fort insidieux, aussi Mme R... ne peut-elle le préciser exactement. Depuis trois ans, l'appétit a diminué et les forces ont notablement baissé; la malade s'est amaigrie, se plaignait de maux de tête, de palpitations, d'insomnies, les repas étaient difficiles à digérer et amenaient de la somnolence. En resumé, Mme R... offrait tous les signes d'une anémie profonde.

En même temps, c'est-à-dire depuis trois ans, la malade commença à éprouver une tension pénible dans la moitié gauche du ventre; cette tension déterminait même de la douleur dans certains mouvements.

Il n'y eut jamais d'épistaxis, ni d'hémorrhagies d'aucune sorte, toutefois depuis cinq à six ans, des ecchymoses spontanées sous la conjonctive bulbaire apparaissaient assez souvent, tantôt d'un côté, tantôt de l'autre, sans que d'ailleurs la malade eût remarqué une relation entre le développement de ces ecchymoses et l'apparition des règles.

Etat actuel, 10 décembre 1880. — La palpation du ventre, qui offre un volume un peu anormal, révèle très facilement l'existence d'une masse dure, régulière à sa surface, un peu mobile, et offrant absolument la forme de la rate.

Cette masse occupe la moitié gauche de la cavité abdominale, elle se cache supérieurement sous l'hypochondre gauche, qu'elle remplit totalement et descend en s'effilant jusque dans l'excavation pelvienne, si bien que le toucher vaginal permet de constater sa présence dans le cul-de-sac latéral gauche. En avant, la masse morbide se termine par un bord tranchant qu'il est facile de saisir entre les doigts. Ce bord correspond à peu près à la ligne blanche, qu'il déborde toutefois à droite, vers la région ombilicale, de 2 centimètres environ. Matité complète dans toute l'étendue de cette masse, c'est-à-dire : dans l'hypochondre et le flanc gauches, et dans toute la partie gauche des régions épigastrique, ombilicale et hypogastrique. Il y a un peu de sonorité dans la fosse iliaque gauche.

Le volume du foie n'est pas augmenté, il déborde les fausses côtes d'un centimètre environ.

La respiration est normale, jamais de toux ni d'oppression. Les battements cardiaques sont normaux.

La miction est régulière, la malade élimine par jour 1000 à 1200 gr. d'urine, celle-ci ne contient ni sucre ni albumine.

Mme R.., chez laquelle il fut très facile de déterminer l'existence d'une hypertrophie splénique, avait été soumise à l'usage régulier du sulfate de quinine, pendant 3 semaines. Cette médication ne donna aucun résultat.

Le sang fut examiné à plusieurs reprises par M. Marie, alors interne de M. le Dr Ollivier, auquel j'avais adressé Mme R.., avant son entrée à la Salpétrière, et voici les résultats obtenus :

Globules rouges, 5 428 000 et 1 globule blanc pour 275 rouges

En fait, il y avait un léger degré de leucocythémie.

Dès son entrée à la Salpétrière, Mme R... fut soumise au traitement antisyphilitique (sirop de Gibert) pendant vingt jours, et cela sans obtenir le moindre résultat.

Vers le commencement de décembre 1880, M. le professeur Verneuil eut la bonté de venir voir la malade, il vérifia le diagnostic d'hypertrophie de la rate et conseilla les douches froides et un traitement tonique.

Cette thérapeutique fut régulièrement suivie jusqu'au 9 février 1881, époque à laquelle la malade quitta le service. L'état général paraissait amélioré, les forces étaient un peu revenues, l'appétit meilleur ; toutefois il ne s'était produit aucune modification locale et l'hypertrophie de la rate paraissait plutôt augmentée, en ce sens quelle débordait un peu plus la ligne médiane à droite.

Pendant son séjour à l'hôpital, le sang de la malade fut examiné de nouveau par mon confrère et ami le Dr Nepveu, voici la note qu'il me fit remettre :

Globules rouges normaux, ne s'accolant pas facilement en pile de monnaie, de plus il y a beaucoup de globulins.

Globules blancs normaux, un peu plus nombreux qu'à l'état physiologique (10 à 12 par champ). Quelques-uns sont accolés au nombre de 4 ou 5, fait rare. Ils n'offrent pas de pigmentation anormale à leur intérieur.

Dans le *sérum*, quelques micrococcus et quelque micro-bactéries animés d'un mouvement propre.

En résumé : 1° pas de pigmentation anormale ou d'éléments spéciaux qui puissent faire songer au paludisme.

2· Très légère leucocytose *qui éloigne toute idée de leucémie.*

Rentrée chez elle, Mme R.., continua l'hydrothérapie pendant trois mois puis la cessa, n'y trouvant plus d'amélioration sensible.

Vers le mois de juin 1881, la malade ressentit de vives douleurs dans le côté gauche, douleurs apparaissait irrégulièrement et pouvant être assez violentes pour nécessiter le repos au lit et gêner la respiration. L'état général restait à peu près le même, il y avait toujours une assez grande faiblesse.

Mme R. entra pour la seconde fois à la Salpétrière le 16 novembre 1881.

L'état général est plus mauvais qu'à sa sortie, c'est-à-dire le 9 février dernier, l'appétit est presque nul, les forces très diminuées, il y a un notable amaigrissement; pas d'œdème des extrémités inférieures.

A son entrée, la malade présente à l'œil gauche une ecchymose conjonctivale qui date déjà de quelques jours.

L'abdomen a un peu augmenté de volume, la circonférence au niveau de l'ombilic est de 98 centimètres. La tumeur remplit absolument tout l'hypochondre, le flanc et la fosse iliaque gauches, elle occupe en outre la moitié gauche des régions épigastrique, ombilicale et hypogastrique, de plus, elle empiète de 6 centimètres droite au niveau de l'ombilic et de l'hypogastre. En résumé, il y a une notable augmentation de la tumeur depuis la sortie de la malade.

L'examen du sang fut fait une troisième fois par mon excellent ami le Dr Malassez, il trouva :

3 485 000 globules rouges, 13 750 globules blancs.

Soit 1 globule blanc sur 253 rouges.

Hémoglobine par millim. cubes, 96 μ. Par globule, 27,5 μ.

D'après ce second examen, le nombre des globules rouges avait très sensiblement diminué depuis un an environ, et la proportion des globules blancs aux globules rouges était passée de 1/275 à 1/253. La leucocythémie quoique toujours peu considérable s'était notablement accentuée.

L'examen des poumons, du cœur, du foie ne donna que des résultats négatifs.

Les urines recueillies tous les jours variaient entre 1000 et 1200 grammes, comme lors du premier séjour de la malade à la Salpêtrière.

L'analyse des urines faite par M. Verkamer donna les résultats suivants :

Quantité, 1 litre. Densité, 1020. Acide phosphorique, 1,15 pour un litre.
Chlore, 6,50 pour un litre. Urée, 19 pour un litre.

Dépôts d'urates. Ni sucre, ni albumine.

La température prise matin et soir, oscille entre 36° 4 et 36° 5, elle n'atteint jamais 37°.

En présence de ces phénomènes morbides et de l'accroissement incessant de la tumeur, la question d'une intervention chirurgicale fut posée une seconde fois. Déjà en 1880 elle avait été rejetée par M. le professeur Verneuil et par moi, malgré les vives instances de la malade. J'eus encore recours aux conseils de mon excellent maître M. le professeur Verneuil et devant l'impossibilité d'arrêter les progrès du mal, nous crûmes devoir accéder au désir de Mme R.

Notre détermination fut d'autant plus difficile à prendre que les travaux faits sur la splénotomie indiquent comme extrêmement sérieuse et presque toujours mortelle l'intervention faite chez les leucocythmiques. Ici cependant, cette leucocythose était peu accentuée, et l'on pouvait espérer un résultat favorable, malgré la gravité du pronostic opératoire.

L'*opération* fut faite le 13 décembre 1881 avec l'aide de mes collègues et amis MM. Périer et Just Championnière; mon collègue M. Berger endormit la malade. M. le professeur Verneuil et MM. les docteurs Charles Monod, O. Terrillon, Nicaise, Coignard et Zancarol d'Alexandrie, assistaient à l'opération.

Incision sur la ligne médiane, commençant au milieu de l'espace qui qui sépare l'appendice xyphoïde de l'ombilic, et s'étendant jusqu'à moitié de la distance qui s'étend de l'ombilic au pubis.

La paroi amincie fut rapidement sectionnée, quelques vaisseaux donnèrent du sang et furent obturés à l'aide de pinces hémostatiques.

Le péritoine fut largement ouvert sur la sonde cannelée, aussitôt apparut la tumeur splénique, tendue, luisante, régulière et d'une coloration gris-fer.

La main gauche introduite dans la cavité abdominale, put facilement contourner la tumeur qui ne me parut présenter que quelques adhérences en haut et en arrière dans l'hypochondre gauche.

Le hile de la rate fut assez facilement découvert en renversant la tumeur à gauche puis en refoulant et maintenant la masse intestinale à droite à l'aide de larges éponges.

Un première division vasculaire, formée d'une veine volumineuse comme une plume d'oie et de deux petites artères fut contournée avec une aiguille mousse; un double fil fut ainsi placé sur le paquet vasculaire et les deux anses, préalablement écartées l'une de l'autre, d'environ un centimètre, furent liées et serrées. Le paquet vasculaire fut donc saisi entre deux ligatures et sectionné entre elles, si bien qu'on ne perdit pas de sang.

Une deuxième division vasculaire était située à environ deux centimètres au-dessus de la précédente et fut traitée de la même manière, seulement ici, je pus isoler les deux artères de la grosse veine, et des doubles ligatures furent passées autour des artères et de la veine. Malheureusement je ne pus espacer suffisamment les deux ligatures jetées sur la veine: aussi en sectionnant entre les fils, la ligature située sur la veine et répondant à la rate, céda, d'où une perte de sang qui fut aussitôt arrêtée par la compression à l'aide d'une petite éponge maintenue par les doigts de l'aide qui rétractait la tumeur à gauche (M. le Dr Périer).

Ne pouvant aller plus loin ni plus profondément sans danger et n'atteignant pas encore la partie supérieure du hile de la rate, l'incision abdominale fut agrandie en haut et en bas à l'aide des ciseaux mousses. Grâce à ce débridement, je pus faire sortir de l'abdomen la partie inférieure de la tumeur, et la renversant un peu en dehors, il me fut facile d'atteindre le véritable pédicule de la tumeur. En ce point, on voit nettement la veine splénique, qui offre le volume du pouce et l'artère splénique, aussi grosse que la crurale et battant fortement sous le doigt.

Un double fil fut passé autour des deux vaisseaux à l'aide de l'aiguille mousse et courbe, les deux anses furent écartées peu à peu l'une de l'autre, dans l'étendue de plus d'un centimètre ; on fit deux ligatures et les gros vaisseaux furent sectionnés sans perte de sang appréciable.

Notons que toutes les ligatures appliquées sur les vaisseaux, avaient été laissées longues, afin de les retrouver facilement et de vérifier leur état avant de terminer l'opération.

Quoique le pédicule de la tumeur ait été sectionné, le volume énorme de la partie supérieure de la rate empêchait sa sortie de l'abdomen.

Quelques adhérences celluleuses postérieures furent détruites avec le doigt, des adhérences épiploïques contenant des vaisseaux furent sectionnées entre deux pinces en T et liées avec soin.

La rate put enfin être extraite de la cavité abdominale, elle pesait 6 kilogrammes.

Toilette minutieuse de la cavité péritonéale, qui d'ailleurs renfermait très peu de sang épanché.

On fit successivement la section des longs fils des ligatures placées sur les vaisseaux, en s'assurant de leur solidité. Au niveau de la deuxième division vasculaire, deux nouvelles ligatures furent placées sur les deux divisions artérielles, les premières ligatures placées paraissant peu solides.

Enfin, sur le moignon formé par la ligature en masse de la veine et de l'artère splénique, celle-ci fut isolée des parties voisines et liée une seconde fois à l'aide d'un fil plus fin.

Toutes ces ligatures furent faites avec de la soie phéniquée. La suture profonde de la paroi abdominale fut faite à l'aide de douze fils d'argent, quelques sutures superficielles (5) assurèrent le contact parfait des lèvres de la plaie, qui avaient une certaine tendance à se renverser en dehors, et à saigner. D'ailleurs on remarque que toutes les piqûres pratiquées pour passer les fils d'argent saignent beaucoup.

Pansement de Lister, compression méthodique du ventre avec de la ouate et une bande de flanelle. L'opération faite sous le spray a duré 1 heure 1/4.

La malade se réveille facilement et ne souffre pas. A 2 heures T. 36° 6, pouls 90. A 5 heures. T. 36° 8, pouls 92, respiration 24.

Il s'est écoulé une notable quantité de sang par les lèvres de la section abdominale, si bien qu'on a dû relever le pansement et appliquer sur la plaie de l'amadou imbibé de perchlorure de fer.

La malade, très faible, se plaint de quelques coliques, de douleur dans l'épaule gauche et d'oppression. Les pupilles sont très contractées. — On a fait dans la journée une injection de 25 milligrammes de chlorhydrate de morphine pour calmer les coliques.

A 10 heures, affaissement considérable, pouls filiforme, très fréquent extrémités froides. Injection sous-cutanée d'éther qui ne produit aucun résultat appréciable.

A 2 heures du matin, la respiration devient difficile mais l'intelligence est très nette. Deuxième injection d'éther. La malade meurt à 4 heures du matin, après une agonie d'une heure environ.

Autopsie le 15 décembre 1881. — Le cadavre est blanc, décoloré, sans trace de putréfaction, pas de ballonnement du ventre, des caillots noirs fibrineux s'observent sur presque tout le trajet de la suture abdominale.

La paroi antérieure de l'abdomen enlevée, de façon à ménager la suture médiane, on voit que le péritoine qui recouvre cette paroi est noirâtre, marbré de nombreuses ecchymoses sous-jacentes et on y observe même de véritables collections sanguines sous-péritonéales.

Entre chaque point de suture de la paroi, existent des épanchements sanguins, de vraies collections sanguines noirâtres, diffluentes qui font saillie sous le péritoine; mais n'ont pas pénétré jusque dans la séreuse, les bords de celle-ci, adossés par la suture, s'étant réunis et n'ayant pas cédé. En résumé, malgré l'écoulement sanguin de la plaie, il n'y a pas eu d'épanchement intra-abdominal à son niveau.

Les intestins sont congestionnés, présentent des taches ecchymotiques sous-séreuses, et offrent une certaine dilatation dûe à la présence de gaz intestinaux. Ils ne sont pas accolés les uns aux autres et il ne paraît pas y avoir de péritonite.

L'excavation pelvienne, la fosse iliaque, le flanc et l'hypochondre gauches, sont remplis par de la sérosité fortement teintée par le sang, des caillots noirâtres et diffluents existent en grand nombre dans l'excavation qu'occupait la base de la rate hypertrophiée, c'est-à-dire dans l'hypochondre gauche. Ce liquide, recueilli avec soin, remplissait presque un vase de la capacité d'un litre.

En enlevant la moitié gauche du pancréas, avec l'artère et la veine spléniques, on vit qu'il existait un vaste épanchement sanguin dans l'arrière cavité des épiploons. Notons que la veine splénique renfermait un long caillot noirâtre, naissant au point où avait été appliquée la ligature de soie et se terminant du côté du cœur par une extrémité mousse parfaitement lisse et unie.

Le foie est gras, non hypertrophié.

La partie gauche du méso-côlon transverse et le mésentère de l'S iliaque, sont colorés et infiltrés par le sang épanché dans l'abdomen.

Les poumons sont exsangues et parfaitement sains, toutefois on trouve quelques ecchymoses sous-pleurales et un épanchement sanguin entre les deux lames du ligament pulmonaire gauche. De ce côté aussi et sous la plèvre diaphragmatique, existe une large ecchymose sous-pleurale.

Le cœur est mou, un peu gras ; son tissu est sain ses valvules sont absolument normales ; les cavités cardiaques sont presque vides de sang et ne renferment que quelques caillots rougeâtres très diffluents. Sur la face antérieure du cœur, on remarque dans le sillon auriculo-ventriculaire de petites ecchymoses sous-péricardiques.

Le péricarde renfermait un peu de sérosité sanguinolente.

L'utérus est normal, peu volumineux ; l'ovaire gauche, du volume d'une noix, présente de nombreux kystes à contenu séreux et muqueux. L'ovaire droit, offrant les dimensions d'une grosse orange, renferme un kyste dermoïde.

Les reins sont anémiés présentent des sillons au nombre de 2 ou 3 et de petits kystes, leur capsule se détache difficilement et entraine avec elle des portions de la substance corticale, ce qui indique de la néphrite interstitielle au début. — Voici la note de leur examen histologique fait par M. Gilson interne du service :

Les reins présentent des lésions qui ont atteint à la fois la portion pyramidale et la portion corticale du rein. Cependant ces lésions sont notablement plus avancées au niveau de la portion pyramidale.

Au niveau de la portion pyramidale du rein, ont voit les tubes collecteurs séparés par un tissu composé moitié de cellules embryonnaires, moitié de tissu conjonctif déjà adulte. L'épithélium des tubes collecteurs est normal.

Au niveau de la portion corticale du rein, on observe des lésions à la fois du côté du tissu conjonctif et du côté des tubes eux-mêmes. Parmi les tubes de Henle, il en est plusieurs dont les cellules épithéliales sont recouvertes d'une ou deux couches de cellules colloïdes. Plusieurs tubes de Henle ont leur lumière complètement oblitérée par des cylindres hyalins. Dans un point, on observe même un kyste microscopique à contenu hyalin. Certains tubes de Henle ainsi que plusieurs *tubuli contorti* présentent une couleur jaune brun, probablement dûe à l'imprégnation des cellules épithéliales par du pigment sanguin. La substance corticale, examinée au niveau des colonnes de Bertin, montre, entre les tubes de Henle, un tissu conjonctif un peu plus abondant qu'à l'ordinaire. Entre les fais-

sseaux de tissu conjonctif se trouvent interposées des cellules rondes embryonnaires[1].

L'examen histologique de la tumeur fut aussi fait par M. Gilson et voici
la note qu'il m'a remise :

Plusieurs fragments de tumeur de la grosseur de deux centimètres
cubes environ sont pris sur les parties profondes et sur les parties
périphériques de la tumeur. Ces fragments subissent un séjour de 24
heures dans l'alcool et un séjour de 24 heures dans une solution concentrée d'acide picrique. Ils sont ensuite placés dans la gomme picriquée et
conservés finalement dans l'alcool.

Des coupes sont pratiquées sur ces fragments et après avoir été dégom-
mées pendant 24 heures, sont colorées soit par le picro-carmin, soit par
le violet de méthylaniline.

Les coupes colorées par le violet de méthylaniline sont colorées uniformément en bleu, sauf les parties remplies de sang qui se colorent en
brun. Cette coloration uniforme, exempte de toute teinte rouge, démontre l'absence de dégénérescence amyloïde du tissu examiné.

La structure du tissu est étudiée sur les coupes colorées au picro-carmin. La capsule que l'on voit sur les parties périphériques présente une
structure normale, avec fibres lamineuses serrées, mais elle est notablement plus épaisse que sur une rate normale. De cette capsule fibreuse on
voit partir des travées fibreuses pour lesquelles on peut faire la même
remarque que pour la capsule elle-même.

Les corpuscules de Malpighi paraissent moins nombreux et sont moins
distincts que normalement.

Les vaisseaux sont plus considérables qu'à l'état normal et les artères
présentent une tunique musculaire très épaisse. Mais la gaîne lymphatique qui entoure ces artères semble considérablement atrophiée.

Les cellules qui composent la pulpe splénique sont difficilement aperçues masquées par les nombreux globules blancs qui remplissent la préparation. Les globules blancs sont en effet très nombreux dans le réticulum splénique. Ils sont accompagnés de cellules géantes contenant un
nombre considérable de noyaux (myéloplaxes). Ces cellules sont très nombreuses et font ressembler la préparation au tissu médullaire des os. Quant
aux globules rouges, on n'en observe que les débris, ce qui tient probablement au procédé de conservation adopté, défectueux à ce point de vue.

Nous avons essayé de traiter les coupes par le pinceau ; mais nous n'a-
vons pas réussi à débarrasser complétement la préparation des globules
blancs qu'elle contenait. Nous avons essayé d'obtenir ce résultat en laissant macérer les coupes pendant 24 heures dans l'alcool au tiers. Mais
le résultat a été insuffisant par ce procédé. Cet insuccès tient-il au mode
insuffisant de préparation ou bien à la fragilité du rétioulum ainsi qu'au
grand nombre des globules blancs?

1. Cet examen et celui de la tumeur ont été faits au laboratoire d'histologie du
Collège de France, sous la direction de MM. Ranvier et L. Malassez.

Sauf dans ces deux derniers cas où nous n'avons pu avoir de préparation persistante, les autres coupes ont été conservées dans la glycérine.

Remarques. — L'issue funeste de l'opération doit être entièrement
attribuée à l'état général, à la leucocythémie, bien que celle-ci fût peu
accusée. En effet, dans un 1er examen on trouve un globule blanc
pour 275 rouges, dans un second, fait par notre confrère M. Nepveu,
on constate une légère leucocythose, mais c'est tout ; enfin dans le
troisième examen dû à M. Malassez, il y a un globule blanc pour
253 rouges. En une année environ, la proportion est donc tombée de
1/275 à 1/253.

Or, d'après Ranvier (*Technique*, p. 211), il peut y avoir physiologiquement un globule blanc pour 350 ou 500 globules rouges. Notre
malade était donc très légèrement leucocythémique dès le premier
examen, qui a donné 1 sur 275.

Une conclusion fatale à tirer de ce fait, c'est la non-intervention
en cas de leucocythémie même légère, lorsqu'on se trouve en présence d'une tumeur hypertrophique de la rate. Telle est l'opinion
de Bryant, après avoir opéré deux malades qui moururent d'hémorrhagie (*Guy's hosp. Reports*, T. XIII, p. 411); telle est celle plus
récente de Herbert Collier qui relate 16 opérations de splénotomie
faites chez des leucocythémiques et qui toutes entraînent la mort,
surtout par hémorrhagie (*The Lancet*, vol. I, p. 219, 1882).

Notons toutefois que, dans un cas, Franzolini, chirurgien de l'hôpital d'Udine, aurait le premier enlevé une rate hypertrophiée
chez une femme leucocythémique. Non seulement la malade a guéri
de l'opération, mais aussi de sa leucémie [1].

En terminant, nous ferons remarquer, que parmi les symptômes
offerts par notre malade, il en est un seul qui indique la tendance
aux hémorrhagies, c'est l'ecchymose spontanée sous-conjonctivale,
qui, dans l'espèce, ne fut jamais liée à l'apparition des règles comme
cela a été signalé.

---

1. F. Franzolini d'Udine, *Della estirpatione della milsa all'uomo et di un caso
operato e guarito*, 1 vol., Torino, 1882.

DU TRAUMATISME SUR LES DIATHÈSES

Par M. Edouard SCHWARTZ

Chirurgien des hôpitaux.

Nous n'avons la prétention, en publiant les deux observations qui vont suivre, que d'ajouter de nouveaux faits à ceux déjà nombreux présentés par le professeur Verneuil et ses élèves ; si l'influence réciproque du traumatisme sur les diathèses est connue depuis longtemps, il n'en est pas moins avéré que c'est à lui que revient le mérite d'avoir attiré l'attention sur ce point spécial de la pathologie générale, si important pour le pronostic des opérations chez certains diathésiques.

Les deux cas que nous allons rapporter nous fournissent les preuves indiscutables de l'influence néfaste que peut exercer sur la marche du cancer, une opération destinée à en enlever une des manifestations. Ce n'est pas à dire que cela doive nous empêcher d'opérer les cancéreux ; mais une grande réserve pronostique nous est imposée non seulement eu égard au succès thérapeutique, mais encore quand il s'agira du succès opératoire immédiat.

Obs. I. — *Cancer du sein. Extirpation. Cancer secondaire du foie à marche foudroyante. Mort.*

Mme D..., âgée de quarante-six ans, entre à la maison municipale de santé le 10 septembre 1883, pour une tumeur du sein droit dont elle ne s'est aperçue qu'il y a trois mois seulement. A ce moment il n'y avait ni douleurs, ni changement de coloration de la peau. La tumeur, située au-dessous et en dehors de la région aréolaire, ne dépassait pas le volume d'un œuf de pigeon. Depuis les choses ont marché, l'induration du sein est devenue presque générale ; la peau a pris une couleur rougeâtre ; elle est inégale et mamelonnée, offrant l'aspect de la peau d'orange, quand on cherche à la plisser ; le mamelon néanmoins n'est pas rétracté ; il est resté arrondi, mais adhère à la tumeur ainsi que les téguments de la mamelle.

Aucune douleur proprement dite ; de la gêne simplement. Pas de signes généraux de cachexie, mais de l'amaigrissement. L'exploration de l'aisselle fait découvrir des ganglions situés sous le grand pectoral, très près du sommet de la cavité axillaire : ceux-ci sont indurés, mais non douloureux.

L'examen des différents viscères (foie, estomac, utérus) ne révèle rien de même que celui de la colonne vertébrale.

Comme antécédents héréditaires la malade n'en accuse aucun.

Il était certain pour nous que nous avions affaire à un cancer du sein et sans doute à une forme grave vu la marche rapide de la tumeur qui, dans l'espace de trois mois, avait envahi tout le sein ; néanmoins la femme étant jeune, les ganglions axillaires existant seuls sans ganglions sous-claviculaires et pouvant être extirpés, les différents viscères nous paraissant intacts, nous crûmes ne pas devoir refuser l'opération. Celle-ci fut pratiquée le 15 septembre avec toutes les précautions de la méthode antiseptique. Nous enlevâmes largement le sein et la peau qui le recouvrait et lui était adhérente ; puis on passa au curage de l'aisselle ; les ganglions indurés au nombre de 5 ou 6 furent enlevés ; la cavité axillaire fut nettoyée de bas en haut, de tout ce qui pouvait paraître suspect. On ne put faire de réunion. Tout au plus se borna-t-on à rapprocher un peu les bords de la grande plaie pectorale. Un pansement de Lister fut appliqué et par-dessus la compression ouatée.

La malade une fois réveillée se trouva très bien.

Le soir, il se fit une hémorrhagie veineuse qu'on arrêta facilement, et qui ne se reproduisit plus.

Le jour suivant, l'opérée eut une fièvre assez forte ; le thermomètre monta à 39° 5 le soir ; le lendemain, la suppuration s'établit et, malgré cela, la fièvre ne tomba pas.

Le 10 septembre, c'est-à-dire quatre jours après l'opération, nous trouvons l'opérée atteinte d'un ictère prononcé ; les urines ont la couleur acajou ; le fièvre est vive, la température monte à 39° le soir ; mais malgré l'ictère, le pouls n'est pas ralenti. La palpation de l'abdomen nous révèle dans l'hypochondre droit une série de noyaux durs qui nous paraissent manifestement appartenir au foie. Il est évident que nous avons malheureusement affaire à un cancer secondaire resté latent, malgré l'examen minutieux que nous avions fait de la malade avant l'opération.

Les jours suivants, l'ictère s'accentue et la peau prend la teinte olivâtre en même temps que s'établissent des intermittences de délire et d'hébétude, la fièvre est toujours forte ; la température reste à 39°. Nous avions dès le début combattu l'état général par le sulfate de quinine à la dose de 1 gramme par jour et par une potion de Tood. Quant à la plaie, elle ne suppure presque pas ; elle bourgeonne à peine et sécrète une sérosité roussâtre, mais nullement fétide. Nous cherchons à la modifier en remplaçant le pansement de Lister par un pansement à l'alcool camphré.

Cependant la fièvre diminue en même temps que l'ictère devient très foncé, que le ventre se ballonne, que se montre de l'œdème des membres inférieurs et de la paroi abdominale. Le 29 septembre, nous constatons une éruption de pétéchies sur le tronc ; il se fait une hémorrhagie assez abondante par l'angle inférieur de la plaie ; en même temps les selles de la malade sont noires comme de la suie délayée et ne laissent aucun doute sur la présence du sang ; le melœna est manifeste. Les urines sont rares, fortement teintées en acajou, ont la réaction biliaire et sont chargées de sédiments. L'état général est très mauvais, présente le tableau d'une adynamie profonde, avec fuliginosités : un véritable aspect typhoïde. C'est tout à fait celui de l'ictère grave par atrophie aiguë du foie. Cet état persiste encore deux jours en s'aggravant même. La température s'abaisse à 37°, sans nouvelles hémorrhagies; l'ictère prend la teinte vert-olive foncée; la plaie est rouge et sèche sans accuser trace de réparation ; l'opérée meurt le 2 octobre dans un état de collapsus profond.

L'*autopsie* est pratiquée vingt-quatre heures après la, mort le 3 octobre.

On passe en revue tous les viscères : intestins, rate, rein, cœur, c'est tout au plus si les poumons sont un peu congestionnés et si les reins montrent un peu de dégénérescence graisseuse. C'est le foie qui présente des lésions vraiment remarquables.

Il est très volumineux, pèse 2 800 grammes ; toute sa surface et son parenchyme sont parsemés d'un véritable semis de noyaux blanc grisâtres, confluents, donnant du suc au raclage et qui sont manifestement distribués le long des voies biliaires. La confluence est surtout grande dans le lobe gauche. Le ballonnement du ventre avait dans les derniers jours de la maladie empêché toute exploration minutieuse de la glande hépatique.

En somme il s'agissait là manifestement d'un cancer secondaire du foie, existant certainement déjà lors de l'arrivée de la malade dans notre service, mais resté latent, malgré nos investigations dirigées de ce côté, puis évoluant d'une façon pour ainsi dire foudroyante après l'ablation de la glande mammaire cancéreuse.

C'est à la destruction par le cancer des éléments sécréteurs du foie qu'il faut attribuer, l'explosion des accidents rapidement mortels : les signes d'ictère grave que nous avons constatés chez notre opérée, reconnaissent certainement pour cause la suppression rapide de la sécrétion du foie. Cette terminaison du cancer hépatique, quoique déjà signalée est relativement rare, et c'est pour cette raison encore que l'observation de notre opérée nous a paru intéressante.

En résumé voici une femme jeune encore, présentant un cancer du sein, à marche rapide, il est vrai, avec infection ganglionnaire localisée : aucun signe de généralisation ne contre-indique l'opération. Jusqu'au jour où nous l'opérons, son état général reste satisfaisant; mais dès le troisième jour après l'opération, commencent à apparaître des signes non équivoques de généralisation au foie, et

les accidents marchent alors avec une rapidité foudroyante enlevant
la malade en dix-neuf jours.

Evidemment, le cancer secondaire du foie préexistait à l'intervention chirurgicale, mais son évolution avait été relativement assez
lente pour ne pas influencer d'une façon notable la santé de Mme D.
son développement était assez peu considérable pour ne pas se
révéler par des signes physiques appréciables. L'ablation du cancer
primitif, pratiquée avec toutes les conditions désirables d'antisepsie,
suivie du curage de l'aisselle, donne comme un coup de fouet aux
manifestations secondaires qui alors évoluent très rapidement et tuent
la malade en quelques jours.

. Il nous semble impossible de ne pas voir là une relation entre la
marche de la diathèse et le traumatisme infligé, en même temps
qu'un avertissement de réserver même le pronostic immédiat, dans
les cas de cancers du sein à marche aussi rapide et envahissante.

Le second fait pour être moins frappant n'en est pas moins intéressant à rapporter.

Obs. II. — M. H... âgé de vingt-huit ans, entre à la maison municipale
de santé pour une lésion du testicule droit.

Voici en quelques mots l'histoire de ce jeune homme. Il y a environ
deux ans, il s'est aperçu que le testicule droit était plus volumineux que
le gauche et beaucoup plus dur.

Il n'y ressentait aucune douleur au repos; tout se bornait à des tiraill-
lements dans la région lombaire quand il marchait beaucoup. Toutefois
il a eu, à plusieurs reprises, des poussées douloureuses qui disparais-
saient par le repos complet pendant quelques jours. Comme le testicule
semble augmenter de volume et devenir bosselé, il se décide à demander
l'avis de chirurgiens et médecins très compétents. On porta le diagnostic
de tubercule du testicule.

Le jeune homme entra dans le service du docteur Marc Sée, que je
suppléais alors, et ce fut là que je l'examinai.

Nous trouvâmes un garçon un peu chétif, ayant l'air fatigué, très inquiet
sur le sort du testicule malade. Celui-ci libre d'adhérences de tous les
côtés à la tunique vaginale et au scrotum était gros comme un œuf d'oie;
il mesurait 8 centimètres de longueur sur 5 centimètres d'épaisseur
environ; il était bosselé et quelques-unes de ses bosselures plus grosses
que les autres étaient rénitentes.

Peu de douleur à la palpation.

L'épididyme, gros aussi, se sentait en arrière séparé du testicule proprement dit ; il présentait lui aussi des bosselures plus considérables que
celles de la glande.

Aucun point de ramollissement.

Le cordon était intact.

L'examen des ganglions/iliaques et lombaires fut fait très minutieusement par la palpation profonde de l'abdomen et ne révéla rien d'anormal.

Le toucher rectal nous fit sentir une prostate petite, non indurée, ni bosselée ; rien non plus aux vésicules séminales.

Examen négatif aussi pour les poumons.

D'ailleurs M. H... ne tousse pas ; mais il a peu d'appétit ; il maigrit depuis quelques mois ; il n'a pas de sueurs nocturnes. Toutefois comme antécédents, il nous apprend que sa mère est morte phthisique ; il a deux sœurs bien portantes. Il n'a jamais eu de blennorhagie, ni d'accidents syphilitiques.

J'avoue que je fus très embarassé pour me rattacher au diagnostic porté de tuberculose testiculaire. En effet ce jeune homme portait ce testicule malade depuis 2 ans ; il n'y avait eu aucune poussée de suppuration, aucun foyer de ramollissement ; la prostate était indemne de même que les vésicules séminales ; il n'y avait rien aux poumons. Tous les signes s'accordaient plutôt avec l'idée d'un néoplasme. Je pensais que quelque fût le diagnostic, il y avait lieu d'enlever l'organe qui faisait souffrir le malade et le gênait beaucoup, et je procédai à la castration, sachant que divers traitements antisyphilitiques et antiscrofuleux avaient déjà été suivis.

Castration le 1er septembre. Ligature du cordon en 4 portions avec du catgut. Pansement à l'acide borique.

L'examen immédiat du testicule enlevé nous montre à la section que l'organe est envahi par des noyaux blanchâtres ou jaunâtres qui donnent au raclage un suc grisâtre louche et ne ressemblent nullement à des foyers de tuberculose.

L'examen microscopique pratiqué par notre ami, le docteur Suchard, lui fait porter le diagnostic histologique de *sarcome à petites cellules.* C'était donc à un cancer du testicule que nous avions affaire.

Les suites de l'opération furent on ne peut plus bénignes, et le 17 septembre l'opéré sortait guéri. Mais comme il se plaignait de douleurs lombaires assez vives depuis deux jours, nous fîmes encore un examen approfondi de cette région ; la palpation nous fit alors sentir comme une tumeur profonde difficile à délimiter.

Étaient-ce les ganglions lombaires qui se prenaient ? Malheureusement nous eûmes quinze jours plus tard la triste certitude que ce n'était pas là une fausse hypothèse ; la tumeur avait pris un énorme développement et envahissait la fosse lombaire et la région iliaque droite.

Le malade étant reparti dans son pays, nous n'avons plus eu de ses nouvelles.

Voilà donc encore un cancer secondaire des ganglions qui, après l'ablation du foyer primitif, prend un développement rapide en peu de temps et fatal à brève échéance, dénouement qu'il était difficile de prévoir. Devions-nous ne pas opérer ? J'avoue que toutes les conditions désirables pour une opération radicale nous semblaient réunies chez ce jeune homme ; certainement il y avait lieu, vu la malignité de la tumeur de craindre une récidive, mais nullement une généralisation ganglionnaire aussi rapide surtout en face de ce fait, que le néoplasme avait relativement marché lentement, puisqu'il datait de plus de deux ans.

Quels enseignements tirer de ces faits, si ce n'est que le pronostic même opératoire doit être très réservé chez les cancéreux, et surtout pour certaines formes de cancer que la clinique aurait grand intérêt à reconnaître.

POLYURIE ET HÉMIANOPSIE
D'ORIGINE TRAUMATIQUE
(FRACTURE DU CRANE)

Par M. TUFFIER

Interne des hôpitaux, Prosecteur de la Faculté.

Depuis les expériences de Cl. Bernard [1] sur les altérations de l'urine à la suite des lésions du plancher du quatrième ventricule, et depuis les recherches de Duret [2] sur les lésions du bulbe à la suite des traumatismes du crâne, la question de la polyurie traumatique est entrée dans une nouvelle voie.

Toutefois les cas de lésion chirurgicale ayant amené le diabète ou la polyurie ne sont pas encore très nombreux.

D'autre part, la topographie intracranienne des nerfs optiques est très discutée et, sur ce point, les faits chirurgicaux sont moins nombreux encore, c'est pourquoi nous venons exposer le fait suivant.

Obs. — Chemartin Etienne, âgé de dix-sept ans, entre le 21 juillet 1882 dans le service de M. Périer à l'hôpital Saint-Antoine, salle Broca, lit n° 29.

Quelques heures avant son entrée, ce jeune homme montait une charge au quatrième étage d'une maison en construction, il fit un faux pas et tomba à pic, de la hauteur du troisième, sur les dalles de pierre du trottoir.

On l'amena à l'hôpital dans un état désespéré, le crâne avait été fracassé; le malade était dans un coma complet. Nous constatâmes alors une fracture de l'extrémité inférieure du radius droit avec chevauchement considérable. Au niveau du crâne, un large enfoncement avec plaie permettait l'introduction de la pulpe des doigts. Cet enfoncement s'étendait de la base du nez à la suture fronto-pariétale droite; une autre plaie avec enfoncement s'étendait de l'angle externe du frontal vers le même sillon.

1. *Leçons de physiologie expérimentale*, Paris, 1858.
2. Thèse de Paris, 1877.

L'oreille droite donnait issue à un écoulement sanguin très abondant.

Le coma et l'insensibilité étaient absolus ; de temps en temps, le malade poussait quelques cris, pendant lesquels les traits de la face paraissaient également mobiles des deux côtés.

Les sphincters étaient paralysés.

L'état de ce malade semblait tellement désespéré, qu'on se contenta de lui appliquer un appareil plâtré sur sa fracture et qu'on abandonna les autres lésions. Cependant l'état de coma persistait sans modification, et, au troisième jour, apparut une ecchymose sous conjonctivale, puis du chémosis. La température montait le 2ᵉ jour à 38° ; le 3ᵉ à 39°.

Pendant les jours qui suivirent, le coma fit place peu à peu à une certaine agitation, et on constata avec surprise qu'il n'existait aucune paralysie.

Les troubles de l'idéation étaient complets, le malade proférait des paroles incohérentes entrecoupées de cris stridents et aigus. Malgré cela, la température se maintenait autour de 38°, les sphincters étaient toujours paralysés.

Cette période d'agitation dura environ trois semaines pendant lesquelles les plaies de tête se cicatrisèrent, mais l'appareil plâtré de la main céda sous les mouvements convulsifs, et on fut obligé d'abandonner la consolidation à elle-même. Vers le milieu de septembre, un abcès se forma au niveau de la fracture du crâne, on l'ouvrit, du pus phlegmoneux s'en écoula, la cicatrisation était effectuée huit jours après.

A ces accidents succéda une période de calme pendant laquelle le malade reprit peu à peu ses facultés. C'est alors qu'il accusa une soif extrême, à tel point qu'il buvait ses urines quand on oubliait de lui laisser suffisamment à boire. Nous apprîmes par les infirmiers que, pendant toute sa période de délire, on était obligé de lui vider constamment son urinoir pour l'empêcher de satisfaire ainsi sa soif. Peu à peu, les sphincters reprirent leur tonicité et on put mesurer la quantité d'urine qu'il rendait.

Cette quantité variait de 10 à 12 litres. Il n'existait ni glycosurie, ni albuminurie.

A la fin de septembre, le malade se levait, il n'accusait que des troubles de la vue et de la polyurie ; les autres sens spéciaux étaient intacts. On nous l'envoya alors dans le service de M. Hallopeau où nous constatâmes les faits suivants :

A la face existe une asymétrie remarquable, tout le côté droit semble abaissé, le sourcil droit est notablement au-dessous de celui du côté opposé. Cependant *il n'existe pas de paralysie faciale.*

Sur le crâne on voit la trace de la plaie de tête, et les deux enfoncements profonds du côté droit ; la base du nez est élargie.

La sensibilité générale de la face et la motilité de tous ses muscles sont absolument intactes.

Les sens spéciaux sont altérés. L'ouïe est complètement abolie à droite, de ce côté le malade accuse des bourdonnements d'oreille continuels. L'examen otoscopique n'a pu être pratiqué à cause des difficultés d'introduire les instruments dans le conduit auditif externe, rétréci et douloureux.

Du côté des yeux la motilité est presque complète. Seul le mouvement d'abduction de l'œil droit n'est pas conservé dans sa totalité. Bien que le malade puisse regarder en dehors dans une certaine étendue, on constate qu'il ne peut suivre le doigt dans la position d'abduction extrême. Mais le phénomène le plus intéressant de ce côté est l'hémiopie.

Si on lui fait fixer un objet placé devant lui, il le voit distinctement; mais si on porte cet objet, soit à droite, soit à gauche, la vue se trouble dans les conditions suivantes : l'œil droit suit bien l'objet quand on le porte à droite, mais aussitôt que cet objet a dépassé un certain point, il n'est plus perçu qu'en partie, et bientôt il disparaît.

De même l'œil gauche suit très bien les mouvements à gauche; mais, au delà d'une certaine limite, l'objet n'est plus perçu. L'acuité visuelle semble intacte.

Si on fait regarder fixement un doigt avec les deux yeux, et qu'on agite un objet au dehors à une distance un peu éloignée de ce doigt, l'œil ne perçoit pas cet objet et on peut mesurer ainsi grossièrement le champ visuel. On constate qu'il existe une hémiopie nasale, ou hémianopsie temporale très nette. Le champ visuel déterminé sur le tableau noir ne présente pas une séparation absolument verticale entre les deux parties de chaque rétine. L'examen ophthalmoscopique permet de s'assurer que les milieux de l'œil sont transparents. Du côté gauche la papille est saine; du côté droit elle présente une vascularité bien moins considérable et, dans toute son étendue, un aspect blanc crayeux, sans prédominance des altérations de l'un des deux côtés

La température était à 36·2.

Les autres sens sont peu altérés, l'odorat est un peu diminué du côté droit.

La sensibilité générale du tronc et des membres est intacte.

La motricité est conservée partout, mais un peu affaiblie à droite. Au membre supérieur on trouve un cal volumineux dû à la consolidation de la fracture du radius, consolidation vicieuse à cause de l'agitation du malade au début des accidents.

L'état général est excellent, le sommeil et l'appétit sont conservés, mais notre homme est tourmenté par une soif très vive.

La nuit, il est réveillé trois ou quatre fois par le besoin de boire et, à chaque fois, il avale un ou deux litres de tisane.

Il n'y a pas de polyphagie Les selles sont régulières.

Les mictions sont fréquentes et non douloureuses. La quantité d'urine excrétée varie de 13 à 15 litres suivant les jours.

Elles ne contiennent ni sucre, ni albumine.

Leur densité égale 1008 à 1012 Elles contiennent environ 1 gramme 28 à 3 grammes d'urée par litre suivant la quantité d'urine excrétée. La quantité de phosphates s'élève à 0,416 par litre.

En présence de ces accidents, M. Hallopeau prescrit des injections sous-cutanées d'ergotine d'Yvon faites tous les deux jours.

La polyurie ne semble pas influencée par la médication pendant les deux premiers jours ; mais, à la fin de la première semaine, la quantité d'urine tombait à 8 litres. Les injections furent continuées encore pendant 15 jours, et la polyurie tomba à 5 litres par jour La quantité absolue d'urée et de phosphates excrétée ne subit aucune modification.

Quant aux troubles de la vue, ils ne se sont pas accentués, le champ visuel pris, grossièrement il est vrai, sur le tableau noir, donne la même figure qu'à l'entrée du malade dans nos salles.

Arrivée à cinq litres, la polyurie ne se modifie plus, et comme ce jeune garçon se sent très vigoureux et qu'il n'est que médiocrement gêné par cet accident, il sort de l'hôpital le 30 novembre.

En résumé, notre malade s'est *fracassé* toute la partie *antérieure* du crâne, et il a présenté comme complication une polyurie persistante avec hémianopsie.

Quelques points de cette histoire sont dignes de remarque.

Tout d'abord la polyurie a été certainement déterminée par le traumatisme. Nous avons cherché avec le plus grand soin, si dans les ascendants de ce jeune homme, il n'existait pas de diabétique, si lui-même n'avait pas été polyurique avant l'accident. Nos recherches ont été absolument négatives.

La polyurie est donc bien d'origine traumatique. Les faits de ce genre sont peu nombreux. M. Lancereaux, dans sa thèse d'agrégation (*De la polyurie*, 1869), en a rassemblé quelques exemples. Plus récemment M. Leroux (*Du diabète sucré chez les enfants*, 1880) a réuni quelques faits de diabète sucré persistant à la suite des traumatismes.

Pavy (*Researches on the nature and Treatment of Glycosury*, 1862), Niedergass-Simmer (thèse de Berlin, 1873, et *Berliner Klinische Wochenscrift*, 1874), Cyr (*Arch. de médecine*, 1877), Seeglim (*Wien. med. Wochenscrift*, n° 14, 1881), en ont également rapporté des exemples.

Mais Fischer (*Arch. gén de médecine*, 1862), ayant également réuni un certain nombre de ces cas, était arrivé à cette conclusion : que les trauma portant sur un point quelconque de la tête pouvaient déterminer l'apparition de la glycosurie. Tous ces cas ont trait à la glycosurie et non à la polyurie.

Chez notre malade le siège précis du trauma, accusé par les énormes enfoncements qu'on trouve sur la région frontale, semble avoir une certaine importance.

La physiologie a bien établi, grâce à Cl. Bernard, le siège précis dont la lésion provoque la polyurie. Sans doute cette polyurie expérimentale est transitoire, mais aucun autre centre urinaire n'a été décrit dans l'encéphale, et nous devons donc lui rapporter les lésions dans le cas présent. D'autre part, les lésions du cerveau, en un point diamétralement opposé au point contus directement, sont admises aujourd'hui par la plupart des chirurgiens.

En nous appuyant sur ces faits, il nous semble que l'interprétation des accidents s'impose dans le cas présent : fracture du crâne dans la région frontale et contusion cérébrale directe; contusion cérébrale indirecte au niveau du bulbe rachidien, et lésions du centre nerveux de la polyurie.

La thérapeutique même plaide en faveur de cette interprétation. Car M. Rendu a cherché à démontrer que c'était par influence sur les vaisseaux du bulbe qu'agissait l'ergotine, et que c'est dans les polyries d'origine nerveuse que son action est le plus efficace.

Les phénomènes oculaires sont également remarquables. Nous n'insisterons pas sur la paralysie du moteur oculaire externe. L'importance de ces lésions dans les fractures du crâne a été bien mise en lumière par le professeur Panas et par son élève M. Chevallereau. (Thèse de Paris, 1879.)

L'*Hémianopsie* qu'a présentée notre malade est plus intéressante.

Les faits d'hémianopsie d'origine traumatique sont assez rares. Bellouard, dans sa thèse de 1880, en rapporte sept exemples, dont un lui est personnel.

Le trauma a porté dans tous les cas sur le crâne, mais en un point variable, le plus souvent sur la région fronto-pariétale, plus rarement sur la région occipitale.

Dans tous les cas rapportés jusqu'à présent, cette hémianopsie a été latérale et homonyme.

Chez notre malade, au contraire, cette hémianopsie était temporale. C'est donc la moitié interne des deux rétines qui était paralysée.

La lésion anatomique exacte qui correspondait à ce fait clinique n'a pu être démontrée, nous pouvons cependant essayer de la localiser.

Quelle que soit la théorie que l'on admette (Féré, Thèse de Paris, 1882) au point de vue de la décussation des nerfs optiques, une lésion du chiasma seule peut nous rendre compte de cette hémianopsie. Dans le cas d'entrecroisement particl, les moitiés internes des deux rétines sont animées par des nerfs dont l'origine centrale est différente. Il faudrait admettre une double lésion d'une moitié de chaque noyau d'origine, ce qui paraît fort improbable.

La lésion a donc porté sur l'entrecroisement des nerfs optiques et

récentes, pour les plaies suppurées cavitaires, et dans tous les cas où il faut pouvoir compter sur une désinfection énergique; la naphtaline soit en poudre, soit en pommades, forme des croûtes, bouche les drains et empêche l'écoulement des sécrétions pathologiques, sans compter que son application est insupportable aux malades.

Le pansement à la naphtaline lui a réussi dans les cas de processus atoniques, tels qu'ulcères de jambes, vieux foyers de nécrose, ulcérations syphilitiques.

Dr SCHWARTZ.

SUR LE PANSEMENT A LA NAPHTALINE, par **Hager** (de Hambourg) [*Central. f. Chirurgie*, nº 50, p. 809, 1882.]

L'auteur arrive à ce sujet presque aux mêmes conclusions qu'Hoffmann, tout en attribuant toutefois à la naphtaline des propriétés antiseptiques beaucoup plus énergiques et en la déliant par conséquent de l'accusation formulée contre elle par Hoffmann, à savoir qu'elle paraît favoriser l'explosion de complications telles que l'érysipèle, le phlegmon. Il reconnaît néanmoins qu'elle est quelquefois difficilement tolérée, à cause de son odeur et des douleurs que produit le pansement. Il l'a surtout appliquée en poudre au traitement des ulcérations atoniques et scrofuleuses, et surtout des ulcères de jambes. Il se loue beaucoup des excellents résultats obtenus.

Dr SCHWARTZ.

SONDE POUR PASSER DES DRAINS, par le professeur **Bruns** (*Centralbl. f. Chirurgie*, nº 6, p. 81, 1883).

Tout le monde connaît combien est quelquefois malaisé pour le chirurgien et pénible pour l'opéré le passage d'un tube à drainage avec les pinces ou le stylet muni d'un fil. Bruns, pour obvier à ces inconvénients, a fait construire une sonde terminée par un bouton olivaire sur lequel viennent appuyer de petites griffes quand on visse plus ou moins la sonde. Le tube est pris entre les griffes et le bouton olivaire, lequel est introduit et est ainsi facilement amené à travers les incisions.

Dr SCHWARTZ.

STYLET A PASSER LES DRAINS, par **Maurer** (de Coblentz) [*Centralbl. f. Chirurgie*, nº 24, p. 329, 1883].

Maurer présente un modèle de stylet beaucoup moins compliqué et plus facile à entretenir propre par conséquent que celui donné par Bruns. Il consiste en un stylet simple présentant à son extrémité non boutonnée deux renflements olivaires séparés par un rétrécissement. Le tube à drainage est glissé par dessus la première olive, la serre et est maintenu par la rainure qui la sépare de la petite olive. Celle-ci est destinée à faciliter le passage du drain fixé, en augmentant, près de l'endroit où se trouve le tube, le volume du stylet d'une façon rapidement progressive.

Dr SCHWARTZ.

DES TRANSFORMATIONS DU CATGUT DANS L'ORGANISME ET DE L'HÉTÉROPLASTIE, par le D^r VON LESSER (de Leipzig), (*Virchow's Arch.* 1884, s. 211-348.).

Ce travail comprend deux parties distinctes :

Dans la première, l'auteur communique le résultat des expériences qu'il a faites sur un certain nombre de lapins et de grenouilles, concernant les transformations du catgut dans l'organisme. Il a introduit des fragments de cette substance dans différents organes : tissu cellulaire, muscles, os, articulations, cavités thoracique et abdominale. Il s'est livré aussi à quelques ligatures d'artères et de veines. Les organes ont ensuite été examinés au microscope sur des coupes transversales et longitudinales. On voit que ces expériences ne sont que la répétition avec quelques variantes de celles qui ont été relatées dans cette revue par Gross et Rohmer [1].

Von Lesser nous dit que ses études datent de 1874, mais il faut reconnaître que leur publication tardive leur ôte beaucoup d'intérêt. Il arrive à cette conclusion que le catgut est résorbé par l'organisme et remplacé par un tissu de cicatrice. Dans une seconde série d'expériences, l'auteur étudie la transformation du catgut plongé dans divers liquides *in vitro* (eau distillée, solution de sel marin, urine, sang). Il arrive à cette conclusion que le catgut garde ses propriétés de résistance dans un milieu aseptique et les perd au contraire dans un milieu septique.

Dans la seconde partie, l'auteur, s'inspirant des travaux de Mac Ewen [2] sur la transplantation des os, se demande si l'on ne pourrait pas réparer les brèches de l'organisme par des corps étrangers (plomb, gomme, plaques de liège, etc.). Il a, à ce sujet, entrepris sur six chiens et huit lapins différentes expériences ayant pour objet : 1° l'occlusion des ouvertures crâniennes produites par la trépanation; 2° la réparation des pertes de substance dans les diaphyses; 3° la consolidation de la paroi abdominale après la laparotomie; 4° le remplacement des tendons détruit. Toutes les pièces de rechange appliquées par Von Lesser à des animaux mutilés ont été le plus souvent l'occasion d'accidents graves (suppuration, septicémie, péritonite). On voit que les résultats sont loin d'être satisfaisants.

H. GILSON.

1. Gross et Rhomer. — *Expériences sur le catgut employé pour la ligature des artères dans la continuité.* (*Revue de chirurgie* 1881, page 961.)

2. Mac Ewen. *Observations touchant la transplantation osseuse.* (*Revue de chirurgie,* 1882, page 1.)

II. Divers.

Dʳ **H. Tillmanns** (de Leipzig). Chirurgie préhistorique. (*Arch. de Langenbeck*, t. XXVIII, 1883, p. 775.)

Pour se rendre compte de ce que pouvait être la chirurgie préhistorique, il faut chercher ce qu'est la chirurgie chez les peuples encore sauvages et étudier les objets retirés des cavernes à l'âge de pierre. M. Tillmanns cite parmi les grandes opérations pratiquées avec succès chez les Australiens, au moyen de couteaux en silex, la castration de filles dans le but de procurer aux fureurs génésiques des jeunes mâles des tribus des « hétaires » d'un genre spécial; et l'opération dite de Mika, qui n'a pas de but moins bestial. Il décrit celle-ci d'après Miklucho-Maclay, Eyre, Schürmann, Gasou, etc.; elle consiste à stériliser les jeunes en leur créant un hypospadias par la section de la paroi inférieure de l'urèthre, peau comprise, du méat au scrotum. Il résume ensuite ce que Janson et Lesson ont écrit dans les Bulletins de la Société d'anthropologie de Paris sur les perforations artificielles du crâne chez les insulaires de la mer du Sud; ce que Emile Bessels a écrit dans les *Arch. für Antrop*, sur la façon dont les femmes des Esquimaux se font avorter (manche de fouet, os long pointu engainé de peau de chien de mer); ce que le Dʳ Kranz a écrit sur la médecine des Zoulous qui savent faire des scarifications, mettre des ventouses, réduire des luxations, maintenir des fractures au moyen d'écorces d'arbres. La seconde partie du Mémoire de M. Tillmanns est empruntée tout entière aux anthropologistes français. Il résume les travaux publiées dans les Bulletins de la Société d'anthropologie de Paris sur les trépanations préhistoriques, néolithiques, chirurgicales ou posthumes, par Broca, Prunières, de Baye, Chauvel Parrot, de Mortillet, Cartailhac, Petitot. A la fin, il expose brièvement les interprétations divergentes de Dadik et de Wankel au sujet de l'ossuaire de Sedlec en Bohême, d'après le *Zeitschrift für Ethnologie* 1878, et les Bulletins de la Société d'anthrop. de Vienne, 1879.

Dʳ Vincent (Lyon).

Du cancroïde de la peau, par MM. **Albert Blum** et **Mathias Duval**. (*Archives générales de médecine*, août 1883, p. 129).

Il ne suffit pas de connaître la constitution histologique d'une tumeur, car une même tumeur a une gravité variable suivant son siège et·son évolution. Ainsi le cancroïde de la peau diffère cliniquement du cancroïde des muqueuses. Et pour ne parler que de l'influence régionale, le cancroïde de la peau voisine des orifices naturels doit être distingué du cancroïde débutant sur la peau, loin de toute ouverture normale. Malgré bon nombre de travaux, aucun signe anatomique ne permet de différencier le cancroïde de l'ulcus rodens et du lupus des extrémités. On peut donc reprendre à fond l'étude du cancroïde. Nous étudierons ici « les modifications qui peuvent lui être imprimées par suite de son siège ou de la nature des éléments dans lesquels il s'est développé. » Le cancroïde de la partie supérieure de la face est spécial. De même à la main, le cancroïde a une allure toute particulière. Il y est rare, se montre entre soixante et quatre-vingts ans, presque toujours sur une cicatrice ancienne ou même à la suite d'un traumatisme (Observation du service de M. Le Fort, dans laquelle un épithélioma pavimenteux du dos de la main se développe sur une plaie récente). Dans une deuxième observation, la tumeur a été examinée histologiquement : l'évolution en a été surtout intéressante ; l'ulcération avait la forme d'un anneau et « la partie centrale en forme d'excavation était rosée et semblait recouverte par une couche d'épiderme mince et lisse, sauf en un point où on trouve une petite croûte qui saigne au moindre contact. » Quant à l'examen, il montre que les follicules pileux, les glandes sudoripares et sébacées ne prennent aucune part à la néoformation. L'origine de la tumeur est uniquement dans les parties interpapillaires du corps de Malpighi.

Les auteurs citent ensuite un fait de Jacobson (*Berlin. klin. Wochensch.*, 1875) dans lequel le mode de cicatrisation spontanée est le même, et terminent en concluant :

Que les épithéliomes présentent des variétés cliniques multiples et dont la gravité dépend du siège et du mode d'évolution, bien plus que de la structure histologique. Que ces tumeurs sont susceptibles, par exceptions, d'une guérison spontanée dans une étendue plus ou moins considérable.

AIMÉ GUINARD.

DU TRAITEMENT DU LUPUS PAR LES GREFFES CUTANÉES, par **Eug. Hahn**. (*Centralblatt f. chirurgie* n° 15, p. 225, 1883.)

En 1881, Hahn vit une femme, atteinte d'un lupus du nez et du bras, traitée infructueusement par le grattage, les scarifications, etc., sans guérison. Il résolut alors de gratter le lupus du bras et de greffer immédiatement la plaie avec de petits morceaux de peau saine. Le résultat fut si bon que l'auteur recommença sa tentative et eut l'occasion de la mettre en pratique encore cinq fois.

La malade étant endormie, on désinfecte les parties atteintes et on les gratte.

L'hémostase étant faite, ce qui quelquefois dure quelques heures à l'aide de la compression, avec de la gaze phéniquée, sublimée ou bismuthée, on procède à la greffe. Toute la plaie est pavée de petits morceaux de peau de 1 cent. de long sur 1/4 cent. de large ; ce doivent être des fragments dermo-épidermiques. On saupoudre le tout avec de l'iodoforme, on recouvre avec la ouate et on serre avec une bande.

Le pansement est enlevé du cinquième au huitième jour, et l'on constate alors le plus souvent une prise complète des greffes cutanées.

La première opérée, revue un an après l'opération, restait guérie sans aucune trace de récidive. L'avantage de cette méthode, c'est la guérison rapide et le peu de déformation des parties opérées, ce qui pour la face n'est pas de peu d'importance.

Tout récemment encore, Hahn traita, une femme atteinte de lupus du nez, il fit le grattage, puis transplanta 10 petites greffes. La malade guérit. Un plus grand nombre d'observations sont néanmoins nécessaires pour prouver l'efficacité de cette méthode de traitement au point de vue de la récidive.

Dr Schwartz.

Traitement des abcès du bassin, par Clinton Cushing (*Western Lancet.* Vol. XII, nov. 1883, n° 11.)

D'après l'auteur, l'ouverture du fond du vagin présente deux difficultés : 1° hémorrhagie rebelle ou blessure de l'uretère; 2° impossibilité de maintenir béante l'ouverture de l'abcès. Le danger dû au péritoine disparaît plus ou moins en face des moyens antiseptiques. Au moyen des deux instruments suivants, l'auteur croit avoir vaincu les autres difficultés.

Son instrument est un trocart composé de deux lames disposées de façon qu'après son introduction dans un abcès, on puisse rapprocher les manches l'un de l'autre et écarter les extrémités de 3 centimètres environ. Il remplace le bistouri et, par son écartement, déchire le tissu connectif, et formant ainsi une voie propre pour l'introduction du tube à drainage.

Son tube à drainage se compose d'un tube en caoutchouc de 3 cent., percé à ses deux extrémités et à son milieu, et réuni perpendiculairement (avec des fils d'argent) à un second tube en caoutchouc, beaucoup plus long.

Pour procéder à l'introduction de ce tube à drainage, on se sert du trocart précédent qui plie le petit tube sur le grand de façon à produire le parallélisme des deux canaux. Le tube entré facilement et arrivé dans l'abcès, on retire le trocart en écartant ses extrémités par le rapprochement des manches. De cette façon, le petit tube retrouve sa position primitive, (perpendiculaire au grand tube) par suite de son élasticité.

On peut laisser ce tube en place jusqu'à la cessation complète de la suppuration. Pour l'extraire, il suffit de tirer un peu fortement sur le drain.

L'auteur cite quelques cas où il employa avec succès les instruments précédents. Il croit qu'on doit donner issue au pus le plus promptement possible.

Dudley Tait.

Suture latérale des plaies incomplètes des veines, par Lewis S. Pilcher, de Brooklyn (*Annals of anat. and. surg.*, vol. VIII, 1883, p. 51).

Dans ce genre de plaies, on peut essayer la suture latérale et tenter de conserver l'intégrité fonctionnelle du vaisseau, à condition de pouvoir trouver une ligature ou une substance à suture non irritante, et que la plaie puisse être conservée ensuite pure de toute infection septique.

En cas de plaie incomplète d'un tronc veineux, à la racine d'un membre, on peut tenter la suture latérale, même lorsqu'on est forcé d'employer les ligatures ordinaires, et qu'on ne peut avoir recours aux précautions antiseptiques parfaites. Dans les mêmes conditions, s'il s'agit de la jugulaire interne, il faut faire une ligature circulaire au-dessous et au-dessus de la plaie, et diviser la veine entre les deux.

Dr PETIT.

RÉSECTION D'UNE PARTIE DU NERF SPINAL ACCESSOIRE POUR UN TORTICOLIS SPASMODIQUE, par H.-B. Sands (Annals of anat. and surg., vol. VIII, 1883, p. 276).

Insuccès de tous les moyens pharmaceutiques employés auparavant. Paralysie et atrophie du sterno-cléido-mastoïdien consécutive à la résection nerveuse. Amélioration progressive. Guérison presque complète et mouvements volontaires possibles six mois après.

Autre cas à peu près analogue.

Dr PETIT.

COMPTE RENDU CLINIQUE SUR LA RÉSECTION DE LA HANCHE, par Ch. T. Poer, de New-York (Annals of nat. and surg., vol. VIII, 1883, p. 66).

Mémoire basé sur dix-huit cas recueillis chez des malades appartenant à la classe la plus pauvre et atteints d'arthrite suppurée, suite de coxalgie traitée plus ou moins longtemps par les appareils mécaniques.

Sur ces dix-huit cas, deux malades sont encore à l'hôpital, onze sont morts et cinq ont guéri. La mort est survenue : par épuisement, une fois ; par méningite tuberculeuse, une ; par septicémie, une ; par phthisie, dégénérescence amyloïde, sept. Dans un de ces cas la plaie était entièrement fermée au moment de la mort.

Tous ces malades provenaient de parents atteints de diathèse tuberculeuse.

Les suites de l'opération sont des plus intéressantes.

La mort survint, dans ces cas, au bout d'un temps variant de deux mois à quatre ans. L'effet immédiat fut une amélioration sous tous les rapports : cessation de la douleur, embonpoint, température normale ; mais sauf le cas cité plus haut, la plaie ne se ferma jamais entièrement ; parfois il ne restait qu'un petit trajet fistuleux permettant au stylet d'aller jusqu'à l'os dénudé et rugueux, ou dans une cavité remplie de fongosités : l'exploration de l'abdomen montrait en même temps, chez la plupart, le foie hypertrophié et les reins malades. Dans quelques cas, on réséqua de nouveau la tête du fémur ; mais la surface de section présentait la même altération. Les patients sont morts, non de l'opération, mais malgré elle.

Des cinq patients considérés comme guéris, c'est-à-dire que la plaie se ferma entièrement, sans fistule, et que l'enfant put se servir de son membre, la maladie dura six ans dans un cas, trois dans un autre, et deux dans les trois autres. Chez tous, antécédents de famille assez bons. Au moment de l'opération, deux d'entre eux avaient le foie hypertrophié et l'un présentait une grande quantité d'albumine dans l'urine et avait eu deux hémoptysies pulmonaires abondantes. Ce dernier fut revu cinq ans après la guérison ; le foie avait son volume normal et l'albumine avait disparu de l'urine peut de temps après l'opération.

Quant à la durée de la guérison, celle-ci fut constatée au bout de cinq ans dans un cas, de six ans dans un autre, de dix-huit mois dans le troisième, les deux autres furent perdus de vue.

L'auteur examine ensuite si, dans ces cas, la guérison par le traitement mécanique et l'expectation est probable, quelles sont les indications de la résection de la hanche, et pense que la présence d'altérations amyloides n'est pas un obstacle à la guérison, mais une complication très grave. Souds et Briddon accordent une grande importance à l'état des viscères sur le résultat de l'opération.

Dr PETIT.

CAS DE SECTION SOUS-CUTANÉE DU FÉMUR AU-DESSUS DU GRAND TROCHANTER. par **Van Derveer,** d'Albany (*Annals of anat. and surg.*, vol. VIII, 1883, p. 161).

Ankylose de la hanche consécutive à une arthrite suppurée, datant d'une quinzaine d'années. Flexion de la cuisse sur le bassin et de la jambe sur la cuisse. Courbure du rachis (scoliose de compensation ?). Ostéotomie du fémur et ténotomie des adducteurs. Extension continue avec un *poids* de 15 livres pendant six semaines. Abcès au siège de la ténotomie. Guérison. Membre rectiligne; raccourcissement d'un pouce un quart. Marche possible, avec une canne, 117 jours après l'opération. 18 mois après, marche facile sans aide. La courbure apparente du rachis a disparu.

Dr PETIT.

III. Organes génitaux de la femme.

CONTRIBUTION A L'ÉTUDE DES FISTULES UTÉRO-VAGINALES, par le professeur **G. Nicoladoni,** à Innsbrück (*Wiener medizinische Wochenschrift*, n° 14, colon. 389, 390, 391, 392 et 393, 8 avril 1882).

Il s'agit d'une femme de trente-quatre ans, chez qui l'urine sortait par le vagin depuis son dernier accouchement, survenu le 8 septembre 1881. Position transversale avec prolapsus de la main ; durée une journée.

Le 11 novembre, examen de la malade : sur la ligne médiane de la paroi antérieure du vagin se trouve un orifice des dimensions d'un pois, à

bords cicatriciels. Plus haut et un peu à droite existe une déchirure de
2 centimètres 1/2 de long, se dirigeant de haut en bas ; le bord médian est
mince, recouvert par le latéral, qui est épais, formé par un bourrelet
muqueux, d'un rouge sombre, haut de 1 centimètre. Dans le vagin, à la
vulve existent des ulcérations d'aspect diphthéritique.

Le 20 novembre, on ferme la fistule, on en pratique l'occlusion au
moyen de six sutures avec fil de soie. Le soir même, fièvre intense, 40°,9.
L'idée vient aussitôt qu'on a dû prendre dans la suture l'extrémité inférieure de l'uretère droit, et on se hâte d'enlever les points de suture ; mais
il faut toute une semaine pour que la température redevienne normale.

Le 11 janvier, on opère les fistules vésico-vaginales en appliquant trois
sutures en argent à la fistule inférieure et sept à la supérieure. L'opération dure cinq quarts d'heure. Cathéter à demeure. Le lendemain, l'urine
est à peine sanglante.

Le 16, la fistule inférieure est fermée par une cicatrice linéaire à peine
visible ; l'inférieure ne présente plus qu'un enfoncement en forme d'entonnoir, par où suinte un peu d'urine.

La malade est toujours mouillée, mais peut cependant en garder assez
longtemps et la rendre spontanément.

Le 9 février, examen approfondi : on trouve dans le cul-de-sac droit du
vagin une ouverture en forme d'entonnoir, du diamètre d'un grain de
chènevis. La malade étant dans la position à genoux, le professeur
Nicoladoni peut introduire par cette ouverture un cathéter (Char. n° 2)
dans la vessie ; en le portant en arrière, il le pousse en haut dans la direction du rein droit à une profondeur de 15 centimètres. La vessie étant
remplie de lait et eau, il s'écoule une urine claire par le cathéter.

Une sonde de Lister étant introduite dans l'uretère, le professeur put
s'assurer que la pointe mousse de l'instrument se sentait à travers les
parties molles sur une longueur de 1 centimètre 1/2, tandis que le doigt
porté dans le vagin perdait le cathéter.

Il était certain dès lors qu'un des uretères était blessé dans une partie
de son étendue située au-dessus de son entrée dans la vessie. Landau
(*Arch. für Gynecol.*, B. IX) en avait déjà rapporté un exemple.

Le 11 février, opération de la fistule de l'uretère, position à genoux sur
la table de Bozeman.

On place dans l'uretère une sonde cannelée longue, mince, flexible ;
dans l'urèthre, une forte sonde de Lister. Sur cette dernière, incision
longue de 2 centimètres de la paroi antérieure du vagin et postérieure
de la vessie, juste au-dessous de la fistule.

Avec le secours de la sonde cannelée, incision de 1 centimètre 1/2 de
la paroi antérieure de l'uretère avec un couteau à fistule à long manche.
Dans la rainure de la sonde on conduit un cathéter n° 1, dans l'uretère ;
le bout inférieur de la sonde est introduit dans la vessie, puis on le fait
ressortir par l'urèthre ; presque aussitôt, écoulement de gouttes d'une
urine claire.

Ensuite on opère la fistule vésico-vaginale et on place aussi un bout de sonde dans cette fistule. La fistule est fermée par quatre sutures de Bozeman. Sonde à demeure dans la vessie.

Le 12 février, l'urine coule par les deux sondes, claire par celle de l'uretère, sanglante par celle de la vessie.

Le 22, la malade sort guérie.

Dr Astier.

DES PLUS RÉCENTES MODIFICATIONS INTRODUITES DANS LA MÉTHODE AMÉRICAINE POUR L'OPÉRATION DE LA FISTULE VÉSICO-VAGINALE, par le Dr Gomez Torrès, in *Siglo Medico*, 14 mai 1882, Madrid.

Ce mémoire a été lu à la troisième session du Congrès médical international de Séville, en avril 1882. Il s'agit du procédé du professeur Verneuil, qui pratique l'opération américaine en deux temps et à plusieurs jours d'intervalle.

Le premier temps consiste à amener les bords de la fistule avec le thermo-cautère, et, lorsque l'eschare est tombée, on procède dans le second temps à la réunion avec des fils métalliques, selon l'habitude.

Le Dr Torrès se loue beaucoup d'employer ce procédé, et il rapporte trois observations à l'appui de son opinion.

Dr Coignard.

DE LA CURE DES FISTULES RECTO-VULVAIRES ET RECTO-VAGINALES INFÉRIEURES PAR L'INCISION ET LA PÉRINÉORRHAPHIE IMMÉDIATE, par C. Monod, in *Annales des maladies génito-urinaires*, t. I, p. 48 et 132, 1882-1883.

M. Monod met à découvert dans toute son étendue le trajet fistuleux, en fendant le périnée dans toute sa hauteur, de la fourchette à l'anus. Toute la surface suppurante est enlevée avec le bistouri et la dissection ou par le grattage à l'aide d'une curette tranchante. Immédiatement après, périnéorrhaphie suivant le procédé de Gaillard Thomas et J. Hue (de Rouen).

On emploiera ce procédé dans tous les cas de fistules recto-vulvaires où la cautérisation ne suffit pas à donner le résultat cherché. On lui accordera d'emblée la préférence pour les fistules recto-vaginales inférieures.

Hartmann.

DILATATION URÉTRALE CHEZ LA FEMME PAR LA MÉTHODE DE SIMON, par Bompiani (*Gazzetta med. di Roma*, janvier, n° 14).

L'auteur n'a eu qu'à se louer de l'emploi des canules de Simon pour la dilatation rapide de l'urèthre chez la femme : 1° dans un cas, pour retirer de la vessie une épingle à cheveux autour de laquelle s'était formé un calcul; 2° dans un second, pour venir à bout d'un catarrhe vésical avec cystospasme; 3° dans un autre pour améliorer un urèthre irritable siège de caroncules; 4° dans le dernier, pour enlever de volumineuses végétations du canal. Chez aucun de ces malades il n'y a eu d'incontinence d'urine.

JULLIEN.

CONTRIBUTION A L'ÉTUDE DES LÉSIONS SYPHILITIQUES TERTIAIRES DU VAGIN, par le D. Remy (*Revue médicale de l'Est*, 1881, 513, 562, 628).

Le vagin peut être affecté de lésions syphilitiques tertiaires. Ces lésions sont assez fréquentes à la partie inférieure de ce canal, tandis qu'elles sont très rares à sa partie supérieure.

Ces accidents sont des gommes diffuses de la partie supérieure du vagin, gommes qui, à un moment donné, s'ulcèrent et laissent le plus souvent une cicatrice oblitérant complètement ou incomplètement ce canal. Les accidents qui siègent à la partie inférieure du vagin sont le plus souvent une extension d'ulcérations vulvaires.

On ne pourra porter un diagnostic rigoureux de ces lésions tertiaires qu'après avoir éliminé toutes les causes de nature différente pouvant produire des accidents analogues dans le vagin, accouchement laborieux, cautérisation, fièvres continues et fièvres éruptives, vaginite gangréneuse, etc.

Les conséquences qui peuvent résulter de ces accidents sont : la rétention des menstrues avec son cortège de symptômes alarmants; des obstacles à l'expulsion du produit de la conception, accidents qui pourront, dans quelques circonstances, nécessiter une intervention chirurgicale; enfin, en troisième lieu, la substitution accidentelle ou volontaire du canal de l'urèthre au canal vaginal dans les rapports sxuels.

GÉRARD MARCHANT.

ÉTUDE SUR LE MOLLUSCUM SIMPLE DE LA GRANDE LÈVRE, par A. Marfan, interne des hôpitaux, in *Arch. de Tocologie*, déc. 1882, p. 705.

Après avoir déterminé exactement, d'après Bazin, ce qu'il fallait entendre par le terme molluscum, l'auteur publie l'observation qui lui a suggéré l'idée de son mémoire.

Cette observation décrit un type de molluscum pendulum de la grande lèvre. La tumeur fut enlevée par M. Th. Anger, et la guérison fut rapide.

Le diagnostic différentiel dut être fait avec les végétations, l'angiome de la grande lèvre, l'épithéliome, l'èléphantiasis, l'esthiomène.

Recherchant alors les faits connus, l'auteur n'a trouvé que 9 cas publiés antérieurement au sien. C'est d'après l'étude de ces faits qu'il résume rapidement l'histoire du molluscum simple de la grande lèvre, l'envisageant au point de vue de ses symptômes, de ses causes, de son anatomie pathologique, et pose en terminant les règles à suivre pour son traitement.

F. VERCHÈRE.

FIBROME POLYPOÏDE MULTIPLE DES LÈVRES DE LA VULVE, par B.-J. Baer, M. D. (Philadelphia) [*The american Journal of the medical sciences*, avril 1882, p. 439].

Ce cas s'est présenté chez une femme âgée de 39 ans, mère de quatre enfants. Le début de la tumeur remontait à quatre ans. Elle avait commencé par deux masses pédiculées qui se sont réunies plus tard. Autour et en dessous de ces premières excroissances, d'autres ne tardèrent pas à se produire et, arrivées à un certain degré de développement, se réunissaient aux masses primitives. C'est surtout dans les deux premières années que ces masses prirent de l'extension.

Au moment de consulter le docteur Baer, la masse descendait depuis le clitoris jusqu'au niveau de l'anus, qu'elle obstruait en partie. Cette masse se présentait sous forme d'une tumeur lobulaire, irrégulière, occupant tout l'interstice des grandes lèvres et obturant complètement l'orifice vulvaire. La surface offrait une grande ressemblance avec l'éléphantiasis du nègre. Le clitoris ne pouvait être retrouvé étant compris dans la masse.

La tumeur fut enlevée, et les suites étaient des plus simples. Cinq mois après, elle devenait enceinte pour la cinquième fois. Son dernier accouchement remontait à onze ans auparavant.

D. ROWLATT.

DE L'HÉMOSTASE PAR·LE TAMPONNEMENT ANTISEPTIQUE, PARTICULIÈREMENT DANS LES BLESSURES DE L'ARTÈRE VERTÉBRALE, par le prof. E. Küster. (*Berliner klinische Wochenschrift*, 1883, S. 737).

Les blessures de l'artère vertébrale sont assez rares pour qu'on n'ait pu en réunir dans la science que 40 cas environ. De ces cas, trois seulement se terminèrent par la guérison. On voit quel danger s'attache à ces plaies artérielles. L'artère vertébrale peut être atteinte soit entre son point d'origine et son entrée dans l'apophyse transverse de la sixième vertèbre cervicale, soit plus haut entre les apophyses transverses. Dans le premier cas, la ligature est possible et efficace. Dans le second cas, la ligature est encore possible, il est vrai, au-dessous de l'apophyse transverse de la sixième vertèbre cervicale ; mais, dans les cas où cette pratique a été suivie, on a constaté que l'hémorrhagie ne s'arrêtait pas. Aussi presque toujours a-t-on été obligé d'avoir recours au tamponnement. Celui-ci provoquait généralement une suppuration fétide, la chute du thrombus et une hémorrhagie nouvelle. Il fallait donc trouver une substance qui fût capable de produire l'hémostase et restât aseptique pendant plusieurs jours. La gaze phéniquée ne remplit pas cette seconde condition. Le professeur Küster employa la gaze iodoformée pour une plaie de l'artère vertébrale produite par l'extraction d'un séquestre. Il n'eut qu'à se louer de cette pratique, le tampon de gaze iodoformée étant resté en place dix jours consécutifs sans déterminer de troubles locaux. Küster pense que ce moyen d'hémostase pourrait être appliqué dans d'autres régions, particulièrement dans les cavités qui deviennent le siège d'une hémorrhagie.

H. GILSON.

IV. Langue.

REMARQUES SUR L'ABLATION TOTALE DE LA LANGUE PAR LES CISEAUX, D'APRÈS LA MÉTHODE DE WHITEHEAD, par **W. H. A. Jacobson**, chirurgien assistant de Guy's Hospital, etc. (*The Lancet*, 14 avril 1883, p. 629).

L'auteur, qui a pratiqué deux fois avec succès ce genre d'opération, en résume ainsi les principaux temps :

1° La bouche est maintenue largement ouverte avec le bâillon de Mason ou tout autre instrument approprié ; le soin de cette importante partie de l'opération est confié à l'un des deux aides.

2° La langue est attirée hors de la bouche à l'aide d'un double fil passé dans le tissu de l'organe, à un pouce de la pointe. Ce fil est remis à la charge du second aide, auquel on recommande d'exercer pendant toute l'opération, une traction soutenue dirigeant la langue en haut.

3° L'opérateur commence à sectionner toutes les attaches de la langue à la mâchoire et aux piliers du voile du palais, suivant la méthode pré-conisée par J. Paget, au moyen d'une paire de ciseaux droits ordinaires.

4° Les muscles attachés à la base de la mâchoire sont alors divisés à l'aide de petits coups de ciseaux successifs, jusqu'à ce que la langue entière soit séparée des bords du maxillaire inférieur. On la libère également aussi loin que possible du côté de l'épiglotte.

5° L'artère linguale et les autres artères sont liées au fur et à mesure qu'on les divise. Il arrive généralement qu'une pression sur les vaisseaux à l'aide d'un petit morceau d'éponge suffit pour arrêter momentanément, sinon définitivement, l'hémorrhagie ; cependant, il vaut mieux lier les vaisseaux soit pendant l'opération même, soit après l'ablation de la langue.

6° Un simple fil de soie est passé à travers le moignon de la langue et sert à soulever le plancher de la bouche, dans le cas où il surviendrait une hémorrhagie. Ce fil peut, sans danger, être enlevé le lendemain de l'opération ; et comme c'est une cause de gêne pour le malade, il vaut toujours mieux le faire.

ALF. POUSSON.

QUATRE CAS D'ABLATION COMPLÈTE DE LA LANGUE PAR LES CISEAUX, par **Frederick Treves** (*The Lancet*, 21 avril 1883, p. 677).

L'auteur a, dans ces quatre cas, fait précéder son opération de la ligature des linguales au cou. Ce procédé des ciseaux a, d'après lui, les avantages suivants : il est simple et ne demande aucun appareil ; grâce à lui, on peut enlever plus de tissu malade qu'avec l'écraseur ; il est plus hémostatique, puisque les linguales sont liées ; il laisse une plaie nette, sans tissus contus ou cautérisés, comme après l'écraseur et le galvano-cautère ; il est très expéditif ; enfin, les incisions faites au cou permettent l'extirpation des ganglions dégénérés.

ALF. POUSSON.

V. Œsophage. — Estomac.

INTRODUCTION D'UN DEMI-DOLLAR DANS LES VOIES DIGESTIVES. MORT, par **Webester.** (*The Boston Med. and. surg. Journal*. Vol. CVIII, p. 513. 1883).

Un jeune homme de vingt ans avalo par mégarde une pièce en argent d'un demi-dollar; pendant les quelques jours qui suivent, il a de la gêne de la déglutition et ne peut manger que des aliments semi-liquides. Puis les phénomènes douloureux se calment et il reprend son régime habituel. Mais il conserve toujours une sensation de constriction au niveau de la gorge. Le cathétérisme de l'œsophage ne dénote aucun corps étranger.

Dix-neuf jours après l'accident il a un accès de hoquet et deux jours après il a des hématémèses répétées et abondantes. Il tombe dans le collapsus et meurt. Il y avait vingt-deux jours qu'il avait avalé la pièce de monnaie.

Autopsie : L'estomac et la portion supérieure de l'intestin grêle sont sains et remplis de caillots sanguins. Le demi-dollar est situé sur la face postérieure ds l'œsophage au niveau du point où ce conduit est en rapport avec l'origine de l'aorte descendante. Cette dernière présente deux petites perforations. La pièce est dirigée verticalement, ses faces aplaties regardant, l'une la face antérieure du corps, l'autre la face postérieure.

Plusieurs points intéressants sont à noter : 1° le lieu où le corps étranger s'est arrêté ; 2° sa situation transversale sur un plan vertical, ce qui explique, d'une part, l'absence d'obstacle sérieux à l'introduction des aliments ; d'autre part, les résultats négatifs, donnés par la sonde œsophagienne qui pouvait passer aisément en avant de la pièce ; 3° l'absence d'inflammation étendue. Les seules lésions étaient les petites ulcérations de l'aorte qui amenèrent la mort par hémorrhagie.

G. CARRON.

CORPS ÉTRANGER DE L'ŒSOPHAGE AYANT DÉTERMINÉ L'ASPHYXIE ET NON RÉVÉLÉ PAR LE CATHÉTÉRISME, par **Lesbros** (*Arch. de méd. et de pharm. milit.*, t. II, p. 281, 15 oct. 1883).

Le panier de de Graefe avait pénétré avec facilité jusque dans l'estomac. A l'autopsie on trouva, au niveau de la partie supérieure de l'œsophage, faisant saillie contre la paroi membraneuse de la trachée, un morceau de bœuf dont la configuration pouvait être approximativement représentée par les trois doigts médians réunis d'une main d'adulte. Il était plié en une gouttière dont la convexité s'appliquait contre la partie membraneuse de la trachée. C'est dans cette gouttière que s'était engagé, à deux reprises, le cathéter.

HARTMANN.

CORPS ÉTRANGER DE L'ŒSOPHAGE, ŒSOPHAGOTOMIE, MORT SOIXANTE HEURES APRÈS L'OPÉRATION, par D. Cheerer, in *Boston Med. and surg. journ.*, vol. CVI, n° 12, p. 265, 1882.

Cette observation concerne un homme de quarante-quatre ans, qui avala une arête à son déjeuner et appela en vain le secours de plusieurs chirurgiens, l'extraction du corps étranger par la bouche ne pouvant être obtenue.

La déglutition devenant bientôt impossible pour les aliments solides et de plus en plus pénible pour les boissons, l'œsophagotomie fut proposée au malade, acceptée par lui et exécutée le quatrième jour.

Le Dr Cheerer pratiqua dans le triangle carotidien supérieur une incision longue de trois pouces et parallèle au bord du sterno-cléido-mastoïdien. Ce muscle fut écarté en dehors avec le faisceau vasculo-nerveux et la trachée en dedans avec le muscle omo-hyoïdien ; la thyroïdienne supérieure fut ouverte et liée.

L'œsophage ayant été découvert et incisé, le doigt, introduit de bas en haut dans la plaie, put sentir le corps étranger enchâssé entre les aryténoïdes, mais il fallut l'aide d'un autre doigt introduit par la bouche pour en obtenir l'extraction. L'opération dura une heure et faillit, à plus d'un moment, être compromise par l'état de suffocation de l'opéré, dont la gorge se remplissait à tout instant de mucosités.

La plaie fut laissée ouverte, recouverte d'une seule couche de gaze et pansée à l'eau glacée.

On le nourrit avec des lavements alimentaires pendant les deux premiers jours.

Le troisième jour, il put boire un verre de lait, dont une faible portion seulement s'échappa par la plaie.

Le quatrième jour, la respiration commença à s'embarrasser, la poitrine se remplit de râles, et la mort eut lieu après un état de dyspnée progressive.

L'autopsie ne put être pratiquée.

HENRY LUC.

CONTRIBUTION A LA CHIRURGIE. (*Archiv. de Langenbeck*, t. 28, 1883, p. 727. *1. Tumeurs traitées depuis le 1er octobre 1879 jusqu'au 31 décembre 1881*, par le Dr Alsberg. 2. *Cas de gastrotomie pour carcinome de l'œsophage*, par le même ; 3. *Trois cas d'iléus*, par le même.

Recueil intéressant d'observations parmi lesquelles une extirpation vaginale de l'utérus pour cancer, suivie de mort ; deux hystérectomies, pour myomes, suivies de mort. La gastrotomie pour carcinome s'est aussi terminée par la mort. L'auteur ne put nourrir son opéré parce que les aliments, injectés dans l'estomac, ressortaient immédiatement par la sonde. Il a réuni, sous forme de tableau, les 107 cas de gastrotomie arrivés à sa connaissance. Il oublie le cas de Labbé. Il pourra encore ajouter, entre autres, les cas de Tillaux et de Berger (Société de chirurgie, janvier et

mars 1883) ; et les deux cas inédits d'Ollier. Dans les trois cas d'iléus,
on a fait deux fois la laparotomie avec issue mortelle. Dans le premier cas
(homme, 60 ans), l'étranglement, de huit jours, était causé par une bride
péritonéale. Laparotomie simple avec déchirure de la bride. Dans le
deuxième cas (garçon, 10 ans), l'étranglement de quatorze jours était dû
à la persistance (chose rare à dix ans) du canal omphalo-mésentérique.
Laparotomie, entérectomie et entérorraphie. Dans le troisième cas, il
s'agissait d'un garçon de dix ans qui vomissait depuis sept jours, n'avait
pas de selles depuis quatre; on l'endort pour faire la laparotomie, on
l'examine, on renvoie l'opération, et en attendant, on administre encore
de l'huile de ricin. Une selle se produit, et finalement guérison sans
opération.

———

La gastrostomie, l'œsophagostomie et l'œsophagotomie interne dans le
traitement du rétrécissement de l'œsophage, par Morell Mackenzie, M. D.
Londres (The american Journal of the medical sciences, n. CLXX,
av. 1883, page 420).

Les opérations portant sur les organes profonds du corps sont devenues plus communes dans ces dernières années, et depuis quelque temps
on a, à plusieurs reprises, ouvert l'estomac dans les cas de rétrécissement de l'œsophage.

Le docteur Morell Mackenzie passe en revue et analyse les cas de ce
genre qui ont été déjà publiés, et en publie deux nouveaux. Il résulte,
d'après ses recherches, que l'on a pratiqué la gastrostomie 81 fois, et
que, dans vingt-sept cas, la mort est survenue après l'opération par le
« shock ».

Les avantages de la gastrostomie sont :

1° Qu'elle est d'une exécution relativement facile ;

2° Qu'il y a peu de risques dans l'opération même, surtout si elle est
faite en deux temps, avec un intervalle suffisant entre chacun ;

3° Qu'on est presque sûr d'atteindre le but que l'on se propose, c'est-
à-dire l'établissement d'une fistule alimentaire ;

4° Que la fistule reste cachée.

L'inconvénient de la gastrostomie est que la mortalité est encore élevée.

Dans vingt-six cas d'œsophagostomie, seize sont morts quinze jours
après l'opération, et sept sont morts de « shock ».

Les avantages de l'œsophagostomie sont:

1° Qu'elle est suivie de très peu de « shock » ;

2° Que, grâce à elle, on peut parfois dilater le rétrécissement.

Les inconvénients sont :

1° L'opération est d'une exécution fort difficile et accompagnée de beaucoup de risques, à cause de voisinages dangereux;

2° Ensuite, on ne peut pas toujours la pratiquer au-dessous du point
rétréci ;

3° Une fistule au cou est toujours fort disgracieuse.

L'auteur analyse dix-sept cas d'œsophagotomie interne. En voici les avantages :

1° Le « shock » est presque nul ;

2° Si le rétrécissement peut être divisé dans toute son épaisseur, on peut ensuite dilater progressivement ;

3° Qu'il n'y a pas de plaie extérieure.

Les inconvénients de l'opération sont :

1° Qu'on ne peut la faire avec sécurité que dans les cas où l'on peut passer une bougie ;

2° Qu'il est souvent difficile de franchir tous les rétrécissements ;

3° Que dans bien des cas, les parois de l'œsophage sont tellement épaissies qu'une incision ne parvient pas à enlever la constriction ;

4° Le danger de l'opération en elle-même est considérable.

Dr ROWLATT.

UN CAS DE GASTROSTOMIE PRATIQUÉE AVEC SUCCÈS, par F. King Green, in *The Lancet*, 3 fév. 1883, p. 190.

Il s'agit d'une femme de cinquante-six ans atteinte d'un cancer de la portion supérieure de l'œsophage avec dysphagie et trouble de la respiration par compression des récurrents. La gastrostomie fut d'abord faite avec succès, puisque la malade sortit en voiture le douzième jour après l'opération. Quelques jours après, les troubles de la respiration s'accentuant, on pratiqua la trachéotomie. Tout alla pour le mieux, et quinze semaines après l'opération la malade éprouvait un très grand soulagement.

ALF. POUSSON.

GASTROSTOMIE POUR UN RÉTRÉCISSEMENT CANCÉREUX DE L'ŒSOPHAGE, par Faucon (de Lille) [*Bul. de l'Ac. roy. de Belg.*, 1882, t. XVI, n° 11, page 1194].

Homme de cinquante-sept ans, malade depuis cinq mois ; la sonde œsophagienne était arrêtée à 29 centimètres des arcades dentaires. L'amaigrissement rapide, l'impossibilité absolue d'introduire le moindre aliment, font décider l'opération.

Incision de la paroi abdominale suivant de procédé de L. Labbé : apparition d'un segment du foie, d'épiploon, et d'un viscère sur la nature duquel on n'était pas fixé, car ses bords supérieur et inférieur étaient très rapprochés, et on n'y sentait pas la présence d'artères d'un calibre appréciable : un lavement d'eau de Seltz fait distendre le côlon et ne modifie pas la partie saine ; c'était donc l'estomac. Celui-ci est ouvert au thermocautère ; suture des bords de la plaie avec ceux de la plaie addominale ; pansement de Lister ; l'opération avait duré quarante-cinq minutes. Le malade meurt dans le collapsus au bout de quarante-huit heures. A l'autopsie, on voit que l'ouverture avait porté sur un point rétréci de l'estomac, à 6 centimètres du pylore; squirrhe de l'œsophage à l'union du tiers inférieur avec les deux tiers supérieurs, oblitérant presque complètement le conduit.

CATUFFE.

OCCLUSION COMPLÈTE DE L'ŒSOPHAGE PROBABLEMENT PAR UNE TUMEUR MALIGNE, GASTROSTOMIE, SUCCÈS, par M. **A. D. Kin** (*Lietopici khirurgitcheskago obchtchesva v. Moskvié*, mars 1882, p. 36).

M. Kin avait communiqué à la Société de chirurgie de Moscou dans le cours de l'année 1881 l'observation d'un cas de gastrostomie faite à cause d'un cancer de l'œsophage. Le malade mourut au bout de quelques jours, par suite de la pénétration de la tumeur dans les bronches. A l'occasion de ce cas, il rappelle et discute quelques-unes des indications de l'opération. Il la croit légitime dans les rétrécissements cancéreux de l'œsophage et ne veut pas qu'on attende pour la faire que l'occlusion soit complète et l'affaiblissement général extrême. M. Kin connaît 70 cas de gastrostomie, dont 4 lui ont été racontés de vive voix. 11 fois seulement, on l'a faite pour des rétrécissements cicatriciels; dans les 59 autres, il s'agissait de cancer; parmi ces derniers, il y eut 16 guérisons.

Le malade présenté par l'auteur à la Société et qui fait le sujet de la communication actuelle est un homme de quarante-neuf ans, souffrant depuis deux mois de difficulté pour avaler.

3 janvier. — Gastrostomie.

L'incision, longue de 5 à 6 centimètres, est faite à un travers de doigt à gauche de la ligne médiane et dirigée parallèlement au rebord des fausses côtes et à deux travers de doigt au-dessous d'elles. Hémostasie soigneusement faite. Comme toujours en pareil cas, c'est le lobe gauche du foie qui se présente, de sorte qu'on est obligé de l'écarter à droite. L'estomac est vide et rétracté et peut être facilement attiré en avant; il est également facile de découvrir l'artère gastro-épiploïque; l'estomac fut fixé au bords de la plaie par des nombreuses sutures de Lambert avec des fils de soie très fins. On ne l'ouvrit pas à ce moment; la plaie fut pansée à l'iodoforme et recouverte d'épais tampons de ouate. L'opération fut bien supportée; pendant la semaine, le malade est nourri avec des lavements de bouillon, de viande, de vin et prend une petite quantité d'opium. Ces lavements sont donnés de trois en trois heures; au bout de huit jours, on enlève tous les fils de la première suture; pas de réaction, ni de suppuration. Il n'y a d'adhérence complète qu'au milieu de la plaie entre la peau et la paroi de l'intestin; aux angles, la soudure s'est faite avec le feuillet péritonéal.

Section sur une sonde de la paroi de l'estomac fixée par un double crochet. Incision longue de 1/2 centimètre. On introduit un tube à drainage par l'incision. Pendant le premier jour, on introduit un peu de lait dans l'estomac, puis de la pepsine, du vin, du jus de viande; en même temps, on continue d'administrer des lavements alimentaires.

A partir du quatorzième jour, on nourrit le malade exclusivement par la fistule; il quitta le lit le dix-huitième jour. Pendant ces dix-huit jours, le malade avait perdu, malgré les lavements alimentaires, dix livres de son poids. Dix jours plus tard, il avait regagné deux livres 3/4 ; il augmenta encore de deux livres pendant les vingt autres jours. Depuis, on a mis une sonde de Trendenlenburg, de manière que le malade pût soumettre à la mastication les substances qu'il introduit par elle dans la cavité stomacale.

L. Thomas.

Un cas de gastroentérostomie, par le Dr **Rydygier** (à Culm) [*Centralbl. f. Chirurgie*, nº 16, p. 241, 1883].

Rydygier ajoute une cinquième observation aux quatre déjà connues de gastroentérostomie, opération décrite par Wölffler et consistant dans l'inosculation de l'intestin et de l'estomac, dans la création d'une fistule gastro-intestinale, dans les cas où l'ouverture du ventre montre l'impossibilité de l'ablation d'un cancer du pylore.

Dans deux des cinq cas publiés, il y eut un répit manifeste des symptômes les plus pénibles, et même dans celui de Lucke relaté par Fischer on constata deux mois après l'opération un état généralement meilleur et une augmentation du poids du corps. L'opéré de Billroth est mort parce qu'un éperon formé au niveau de l'intestin suturé déversait la bile et le suc pancréatique dans l'estomac, ce qui donna lieu à des vomissements bilieux incoercibles et amena la mort.

Le cas de Lauenstein se termine fatalement par suite de l'épuisement de l'opéré. Enfin celui de Rydygier montre une autre cause de mort que les précédents. Son opéré succomba à une hémorrhagie venue de la plaie gastro-intestinale. Voici en quelques mots le résumé de l'observation :

Homme de cinquante-quatre ans atteint d'un cancer du pylore bien manifeste. On lui proposa la résection avec la pensée de faire la gastroentérostomie, si la résection était impossible.

Ce dernier cas se présenta. On laissa de côté les compresseurs et les ligatures provisoires pour lier les vaisseaux au fur et à mesure. Malgré tout, le malade succombait le quatrième jour, à la suite d'une hémorrhagie dont l'autopsie démontra l'origine. La suture tenait très fortement. Rien du côté du péritoine.

A ce propos, Rydygier fait remarquer que c'est à tort que Lauenstein accuse ses compresseurs d'être la cause d'hémorrhagie. Celle-ci est survenue, quoiqu'on ne les eût pas employés.

Dr Schwartz.

Sur la résection du pylore carcinomateux, par le Dr **Anton Wolffler**, docent en chirurgie et assistant du prof. **Billroth** (*Wiener medizinische Wochenschrift*, nº 14, 8 avril, colon. 405, 406, 407).

Dans le feuilleton de ce numéro de la Revue, l'assistant de Billroth déclare que la résection du pylore carcinomateux n'est plus un droit, mais un *devoir* pour le chirurgien.

Il se base sur les succès obtenus :

Une femme opérée par lui pour un carcinome n'a pas eu de récidive et vit depuis un an. Quatre autres femmes opérées par Billroth vivent encore sans présenter de récidive; une a été opérée il y a six mois, les trois autres il y a un an accompli.

Dr ASTIER.

CAS DE RÉSECTION DU PYLORE, par J. Morse (*Western Lancet*, vol. XII, n° 9, septembre 1883).

Diagnostic. — Sarcome du pylore compliqué d'adhérences avec le foie.

On procéda d'abord au lavage de l'estomac durant plusieurs jours ; tumeur de la grosseur d'un œuf ; opération·faite par W. Douglass. On fit une incision à travers la ligne blanche, s'étendant de l'appendice xiphoïde, jusqu'à l'ombilic. Le péritoine étant ouvert, on put voir le pylore avec sa tumeur. On dut élargir l'incision dans les deux sens. Adhérences avec le foie et le côlon transverse. Après beaucoup de peine, on parvint à détruire toutes les adhérences (56 ligatures nécessitées). On trouva alors que la tumeur s'étendait le long de la petite courbure près de son extrémité cardiaque.

Le pouls étant très faible et l'opération ayant duré déjà deux heures, on jugea bon d'unir les bords de la plaie, après avoir fait avec soin la toilette de l'abdomen.

Le malade se plaignit d'une légère douleur dans la nuit.

La seconde nuit, on observa de la diarrhée en abondance. Point de douleur.

La troisième nuit, la diarrhée cesse.

La mort arriva la quatrième nuit.

A l'autopsie, on trouva de la gangrène du côlon transverse ainsi que de la grande courbure. Le pylore était entièrement fermé, et la majeure partie de la petite courbure atteinte par la tumeur, que le microscope démontra être un sarcome.

Ce cas est semblable à celui opéré par Lauenstein et critiqué par Rydygier (in *Volkmann's Vorträge*, n° 220).

DUDLEY-TAIT.

DEUX CAS DE DILATATION DIGITALE DU PYLORE, par Loceta (*Ann. univ. di med. et chir.*, vol. 263, janvier 1883, page 75).

1° Homme de quarante-sept ans, atteint depuis longtemps de vomissements incoercibles, de fortes douleurs à la région épigastrique. Diagnostic d'ulcération ancienne du pylore avec tissu inodulaire consécutif, ayant amené un rétrécissement très prononcé de l'orifice. Opération : ouverture de l'abdomen, près du pylore et de la petite tubérosité de l'estomac adhérences nombreuses, facilement rompues néanmoins ; l'estomac est saisi près de la petite courbure et confié à un aide; incision stomacale de 5 ou 6 centimètres; l'index droit introduit confirme le diagnostic; puis l'opérateur introduit l'autre index et avec une certaine force il pratique la divulsion : la résistance était prononcée, il dut employer toute sa force; suture de l'estomac, puis de l'abdomen. Au bout d'un mois, le malade avait augmenté de 15 ou 16 kil.

2° Jeune homme de dix-huit ans, atteint depuis huit ans de sténose du pylore consécutive à la production de tissu cicatriciel, compliquée d'une énorme dilatation de l'estomac. Même procédé opératoire. Au bout de vingt-cinq jours, il avait augmenté de 12 kil.

CATUFFE.

VI. Annexes du tube digestif.

CALCULS SALIVAIRES, par le Dr Dunmire, in *Philadelphia Med. Times* (Compte rendu de Philad. Med. Society), vol. XII, n. 385, page 815, 26 avril 1882.

Le malade a eu successivement trois calculs de la glande sublinguale : le dernier se percevait à droite du frein, sous la forme d'une tache jaune ; la glande était tuméfiée et la langue déviée. Une fistule persiste.

Dr LAURAND.

TRAITEMENT CHIRURGICAL DES KYSTES HYDATIQUES DU FOIE. par S. Korach (*Berliner klinische Wochenschrift*, p. 280 et 300, 1883).

Pour S. Korach, la seule méthode qui convienne pour le traitement des kystes hydatiques du foie est l'incision simple, pratiquée avec toutes les précautions du pansement de Lister.

Cette méthode a pour but, après avoir évacué le contenu du kyste, de déterminer l'inflammation de la membrane d'enveloppe et la production de bourgeons charnus destinés à combler la poche kystique.

Cette opération peut être pratiquée de deux façons, en un temps ou en deux. Lorsqu'on opère en deux temps, le chirurgien, dans une première opération, incise la paroi abdominale jusqu'à la surface du foie; il attend alors que des adhérences se soient établies entre les deux feuillets du péritoine. D'après Korach, il faut attendre pour cela environ neuf ou dix jours. Au bout de ce temps, on pratique l'incision du kyste. Si l'on opère en un temps, il faut veiller à ce que le contenu du kyste ne fuse pas dans la cavité péritonéale.

L'auteur recommande pour cela le procédé de Landau. Ce chirurgien fixe la paroi kystique aux deux angles de l'incision par deux sutures. La poche est alors ponctionnée au moyen d'un appareil aspirateur ; les bords du kyste sont attirés en dehors et suturés aux bords de la plaie, et l'on peut ensuite inciser le kyste hydatique.

Ce dernier temps de l'opération accompli, il faut veiller à l'écoulement des liquides au moyen d'un drainage convenable.

H. GILSON.

———

EXTIRPATION DE LA VÉSICULE BILIAIRE DANS UN CAS DE LITHIASE BILIAIRE, GUÉRISON, par le Dᵣ Carl Langenbuch (de Berlin). (*Berliner klinische Wochenschrift*, S. 725, 1882).

Se rappelant les cas où des chirurgiens ont extrait des calculs de la vésicule biliaire, Langenbuch s'est demandé s'il n'était pas plus rationnel de supprimer la maladie elle-même, en d'autres termes, de remplacer l'ouverture de la vésicule biliaire (cholécystotomie) par l'extirpation de la vésicule elle-même (cholecystectomie). On sait, en effet, que dans la vésicule se forment la plupart des calculs biliaires, et l'on sait aussi que la présence de cet organe n'est pas indispensable à l'existence. Langenbuch rappelle que dans des cas de malformation la vie a été possible, malgré l'absence de vésicule biliaire ; certains mammifères, dont l'organisation présente avec la nôtre de nombreux points de contact (l'éléphant, le cheval), manquent aussi de vésicule biliaire. Après avoir étudié sur le cadavre le manuel opératoire de la *cholecystectomie*, Langenbuch a tenté cette opération chez l'homme. Le malade qui fut l'objet de cette tentative put se lever au bout de douze jours. Un mois et demi après l'opération, il fut revu par Langenbuch et l'on constata qu'il avait augmenté de sept kilos. Malgré ce remarquable succès, l'auteur est d'avis que cette opération doit être réservée pour les cas où le malade a perdu toute patience et où la vie est devenue impossible pour lui.

H. GILSON.

———

CALCULS BILIAIRES VOLUMINEUX EXPULSÉS PAR L'ANUS. Note de MM. les docteurs Secrétan et Larguier (*Revue médicale de la Suisse Romande*, 15 fév. 1882, p. 74).

Il s'agit d'un homme qui eut des attaques successives de coliques hépatiques ; ces coliques cessèrent momentanément après l'expulsion, par la bouche, d'un ascaride lombricoïde ; mais elles reprirent bientôt et, firent place à des crises nerveuses très violentes, sortes d'accès de manie aiguë avec hémiplégie gauche et perte des facultés intellectuelles, surtout de la mémoire.

Ces crises cessèrent brusquement après l'expulsion par l'anus d'un corps étranger trois mois après le début ; le corps étranger était un calcul biliaire de 7 centimètres de long sur 3 centimètres et demi de diamètre. Le malade n'ayant jamais présenté de signes d'obstruction intestinale, les observateurs inclinent à penser que le calcul n'a pas suivi les voies naturelles, et que son expulsion s'est faite à la faveur d'une fistule établie entre la vésicule biliaire et le colon.

A. DUBIEF.

OCCLUSION INTESTINALE PAR CALCUL BILIAIRE, par le Dr **Garrard** (*Revue médicale de la Suisse Romande*, 15 fév. 1882, p. 82).

Observation d'une dame âgée de cinquante-quatre ans, qui fut prise de coliques hépatiques violentes, auxquelles succéda un abcès du foie qui fut ouvert après application de caustiques sur la paroi abdominale. La guérison eut lieu, mais quelque temps après elle eut des vomissements incoercibles verdâtres et alimentaires. La malade succomba, et à l'autopsie on trouva dans le jéjunum un calcul ayant la forme et le volume d'un œuf de poule.

Il s'agit d'un calcul biliaire de 5 centimètres de long sur 4 centimètres de diamètre, pesant 24 grammes, formé de cholestérine, et qui fut expulsé probablement par une fistule entre la vésicule et l'intestin grêle.

DUBIEF.

NOTE SUR DEUX CALCULS BILIAIRES VOLUMINEUX, par le Dr **Dubois**, médecin à Berne (*Revue médicale de la Suisse Romande*, 15 fév. 1882, p. 86).

Un homme de cinquante-sept ans, qui n'a jamais présenté aucun symptôme de cholélithiase, et qui, dans les dernières semaines, ne s'est plaint que de légers troubles gastriques, est pris, le 16 décembre 1881, de vomissements bilieux avec constipation accompagnée de douleurs paroxystiques à l'épigastre. Malgré le traitement, les accidents s'aggravent ; les matières vomies rappellent, par leur aspect et leur odeur, le contenu de l'intestin grêle.

Les symptômes sont ceux d'un iléus au début. Enfin, débâcle provoquée et expulsion de deux calculs biliaires formés de cholestérine dont l'un pèse 12 grammes et mesure 23 millimètres de large sur 31 millimètres de long, et le second pèse 9 grammes et a 30 millimètres de long sur 21 de large. Communication probable entre la vésicule biliaire et le duodénum.

DUBIEF.

DE L'EXTIRPATION DE LA RATE CHEZ L'HOMME ET LES ANIMAUX, par le Dr **Zesas**, de Zurich (*Langenbeck's Archiv.*, 1882, Band, 28, S. 157-178).

Dans ce travail, l'auteur rappelle les documents physiologiques qui ont cours concernant l'extirpation de la rate. Il fait ensuite un historique incomplet des cas de splénotomie qui existent dans la science. Enfin, dans ce mémoire se trouvent intercalées six expériences pratiquées sur des lapins. Celles-ci consistèrent à enlever la rate, en pratiquant l'opération suivant la méthode antiseptique. Les animaux survécurent et présentèrent une diminution des globules rouges. Ces résultats, on le voit, étaient connus depuis longtemps.

H. GILSON.

VII. Intestin.

Observation de plaie pénétrante de l'abdomen par balle de revolver, par Klein (*Arch. de méd. et de pharm. milit.*, t. I, p. 338, 1er juin 1883). Un soldat reçoit une balle de revolver dans l'hypocondre droit. Pas d'orifice de sortie. On applique sur la plaie un pansement de Lister, et, afin d'obtenir une immobilité complète, on donne au malade 20 centigrammes d'extrait thébaïque. Le sixième jour, après des symptômes de péritonite légère, il a une selle liquide, jaunâtre, paraissant purulente ; le septième jour, deux selles liquides ; la nuit suivante, nouvelle selle où l'on retrouve la balle. Le lendemain, le malade commence à manger ; après une petite rechute, caractérisée par du ballonnement du ventre et une température de 38°, le onzième jour il s'alimente progressivement et sort guéri le vingt-sixième jour. Cette observation, conclut l'auteur, montre une fois de plus combien est grande l'innocuité de petits projectiles actuels pour peu que l'on ait recours à l'immobilisation et que l'on s'abstienne de toute exploration intempestive.

HARTMANN.

Cas unique de corps étranger du canal gastro-intestinal, évacuation par l'anus, par Samuel Kohn, New-York. (*The medical Record. New-York.* 22 janvier 1882, p. 91.)

Dans toute la littérature médicale ayant trait aux corps étrangers de l'intestin, il n'existe pas, selon toute probabilité, un cas plus étrange que celui publié par le docteur Kohn. La malade, comme la plupart de ceux qui offrent ce genre d'exemple, était atteinte de mélancolie avec accès intermittents de manie et tendance au suicide. Pendant un de ces accès elle avala trois cuillers à café ayant une longueur de 18 centimètres environ et une largeur dans la partie évasée de 3 à 5 centimètres. Elles étaient très exactement appliquées l'une contre l'autre, la partie convexe de l'une incrustée dans la partie concave de l'autre, et entourées de matières fécales endurcies ayant la forme d'un cylindre Le passage de ces étranges corps dans l'intestin a donné lieu au début à des symptômes de péritonite qui cédèrent bientôt, puis elle a eu des poussées intermittentes de diarrhée. Tous ces accidents ont disparu quand les cuillers furent expulsées.

Dr ROWLATT.

Deux cas de perforation intestinale, par le Dr Duchamp, agrégé, chirurgien de l'Hôtel-Dieu de St-Etienne (in *Loire médicale*, 15 février 1883, n° 2, p. 33).

Dans les deux cas, il s'agit de traumatisme abdominal, les malades moururent de péritonite : les deux perforations siégeaient l'une à 1 mètre, l'autre à 2 mètres du duodénum, elles avaient le diamètre d'une pièce d'un franc. Les deux points intéressants sont : l'absence absolue de trace de violence de la paroi, et la présence de l'une des perforations du côté opposé à celui où avait porté le traumatisme.

Dᵣ LAURAND.

ABCÈS LOMBAIRE CONSÉCUTIF A UNE PERFORATION INTESTINALE PAR UNE ULCÉRATION TYPHOÏDE, par le Dᵣ de **Lannoy** (in *Philadelphia med. Times*. Vol. XII, n° 382, p. 707. 15 juillet 1882).

Homme de quarante-cinq ans, trente ans auparavant atteint d'un abcès du psoas, ouvert spontanément à l'aine droite. Il y a un an et demi, affection grave, considérée par son médecin comme une fièvre typhoïde : depuis cette époque, la santé ne s'était pas rétablie ; il persistait une douleur profonde, dans la région lombaire droite, douleur continue, avec alternatives de constipation et diarrhée ; perte de l'appétit, et déchéance de l'état général. Pendant les périodes de constipation, on sentait dans la région lombaire une tuméfaction manifeste, empâtement réductible par la pression, et la réduction était accompagnée d'évacuation alvine et de soulagement des souffrances. Au moment de l'évacuation, on pouvait produire un gargouillement en pressant la région avec la paume de la main, et en soulevant brusquement la main. La mort fut provoquée par une indigestion, suivie de dysenterie.

A l'autopsie. — La face postérieure du colon ascendant est appliquée à la paroi abdominale postérieure : on y trouve une perforation de 3/4 de pouce de diamètre, au niveau de la valvule iléo-cæcale ; elle conduit dans une cavité de 3 à 4 pouces, contenant des matières intestinales, et qui envoie des prolongements : 1° vers l'apophyse transverse de la cinquième vertèbre lombaire, et la face interne de l'os iliaque dont le périoste a disparu, et dont la surface est nécrosée : une branche de ce trajet se dirige vers la onzième côte, qui est cariée ainsi que la douzième.

2° Un second trajet se dirige en bas, en dehors et en avant, et se bifurque à un pouce au-dessous de l'épine iliaque antérieure et supérieure : on suit une de ses branches jusqu'à une cavité postérieure péritonéale, occupant la fosse iliaque droite, et l'autre se dirige en dehors, vers le ligament de Poupart, et vient se terminer au niveau de la cicatrice de l'ancien abcès du psoas.

Dᵣ LAURAND

TRAITEMENT DES FISTULES STERCORALES D'ORIGINE INFLAMMATOIRE, par **Riedel** (d'Aix-la-Chapelle), (*Centrabl. für Chirurgie*, n° 14, p. 209, 1883).

L'attention des chirurgiens, d'après Riedel, a surtout été éveillée par la cure des fistules, suite de hernies étranglées, beaucoup moins par celle des fistules consécutives à des inflammations, à des abcès.

Riedel rapporte deux observations de fistule stercorale consécutive à des abcès de la fosse iliaque, d'origine douteuse. Il ouvrit, conformément au précepte de König (M. Verneuil a fait depuis longtemps la même recommandation), très largement le foyer purulent au fond duquel on trouve l'intestin perforé, dont la muqueuse vient faire saillie dans le foyer purulent. Riedel excisa le bourrelet muqueux, détacha l'intestin de ses adhérences à la paroi de l'abcès, sans toutefois ouvrir la cavité péritonéale et fit la suture après avivement des surfaces séreuses. Il a remarqué qu'après l'opération l'intestin se retire très profondément, circonstance qui n'a pas laissé de l'inquiéter avivement pendant quelques jours. Tout se passa néanmoins sans péritonite. Une huitaine de jours après l'opération, il y eut encore un peu d'évacuation de matières stercorales par la plaie, puis tout rentra dans l'ordre. Les deux opérés guérirent.

Dᴿ Sᴄʜᴡᴀʀᴛᴢ.

RUPTURE DU COLON DESCENDANT PAR TRAUMATISME, par le docteur **Mears** (in *Philadelphia Med. Times.* Vol. XII, n° 385, p. 819, 26 aout 1882.)

Enfant de quatorze ans, renversé et roulé par un chariot, douleur très vive dans l'abdomen ; vomissements, refroidissement, pouls petit, mort deux heures après. Trace de contusion de l'abdomen, et ballonnement considérable, son amphorique, et fluctuation manifeste.

A l'autopsie. — Epanchement sanguin entre la peau de la moitié gauche de l'abdomen et les muscles obliques ; épanchement entre les muscles obliques, avec rupture de fibres musculaires de ces plans musculaires et du muscle transverse. De même, caillot sanguin sous le feuillet pariétal du péritoine. La cavité abdominale est remplie de sang, on y trouve une petite masse de matières fécales. Le seul organe abdominal atteint était le colon, qui était rompu à deux pouces et demi ou trois pouces au-dessus de l'S iliaque. Un noyau de prune était engagé dans la rupture.

D. Lᴀᴜʀᴀɴᴅ.

DEUX CAS DE COLOTOMIE, par **Warren.** (*The Boston med. and surg. journal*, février 1883, Vol. CVIII, p. 172.)

Premier cas. — Jeune fille âgée de vingt-trois ans, atteinte d'une maladie du rectum : défécation très douloureuse, rétrécissement très serré. La rectotomie linéaire fut pratiquée et donna un grand soulagement, mais une ou deux semaines après, les symptômes de rétrécissement apparurent de nouveau.

Colotomie le 24 mai. Incision suivant les règles d'Allingham. Intestin trouvé facilement. Suture. Léger érysipèle. La malade sort le 24 juin.

L'intestin se vide bien. Peu de matières s'écoulent par le rectum. Plus de douleur.

La mort eut lieu le 1ᵉʳ janvier suivant par suite des progrès de l'affection.

Deuxième cas. — Enfant de deux jours. Colotomie pour absence congénitale du rectum. D'après les indications de Huguier, qui dit que l'inflexion de l'intestin est dans l'aine droite, l'auteur fit son incision en ce point. L'intestin fut trouvé facilement. Sortie du méconium. Tout alla bien d'abord, puis l'enfant dépérit et mourut le quatorzième jour. Pas d'autopsie. L'abondance de l'écoulement fit croire que l'on avait ouvert l'intestin près du cul-de-sac, mais l'émaciation rapide porte à croire que le colon ascendant fut ouvert.

L'auteur est favorable à l'idée de M. Leose : quand le rectum manque, ouvrir l'abdomen, libérer l'extrémité de l'intestin et la suturer à l'orifice anal.

G. CARRON.

VIII. Hernies.

RÉSECTION DE 21 CENTIMÈTRES D'INTESTIN, ENTÉRORRHAPHIE, par **Prater** (*Ann. univ. di med. de chir.*, vol. 263, page 465, janvier 1883).

Femme de soixante et un ans, portant une hernie inguino-crurale gauche, qui s'était étranglée depuis 4 jours; la réduction étant impossible, on se décide à opérer. L'étranglement, très serré d'ailleurs, une fois levé, on trouve des adhérences nombreuses entre le sac, le collet et l'intestin; celui-ci avait une longueur de 12 centimètres, était noirâtre, brun, œdémateux, et portait une ulcération de la grandeur d'une pièce de deux centimètres. Dans ces conditions, fallait-il pratiquer la fistule stercorale ou l'anus contre nature, ou bien réséquer une portion d'intestin, et dans quelle étendue? On se décide pour cette dernière opération, qui enlève 21 centimètres. Section oblique, à cause de la différence de calibre des deux parties; suture isolée de la muqueuse, puis de la séreuse; puis le chirurgien réunit le mésentère intermédiaire. Le tout est rentré dans l'abdomen. Suture du canal herniaire. Mort par shock, vingt-huit heures après.

A l'autopsie, on trouve, sur l'anse herniée, les lésions ordinaires; au niveau de la suture, on trouve que l'union entre deux tronçons ils était formée par une abondante prolifération cellulaire blanchâtre, visible à l'œil nu, tout autour de la circonférence. L'auteur voulut se rendre compte de la résistance de cette cicatrisation effectuée en vingt-huit heures.

1° Il ferme l'extrémité inférieure de la portion d'intestin, la remplit d'eau : il constate qu'il ne passe pas une goutte d'eau.

2° Il coupe tous les points de suture de la séreuse; l'un d'eux était caché, il fallut forcer un peu, et l'adhérence des deux séreuses fut en partie détruite; même en pressant avec la main sur l'anse, il ne sortait qu'une très petite goutte d'eau à ce niveau.

3° Il détruit toutes les adhérences de la séreuse, de manière à laisser la muqueuse seule; en tenant l'intestin rempli d'eau et suspendu, on voit les deux bords s'écarter aussitôt de 3 millimètres environ; en trois endroits, entre les points de suture, on voyait sourdre une goutte d'eau.

4• Enfin, il coupe tous les points de suture de la muqueuse, et le poids
du fragment inférieur seul suffit à rompre les adhérences. Il en résulte
que la cicatrisation de la muqueuse est faible et serait insuffisante, à elle
seule, à s'opposer à l'épanchement de matières stercorales. La séreuse
au contraire se cicatrise en peu d'heures d'une manière solide, sert de
contrefort à la muqueuse et favorise la cicatrisation plus lente de
celle-ci.

De plus, les adhérences attribuées à la muqueuse ne lui appartiennent
pas en propre, mais au tissu conjonctif sous-jacent. L'auteur fait ensuite
une étude comparative des diverses sutures intestinales.

CATUFFE.

PLUSIEURS CAS DE RÉSECTION D'UNE PORTION DE L'INTESTIN, par W. Fuller,
M. D. (*The medical Record.* 14 octobre 1882, p. 430. New-York.)

L'auteur fit deux fois des résections partielles de l'intestin pour des hernies crurales étranglées chez des femmes. Dans un troisième cas, il fit
l'ablation d'une portion du rectum chez un enfant de quinze mois. Dans
les trois cas il obtint la guérison. Les deux premiers cas étaient très peu
favorables, l'étranglement remontant dans chacun d'eux à quatre jours.
Dans les deux cas il s'est servi pour les ligatures d'un fil ordinaire phéniqué. Après avoir suturé l'intestin, il remit le tout dans l'abdomen et
passa un tube dans l'orifice de la plaie. Dans le premier cas, il y a eu
guérison radicale de la hernie.

Chez l'enfant, il s'était fait un prolapsus des couches muqueuse et musculeuse du rectum. La couche péritonéale adhérait à elle-même à la base
du prolapsus. Il attira la masse au dehors et réséqua environ douze centimètres de l'intestin. A cause des adhérences péritonéales, il n'y a pas eu
besoin de faire de sutures, et l'intestin fut rentré. L'enfant guérit à mer-
veille. Cet état du rectum avait donné lieu à des coliques, de la diarrhée
et avait entraîné un dépérissement considérable chez l'enfant.

Dᴿ ROWLATT.

DE LA CURE RADICALE DES HERNIES CONGÉNITALES, par le Dᴿ A. Zeller (*Berliner klinische Wochenschrift,* 1883, S. 785).

Malgré l'intérêt qui s'est attaché dans ces dernières années à l'étude de
la cure radicale des hernies, les chirurgiens ne se seraient pas suffisamment
appesantis, d'après Zeller, sur les précautions particulières à prendre dans
le traitement des hernies congénitales. Ces précautions sont rendues
nécessaires d'abord par la disposition anatomique de ces hernies et de
plus par la difficulté d'assurer l'aseptie dans une région constamment
exposée chez l'enfant au contact de l'urine. Pour obvier à ces inconvénients, on avait proposé de réduire le contenu de la hernie avant d'ouvrir
le sac et de suturer celui-ci au niveau du collet. Cette opération est souvent rendue difficile et même impossible à cause des adhérences du sac

avec les éléments du cordon. Aussi Kraske n'hésita-t-il pas à pratiquer l'ablation du testicule ; car. d'après lui, celui-ci serait toujours atrophié et impropre à un fonctionnement normal. Zeller se prononce énergiquement contre l'ablation du testicule, en faisant remarquer qu'il est impossible de juger de l'atrophie de cet organe avant la période de la puberté. Pour lui, plusieurs des procédés appliqués à la cure radicale des hernies chez l'adulte peuvent aussi être employés avec succès chez l'enfant. C'est ce qui résulte de la relation de six opérations pratiquées à la clinique de V. Bergmann. Zeller pense que les adhérences qui peuvent exister entre le sac d'une part, le testicule et ses annexes de l'autre, ne sont presque jamais tellement considérables qu'on ne puisse les vaincre par une dissection patiente. Dans les cas où la dissection est réellement impossible, Zeller se contente d'une résection partielle du sac. Dans tous les cas, le testicule a été conservé.

H. Gilson.

Sur l'étranglement herniaire, par L.-G. Richelot, agrégé de la Faculté de Paris (extrait de l'*Union médicale*, 1883, n° 83).

M. Richelot, à propos d'un malade qui, après avoir subi la kélotomie, avait été pris de diarrhée profuse et d'accidents graves, combat les préjugés qui ont cours encore aujourd'hui sur la nature de l'étranglement. Après avoir montré, par une étude clinique et des faits, combien est erronée l'idée classique qui attribue les accidents de l'étranglement à la *rétention des matières*, il expose les erreurs déplorables de thérapeutique auxquelles on a été conduit par cette idée. Arrivant aux phénomènes nerveux, il insiste sur ce point et démontre qu'ils dominent la scène ; ce sont des troubles réflexes amenant un état général grave, une dépression considérable de tout l'organisme, le collapsus et l'algidité ; ils peuvent déterminer la mort sans qu'il y ait trace de perforation ou de péritonite. Partant de ces idées, adoptées par beaucoup de chirurgiens modernes, M. Richelet combat certaines opérations qui lui paraissent irrationnelles, telles que l'établissement de l'anus contre nature et l'entérotomie inguinale dans l'étranglement interne ; il préfère la kélotomie sans réduction et la laparotomie. En effet, ces deux opérations s'adressent directement à la cause même, qui est la constriction des extrémités nerveuses. Le fait qui domine tout, c'est la *durée de l'étranglement :* d'où le précepte de rejeter la temporisation, user du taxis avec réserve et opérer le plus tôt possible.

H. Dubief.

Obstruction fécale datant de quatre mois. Constipation habituelle depuis la naissance, par le Dr de Villard, in *Philadelphia med. Times*, vol. XIII, n° 403, p. 533, 5 mai 1883.

Homme de quarante ans. Depuis sa naissance, ses selles se sont toujours produites à des intervalles très éloignés. Sa première selle, rapporte

sa mère, n'eut lieu que trente jours après sa naissance, et seulement
après des lavements et des cathartiques : pendant qu'il fut au sein, deux
ou trois selles seulement par semaine; plus tard, une tous les quinze
jours, après médecine, puis toutes les trois à cinq semaines : une fois,
survient une poussée de péritonite, après deux mois de constipation.
Dans les huit dernières années, le malade restait trois, quatre mois
sans selles, et alors, survenant de la distension, de la douleur, il prenait
plusieurs jours de suite lavements et purgatifs, après lesquels il restait
sans forces... Tout cela sans trouble d'appétit ou de digestion.

Quatre semaines avant sa mort, il fut pris de phénomènes de péritonite
subaiguë; on sentait une tumeur solide, remplissant tout le ventre, lobulée, composée d'une foule de tubes dessinant les circonvolutions. Pas de
rétrécissement anal ou rectal : poche rectale énorme. Malgré un soulagement provoqué par des drastiques, la maladie évolue et le malade meurt.

On trouve, à l'autopsie, le côlon aussi gros que celui d'un bœuf, l'S
iliaque, le rectum, l'intestin grêle très dilatés, avec des parois épaisses et
dures ; quelques plaques de Peyer ulcérées et près de se perforer. Rien
dans les organes voisins, ou sur les parois du bassin ; mais, au coude du
côlon, une bande de tissu enflammé, ancien, de la largeur d'un pouce.
Existait-elle congénitalement? ou est-elle le résultat de poussées inflammatoires successives? Il est probable qu'il n'y a jamais eu constriction plus
étroite, car la dilatation au-dessous de l'obstacle est aussi marquée, sinon
plus que celle qui existe au-dessus. L'auteur croit à une origine intra-
utérine, cet obstacle arrêtant les contractions musculaires de l'intestin.

Dʳ Laurand.

Cas d'occlusion intestinale traités par le « tube rectal », par Forster
Bush (Boston med. and surg. Journal, fév. 1883, vol. CVIII, p. 97).

L'auteur rapporte trois cas d'occlusion intestinale traités avec succès
par l'emploi du « tube rectal ». Un tube en caoutchouc de vingt pouces
de longueur, aussi uni que du verre, est introduit tout entier dans le
rectum. Par ce moyen, le malade étant couché sur le côté gauche, un
lavement abondant peut être introduit avec force dans le côlon.

Ce moyen thérapeutique agit en dilatant les parois intestinales jusqu'à
une très grande hauteur, car pour M. Bush la valvule iléo-cœcale ne
doit pas être regardée comme infranchissable quand on a eu soin d'administrer, au préalable, des doses suffisantes d'opium. Dans les trois cas
qu'il rapporte, il avait donné plusieurs injections sous-cutanées de morphine. Il cite le cas d'un malade qui n'avait pas pris de nourriture par la
bouche pendant longtemps et qui avait vécu de lavements de « beef-tea »
et dans les vomissements duquel on retrouvait des traces de « beef-tea ».

Cette dilatation mécanique n'amène aucune souffrance et n'altère ni
la structure ni les fonctions de l'organe. Ces lavements doivent être fréquemment répétés, et le patient doit les conserver, chaque fois, aussi
longtemps que possible.   Carron.

LES PONCTIONS DE L'INTESTIN DANS L'OCCLUSION, par **Arigo** (de Lodi) (*Rivista clinica di Bologna*, 1881, p. 705).

L'auteur fait un chaud plaidoyer en faveur des ponctions capillaires de l'intestin, faites à travers la paroi abdominale dans l'étranglement interne. Il en a fait usage dans cinq cas. Dans le premier, ce fut sans bénéfice, et le malade mourut d'une invagination de l'iléon avec gangrène; à l'amphithéâtre, on ne trouva pas trace des ponctions. Dans le second, il s'agissait, comme l'autopsie le démontra, du passage de l'intestin à travers une perforation du péritoine; trois anses intestinales s'y étaient engagées et présentaient une gangrène avancée. Le troisième malade souffrait d'une invagination et fut débarrassé des accidents intestinaux, mais succomba à une grave cachexie pellagreuse. Dans le quatrième cas, les ponctions furent faites quatre jours après le début des accidents attribués à une occlusion. L'amélioration fut immédiate; on les renouvela deux jours plus tard, et la guérison fut complète. Il en fut de même dans le cinquième cas, diagnostiqué occlusion intestinale avec soupçon de torsion du côlon. Le sujet était moribond quand on songea à faire les ponctions; au bout de quelques minutes, d'abondantes selles se produisirent et le malade fut sauvé.

Pour l'auteur, les ponctions capillaires de l'intestin sont donc inoffensives et souverainement efficaces dans certains cas.

JULLIEN.

DES INDICATIONS THÉRAPEUTIQUES AU DÉBUT DES ACCIDENTS DE L'ÉTRANGLEMENT INTERNE, par **Gentilhomme** (*Un. méd. du Nord-Est*, n. 8, août 1882, page 233).

L'auteur, partant de la théorie de Lossen, mise en lumière par Berger, cite deux cas terminés par la guérison, qu'il fait suivre des considérations que voici :

1° Contre-indication : éviter toute médication qui aurait pour effet d'augmenter la pression dans le bout supérieur de l'intestin, en exagérant la sécrétion des liquides et des gaz, et en excitant les contractions de ce conduit.

2° Indications. Diminuer la pression dans l'intérieur de l'intestin par: doses de poudre absorbante; applications de vessies de glace sur le ventre; opium à l'intérieur; la position.

Réduire l'anse herniée; le taxis donne quelquefois de bons résultats; des lavements, l'électrisation du bout inférieur de l'intestin.

CATUFFE.

ÉTRANGLEMENT INTERNE (PAR L'ANNEAU INGUINAL INTERNE), LAPAROTOMIE, GUÉRISON, par le Dr **L. van der Hoeven** (*Nederl. Tijschr. voor Geneeskunde*, 28 janvier 1882, p. 49).

Mme K..., trente-quatre ans, prise le 2 septembre 1882 d'une vive douleur dans la région épigastrique; en même temps survint un gonflement douloureux de la région inguinale gauche. Le chirurgien alors appelé trouva une hernie, qu'il réduisit ; le lendemain, vomissements, la hernie reparait, on la réduit et on met un bandage.

Le lendemain, la persistance des vomissements fait soupçonner l'existence d'un étranglement interne. Avec un grand lavement, on fit sortir quelques masses fecales, mais la perméabilité du tube digestif ne fut pas rétablie. Matité plus prononcée à gauche qu'à droite ; pouls petit, très fréquent. T. 38,5. Chloroforme. Injection sous-cutanée de 10 milligr. de morphine. Incision sur la ligne blanche de la cicatrice ombilicale à la symphyse. Les intestins tuméfiés font aussitôt saillie, on les recouvre de compresses de flanelle chaude imbibées d'une solution salicylée. Le jéjunum et l'iléum sont attirés, et on découvre qu'un fragment d'intestin était étranglé à l'anneau inguinal interne et entouré d'une autre circonvolution intestinale. Le fragment d'intestin étranglé fut lentement tiré avec précaution de l'anneau. Pas de traces de gangrène ni d'ulcération. On replace assez difficilement dans la cavité abdominale les intestins sortis. Suture de catgut, pansement de Lister. Guérison.

Dr THOMAS.

TRAVAUX A CONSULTER

Manuel de vivisection, par le Dr Livon. Paris, J.-B. Baillière, 1882.

De l'utilité de la vivisection, par le Dr Leneveu. Paris, imprimerie Parent, 1883.

Développement du foie et du système porte abdominal, par le Dr Wertheimer. Paris, A. Delahaye et Lecrosnier, 1883.

Développement du cœur et du péricarde, par le Dr Quénu. Paris, A. Delahaye et Lecrosnier, 1883.

Développement des cavités et des moyens d'union des articulations, par le Dr Variot. Paris, O. Doin, 1883.

Développement de l'utérus et du vagin, par le Dr G. Imbert. Paris, O. Doin, 1883.

Développement de la vessie, de la prostate et du canal de l'urèthre, par le Dr Debierre. Paris, O. Doin, 1883.

De la méthode ignée appliquée aux granulations du pharynx et du larynx, par le Dr Krishaber. Paris, Masson, 1882.

De la sonde œsophagienne à demeure, par le Dr Krishaber. Paris, Masson, 1882.

De l'exploration obstétricale, signes et diagnostic de la grossesse, par le D· Gafé. Paris, Coccoz, 1884.

Bäder-Almanach (Almanach des Bains). Indications des bains, des stations de cure d'air et des établissements de santé de l'Allemagne, de l'Autriche et de la Suisse, 2e édit. Berlin, R. Mosse, 1884.

Le Propriétaire-Gérant : FÉLIX ALCAN.

Coulommiers. — Typ. PAUL BRODARD et Cie.

RECHERCHES EXPÉRIMENTALES

SUR LE

POUVOIR OSTÉOGÈNE DE LA MOELLE DES OS

ET NOTES TOXICOLOGIQUES

Par M. E. VINCENT (de Lyon).

Si le pouvoir ostéogène du périoste, son rôle dans l'ossification et dans la régénération des os, est une question jugée, pour tout le monde, aujourd'hui, grâce aux expériences de M. le professeur Ollier, il n'en est pas de même du pouvoir ostéogène de la moelle. Sa physiologie normale ou pathologique n'a pas été acceptée dans les termes où elle a été présentée par l'éminent chirurgien de Lyon. Les uns ont cru que M. Ollier avait nié absolument la possibilité de la greffe médullaire et se sont efforcés de démontrer que la moelle transplantée était capable de s'ossifier (Goujon, Baikow, Bruns); M. Ollier n'a pas nié la possibilité, il a nié l'importance des ossifications médullaires, comparées à celles du périoste transplanté. D'autres ont contesté à M. Ollier la possibilité pour la moelle de s'ossifier, sur place, dans ses rapports normaux, c'est-à-dire, dans le canal des os longs et les aréoles du tissu spongieux. Dans un mémoire sur l'accroissement et la régénération des os longs et sur la formation du cal (*Ueber das Wachsthum und die Regeneration der Rœhrenknochen mit besonderer Berücksichtigung der Callusbildung aus dem Patholog. Institut des profes. Dr Cohnheim in Breslau. [Arch. f. kl. Chirurg. Bd. XX. 1877, p. 708 et s.]*), le professeur Maas de Würzbourg a critiqué et repoussé l'expérience XIII (*Traité de la régénération des os*, page 121) de M. le professeur Ollier. Dans cette expérience, M. Ollier avait obtenu l'ossification de la moelle, en isolant celle-ci, à l'aide d'un tube métallique introduit, après l'amputation du membre, dans le canal médullaire d'un os, parallèlement à son axe. Le docteur Maas prétend que le tube étant resté ouvert à son extrémité antérieure et les parties molles ayant été rabattues et suturées sur son orifice, il se peut très bien que les ostéoblastes du périoste aient pénétré par cette voie dans l'intérieur du tube et du canal médullaire et y aient provoqué les ossifications qu'on signale, en les imputant gratuitement à la moelle.

M. Maas est persuadé que le périoste a seul le pouvoir ostéogène. Il base sa conviction sur des expériences dans lesquelles, après avoir pratiqué une ouverture latérale au canal médullaire du tibia d'un poulet, détruit la moelle et rabattu les parties molles sur le trou, sans l'obturer, il vit des ossifications se produire dans le canal médullaire, tandis que les ossifications y faisaient entièrement défaut, lorsqu'il avait eu soin d'obturer le trou au moyen d'une plaque de platine solidement appliquée et maintenue. Lorsque la moelle est véritablement isolée des éléments cellulaires qui constituent le périoste, elle est incapable de s'ossifier, telle est la doctrine de M. Maas.

La seule conduite rationnelle à tenir pour juger de la valeur des expériences opposées par M. Maas était de les répéter, — et d'expérimenter ensuite sur d'autres animaux. C'est ce que nous avons fait.

Peu de temps après le travail de M. Maas, M. Bidder, de Mannheim (Bd. XX, pages 160 et s. des mêmes *Arch. f. kl. Chirur.* 1877), commença la réfutation des assertions de son compatriote, en publiant une série de treize expériences, dans lesquelles il obtint des ossifications aux dépens de la moelle des aréoles du tissu spongieux des épiphyses, chez de jeunes lapins. Pour mettre le périoste hors de jeu, il avait imaginé de pénétrer dans le canal médullaire, non plus en perforant un point de la diaphyse recouverte de périoste, mais en traversant le plateau spongieux de l'extrémité des os longs, de la surface articulaire à l'un des pôles du canal central de la moelle. On voit dans les figures du mémoire de Bidder qu'il n'y a pas trace de néoformation osseuse dans le canal médullaire et que sur le tibia d'un jeune lapin, seulement, il s'est fait une plaque osseuse aux dépens de la moelle des aréoles du tissu spongieux. M. Bidder conclut donc que, chez les animaux adultes, la moelle est inapte à s'ossifier et que, chez les animaux jeunes, elle possède un très faible pouvoir ostéogène au niveau des épiphyses et du tissu spongieux des diaphyses.

Nous avons répété les expériences de Bidder, comme celles de Maas, aussi rigoureusement que possible. Les unes et les autres nous ont donné des résultats étonnants, en ce qu'ils sont en opposition flagrante avec les assertions de ces expérimentateurs. Répéter leurs expériences et les trouver fautives, c'était se rapprocher de la vérité, mais ce n'était pas l'atteindre. Il fallait varier l'expérimentation, en en changeant les conditions et le terrain. Nous avons suivi ce programme. Nos expériences se divisent en cinq séries.

Ire *série*. — Répétition des expériences de Maas.

IIe *série*. — Répétition des expériences de Bidder. Expériences nouvelles sur des chiens.

IIIe *série*. — Isolement de la moelle dans des tubes métalliques. Expériences d'Ollier. Expériences nouvelles.

IVe *série*. — Ablation du périoste et enveloppement de la diaphyse par une bande de toile.

V^e *série*. — Greffe médullaire.

PREMIÈRE SÉRIE.

Répétition des expériences de Maas soutenant qu'il ne se fait pas d'ossification dans le canal médullaire des os longs, lorsqu'on s'oppose à toute invasion des ostéoblastes du périoste, au moyen de l'apposition d'une plaque obturatrice sur une perforation diaphysaire faite pour extraire ou irriter la moelle [1].

EXPÉRIENCE I. *Perforation du tibia; destruction de la moelle; obturation à l'aide d'une plaque de platine : ossifications périostiques et médullaires abondantes.*

3 *août* 1880. Poulet jeune. Sur le milieu du tibia gauche, perforation au scalpel sur une étendue de 10 millimètres en longueur et 1 millimètre en largeur. Broiement de la moelle, lavage forcé du canal médullaire avec eau phéniquée. Le périoste avait été soigneusement décollé au préalable. Apposition sur le trou d'une plaque de platine à encoches qu'on serre au moyen d'anneaux en fil de fer recuit.

18 *août*. Poulet est tué. Sur la jambe : la plaque et les fils sont bien en place. Pendant la section de l'os à la scie, la plaque et les fils ont été divisés par cet instrument, mais le tibia s'est fracturé. Il y a à ce niveau une nécrose totale de la diaphyse. Dans l'intérieur du canal médullaire, il existe des ossifications nouvelles abondantes, qui le comblent entièrement sur une longueur de 2 centimètres au-dessus et au niveau de la plaque; au-dessous, les ossifications ne remplissent qu'à demi la cavité médullaire. Aux deux extrémités de celle-ci, les ossifications font défaut. Les productions osseuses nouvelles sont très riches sous le périoste ; elles manquent sur une étendue correspondante à la surface de la plaque obturatrice.

On voit donc que, contrairement à l'assertion du Dr Maas, même chez le poulet, la plaque de platine n'empêche pas la moelle de s'ossifier dans le canal médullaire, lorsqu'on irrite l'os.

[1]. Nous étions chargé du cours de physiologie à la Faculté, lorsque nous avons fait ces expériences. Pour les besoins du cours, nous avons soumis nos animaux à différents genres de *mort scientifique*. Nous laissons subsister ces détails toxicologiques, dont l'intérêt rompra peut-être la monotonie de la lecture des expériences. Nous ne rapportons qu'un petit nombre de celles-ci.

Expérience II. *Perforation du tibia : destruction de la moelle ; pas de plaque. Simples rugosités osseuses sur la paroi du canal médullaire. Transplantation de la moelle du tibia dans la crête du poulet : très belle ossification de cette moelle. Donc la moelle possède en elle-même le pouvoir de produire de l'os.*

3 août 1880. Jeune poulet. Perforation du tibia; en pratiquant cette opération, on a fracturé l'os. Fissure suivant le sens de la longueur. Extraction de la moelle, lavage phéniqué.

Le trou est laissé béant. Suture de la plaie. Attelle de fer blanc serrée par des bandelettes de diachylon.

21 août. Le poulet est mort des suites de l'hémorrhagie causée par l'amputation de sa crête. A l'autopsie, nous trouvons les fragments chevauchés commençant à se réunir par un sautoir d'os périostique (Ollier); les pointes des fragments sont nécrosées : au-dessus et au-dessous, on sent à peine quelques rugosités dans le canal médullaire. Et cependant, celui-ci était resté ouvert pour recevoir les ostéoblastes du périoste...

Expérience V. *Double perforation du canal médullaire, extirpation de la moelle; occlusion au moyen de plaques de platine. Nécrose totale au niveau des trous et des plaques; ossifications intra-médullaires et sous périostiques abondantes. Régime garancé; section du sciatique correspondant; action de diverses injections intra-veineuses.*

12 juin. Jeune chien. Nous avions essayé vainement de l'empoisonner en lui injectant de grandes quantités de bromure de potassium dans la veine fémorale.

14 juin. Perforation du tibia : 1° en haut, à deux travers de doigt au-dessous de la tubérosité antérieure; 2° en bas, à un travers de doigt au-dessus de l'articulation tibio-tarsienne.

Destruction de la moelle entre les deux trous avec une tringle de fer ; lavage du canal avec un fort courant d'eau phéniquée (au 100°).

Sur les deux trous, après avoir décollé le périoste au pourtour; sur une grande étendue, nous appliquons une large plaque de platine, à laquelle des encoches ont été pratiquées pour loger les fils de fer qui nous servent à la fixer très étroitement.

A dater du jour de l'opération, l'animal est mis au régime de la garance. Cette substance mélangée aux aliments donne au tissu osseux de récente formation une teinte rosée qui permet de le différencier du tissu osseux ancien. Tous les animaux qui m'ont servi à l'étude expérimentale de la pathologie des os, ont subi le régime garancé, afin de pouvoir déceler toute trace d'ossifications nouvelles.

Dans le but de vérifier l'influence de la suppression de l'action nerveuse sur les processus nutritifs et inflammatoires, j'ai sectionné, à son émergence du bassin, le nerf sciatique du côté correspondant au tibia expérimenté.

24 juin. Œdème du membre, gonflement du tibia; l'animal marche sur la face dorsale de la patte, qui est ulcérée par frottement.

16 juillet. L'animal est sacrifié physiologiquement.

Je m'en suis servi pour expérimenter l'action de l'injection de divers liquides dans les veines. Voici les résultats, d'après la succession des injections :

Acide acétique. 30 gouttes, injectées dans la veine fémorale, n'ont pas amené la mort au bout d'une heure, ni déterminé aucun symptôme l'annonçant.

Acide phénique. 5 gouttes dans la veine humérale gauche provoquent instantanément un tremblement général; mais, au bout d'un quart d'heure, le chien paraît remis. Quelques jours auparavant, j'avais vu succomber comme foudroyé un chien à la suite d'une injection de pareille quantité. (Exp. 11.) Le chien dont il s'agit maintenant résista encore à une injection de 15 gouttes d'acide phénique dans les veines. Ce fait prouve la différence de résistance des sujets au même agent toxique.

Perchlorure de fer. 5 gouttes dans la veine humérale droite. Mort instantanée.

L'examen des veines qui ont reçu l'acide acétique montre un caillot mou, du point d'injection jusqu'à la veine cave. — Les veines qui ont reçu l'acide phénique n'offrent pas de caillots; l'acide phénique paraît tuer comme un poison nerveux et non comme emboligène. — Les veines qui ont reçu le perchlorure de fer sont remplies d'un caillot dur, comme du boudin sec, jusqu'au cœur; le cœur est lui-même plein de caillots.

En ce qui regarde le nerf sciatique, je ferai remarquer que je ne l'ai pas trouvé soudé après plus d'un mois; les deux bouts étaient distants de 2 à 3 centimètres l'un de l'autre.

Et cependant, les processus vitaux n'ont pas été ralentis dans le membre opéré, comme on va le voir.

Examen du tibia (fig. 1). Au niveau des trous, nécrose beaucoup plus étendue que la largeur des plaques et comprenant toute l'épaisseur de la paroi. Les séquestres sont mobiles. Belle coque d'ossification périostique sur toute la longueur du tibia.

La section longitudinale de cet os montre des productions osseuses nouvelles plein le canal médullaire, excepté au niveau des trous et des plaques obturantes où la paroi s'est entièrement nécrosée. Au moment de l'autopsie, nous n'avons pas retrouvé la plaque inférieure; mais on l'avait vue en place.

Le 24 *juin*, c'est-à-dire encore 12 jours après l'opération, la plaque supérieure était mobile. Ces détails consignés par esprit d'exactitude n'infirment en rien les conclusions à tirer de l'expérience contre l'assertion de Maas. Car les plaques sont restées assez longtemps bien fixées, d'une part, et, d'autre part, il y a eu nécrose à leur niveau, et les productions osseuses n'ont manqué dans le canal médullaire qu'au niveau des trous, c'est-à-dire dans les seuls points où il aurait dû s'en montrer si les éléments ostéogènes devaient, comme le prétend Maas, venir du périoste par ces trous.

Toutes les nouvelles ossifications sont magnifiquement colorées en rose par la garance. Cela permet de voir qu'elles ont dépassé le canal médullaire pour s'étendre jusqu'aux couches juxta-épiphysaires. Voir le dessin fig. 1.

L'animal était jeune; il avait encore ses cartilages de conjugaison. Nous verrons, dans les observations suivantes, les animaux adultes nous donner les mêmes résultats, malgré le dire contraire de Bidder de Mannheim.

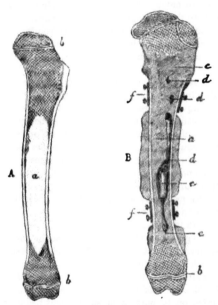

FIGURE 1.

A. Tibia non expérimenté; *a*, canal médullaire; *b*, cartilage de conjugaison. — B. Coupe longitudinale du tibia expérimenté. Les parties en traits obliques représentent les ossifications nouvelles colorées par la garance; *a*, ossifications qui remplissent le canal médullaire; *b*, cartilage épiphysaire; *c*, ossifications nouvelles du tissu spongieux juxta-épiphysaire; *d*. lacunes de l'ossification intramédullaire correspondant aux plaques et aux parties nécrosées; *e*, séquestre pariétal total et mobile; *f, f*, plaques de platine recouvrant les trous et fixées étroitement au moyen d'anneaux en fil métallique contre l'os dépouillé de son périoste à ce niveau (chien jeune, 14 juin à 16 juillet 1880, 1/2 grandeur naturelle).

EXPÉRIENCE. XII. *Perforation du canal médullaire; extraction de la moelle; occlusion au moyen d'une plaque de platine; nécrose diaphysaire totale au niveau de la plaque; ossifications médullaires et périostiques abondantes. Régime garancé. Injection intra-veineuse d'acide phénique; mort instantanée.*

22 *juillet* 1880. Chien adulte de forte taille. Au moyen du foret et du ciseau, on fait sur la face interne du tibia un trou de 15 millimètres de long sur 3 de large. Curage du canal médullaire et lavage abondant à

l'eau phéniquée. Décollement du périoste au pourtour du trou avec la rugine.

Obturation de l'orifice à l'aide d'une large plaque de platine aux quatre coins de laquelle un trou a été pratiqué pour le passage du fil de fer destiné à la serrer contre l'os, afin de prévenir sa chute et d'assurer mieux l'oblitération et par là même d'empêcher mieux l'invasion des subtils ostéoblastes. Dans le même but, nous plaçons encore par-dessus la plaque deux anneaux de fil de fer galvanisé dont les chefs sont fortement tordus.

L'instrument le plus commode pour enrouler le fil métallique autour du tibia est l'aiguille de Déchamp. Le périoste décollé très loin a été ramené par-dessus la plaque; puis la peau a été suturée.

Régime garancé.

23 août. L'animal est sacrifié. Continuant mes recherches sur l'action de l'acide phénique injecté dans les veines, j'ai injecté dans la veine fémorale de ce chien le contenu d'une demi-seringue Pravaz d'acide phénique pur. Aussitôt l'animal a été pris de tremblement général, et, en 30 secondes, il a succombé.

Autopsie : Nécrose diaphysaire totale au niveau de la plaque et bien au delà; le périoste qui avait été rabattu sur les bords de la plaque s'est mortifié, tandis qu'il a abondamment proliféré au-dessus et au-dessous, de telle sorte qu'on aperçoit la plaque au fond d'une excavation dont les parois sont formées par des masses sous-périostiques d'os nouveau.

A la coupe longitudinale du tibia, on constate la présence d'ossifications médullaires dans tout le canal, excepté sur une étendue de 20 millimètres au niveau du trou, c'est-à-dire au niveau de la portion de la diaphyse nécrosée. Les ossifications médullaires et périostiques sont admirablement colorées par la garance. La scie a coupé la plaque de platine et les fils de fer sans les arracher; une partie est ensevelie au milieu des masses osseuses nouvelles fournies par le périoste. L'obturation était complète et s'est maintenue jusqu'au bout; et néanmoins nous avons de l'os plein le canal médullaire malgré l'assertion contraire de Maas ; et cela chez un chien adulte, quoique Bidder pense que les animaux adultes ne soient pas en état de fournir des ossifications médullaires.

EXPÉRIENCE XV. *Perforation des deux tibias ; à* DROITE, *destruction de la moelle et occlusion avec une plaque de platine : ossifications très abondantes dans le canal médullaire et sous le périoste, pas de nécrose ; — à* GAUCHE, *pas de destruction de la moelle, pas d'occlusion. Ossifications pauvres et rares dans le canal médullaire. Régime garancé. Injection d'alcool à 93° dans les veines.*

29 juillet 1880. Chien boule-dogue adulte. Chloralisation sous-cutanée, comme dans toutes nos expériences de ce genre. Jambe droite: perforation du tibia, broiement de la moelle, lavage phéniqué du canal médullaire; obturation avec une plaque de platine (de 3 centimètres de long sur 2 de large), comme dans les expériences précédentes.

Jambe gauche : simple perforation du tibia; la moelle n'a pas été touchée : elle a été laissée intacte. On ne met *pas de plaque sur le trou*, dans le but de vérifier, si, comme dit Maas, il y a des ossifications dans le canal médullaire quand on laisse la perforation non close et s'il n'y en a pas lorsqu'on la bouche avec une plaque obturatrice. Greffe de moelle sous la peau du ventre. Régime garancé.

14 *août*. J'ai cueilli le produit de la greffe médullaire. Il consistait en 3 petits kystes séreux et un grain d'os.

25 *août*. L'animal est sacrifié en injectant de l'alcool à 93° dans la veine fémorale.

Examen du tibia gauche (pas de plaque) :'les ossifications médullaires y sont très pauvres, tandis que sur le tibia *droit* elles remplissent entièrement le canal médullaire. Les ossifications périostiques sont énormes sur toute la longueur de l'os ; elles ne font défaut qu'au niveau de la plaque. Celle-ci est très adhérente à l'os auquel elle est fixée par 3 anneaux de fil de fer très serrés. Chose exceptionnelle, il n'y a pas eu de nécrose de la substance compacte sous la plaque. Les ossifications nouvelles ont une belle teinte garance.

Expérience XVII. *Perforation des deux tibias* : à droite, *moelle laissée intacte, plaque de platine. Nécrose diaphysaire totale au niveau de la plaque ; ossifications abondantes dans le canal médullaire et sous le périoste*; à gauche : *moelle laissée intacte, pas de plaque: absence d'ossifications périostiques, bouchon d'os nouveau au niveau du trou dans le canal médullaire. Régime garancé. Injection intra-veineuse d'acide phosphorique.*

29 *juillet* 1880. Boule-basset, adulte. Chloralisation sous cutanée (4 seringues Pravaz d'une solution de 1 gr. chloral pour 5 gr. eau). Jambe droite ; perforation du tibia. La moelle n'a pas été enlevée.

Obturation avec plaque de platine.

Jambe gauche, même opération ; mais pas de plaque.

27 *août*. Sacrifié par injection intra-veineuse d'acide phosphorique. En l'espace d'une heure, j'ai injecté dans la veine fémorale 10 pleines seringues de Pravaz, soit environ 10 grammes d'acide phosphorique. Les injections étaient suivies de grandes inspirations anxieuses. La respiration s'est arrêtée avant les battements du cœur. Dans les veines injectées, le sang était noir.

Examen des tibias. Droit (plaque) : la plaque et le fils sont en place ; nécrose totale de la diaphyse à leur niveau. A la coupe longitudinale, on trouve des ossifications médullaires plein le canal, excepté à la hauteur de la nécrose et de la plaque. Les ossifications périostiques sont également très abondantes.

Tibia gauche (pas de plaque) ; le trou est bouché par de l'os nouveau et le canal médullaire contient également des ossifications sur une longueur correspondante ; mais au-dessus et au-dessous, le canal est absolument vide de productions osseuses. Ces faits sont loin de réaliser les dires de Maas. Nous trouvons des résultats peu d'accord avec les siens.

Les expériences qui précèdent démontrent, sans qu'il soit besoin d'insister, que M. Maas a eu tort de se prononcer si catégoriquement contre le pouvoir ostéogène de la moelle. Car, en répétant son expérience sur des poulets, nous avons obtenu des ossifications médullaires, dans les conditions où il affirme qu'il ne s'en produit pas ; et en la répétant maintes fois sur des chiens, adultes ou non adultes, nous avons également obtenu de magnifiques ossifications de la moelle, ainsi qu'en témoigne la figure 1.

DEUXIÈME SÉRIE.

Répétition des expériences de Bidder. Irritation de la moelle — sans toucher au périoste — par l'une des surfaces articulaires de l'os.

Dans cette seconde série d'expériences j'ai voulu, à l'exemple de Bidder, laisser les éléments incriminés bien gratuitement, le périoste et ses ostéoblastes, tout à fait en dehors de la scène, en évitant absolument d'y toucher. J'ai ouvert l'articulation du genou et, traversant le cartilage d'encroûtement et le tissu spongieux sous-jacent avec un large perforateur, je suis allé irriter la moelle du canal médullaire, soit du tibia soit du fémur.

Tantôt je me suis borné à cette simple irritation mécanique, tantôt j'ai injecté dans le canal médullaire ainsi ouvert à l'un de ses pôles, de l'acide lactique, de l'acide phosphorique, de l'acide phénique ; tantôt j'ai implanté profondément des tiges de bois, des fiches d'os, etc...

L'articulation était ensuite refermée au moyen d'une suture métallique. Nous avons constamment obtenu des ossifications dans le canal médullaire. Bidder, qui a fait des expériences analogues, a formulé les conclusions suivantes. On verra que nos résultats ne justifient pas en particulier la conclusion deuxième, qui refuse à la moelle des animaux adultes la propriété d'engendrer de la substance osseuse nouvelle.

Voici les conclusions de son important travail inséré dans les *Archives de chirurgie de Langenbeck*.

« Les résultats des recherches entreprises jusqu'à présent sur l'ossification et la réossification du tibia, et qui sont essentiellement applicables à tous les os longs pourvus d'épiphyses, peuvent se résumer de la façon suivante :

1° Le périoste, qui a le pouvoir de produire de l'os à tout âge, quand sa couche ostéogène a été bien conservée, arrive tout au plus à la limite des épiphyses et ne peut, durant la vie extra-utérine, avoir aucune part à la formation endostale ou endochondrale de tissu osseux.

1. *Experimentelle Beiträge und anatomische Untersuchungen zur Lehre von der Regeneration des Knochengewebes, namentlich in Beziehung auf die Resection des Kniegelenkes, von Alfred Bidder in Mannheim*, in *Archiv für klinische Chirurgie*, XXII, Band, 1878, p. 155 et suivantes.

2° La moelle ni le tissu des épiphyses ne possèdent, chez les animaux adultes, la propriété d'engendrer de la nouvelle substance osseuse.

3° Par conséquent, les solutions de continuité ou les déficits qui surviennent chez les animaux adultes, sur le territoire de la substance osseuse endochondrale, ne peuvent être réparés par du tissu osseux de formation propre ; il ne s'y reproduit que de la moelle et du tissu conjonctif.

4° Chez les animaux qui sont sur le point d'être adultes ou qui ne le sont que depuis peu, les lésions de l'épiphyse sont suivies d'une légère néoformation d'os ; la quantité en est un peu plus grande lorsqu'on détermine une irritation forte ou persistante, par exemple en enfonçant et laissant séjourner une tige d'os. Mais, par ce moyen, on n'obtiendra pas d'ossification dans la cavité médullaire proprement dite.

5° Chez les animaux jeunes, en voie de croissance vive, la reproduction osseuse est plus intense dans l'épiphyse et peut être considérable, même dans la cavité médullaire, loin du cartilage épiphysaire, lorsque le tissu est irrité par l'introduction de bâtons d'os ou l'injection d'acide lactique.

6° La raison de ces phénomènes gît dans ce fait que la substance ostéogène du périoste ne recouvre pas les épiphyses et qu'après l'achèvement de la croissance, elle disparait, même au sein de la moelle et de l'épiphyse et, qu'en outre, elle ne peut plus s'y reformer.

EXPÉRIENCE IX. — *Ouverture de l'articulation du genou. Ouverture chondro-épiphysaire et pariétale du canal médullaire du tibia. Destruction de la moelle. Enfoncement d'un morceau de péroné dans le canal par le trou articulaire. Nécrose autour du trou pariétal qui s'est en partie oblitéré par un bouchon d'ossification médullaire. Ossification intra-médullaire. Action de l'injection veineuse d'atropine sur les chiens et les pigeons.*

30 juin 1880. — Petit chien noir très adulte. Chloralisation hypodermique. On ouvre l'articulation du genou en dedans; section du ligament latéral interne et rotulien. Perforation du cartilage et de l'épiphyse du tibia avec un foret à main qui est enfoncé jusqu'au canal médullaire (milieu du tibia). Au milieu de l'os, sur la face interne, je fais un trou par lequel je fais sortir la moelle broyée à l'aide d'un très fort courant d'eau phéniquée.

Avec le péroné bouilli d'un chien, je fais une tige du calibre de la perforation chondro-épiphysaire et je l'enfonce à une profondeur de quatre centimètres. La partie supérieure est coupée au ras du cartilage.

Suture métallique du tendon rotulien et des téguments. Aucune suture sur le milieu du tibia.

23 juillet. — Le chien a arraché toutes les sutures, l'articulation est béante. Suppuration au niveau du trou diaphysaire.

Nous tentons de tuer l'animal par l'atropine. Injection de 5 milligrammes dans la veine fémorale. Au même instant, les pupilles se dilatent à l'extrême et l'animal s'endort.

Au bout de 20 minutes, nous lui injectons encore 2 milligrammes.

Bientôt il se met à délirer. Ses aboiements et ses mouvements semblent indiquer qu'il croit remplir ses fonctions de gardien. Puis son sommeil devient doucement plaintif. Gueule sèche. Dix heures après il n'était pas encore mort. On l'achève par la strychnine. Quelques jours auparavant nous avions tué un chien plus gros] avec une dose extrêmement faible d'atropine.

Les animaux d'une même espèce sont très différents sous le rapport de leur susceptibilité pour un même agent toxique.

Je ne sais si le fait est bien connu.

Les pigeons que j'ai soumis à l'action de l'atropine se sont montrés absolument invulnérables.

Ainsi, par exemple, le 5 juillet, je fais une injection sous-cutanée et intra-veineuse de 5 centigrammes de sulfate d'atropine. Au bout d'une heure, les pupilles ne sont nullement dilatées, le pigeon semble vouloir somnoler et c'est tout. Le 16 juillet ce même pigeon, à qui j'ai enlevé les deux hémisphères cérébraux, il y a quelques jours, et qui supporte philosophiquement sa situation nouvelle d'acéphale, ce même pigeon, dis-je, reçoit en deux fois, sous la peau, à trente minutes d'intervalle, 5 centigrammes de sulfate neutre d'atropine (dont la qualité a été vérifiée sur d'autres animaux). Au bout de deux heures, on ne voit aucune dilatation pupillaire. Le pigeon a eu seulement un haut-le-cœur, il a vomi une partie du grain qu'il mange avec la gloutonnerie d'un acéphale.

Je reviens à notre chien. L'examen du tibia sectionné dans le sens de son axe longitudinal, nous montre le canal médullaire rempli d'ossifications colorées par la garance. Il y a du pus à l'extrémité supérieure au niveau du trou diaphysaire ; nécrose de la substance corticale en ce point dont le périoste s'est mortifié. Et cependant le trou est en partie comblé par un petit bouchon d'os garancé qui est en continuité avec les ossifications intra-médullaires, de telle sorte qu'on dirait que c'est un bourgeon médullaire qui est venu faire hernie par cet orifice et s'y transformer en os. Il y a du pus autour de la fiche d'os qui est en place et n'offre aucune érosion.

EXPÉRIENCE X. *Ouverture du genou, perforation chondro-épiphysaire du tibia ; implantation d'une fiche d'os et injection de chloral. Très peu d'ossification dans le canal médullaire. Condensation du tissu spongieux dia-épiphysaire.* GREFFE DE LA PRESQUE TOTALITÉ DU PÉRONÉ IMPLANTÉ.

1er juillet 1880. — Loulou adulte. Chloralisation hypodermique. On rase toute la face antérieure du genou ; puis incision courbe descendant un peu au-dessous de la tubérosité antérieure du tibia. Section du ligament rotulien, ouverture de l'articulation.

Perforation centrale chondro-épiphysaire du tibia, dilacération de la moelle ; injection d'eau phéniquée, puis de 40 centigrammes de chloral à titre d'irritant. Une tige, formée avec un péroné de chien, est enfoncée dans le trou à 4 centimètres et demi de profondeur. Suture métallique du ligament rotulien et des téguments. Nous ne faisons pas de trou à la diaphyse, nous n'avons donc pas de soupape de sûreté, pas plus que nous nous n'ouvrons de porte aux ostéoblastes périostiques.

23 juillet. — Le succès de la ténorraphie est complet ; nous avons obtenu une réunion par première intention ; le genou est comme normal.

3 août. — Chien sacrifié par piqûre du bulbe.

La coupe du tibia est très curieuse. La tige d'os, le morceau de péroné qui a été implanté dans le trou creusé au travers de l'épiphyse et du tissu spongieux de la diaphyse s'y est greffé. On suit très facilement sa trace blanche au milieu de la substance osseuse nouvelle qui est colorée en rose par la garance. Sur une coupe transversale on voit la fusion complète de la greffe avec les autres parties. Un centimètre seulement du morceau de péroné ne s'est point greffé, la partie la plus voisine de l'articulation. Ce fragment est mobile, entouré de pus, rongé de crevasses et presque séparé du reste du péroné implanté. Il y a peu d'ossifications dans le canal médullaire, mais en revanche le tissu spongieux de l'extrémité supérieure du tibia est atteinte d'ostéite condensante.

Il s'est fait de l'os dans les aréoles du tissu spongieux qui est, du reste, coloré en rose par la garance. En plongeant la pièce dans de l'alcool ammoniacal, on fait ressortir admirablement la garance et par suite on décèle bien dans l'os ce qui est nouveau de ce qui est ancien, et l'on se convainc de la réalité et des conditions de la surprenante greffe osseuse, que nous avons obtenue et dont la pratique chirurgicale peut tirer parti.

EXPÉRIENCE XVI. *Ouverture du genou. Perforation du plateau du tibia. Implantation d'une fiche de bois imprégnée de térébenthine. Ossification intra-médullaire et sous-périostique; condensation du tissu spongieux. Réunion immédiate de l'arthrorraphie. Absence de suppuration articulaire.*

29 juillet 1880. — Gros chien de chasse ADULTE. Chloralisation hypodermique (4 grammes de chloral). Genou gauche. La peau est rosée. Incision antérieure en arc comme pour la résection du genou. Le bistouri est passé en arrière du ligament rotulien, puis ramené, le tranchant en avant, pour couper ce ligament. On délie la jambe, et fléchissant le genou, on enfonce le foret au travers du cartilage et du tissu spongieux jusqu'au canal médullaire.

Introduction, par ce trou, d'une tige en bois de sapin trempée dans de l'essence de térébenthine. Suture du ligament et des parties molles. Lavage phéniqué.

29 août. — Amputation de la jambe dans l'article. A la coupe longitudinale du tibia, on voit des ossifications plein le canal médullaire, une condensation par ostéogenèse du tissu spongieux de l'extrémité supérieure ; la tige de bois est mobile dans le canal osseux où elle a été implantée ; une mince nappe de pus l'entoure. Notons que dans cette expérience, comme dans la plupart des expériences de ce genre, la ténorraphie a parfaitement réussi et que le genou n'a pas suppuré. Un épanchement plastique ne tarde pas à s'étendre sur l'extrémité supérieure du corps étranger, à s'organiser et à séparer le canal qui le contient de la cavité articulaire.

Il y a des ossifications périostiques sur toute la surface de l'extrémité supérieure du tibia. Les nouvelles ossifications sont bien colorées par la garance.

EXPÉRIENCE XVIII. *Evidement de l'épiphyse du fémur; chien meurt au bout de neuf jours. Absence d'ossification médullaire et de régénération épiphysaire.*

3 août 1880. — Chien loulou adulte. Chloralisation hypodermique.

Jambe droite. — Ouverture du genou. Avec un foret et une gouge, nous creusons dans l'extrémité inférieure du fémur une excavation cylindrique d'un centimètre de large sur deux de profondeur ; elle communique avec le canal médullaire par un trou de diamètre moindre. Lavage phéniqué. Nous n'implantons pas de corps étranger avant de fermer l'articulation par une suture métallique.

Le chien n'a pas tardé à arracher les points de suture et à mettre son articulation à découvert ; le genou suppure.

Le 12 août le chien meurt. La section du fémur montre qu'il ne s'est fait aucune ossification dans le canal médullaire, ni dans le tissu spongieux.

La perforation et l'excavation sont aussi grandes qu'au moment de l'opération ; des produits inflammatoires les remplacent ; le tissu spongieux n'a donc pas produit de l'os, il ne s'est pas régénéré. Du reste, le temps n'a pas été suffisant, le chien n'ayant survécu que neuf jours.

EXPÉRIENCE XIX. *Evidement du tissu spongieux dia-épiphysaire du fémur à droite; régénération partielle. Evidement épiphysaire du tibia à gauche ; absence d'ossification, ou du moins ossification très peu marquée.*

3 août 1880. — Chien loulou jeune.

Jambe droite. — Ouverture du genou; tunnellisation chondro-diaépiphysaire de l'extrémité inférieure du fémur, large évidement de l'épiphyse (1 centim.). Injection d'acide lactique dans le canal médullaire. Suture, etc.

Jambe gauche. — Même opération sur le tibia.

Le 16 août, le chien meurt de septicémie et d'épuisement.

Examen des os. — Jambe droite. L'articulation est ouverte, le chien ayant arraché les sutures. Destruction du cartilage d'encroûtement du fémur et du tibia. La perte de substance du fémur s'est comblée de tissu mou. Sur la coupe longitudinale, on voit que l'épiphyse, en 12 jours, a presque entièrement comblé la brèche tout près du cartilage conjugal, que, partant, l'épiphyse s'est régénérée en majeure partie. Il est probable que, si l'animal eût vécu davantage, la reproduction eût été plus complète.

Il n'y a pas d'ossification dans le canal médullaire ni dans la portion spongieuse de la diaphyse.

Sur la *jambe gauche*, nous trouvons aussi le genou ouvert et suppurant pour la même raison. Absence complète d'ossification dans le canal médullaire. La perte de substance de l'épiphyse ne s'est point réparée par de l'os, mais seulement par du tissu conjonctif.

Ce chien est jeune, il a encore son cartilage de conjugaison.

N'oublions pas que l'animal n'a survécu que 12 jours à sa double opération.

Expérience XX. *Perforation du tissu spongieux dia-épiphysaire sans ouvrir l'articulation. Pas d'implantation de corps étranger. Régénération complète du tissu spongieux moins le cartilage d'encroûtement. Absence d'ossification médullaire par défaut d'irritation. Réparation du trou latéral laissé béant. Sa présence a été sans influence sur le tibia où il a été pratiqué.*

30 août. — Chien mouton adulte. Chloralisation hypodermique. Perforation du tissu spongieux de l'extrémité supérieure des tibias, de l'articulation du genou au canal médullaire, par un procédé qui permet de ménager autant que possible l'articulation. Voici en quoi il consiste :

Tenant de la main gauche la jambe de l'animal fléchie à angle droit, j'enfonce avec la main droite un foret, au niveau de l'interligne en dehors du ligament rotulien, puis quand la peau est traversée, je gagne avec la pointe de l'instrument, le milieu du plateau tibial, en arrière du ligament. Quand le foret a pris pied sur l'os, le manche est porté en dedans et son axe étant placé dans l'axe du tibia, on enfonce l'instrument en lui imprimant des mouvements de rotation jusqu'à ce qu'on soit arrivé dans le canal médullaire, ce que l'on sent par la cessation de toute résistance à la progression du foret. Lorsque celui-ci est retiré, on fait un point de suture à la peau qu'il a traversée.

Nous avons pratiqué cette opération sur les deux tibias. A gauche, nous avons ajouté à la perforation articulaire du canal médullaire une perforation latérale pariétale sur le milieu de la peau interne de l'os, dans le but de voir si nous aurions plus d'ossification dans le canal médullaire. Ce trou laissé béant, en communication avec le périoste et ses ostéoblastes.

9 septembre. L'animal est sacrifié par des injections intra-veineuses d'acide phénique pur. Habituellement 5 gouttes suffisent pour foudroyer un chien. Celui-ci a reçu 40 gouttes avant d'être saisi du tremblement avant-coureur de la mort.

Les articulations sont en parfait état.

Voici les résultats des opérations :

Tibia droit. — La perte de substance dia-épiphysaire est réparée par de l'os nouveau entièrement. Une épingle poussée avec force traverse le tissu osseux de nouvelle formation en le brisant. La brèche est comblée, moins le cartilage d'encroûtement. Le tissu spongieux épiphysaire et diaphysaire s'est donc régénéré par lui-même, sans le périoste ni la moelle. Il n'y a pas d'ossification dans le canal médullaire.

Tibia gauche (avec perforation latérale). — Mêmes résultats. Reproduction du tissu spongieux, absence d'ossification dans le canal médullaire. Le trou fait au milieu de la face interne s'est bouché; le tissu spongieux qui le comble fait une légère saillie du côté du canal.

Dans cette opération, l'irritation ayant été modérée, il n'y a pas eu d'ossification de la moelle, t le processus est resté limité au tissu spongieux perforé. Ollier l'a dit, l'ossification médullaire est proportionnelle au degré de l'irritation.

Ce fait se dégage de toutes nos expériences.

EXPÉRIENCE XXVI. *Perforation du tissu spongieux dia-épiphysaire du fémur; évidement de l'épiphyse du côté de l'articulation. Injection d'acide lactique. Réparation osseuse partielle de la perte de substance.*

14 août 1880, — Chienne. Chloralisation hypodermique. Ouverture du genou par la face interne; luxation de la rotule. Nous évitons, de la sorte, la section du tégument rotulien. Le foret est enfoncé entre les condyles du fémur dans la direction du canal médullaire. Elargissement de l'orifice avec la gouge à un centimètre de profondeur. Injection de 5 gouttes d'acide lactique dans le canal médullaire; lavage phéniqué, suture.

Le 25 octobre, le chien est sacrifié par l'injection de quelques gouttes d'acide phénique dans la veine fémorale.

A la coupe, nous trouvons l'articulation comme normale : quelques ossifications dans la partie inférieure du canal médullaire.

Nous avons de la peine à retrouver la portion évidée dans l'épiphyse. Cette perte de substance s'est réparée en majeure partie par de l'os, le reste est comblé par du tissu fibreux du côté de l'articulation. Quant au trajet du perforateur au travers du tissu spongieux de la diaphyse, nous ne le découvrons pas. Il a dû se combler par des ossifications fournies par le tissu osseux lui-même. Cette expérience plaiderait donc en faveur du pouvoir ostéogène de l'os.

TROISIÈME SÉRIE.

Isolement de la moelle dans des tubes métalliques. Expérience de M. Ollier. Expériences nouvelles.

Nous transcrivons l'expérience XIII de M. Ollier :

« *Isolement de la moelle dans un tube métallique introduit dans le canal médullaire parallèlement à son axe. Ossification de la moelle dans l'intérieur du tube.*

Le 28 avril 1863, sur un lapin de trois mois, nous pratiquons une amputation de l'avant-bras, au tiers inférieur; nous introduisons dans le canal médullaire de chacun des os, radius et cubitus, un tube métallique formé par une lamelle d'argent roulée sur elle-même. Le tube était exactement de la dimension du canal médullaire et long de 1 centimètre, nous l'enfonçons avec précaution de manière à ne pas dilacérer la moelle, qui, à mesure qu'on enfonçait le tube, pénétrait dans son intérieur. On réunit la plaie par des points de suture métallique.

Le 9 mai, douze jours après l'opération, on constate l'état suivant : il y a eu suppuration sous la peau, les tubes sont en place ; la moelle les déborde sous forme de houppe vasculaire. Pas d'ossification apparente ; le périoste forme un gros renflement autour des bouts de l'os.

Le 27 mai, on ampute pour disséquer la pièce et l'on constate une belle ossification de la moelle qui a été introduite dans le tube, mais sur le radius seulement ; celle du cubitus a suppuré et se trouve détruite en partie.

L'ossification due à la moelle est très nette, le tube la sépare de la paroi correspondante de l'os ancien ; elle a 8 milimètres de long sur 1 et 2 de diamètre. L'os nouveau est dur, demi-compact dans toute son étendue ; au microscope, on constate la structure osseuse ; les ostéoblastes et les systèmes de lamelles sont très évidents. Tout à fait à la périphérie une légère couche de tissu mou ; dans aucune masse osseuse, du reste, soit normale, soit pathologique, la substance osseuse se trouve à nu.

M. Ollier ajoute ensuite :

Nous conclurons de notre dernière expérience que la moelle du canal central des os longs peut s'ossifier. Mais ici la moelle n'est pas dans ses conditions normales ; elle a été irritée et par l'opération et par la présence d'un corps étranger... Mais combien cette ossification de la moelle isolée diffère de celle du périoste! Celle-ci est constante, facile à obtenir, dans quelque situation qu'on place le tissu qui doit la fournir ; celle-là, au contraire, présente de grandes difficultés, *et ne s'obtient jamais par la transplantation.* L'ossification du périoste est un fait normal, celle de la moelle est un fait accidentel. » (*Loco cit.*, p. 123.)

M. Maas a récusé l'expérience précitée de M. Ollier, sous prétexte que le tube ayant été laissé ouvert les ostéoblastes ont pu s'insinuer par cette voie dans la moelle. L'objection n'est pas sérieuse ; car elle présuppose la migration des ostéoblastes, qui n'est pas absolument démontrée. En admettant cette migration, il importe vraiment bien peu que le tube soit fermé ou ouvert au dehors. Qui empêche ces éléments cellulaires de s'infiltrer dans le canal médullaire par les canaux de Havers qui mettent en communication l'intérieur avec l'extérieur de l'os?

En prenant la question telle que l'a posée M. Maas, il est facile d'instituer des expériences qui dissipent tous ses doutes. Il suffit de trouver le moyen de pénétrer dans le canal médullaire sans toucher au périoste, ou, si l'on ampute comme M. Ollier, d'enlever le périoste jusqu'à l'articulation voisine ou de se servir de tubes fermés à leur bout inférieur (fermés après leur introduction ; car si on les enfonce fermés, l'air comprimé empêche la moelle d'entrer en quantité suffisante). Nous ne rapporterons point toutes ces expériences qui confirment celles de M. Ollier. Nous ne relaterons que notre expérience XVI *bis*, dont le résultat ne saurait laisser subsister aucun doute.

EXPÉRIENCE XVI (*bis*). — *Désarticulation du genou ; introduction d'un tube métallique dans le canal médullaire du fémur par un tunnel creusé de la surface articulaire au pôle inférieur du canal. La moelle s'est ossifiée dans le tube métallique d'isolement, le canal médullaire s'est rempli d'ossifications et le périoste a proliféré ; le tissu spongieux de l'extrémité inférieure du fémur est devenu plus dense.*

29 *août* 1880. Gros chien de chasse, adulte. Chloralisation hypodermique. Désarticulation du genou ; au fond de la poulie, fémorale, perforation avec un foret à main du cartilage d'encroûtement et du tissu spongieux, suivant l'axe du fémur jusqu'au canal médullaire.

Implantation par cette voie d'un canon de porte-plume d'écolier, qui mesure 7 centimètres de long et qui est enfoncé tout entier dans le canal médullaire jusqu'à ce que son extrémité inférieure fermée comme on voit, vienne affleurer la surface articulaire. Lavage phéniqué de la plaie ; suture du moignon.

20 *septembre*. L'animal étant malade, on le tue.

Examen du fémur. Cet os scié suivant son grand axe nous montre des ossifications plein le canal médullaire. M. Maas ne pourra pas nous objecter la participation des ostéoblastes du périoste. Nous nous sommes mis plus sûrement en garde contre leur ingérence en irritant la moelle par le pôle de l'os, qu'il n'a pu s'en préserver avec une plaque de platine. Et cependant, le canal médullaire est plein d'os nouveau ; au lieu de la moelle qui le remplissait et que nous n'avons pas enlevée, il y a un cylindre d'os nouveau admirablement teinté en rose par la garance. Notons qu'il s'agit d'un vieux chien et que Bidder nie l'ossification chez les animaux adultes.

Et notre tube, contient-il quelque chose? Ce tube bouché à son extrémité inférieure, laquelle est loin du périoste, est rempli dans plus de son tiers supérieur, c'est-à-dire dans la partie qui plonge dans le canal et qui s'est remplie de moelle au moment de l'introduction, ce tube disons-nous, est, lui aussi, rempli de tissu osseux, nouveau, formé aux dépens de cette moelle.

Nous croyons qu'il est impossible de nier maintenant que la moelle est capable de s'ossifier dans des tubes qui l'isolent du contact de l'os et du périoste. Notons encore : Ossifications périostiques, hypergenèse osseuse (ostéite condensante) sur l'épiphyse inférieure, dont le tissu spongieux a perdu son aspect aréolaire.

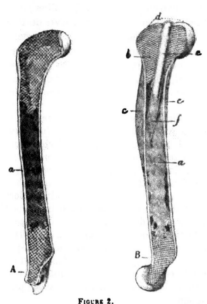

FIGURE 2.

A. Longitudinale. Coupe du fémur non expérimenté ; *a*, canal médullaire. — B. Coupe longitudinale du fémur expérimenté ; *a*, canal médullaire plein d'ossifications ; *b*, ossification du tissu spongieux (ostéite condensante) ; *c*, ossifications périostiques ; *d*, surface articulaire du condyle interne du fémur ; *e*, tube métallique (canon de porte-plume d'écolier) enfoncé par la surface articulaire inférieure du fémur, jusque dans l'intérieur du canal médullaire, à la faveur d'une perforation faite au foret au travers du cartilage d'encroûtement et du tissu spongieux epiphysaire et diaphysaire. *f*, un peu plus du tiers inférieur du tube est rempli d'ossifications médullaires.

Les parties en traits obliques représentent les ossifications nouvelles colorées par la garance (chien de chasse adulte, 1/2 grandeur naturelle).

QUATRIÈME SÉRIE.

Expériences dans lesquelles l'os a été totalement dépouillé de son périoste. Décollement du périoste sur toute l'étendue d'un os long. Enveloppement avec une bande de toile. Mortification du périoste. Nécrose de la diaphyse.

Dans une première série d'expériences, nous nous sommes abrités contre l'immixtion du périoste à l'aide d'une plaque de platine; dans la deuxième et la troisième série, nous avons fui le périoste en portant notre attaque sur la surface cartilagineuse articulaire de l'os. Dans cette quatrième série, nous supprimons le périoste incriminé en le détachant au moyen d'une rugine autour de l'os et en raclant la couche ostéogène, dont les débris sont ensuite emportés par un vigoureux lavage phéniqué. Nos résultats sont en général, absolument identiques à ceux de M. Ollier. Notons toutefois que M. Ollier n'a dénudé qu'un tiers de l'os (p. 190 du tome I, *Traité*); nous l'avons dépouillé tout entier de son périoste, d'une épiphyse à l'autre, afin de couper court à toute objection.

EXPÉRIENCE XXI. — *Dénudation périphérique totale du tibia : 1° simple; 2° avec enveloppement par une bande de toile. Ossification intra-médullaire légère dans le premier cas, abondante dans le second (irritation plus intense).*

5 août 1881. Chien de chasse adulte. Chloralisation hypodermique.

Jambe gauche. Sur la face interne, incision depuis le genou jusqu'à l'articulation tibio-tarsienne. Écartement des muscles; incision du périoste qui est décollé avec la rugine tout autour du tibia; raclage de la surface de l'os; lavage phéniqué pour emporter tous les débris. Suture des parties molles.

Jambe droite (Exp. XXI *bis*). Même opération. En plus, enroulement d'une bande de toile autour du tibia seul, dans le 1/3 supérieur; autour du tibia et du péroné réunis dans les 2/3 inférieurs. Drain de caoutchouc, d'un bout à l'autre de la plaie; suture métallique. Lavage phéniqué.

Le 9 août, l'animal est mort d'épuisement et de suppuration.

Examen des pièces :

Tibia gauche (dénudation totale simple), à la coupe longitudinale, le canal médullaire présente des ossifications récentes peu considérables et seulement dans son extrémité supérieure.

Tibia droit (dénudation totale et enveloppement avec une bande de toile), la coupe longitudinale nous montre le canal médullaire à peu près remplacé tout entier par des ossifications récentes. La présence du corps étranger ayant donné lieu à une irritation plus forte que le simple dépouillement périostique, les productions osseuses intra-médullaires ont été plus abondantes que dans le tibia gauche.

EXPÉRIENCE XXV. — *Dénudation périostique de toute la diaphyse du tibia; enveloppement de cette diaphyse avec une bande de toile. Nécrose de la diaphyse. Ossification intra-médullaire.*

14 août 1880. — Chien loulou adulte. Chloralisation hypodermique. Jambe droite, incision, du genou à l'articulation tibio-tarsienne, sur la face interne du tibia ; section de l'aponévrose, détachement des muscles qui entourent l'os; raclage à la rugine de tout le revêtement périostique et lavage abondant à l'eau phéniquée. Enveloppement du tibia avec une bande de toile; suture.

26 août. — Enlèvement du chiffon; lavage de la plaie, qui est ouverte et laisse voir le tibia entièrement à découvert.

9 septembre. — L'animal meurt de suppuration. La section longitudinale du tibia nous montre le canal médullaire tapissé d'ossifications qui, en plusieurs points, en oblitèrent complètement la lumière. L'os est nécrosé. Il y a, à sa surface, entre l'épiphyse et la diaphyse un sillon de séparation du vif d'avec le mort.

Dans l'expérience suivante, nous nous sommes proposé de voir ce que l'irritation résultant de l'enveloppement de l'os par une bande de toile produirait dans le canal médullaire, en laissant le périoste. C'est la contre-épreuve de l'expérience précédente. C'est une autre manière aussi de vérifier les assertions de Maas.

EXPÉRIENCE XXII. — *Détermination de la nécrose de l'os et de la mortification du périoste par enveloppement de la diaphyse du tibia avec une bande de toile : 1º pas de perforation à droite; 2º perforation à gauche. Ossification intra-médullaire dans les deux cas, excepté au milieu du canal. La moelle a donc un pouvoir ostéogène propre.*
5 août 1880. Chien loulou adulte. Chloralisation hypodermique.
Jambe droite. Incision, du genou à malléole interne; détachement des parties molles environnant le tibia. On ne touche pas au périoste. Enveloppement du tibia et du péroné avec une bande de toile. Drainage, suture, lavage phéniqué. Bandage de diachylon.

Dans l'expérience qui suit, nous nous proposons de voir, si, en établissant une communication entre le canal médullaire et l'extérieur, les ossifications seront plus abondantes.

Jambe gauche. (Exp. XXII bis.) Même opération que ci-dessus. Détachement des parties molles, en laissant le périoste intact. Perforation du canal médullaire en son milieu, sur la face interne. On ne touche pas à la moelle. Enveloppement de l'os avec une bande de toile. Drainage, suture, lavage phéniqué. Bandage de diachylon.
12 août. Les bandages de diachylon sont en grande partie arrachés ainsi que les sutures, de telle sorte que les os ne sont recouverts que par le linge à demi détaché. Du côté gauche on voit un îlot de bourgeons charnus répondant au trou fait à la diaphyse. Les deux tibias sont blancs, nécrosés; les bords des deux grandes plaies bourgeonnent. J'enlève les restes infects du bandage de diachylon et fais un grand lavage à l'eau phéniquée. Les genoux et les articulations tibio-tarsiennes n'offrent rien d'anormal : la toile est toujours enroulée autour du tibia, mais tient à peine. Le chien marche sans boiter trop avec ses deux tibias nécrosés. Il mange peu.
21 août. Mort. Autopsie : Il n'y a de pus dans aucune articulation; sanie purulente dans les masses musculaires. Les tibias sont nécrosés; un sillon de séparation du vif d'avec le mort commence à se creuser à chaque extrémité. La coupe longitudinale montre de l'os nouveau dans le canal médullaire des deux tibias, aussi bien dans celui dont la diaphyse n'a pas

été perforée que dans celui qui a été mis en communication avec l'extérieur par un trou. Et chose curieuse, c'est au niveau du trou que les ossifications manquent. Si ce que Maas a prétendu était vrai, si les ossifications médullaires viennent du périoste, c'eût été naturellement au niveau de l'orifice, c'est-à-dire dans la partie la plus voisine du périoste, que les ossifications auraient été le plus abondantes. Loin de là, elles font à peu près entièrement défaut en ce point, sur le tibia non perforé; c'est aussi dans la portion médiane du canal médullaire que les ossifications manquent. En somme, résultat identique de l'un et de l'autre côté; influence nulle de la perforation. Donc le périoste n'a rien à voir dans les ossifications médullaires. Du reste, son existence n'a pas dû être de longue durée après l'opération. La suppuration violente qui n'a pas tardé à se montrer a dû s'accompagner de la destruction du périoste. Au moment de l'autopsie, cette membrane avait entièrement disparu sur toute l'étendue de la diaphyse.

La conclusion à tirer de ces faits nous semble être que la moelle est capable de s'ossifier sans le concours du périoste ni de l'os (mortification de ces deux parties de l'os).

CINQUIÈME SÉRIE.

Greffes médullaires : leur ossification dans la crête de poulets, sous la peau, etc. Greffes échangées entre animaux de même espèce et d'espèce différente.

Cette série d'expériences est incontestablement la plus importante. Si, transplantée loin de toute connexion anatomique avec le périoste, dans le sein de parties molles normalement impropres à tout travail d'ossification, la moelle se transforme en tissu osseux, cette ossification ne sera pas le fait d'une propriété d'emprunt, mais bien le produit d'une propriété physiologique inhérente à la moelle elle-même. Cela est de toute évidence. Lorsque M. Ollier a voulu mettre hors de discussion le pouvoir ostéogène du périoste, il a eu recours à la greffe. Nous avons procédé de même pour la moelle des os.

Considérant le rôle important que joue l'irritation dans les expériences précédentes où la moelle existante ou régénérée a été laissée en son site normal, nous avions pensé qu'en l'irritant préalablement d'une manière indirecte, soit en piquant, en dilacérant le périoste et la couche osseuse sous-jacente, soit en trépanant celle-ci à moitié, l'inflammation initiale d'un élément de l'os ne tardant pas à retentir sur les autres, nous assurerions l'ossification des greffes médullaires.
— L'expérimentation ne nous a pas donné jusqu'ici des résultats qui méritent d'être signalés. C'est chose à poursuivre cependant. Nous n'y avons pas insisté, parce que, voulant démontrer, aujourd'hui, le pouvoir ostéogène indépendant de la moelle des os, nous devions

éviter de donner prise à l'objection d'avoir employé une moelle anormale, une moelle enflammée et munie, par diapédèse, d'ostéoblastes provenant du périoste, objection sans valeur toutefois.

D'un autre côté, cette préparation de la moelle ne nous a pas paru avoir d'intérêt notable et immédiat, dès lors que dans toutes les tentatives de greffes échangées entre animaux de même espèce ou d'espèce différente nous avons régulièrement échoué. Il y aurait eu un intérêt réel et immédiat à cultiver cette série, si, à la suite de résultats positifs obtenus par des échanges médullaires, nous avions pu concevoir l'espérance d'arriver à greffer sur l'homme, au sein de foyers de fractures où le cal osseux fait défaut, d'y insérer, disons-nous, de la moelle irritée empruntée à un animal. Cette application pratique ne nous semble pas pouvoir se réaliser encore; nous réservons l'avenir cependant. En nous efforçant de dégager le pouvoir ossifiant propre à la moelle, nous avons la conviction de ne pas faire une œuvre purement spéculative. Du reste, ce seul but suffirait à légitimer nos recherches, car on doit tenir pour certain que toute vérité acquise et démontrée est utile et que la théorie est la génératrice féconde de la pratique. En ce qui regarde le point de physiologie qui nous occupe, nous pourrons, si nous démontrons que la moelle est capable d'ossification hétérotopique, dire qu'on doit lui restituer sans hésitation sa légitime part dans la formation du cal, formation que quelques modernes tendent à imputer exclusivement au périoste. L'ossification de la moelle dans le canal médullaire au niveau du trait des fractures est incontestable; nous venons de nous en assurer de nouveau expérimentalement. Nous pourrons aussi déduire de notre démonstration que, dans les résections, les portions osseuses restantes contribuent, par la moelle du canal médullaire et par celle des canaux de Havers, pour une part réelle et plus grande qu'on ne le croit peut être, à la réédification plus ou moins complète de l'os enlevé. Les applications chirurgicales (fracture de rotule, rhinoplastie, pseudarthrose etc)., de la greffe médullaire appartiendront au domaine incertain mais possible de l'avenir. Actuellement, il s'agit de savoir si la propriété ostéogénique appartient ou non à la moelle des os. Or la moelle a bien réellement ce pouvoir, les résultats positifs de nos greffes en achèvent la démonstration déjà fort avancée par les expériences des chapitres précédents.

EXPÉRIENCE IV. *Poulet. Transplantation de la moelle du tibia dans la crête du même animal. Très belle ossification de cette moelle. La moelle possède donc en elle-même le pouvoir de produire de l'os.*

3 août 1880. Poulet jeune. Greffe d'un lambeau de périoste du tibia

sur la moitié droite de la crête. — Greffe de la moelle du même os sur la moitié gauche de la crête.

16 août. Ablation de la crête. La greffe périostique s'est résorbée. La greffe médullaire a pris. Elle a produit un os, environ moitié moins gros que le fragment de moelle transplantée. Cet os nouveau fourni par la moelle du tibia transplantée dans la crête du poulet mesure 3 millimètres de long sur 1 de large. Il est composé de tissu spongieux. Une coupe examinée au microscope permet de voir de très belles cellules osseuses.

Voilà de l'os nouveau qui s'est bien formé sans le concours insidieux du périoste ; nous sommes absolument sûr de n'avoir pas confondu la greffe médullaire avec la greffe périostique, néanmoins la crainte de cette objection, dont nous sentions tout le poids, nous a empêché durant trois ans, de publier ce fait et le présent mémoire, avant que nous ayons eu le loisir de reprendre à nouveau toutes nos expériences et spécialement celles des greffes, à l'occasion de la thèse inaugurale de M. Hyvernat. Voici, entre autres, un nouveau fait positif d'ossification médullaire de la crête d'un coq ; la pièce a été présentée à la Société nationale de médecine de Lyon, le 11 août 1884. Nous y joignons un exemple de chondrification dans les mêmes conditions :

Expériences V et VI. *Ossification et chondrification de moelle transplantée dans la crête de poulets.*

25 juillet 1884. Sur deux poulets jeunes nous pratiquons la résection sous-périostée de la diaphyse de l'un des radius, et, faisant éclater l'os en coupant les parois du canal médullaire avec des ciseaux, nous en extrayons délicatement un cylindre de moelle rouge. La crête des poulets ayant été préalablement fendue dans le sens antéro-postérieur nous y logeons, au fond de la tranchée saignante, le cylindre de moelle, en ayant soin de ne pas l'écraser, puis nous l'y fixons à l'aide d'une suture très soignée.

Le 9 août, soit au bout de quatorze jours, nous enlevons la crête de l'un des poulets. Nous y trouvons un noyau dur de la grosseur d'un noyau de cerise et représentant ossifiée à peu près la moitié du volume de la moelle greffée.

Cet os hétérotopique ne se laisse point traverser par une épingle d'acier ; c'est du tissu osseux spongieux de consistance très grande. Son caractère osseux a été vérifié par plusieurs tant au point de vue macroscopique qu'au point de vue microscopique.

Le 11 août, soit au bout de seize jours, la crête a été enlevée à l'autre poulet greffé le même jour que le précédent. Le noyau est plus volumineux que chez le premier poulet, mais il n'a pas la consistance de dureté osseuse, il se laisse traverser par l'épingle. Le microscope nous confirme que ce n'est que du tissu cartilagineux fibroïde.

Nous ne pensons pas que, dans ce cas, la plus longue durée de l'insertion ait donné lieu à une ossification réalisée le temps de prendre une marche rétrograde, de retourner à l'état cartilagineux. Nous pensons plutôt que, dans ce cas, le processus formateur n'a pas pu franchir le stade cartilagineux de préossification.

Nous croyons qu'on n'avait pas encore obtenu d'ossification médullaire dans la crête du poulet par transplantation. C'est pourquoi nous avons relaté les expériences ci-dessus.

Les expériences de greffe médullaire sous la peau, entre les muscles, etc., ont donné des résultats positifs à Goujon [1], à Baikow [2] et à Bruns [3]. Il est donc inutile que nous rapportions les nôtres; il suffit de renvoyer à celles de ces auteurs.

Puisque la greffe médullaire fournit des ossifications, comme on vient de le voir, la démonstration des propriétés ostéogéniques de la moelle est donc complète. Mais si l'ossifiabilité d'une greffe médullaire est désormais indéniable, nous devons à la vérité de dire, et, en cela nous différons des auteurs précités et particulièrement de Bruns, à savoir : que les résultats négatifs l'emportent de beaucoup sur les résultats positifs. M. Ollier, qui avait cru que l'ossification de la moelle « ne s'obtient jamais par la transplantation », a dit, plus tard, à propos des expériences de M. Goujon : « Nous avons considéré, du reste, la moelle comme le tissu plus propre après le périoste, à s'ossifier sur place » (les expériences de nos premières séries le prouvent surabondamment. E. V.); « et le résultat de l'expérience de Goujon ne fait que démontrer plus directement ses propriétés ostéogéniques. Nos expériences nous font penser seulement que cette ossification est très peu stable » (il s'agit de greffe et non d'ossification sur place); « elle ne peut être comparée par sa fréquence et sa quantité à celle que produit un lambeau périostique d'égale dimension [4] ».

Nous croyons, pour notre part, que la comparaison est possible.

CONCLUSIONS

Le pouvoir ossifiant de la moelle est de nouveau démontré. Dans les expériences qui précèdent, la moelle, isolée du périoste ou transplantée, a fourni des ossifications vraies; elle a donc aussi le pouvoir

1. Goujon. *Recherches expérimentales sur les propriétés physiologiques de la moelle* (*Journal d'anat. et de phys.* 1869, p. 339).

2. Baikow. *Centralbl. f. med. Wiss.* 1870, n° 24.

3. Bruns. *Ueber transplantation von Knochenmark* (*Arch. f. Kl. chir.* 1881, 26 vol., p. 665).

4. Ollier. *Traité exp. et cl. de la régénération des os*, t. I, p. 434.

ostéogène. La question nous paraît jugée maintenant; nous terminerons ce travail par les considérations générales suivantes.

M. Ollier a démontré le pouvoir ostéogène du périoste et de l'os.
Nous venons de réfuter les objections élevées contre les propriétés
ostéogènes de la moelle.

Si le tissu osseux fait de l'os, si la moelle fait de l'os, si le périoste
fait de l'os, toutes les parties de l'os font de l'os, et, par suite, le
pouvoir ostéogène n'est pas une propriété appartenant exclusivement à l'un des trois éléments constitutifs de l'os.

Cette solidarité fonctionnelle ne peut s'expliquer qu'à l'aide d'un
facteur commun. Or, ce facteur ou élément commun quel peut-il être,
sinon l'ostéoblaste, la cellule embryonnaire jeune, le médullocèlle?
Les ostéoblastes abondent dans la couche ostéogène du périoste; ils
existent en grand nombre dans la moelle jeune, en quantité moindre
dans les canaux de Havers du tissu osseux de la substance compacte
et les aréoles de la substance spongieuse. Le pouvoir ostéogène
relatif des trois parties constituantes de l'os est proportionel à leur
richesse cellulaire, ostéoblastique. N'est-ce pas le périoste qui a le
plus d'ostéoblastes et qui est l'agent par excellence de l'ossification?
En seconde ligne, la moelle; l'os vient au dernier rang.

Lorsqu'on a détruit la moelle dans le canal central des os longs,
ce canal ne tarde pas à s'emplir d'une moelle nouvelle, laquelle
s'ossifie bientôt sous l'influence de l'irritation traumatique. D'où vient
cette moelle nouvelle? Elle ne peut venir que des canaux de Havers
par la prolifération des éléments cellulaires qui y sont renfermés.
Si ces éléments cellulaires irrités forment de l'os, c'est qu'ils
ont, une partie du moins, le pouvoir ostéogène. Cette moelle
ossifiable vient bien des canaux de Havers; car, lorsque la paroi
se nécrose, il n'y a pas de moelle et pas d'ossification à ce niveau
dans le canal central de l'os. Ce fait a été constant dans nos expériences. Lorsqu'on ne détruit pas la moelle et qu'on l'irrite, elle
s'ossifie, alors même qu'on l'isole de ses rapports avec le reste de l'os.

Il est vrai qu'avec la théorie de la migration cellulaire, il ne peut
être question d'isolement sans transplantation. L'ostéoblaste incité
par l'irritation peut partir de la couche ostéogène du périoste et se
porter au point irrité, en traversant les canaux de Havers et en s'insi-
nuant dans les tubes métalliques les mieux fermés à l'extérieur. Mais
cette théorie de la migration nécessaire des ostéoblastes périostiques
est fausse ; je n'en veux pour preuve que l'ossification des greffes
médullaires. La *greffe médullaire* est la seule expérience vraiment
probante. Je prends de la moelle au centre du canal d'un tibia ou
d'un radius que je viens de désarticuler, et je la greffe sur la crête

d'un poulet. Cette moelle s'ossifie. On ne peut admettre la migration des ostéoblastes périostiques de l'os, qui est resté sur la table de mon laboratoire.

J'arrive donc, après le professeur Ranvier, à cette conclusion : que *le pouvoir ostéogène est une propriété commune à toutes les parties de l'os et qu'elle dérive d'un facteur cellulaire commun, des ostéoblastes, dont le nombre varie dans les différentes parties de l'os, et dont l'activité est proportionnelle à l'âge du sujet et au degré d'irritation accidentelle, pathologique ou expérimentale, qu'éprouve la totalité ou tel ou tel point d'un os.*

PLAIE DE L'ESTOMAC PAR ARME A FEU

Par M. E. DESCHAMPS

Interne des hôpitaux.

Obs. I. — Le 5 octobre 1882, est entré à midi à l'hôpital Lariboisière, dans le service de M. le Dr Benjamin Anger, salle Saint-Louis, lit n° 8, le nommé Gl..., Edouard, âgé de trente-deux ans, employé de commerce. Cet homme présente au-dessous du mamelon gauche et un peu en dedans, au niveau du 6e cartilage costal, une petite plaie circulaire dont les bords contus et bleuâtres sont dirigés vers les parties profondes, et qui n'est autre que l'orifice d'entrée d'une balle. Cet homme s'est en effet tiré le matin même, vers les 10 heures, un coup de revolver (calibre n° 7, à canon rayé). La balle n'est pas ressortie, on la trouve sous la peau, en arrière, à quelques centimètres de la colonne vertébrale, au niveau du 9e espace intercostal.

Le malade est pâle, respire assez difficilement et se plaint de souffrir au niveau du cœur; le pouls est fréquent, petit, mais il n'y a pas d'élévation de la température. On entend un bruit de frottement au niveau de la pointe du cœur, mais il n'y a pas d'exagération de la matité précordiale. Rien d'appréciable du côté des plèvres.

Traitement : 5 ventouses scarifiées à la région précordiale, potion de Todd, pansement collodionné de la plaie.

6 *octobre.* On ne retrouve plus le frottement péricardique, il n'y a pas de bruit de souffle, le pouls est moins fréquent. A la percussion, il semble que l'estomac soit dilaté et remonte fort haut. La matité cardiaque est moins étendue que normalement; le poumon recouvre en partie le cœur, dont on ne sent plus battre la pointe. En arrière et gauche, il y a un peu de matité à la base de la poitrine; la respiration est diminuée à ce niveau, mais il n'y a pas de souffle, pas de pneumothorax. Le malade tousse un peu ; la toux est accompagnée de crachats sanguinolents, les uns noirâtres, les autres encore rutilants et mousseux. Le malade est toujours pâle, mais la fièvre est peu vive, le thermomètre n'atteint pas 38 degrés. Inappétence absolue.

Traitement : Bouillon, potages, lait, potion de Todd ; julep gommeux avec 30 grammes de sirop diacode.

7 *octobre.* Le malade semble un peu moins abattu, il ne crache plus de sang, la toux est rare, il n'y a pas de dyspnée, pas de fièvre. La matité a

un peu augmenté en arrière, mais ne s'étend pas très haut, pas de souffle.
Rien de nouveau au cœur.

Même régime qu'hier.

8 *octobre*. Le malade se trouve beaucoup mieux et demande à se lever,
ce qu'on lui refuse. Même état local, quant à la plèvre gauche. Pas de
modifications appréciables dans l'état général.

Même régime.

9 *octobre*. Le malade est levé au moment de la visite et sort malgré
l'avis du chef de service.

12 *octobre*. Le malade entre de nouveau à l'hôpital dans l'après-midi.
Le matin, vers les 11 heures, alors qu'il était en courses, après de fortes
libations, il est subitement pris de douleurs extrêmement vives dans le
ventre, à la suite d'un effort. Croyant tout d'abord à de simples coliques,
il rentre chez lui , mais quelques heures plus tard, voyant que ses souffrances persistaient et augmentaient sans cesse d'intensité, il se décide à
revenir à l'hôpital.

13 *octobre*. Le malade présente tout à fait le faciès grippé péritonéal,
le pouls est fréquent, filiforme, on compte 120 pulsations à la minute, la
dyspnée est considérable, 58 respirations, la peau est couverte de sueurs
et chaude. Température rectale, 40°, 5.

L'épanchement pleural est augmenté, la matité remonte un peu plus
haut que l'angle inférieur de l'omoplate, il y a un léger souffle, diminution des vibrations thoraciques, pas de pectoriloquie aphone. Le malade
tousse peu et ne crache pas.

L'auscultation du cœur, à part les battements précipités, ne révèle rien
d'anormal.

Le ventre est ballonné, la douleur à son niveau fort vive et lancinante;
la palpation, la respiration et le moindre mouvement l'exagèrent, aussi le
malade reste-t-il immobile dans son lit.

Depuis plusieurs jours, il n'y a pas eu de garde-robe ; la religieuse du
service nous apprend alors qu'au moment de sa première entrée à l'hôpital, le malade aurait eu une selle avec un peu de sang.

Une ponction pratiquée par M. le Dr Duguet, en arrière, dans le 8e
espace intercostal, amène l'issue de 200 grammes de sang noirâtre, ce qui
semble soulager un peu le malade, au moral tout au moins.

Traitement. Frictions sur le ventre avec onguent mercuriel belladoné.
Cataplasmes. Potion de Todd. Julep sirop thébaïque, 30 grammes. Diète
lactée. Le soir, le malade est beaucoup plus abattu, le pouls filiforme est
presque impossible à compter, la dyspnée extrême. Température rectale
40°. Les sueurs sont toujours abondantes, les extrémités se refroidissent
la face est cyanosée, une issue fatale paraît imminente.

14 *octobre*. Mort dans le coma, à 3 heures du matin.

Autopsie. — Elle est pratiquée deux jours après la mort, le 16 au matin.
A l'ouverture de l'abdomen, péritonite généralisée, léger épanchement
séro-sanguinolent dans le péritoine, ce dernier est vivement injecté; pas
de fausses membranes ; l'intestin est fortement distendu par des gaz.

Epanchement de sang dans la plèvre, environ 300 grammes. Une cuillerée de sang environ dans le péricarde. Légère inflammation de ces deux séreuses.

Trajet de la balle : le sixième cartilage costal gauche est perforé; puis l'extrémité inférieure du péricarde dans sa partie adhérente au diaphragme, présente à ce niveau quelques fausses membranes. Le diaphragme est perforé obliquement; puis la face antéro-supérieure de l'estomac et sa face postérieure, dont les parois sont disséquées obliquement dans une étendue de trois centimètres et réunies par des adhérences en partie rompues, puis nouvelle perforation de ce muscle et celle de la paroi antérieure de l'estomac, qu'en déchirant les adhérences. Le bord inférieur du poumon est traversé; léger noyau hémorrhagique au niveau de la blessure. La balle est sous la peau entre la neuvième et la dixième côte; elle est entière.

Cette observation nous a paru intéressante à publier, non seulement au point de vue du trajet de la balle qui est des plus compliqués, mais aussi à cause des réflexions cliniques auxquelles elle donne lieu.

Ce qui frappe tout d'abord, c'est la marche des accidents. Dans une première partie de l'observation, pendant le premier séjour à l'hôpital, ce sont les symptômes thoraciques qui attirent notre attention, au point qu'une lésion grave de l'estomac passe complètement inaperçue. Pendant le second séjour, ce sont les symptômes abdominaux qui dominent la scène par leur intensité et leur gravité. Dans la première phase, malgré la multiplicité des désordres qu'a produits le projectile et l'importance des organes atteints, il n'y a que peu de retentissement immédiat sur l'organisme. C'est à peine s'il existe de la réaction fébrile, la température, le lendemain de l'accident, n'atteignait pas 38 degrés, et pourtant il n'y avait pas eu d'hémorrhagie abondante capable d'abaisser la température : pas d'hémoptisie, à peine quelques crachats sanguinolents; l'épanchement pleural s'est fait progressivement et lentement; quant au sang rendu par l'anus, il aurait été en faible quantité; c'est pourquoi l'on n'avait pas jugé à propos de nous le conserver. Quant à la fréquence du pouls, elle peut être facilement attribuée à une foule de causes : perte de sang, traumatisme du péricarde, surexcitation nerveuse qui accompagne toute tentative de suicide, choc traumatique, etc.

Reste la dyspnée. Pour nous, il ne faudrait en aucune façon la rapporter exclusivement aux lésions du poumon et de la plèvre gauche. Nous n'avons trouvé en effet dans le parenchyme pulmonaire qu'un faible noyau hémorrhagique, bien insuffisant pour diminuer d'une façon notable le champ respiratoire; encore ne s'était-il

traduit sur le vivant que par quelques crachats sanguinolents. De
même de l'épanchement pleural, si peu important au début que le
premier jour pas plus l'auscultation que la percussion ne nous
révélaient son existence. Il nous semble plus naturel d'attribuer les
troubles respiratoires à la douleur précordiale dont se plaignait le
malade et surtout aux lésions du diaphragme. On conçoit facilement
qu'après une double perforation, ce muscle ait été frappé d'une
sorte de stupeur, d'où un trouble considérable dans l'inspiration et
dyspnée extrême. Cette paralysie incomplète et passagère nous
montre aussi comment les poumons refoulés par le diaphragme, qui
ne s'abaissait plus, ont pu revenir au-devant du cœur et en masquer
les battements. L'épanchement que nous avons trouvé dans le péricarde était évidemment en trop faible quantité pour produire ce
résultat. Enfin ne trouvant pas de résistance de ce côté, l'estomac,
déjà disposé par sa blessure à se laisser distendre par les gaz, devait
tout naturellement remonter vers le thorax et diminuer d'autant la
matité précordiale.

Quoi qu'il en soit, l'état général s'améliorait rapidement, tous les
phénomènes morbides s'amendaient, et la guérison paraissait certaine, lorsque le malade commit la faute grave de quitter le service
pour reprendre ses habitudes et se griser. Lorsqu'il nous revient, la
scène a complètement changé, et notre attention est immédiatement
attirée du côté de l'abdomen. C'est en effet avec tous les symptômes
de la péritonite par perforation que le malade se présente à nous :
douleur vive survenue brusquement dans le ventre, continue et
lancinante, exagérée par le moindre mouvement, ballonnement du
ventre, constipation, facies grippé péritonéal, sueurs froides, pouls
filiforme, température élevée; seuls, les vomissements font défaut,
soit que la rapidité de l'évolution de la maladie ne leur ait pas laissé
le temps de survenir, soit que le diaphragme n'ait pas encore été en
état de se contracter assez violemment pour les produire.

La marche des accidents nous fait immédiatement penser à une
perforation soit de l'estomac, soit de l'intestin, et nos doutes
deviennent une probabilité lorsque nous apprenons que le malade
a rendu du sang dans ses garde-robes. Aussi porte-t-on un pronostic
des plus graves qui ne tarde pas à être confirmé.

En présence des lésions constatées à l'autopsie, à quoi faut-il
attribuer la mort? Est-ce à l'épanchement pleural, est-ce aux
désordres abdominaux? Nous croyons que c'est exclusivement à
ces derniers. En effet, l'épanchement de la plèvre était peu considérable et semble ne pas avoir eu une bien grande part sur la
marche des accidents, car après la ponction de 200 grammes sur

500 grammes (puisqu'on en a retrouvé 300 à l'autopsie), il n'y a pas d'amélioration notable : la respiration est tout aussi fréquente et la dyspnée ne fait qu'empirer jusqu'à la mort. Le soulagement paraît donc bien plutôt moral que physique, le malade ayant autant le désir de vivre maintenant, qu'il avait envie de mourir au moment de sa tentative de suicide, et plaçant tout son salut dans la thoracentèse qu'on vient de lui faire « pour le guérir ».

D'ailleurs dans plusieurs cas semblables, d'hémothorax traumatiques, que nous avons eu la bonne fortune d'observer pendant notre internat dans le service de notre maître le docteur Benjamin Anger, nous avons vu survenir la guérison. Témoin l'observation qui a été publiée dans la thèse du docteur Lesdos, sous l'inspiration de M. le Dr Duguet. Il s'agissait d'un homme de trente ans qui s'était tiré un coup de révolver à bout portant dans la région du cœur et qui était entré dans la même salle Saint-Louis au lit n° 13, le 4 mai 1882. Il y avait eu perforation de la plèvre et du poumon gauches par la balle, hémopneumothorax et pleurésie consécutive. Dans ce cas, les crachats sanguinolents persistèrent pendant cinq jours, l'épanchement augmenta graduellement au point de devenir considérable, et le 10 juin la dyspnée était extrême, il y avait déplacement du cœur et menace de syncope. Le malade, que M. le Dr Benjamin Anger avait fait passer dans le service de M. le Dr Duguet, fut ponctionné le lendemain matin, 11 juin; on retira deux litres de liquide séro-sanguinolent et, le 6 juillet, le malade quittait l'hôpital complètement guéri sans que la température ait jamais dépassé 37°, 8.

Il nous a paru intéressant de rapprocher cette observation (que nous avions recueillie pendant que le malade était dans nos lits à la salle Saint-Louis et que nous venons de résumer en quelques lignes) de celle que nous publions aujourd'hui. Dans les deux cas en effet, le projectile était le même, une balle de revolver de faible calibre : dans les deux cas, il y a eu perforation du poumon et épanchement de sang dans la plèvre. Mais tandis que chez le malade du n° 8 il y avait hémothorax simple, chez celui du n° 13 il était compliqué de pneumothorax, ce qui de prime-abord semblait devoir assombrir considérablement le pronostic. Néanmoins le sang, mis en contact avec l'air qui s'était filtré en passant à travers le poumon, ne suppura pas, et le malade guérit complètement. Nous pouvions donc espérer chez la malade du n° 8 un résultat tout aussi favorable et peut-être une guérison plus rapide. On sait d'ailleurs que l'hémothorax traumatique guérit dans plus de la moitié des cas (cinquante-quatre fois sur quatre-vingt-dix-huit observations, thèse Lesdos) et que la terminaison fatale est due le plus souvent à une hémorrhagie très abondante provenant de la blessure d'un gros vaisseau, ce que nous n'avions pas à craindre ici. Ce n'est donc pas aux lésions de la plèvre et du poumon qu'il faut attribuer la mort.

Ce n'est pas davantage à la double perforation du diaphragme : en effet, des adhérences se sont établies, adhérences que nous sommes obligés de rompre avec la sonde cannelée pour retrouver le trajet de la balle, et les perforations de ce muscle se seraient certainement cicatrisées sans entraîner d'accidents.

De même les lésions du péricarde sont insignifiantes, et si le malade avait vécu, le peu d'épanchement que renfermait cette séreuse se serait probablement résorbé.

Reste la séreuse abdominale. « Le péritoine est vivement injecté, léger épanchement séro-sanguinolent, pas de fausses membranes » ; ce sont là, ce nous semble, des signes de péritonite tout à fait récente. Il est donc raisonnable d'en faire remonter le début à la douleur si vive et si soudaine ressentie par le malade dans la matinée du 12. Le liquide que l'on trouve dans le péritoine est un mélange de sang provenant de la rupture des adhérences de l'estomac et de la transsudation séreuse que sa présence aura provoquée à travers les capillaires péritonéaux. Quant à la cause de la péritonite, elle réside bien évidemment dans la rupture des adhérences qui s'étaient établies au niveau de la perforation de la paroi postérieure de l'estomac, adhérences qui auraient pu devenir définitives sans l'imprudence du malade. Pendant son premier séjour à l'hôpital, alors que les plaies étaient encore récentes, il n'était survenu aucun symptôme de péritonite et rien ne pouvait le faire prévoir. A plus forte raison aurait-il dû en être de même alors que des adhérences avaient eu le temps de s'organiser; d'autant plus, que le trajet de la balle était parfaitement oblique sur l'une et l'autre face, et que les différentes tuniques étaient comme disséquées et pouvaient s'accoler parfaitement de façon à empêcher toute communication immédiate entre la cavité stomacale et le péritoine. C'est même grâce à cette disposition que le malade a pu rester pendant sept jours sans offrir aucun symptôme de péritonite et prendre une nourriture très légère et composée d'aliments facilement absorbables dès le lendemain de l'accident, sans que les liquides de l'estomac se soient répandus dans le péritoine.

De la balle, nous ne dirons rien, car sa présence n'offrait aucun danger, grâce à sa position dans une région facilement accessible et dans le tissu cellulaire sous-cutané ; une simple incision à la peau aurait permis de l'extraire et le pansement antiseptique nous aurait aisément préservés de toute suite fâcheuse pour cette opération insignifiante.

Aussi croyons-nous que, malgré l'importance des organes blessés par le projectile, notre malade aurait pu parfaitement guérir en conservant le repos au lit et ne prenant qu'une alimentation légère pendant les premiers temps : nous croyons aussi que sa mort doit être attribuée à l'imprudence, excès de boisson ou effort et peut-être les deux, qui ont provoqué la péritonite par perforation.

D'ailleurs les plaies par armes à feu de l'estomac et particulièrement les plaies par balle de revolver, bien que présentant une gravité considérable, ne sont pas toujours mortelles. Il en existe un certain nombre d'observations dans la science; dans quelques cas même, il y eut issue à travers la plaie cutanée de parcelles alimentaires et néanmoins on put obtenir la guérison sans fistule. En voici du reste un nouvel exemple que notre collègue et ami Guillet a bien voulu nous communiquer.

Obs. II — Le nommé Baumann, âgé de dix-huit ans et demi, entre, le 12 juin 1883, dans le service de M. le Dr Benj. Anger, salle Saint-Louis, lit n° 27. Dans un but de suicide, il s'est tiré plusieurs coups de revolver le jour même de son entrée à l'hôpital. L'arme dont il s'est servi est un revolver de 7 millimètres de calibre. Il s'est déchargé successivement six coups au niveau de l'épigastre et de l'hypochondre gauche : de ces six balles, cinq n'ont pas pénétré et ont été retrouvées dans les vêtements. Une seule a perforé la paroi abdominale, à l'épigastre, au niveau du cartilage de la 8e côte gauche, immédiatement en dedans de ce cartilage.

Sur le moment, le malade ne perd pas connaissance, mais il ne tarde pas à ressentir des douleurs violentes dans l'abdomen. Il vomit aussitôt environ un verre de sang. A son entrée à l'hôpital, on constate, outre la plaie pénétrante, une sensibilité très vive au niveau de l'épigastre. Le facies est anxieux, le pouls petit et fréquent. Dans la nuit, le malade a de nouveau deux autres vomissements de sang, de la valeur d'un verre. Le lendemain, les symptômes de péritonite s'accentuent, le ventre est douloureux et ballonné dans toute son étendue. Les traits sont tirés, les yeux excavés, le pouls petit. Les vomissements reprennent, mais ils ne contiennent plus de sang, ce sont des vomissements verdâtres poracés. Le malade accuse une douleur assez intense du côté de l'hypochondre droit. Les jours suivants l'état reste le même, la péritonite continue son cours sans que l'on ait à noter de phénomènes nouveaux.

Au bout de dix jours, il y a une légère amélioration, la sensibilité du ventre diminue, les vomissements cessent et bientôt le malade entre en convalescence. Il éprouve cependant une douleur assez violente, qui s'irradie tout le long du membre inférieur gauche ; ce dernier présente un léger œdème. Au bout d'un mois de séjour, le malade est complètement rétabli, il sort le 12 juillet. Revu le 31 juillet, il présente un état des plus satisfaisants, il n'éprouve aucune douleur dans le ventre et a repris ses occupations; l'œdème du membre inférieur gauche a persisté, mais il est très minime.

Le traitement a été des plus simples et a consisté en application de glace sur le ventre et d'opiacés à l'intérieur; le régime a été très sévère pendant les premiers jours, le malade ne prenant qu'un peu de bouillon froid et de lait.

Bien que, dans ce cas, il n'y ait pas eu de vérification anatomique, il est permis de supposer qu'il s'agit bien de plaie de l'estomac, d'où les hématémèses que l'on a observées. Il est probable aussi que les parois ont été traversées obliquement par la balle, sans quoi il y aurait eu épanchement de matières alimentaires dans la cavité péritonéale et la mort s'en serait suivie. D'autre part, on conçoit facilement que les différentes tuniques de l'estomac, disséquées obliquement par un projectile, puissent s'accoler l'une à l'autre, la muqueuse formant au niveau de l'orifice interne une sorte de soupape, de valvule, qui l'oblitère complètement. Que cet accollement des parois du trajet du projectile persiste pendant quelques jours, que des adhérences aient le temps de s'effectuer et de prendre de la consistance, et la guérison est assurée. C'est du moins ce mécanisme qui nous paraît le plus acceptable dans la plupart des cas.

REVUE DES SOCIÉTÉS SAVANTES

CONGRÈS INTERNATIONAL DES SCIENCES MÉDICALES

8ᵉ session. — Copenhague, 1884.
Section de chirurgie.
Président : M. le Dʳ PLUM, chirurgien à Fredericks Hospital (Copenhague).

—

Traitement du cancer du rectum.

M. EsMARCH (Kiel) pense qu'il faut traiter le cancer du rectum comme celui des autres régions du corps, c'est-à-dire l'enlever aussitôt et aussi complètement que possible, et avec lui une assez grande zone de tissus sains. Dans ces conditions, on peut avoir des guérisons durables. Comme, dans le cancer du rectum, les ganglions lymphatiques ne sont envahis que relativement tard, l'opération peut être suivie de succès perma-nent, même lorsque la maladie dure depuis assez longtemps. L'abla-tion du noyau cancéreux seul est suffisante lorsque ce noyau est bien circonscrit et mobile; dans d'autres cas, il faut enlever une partie plus ou moins grande de la paroi rectale et même on peut extirper avec succès tout le rectum, jusqu'à l'S iliaque. Les principaux accidents : hémorrha-gie, cellulite pelvienne, péritonite, peuvent être prévenus par une hémos-tase attentive pendant l'opération, une antisepsie rigoureuse et même dans certains cas exceptionnels, le drainage du péritoine. Grâce aux per-fectionnements apportés à l'opération, la mortalité est tombée de 50 à 20 pour 100. Les troubles fonctionnels consécutifs sont minimes. L'ablation d'une bande circulaire de l'intestin, suivie de la suture, ne vaut rien, parce que le bout inférieur se sphacèle généralement; il vaut mieux enle-ver la muqueuse du bout inférieur, conserver le sphincter et réunir le bout supérieur du rectum avec le bord inférieur de la plaie.

M. le prof. TH. BRYANT (de Londres) donne le résultat de sa pratique sur la colotomie lombaire, considérée comme traitement palliatif et curatif des ulcérations syphilitiques, simples et cancéreuses du rectum et du colon.

Sur 82 cas, 60 furent opérés pour cancer, 19 pour rétrécissement et ulcération non cancéreux du rectum, 1 pour volvulus de l'S iliaque, et 2 pour obstruction due à des tumeurs pelviennes. En voici les résultats :

Colotomie lombaire gauche, 77; droite 5 (pour cancer).

Mortalité dans le 1er mois... 26 cancéreux (43 ₀/°).

—   —   —   — ... 6 non cancéreux (31, 5 ₀/°).

—   —   —   — ... 1 pour obstruction.

.... Soit 40 ₀/° des 82 opérés.

Survie de 49 autres opérés avec succès.

De 2 à 6 mois : 16 (9 cancéreux et 7 non cancéreux).

De 6 à 12 mois 8 (7 cancéreux et 1 non cancéreux).

De 1 an à 5 ans 1/2 : 12 (9 cancéreux et 3 non cancéreux).

De 5 ans 1/2 à 14 ans : 5 (1 cancéreux et 4 non cancéreux).

8 cancéreux quittèrent l'hôpital en état de convalescence. M. Bryant recommande la colotomie dans les cas de cancers non justiciables de l'opération radicale, alors il faut opérer de bonne heure, même avant l'obstruction; on évite ainsi au malade bien des souffrances et on ralentit la marche du mal qui n'est pas irrité par le passage constant des fèces. Il la recommande encore dans les cas d'ulcérations simples ou syphilitiques qui ont résisté aux autres traitements et dans les cas de fistule recto-vésicale.

M. le prof. VERNEUIL (de Paris) a pratiqué l'extirpation du rectum et la colotomie, et le ferait encore, mais l'extirpation est presque toujours incomplète, et elle expose à de grands dangers, soit immédiats, soit consécutifs ; la colotomie est moins dangereuse, mais elle est difficile, surtout la colotomie lombaire, et les malades ont une répugnance considérable à l'accepter. A ces opérations, M. Verneuil préfère la rectotomie linéaire, applicable à la plupart des cas, et qui consiste à fendre simplement le rétrécissement suivant sa longueur. Dans le cancer du rectum il y a deux éléments qui tourmentent considérablement les malades : le cancer lui-même et le rétrécissement ; ils amènent de la rectite, du ténesme, un obstacle au cours des matières, etc. Or le débridement, en agissant simplement sur l'élément mécanique, diminue tous les accidents, même la douleur du cancer; il n'y a qu'une contre-indication à l'opération, c'est de ne pouvoir franchir les limites supérieures du rétrécissement.

Le manuel opératoire est aussi facile que pour la fistule anale. On peut faire la section avec l'écraseur linéaire, l'anse ou le couteau galvaniques, ou le thermo-cautère. Après avoir désinfecté le rectum à l'aide d'injections antiseptiques, on introduit dans cette cavité l'index gauche jusqu'au-dessus du rétrécissement; on ponctionne ensuite les tissus de dehors en dedans, sur la ligne médiane, au-dessous de la pointe du coccyx, avec le couteau rougi, en allant obliquement à la rencontre de l'extrémité de l'index; on s'arrête dès que ce doigt sent la chaleur; on introduit alors dans le trajet une grosse sonde cannelée avec laquelle on achève de perforer le rectum et on la ramène par l'anus; on sectionne enfin les tissus soit avec la chaîne d'écraseur ou l'anse galvanique passées à la suite de la sonde cannelée, soit avec le couteau galvanique ou le thermo-cautère portés au rouge brun et dirigés dans la cannelure de la sonde. De cette manière il n'y a pas d'hémorrhagie.

Comme pansement, on lave simplement la plaie avec l'eau phéniquée, on n'y met aucun corps étranger : on la nettoie quand besoin est, et on fait par jour deux ou trois pulvérisations phéniquées. Parfois la section porte dans le tissu sain, parfois dans le tissu malade, et, au lieu de la limiter à la pointe du coccyx, on peut, pour dépasser le mal, la continuer sur la partie latérale de l'os, dans l'étendue d'un ou de plusieurs centimètres, ou encore réséquer le coccyx, comme M. Verneuil l'a fait dans certains cas. On peut encore faire l'opération en une fois ou par sections successives, chacune d'elles permettant d'atteindre plus facilement les parties supérieures du mal.

L'important est de dépasser l'obstacle; sans cette condition, il vaut mieux ne pas faire la rectotomie; quand le mal remonte trop haut pour que la section linéaire puisse dépasser ses limites supérieures, il est préférable de pratiquer la colotomie.

Les résultats immédiats sont excellents : le malade éprouve un soulagement extrême, instantané; la rétention des matières et les douleurs cessent; aux épreintes succèdent des selles régulières. L'amélioration est telle qu'on peut facilement faire espérer aux malades une guérison prochaine. La détersion de la plaie demande une dizaine de jours.

Les résultats éloignés sont moins satisfaisants. Au bout d'un temps plus ou moins long, de nouvelles végétations cancéreuses apparaissent, et le rétrécissement se reproduit; les progrès du cancer et de la cachexie sont tantôt ralentis, tantôt accélérés, mais d'une manière générale on peut dire que la rectotomie permet une survie très grande. On peut d'ailleurs faire plusieurs rectotomies successives, au fur et à mesure que le rétrécissement se reproduit, et enfin recourir à la colotomie.

La rectotomie linéaire employée comme traitement palliatif du cancer du rectum, est donc une opération d'une facilité extrême et d'une efficacité très grande. En outre, sa gravité est à peu près nulle. M. Verneuil n'a eu qu'un cas de mort, et, à son avis, c'est la plus bénigne de toutes les opérations sur le rectum. Les statistiques sont trop peu nombreuses pour qu'on puisse évaluer en chiffres cette gravité, mais la mortalité n'est pas plus de 5 pour 100.

La rectotomie permet encore de pratiquer l'extirpation des petites tumeurs rectales; elle prévient alors la rétention des matières et l'infiltration gazeuse dans les espaces celluleux voisins.

Le degré d'infirmité créé par la rectotomie est beaucoup moindre qu'on ne le croirait d'après la section du sphincter anal. Il y a très peu d'incontinence; les matières dures ne tardent pas à être retenues et la diarrhée, qui souvent est provoquée par la rectite, diminue promptement par l'amélioration de l'inflammation rectale elle-même.

M. le professeur Trélat de (Paris) trouve que l'extirpation, la colotomie et la rectotomie sont de bonnes opérations, mais qu'elles répondent à des indications différentes qu'il faut s'efforcer de préciser. Si l'opération radicale était toujours bonne, toutes les autres devraient lui céder le pas; mais il n'en est pas ainsi, et les récidives font dire qu'elle n'est que palliative comme les autres.

Il a pratiqué six fois la rectotomie, sans mort immédiate, sept fois la colotomie avec des résultats divers, et dix extirpations, avec deux morts rapides par accidents septiques ou cellulite, quatre récidives rapides, quatre récidives un peu plus lentes.

Pour lui, la rectotomie linéaire est une opération de soulagement qui donne une survie inespérée dans certains cas ; une fois entre autres, la survie a duré neuf mois, alors qu'on espérait quinze jours à peine. La colotomie, moins facile et plus grave, donne en revanche une amélioration plus durable et une survie plus longue.

Quant à l'extirpation, elle a donné à M. Trélat de si mauvais résultats, même dans les cas où elle a été faite de bonne heure, dans les conditions qui semblaient les meilleures possibles, qu'il y a lieu de se mettre en garde contre elle.

La guérison s'observe le plus souvent dans les cancers de formation anale, c'est-à-dire dont le point de départ est dans l'épithélium anal, différent, au point de vue du développement, de l'épithélium rectal. Les cancers nés de l'épithélium anal seraient moins graves que ceux dont l'origine dérive de l'épithélium rectal et ressembleraient assez aux épithéliomas cutanés des autres orifices naturels, lèvres, etc.

M. Trélat insiste sur une cause d'insuccès de la colotomie que n'a pas rencontrée M. Bryant, c'est-à-dire une anomalie du colon telle que l'on trouve à sa place une anse d'intestin grêle. Dans un cas, celui-ci était maintenu dans la région colique par des adhérences anciennes, et, à l'autopsie, on vit qu'il avait été ouvert à 70 centimètres du pylore. M. Trélat pense que beaucoup d'insuccès de la colotomie lombaire ont eu pour cause cette méprise qui n'a pas été signalée par les auteurs, parce que l'opération une fois faite et l'insuccès constaté, on ne recherche pas à l'autopsie quelle est la partie de l'intestin qui a été ouverte. Il faudra donc combler cette lacune. Dans le procédé qu'il a décrit à la Société de chirurgie en 1881, M. Trélat a montré que les signes que l'on donne en général comme capables de faire distinguer l'intestin grêle du gros intestin : les bandelettes, la sonorité, la présence des matières fécales, sont trompeurs ; la couleur du colon qui est gris blanc, ou gris rose, est le seul signe qui ne trompe pas.

En résumé, lorsque le néoplasme ne peut être extirpé en entier, qu'on ne peut atteindre sa limite supérieure, qu'il y a rétrécissement, douleur, ténesme, hémorrhagie, M. Trélat pratique la colotomie lombaire, de préférence à la colotomie inguinale, parce qu'elle est plus simple, que le péritoine n'est pas ouvert, que l'anus est plus propre. Quand on peut couper le rétrécissement dans toute son étendue, il pratique la rectotomie linéaire, si la colotomie ou l'extirpation ne peut être faite.

M. VOLKMANN soutient que l'extirpation totale du rectum cancéreux est une excellente opération ; il la compare à l'ovariotomie qui, repoussée par les chirurgiens dès le début, a fini par entrer bon gré malgré dans la pratique courante ; elle n'est pas plus dangereuse que l'ovariotomie à condition qu'elle soit pratiquée suivant certaines règles et en prenant les précautions antiseptiques les plus strictes, et la 'mortalité est moins grande que dans la colotomie. Contrairement à M. Esmarch, qui est partisan de l'opération pour des cancers remontant à 20 centimètres, M. Volkmann n'intervient que pour des tumeurs dont la limite supérieure peut être reconnue avant l'opération, après examen préalable fait sous le chloroforme. Dans la plupart des cas, le malade éprouve un soulagement immédiat; les douleurs locales, le ténesme, la gêne de la défécation cèdent en peu de temps. Par la suite, le malade est obligé de porter un appareil de prothèse, ou tout simplement de se garnir, s'il est atteint de diarrhée. Mais en dehors de cette circonstance, l'opéré peut reprendre sa vie habituelle et vaquer sans inconvénient à ses travaux. L'état est, sous ce rapport, bien supérieur, d'après M. Volkmann, à celui des malades auxquels on a pratiqué à titre de mesure palliative, un anus artificiel. Lorsque la récidive vient à se déclarer, c'est le plus souvent sous la forme viscérale, et le malade succombe à la cachexie sans que son état moral ait été affecté par la réapparition de la lésion locale.

M. Sampson GAMGEE (de Birmingham) dit qu'on ne peut se prononcer pour une opération, à l'exclusion des autres, parce que toutes ont des indications différentes; mais, pour sa part, il préfère l'entérotomie inguinale.

M. MARSHALL (de Londres) préfère la rectotomie linéaire qu'il a pratiquée cinq fois avec de bons résultats.

M. le prof. KUSTER (Berlin) préfère la cautérisation, qui donne des excellents résultats dans les cas où l'on ne peut espérer une guérison durable. Il choisit entre celle-ci et l'extirpation, et pratique très rarement la colotomie. Lorsque le péritoine est ouvert dans l'extirpation, il réunit l'ouverture avec des points de suture.

M. le prof. STUDSGAARD (Copenhague) donne la statistique de vingt cas de colotomie inguinale pratiquée à l'hôpital de la commune :

Cancers du rectum, douze guérisons, une mort au septième jour, de néphrite chronique; la survie a été de cinq mois à plusieurs années.

Rétrécissements cicatriciels : 2 guérisons.

Rétrécissements syphilitiques : 3 guérisons.

Dans un cas, il y avait, en même temps qu'un rétrécissement du rectum, un iléus; on fit la laparotomie; le malade mourut de péritonite le même jour. Dans un autre cas, l'opéré mourut au troisième jour de pneumonie double.

M. Henry MORRIS (de Londres) présente une statistique de vingt-trois cas de colotomie lombaire, dont douze sur des hommes, et onze sur des femmes.

Dans trois cas, la vie se prolongea pendant seize mois, un an et demi et deux ans; dans un cas de papillome, trois ans et demi. Dans d'autres cas, les malades moururent cinq, trois, deux mois après l'opération.

Dans un cas, il existait comme anomalie un méso-colon distinct et, dans les manœuvres pour éviter la blessure du péritoine, l'intestin grêle fut ouvert.

Traitement des rétrécissements de l'œsophage.

M. le prof. STUDSGAARD (Copenhague) discute les méthodes opératoires de ce traitement : la gastro-stomie, la dilatation, l'œsophagotomie interne ou externe, la dilatation après œsophagotomie ou gastro-stomie. Il a pratiqué deux fois l'œsophagotomie externe, mais donne la préférence à la gastrostomie qu'il a pratiquée douze fois; après celle-ci, on peut essayer de dilater le rétrécissement de bas en haut. Un de ses opérés pour cancer a survécu sept mois, un autre six mois, un autre cinq mois. Sur quatre cas de rétrécissement cicatriciel, il eut deux morts et deux guérisons. Il préfère l'opération en un temps, qu'il a faite huit fois; quatre fois il a opéré en deux séances.

L'opération en deux temps a plusieurs inconvénients. D'abord, si la péritonite était à craindre, il faudrait attendre, pour ouvrir l'estomac, au moins trois jours, ce qui est beaucoup de temps perdu pour l'alimentation, car on ne doit guère se fier aux lavements nutritifs. Au bout de trois ou quatre jours après le premier temps, il devient parfois difficile de trouver la partie de l'estomac qu'il faut inciser parce que les bords de la plaie, si aseptique qu'elle soit, sont tuméfiés et recouverts de lymphe plastique; on court risque alors d'ouvrir le péritoine, comme cela lui est arrivé une fois.

M. Studsgaard présente un malade opéré depuis trente-quatre mois et demi pour un rétrécissement probablement cicatriciel, et en très bonne santé. Il se nourrit lui-même avec une sonde facile à introduire dans la fistule gastrique.

M. le prof. HJORT (de Christiania) a fait dans un cas de rétrécissement cicatriciel la gastro-stomie, puis le cathétérisme de l'œsophage par la fistule et le cardia, et a ensuite attaqué le rétrécissement par l'électrolyse, au moyen d'une bougie spéciale. Au bout d'une heure, la bougie traversa tout à coup un rétrécissement de 3 centimètres de longueur. Aucun accident consécutif. Douze jours après, seconde séance; le malade put avaler les aliments solides et liquides, on continua la dilatation, le n° 19 de la filière Charrière pouvant être introduit par en haut et par en bas. Quinze jours plus tard, les plus grosses bougies étaient introduites; on aviva alors les bords de la fistule et on les réunit par la suture. Le malade guérit parfaitement. La conduite de M. Hjort pourrait donc être imitée en pareil cas.

M. le prof. VERNEUIL (de Paris) désire attirer l'attention sur trois points relatifs à la question :

1° *Sur la nature des rétrécissements de l'œsophage*. — Il en existe une variété peu connue, dont il a rencontré deux ou trois cas, c'est le rétrécissement alcoolique, dû à une sorte de cirrhose des parois de l'œsophage. Cette distinction est importante à faire parce que la gravité de cette variété, qui survient vers cinquante ans et pourrait être prise pour un cancer, est moins grande que celle du rétrécissement cancéreux.

2° *Faut-il pratiquer la gastro-stomie en un temps ou en deux*

temps? — M. Verneuil préfère l'opération en un temps, parce que
lorsque les malades sont sur le point d'être opérés, ils sont déjà très
affaiblis, leur température est abaissée, et il faut les nourrir par l'estomac
le plus tôt possible. Si l'on doit attendre plusieurs jours entre les deux
parties de l'opération, on perd inutilement un temps précieux. La crainte
de la péritonite est illusoire lorsqu'on fait l'opération en une seule
séance, si l'on emploie le procédé de Nélaton et si l'on a soin de rapprocher suffisamment les points de suture. L'occlusion est faite d'une manière si étroite qu'il n'y a aucun danger de pénétration de liquides
de l'estomac ou de la plaie dans le péritoine, surtout si l'ouverture de
l'estomac est petite et si la sonde la bouche bien.

3° *Quand faut-il opérer?* — Quelques chirurgiens interviennent
avant que le rétrécissement soit infranchissable. Dans les cas de rétrécissement cicatriciel, M. Verneuil pense que quand on peut introduire
encore la sonde en baleine de Colin qui sert de conducteur aux instruments dilatateurs, la dilatation progressive, et lente doit être tentée avant
toute autre opération et qu'elle a grandes chances de réussir. Peut-être
même dans ces cas, l'électrolyse, dont vient de parler M. Hjort, pourrait,
elle aussi, donner de bons résultats. Dans les rétrécissements cancéreux
alors qu'ils sont encore perméables et qu'on peut y introduire une sonde
de caoutchouc, on pourrait essayer de laisser la sonde à demeure et injecter par ce moyen dans l'estomac des aliments liquides. En effet M. Krishaber et M. Verneuil ont pu laisser ainsi sans inconvénient, pour des cancers de l'arrière-gorge, des sondes à demeure pendant plusieurs mois et
même près d'une année, et nourrir ainsi le malade à l'aide d'aliments
liquides et jamais on n'a observé de signes graves d'intolérance.

Quel que soit d'ailleurs le moyen adopté, il faut intervenir de bonne
heure, car on sait que chez les sujets atteints de rétrécissement de l'œsophage, la tuberculose pulmonaire survient fréquemment par suite de
l'inanition prolongée.

M. Schœnborn (de Kœnigsberg), ne conseille pas de pratiquer la gastrostomie quand le patient présente des phénomènes de bronchite, parce qu'ils
sont l'indice de l'envahissement d'une bronche par le cancer. Il se prononce pour l'opération en deux temps. Cependant la partie de la paroi
stomacale fixée dans la plaie s'est, dans quelques-uns de ses cas, perforée
spontanément par défaut de nutrition.

M. L. H. Petit (de Paris) en s'appuyant sur la statistique donnée par
M. Vitringa, et qui comprend cent-cinquante-cinq cas, montre que les
succès obtenus à la suite de la gastro-stomie depuis 1876, époque à laquelle M. Verneuil a publié le premier cas de guérison durable, sont dus :
1° aux progrès accomplis dans la chirurgie générale et dans la chirurgie
abdominale , et dont a profité la gastro-stomie; 2° à la confiance plus
grande des chirurgiens dans le manuel opératoire, dont les perfectionnements ont permis d'intervenir plus tôt qu'autrefois, par conséquent chez
des sujets moins épuisés.

La même statistique démontre encore que les succès de la gastrostomie sont très différents, quel que soit le procédé employé, suivant qu'on a opéré chez des cancéreux ou chez des sujets atteints de rétrécissement cicatriciel de l'œsophage. Les cancéreux n'ont guère bénéficié des progrès accomplis ; un très petit nombre seulement ont survécu quelques mois, les autres sont morts des suites immédiates ou éloignées de l'opération, et, le plus souvent, par suite de la généralisation cancéreuse qui existait déjà dans les viscères internes. Enfin le procédé en deux temps n'a pas empêché la péritonite d'éclater dans une dizaine de cas, ce qui plaide en faveur de l'opération en un seul temps. M. Petit rappelle en outre que le procédé en deux temps, qu'on attribue à divers chirurgiens, a été mis pour la première fois à exécution par M. Jouon, de Nantes.

M. KNOWKLEY THORNTON (de Londres) a fait la taille stomacale pour enlever un paquet de cheveux que le malade avait avalé. Au bout d'un certain temps, pour enlever une éponge oubliée dans l'abdomen, on rouvrit la plaie pariétale et on vit que l'incision faite à l'estomac était cicatrisée.

Th. BRYANT (de Londres) décrit le procédé adopté par ses collègues et par lui à Guys Hospital. Une de leurs opérées, deux ans après l'opération, s'aperçut qu'elle pouvait avaler des aliments solides et liquides ; mais, sur le conseil de M. Bryant, elle conserva sa fistule qui, même après un repas copieux, reste entièrement sèche.

M. SKLIFOSSOWSKI (Moscou) ne parle que des rétrécissements cicatriciels. Il ne faut faire la gastro-stomie que si le rétrécissement est infranchissable ; mais s'il est perméable, il faut essayer la dilatation ; même après la gastro-stomie, on peut tenter la dilatation de bas en haut, par la fistule et le cardia.

M. le prof. OLLIER (de Lyon) a fait trois fois la gastro-stomie de 1877 à 1879, chez des cancéreux ; le premier opéré est mort au bout de vingt jours, le deuxième, au bout de cinq jours ; le troisième, opéré sans anesthésie à cause de sa grande faiblesse, est mort dans la nuit.

M. OLLIER appelle l'attention sur un point peu connu des rétrécissements cicatriciels de l'œsophage. Dans deux cas, il a été longtemps sans pouvoir passer, mais une fois l'obstacle franchi, la dilatation s'est faite rapidement, et, en huit ou dix jours les malades ont pu manger des aliments solides. La difficulté de franchir l'obstacle dépend parfois de véritables mouvements péristaltiques réflexes de l'œsophage, mais surtout du siège de l'orifice supérieur du rétrécissement, qui n'est pas toujours central, au fond d'une sorte de cul-de-sac, mais très près de la paroi de l'œsophage, et alors la sonde a beaucoup de peine à le trouver. Mais une fois cet orifice franchi, la dilatation marche très vite, et on guérit rapidement des rétrécissements qui d'abord paraissaient justiciables de la gastrostomie.

Maladies articulaires et osseuses.

De la résection et de l'arthrotomie dans les arthropathies tuberculeuses. — M. le prof. OLLIER, dans une communication qui sera publiée *in extenso* dans la *Revue de chirurgie*, a défendu la résection dans les affections tuberculeuses localisées, contre les amputations que préfèrent certains chirurgiens; il s'est élevé en même temps contre l'exagération de la méthode, en vertu de laquelle on fait courir aux malades les risques d'opérations toujours dangereuses pour des affections tuberculeuses peut-être curables sans intervention sanglante. Les résections donnent de mauvais résultats chez les enfants, tant au point de vue du fonctionnement que de l'accroissement du membre, lorsqu'elles sont pratiquées au-dessous du cartilage épiphysaire.

Le prof. CHIÈNE (d'Edimbourg) divise les cas à opérer en deux classes suivant qu'ils sont ou non accompagnés de fistules; mais la pratique est la même dans les deux cas. Pour l'épaule et le coude, il faut mieux faire la résection; pour la hanche, il recommande la résection, ou le drainage de la tête fémorale avec trépanation du col suivant son grand axe; pour le genou, on peut choisir entre la résection et l'amputation; pour le cou-de-pied, il préfère l'amputation, et le drainage pour le poignet.

M. VOLKMANN (de Halle) pense que la plupart des tumeurs blanches et la plupart des arthropathies suppurées sont tuberculeuses. Sur deux cent cinquante résections de la hanche, il n'a constaté l'absence de tubercules que dans quelques cas de suppuration articulaire consécutive à la diphthérie ou à l'infection puerpérale. Lorsqu'on se décide à faire la résection, il faut la faire complète, c'est-à-dire qu'il est nécessaire de poursuivre partout les foyers tuberculeux et d'appliquer ensuite la méthode antiseptique dans toute sa rigueur. Il insiste sur la facilité avec laquelle guérissent les tuberculeux lorsqu'on a obtenu des plaies nettes, bien débarrassées de tout produit bacillaire.

M. TRÉLAT est d'accord avec M. Volkmann sur tous ces points, à savoir que presque toutes les arthropathies indiquées par lui sont tuberculeuses et que les affections tuberculeuses peuvent guérir spontanément. Mais l'influence de la diathèse est variable; elle peut être nulle sur la plaie, et déterminer ailleurs la naissance de foyers tuberculeux locaux.

Ostéotomie pour le genu valgum. — M. MAC EWEN (Glasgow) a réuni jusqu'alors 1304 cas dans lesquels sa méthode, c'est-à-dire la section suscondylienne, a été employée; il y eut dix morts, dont un seulement peut être attribué à l'opération. En comparant les résultats donnés par sa méthode avec ceux des autres modes de traitement du *genu valgum*, montre que par la facilité d'exécution, le peu de danger pendant l'opération, la mortalité, l'utilité du membre et la correction de la difformité, sa méthode est préférable aux autres.

M. OGSTON (d'Aberdeen) a étudié comparativement les résultats de sa propre méthode avec celle de M. Mac Ewen, et il n'hésite pas à déclarer que celle-ci lui a semblé préférable à l'autre, et qu'il a abandonné la sienne pour celle de son collègue.

M. CHIÈNE déclare qu'à son retour à Edimbourg, il est prêt à faire un essai loyal de la méthode de M. Mac Ewen.

M. Schede (de Hambourg) a inventé aussi une opération pour remédier au *genu valgum*, mais il reconnait que celle de Mac Ewen lui est supérieure. Toutefois il pense que, dans certains cas, il vaut mieux sectionner le tibia que le fémur. En outre il préfère, contrairement à ce que fait Mac Ewen, ne se servir que d'un seul ciseau pour sectionner l'os sans le retirer de la plaie.

M. Bryant (de Londres) se fait également le défenseur de la méthode du chirurgien de Glasgow.

M. le Dr Robin (de Lyon) expose les résultats de sa méthode d'ostéoclasie pour remédier au *genu valgum*, déjà connus par sa communication récente à la Société de chirurgie.

Résection ostéoplastique du pied. — Le Dr Lauenstein (de Hambourg) présente un malade opéré par lui suivant la méthode de Mikulicz. Cette opération consiste en une section horizontale du tibia et du péroné au-dessus des malléoles, avec section verticale du pied à travers le scaphoïde et les cunéiformes. On enlève ainsi l'astragale, le calcanéum, et la partie correspondante du scaphoïde et du cuboïde. Les surfaces osseuses ainsi avivées sont affrontées ; le pied se trouve par suite dans un équinisme absolu et son axe fait directement suite à celui de la jambe qu'il prolonge. Les orteils, portés en extension, reposent seuls sur le sol avec l'extrémité antérieure des métatarsiens. Le malade présenté marche parfaitement avec un simple appareil à tiges parallèles à l'axe de la jambe, analogue à celui qu'on a coutume d'appliquer à la suite de l'amputation de Pirogoff. Lauenstein rapporte ensuite l'observation de huit malades qu'il a opérés par ce procédé : un pour ostéite syphilitique du pied, les sept autres pour carie. De ces derniers, quatre furent définitivement guéris, deux moururent de phthisie pulmonaire avant la fin de l'année, et, dans un cas seulement, on dut faire l'amputation secondaire de la jambe.

M. Sklifossowski réclame la priorité de l'opération en faveur de M. Vladimirof (de Kazan) qui l'a pratiquée en 1872, et a fait une communication sur ce sujet à la Société des médecins russes à Kazan en 1873. Depuis, cette opération a été pratiquée en Russie trois autres fois. Elle est bonne pour les affections traumatiques, mais convient peu à la carie. Un point important de l'opération a été discuté à Kazan, c'est de savoir si, après la résection, l'artère pédieuse suffisait à la nutrition de l'avant-pied. L'expérience a démontré que oui.

Traitement du pied-bot. — M. Whitson (Glasgow) pense que chez les enfants, dont les os sont encore plastiques, on peut remédier à la difformité par les manipulations, à l'aide du chloroforme ; dès que le pied est en bonne position, on applique un appareil inamovible, avec la paraffine de préférence. Chez l'adulte, il faut avoir recours à l'extirpation du cuboïde et même à l'extirpation de la tête de l'astragale, mais il ne parle pas des cas paralytiques.

M. Phelps (New-York) sectionne le tendon d'Achille, la plante du pied au niveau de l'interligne de Chopart, jusqu'à l'os, ne laissant que l'artère et le nerf plantaires externes. Puis il applique un appareil inamovible. Il n'opère que chez les enfants de cinq ans ou environ.

M. Young (Vienne) dit que lorsqu'il faut opérer, l'ablation de l'astragale permet de remédier à tout. Dans le pied-bot paralytique la difficulté n'est pas de corriger la difformité, mais de maintenir la correction.

M. Mac Gill (de Leeds) fait une incision sur le cuboïde et une autre sur l'articulation calcanéo-cuboïdienne; avec le ciseau il enlève un coin d'os à base plus ou moins large suivant les cas; puis il réunit le calcanéum et le cuboïde antiseptiquement.

M. Ogston passe en revue les différents modes de traitement du pied-bot qui, dit-il, a souffert d'être tombé entre les mains des orthopédistes seuls. Chez les enfants, les manipulations forcées, avec la section du tendon d'Achille et les appareils inamovibles, donnent d'excellents résultats. Il faut commencer par là avant d'essayer les opérations plus graves.

M. Berg (Stockholm) enlève l'astragale et met une chaussure orthopédique; les malades peuvent marcher au bout de trois mois.

M. Stokes (de Dublin) est d'un avis différent. Il pense que la difformité commence par les muscles et les tendons et que les os ne s'altèrent que secondairement. Il faut agir en conséquence. Dix-neuf fois sur vingt, chez l'enfant, la section des tendons, avec orthopédie consécutive, suffit pour obtenir la guérison.

M. Laurenz pense au contraire que la difformité commence le plus souvent par les os, l'astragale en particulier. Chez l'adulte, la section du col de l'astragale est insuffisante, il faut enlever un coin d'os.

M. Phels dit que les difformités ne peuvent être diagnostiquées d'avance et qu'on ne peut se prononcer ni pour le redressement, ni pour l'ostéotomie.

M. Rupprecht (de Dresde) se prononce pour l'origine osseuse et l'ostéotomie.

Ostéome de la face. — M. Paquet (Lille) présente un maxillaire supérieur qu'il a réséqué pour remédier à une hypertrophie unilatérale gauche de la face ayant commencé par cet os et ayant atteint les autres, même le maxillaire inférieur. L'ablation du maxillaire supérieur seul a suffi pour arrêter d'abord la maladie dans sa marche, puis pour la faire rétrograder. Actuellement, un an environ après l'opération, la face a repris son volume normal.

Amputations sous-périostées. — La communication de M. Nicaise sur ce sujet sera publiée *in extenso* dans la *Revue de Chirurgie.*

Ostéoclasie dans le traitement des cals vicieux du membre inférieur. — M. Redard (de Paris), après avoir fait un court historique, décrit

l'appareil Collin, dont'il s'est servi dans un cas avec grand avantage.
Pratiquée avec des machines convenables, et notamment l'appareil Collin,
l'ostéoclasie donne d'excellents résultats dans le traitement des cals
vicieux, surtout ceux du membre inférieur; c'est une opération facile,
remplissant dans la majorité des cas toutes les indications, exempte de
danger, car elle n'a jamais été suivie de complications, ni de mort. Au
contraire, sur les ostéotomies pratiquées pour des cals vicieux du
membre inférieur, il y eut deux cas de mort, l'un de pyohémie, l'autre de
pourriture d'hôpital; deux fois on dut pratiquer l'amputation, une fois à
cause du mauvais état général du malade, une fois par défaut de réunion.

Chez les enfants, même lorsqu'il s'agit de cals anciens de un à trois ans,
c'est l'ostéoclasie qu'il faut préférer; au-dessus de vingt-cinq ans, les
résultats qu'elle donne peuvent encore être comparés à ceux de l'ostéotomie. L'âge du sujet, l'ancienneté très grande du cal, son volume, la
déviation anguleuse et le raccourcissement très prononcé sont dans quelques cas des contre-indications à l'ostéoclasie.

*Traitement de l'os intermaxillaire ou du bourgeon médian osseux
en cas de fissure de la voûte palatine avec bec-de-lièvre double.*

M. VAN DERVEER (Albany). Il résèque un coin du vomer et repousse en
arrière le bourgeon osseux médian.

Palatoplastie avec un nouvel instrument. — Le Dr DAVID PRINCE
(Jacksonville, Illinois).

Sur la rétraction de l'aponévrose palmaire. — M. W. ADAMS (Londres) montre une série de photographies et de dessins représentant des
mains et des doigts atteints de cette affection, qu'il croit d'origine goutteuse; il les a opérés par la ténotomie sous-cutanée, suivie d'une fixation
immédiate sur des attelles spéciales.

Traitement des déviations rachidiennes par le corset plâtré. —
M. SAYRE (de New-York) fait une démonstration pratique sur ce sujet; il
présente un grand nombre d'appareils qui ont été portés assez longtemps
sans se déformer; et un autre appareil très transportable, destiné à suspendre les malades pendant [l'application du corset sans leur faire
éprouver de gêne.

Périostite causée par le surmenage chez les soldats. — M. Laub (de
Copenhague) dit que la périostite causée par excès de fatigue atteint
presque exclusivement le tibia chez les jeunes soldats, les recrues, et
particulièrement chez les individus que leur position sociale empêchait
auparavant de faire un usage forcé des membres inférieurs. Les
blessures légères antérieures, la convalescence d'affections fébriles sont
des causes prédisposantes, mais les affections dyscrasiques, la scrofule,
la phthisie, la syphilis n'ont qu'une influence douteuse. La maladie
survient par degrés, à la suite de marches continues, ou d'accidents;

sa marche est subaiguë ; elle s'accompagne de fièvre, ne suppure jamais et se termine par la formation de plaques d'hyperostose, dont le siège coïncide avec le point d'origine de la maladie. Les rechutes sont fréquentes, les complications rares. Dans certains cas, il faut avoir recours aux incisions. La maladie semble très rare parmi la population civile. Chez les conscrits danois, elle s'explique parce que leur période d'entraînement est trop courte. Elle rend inapte au service militaire pour l'avenir.

Traitement des plaies. — M. ESMARCH préconise les pansements antiseptiques rares. Il fait une hémostase exacte, évite les cavités dans l'intérieur des plaies, draine, désinfecte, etc. Les bandages sont stérilisés par la chaleur sèche et le sublimé corrosif ; spray seulement avant l'opération, pour désinfecter l'air de la pièce ; lavage de la plaie avec la solution de sublimé au millième ; pansement avec la tourbe phéniquée ; immobilisation avec des attelles de verre.

M. MOSETIG-MOORHOF fait l'apologie du pansement à l'iodoforme.

M. SCHEDE avait eu, à Berlin, d'excellents résultats du pansement de Lister ; à Hambourg, probablement parce que l'hôpital était vieux, ces bons résultats disparurent ; il employa l'iodoforme, puis le sublimé, qui lui a donné des résultats très brillants. Il n'eut aucun accident, sauf un peu de ténesme du rectum. Il pense que l'érysipèle ne survient pas avec le sublimé.

M. MIKULICZ (de Cravovie) recommande les tampons à l'iodoforme pour les opérations sur la bouche, le nez, le pharynx, le vagin et le rectum ; mais seulement pour les pansements permanents. Il n'a eu que rarement des phénomènes d'intoxication.

M. NEUDORFER (de Vienne) dit que chaque chirurgien a sa méthode antiseptique, qui diffère de celle des autres, bien que le but soit le même. Il repousse l'emploi des éponges, comme réceptacles de tous les germes septiques. Depuis quelque temps il a employé le peroxyde d'hydrogène qui lui a donné de très bons résultats.

M. BUCHANAN (de Glasgow) rappelle les premières opérations de M. Lister, dont il regrette l'absence.

M. KOEBERLÉ (de Strasbourg) dit qu'il n'emploie pas d'agents antiseptiques, mais seulement des linges propres pour nettoyer les plaies, et qu'il n'a pas d'érysipèles. Il croit avoir eu de meilleurs résultats que M. Schede.

M. TRÉLAT recommande les règles suivantes : donner à la plaie une forme convenable pour que sa réunion soit parfaite ; enlever tous les corps étrangers ; préserver la plaie d'infection extérieure ; employer les substances antiseptiques que le chirurgien croit les plus efficaces ; panser aussi rarement que possible. Depuis trois ans il s'est arrêté à la conduite suivante : laver la plaie avec des solutions d'acide phénique ou de sublimé ; la désinfecter avant de la fermer. Il emploie la gaze antiseptique ou iodoformée, pour les cavités, et des bandes élastiques pour fixer le pansement, quand besoin est.

Traitement antiseptique de plaies en temps de guerre. — M. ESMARCH de (Kiel) demande que toutes les personnes appelées à soigner les blessés, médecins, chirurgiens, assistants, infirmiers, brancardiers soient familiarisés avec la méthode antiseptique. Les substances antiseptiques devraient se trouver partout : dans les hôpitaux, les ambulances, les voitures d'ambulances, les sacs des infirmiers, etc., et même chaque soldat devrait avoir sur lui tout ce qu'il faut pour faire un premier pansement. Le sublimé lui paraissant le meilleur antiseptique, toutes les pièces du pansement, qu'il décrit longuement, devraient être imbibées d'une solution de sublimé; les solutions phéniquées seraient réservées pour les mains et les instruments.

M. NEUDORFER (de Vienne) discute les circonstances physiques qui accompagnent les plaies par armes à feu : leurs effets hydrostatiques sur la voûte du crâne et sur les os creux; leurs qualités explosives à certaine distance; la température du projectile explosif, etc. Tous ces points ont une influence sur les plaies et sur les hémorrhagies. Il recommande contre ce dernier accident, si funeste sur les champs de bataille, l'emploi des tissus élastiques comme moyen de compression.

Sir William MAC CORMAC (de Londres) est d'avis que le premier pansement sur le champ de bataille est toujours difficilement antiseptique. Il faudrait que les hôpitaux fixes fussent plus rapprochés, ou les chirurgiens mieux disposés, ainsi que les brancardiers, pour venir plus rapidement au secours des blessés et panser ceux-ci à l'abri de l'action de la bataille. Il donne une opinion favorable à l'emploi du bandage triangulaire et de l'iodoforme mélangé à la glycérine.

Sur le choix des antiseptiques dans le traitement des plaies chez les enfants. — M. RUPPRECHT (de Dresde) préfère l'acide salicylique et le chlorure de zinc à l'acide phénique et au sublimé.

Emploi de la méthode antiseptique dans la chirurgie abdominale. M Mikulicz (de Cracovie) dit que les antiseptiques sont aussi nécessaires dans la laparotomie que dans les autres opérations sanglantes; les principes sont les mêmes, mais les détails diffèrent par suite de la présence du péritoine, qui, à certains points de vue, favorise, et, à certains autres, empêche l'application des antiseptiques. Ainsi, le drainage et le spray sont inutiles et même nuisibles; la plus grande propreté pendant l'opération suffit à l'antisepsie; à l'hôpital, on doit désinfecter la salle à l'aide du spray à vapeur pendant une heure et demie avant l'opération. Dans les opérations sur l'estomac et les intestins, l'un des points les plus importants pour l'antisepsie est de s'opposer à l'issue de leur contenu. Il faut encore s'opposer à l'accumulation des liquides dans un bas-fond du péritoine pendant l'opération, et pour cela nettoyer avec le plus grand soin la cavité avant de la fermer; éviter d'irriter le péritoine avec des solutions trop concentrées. On peut se servir indistinctement du catgut ou de la soie, pourvu qu'ils soient parfaitement désinfectés ; laisser le pédicule dans l'abdomen ou au dehors, pourvu que la plaie soit parfaitement close; appliquer les sutures d'une manière quelconque, pourvu que les surfaces du péritoine soient en contact parfait; panser la plaie comme on veut, pourvu qu'il n'y ait pas de tube à drainage dans le péritoine. De grandes quantités d'iodoforme sont dangereuses, à cause de la possibilité d'un empoisonnement; M. Mikulicz l'a employé avec avantage, en très petites quantités, sur le pédicule et sur lo moignon de l'utérus après sa suture.

Traitement des myomes utérins par la laparatomie. — M. Kœberlé résume les indications du traitement, qui résultent de la gravité de l'état de la malade, des hémorrhagies, et de l'accroissement rapide et continu de la tumeur, etc. L'opération est contre-indiquée : lorsqu'il y a des adhérences étendues et vasculaires à la paroi abdominale et aux organes internes, lorsque la tumeur est emprisonnée dans le bassin; lorsqu'il y a de l'ascite, qui se reproduit vite après les ponctions, etc. La méthode opératoire varie suivant le volume et le siège de la tumeur. Les fibromyomes utérins doivent être opérés par la voie vaginale dans les cas où ils proéminent plus ou moins dans la cavité utérine et vers le vagin, lorsque les dimensions du canal permettent l'extraction par cette voie; lorsqu'ils sont incapables d'y passer, ou qu'ils sont interstitiels ou sous-péritonéaux, il faut avoir recours à la laparatomie. — M. Kœberlé donne les résultats de ses opérations, qui sont des plus favorables. Il est partisan de la réduction du pédicule, et non pas de l'antisepsie, qui varie suivant la mode du jour, mais de l'asepsie ou propreté absolue.

M. Margary (de Turin) défend l'amputation sus-vaginale de l'utérus par le vagin comme traitement des fibromes de la paroi postérieure de la matrice.

De l'ovariotomie précoce. — M. Knowsley Thornton combat la ponction exploratrice, qu'il n'admet que dans quelques cas rares, et lui préfère l'incision dans les cas douteux. Il faut enlever une tumeur ovarique dès qu'elle est assez volumineuse pour devenir abdominale et distendre légèrement la paroi; plus tard, des modifications pathologiques de la paroi du kyste peuvent en déterminer la rupture, ou former des adhérences; ou le pédicule peut se tordre. Sur 400 cas opérés par lui, il eut 40 cas où le kyste était rompu et 24 où le pédicule était tordu. Il pense que les résultats brillants de l'ovariotomie le deviendront davantage encore lorsqu'on renoncera à la ponction et qu'on pratiquera l'ablation précoce des tumeurs ovariques.

De l'ovariotomie normale pour rémédier aux tumeurs utérines. — M. Wildow (de Fribourg) a réuni un grand nombre de cas, soit publiés, soit inédits, empruntés à sa pratique ou à celle d'autrui, pour démontrer l'heureuse influence de cette opération sur les tumeurs utérines, et en particulier sur la cessation des métrorrhagies et la diminution des tumeurs.

M. Hégar fait quelques observations sur la castration des femmes en général, et en particulier sur ses indications et ses résultats contre les troubles cérébraux et nerveux.

Sur la résection partielle du péritoine. — M. Sakngs (de Leipzig) dit que dans l'ablation radicale de certaines tumeurs de la paroi abdominale (fibromes, sarcomes, peut-être myomes), on est obligé parfois de réséquer le péritoine dans une assez grande étendue, pour que, lorsqu'on veut faire la suture de la plaie, on ne puisse rapprocher que les bords de la peau, et que ceux du péritoine restent écartés. Il en résulte un emphysème sous-péritonéal qui disparaît assez rapidement par la compression élastique et, comme l'ont montré des expériences sur les lapins, des adhérences de l'intestin avec la partie de la paroi dépourvue du péritoine, lequel ne se reproduit pas.

Traitement opératoire des cavités pulmonaires. — M. E. Bull (de Christiania) veut qu'on ouvre les abcès du poumon lorsque leur diagnostic est certain et qu'ils sont placés de telle façon qu'on puisse les ouvrir à travers la paroi thoracique et les traiter de la même façon qu'un empyème pleural. On peut faire la même chose pour la gangrène pulmonaire, les échinocoques, les corps étrangers du poumon.

Dans la bronchiectasie, la création d'une fistule pulmonaire n'est indiquée que lorsque l'accumulation de grandes quantités de pus dans de larges cavités contribue à la détérioration de l'état du malade. Dans des cas rares de tuberculose, lorsque la condition prédominante est une grande cavité, il faut ouvrir celle-ci. En cas de diagnostic douteux, il faut faire une ponction exploratrice. La dégénérescence amyloïde n'est pas une contre indication absolue à une opération palliative. Il faut autant que possible employer le thermo-cautère pour ouvrir les cavités et détruire le tissu pulmonaire malade. Sur 30 cas traités de cette manière, l'auteur cite 2 guérisons complètes.

M. Trier (de Copenhague) a fait deux fois l'ouverture de cavernes pulmonaires, mais les sujets sont morts peu après.

Chirurgie du rein. — M. Knowsley Thornton (Londres) lit un mémoire basé sur 15 cas personnels, dont 4 néphrotomies, 3 néphrolithotomies et 8 néphrectomies. Quatorze opérés sont encore vivants ; le dernier est mort par extension d'une affection tuberculeuse à l'autre rein. L'auteur préfère l'incision abdominale suivant le procédé de Langenbuch, parce qu'elle permet de se rendre compte de l'état des tissus qui entourent le calcul, de celui de l'autre rein, et de fixer le rein s'il faut faire la néphrolithotomie. Il pense que la néphrotomie n'est guère bonne dans les affections scrofuleuses, mais que la néphrectomie est excellente dans les pyélites calculeuses anciennes. Il insiste sur la nécessité de fixer le bout inférieur de l'uretère dans la plaie abdominale.

M. Kosinski (de Varsovie) préfère une incision antérieure parallèle aux fibres de l'oblique externe, au-dessus de l'ombilic, partant dans l'intervalle de la onzième à la douzième côte. Dans un cas d'hypertrophie du rein droit, avec albuminerie, la néphrectomie, faite antiseptiquement, avec pansement à l'iodoforme et drainage, fut suivie de guérison en huit semaines. Le rein enlevé était gras et contenait 9 calculs de volume différent. Après l'opération, l'albuminurie continua, avec augmentation de la sécrétion urinaire, et hypertrophie du rein gauche.

M. Tschernings (de Copenhague) a extirpé un rein tuberculeux entouré d'un abcès contenant environ 100 grammes de pus. Il n'existait alors aucun symptôme de tuberculose dans d'autres organes, ce qui semblerait démontrer que la tuberculose peut rester localisée aussi bien dans le rein que dans d'autres parties du corps.

M. Henry Morris (de Londres) préfère l'incision lombaire et pense que la fixation de l'uretère dans la plaie peut devenir une cause d'étranglement interne, l'uretère devenant une bride rigide dans l'abdomen. Il ne croit pas que l'examen de l'autre rein soit bien nécessaire et recommande les incisions exploratrices dans le rein, en cas de diagnostic incertain de calcul rénal, avant de faire la néphrectomie.

M. Griffith a trouvé dans un cas, à l'autopsie d'un malade mort à la suite de l'extirpation d'un rein sarcomateux, l'uretère fixé dans la plaie très dilaté. Si on l'avait abandonné dans l'abdomen, il est évident que l'urine aurait pu, par regorgement, s'écouler dans l'abdomen. Il pense qu'en pareil cas il faudrait mettre une sonde à demeure dans l'uretère pour prévenir tout danger.

M. Bryant défend la néphrotomie contre la néphrectomie. Il n'a jamais pratiqué celle-ci ; mais il est très satisfait du résultat de douze ou quinze néphrotomies qu'il a observés. Il pense que les incisions dans le rein et le bassinet, conseillées par M. Morris, sont très utiles lorsqu'il y a doute sur la présence d'un calcul.

M. Howe (de New-York) présente un calcul, pesant 3541 grains, qui avait été enlevé par la taille sus-pubienne, combinée avec la boutonnière périnéale. Le calcul était fermé de plusieurs couches de phosphates sur un noyau d'oxalates.

Traitement de certaines formes d'hypertrophie de la prostate par l'incision de la glande. — M. Harrison (Liverpool) pense que dans certains cas d'hypertrophie prostatique, les traitements ordinaires sont purement palliatifs et ne s'attaquent pas à la cause de l'obstruction de l'urèthre, qui est l'hypertrophie prostatique. Il recommande en pareil cas de sectionner la prostate en faisant une véritable taille périnéale, après s'être assuré de l'état de la vessie et de la prostate par le cathétérisme et le toucher rectal. La prostate sectionnée avec un bistouri boutonné, la région dilatée avec le doigt jusque dans la vessie, on laisse une sonde à demeure pendant dix à trente semaines. La sonde est composée de deux tubes dont l'un reste en place pendant qu'on retire l'autre pour le nettoyer. Lorsque l'urine s'écoule par l'urèthre, on retire les sondes périnéales en ayant soin de pratiquer régulièrement le cathétérisme uréthral.

Anesthésie chirurgicale. — M. O. WANSCHER (de Copenhague) expose les résultats des insufflations d'éther par le rectum. Les essais de Pirogoff, de Dupuy et d'autres, n'empêchèrent pas ce moyen de tomber dans l'oubli. Depuis deux ans, ses expériences lui ont démontré les qualités de ce mode d'anesthésie, qui permet de soulager les organes respiratoires. On doit d'abord nettoyer le rectum, pour insuffler les vapeurs au moyen d'un appareil à chauffer l'éther.

M. JENNINGS (de Londres) en parlant des accidents dus à l'anesthésie par les voies respiratoires, dit que si l'épiglotte n'est pas tirée en avant au moyen d'un fil, elle a toujours de la tendance à retomber en arrière, et qu'alors il faut pratiquer la trachéotomie. Dans des expériences sur les animaux, il rappela des chiens à la vie à l'aide d'injections salines et de la transfusion.

Sur le massage. — M. ZABLUDOWKI (de Berlin) lit un mémoire sur l'emploi et les résultats de ce moyen dans le traitement des affections articulaires, traumatiques et pathologiques, et de leurs conséquences sur les tissus voisins, muscles, tendons, etc.

Luxation du cubitus avec fracture de l'extrémité inférieure du radius, par M. MOORE (de Rochester, New-York). — En pareil cas, il y a luxation de l'extrémité inférieure du radius. La réduction est difficile au bout d'un certain temps, et il faut pratiquer la résection de l'extrémité inférieure du cubitus. Dans les cas récents on n'obtient la réduction qu'à l'aide du chloroforme. La réduction est maintenue à l'aide d'une attelle soutenant la main et fixée avec un bandage roulé. Pansement antiseptique.

Torsion des grosses artères près de leur bifurcation. — M. O. WANSCHER communique le résultat d'expériences faites sur ce sujet chez des animaux.

L. H. PETIT.

SOCIÉTÉ DE CHIRURGIE.

(1-15 octobre).

M. VÉRON. *Troubles auditifs dans la paralysie faciale traumatique.* Rapport de M. CHAUVEL.

M. Véron étudie les causes, la durée et la curabilité des troubles auditifs qui accompagnent souvent la paralysie faciale traumatique. M. Chauvel ne croit pas pouvoir mettre avec l'auteur sur le compte d'un épanchement de sang dans l'oreille interne ou d'une névrite de l'auditif, la surdité passagère qu'on peut observer et qui serait due pour le rapporteur à un simple ébranlement nerveux.

M. Terrillon. *De l'ovariotomie. Réflexions sur trente-trois cas.* —
Des trente-trois opérées de M. Terrillon quatre sont mortes. Les vingt-neuf
autres sont guéries. Vingt-sept ont été revues dernièrement et sont très
bien portantes. Une, opérée incomplètement, a vu sa tumeur s'accroître,
une autre enfin est morte au bout d'un an de cancer généralisé. M. Terrillon a fait en outre deux incisions exploratrices pour une ascite de
cause inconnue et pour un cancer du péritoine. Ces deux malades ont
guéri de l'opération.

Les malades avaient généralement subi une ou plusieurs ponctions
avant l'opération, qui ont toujours été faites avec des précautions antiseptiques minutieuses et le spray phéniqué. Onze kystes présentaient peu ou
pas d'adhérences, quatorze avaient contracté des adhérences plus ou
moins résistantes qui nécessitaient une dissection minutieuse et des ligatures multiples, huit enfin étaient infiltrés dans le ligament large, et
quatre d'entre eux n'ont pu être enlevés qu'incomplètement; l'opération
a toujours pu être complète au contraire dans le cas d'adhérences inflammatoires.

Sur l'existence de ces dernières l'on ne peut avoir avant l'opération que
des présomptions; toutefois il est très important de rechercher les signes
de la péritonite latente que l'opération peut réveiller et qui se caractérise
par une élévation thermique vespérale, une élévation de température
locale et une douleur localisée.

La chute dans le péritoine du contenu d'un kyste, même gélatineux,
n'a pas d'inconvénients, si le nettoyage est bien fait. M. Terrillon n'a
jamais fait de drainage que dans les cas d'ablation incomplète.

La durée des ovariotomies a varié de vingt-cinq minutes à une heure un
quart. Cette durée n'aurait pas grande importance, l'étendue des adhérences
en a bien davantage. Il faut savoir que des accidents immédiats d'apparence grave (vomissements, douleurs, température élevée) peuvent céder
absolument au bout de quelques jours et n'annoncent pas la péritonite.

Comme suites éloignées de l'ovariotomie, M. Terrillon a observé de
petits abcès de la paroi abdominale au niveau des fils, une seule éventration due au manque de soins de la malade, et enfin dans un cas le développement d'une masse sarcomateuse (?) dans la cicatrice abdominale; ce
kyste n'avait aucun caractère spécial et présentait à sa paroi interne de
nombreuses végétations. Ces faits ne sont pas rares, et M. Terrillon en
a rencontré pas mal d'exemples; il prépare un mémoire sur ce sujet.

En somme les contre-indications de l'ovariotomie deviennent de plus
en plus rares; les adhérences même très étendus n'en constituent pas une
puisque les opérations incomplètes permettent la guérison ou, du moins,
la prolongation de l'existence.

M. Després a revu trois ans après l'opération un kyste para-ovarien
traité par l'injection iodée; la guérison s'est maintenue.

M. Terrier ne connaît aucun signe qui puisse faire reconnaître l'existence des adhérences; elle sont probables quand le kyste est ancien
(deux ou trois ans).

Les petits abcès de la paroi abdominale tiennent à ce que les fils sont laissés trop longtemps, on peut les enlever du 4ᵉ au 6ᵉ jour.

L'élévation de température immédiate tient à l'étendue des délabrements, c'est une fièvre traumatique et non péritonéale, cette dernière a un début plus insidieux.

M. Terrillon n'attache pas de valeur à la présence de l'ascite; elle n'en a pas en effet quand elle tient à la nature du kyste, à la présence de villosités sur sa face externe par exemple, mais si elle est due à une inflammation péritonéale, le liquide est alors coagulable par la chaleur, on doit craindre des accidents sérieux après l'opération.

Enfin les accidents de généralisation cancéreuse sont relativement rares. M. Terrier n'en a pas rencontré un seul cas sur quatre-vingt-douze opérées.

M. Lucas Championnière. — Les adhérences ne peuvent pas être reconnues avant l'opération, les accidents antérieurs qui simulent la péritonite peuvent être produits par la suppuration partielle du kyste ou l'inflammation de sa face interne; dans un cas notamment où il paraissait y avoir eu deux attaques très nettes de pelvi-péritonite puerpérale, le kyste ne présentait aucune adhérence. Quant aux petits abcès abdominaux, une antisepsie minutieuse pendant l'opération et les pansements permet de les éviter sans retirer les fils aussitôt que le fait M. Terrier.

M. Tillaux insiste aussi sur l'impossibilité du diagnostic des adhérences; il pense que les petits abcès des points de suture peuvent tenir au pincement des bords du péritoine au moment où l'on passe les fils. Il a opéré et guéri une femme qui était en pleine péritonite au moment de l'intervention.

M. Ledentu. L'intensité des douleurs chez les malades doit même faire éloigner l'idée de production d'adhérences.

M. Guermonprez de Lille. *Ectrodactylie avec conservation partielle du pouce et de l'auriculaire.*

Le malade porteur de cette difformité que M. Guermonprez décrit en détails présente une absence totale des trois doigts du milieu et des métacarpiens correspondants; en comparant la valeur fonctionnelle de cette main à celle d'un sujet qui avait subi la désarticulation métacarpo-phalangienne des trois doigts du milieu, M. Guermonprez conclut que quand l'ablation des trois doigts médians est nécessaire, il vaut mieux enlever en même temps les métacarpiens correspondants.

M. Kirmisson. *Mal perforant. Spina bifida lombaire.*

M. Kirmisson présente un homme de vingt-six ans qui a vu se développer depuis seize ans une série de maux perforants qui ont nécessité plusieurs amputations. La cause de ces maux perforants paraît être une tumeur congénitale de la région lombaire qui doit être un spina bifida guéri pendant la vie intra-utérine. Ce malade présente en même temps l'infundibulum para-coccygien, argument en faveur de ceux qui le rapprochent du spina bifida.

M. Poulet (du Val-de-Grâce). *Luxation de la main en avant.*

M. Poulet présente à la Société un malade qui a eu une luxation incomplète de la main en avant. La réduction a pu être faite. Mais il persiste une tendance à la subluxation.

Saltzman (d'Helsingfors). *Sur l'opération d'Estlander.* Rapport de M. Nicaise.

Cinq observations inédites forment le fond du mémoire de M. Saltzman.

La première est celle d'un homme de vingt et un ans dont la pleurésie débuta à la fin de 1880, suppura, et s'ouvrit spontanément en mars 1881 dans le 4e espace intercostal. Entré à l'hôpital un an après le début de son affection, il subit la résection des 4e, 5e, 6e et 7e côtes sur une étendue d'environ 5 centimètres, la résection des côtes inférieures étant faite plus en arrière, pour mobiliser la paroi au point le plus déclive de la cavité thoracique. En outre une contre-ouverture fut faite en arrière et en bas. Ce malade était entièrement guéri au bout de trois mois.

M. Nicaise fait remarquer à ce propos que, d'après les observations qu'il a dépouillées, les cas dans lesquelles la fistule pleuro-cutanée s'est formée spontanément paraissent les plus favorables à l'opération d'Estlander.

La seconde observation concerne un homme qui vit débuter une pleurésie gauche dans les premières semaines de 1883. Le pus s'ouvrit spontanément un passage au dehors en juillet; le malade se soumit à l'opération d'Estlander en novembre 1883 et sortit entièrement guéri le 31 janvier 84. La résection avait porté sur 4 centimètres environ des 3e, 4e, 5e, 6e, 7e, 8e et 9e côtes, cette dernière étant réséquée sur un point plus postérieur.

La troisième observation est plus complexe. Il s'agit d'une femme de trente-cinq ans qui eut une pleurésie pendant l'automne de 1878. Elle entre à l'hôpital en 1881 et une ponction faite le 24 septembre donne 1800 grammes de pus; le 26, on fait la pleurotomie avec résection d'un fragment de la 6e côte; le 29 novembre, on fait une contre-ouverture avec résection de la 8e côte; enfin le 27 janvier 1882, les opérations précédentes n'ayant amené qu'une amélioration passagère et la cavité contenant encore 100 grammes de liquide, M. Saltzman enlève 6 centimètres environ des 3e, 4e, 5e, 6e et 7e côtes; la malade va mieux et la cavité est réduite à une capacité de 280 grammes. Deux ans après cette opération la malade rentre avec une fistule persistante et subit une nouvelle résection portant sur les 2e, 3e, 4e, 5e, 6e, 7e, 8e et 9e côtes. Le 30 avril, la cavité ne contenait plus que 50 grammes, et M. Saltzman espérait son oblitération complète.

Les deux dernières observations ont trait à des opérations récentes dont le résultat définitif ne peut encore être que présumé.

M. Saltzman fait suivre ces observations d'un certain nombre de remarques.

Il préfère les incisions d'Estlander (incisions superposées parallèles aux côtes servant à en enlever deux ou trois) au grand lambeau proposé par M. Bouilly dont le recollement est difficile, qui est souvent une cause d'abcès et qui rend l'opération plus sanglante. Il faut toujours employer la méthode sous-périostée, sans craindre que la reproduction osseuse puisse compromettre le résultat, la rétraction se faisant très rapidement quand elle doit avoir lieu. La résection de la plèvre est inutile et peut être une cause de complications. Quant à la longueur des côtes à enlever, elle doit être proportionnelle à l'étendue de la cavité, sans qu'on puisse établir une proportion mathématique comme l'avait tenté Homen. Le pronostic opératoire est absolument favorable pourvu que l'antiseptie soit rigoureuse. Il ne faut faire de lavages que si la sécrétion est abondante ou s'il y a stagnation des liquides et élévation de la température : il faut éviter avec grand soin alors de soumettre la cavité à une pression exagérée et la présence de deux gros tubes en canons de fusil est utile. Enfin la proportion des guérisons complètes sera plus considérable si l'on se décide à intervenir plus tôt, avant que les malades ne soient épuisés.

M. Nicaise ajoute deux faits aux observations de Saltzman. Il s'agit dans le premier d'un malade du service de M. Raynaud, tuberculeux et porteur d'une vaste cavité pleurale que M. Nicaise refusa d'opérer en janvier 1881. Le malade succomba bientôt et la résection de 7 côtes pratiquée sur le cadavre ne permit pas l'effacement de la cavité : le poumon était affaissé et maintenu dans la gouttière vertébrale de telle façon que toute opération devait fatalement échouer. Le second fait est une opération d'Estlander portant sur 8 à 11 centimètres de 7 côtes, pratiquée par M. Nicaise chez un homme de trente ans qui avait depuis deux ans une pleurésie purulente pour laquelle on lui avait fait la pleurotomie dans le 8e espace en mars 1883. Cette opération fut faite en juin 1884, l'amélioration fut temporaire et le malade va bientôt succomber aux progrès de sa tuberculose pulmonaire.

M. Nicaise fait suivre ces observations des remarques suivantes :

Comme mode d'incision, après avoir expérimenté sur le cadavre les divers procédés, M. Nicaise se rattache au procédé d'Estlander dans lequel l'incision inférieure est seule en rapport avec la fistule, et la plaie plus régulière ne présente pas d'anfractuosités cachées par le lambeau. Il recommande d'enlever les côtes inférieures sur un point plus postérieur ou de faire une contre-ouverture à ce niveau. Il a fait construire chez Collin une rugine concave pour permettre de détacher facilement et sans violence les insertions des muscles intercostaux aux bords des côtes. Enfin M. Nicaise repousse l'excision de la plèvre en cas de grande cavité, mais la croit utile dans d'autres cas; quant à l'incision de la plèvre, elle a été employée avec succès par M. Bœckel, mais a échoué dans d'autres mains. Sprengel, de Dresde, a cru faire une opération nouvelle en modifiant celle de Schede et en incisant la plèvre parallèlement à la résection costale pour ruginer ensuite et tamponner la cavité pleurale; mais une opération analogue avait été déjà faite par Létiévant qui a présenté l'observation à la Société de chirurgie en 1875.

Comme conclusion on peut dire que l'opération d'Estlander est une bonne opération, mais dont les indications ont encore besoin d'être étudiées.

M. Lucas Championnière a opéré trois fois le même malade qui a été très amélioré chaque fois, mais conserve une fistule. Ce chirurgien se demande si la guérison absolue est encore possible quand la fistule est très ancienne. Il croit que le choix du procédé dépend de la région où l'on opère; il faudrait intervenir plus tôt qu'on ne le fait. A ce propos, M. Lucas Championnière dit que la résection d'une côte au moment de la pleurotomie rendrait la guérison plus fréquente quand le contenu de la plèvre s'écoule difficilement. Cette résection est plus facile à ce moment où les espaces sont dilatés; l'imbrication des côtes rend au contraire cette résection quelquefois très laborieuse, surtout quand on opère pour la seconde ou troisième fois.

M. Monod a opéré il y a un an un malade pour lequel une seconde opération sera nécessaire. On n'a pas aussi souvent qu'on le croyait d'abord des résultats rapides et définitifs.

M. Després a vu dernièrement un sujet qui porte depuis dix ans dans l'aisselle une fistule pleurale où l'on peut introduire un drain de 10 centimètres, mais qui est très étroite. La santé de ce malade est excellente et il peut vaguer à ses occupations. Ces cas sont à considérer quand on veut apprécier l'opération d'Estlander, ainsi que les guérisons spontanées tardives. Il croit que cette opération ne donnera de succès que chez des sujets âgés de moins de vingt-cinq ans et opérés un an au plus après l'établissement de la fistule pleurale.

M. Chauvel communique l'observation de deux malades qui ont subi au Val-de-Grâce l'opération d'Estlander. Dans le premier cas, huit mois après l'empyème fait pour une pleurésie traumatique (18 février 1884), M. Mathieu après avoir fait un lambeau musculo-cutané de 13 centimètres sur 10, résèque les 4e, 5e, 6e, 7e et 8e côtes sur une étendue de 7 centimètres à 2 centimètres 1/2. Cette opération ne donne qu'un affaissement d'un centimètre de la cage thoracique et ne diminue immédiatement la capacité de la cavité pleurale que de 50 grammes sur 300 : un mois après, cette dernière contenait encore 200 grammes, mais l'état général était très amélioré; on a trouvé dans le pus, les bacilles de la tuberculose. Le 23 août, nouvelle opération portant sur les 4e, 5e, 6e, 7e, 8e et 9e côtes; les extrémités des côtes sectionnées étaient restées à une distance de 2 à 5 centimètres. Cette intervention est mieux supportée que la première, la cavité pleurale n'a plus aujourd'hui qu'une capacité de 125 grammes.

Chez le second malade l'opération a été faite après un empyème qui avait donné 3 litres de pus et s'était compliqué d'abcès périnéphrétique, pour une cavité contenant 215 à 220 grammes. M. Mathieu fit un lambeau seulement cutané et incisa les muscles au niveau de chaque côte; il réséqua sur une étendue de 3 à 8 centimètres les 3e, 4e, 5e, 6e, 7e et 8e côtes. Réaction assez vive, série d'abcès. L'amélioration s'accentue, mais il reste une fistule pleuro-bronchique avec des signes de tuberculose, sans bacilles. La cavité contient encore 115 grammes.

M. Chauvel croit pouvoir conclure dé ces deux faits, que la thoraco-plastie n'est pas une opération grave, ni difficile, qu'on peut faire remonter jusqu'à la 3ᵉ côte le lambeau cutané dont les dimensions doivent être en rapport avec l'étendue de la cavité purulente; que la méthode sous-périostée doit être abandonnée à cause de la reproduction de la côte, ainsi que le démontre une pièce pathologique mise sous les yeux de la Société et enfin que les insuccès partiels tiennent à l'insuffisance de la résection.

M. Bouilly a pratiqué six fois cette opération sur cinq malades, dont l'un a subi deux opérations à deux ans de distance. Le premier opéré, dont M. Berger a déjà donné l'observation, était un jeune homme de vingt-un ans portant depuis cinq ans une fistule pleurale et guéri en trois semaines par une résection de la 6ᵉ et la 7ᵉ côtes; la fistule se rouvrit six semaines après et se ferma définitivement après dilatation par la laminaria et insufflation d'iodoforme. La seconde opération fut faite sur un homme de trente et un ans, épuisé depuis dix mois par une suppuration abondante et dont la cavité pleurale contenait un litre de liquide : 4 côtes furent réséquées dans une étendue de 5 à 7 centimètres, et le malade fut sauvé, grâce au gavage pratiqué pendant six semaines ; la guérison a été complète. Le troisième cas donna le succès le plus rapide et le plus complet. Cavité pleurale de 12 centimètres environ de hauteur et d'étendue antéro-postérieure, qui guérit définitivement en quinze jours après une résection portant sur cinq côtes. L'opéré suivant était un homme de trente ans ayant subi l'empyème en septembre 1882, et gardant encore une cavité pleurale énorme en mars 1884 ; bon état général, pas de bacilles. Le 22 mars 1884, incision cutanée en ⊥, résection de 8 côtes sur une étendue de 6 à 9,5 centimètres, lavage au chlorure de zinc à 5 p. 0/0. Mort le 3ᵉ jour, de septicémie suraiguë. L'affaissement thoracique était complet et la cavité effacée au niveau de la résection, mais il restait en arrière une cavité qu'on n'aurait pu combler qu'en prolongeant encore en arrière a résection déjà si étendue.

La cinquième opération est trop récente pour qu'on en puisse encore apprécier le résultat définitif. Il s'agit d'un homme de vingt-cinq ans, porteur d'un empyème chronique, depuis plusieurs années, sans apparences tuberculeuses. Sa cavité mesurait 18 à 20 centimètres en hauteur et 14 à 16 dans le sens antéro-postérieur, résection de 7 à 9 centimètres de 7 côtes, en août dernier; l'écoulement est encore considérable, et il est à craindre qu'une nouvelle intervention ne soit nécessaire. Enfin la sixième opération a été faite sur le premier malade déjà opéré en 1882 ; après une guérison en apparence définitive, l'écoulement se reproduisit en 1883 et persista avec des alternatives d'augmentation et de rémission jusqu'en septembre 1884, époque de la seconde intervention.

En résumé, six opérations sur cinq opérés; deux succès complets obtenus, l'un en quinze jours et l'autre en sept mois, une guérison pendant quatre mois suivie de récidive nécessitant une nouvelle opération : une mort de septicémie aiguë, une amélioration et un malade encore en traitement.

La comparaison des dimensions des cavités pleurales suppurantes et de l'étendue des résections donne les résultats suivants :

Homme, trente-un ans, cavité d'un litre, résection de 6 cent. de 4 côtes, guérison lente.

Homme, dix-neuf ans, cavité de 10 cent. sur 8, 3 à 7 cent. de 5 côtes, guérison rapide.

Homme, trente ans, cavité de 24 cent. sur 22, 6 à 9,5 cent. de 8 côtes, mort de septicémie aiguë.

Homme, vingt-un ans, cavité de 30 grammes, 6 à 7 cent. de 2 côtes guéri 4 mois. Récidive.

Homme, vingt-cinq ans, cavité de 18 cent. sur 16; 7 à 9 cent. de 7 côtes, en traitement.

Quelles peuvent être les causes des insuccès? On ne peut guère accuser que l'insuffisance de la résection si l'on met à part les tuberculeux incapables de faire les frais d'une inflammation adhésive; il faudrait quelquefois réséquer les premières côtes, ce qui n'est pas sans danger. M. Bouilly insiste tout particulièrement sur la nécessité, avant de tenter l'opération, de se rendre un compte exact de l'étendue et de la forme de la cavité pleurale que l'on doit explorer, comme la vessie, avec des sondes de petite et de grande courbure; cette exploration peut être complétée au cours de l'opération, après la résection d'une ou deux côtes; les injections, l'auscultation et la percussion ne fournissent que des renseignements complémentaires.

Une autre cause d'insuccès partiel peut résider dans l'inaptitude de la plèvre à la rétraction provenant de sa grande épaisseur et de sa faible vitalité, dans ces conditions elle suppure peu mais ne bourgeonne pas. L'opération d'Estlander ne suffit plus alors, et il faut ajouter une résection de la plèvre. C'est cette opération complexe que M. Bouilly a faite sur son dernier malade, le récidiviste. Après avoir réséqué 5 centimètres environ des 6e, 7e, 8e et 9e côtes, il vit que le doigt introduit dans la cavité était serré de tous côtés par des tissus durs et inextensibles, et se décida à enlever avec des ciseaux et un bistouri boutonné, une certaine étendue de la plèvre pariétale, épaisse d'un centimètre et demi, absolument fibreuse et dure. Cette résection mit à jour une cavité de 6 centimètres sur 10 environ qui granule maintenant avec vigueur et s'oblitérera certainement. Cette opération n'est en somme que l'opération de la fistule à l'anus avec résection des callositas.

M. Verneuil croit que cette opération doit porter le nom de Létiévant-Estlander; il est sur le point d'en faire une, mais n'est pas disposé à l'adopter pour les sujets âgés ou tuberculeux. Comme M. Bouilly, M. Verneuil accorde la plus grande importance au diagnostic de la forme et des dimensions de la cavité pleurale, mais il croit que l'exploration avec la sonde est des plus trompeuses, et que les injections ont beaucoup plus de valeur. La capacité domine le choix du procédé, une petite cavité guérira par l'agrandissement de la fistule permettant la granulation du fond vers la surface, opération plus simple que la résection costale.

M. Verneuil cite plusieurs cas, l'un, d'abcès pleural avec nécrose costale, l'autre d'hydro-hémothorax par coup de pistolet avec pleurésie purulente consécutive, le troisième enfin, de fistule pleurale avec toute petite cavité et épaississement considérable de la plèvre, qui ont guéri sans opération d'Estlander proprement dite, mais le premier, par un large débridement au thermo-cautère, la résection de la côte cariée et des lavages antiseptiques, le second, par un simple drainage et des lavages, et le troisième par la résection de la portion épaissie de la plèvre, facilitée par la résection d'une seule côte. Dans ce cas, M. Verneuil n'a cherché que la mise à nu du fond de la plaie et non la rétraction de la paroi thoracique, seul but de l'opération de Létiévant-Estlander.

En somme, l'indication opératoire varie suivant les cas, et il ne faut pas confondre avec l'opération de Létiévant-Estlander, d'autres opérations analogues, mais pratiquées dans un tout autre but.

M. HACHE.

REVUE ANALYTIQUE

I. Chirurgie de la paroi abdominale.

QUELQUES DONNÉES SUR LA CHIRURGIE DE LA CAVITÉ ABDOMINALE. **N. V. Scli-fosovski** (*Vratch* [*Médecin*], 1884, v. 5, n° 33, page 553).

En 1877, M. Sclifosovski a excisé chez une femme la moitié droite de l'aponévrose abdominale en même temps que la partie du péritoine parié-tal y adhérant pour un néoplasme de nature sarcomateuse développé dans la paroi abdominale antérieure. En 1881, une opération semblable fut répétée par lui et c'est la moitié gauche de l'aponévrose abdominale, accompagnée du péritoine sous-jacent, qui a été enlevée cette fois.

La guérison a été complète dans les deux cas. Par quel processus la cicatrisation s'obtenait-elle dans ces cas? Y avait-il régénération du péri-toine? Ou bien se faisait-il des adhérences entre la face séreuse des organes renfermés dans la cavité abdominale et la face interne du lam-beau de peau par l'intermédiaire d'un tissu cellulaire de nouvelle formation? Comme les deux femmes opérées jouissent toujours d'une santé parfaite, ces deux cas n'ont fourni aucune donnée anatomo-pathologique pour résoudre ces questions. M. Sclifosovski a donc eu recours aux expériences sur les animaux. Malgré toutes les précautions antiseptiques prises, la plupart des animaux ont succombé à l'opération, souvent très peu de temps après, quelquefois vivant cinq ou six jours et plus. Cependant, de toute la série des expériences il a pu tirer quelques conclusions anatomo-pathologiques qu'il expose après avoir cité cinq expériences qu'il a faites sur des chiens de taille, d'âge et de sexe divers. Il leur rase la paroi abdominale, la nettoie à l'aide de savon, d'une brosse et d'une solution phéniquée 3 0/0; il fait une injection hypodermique de 0,03 de chorhydrate de morphine; il fait une incision comprenant la peau et le tissu cellu-laire sous-cutané sur la ligne blanche, de longueur variable selon l'animal. Aux extrémités de cette incision viennent s'en ajouter deux autres trans-versales, de longueur également variable. Après avoir disséqué la peau et le tissu cellulaire sous-cutané il excise la moitié de l'aponévrose abdomi-nale accompagnée du péritoine pariétal sous-jacent. Les lambeaux excisés mesuraient de 13 à 5 centimètres suivant la longueur, sur une largeur de 10 à 4 centimètres. L'incision cutanée est ensuite suturée avec du fil de soie et recouverte d'un pansement à l'iodoforme. Deux des chiens opérés ont succombé à la péritonite huit jours après l'opération. Dans les deux cas, adhérence du grand épiploon au lambeau cutané; intestin libre. Le troisième déchira avec ses dents le dixième jour tous les points de suture, une grande portion de l'intestin sortit et le chien périt par la gangrène. Adhérence du grand épiploon au lambeau et à la partie non déchirée de la cicatrice. Pour les deux derniers la guérison était complète, ils ont été tués le premier quatorze, le second trente jours après l'opération. Dans le premier de ces deux cas, adhérence d'une anse intestinale au lambeau cutané sur un espace de 1 1/2 cent. par du tissu cellulaire lâche. Dans le second cas, adhérence de l'épiploon, et, sur l'espace de 2-3 centimètres, adhérence au mésentère de l'intestin grêle.

Les pièces anatomiques fournies par ces expériences montrent d'abord un fait constant, c'est qu'il y a toujours adhérence du grand épiploon à toute la surface interne du lambeau cutané. Dans deux cas seulement elle n'était pas complète et manquait sur l'espace de 2 à 3 centimètres dans l'un de ces deux cas, il y a eu adhérence d'une anse intestinale au lambeau, mais cette adhérence se faisait par un tissu cellulaire tellement lâche, que les mouvements péristaltiques de l'intestin ne pouvaient pas être sérieusement compromis; dans l'autre cas l'adhérence s'était faite, avec le mésentère de l'intestin, ce qui est encore moins gênant pour les mouvements de l'intestin. Le grand épiploon adhérent intimement au lambeau cutané protège donc les organes contenus dans la cavité abdominal contre toute adhérence; s'il s'en fait sur des petites étendues, ce n'est que dans la partie inférieure de la cavité abdominale, où l'épiploon manque.

L'incision de l'aponévrose abdominale chez l'homme, conclut l'auteur, s'accompagne probablement des mêmes phénomènes anatomo-pathologiques que sur les animaux; les deux femmes opérées semblent l'indiquer, car elles n'ont présenté aucun trouble des fonctions intestinales. Il n'y a qu'une chose qu'on observe sur ces femmes et qu'on ne retrouve pas sur les animaux, c'est la tendance très marquée de l'intestin de se porter et de faire saillie du côté opéré, ce qui, accompagné du déplacement des autres organes, pourrait causer toute la série de troubles digestifs et respiratoires, provoqués par les hernies énormes. L'auteur a prévenu ces accidents chez les deux opérées en appliquant des bandages contentifs bien assujettis, aussitôt après la cicatrisation de la plaie.

L'une de ces dames a demandé à M. Solifosovski si elle pouvait devenir mère sans risquer la vie.

L'accouchement peut-il s'accomplir sans danger avec une moitié seulement de l'aponévrose abdominale?

Comme c'est aux accoucheurs, compétents dans cette question, à y répondre, l'auteur s'adresse à eux en les priant d'exprimer leur avis dans la presse.

En se basant sur ses expériences et ses opérations, M. Solifosovski pose les trois conclusions suivantes :

1° Dans les tumeurs malignes développées dans la paroi abdominale antérieure on peut exciser la moitié de l'aponévrose abdominale accompagnée du feuillet du péritoine pariétal sans danger imminent pour la vie du malade ;

2° L'excision de la moitié de l'aponévrose abdominale] antérieure n'apporte point de trouble dans la fonction des organes de digestion, de respiration et de circulation, si on a soin d'appliquer aussitôt après la cicatrisation un appareil approprié ;

3° L'excision de la tumeur maligne, de l'aponévrose et du péritoine pariétal y adhérent semble une garantie meilleure contre la récidive que l'énucléation simple avec conservation de muscles abdominaux et du péritoine pariétal.

Samuel Kaplan.

Tumeur fibro-myo-sarcomateuse de l'abdomen ; énucléation, ablation d'un large lambeau de péritoine ; guérison, par **Porro** (*Gaz. med. ital. lombard.*, 1881, n° 51).

Cette fort intéressante observation a trait à une femme de vingt-sept ans, quatre fois mère, qui, depuis l'âge de quinze ans, s'était aperçue du développement d'une petite glande dans la partie droite de l'abdomen. Cependant elle n'en souffrait pas, quand, au printemps de 1881, à la suite de grandes fatigues, des douleurs lancinantes parurent dans le néoplasme, et son volume s'accrut rapidement, l'état général paraissant subir une sérieuse atteinte.

Le prof. Porro constata dans la région droite de l'abdomen, entre la ligne mammaire et la ligne sous-axillaire, à la réunion des deux quadrants latéraux, une masse offrant une forme sphérique, d'un diamètre de 10 centimètres, dure comme une pierre, indolente à la pression, n'affectant aucun rapport avec l'appareil génital et n'ayant déterminé dans son voisinage aucun engorgement ganglionnaire apparent. Le dépérissement de la malade, la surface dure et inégale de la tumeur, son accroissement rapide, les douleurs lancinantes dont elle était le siège firent porter le diagnostic de tumeur fibro-sarcomateuse ; et, quant au siège, il parut probable qu'elle avait son point de départ dans la paroi abdominale.

L'opération permit de reconnaître que [le néoplasme était situé immédiatement au-dessous du *fascia superficialis*, et se confondait en partie avec les fibres des grand et petit obliques et du transverse. Quant à décoller la tumeur d'avec le péritoine pariétal, il n'y fallait pas songer ; force fut d'emporter une large portion de cette membrane, ce qui ne facilita pas la réunion, mais cependant n'empêcha pas qu'elle ne se fît par première intention. Parmi les phénomènes qui marquèrent les suites, nous noterons les douleurs excessives dans la région opérée, et l'emphysème sous-cutané. Au bout de trois semaines, la malade put se lever.

La tumeur examinée au microscope fut dénommée myo-fibro-sarcome.

Jullien.

EXTIRPATION D'UNE TUMEUR ABDOMINALE SUIVIE DE LA FORMATION D'UNE FIS-
TULE STERCORALE AU NIVEAU DE LA CICATRICE, par **L. W. Atlee** M. D. Philadelphie (*the American Journal of the Medical Sciences*. N° 168, oct.
1882, p. 400).

Le 4 du mois de mai de cette année, le docteur Atlee enlevait un kyste
de l'ovaire à une femme âgée de trente-deux ans. La tumeur pesait
15 3/4 livres. L'opération n'a pas présenté une grande difficulté et
quelques adhérences furent facilement détruites. On n'a rien remarqué
d'insolite pendant le cours de l'opération. La malade a vite réagi après,
et tout paraissait indiquer une prompte guérison.

Le cinquième jour on a enlevé trois sutures, et la malade a commencé
à manger. Le dixième jour, elle a pu s'asseoir dans un fauteuil. Le quatorzième jour, après avoir mangé des fruits, le ventre est devenu subitement
tendu, et elle a senti quelque chose céder dans l'abdomen. En enlevant
les bandes on s'est aperçu que la partie supérieure de l'incision s'était
rouverte et qu'il s'écoulait par l'orifice des matières fécales. A partir de
ce moment les matières se sont toujours écoulées par plusieurs fistules
situées sur le trajet de l'incision. On avait espéré pendant un temps que
les matières reprendraient leur cours normal, mais la malade a fini par
succomber le 6 juillet dernier. On n'a pas pu faire l'autopsie ; mais, pendant le cours de l'opération, rien n'indiquait la lésion intestinale.

Dr ROWLATT.

PROLAPSUS CONGÉNITAL DE LA MUQUEUSE STOMACALE PAR L'ANNEAU OMBILICAL
ET AUTRES TUMEURS ET FISTULES DE L'OMBILIC, par Dr **H. Tillmann** de Leipzig
(*Deutsche Zeitschrift für Chirurgie*, t. XVIII, cah. 1 et 2, 1882).

De cette étude détaillée et riche en données sur les diverses tumeurs
et hernies du cordon et de l'anneau ombilical, nous ne citerons qu'un
cas très intéressant observé et opéré par le Dr Tillmann, qui dit lui-même
n'en avoir jamais rencontré un pareil dans la littérature.

En 1881, un garçon âgé de treize ans, Auguste W. de Volkmarsdorf,
fut amené chez le Dr Tillmann par sa mère. L'enfant bien portant,
intelligent, l'air quelque peu anémié, avait à l'ombilic une tumeur,
grosse comme une noix, d'un rouge vif, recouverte d'une muqueuse.
L'attouchement, sans causer de douleur, faisait éprouver au patient un
sentiment de malaise. La tumeur paraissait sortir de l'anneau ombilical
par un pédicule très mince, mais ce n'est qu'en anesthésiant l'enfant
qu'on pouvait soulever la tumeur, la séparer du ventre et voir son attache ; elle était absolument irréductible et son volume restait le même
dans toutes les positions que le garçon prenait, dans tous les efforts qu'il
faisait. La surface de la tumeur sécrétait un liquide trouble, filant, à
réaction acide, mais il n'y avait pas trace d'un canal, d'une ouverture
quelconque ; la muqueuse était absolument continue, recouvrant la
tumeur entière ; le pédicule seul paraissait en être dépourvu. Tout

autour de la tumeur l'épiderme était macéré, comme un peu digéré par l'action du suc. La secrétion, relativement considérable, augmentait beaucoup par l'irritation de la muqueuse; on recuillait bien 2 à 3 cent. c. de suc en quinze minutes.

Au premier abord, le Dr Tillmann crut avoir affaire à un diverticulum de Meckel, donc à la muqueuse de l'intestin grêle, ou bien à un prolapsus de la muqueuse de l'ouraque avec fistule; cependant la réaction acide du mucus secrété, les digestions artificielles essayées avec lui, de même que plus tard l'examen histologique, prouvèrent bien que c'était la muqueuse stomacale qui recouvrait la tumeur; à 39º le liquide secrété dissolvait la fibrine, il s'agissait bien de pepsine. Le professeur Drechsel confirma par une analyse chimique précise que c'était la sécrétion des glandes à pepsine de l'estomac.

La mère racontait que le cordon ombilical avait été très gros et en forme d'entonnoir chez l'enfant et que la sage-femme l'avait tordu trop bas. Quatre ou six jours après la chute du cordon, une tumeur rouge, grosse comme une cerise, avait apparu à l'ombilic; elle avait augmenté les jours suivants et très lentement les années suivantes. Durant les derniers quatre ans il y a eu à peine augmentation sensible. Tout le temps, la même sécrétion. Après les repas la tumeur, augmentait des fois visiblement, la teinte rouge devenait plus vive, la sécrétion plus abondante, jamais d'excrétions de débris d'aliments, de matières fécales, ou de mucus d'odeur mauvaise. Le garçon se portant toujours bien demandait à être opéré à cause de la gêne que lui causait la tumeur et de la sécrétion continuelle. D'après tout cela le Dr Fillmann posa le diagnostic: hernie d'un diverticulum de la paroi stomacalere broussée, tenant à l'estomac par un mince pédicule, pas de communication avec la cavité abdominale et l'estomac, et procéda à l'opération.

L'enfant anesthésié, il trancha le pédicule au bistouri, arrêta l'hémorrhagie insignifiante au thermo-cautère, dans quelques jours le garçon guérit complètement et jouit depuis d'une santé parfaite. L'examen histologique fait par le professeur Weigert montra que la tumeur comprenait bien toute l'épaisseur de la paroi stomacale, la céreuse, la musculeuse au centre, pas de cavité, la muqueuse recouvrant le tout. De plus, l'examen des glandes prouva que c'est la paroi du pylore qui avait fourni le diverticulum. Le Dr Fillmann en conclut donc que le cas présent est une hernie congénitale dans le cordon ombilical d'une partie de la paroi stomacale pylorique, rebroussée de façon à avoir la muqueuse en dehors et la séreuse et la musculeuse au centre.

Enfin l'auteur croit que le mécanisme du rebroussement et de la hernie décrite serait absolument le même que celui qu'on admet pour les diver-ticulums de Meckel.

M. Wilbouschevitch.

II. Hernies.

CAS DE RÉDUCTION SPONTANÉE D'UNE HERNIE ÉTRANGLÉE, APRÈS INJECTIONS SOUS-CUTANÉES DE MORPHINE, par le Dr Zolitnisky, de St-Pétersbourg (*Wratsch*, n° 37).

Le malade, porteur d'un hernie crurale gauche depuis quelques années, s'adresse à l'auteur pour des phénomènes d'étranglement datant de dix-huit heures. De l'interrogatoire du malade il résulte qu'il y avait déjà eu des étranglements antérieurs, mais la réduction se faisait spontanément.

La tumeur, présentant le volume d'un œuf de poule, était très douloureuse et résistait à toutes les manœuvres de réduction ; piqûre de morphine pour calmer les douleurs. Une heure après, la tumeur était diminuée de moitié de son volume primitif et se réduisait facilement sous l'influence d'une pression très légère.

SCHREIDER.

HERNIE ÉTRANGLÉE, COMPLIQUÉE D'UNE MALADIE EXTRAORDINAIRE DU CORDON SPERMATIQUE, par J.-L. Atlee, M. D., Lancaster (*the American Journal of the medical sciences*, n° CLXIX, jan. 1883, p. 117).

Dans ce cas, le scrotum était considérablement augmenté de volume. A l'extrémité inférieure, il mesurait environ 39 centimètres de circonférence et descendait à la moitié de la cuisse. La surface du scrotum était sillonnée par de grosses veines fortement engorgées. La masse à la sortie de l'anneau inguinal était grosse comme le poignet, et le taxis ne produisait aucune diminution sur elle.

Quand le sac fut ouvert, un gros paquet de l'omentum se présenta, parcourant toute l'étendue du scrotum. Derrière cette masse, on a trouvé une anse formée par environ 16 centimètres d'intestin fortement étranglé. L'intestin présentait une coloration acajou, foncée, mais n'offrait pas de points ayant l'apparence « feuille morte ». Après la réduction de la hernie, une corde ayant l'épaisseur d'un crayon ordinaire et une longueur de 10 centimètres environ fit saillie de l'anneau inguinal. Plus bas, elle devenait plus grosse et très vasculaire, ressemblant à de l'omentum. Il existait un gros noyau de cette substance au fond même du scrotum entouré de plusieurs noyaux plus petits. Le tout était extrêmement vasculaire. Retirée du scrotum, cette masse mesurait 60 centimètres environ de longueur et pesait 384 grammes. Au niveau du testicule, cette masse devenait aussi petite qu'à sa sortie de l'anneau. Le testicule était atrophié et fixé au fond du scrotum. Le docteur Atlee a diagnostiqué une hypertrophie du cordon et de l'épididyme. Le tout a été enlevé, le sac nettoyé et les lèvres de la plaie rapprochées. La guérison s'obtint rapidement. L'examen histologique a démontré que la tumeur appartenait à la variété de lipomes connue sous nom de « lipome arborescent ». Nélaton et Curling font mention de tumeurs analogues.

Dr ROWLATT.

QUELQUES CAS DE KÉLOTOMIE, par **Sante Duce** (*Ann. univ. di med.*, août 1882, p. 105).

I. Homme de vingt-quatre ans, porteur depuis plusieurs années d'une hernie inguino-scrotale droite, étranglée depuis le matin. Après plusieurs tentatives de taxis, lavement de tabac, bain prolongé ; on fait l'opération le soir. Hernie entéroépiploïque; ligature et résection de l'épiploon; sur l'intestin, deux ulcérations en forme de fissure, longues de 1 cent. 1/2, distantes de 10 cent. l'une de l'autre, par lesquelles il sortait un liquide sanguinolent et d'odeur stercorale. Résection dans les parties saines d'une anse de 15 cent. de long ; hémorrhagie veineuse considérable, qui s'arrêta d'elle-même au bout de peu de temps. Établissement d'un anus artificiel. Il y eut ensuite une inflammation très vive du scrotum, qui céda rapidement. Réunion par première intention de la plaie et des bords de l'intestin ; l'anus artificiel fonctionnait très bien. Restait à le faire disparaître; on y arriva par la compression méthodique, la nourriture sèche et des lavements purgatifs doux. Le malade se sentit complètement guéri quatre mois après, porteur seulement d'une très petite fistule stercorale qui donnait passage, à de longs intervalles, à quelques gouttes de liquide.

II. Jeune homme de vingt et un ans, porteur d'une hernie inguinale congénitale, quoique apparue tardivement. Le testicule n'était pas descendu, il était arrêté au niveau de l'anneau superficiel. Kélotomie ; débridement du collet, réduction facile. Sort guéri un mois et demi après. — Quinze jours ne s'étaient pas écoulés qu'il revient à l'hôpital pour une nouvelle tuméfaction développée au niveau de la cicatrice; un matin, il avait vu un gros lombric perforer la peau, et il l'avait attiré au dehors ; en effet, il y avait en ce point un orifice irrégulier, de quatre millimètres environ de diamètre, d'où suintait un liquide d'odeur stercorale; la peau tout autour était rouge, érythémateuse, douloureuse. Pansement phéniqué. Quelques jours après, nouveau lombric. L'usage de la santonine empêcha de nouvelles apparitions de lombrics à la plaie inguinale. Enfin des cautérisations au nitrate d'argent de la fistule, la compression méthodique de l'aine, la diète sèche, amenèrent à la longue la guérison complète de la fistule stercorale.

III. Jeune homme de dix-neuf ans, portant depuis sept ans une hernie inguinale développée dans la tunique vaginale ; en raison de l'état général, opération vingt-quatre heures après le début des accidents ; entérocèle ; le testicule était contre l'anneau inguinal, caché par l'anse. Réduction facile. A la suite, entéropéritonite grave, puis pleurésie à gauche, enfin helminthiase, qui dura trois semaines; plusieurs lombrics passèrent par la plaie inguinale. Après un traitement énergique par la santonine et le calomel, cette complication disparut. Guérison complète.

CATUFFE.

Sur deux cas de hernies inguinales étranglées, l'une intrapariétale, l'autre inguino-interstielle, par **Faucon** (*Bull. de l'Ac. roy. de Belg.*, 1882, 3ᵉ série, t. XVI, nᵒ 7, p. 675).

L'auteur passe en revue les différentes opinions sur les causes, la disposition anatomique et le traitement de ces hernies, et, après une discussion approfondie, il pose les conclusions suivantes :

1ᵉ Le groupe des hernies inguinales, désignées sous le nom commun de hernies interstitielles, doit être cliniquement divisé en deux variétés : *a.* la hernie inguinale *intrapariétale; b.* la hernie inguinale *interstitielle* proprement dite, ou *inguino-interstitielle.*

2ᵒ Le hernie intrapariétale n'est que le second degré de la hernie inguinale commune; elle peut être surprise par l'étranglement avant d'avoir franchi l'anneau inguinal superficiel.

3ᵒ On peut la guérir, quand le taxis ordinaire n'a pas réussi, par le taxis *immédiat*, pratiqué au moyen du doigt dans l'intérieur du canal inguinal mis à découvert par le premier temps de la kélotomie.

4ᵒ La hernie inguino-interstitielle est celle qui, après avoir dilaté le canal et décollé les muscles, se loge dans l'interstice de la paroi abdominale.

5ᵉ La formation de cette hernie est liée à l'étroitesse ou à l'absence de l'anneau inguinal superficiel.

6ᵒ Cette disposition anatomique de l'anneau reconnaît d'autres causes que l'ectopie testiculaire; elle est assez fréquente chez la femme.

7ᵒ La hernie inguino-interstitielle étranglée ne doit pas être traitée d'emblée par la kélotomie; elle est susceptible de guérison par le taxis ordinaire, ou le taxis aidé de la chloroformisation.

Catuffe.

————————

Hernie ventrale. Tentative de cure radicale par le procédé de Simon modifié par le Dᵣ **Ephremovski**. (*Lietopici khirourgitcheskago obchtcherva* V. *Moskvié, mars* 1882, p. 44).

Le Dᵣ Ephremovski a rapporté à la Société une observation dans laquelle il a traité une hernie abdominale par le procédé de Simon. Son but était de compléter une communication antérieure faite à la même Société par le professeur Sklifosovski (*Annals*, t. IV, nᵒ 16, 1881).

Une jeune fille de quinze ans, appelée Rosalie Koubatchinska, se présenta à la clinique le 7 avril 1882. Elle avait eu cinq ans auparavant un phlegmon circonscrit de la paroi abdominale terminé par suppuration. La tumeur se montra dans le cours de l'année au niveau de la cicatrice qui avait suivi l'évacuation de l'abcès. Depuis lors, elle augmenta toujours de volume. Cette tumeur, qui siégeait a côté de la ligne un peu au-dessus et en dehors de l'orifice interne du canal inguinal du côté droit, était mobile et réductible. Les téguments qui la recouvraient étaient tendus, la solution de continuité de la paroi abdominale était parallèle à la direction des fibres du muscle oblique externe; elle avait 7 cent. de long,

2 de large et, après la réduction de la hernie, il était possible d'introduire quatre doigts dans la cavité du ventre et de sentir avec eux la vessie et l'utérus. L'auteur opéra par le procédé de Simon décrit dans l'ouvrage d'Hegar et Kaltenbach, et qui consiste à tailler un lambeau cutané ovalaire, à aviver les bords de la solution de continuité de la paroi abdominale, ensuite à invaginer dans la cavité du ventre une sorte de sac cutané ou, comme le dit le professeur Sklifosovsky, à faire un kyste dermoïde artificiel. Le procédé fut modifié par l'auteur de telle sorte qu'au lieu d'un lambeau ovalaire il en tailla se correspondant par leur extrémité la plus étroite et communiquant entre eux par un petit pont cutané intact ; il restait de la sorte deux ouvertures, une supérieure et une autre inférieure de telle sorte qu'il était facile de faire le drainage de la cavité artificielle. L'opération ne fut suivie d'aucun accident sauf d'un peu de suppuration de l'extrémité inférieure de la plaie ; celle-ci se réunit dans ses deux tiers supérieurs, de sorte qu'à ce niveau la solution de conti-. nuité de la paroi abdominale avait disparu ; mais elle persistait sur le 1/3 inférieur, de telle sorte que la hernie se fit de nouveau par cet orifice vingt-quatre jours après l'opération.

Dr THOMAS.

TROIS CAS DE HERNIE OMBILICALE, par **J. L. Reverdin**. (*Revue médicale de la Suisse romande*, 15 *janvier* 1882, p. 5.)

Le premier cas est celui d'une femme atteinte d'affection cardiaque chez laquelle une hernie ombilicale s'étrangle ; le taxis est impuissant. Deux ponctions faites dans le sac. L'opération est faite au bout de trente-cinq heures d'étranglement ; l'intestin est serré, mais non sphacélé, un peu de péritonite herniaire : sept jours après éclate une péritonite aiguë qui emporte le malade en trois jours ; le professeur Reverdin attribue la péritonite aux ponctions exploratrices, dont l'une d'elles au moins avait été pratiquée sans précautions antiseptiques.

Le second cas est celui d'une femme qui portait depuis dix ans une entéro-épiplocèle qui s'étrangle. La kélotomie est pratiquée au bout de vingt-quatre heures d'étranglement. L'opération est faite en suivant la méthode antiseptique rigoureuse. La guérison eut lieu en quinze jours.

Dans le troisième cas il s'agit d'une petite hernie épiploïque sus-om-bilicale irréductible. Le chirurgien pratiqua la cure dite radicale ; la gué-rison eut lieu le cinquième jour et s'était maintenue deux mois après.

DUBIEF.

HERNIE OMBILICALE ÉTRANGLÉE ; OPÉRATION ; INTERRUPTION DE DEUX HEURES NÉCESSITÉE PAR LE MANQUE DE CHLOROFORME ; NOUVELLE NARCOSE, OUVERTURE DU SAC. RÉDUCTION DE LA HERNIE. GUÉRISON, par le Dr **J. F. Ph. Heers**. (*Réd. Tijdschrift voor Geneeskunde*, 3 *juin* 1882.)

Au moment où l'auteur vit le malade la hernie était portée depuis

quarante-huit heures et le Dʳ Spruyt avait fait trois tentatives infructueuses de taxis. La malade est une dame de soixante ans. Au niveau de
la cicatrice ombilicale tumeur circulaire d'une circonférence de 10 centimètres environ.

La kélotomie fut faite le lendemain. La personne fut chloroformée.

Le sac découvert, on débrida; on se préparait à faire l'incision du sac
quand le chloroforme manqua (on en avait employé 150 gr.). Il fallait
au moins deux heures pour en aller chercher; le chirurgien aima mieux
laisser éveiller la patiente et attendre que de continuer l'opération sans
narcose. La plaie fut recouverte avec des éponges trempées dans une solution phéniquée chaude, et on exerça constamment une pression légère
avec les mains. Le chloroforme fut de nouveau donné et l'opération re-
commencée deux heures plus tard; on ouvre le sac; il contenait une
grande masse de graisse appartenant à l'épiploon et au-dessous des circonvolutions intestinales. On place une ligature de catgut sur un tampon
graisseux gros comme le poing et on sectionne au-dessous. La réduction
est encore impossible. Le chirurgien introduit alors le herniotome entre
l'intestin et le sac, et fait quatre incisions sur le collet. La hernie
rentre alors facilement. Deux plis faits sur les bords de l'orifice du
sac vide permettent de les affronter et de les suturer avec le catgut.
Réunion de la même manière de la plaie de la paroi abdominale, pas de
tube à drainage. Pansement antiseptique, guérison.

Dᴿ THOMAS.

CAS DE HERNIE AVEC KYSTES FIXÉS A LA PAROI DU SAC HERNIAIRE, par T. E.
Prewitt (Annals of anat. and surg., vol. VIII, 1883, p. 223).

Kystes multiples dont un grand et plusieurs petits, du volume total
d'un œuf de poule, à contenu séreux; fixés par un pédicule du volume
d'une plume de corbeau, à la paroi interne du sac. Difficulté de réduire
après la kélotomie. Ligature et section du pédicule, pansement soigné,
sans autres détails. Guérison.

L'auteur ne peut s'expliquer la présence ni le mode de formation de
ces kystes.

Dᴿ PETIT.

III. Anus.

IMPERFORATION DE L'ANUS AVEC CONFORMATION NORMALE DU RECTUM ET ISSUE
DU MÉCONUIM PAR UN ORIFICE CUTANÉ RÉTRO-SCROTAL, par M. Ramonet. (Archives générales de médecine, mars 1883, p. 257.)

Classiquement, on divise les imperforations de l'anus en trois classes:

1° Imperforations simples. (Rectum normal; anus obturé par les téguments ou par une valvule de muqueuse.)

2° Imperforations compliquées d'absence totale ou partielle du rectum.
(Le rectum est remplacé par un cordon fibreux imperméable.)

3° Imperforations compliquées de déviation du rectum qui va s'ouvrir dans un point autre que la région anale en formant un anus contre nature.

L'observation suivante ne rentre dans aucune de ces catégories, et a donné lieu à un procédé opératoire spécial intéressant à connaître.

Chez un petit garçon de trois jours, ne présentant aucun signe d'étranglement interne, on trouvait à la partie supérieure et postérieure des bourses sur le raphé médian du scrotum un petit orifice laissant sourdre le méconium à la pression. Un stylet introduit par cet orifice conduit au point où devrait anatomiquement se trouver l'anus : en ce point le périnée est uniformément plan, sans saillie et sans dépression.

En faisant saillir le bec du stylet au fond du trajet fistuleux, il a suffi d'inciser avec précaution la peau sur la ligne médiane pour que le doigt arrive à pénétrer dans un rectum normalement conformé. A la suite de cette opération, le trajet fistuleux s'est oblitéré de lui-même.

L'auteur conclut de ce fait que « l'issue des matières fécales par un orifice anormal cutané situé ailleurs que dans la région anale, est parfaitement compatible avec une conformation normale de rectum et n'implique pas absolument la déviation et l'ouverture contre nature de cet organe. »

AIMÉ GUINARD.

OCCLUSION CONGÉNITALE DU RECTUM, par **Tichenor** (in *The Orléans medical and surgical journal.* Vol. XI, n° 1, *juillet* 1883).

L'opération ne fut faite que seize jours après la naissance. L'état général était grave et le ventre tellement ballonné qu'il menaçait d'éclater. Un petit spéculum fut introduit dans l'anus et poussé fermement jusqu'à ce qu'il rencontrât une résistance. On l'ouvrit alors avec soin et il sembla que l'extrémité de l'instrument était appliquée contre une membrane. Celle-ci fut coupée transversalement d'un coup de bistouri. Immédiatement des gaz se précipitèrent au dehors avec une grande force. Une seconde incision perpendiculaire à la première fut faite et fut suivie de l'issue d'une grande quantité de méconium. Le ballonnement persiste encore pendant trois jours, mais l'enfant fut très soulagé d'abord et guérit.

HARTMANN.

DE LA FISSURE A L'ANUS, par le docteur L. **Deligay.** (*Archives générales de médecine,* janvier 1883, p. 54, et *février* 1883, p. 175).

Ce mémoire a été couronné par la société de médecine d'Amiens en 1881. Comme l'auteur le reconnaît lui-même, c'est surtout un résumé des documents les plus importants concernant la fissure à l'anus, plutôt qu'un mémoire original.

Dans un historique assez complet, l'auteur s'étonne de voir que Boyer ne cite pas l'article de Merat dans le *Dictionnaire des sciences médicales*

(1816) et fait remonter aux écrits de Boyer la connaissance exacte de la
fissure à l'anus.

Dans un second paragraphe, l'auteur signale les principales classifica-
tions des fissures qui ont été proposées, et adopte celle de Chassaignac
qui les divise en trois groupes : 1° les fissures simples; 2° les fissures
syphilitiques ; 3° les fissures sphinctéralgiques.

Puis il arrive à l'étiologie de l'affection, et insiste sur un point spécial.
On trouve en effet à la fin du mémoire deux observations dans lesquelles un accouchement a été l'origine manifeste d'une fissure à l'anus
avec tout son cortège symptomatique. On ne s'étonnera plus, avec cette
nouvelle donnée étiologique, de trouver la fissure anale plus souvent
chez la femme que chez l'homme, comme cela ressortait des statistiques
de Boyer, de Velpeau, de Vidal de Cassis et de presque tous les auteurs.

Il se ferait au moment de l'accouchement une éraillure de la muqueuse
anale distendue et tiraillée par la présence de la tête fœtale. Et pendant
les jours suivants, les lochies entretiendraient une inflammation plus ou
moins vive au niveau du point excorié.

Après une courte revue sur ce qu'on sait de l'anatomie pathologique de
cette affection, l'auteur insiste sur les trois éléments primordiaux de la
fissure à l'anus :

1° La fissure.

2° La contracture spasmodique du sphincter.

3° La névralgie sphinctérienne.

A propos de la contracture, il insiste sur la distinction à faire entre la
contraction spasmodique et la contracture (que M. J. Guérin appelle la
rétraction du sphincter) : la première cédant sous l'influence d'une pression digitale de quelques secondes et pendant l'anesthésie chloroformique,
tandis que la contraction ne cède jamais. Quant à la cause de ces violentes douleurs de la fissure l'auteur la place, comme M. Auclère, dans « une
fluxion lente et graduelle qui se produit dans la région anale, fluxion
déterminée par l'irritation que produit le contact des matières fécales sur
le fond de l'ulcération. »

A propos du diagnostic, l'auteur insiste sur la différence qui existe
entre la névralgie anale ou proctalgie et la fissure anale. Dans la première qui naît à des intervalles variables même en dehors des selles, on
trouve des irradiations douloureuses du côté du col vésical et de la prostate, et le mal peut céder brusquement après un cathétérisme de l'urèthre
ou une simple purgation. Rien de pareil dans la fissure anale avec sphinc-
teralgie.

Enfin dans un dernier paragraphe, il est longuement question du traitement médical et chirurgical de la fissure. On trouve l'indication
de toutes les pommades, la formule de tous les lavages qui ont été
préconisés depuis Boyer. Puis viennent les différents procédés chirurgicaux, l'excision, l'incision du sphincter, pratiqué par Boyer et modifié
par Blandin et J. Guérin, enfin la dilatation qui date de Récamier (1838).

Comme on le voit, ce mémoire n'est qu'un exposé de l'état de nos connaissances sur la fissure anale.

AIMÉ GUINARD.

ULCÈRE ET FISSURE DU RECTUM, par **F. w. Smith**. M. D. Syracuse. V. S.
(*The medical Record*. New-York, *septembre* 1, 1883, p. 234).

L'auteur croit qu'il existe un certain nombre de fissures et d'ulcères du
rectum qui passent inaperçus ou du moins sont pris soit pour des affections utérines chez la femme, soit pour des maladies de l'urèthre et de la
prostate chez l'homme.

Dans le premier cas cité par l'auteur il s'agissait d'un jeune homme
âgé de vingt ans qui se plaignait de douleurs très vives qu'il rapportait
au col de la vessie. Ces douleurs descendaient le long des cuisses et s'ir-
radiaient vers le sacrum. Ces souffrances avaient eu pour résultat d'é-
branler sa santé générale, et le moral en était sérieusement affecté. La
défécation était également douloureuse. L'examen du rectum donna lieu
à la découverte de deux ulcères, l'un sur la paroi antérieure, l'autre sur
la paroi postérieure. La dilatation progressive avec l'usage des supposi-
toires à l'iodoforme et à la belladone, eurent pour résultat la cicatrisation
des deux ulcères et la disparition complète de tous les autres symptômes.

Mme R... âgée de vingt-huit ans, forme le sujet du second cas. Elle
a l'apparence d'une bonne santé. A fait trois fausses couches. Elle paraissait vouloir faire une quatrième fausse couche à six mois lorsque le docteur Smith la vit pour la première fois. Il ne paraissait exister aucune
raison appréciable pour expliquer les symptômes actuels, pas plus que
les fausses couches précédentes. La malade a dit toutefois qu'elle avait
perdu parfois du sang par l'anus. L'examen du rectum fit reconnaître
l'existence de trois fissures. Une première dilatation fut effectuée de
suite et les fissures ont été cautérisées légèrement avec du nitrate d'argent. Le lendemain toute menace d'avortement était dissipée et la grossesse a suivi son cours jusqu'à terme sans autre embarras.

Le troisième cas est celui d'une jeune femme âgée de vingt-deux ans
qui se plaignait d'avoir des menstruations abondantes et douloureuses.
Cet état avait réagi sur sa santé générale. Il existait chez cette malade
un petit ulcère situé sur la paroi antérieure du rectum à peu près à
5 centimètres du rebord anal. La dilatation progressive et l'usage d'un
tonique ferrugineux eurent promptement raison et de son état local et de
son état général.

Dr ROWLATT.

LA LIGATURE ÉLASTIQUE DANS LES FISTULES ANALES, par le Dr **Beauregard**
(du Havre) (in *Journal des connaiss. médic.* 5 avril 1883, p. 105).

Nous trouvons en regard, dans cet article, deux fistules anales traitées

par la ligature élastique, et deux autres opérées par le thermo-cautère.
La comparaison de ces divers cas nous montre les indications propres à
chaque méthode, et leurs avantages respectifs; pour le thermo-cautère, la
commodité du maniement, la sécurité contre tout danger d'infection purulente, d'hémorrhagie, etc., la ligature élastique s'appliquant plutôt
dans les cas où l'anesthésie ne peut être employée, ou quand la lésion
est minime et de peu d'importance.

Dr LAURAND.

FISTULE CONGÉNITALE DE LA RÉGION ANO-COCCYGIENNE, par le Dr Paul Reclus,
professeur agrégé de la Faculté de médecine (*Gaz. hebdom.*, 28 avril
1882, page 273).

Aux cas déjà cités par M. Terrillon, Desprès, Heurtaux et Lannelongue de fistules congénitales dans le voisinage du sacrum, M. Reclus
en ajoute un autre qu'il a observé à l'Hôtel-Dieu, mais qui diffère des
précédents par sa situation même. C'est une véritable fistule borgne
externe, d'origine congénitale, siégeant dans la rainure interfessière entre
l'anus et le coccyx. La profondeur du trajet (0,05 cent.), son indépendance
de la colonne vertébrale, son siège en avant du coccyx, en font une affection distincte, d'une pathogénie obscure et d'un intérêt d'autant plus
grand que ce fait semble, jusqu'à ce jour, le seul qui ait été publié.

A. DAMALIX.

IV. — Pleurésie purulente.

CONTRIBUTION AU TRAITEMENT DE L'EMPYÈME, par Cabot (*the Boston med.
and surg. Journal.* Vol. CIX, p. 145, 1883).

L'auteur rapporte 14 cas dans lesquels il a pratiqué l'ouverture de la
cavité pleurale. Sur ces 14 cas, 11 guérirent; 2 fois la mort résulta des
progrès de la tuberculose pulmonaire; dans le troisième cas l'affection
datait de quatre ans, et la mort eut lieu vingt-trois jours après l'opération
sans que l'on pût en reconnaître la cause.

M. Cabot expose longuement la méthode qu'il a l'habitude de mettre en
pratique.

Il fait l'incision dans le huitième, et par exception dans le septième
espace intercostal, immédiatement en avant du muscle grand dorsal. Ce
lieu d'élection a plusieurs avantages : en ce point, la couche musculaire
est peu épaisse; l'ouverture est suffisamment basse pour être déclive dans
toutes les positions du corps, excepté quand le malade est couché sur le
côté sain; elle n'est pas trop comprimée dans le décubitus dorsal; elle
est assez haute pour que le diaphragme ne vienne pas l'obturer après
l'écoulement du liquide; enfin, elle est assez éloignée de l'épaule pour
permettre d'appliquer un bon pansement sans être gêné par le bras.

A l'aide d'une aiguille cannelée, dont il donne un dessin, le Dr Cabot pratique d'abord une ponction, puis sur la cannelure de l'instrument, il glisse le bistouri.

Le point essentiel est le pansement. Il faut se servir du pansement de Lister, appliqué de la façon suivante : 1° Deux tubes droits accolés et très courts, ne dépassant pas la paroi interne costale et coupée au ras de la peau ; 2° gaze chiffonnée trempée dans une solution antiseptique (eau chlorurée) ; 3° large makintosh ; 4° 12 à 15 couches de gaze sèche ; et enfin 5° une épaisse couche de coton ; le tout maintenu à l'aide d'une bande de flanelle ou de gaze. — Les avantages de ce pansement sont multiples ; il met à l'abri des accidents septiques ; sous son influence, l'écoulement diminue rapidement et devient séreux après trois ou quatre applications ; mais surtout, il favorise l'expansion du poumon. Par suite de la compression élastique que ce pansement exerce, l'air peut, sous l'influence de la toux, passer de la cavité pleurale au dehors, en soulevant les bords du makintosh ; mais sa marche en sens inverse est impossible. Le makintosh joue ainsi un rôle tout mécanique à la manière d'une valve qui permettrait le passage de l'air de dedans en dehors et non de dehors en dedans. La pression atmosphérique s'exerçant sur le poumon par l'intermédiaire des bronches, n'étant plus contrebalancée par une pression égale au niveau de la plaie, cet organe a beaucoup plus de tendance à se dilater et à reprendre son volume et sa situation. Le mode d'action de sa méthode de pansement serait très réel et très important, d'après l'auteur, et il lui attribue la guérison relativement rapide de ses opérés.

Quelque ancienne que soit la date du début de l'affection, on doit tenter l'empyème, et si l'on trouve le poumon entouré d'une coque fibreuse, empêchant son expansion, l'on devra pratiquer la résection partielle de plusieurs côtes.

G. CARRON.

SUR LE TRAITEMENT DE LA PLEURÉSIE PURULENTE, par le Dr Boragaoupte, in *Wratch*, n° 51, p. 861, 1882.

L'auteur présente 2 malades qu'il a guéris par l'empyème et, à ce propos, faisant l'étude critique du traitement de la pleurésie purulente, arrive aux conclusions suivantes :

1° Quand l'épanchement est récent, quand le poumon a encore conservé son élasticité, la ponction avec un gros trocart est simplement indiquée, suivie d'une injection antiseptique ;

2° Si le poumon, au contraire, a perdu son élasticité, si la paroi thoracique non rétractée est encore élastique, l'empyème est indiqué ;

3° Quand la paroi thoracique et le poumon sont rétractés, il faut faire la résection d'une ou plusieurs côtes.

Dr SCHREIDER.

Empyème aigu fétide, traité par l'incision de la cavité pleurale avec lavage abondant; guérison rapide, par G. **Buchanan** (*Glascow med. Journ.*, février 1883, p. 134).

Jeune fille de dix-neuf ans. Bonne santé jusqu'au 24 septembre dernier; à cette époque, douleur dans le côté gauche de la poitrine. Symptômes de pleurésie aiguë. Le 14 octobre, thoracentèse faite avec l'aspirateur, donnant issue à 70 onces de pus brun, foncé, putride, infect. Soulagement immédiat, puis reproduction de l'épanchement. Le 19, évacuation de 20 onces de pus encore putride, moins foncé et plus séreux.

Vingt-quatre heures après, le liquide s'est reproduit, l'empyème est pratiqué; les deux tubes de la canule double de Gooche (en forme d'X) sont introduits dans la plèvre; lavage avec 12 litres d'eau tiède mélangée de la liqueur Coudy. Drain large en caoutchouc.

Amélioration rapide, deuxième lavage le 11 novembre. Drain plus étroit de 6 pouces de long, retiré finalement le 22. Cinq semaines après l'empyème, guérison complète.

L'auteur fait remarquer que cette observation est intéressante, car les cas de pleurésie purulente aiguë, d'origine septique et gangréneuse, sans lésions du poumon ni d'aucun autre organe, sont exceptionnels. De plus, dans ce cas, les symptômes observés rappellent ceux de la « pleuritis acutissima » de Frœntzel, dont les exemples sont rares, sauf comme complication des maladies septiques; leur terminaison est le plus souvent fatale, même après une large incision.

G. CARRON.

Deux cas d'empyème chez des enfants, par Georges **Edebohls** (in *the Medical Record*, 26 janvier 1884, t. xxv, p. 93).

Dans le premier cas, il s'agit d'un enfant de deux ans et demi, qui est pris d'une pneumonie catarrhale aiguë droite en septembre 1882 et guéri en octobre. A cette époque, on constate une arthrite suppurée du genou qu'on traite par l'incision antiseptique. Un mois plus tard, l'arthrite était guérie. Mais en même temps survenait une pneumonie lobulaire gauche, suivie de pleurésie purulente, ainsi qu'on put le constater par une ponction avec la seringue hypodermique en novembre. En avril 1883, le liquide s'était résorbé sans traitement et le malade allait bien. Mais, en août 1883, il fut pris de tuberculose pulmonaire.

Dans le deuxième cas, il s'agit d'un enfant de deux ans et dix mois atteint de pneumonie, puis de pleurésie purulente en novembre 1882. Le 6 janvier 1883, on incisait le septième espace intercostal immédiatement au-dessous de l'angle de l'omoplate. L'opération fut faite sous le spray, un drain placé, et la cavité pleurale fut lavée avec une solution phéniquée au 1/100. Vers la fin de mars, le malade était guéri. En octobre 1883, il allait très bien.

Après avoir rappelé qu'un certain nombre de médecins ont parlé de la résorption spontanée d'un épanchement purulent, l'auteur arrive aux conclusions suivantes : s'il paraît bien établi que de grands épanchements pleuraux purulents peuvent être résorbés spontanément, s'ensuit-il que ce soit là ce qu'il y a de mieux à espérer ? Se fondant sur la longueur de temps nécessaire avant que le poumon ne se soit déployé, sur la facilité qu'il présente à subir des modifications pathologiques dans cet état de compression, on peut dire qu'il y a indication de ramener les choses en leur état normal le plus tôt possible. Il faut donc le plus tôt possible retirer le liquide par aspiration et, s'il se reproduit, inciser largement la paroi. West craint la suppuration qui suit l'incision, préférant des paracentèses répétées. Cette objection tombe devant l'introduction du pansement antiseptique avec lequel la suppuration est très peu abondante.

HARTMANN.

DEUX CAS D'EMPYÈME, par **F. H. Dillingham** (in *the Medical Record*, 8 mars 1884, t. xxv, p. 263).

Dans le premier cas, il s'agit d'un malade de vingt-six ans qui guérit complètement au bout de six mois avec une large incision de son empyème, un lavage à l'eau chaude et du drainage. Dans le deuxième cas, il s'agit d'un empyème pulsatile venu à la suite d'un pyo-pneumothorax. Le malade, passagèrement amélioré par l'opération, est mort épuisé un mois après.

HARTMANN.

PLEURÉSIE PURULENTE ET PLEUROTOMIE CHEZ LES ENFANTS, par **Valude** (in *Revue mensuelle des maladies de l'enfance*, t. I, p. 368, août 1883).

L'auteur préconise la pleurotomie et cite cinq observations (dont trois terminées par la mort). La méthode employée dans ces cas n'était pas la méthode antiseptique rigoureuse, on faisait des lavages quotidiens et même bi-quotidiens de la plèvre. A propos du manuel opératoire nous trouvons ici un précepte donné par M. de Saint-Germain : faire la pleurotomie au niveau de la dernière ponction exploratrice. L'incision cutanée est faite d'après les préceptes ordinaires, au niveau du bord supérieur de la côte; une sonde cannelée alors conduite dans la plèvre par l'orifice laissé par la ponction, recevra le bistouri qui divisera les parties molles intercostales avec la plus grande facilité et la plus complète sécurité.

HARTMANN.

V. — Vaisseaux.

HÉMATOME AXILLAIRE, par **K. Mac Leod**, AM. MD., professeur de chirurgie à l'Ecole de médecine de Calcutta (*the Lancet*, Jan., 22, 1881, p. 133).

Un Hindou âgé de quarante-cinq ans fut admis à l'hôpital le 16 septembre 1880, portant une grosse tumeur dans l'aisselle gauche. Il y avait deux mois qu'il s'était aperçu qu'il avait une petite grosseur dans l'aisselle.

Au moment de son entrée, cette tumeur avait le volume d'une noix de coco et occupait toute la région axillaire. La tumeur se prolonge un peu sous la clavicule en avant et en arrière jusqu'au bord axillaire de l'omoplate. Elle est lisse et la peau glisse facilement sur elle. Il y a de la fluctuation. Point de douleur, chaleur, ni de soufle, ni d'œdème. Pouls du côté gauche normal. Une ponction exploratrice a démontré qu'elle contenait du sang liquide.

Le 19 septembre, la tumeur fut enlevée au moyen d'une dissection minutieuse. Auparavant on a fait quelques ligatures préventives, et un anneau élastique d'Esmarch fut placé autour du bras en haut pour empêcher le retour de la circulation veineuse. La plaie fut pansée d'après la méthode antiseptique, aucune suppuration n'eut lieu et la cicatrisation était complète le 20 octobre suivant.

Le Dr Mac Connell donne la description suivante de la tumeur. Le sac a environ le volume de la tête d'un fœtus à terme. Il communique au moyen d'un orifice arrondi avec la veine axillaire. Le sac ne contenait que du sang liquide. On a trouvé sur sa surface interne une matière molle, rougeâtre, grumeleuse, facile à désagréger, mais la paroi du sac est lisse, est brillante, offre une structure presque identique à celle d'une veine. En somme, il n'est point douteux que le sac était formé par une dilatation d'une partie de la veine axillaire.   Dr ROWLATT.

RÉSECTION DE VAISSEAUX ARTÉRIELS ET VEINEUX, A LA SUITE DE LÉSIONS TRAUMATIQUES, par le Dr W. Baum (*Berliner klinisch. Wochenschrift*, 1883, p. 659).

W. Baum rapporte un cas dans lequel il eut l'occasion de réséquer une portion de l'artère et de la veine fémorales. La blessure portait sur la partie moyenne de la cuisse et avait atteint en même temps que la veine et l'artère un gros rameau vasculaire de cette dernière. Après ligature au-dessus et au-dessous, la résection fut pratiquée sur les trois vaisseaux et ne fut suivie d'aucun accident. W. Baum rapproche ce cas d'une autre opération pratiquée par lui et dans laquelle la résection des deux vaisseaux fémoraux fut faite au-dessus de l'origine de l'artère fémorale profonde. Dans ce dernier cas il s'agissait non d'une lésion traumatique, mais de l'extirpation de ganglions inguinaux consécutifs à un cancer de la verge.
                                                   H. GILSON.

BIBLIOGRAPHIE

DU MEILLEUR MODE DE TRAITEMENT DE LA PLEURÉSIE PURULENTE, par le Dr Aimé Guinard. Paris, 1884. Coccoz.

Depuis la *Revue critique* que nous avons publiée en janvier et février 1883 dans ce journal, sur la pleurotomie antiseptique avec un seul lavage, de nombreux travaux ont paru en France et à l'étranger sur ce sujet, et les observations, rares à ce moment, se sont assez multipliées aujourd'hui pour que la supériorité de cette opération sur les autres modes de traitement de la pleurésie purulente soit définitivement reconnue. Notre collègue et ami, M. Guinard, apporte une nouvelle pierre à cet édifice et nous sommes absolument d'accord avec lui sur le point essentiel de doctrine : la pleurotomie largement faite, précoce, et rigoureusement antiseptique, devra être désormais le seul traitement de la pleurésie purulente.

Le seul désaccord qui existe entre M. Guinard et nous, porte sur la question très importante des lavages, mais ce n'est qu'un malentendu : le petit nombre même des observations que nous avons pu recueillir ne nous permettait pas de dire, comme M. Guinard nous le reproche, que le lavage unique fût une pratique courante en Angleterre ou en Allemagne ; nous avons seulement voulu établir que les lavages répétés, qui nécessitent des précautions minutieuses que nous aurions voulu voir signaler par M. Guinard, favorisent la persistance d'une cavité pleurale en retardant mécaniquement son oblitération, et qu'il ne faut y recourir qu'en présence d'une complication pouvant compromettre la guérison (évacuation incomplète, fétidité du pus, etc.), quelle que soit d'ailleurs la proportion des cas dans lesquels ces complications se présentent. L'existence de fausses membranes dans la plèvre est une des causes les plus fréquentes qui nécessitent de nouveaux lavages ; nous l'avions signalée, et M. Guinard n'aurait pas dû prendre un cas de ce genre comme seule preuve pour démontrer l'inefficacité du lavage unique « à moins de circonstances exceptionnelles ».

Nous aurions voulu voir M. Guinard insister sur un point capital à notre avis, et trop souvent négligé ; nous voulons parler de la nécessité d'une évacuation absolument complète et continue du contenu de la plèvre ; cette condition essentielle n'est pas remplie dans la plupart des observations où l'on voit au moment des pansements s'écouler de la plèvre une cuillerée ou même un verre de pus.

En somme, les conclusions de la thèse de M. Guinard sont excellentes

M. H.

REVUE DES JOURNAUX

·

Annales de la Société de Chirurgie de Moscou, 1883. — J.-A. Chkott, Présentation d'un malade avec les suites de la nécrose phosphorique de la mâchoire inférieure. — Dr Drouginine, Démonstration des préparations d'un échinocoque du cou (de la clinique du prof. Sklifossovsky). — W.-A. Dobronravoff, Rapport sur les 2 premières années de l'hôpital pour les maladies des femmes et pour les femmes enceintes. — Dr M.-F. Woznessensky, Sur la question de la formation et de l'importance clinique des kystes spermatiques. — Dr P.-F. Sklifossovsky, Sarcome ostéo-cartilagineux de la hanche ; désarticulation du fémur. Guérison. — Dr W.-F. Lindenbaum, Observation clinique sur l'action antiseptique de l'iodoforme. — Dr V.-M. Ounkovsky, Néoplasme (chondroma myxomat.) développé dans la paroi antérieure du bassin (clinique du prof. V.-W. Sklifossovsky). — Dr A.-D. Kny, Un nouveau cas de gastrostomie pour rétrécissement cancéreux de l'œsophage. — Dr Kousmine, Résultats de la trépanation des os du crâne depuis l'introduction de la méthode antiseptique. — Dr A.-J. Oxeretzkovsky. Un cas de spasme musculaire congénital. — Sinisine, Epispadias et prolapsus de la vessie. — Kousmine, Sur la question des lésions traumatiques du système nerveux central. — *A.-V. Solovioff*, Un cas de kyste athéromateux entre le rectum et la paroi du bassin et son ablation. — *Dr Popoff*, Sur la question de la statistique chirurgicale. — *Dr Kny*, Sur la question des plaies cérébrales. — *G.-A. Starostitsky*, Cancer de la langue et du fond de la bouche. Destruction du cancer par des opérations répétées. — *Dr Kny*, Trépanation du crâne pour nécrose des os du crâne. — *A.-D. Kny*, Extraction d'un corps étranger de l'œsophage au moyen de l'œsophagotomie externe. — *Zaïaitsky*, Un cas d'amputation susvaginale de l'utérus pour cause d'un fibromyome interstitiel. — *A.-V. Solovioff*, Extirpation complète de l'utérus cancéré.

DEUTSCHE ZEITSCHRIFT FÜR CHIRURGIE (volume XVIII, 1er et 2o fasc.). — *Dr Fischer*, Un cas d'ostéite chronique des os du métatarse. — *Dr Th. Gies*, Études histologiques et expérimentales sur les maladies des articulations. IV. Traitement des plaies des cartilages (de l'institut pathologique du prof. A. Thierfelder à Rostock). — *Dr Karl Maydl*, Déchirures sous-cutanées de muscles et de tendons et fractures par arrachement sous-cutanées, en comparaison avec les mêmes lésions produites par causes directes et avec plaies. Fracture transversale de la rotule. — *Prof. Dr Lücke*, L'insuffisance traumatique du quadriceps femoral et les affections semblables de l'épaule et de la hanche. — *Dr M. Simmonds*, Tuberculose de la tunique vaginale du testicule. — *Dr Tillmann*, Prolapsus congénital de la muqueuse stomacale par l'anneau ombilical, et autres tumeurs et fistules ombilicales.

Tome XVIII, 1883. 3e et 4o fasc. *H. Wolgang Freund* (Strasbourg), les rapports de la glande thyroïde avec les organes sexuels de la femme. — *C. Kaufmann* (Zurich), le goitre rétro-pharyngo-œsophagien. — *C. Kaufmann* (Zurich), du traitement des fistules salivaires. — *J. Neudörfer* (Vienne), de l'anesthésie par le chloroforme. — *Doutrelepont* (Bonn), contribution aux traumatismes du cerveau. — *Maarer* (Coblentz), contribution à la question des indications de la résection et de la suture circulaires des intestins.

5e et 6e fasc. — *Georges Fischer* (Hanovre), baguette de carabine, en fer, dans le cerveau, guérison. — *Karl Jaffe* (Hambourg), de la tuberculose des os. — *J. Neudörfer*, de l'anesthésie par l'éther et par le protoxyde d'azote. — *Oscar Witsel* (Berne), contribution aux altérations secondaires dans le torticolis musculaire.

T. XIX, 1883, 1er fasc. — *Ludwig Pincus* (Kropelin), de la perforation de la vessie par un kyste dermoïde de l'ovaire gauche. — *Carl Stobwasser*, les becs-de-lièvre à la clinique chirurgicale de Gœttingue, d'octobre 1875 à juillet 1882. — *Edmond Rose* (Berlin), de l'extirpation des tumeurs abdominales bénignes (la laparectomie). — *F. Dumont* (Berne), des résultats de la distension des nerfs et de la résection nerveuse dans les névralgies du trijumeau. — *Louis Wolberg* (Varsovie), recherches critiques et expérimentales sur la suture nerveuse et la régénération des nerfs. — *Oppler* (Strasbourg), contribution à l'histoire de l'ether sulfurique et du chloroforme. — *Rose*, étude sur les anesthétiques. — *Fischer*, gomme de la face interne de la joue et de l'espace sublingual de la bouche. — *Le même*, papillome de la face. Guérison d'une fracture du maxillaire inférieur ayant exigé 5 mois de traitement. Commotion de la moelle épinière. Tumeur à échinocoque siégeant entre la vessie et le rectum. Le philosophe Leibnitz à propos des baraques (1714).

S. KAPLAN.

Le directeur-gérant, FÉLIX ALCAN.

Coulommiers. — Imprimerie P. BRODARD et Cie.

DES AMPUTATIONS SOUS-PÉRIOSTÉES

par le Dr NICAISE [1].

La question des amputations sous-périostées a subi un sort variable, depuis soixante-dix ans qu'elle est née ; préconisée autrefois
successivement par plusieurs chirurgiens, elle n'est pas entrée dans
la pratique, ce que l'on peut attribuer aux défectuosités des modes
de pansement des plaies, alors en usage. Aujourd'hui l'on peut
revenir utilement à cette méthode opératoire.

La première mention que l'on trouve des amputations sous-périostées est dans une courte note de Walther, de Landshut, en 1814.

Bruninghausen (1818), Sedillot (1839), signalèrent la pratique de
Walther, sans que leur opinion entraînât les chirurgiens de leur
époque.

La question entre dans une phase nouvelle en 1859, avec M. Ollier
qui l'étudie expérimentalement sur des animaux, et démontre
l'utilité de la conservation du périoste pour boucher le canal
médullaire et favoriser la réunion par première intention ; mais le
temps n'était pas encore venu où l'on pourrait observer sur l'homme
la réunion par première intention comme résultat régulier des opérations.

La suppuration presque constante des plaies rendait le plus souvent inutile la conservation du périoste ; aussi, malgré deux succès
obtenus par Symvoulidès, de St Pétersbourg (1861), le procédé est-il
considéré comme d'une valeur incertaine par M. Forget (1863), rejeté
par Desgranges, de Lyon, (1864), et presque abandonné par M. Ollier,
qui craint en outre, quand il réussit, le développement des ostéophytes. En 1867, le chirurgien lyonnais réservait la conservation du
périoste pour l'amputation du tibia au lieu d'élection.

Ensuite la question est étudiée de nouveau par d'autres chirurgiens. M. Trélat propose (1867) la conservation d'une manchette pé-

1. Communication faite au Congrès international des sciences médicales tenu à
Copenhague en août 1881.

riostée pour combattre la conicité des moignons; M. F. Poncet, en 1872, soutient la même idée dans un travail, dont une des conclusions est de « dénuder avec soin l'os de tout son périoste sur une longueur égale à celle du rayon du membre, moins la longueur de la manchette ». Dans plusieurs publications, en 1871, 72, 73, Houzé de l'Aulnoit insiste avec force sur l'importance de la conservation d'un lambeau de périoste dans les amputations, et publie plusieurs observations où cette pratique lui a donné de bons résultats chez les enfants.

D'autres travaux sont dus à Mosengeil (1873), Wahl (1873), Tripier (1873), Cuignet (1876), Parona (1877) et à Neudörfer, de Vienne, qui depuis plusieurs années déjà a proposé de faire les amputations sous-périostées par un procédé spécial consistant à dénuder l'os à travers une incision avant de tailler les lambeaux.

En 1874, M. Tizzoni, ayant repris les expériences faites par M. Ollier en 1859, a publié un travail important en faveur de la conservation du périoste dans les amputations.

Mais il fallait l'introduction, dans la chirurgie, de la méthode antiseptique de Lister, pour démontrer toute la valeur des amputations sous-périostées.

Aussi, dans ces dernières années, un certain nombre de chirurgiens ont-ils insisté davantage sur la conservation du périoste. M. Esmarch, de Kiel, la recommande dans son livre sur la *Chirurgie de guerre*; j'ai vu M. Wolkmann, de Halle refouler le périoste avant de scier l'os; j'ai vu M. Maas à Fribourg conserver le périoste et le maintenir sur la surface de section de l'os par un point de suture.

En France, M. Trélat fait depuis longtemps ses opérations suivant cette pratique; M. Ollier, s'appuyant sur les progrès de la chirurgie, est revenu à une opinion plus favorable aux amputations sous-périostées.

Considérant les résultats obtenus par la méthode antiseptique, qui donne en règle générale, la réunion par première intention, j'ai pensé qu'il y avait lieu d'étudier à nouveau cette question, et de chercher à généraliser la pratique des amputations sous-périostées. Depuis 1881, j'ai toujours fait les amputations en conservant une manchette de périoste et je n'ai eu qu'à m'en louer.

Il y a plusieurs manières de procéder. Les uns, après la section des lambeaux cutanés et musculaires, font une incision circulaire sur le périoste et le refoulent, dans une petite étendue, afin de ne pas couper l'os et le périoste au même niveau, afin d'avoir une petite portion de périoste qui recouvre la circonférence de la section de l'os.

D'autres taillent un lambeau de périoste, assez long pour recouvrir la surface de section, c'était le procédé recommandé par Houzé de l'Aulnoit.

D'autres enfin conservent une longue manchette de périoste qui vient former une sorte de capuchon sur l'extrémité de l'os.

C'est ce procédé que j'ai adopté.

Le point où l'os doit être coupé, étant marqué sur la peau, je taille en général deux lambeaux, dont la base se trouve à 4 ou 5 centimètres au-dessous de ce point, et ceci afin de laisser intacts les rapports du périoste avec les muscles, car l'on ne doit pas dénuder ou découvrir la surface externe du périoste à conserver. Celui-ci sera refoulé en même temps que les muscles qui le recouvrent

Les lambeaux étant relevés, j'incise circulairement le périoste sur l'os, je le détache tout autour de l'os avec une rugine, légèrement courbe sur le plat. Pour le refouler facilement avec les muscles qui l'entourent, il est utile de faire sur la manchette périostique une incision verticale qui permet de l'étaler et facilite la section de l'os. Quand on opère sur le fémur, cette incision est inutile, car en détachant le périoste de la ligne âpre, il se fait à ce niveau une solution de continuité qui permet le relèvement facile de la manchette.

Puis, l'os est scié et le périoste est rabattu sur l'os dont il doit recouvrir complètement la section. Si l'on a eu soin de conserver une manchette assez longue, ce résultat est obtenu, mais il faut bien savoir que le périoste se rétracte beaucoup, tant par le fait de l'action des faisceaux musculaires qui sont adhérents à sa face externe que par les qualités de son propre tissu. C'est pour tenir compte de cette rétraction, que je propose de conserver une manchette périostique ayant environ une longueur égale au diamètre de la section de l'os.

Pour éviter les effets de cette rétraction, l'on a conseillé de suturer ensemble les bords de la manchette du périoste, de façon à former un capuchon régulier qui recouvre l'os. Cette suture devrait être faite avec du catgut ou un autre fil absolument aseptique. C'est la pratique de MM. Esmarch et Maas.

Jusqu'ici je n'ai pas jugé utile de faire cette suture et la figure ci-dessous montre que cette pratique n'est pas indispensable; néanmoins, je pense qu'il est préférable de faire un point de suture.

Mais il est nécessaire de bien maintenir et comprimer le moignon afin d'immobiliser les lambeaux et d'empêcher la rétraction musculaire de se produire, car elle entraînerait le périoste et en formerait un bourrelet autour de la section de l'os, ainsi que l'a constaté M. Ollier dans ses expériences de 1859.

L'opération étant faite dans ces conditions, quel en sera le résultat?

Les expériences sur les animaux ont démontré à MM. Ollier et Tizzoni que le périoste adhère rapidement à la surface de section de l'os et qu'il se produit une lamelle osseuse qui oblitère le canal médullaire. Tizzoni a même constaté, chez les animaux, que quand il y avait suppuration du moignon, l'adhésion du périoste à l'os empêchait la propagation de l'inflammation au tissu osseux et au canal médullaire.

Voici ce que j'ai observé dans un cas : un homme de quarante-deux ans est amputé par moi de la cuisse, le 23 novembre 1881 pour une tumeur blanche du genou. Cet homme tuberculeux succombe le 22 décembre, vingt-neuf jours après l'opération, à une phlébite infectieuse qui m'a paru avoir pour point de départ, la ligature de la veine fémorale, faite avec un fil probablement mal préparé. Partout dans le moignon, sauf au niveau de la ligature et du drain, il y avait eu réunion par première intention.

Examinant l'état de la section de l'os, je trouvai qu'elle était recouverte complètement par le périoste épaissi, granuleux, ainsi que le montre la figure sur laquelle la ligne *f* représente la coupe du périoste et montre que le canal médullaire était obturé dans toute sa largeur, par une lamelle osseuse de 3 à 4 millim d'épaisseur (*e*). Cette lamelle était séparée du manchon périostique, par une couche de tissu conjonctif fin (*c*).

Cette pièce que j'ai conservée dans le musée de l'hôpital Laennec, et que j'ai présentée à la *Société de chirurgie* de Paris, est un exemple probant de l'utilité de la conservation du périoste dans les amputations, et de la rapidité avec laquelle se fait, même chez un homme de quarante-deux ans, l'oblitération osseuse du canal médullaire.

'Pareil résultat peut-il être obtenu par l'apposition sur l'os d'un lambeau de muscle et de tissu conjonctif; je ne le crois pas.

Il est démontré cependant, d'une manière incontestable, en particulier par les observations de MM. Le Fort et Trélat, qu'un lambeau musculaire peut se réunir à l'os par première intention; mais il n'en est pas moins indiscutable que le périoste est le meilleur tissu à mettre en contact avec l'os. J'ai examiné deux moignons, dans lesquels il y avait eu réunion immédiate du lambeau à l'os, sans conservation du périoste; le canal médullaire et les cavités du tissu spongieux n'étaient oblitérés que par une lamelle osseuse d'une minceur extrême qui était loin d'avoir l'épaisseur de celle que j'ai observée chez mon malade, quoique chez lui l'opération remontât

seulement à vingt-neuf jours. En outre, l'adhésion du périoste pré-
servera mieux le canal médullaire contre une inflammation développée dans un point du moignon. Chez mon malade, malgré la

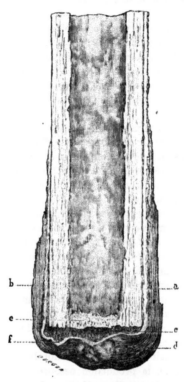

| Coupe verticale du fémur 29 jours après l'amputation.

a, Périoste qui va recouvrir la surface de section de l'os, où on le retrouve en *f*. — *e*, lamelle
osseuse de 3 à 4 mm. d'épaisseur, qui oblitère complètement le canal médullaire. — *c*, lamelle
celluleuse qui unit le périoste à l'ossification du canal médullaire. — *b*, *d*, faisceaux musculaires qui recouvrent le périoste autour du fémur et en face de la section de l'os.

suppuration qui existait autour du fil de la veine, il n'y eut aucune
irritation de l'os; M. Trélat a observé un fait semblable. Ainsi donc
les avantages de la conservation du périoste sont multiples :

L'os est en rapport immédiat avec le tissu qui physiologiquement
est le mieux fait pour lui.

La nutrition de l'extrémité osseuse est assurée; la réunion par première intention sur l'os, est plus certaine et plus rapide, et si quelque

inflammation légère survient dans le moignon, on peut espérer que
le périoste protégera l'os et le canal médullaire.

On peut croire aussi que par cette pratique, on atténue et on
retarde l'atrophie conique des os que l'on observe habituellement
dans les moignons.

Enfin. l'os étant recouvert par le périoste et les muscles qui adhèrent à la face externe de celui-ci, il ne contractera aucune adhérence
avec la cicatrice, et l'on aura un moignon souple, non douloureux, à
cicatrice mobile; moignon plus utile et qui rendra plus de service
au malade, que dans les conditions inverses.

Examinons maintenant si la conservation du périoste ne présente
jamais d'inconvénients.

Certainement elle en présente quelquefois.

Elle peut permettre le développement d'ostéophytes qui reconnaissent pour cause la suppuration de la plaie ou l'ostéite du bout
de l'os conservé, l'ostéophyte est alors une complication due à l'inflammation du périoste; hors ce cas il ne se produira pas d'ostéophytes chez l'adulte du moins.

La formation de ces ostéophytes est l'objection principale faite par
les adversaires des amputations sous-périostées.

Mais aujourd'hui, avec la méthode antiseptique, la réunion par
première intention est la règle, et le chirurgien peut se considérer
comme étant à peu près le maître de l'obtenir; dans ces conditions,
on ne voit pas d'ostéophytes, je n'en ai jamais observées chez l'adulte
depuis quatre ans que je pratique toujours les amputations sous-périostées. Chez l'enfant, on pourra avoir un certain renflement de
l'extrémité de l'os; mais s'il n'y a que l'irritation physiologique de
la cicatrisation, le renflement osseux sera peu considérable, si le
pansement est bien fait et le moignon immobile, et si l'on a pratiqué
la suture du périoste, la production osseuse sera régulière. Néanmoins je ne serai pas aussi affirmatif sur ce dernier point, mon expérience n'étant pas encore assez grande. Je laisse de côté les faits
d'Houzé de l'Aulnoit dans lesquels il y avait eu inflammation et ostéophytes. Mais la conservation du périoste pourrait peut-être, a-t-on
dit, jouer un rôle dans le cas où, chez l'enfant, l'os continue à croître
dans le moignon et tend à sortir à travers les parties molles. Le périoste conservé ajouterait son action à celle du cartilage de conjugaison et du développement interstitiel; MM. Verneuil et Kirmisson
ont, dans ces derniers temps, appelé de nouveau, l'attention sur cet
allongement de l'os.

On rencontre encore des ostéophytes dans d'autres circonstances. Il
arrive quelquefois que dans les amputations pour arthrites tubercu-

leuses chroniques, l'inflammation s'est propagée dans l'os, particulièrement à la périphérie du canal médullaire, formant une sorte d'*ostéite tubulaire*, surtout marquée à la partie interne de la substance
compacte, fait que j'ai constaté plusieurs fois. Cette ostéite peut être
peu intense, passer inaperçue à la surface de section, ou se montrer
seulement sous la forme d'un cercle rougeâtre placé entre la substance compacte et le tissu médullaire. La réunion par première
intention est obtenue néanmoins, mais l'ostéite évolue, l'inflammation gagne le périoste et les parties molles ; des fongosités, des
fistules se forment et en même temps le périoste conservé donne
lieu à des ostéophytes. On a signalé des cas de ce genre, ils ne
prouvent rien contre les amputations sous-périostées, car, dans
ces cas, le développement des ostéophytes est une complication
inflammatoire d'importance bien secondaire. En effet le moignon est
de nouveau malade, il faut intervenir contre l'ostéite et l'on enlève
les ostéophytes en même temps.

La chirurgie, grâce à la méthode antiseptique et à ses divers pansements, a fait des progrès si considérables, nous sommes devenus
tellement les maîtres de nos opérations que nous sommes à peu près
assurés de la vie de nos malades. Mais il ne nous suffit pas de les
préserver de la mort, ce qui, il n'y a pas bien longtemps encore,
devait être l'objectif principal des chirurgiens ; notre ambition est
plus grande aujourd'hui. Nous devons chercher maintenant à perfectionner jusqu'aux moindres détails de nos opérations. Puisque
la vie de notre amputé n'est pas en jeu, cherchons à lui donner
le meilleur moignon possible, le plus souple, le plus indolent, le
plus utile.

L'opération est sans doute un peu plus compliquée, un peu
plus longue, mais que nous importe, avec le chloroforme, avec la
méthode d'Esmarch, avec la forcipressure, avec la méthode antiseptique, avec le perfectionnement de nos instruments, nous arriverons
sûrement au but. Ce sont ces idées qui ont conduit bien des chirurgiens à adopter les amputations sous-périostées. Ce sont ces idées
qui m'ont engagé à préconiser aussi cette pratique.

OPÉRATION OSTÉOPLASTIQUE SUR LE PIED
D'APRÈS LE PROCÉDÉ DE WLADIMIROFF

Par le professeur **N.-W. SKLIFOSSOWSKY**, de Moscou [1]

Une nouvelle opération ostéoplastique sur le pied a été décrite en 1881 dans *Langenbeck's Archiv für klinische Chirurgie*, T. XXVI, p. 494.

Cette opération consiste en ce que la partie antérieure du pied est appliquée sur la surface de section de l'extrémité inférieure des os de la jambe, de telle sorte que la face dorsale du pied se continue en ligne droite avec la face antérieure de la jambe. La plaie guérie, le malade marche en appuyant sur les têtes des métatarsiens, les orteils étant dans l'extension forcée. L'issue favorable de cette opération fait naître la question de son opportunité, de son droit d'existence dans la pratique chirurgicale, et des processus pathologiques qui indiquent son application.

Les plaies et les ulcérations se cicatrisent quelquefois difficilement parce qu'elles ont un siège anatomiquement défavorable; ainsi par exemple pour obtenir la guérison d'une plaie transversale située sur la face antérieure du genou il faut empêcher pendant quelque temps la flexion; les ulcérations de la plante du pied persistent quelquefois pendant des années, tant que le malade marche.

Le talon est une de ces régions si défavorables à la cicatrisation d'une surface bourgeonnante; celle-ci est continuellement comprimée dans la marche, si le malade appuie sur la plante du pied, si au contraire, il cherche éviter cette compression en ne marchant que sur la pointe du pied et en le plaçant ainsi instinctivement dans l'extension forcée, la surface bourgeonnante est tiraillée et ce tiraillement persiste tant que l'articulation tibio-tarsienne reste mobile; la guérison définitive ne deviendrait donc possible qu'avec l'ankylose complète.

1. Traduit du *Bul. de la Société de chirurgie, de Moscou,* 1882, par M. WILBOUSCHEWITCH.

A la partie postérieure de la plante du pied, les lésions ne sont pas rares, on observe les plaies par traumatisme, les ulcérations n'atteignant que les téguments, ou bien dépendant de quelque lésion du calcanéum. Une des lésions fréquentes des os du pied, l'ostéite tuberculeuse ne frappe souvent qu'un seul os du tarse, ou bien elle en atteint deux ou trois, tout le reste du squelette du pied restant sain. Nous avons observé un cas d'ostéo-sarcome central du calca-néum chez un homme d'une quarantaine d'années.

Considérons donc le cas le plus simple ; si le malade n'a qu'une lésion du calcanéum seul, du calcanéum et de l'astragale à la fois, ou enfin de l'articulation tibio-tarsienne, et que cette lésion nécessite une intervention chirurgicale, on a le choix entre les procédés sui-vants : l'ablation partielle de l'os malade, la résection du pied d'après le procédé de Syme, l'opération ostéoplastique par le procédé de Pirogoff, et l'amputation de la jambe à son extrémité inférieure. Toujours, excepté dans le premier cas, le pied est sacrifié, tout en n'ayant qu'un ou deux os malades.

Nous ne sommes plus à l'époque où l'on pratiquait l'amputation de la jambe *in loco electionis;* on comptait parmi les indications de cette amputation l'avantage bien fictif que le malade avait d'être dé-barrassé de cette extrémité qui le gênait pour bien adapter sa jambe de bois, et on la pratiquait dans le cas ou le malade était estropié par une ulcération persistante du pied, et du talon en particulier. Faire perdre au malade dans des circonstances pareilles un membre relativement sain, c'est trop ; mais lui donner la possibilité de se servir dans la marche de son propre pied comme point d'appui, au lieu de la jambe de bois dont il est obligé de se servir comme un es-tropié, voilà ce qui est naturel et dicté au chirurgien par le senti-ment de l'humanité.

Le D. Jos. Mikulicz, en décrivant une nouvelle opération sur le pied, dit que depuis longtemps déjà il s'était demandé « s'il n'y avait pas moyen de conserver quelquefois dans des affections pa-reilles la partie saine du pied. » Mais nous croyons devoir rétablir pour la vérité historique, un fait oublié : l'idée de prolonger les os de la jambe par la partie antérieure saine du pied, appartient à un médecin russe. En 1872 déjà, si je ne me trompe, cette opération a été exécutée par le Dr Wladimiroff, à Kazan, pour les mêmes indica-tions et par le même procédé que dans le cas de M. Mikulicz, et en 1873, l'opération du Dr Wladimiroff, couronnée d'un parfait succès, a été l'objet de vifs débats au quatrième congrès des naturalistes et des médecins russes à Kazan.

Dans le cours de la dernière année académique, une opération semblable a été faite dans notre clinique. Le malade, Griboff Michaïl, âgé de trente ans, est entré dans le service dans l'état suivant :

Il avait sur le talon du pied droit un ulcère long de 6 centimètres, large de 4 centimètres et profond de 3 centimètres; le fond sale, les bords élevés, épithéliomateux. L'ulcère commençait à deux travers de doigts au-dessus de la tubérosité calcanéenne et se terminait sur la plante du pied au niveau d'une ligne qui croiserait la plante en passant par le milieu du cuboïde et du scaphoïde; dans le fond de l'ulcère on sentait l'os dénudé; la tubérosité calcanéenne était notablement effacée, le pied était dans l'extension, les mouvements actifs et passifs de l'articulation tibio-tarsienne étaient limités et si on les forçait un peu, il y avait du craquement. La jambe était enflée, la peau pigmentée, infiltrée et parcourue de veines dilatées.

Antécédents : parents bien portants, Griboff bien portant dans l'enfance. A l'âge de quinze ans, en glissant sur la glace, il s'est blessé à la tête, à la suite de quoi il a eu pendant cinq ans à intervalles divers, des douleurs dans le front et au-dessus des sourcils, tantôt d'un côté, tantôt de l'autre. Marié à vingt ans, cinq enfants, dont trois morts petits.

A dix-neuf ans Griboff vint à Pétersbourg et s'y occupa de travaux pénibles; il charriait des briques et autres matériaux de construction. En travaillant il s'écorcha le pied droit au niveau de la malléole externe; peu à peu la plaie augmenta et bientôt toute la jambe jusqu'au genou était enflée, l'ulcération s'étendit vers le talon et resta près d'un an dans cet état. Une année et demie après le début du mal, neuf ans avant d'entrer dans notre service, le malade commença à panser sa plaie à l'eau régale; elle augmenta, devint douloureuse, une suppuration abondante s'établit, des fragments d'os nécrosé se détachèrent quelquefois. En 1880, le malade fut soigné à la Clinique chirurgicale de la Faculté de Moscou. Après l'avoir quittée sans être guéri il alla à l'hôpital Petropavlowk, y resta quatre mois pour en sortir dans le même état.

Quand Griboff n'appuyait pas sur le pied malade, en marchant avec des béquilles pendant quelques mois, l'ulcère guérissait, pour reparaître dès que le malheureux recommençait à se servir de son pied droit; telle est sa triste histoire pendant neuf ans. Jeune, bien bâti, d'une santé parfaite, Griboff était estropié, privé de sa jambe droite.

Quelques jours après son entrée dans notre service, le malade eut une lymphangite de la jambe droite, ayant pour point de départ l'ulcération; elle dura quatre jours et il paraît que des lymphangites pareilles s'étaient répétées souvent d'après les neuf ans que durait la maladie ; c'est là probablement la cause de la pigmentation de la jambe.

On conseilla au malade de rester couché, la jambe élevée, et la cicatrisation fut bientôt obtenue, en faisant la compression sur l'ulcération ; mais cette guérison ne pouvait être durable, bien entendu le malade en avait fait l'expérience bien des fois. Nous lui proposâmes donc l'intervention chirurgicale et il consentit avec plaisir, en apprenant qu'après l'opération il serait en état de se servir de son pied.

L'opération de la résection partielle du pied par le procédé de Wladimiroff se fait de la manière suivante :

Le malade anesthésié est couché sur le côté gauche dans notre cas. Une première incision va d'un bord à l'autre de la plante du pied, en pénétrant jusqu'aux os, au niveau de la partie moyenne du scaphoïde et du cuboïde. Aux extrémités de cette incision se joignent deux autres incisions latérales allant jusqu'aux sommets des malléoles interne et externe ; une incision transversale immédiatement audessus de la tubérosité calcanéenne réunit enfin les deux dernières.

L'articulation tibio-tarsienne est ouverte par la dernière incision en arrière, le pied énucléé, les parties molles de la face dorsale sont séparées du squelette avec précaution, de façon à ne pas découvrir l'artère dorsale du pied. Puis vient l'énucléation du tarse sur la ligne de Chopart. L'opération est terminée par deux sections, passant l'une par la partie moyenne du cuboïde et du scaphoïde, l'autre immédiatement au-dessus de la surface cartilagineuse du tibia.

Nous trouvâmes les surfaces articulaires réunies par des fibres de tissu conjonctif dans l'articulation tibio-tarsienne et dans l'article de Chopart.

La surface de section des os du tarse est appliquée sur la surface de section des os de la jambe, de façon à ce que la face dorsale du pied se continue en ligne droite avec la face antérieure de la jambe. Deux sutures osseuses faites avec du gros fil (N° 4) réunissent les surfaces de section. Trois sutures profondes et d'autres superficielles réunirent les parties molles. La plaie est recouverte de gaze iodoformée (100 °/₀) ; la jambe et le pied sont maintenus dans leur position par deux atelles en plâtre, l'une antérieure, l'autre postérieure.

L'opération a été faite le 13 janvier 1882 ; le 18 janvier la température vespérale monta à 38,7° C., le lendemain elle redevint normale. A partir du 21 janvier la température vespérale monta régulièrement ; cet état dura jusqu'au 1ᵉʳ février, il dépendait de la formation

d'un foyer purulent sur le dos du pied, près de l'angle externe de
la plaie. L'ouverture de l'abcès fit retomber la température au niveau normal, et la cicatrisation de la plaie se fit sans autre complication. Elle est presque achevée actuellement et le malade marche
déjà depuis quelques jours en appuyant sur le pied opéré.

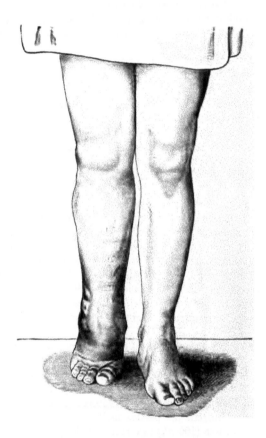

Une réunion solide s'est faite entre les surfaces de section, elle
correspond approximativement à l'endroit de la première incision
transversale. En prenant l'extrémité antérieure du pied avec une
main; en fixant avec l'autre la jambe au-dessus de la cicatrice, on
obtient de légers mouvements de flexion et d'extension, qui paraissent se faire au niveau de cette cicatrice. Mais il est facile de voir en

examinant plus attentivement, que ces mouvements se produisent
au niveau des articulations tarso-métatarsiennes ; cette mobilité ne
gêne pas la marche, tout au contraire, elle la rend plus légère,
croyons-nous , en prêtant quelque élasticité à la partie antérieure
du pied. Quand le malade appuie sur le pied droit, les orteils s'éten-

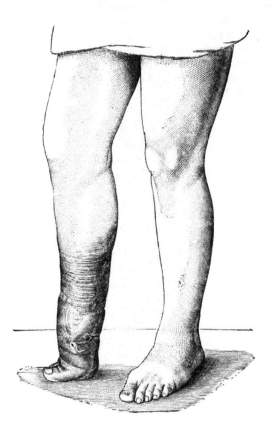

dent, le poids du corps porte sur les têtes des métatarsiens et la face
plantaire des orteils. La flexion des orteils se fait facilement, ce qui
a été obtenu par l'exercice quotidien, commencé aussitôt que la
réunion des os était assez solide.

Griboff ne marche pas encore très bien, mais on peut espérer que
l'habitude rendra sa démarche toujours plus ferme et plus libre.

La mensuration a montré une différence de 1 centimètre seulement entre les deux membres. Pour le membre droit nous avons pris la distance depuis l'épine iliaque antérieure supérieure et la tête et du premier métatarsien, dans la position horizontale du malade; pour la jambe gauche, distance de l'épine iliaque antérieure et supérieure au bord interne de la plante du pied au niveau du talon. Une différence aussi insignifiante dans la longueur des membres inférieurs ne peut pas gêner la marche; on peut y remédier facilement en élevant de 1 centimètre la semelle correspondante.

Et d'ailleurs, il est peut-être inutile de recourir même à ce moyen. le malade effacera la différence en abaissant instinctivement le côté correspondant du bassin.

DE FAUSSE RÉDUCTION DES HERNIES

*(Fausse réduction par refoulement de l'intestin sous le péri-
toine à travers l'incision pratiquée pour le débridement, dans
l'opération de la hernie étranglée),*

Par Paul BERGER

Chirurgien de Bicêtre.

(Suite [1].)

II. — Caractères anatomiques de la fausse réduction.

Il résulte des observations qu'on vient de lire que la mort a été dans tous les cas, sauf dans celui d'Arnaud et dans le mien, la conséquence de la fausse réduction; dans ce dernier même, la terminaison fatale est survenue au bout de dix jours, par l'aggravation des lésions pulmonaires produites par l'étranglement. L'autopsie a donc permis de constater dans onze de ces faits l'état des parties comprises dans la hernie.

L'on a pu voir d'ailleurs que les hernies crurales ont été presque aussi fréquemment le siège de l'accident qui nous occupe que les hernies inguinales (5 cas sur 12), contrairement à l'assertion de Streubel qui, jugeant d'après les faits qui lui étaient connus, avait avancé qu'on ne l'avait observé que dans les hernies inguinales. D'une façon générale, dans ces dernières, l'intestin refoulé sous le péritoine a le plus souvent été se loger en haut et en dehors dans le tissu cellulaire de la fosse iliaque; quand il s'agissait de hernies crurales, il a paru repoussé directement en arrière ou même en bas, soit dans le petit bassin, comme dans le cas de Hulke, ou derrière la symphyse pubienne, dans une des observations de Farabeuf, ou même contre la gaine des vaisseaux cruraux, ainsi qu'a pu le constater Aston Key.

La tumeur formée par les viscères retenus dans leur situation

---

1. Voir le numéro d'octobre de cette *Revue.*

anomale, examinée par l'intérieur du ventre, faisait parfois un relief notable recouvert par la séreuse péritonéale au travers de laquelle on pouvait voir par transparence les anses intestinales (cas de Zeis et de Berger).

La cavité de nouvelle formation où l'intestin était venu se loger, était formée d'une part par la face profonde des parois de l'abdomen, les muscles, les aponévroses ; d'autre part par la face externe du péritoine décollé de ces parois ; mais ses dimensions et, comme nous l'avons dit, ses rapports se sont montrés des plus variables. Dans le cas d'Ouvrard, dans un de ceux de Farabeuf et dans le mien, le décollement du péritoine n'était pas fort étendu ; souvent au contraire il était considérable : cela ressort des observations de Lawrence, de Zeis, de Max Schede et de Hulke : l'on se souvient de l'immense cavité qui, dans ce dernier cas, régnait entre le péritoine décollé et les parois pelviennes ; sa paroi postérieure était constituée par la séreuse doublée du fascia transversalis et par la vessie détachée du pubis ; en arrière de la symphyse elle s'étendait de l'artère épigastrique droite à l'artère épigastrique gauche ; le rectum en cotoyait l'extrémité droite et postérieure ; ce n'est pas le seul cas où l'intestin déplacé ait été refoulé jusqu'en avant de la vessie ; ce détail se retrouve dans l'observation de Textor et dans une de celles de Farabeuf.

Cette cavité d'une part s'ouvrait à l'extérieur par l'ancien trajet herniaire déshabité le plus souvent, ou renfermant encore des viscères, comme dans les cas de Hulke et de Max Schede où l'on ne put obtenir même les apparences d'une réduction ; d'autre part, elle communiquait avec la cavité péritonéale par un orifice que, dans la plupart des observations, il est facile de reconnaître pour le collet du sac. Cet orifice, que l'intestin traversait pour s'introduire dans la cavité accidentelle de réception, avait, dans presque tous les cas, été l'agent de l'étranglement : s'il se trouvait parfois modifié par les débridements qui avaient porté sur lui (cas de Zeis, de Farabeuf, de Berger), il était en général intact et étreignait fortement la portion d'intestin qu'il avait laissé passer ; dans le seul fait de Hulke il ne paraissait exercer aucune constriction sur elle.

Dans deux observations, nous relevons, au niveau de cet orifice profond, l'existence d'une circonstance anatomique spéciale qui peut rendre compte de l'insuccès des tentatives de réduction : le sujet observé par Textor était atteint d'une ectopie testiculaire du côté correspondant à la hernie, et le testicule retenu à l'orifice profond du trajet inguinal déterminait comme une sorte de valvule par laquelle l'intestin était étranglé. Dans la deuxième observation de Farabeuf, le cordon de l'artère ombilicale constituait une bride qui venait barrer la route à l'anse herniée lorsqu'on cherchait à la réduire, quoique cette bride fût assez mobile pour fuir sous le tranchant du bistouri.

La portion d'intestin comprise dans la hernie, sortait donc de la cavité péritonéale par cet orifice pour pénétrer dans le sac, et sortait du sac pour pénétrer dans la cavité accidentelle où elle avait été refoulée entre le péritoine et la paroi abdominale grâce à l'incision pratiquée sur le sac : cette incision résultant des tentatives de débridement, avait été agrandie et rendue irrégulière dans plus d'un cas par les tractions exercées sur ses bords, tractions qui avaient été parfois suffisantes pour déterminer un arrachement partiel du sac à l'union de son collet et de son corps. Les débridements avaient été faits avec libéralité, souvent multipliés, et, comme nous l'avons dit plus haut, s'ils n'avaient généralement pas atteint l'agent réel de l'étranglement, celui-ci dans des cas plus rares se trouvait largement intéréssé.

L'intestin refoulé dans le tissu cellulaire sous-péritonéal se trouvait coudé à angle droit dans sa nouvelle position, comme M. Farabeuf l'a constaté et figuré dans ses dessins, quelquefois même absolument replié sur lui-même. Ainsi que Zeis le fait remarquer avec raison, la persistance des phénomènes d'étranglement était le plus souvent due bien plus à cette coudure qu'au collet lui-même, qui pourtant étreignait encore l'anse herniée dans le plus grand nombre des cas.

L'intestin, malgré la constriction qui s'exerçait sur lui, ne présentait en général pas de lésion grave (il est probable néanmoins que dans le fait de Schede il y eut gangrène et perforation de l'anse herniée), mais il avait le plus souvent contracté des adhérences avec les parois de la cavité accidentelle où il s'était placé : ces adhérences inflammatoires récentes, qu'il fut assez facile de faire céder à l'autopsie, ne doivent pas être confondues avec les adhérences anciennes qui unissaient la surface de l'intestin à la face interne du sac ou à son collet dans les observations de Lawrence, de Key, de Zeis et dans la mienne. On conçoit sans peine que, fixée au collet du sac ou au voisinage, l'anse intestinale n'ait pu repasser l'orifice herniaire et se soit engagée dans la fausse route que l'incision du sac avait créée devant elle.

Dans l'observation qui m'est propre, l'intestin examiné douze jours après l'opération, présentait encore des modifications importantes, modifications procédant de l'étranglement qu'il avait subi, et qui, si le malade eût survécu, eussent pu mettre obstacle au cours des ma-

tières ; indépendamment des adhérences que cet intestin avait contractées avec la face interne de la poche celluleuse où il était situé,
les extrémités de l'anse jadis étranglée, présentaient encore un rétrécissement permanent bien qu'elles fussent libres dans le ventre et
le mésentère, épaissi et enflammé, fixait l'une à l'autre les deux
branches de cette anse, accolées comme des canons de fusil et présentant à leur jonction un éperon dû à l'adossement de leur face
mésentérique.

Dans les cas observés par Aston Key et par Zeis il y avait de l'épiploon dans la hernie en même temps que l'intestin ; il fut refoulé
avec l'intestin dans le tissu cellulaire sous-péritonéal par Zeis ;
Aston Key en pratiqua l'excision.

Dans un seul fait, celui de Lawrence, la cavité anormale ne renfermait qu'une masse énorme d'épiploon : la cause des accidents
d'étranglement est ici des plus obscures ; il est permis de penser
qu'ils étaient dus originellement à une anse intestinale, pincée avec
l'épiploon dans l'orifice herniaire et que le chirurgien aurait réduite
sans s'en apercevoir, tandis que l'épiploon adhérent aurait résisté
aux efforts de réduction pratiqués après l'ouverture du sac, et aurait
été dirigé par eux dans la cavité crée par le décollement du péritoine. Quant à la persistance des phénomènes fonctionnels de l'étranglement, malgré la réduction de l'anse intestinale, elle ne saurait
surprendre ceux qui ont vu succomber des malades à la suite de
l'opération de la hernie étranglée, et cela quoique l'étranglement
eût été levé, et malgré l'absence de toute complication péritonéale ;
mais l'observation de Lawrence très écourtée ne nous permet sur ce
point que des suppositions.

Le sac herniaire est, bien entendu, presque toujours vide ; pourtant, dans les cas observés par Hulke et par Max Schede, où l'on
dut renoncer à obtenir même l'apparence d'une réduction, il renfermait de l'intestin à l'autopsie.

Résumant ces constatations anatomiques, nous trouvons donc le
sac herniaire et le trajet de la hernie vides ; dans la partie la plus profonde de celui-ci se présente le coude que forme l'intestin, refoulé
soit dans le tissu cellulaire de la fosse iliaque, si c'est une hernie
inguinale ; soit derrière la symphyse du pubis, sur les côtés de la
vessie, dans le tissu cellulaire du bassin, si c'est une hernie crurale.
Il est encore étreint par le collet du sac, débridé ou intact, et il
pénètre au travers de la solution de continuité créée par l'incision
du sac ou par le débridement dans une cavité formée par le décollement du péritoine au niveau des points que nous venons de désigner ; le décollement se révèle à l'ouverture du ventre, par une

saillie que fait le péritoine pariétal recouvrant l'intestin dont on voit les anses se dessiner au travers de lui par transparence. Au centre ou sur les côtés de cette tumeur, un orifice, généralement circulaire, établit la communication entre la cavité péritonéale et la cavité sous-péritonéale accidentelle : c'est le collet du sac qui fixe et étrangle encore l'intestin au point où les anses contenues dans le ventre se continuent avec celles qui ont été refoulées dans le tissu cellulaire. Parfois une disposition anatomique particulière, le testicule en ectopie, un cordon fibreux comme celui de l'artère ombilicale, des adhérences de l'intestin avec le collet du sac, nous font comprendre l'obstacle que le chirurgien a rencontré au cours de l'opération, et la raison pour laquelle l'intestin, au lieu de se laisser remettre à sa place, est venu se loger dans la fausse route que les manœuvres et les instruments lui avaient préparée.

III. — Étiologie. — Causes et mécanisme de la fausse réduction.

L'étude anatomique des fausses réductions de l'intestin sous le péritoine peut faire pressentir le mode suivant lequel elles se produisent; nous trouvons en effet, dans presque tous les cas, un obstacle mécanique et persistant, soit le collet du sac qui n'a pas été sectionné, ou des adhérences qui retiennent l'anse intestinale herniée, ou bien encore une bride, une valvule, ou le testicule qui opposent comme une barrière, placée sur le trajet de la hernie, à sa réduction. D'autre part, l'incision du sac opérée pour le débridement, agrandie et dilatée par les tractions exercées sur le sac lui-même, au fond de laquelle le doigt, les instruments du chirurgien, cherchant à reconnaître et à lever l'obstacle inconnu, qui s'oppose à la réduction, créent une véritable fausse route aboutissant au tissu cellulaire sous-péritonéal; enfin comme cause effective, les pressions de plus en plus fortes exercées sur les viscères sortis de la cavité abdominale, pressions qui les contraignent, puisque la route par laquelle ils pourraient être remis à leur place se trouve encore barrée, de s'engager dans l'impasse qui s'ouvre devant eux. Mais avant de chercher dans l'examen détaillé des particularités qui se sont présentées au cours de chaque opération, la cause exacte et le mode de production de cette funeste erreur, j'ai à mentionner rapidement quelques circonstances étiologiques d'importance secondaire.

L'accident en question a été observé 12 fois; 7 fois dans l'opération de hernies inguinales, 5 fois dans celle de hernies crurales. Tous les cas de hernie inguinale en question, sauf un, se rapportaient

à des hommes; les cas de hernie crurale ont tous, sauf un, été observés chez la femme. Des hernies inguinales, 5 siégeaient à droite;
2 à gauche; des hernies crurales, l'une était droite, l'autre gauche,
dans 3 cas, le côté où siégeait la hernie, n'est pas indiqué (Arnaud,
Lawrence, A. Key). Cette sorte de fausse réduction n'a pas encore
été observée chez l'enfant; les âges extrêmes où elle s'est présentée,
furent vingt et un et soixante-treize ans. Sauf dans le cas d'Ouvrard,
où il est expressément dit que la hernie était très petite, elle présentait un volume moyen ou même considérable.

Des considérations plus importantes ont trait à l'ancienneté de la
hernie et à son mode habituel de contention : des 7 hernies inguí-
nales, 2 étaient congénitales; dans le cas dé Zeis, le testicule était au
fond du sac; dans celui de Textor, il était retenu à l'anneau inguinal
profond et il était la cause anatomique de l'étranglement; il est
possible également que, dans l'observation de Pelletan, il s'agit
d'une hernie congénitale de la variété vaginale funiculaire, car le
jeune homme qui en est l'objet avait vu sa hernie se développer à
l'âge de huit ans. On sait néanmoins que des hernies acquises se
montrent fréquemment dans la première enfance : ce qu'il faut
faire remarquer, c'est que l'origine congénitale d'une hernie se rat-
tachant presque toujours à la notion d'un orifice péritonéal situé très
haut et très étroit, on trouve dans ce fait une prédisposition analogue à celle que nous allons retrouver en parlant de l'ancienneté de
la hernie.

Dans les observations où celle-ci est notée, celles de Pelletan, de
Textor, de Hulke et dans la mienne, il s'agissait de hernies dont
l'origine remontait à plus de vingt ans; dans le cas de Zeis, elle était
plus récente (huit ans). Les autres observations manquent de commémoratifs sur ce point, mais en se reportant à la description de la
hernie, on peut acquérir la certitude que le plus souvent son apparition première avait dû être fort éloignée; ainsi des adhérences
anciennes entre le sac et l'épiploon ou l'intestin ont été trouvées
lors de l'opération chez les malades de Lawrence et d'A. Key; dans
les cas rapportés par Arnaud et par Ouvrard, il s'agissait d'un étranglement par le collet du sac; le malade de Schede portait à vingt et
un ans une énorme hernie scrotale qui, en raison de son volume,
devait être fort ancienne; seuls, les deux faits observés par M. Farabeuf ne contiennent aucune indication qui puisse nous éclairer sur
ce point.

La contention habituelle d'une hernie par un bandage, surtout
quand il s'agit d'une hernie ancienne, est la circonstance la plus
capable de favoriser le travail de retrait qui préside à la formation

du collet; aussi serait-il intéressant de savoir si l'étroitesse du collet du sac, chez les sujets en question, avait été préparée par le port habituel d'un appareil contentif; mais à part le cas de Zeis, où il est dit que la descente avait été régulièrement contenue dès son apparition, le mien, où le bandage était depuis quelque temps insuffisant et était porté sans sous-cuisses, et celui de Textor dont l'opéré avait, depuis quelques années, cessé de porter son bandage, l'histoire très écourtée des malades ne nous fournit aucune donnée.

Notons également que quelques-unes de ces hernies avaient été le siège d'accidents antérieurs; le malade de Hulke était sujet à des accidents d'étranglement, dont le taxis jusqu'alors avait eu raison : Textor dit que de temps en temps, chez le sien, des écarts de régime ou des efforts amenaient un état douloureux de la hernie qui, depuis quelque temps, ne rentrait plus complètement. Dans le cas que j'ai observé, la hernie sortait depuis quelques semaines très fréquemment sous le bandage, et elle était plus difficile à réduire. C'est une observation que j'ai été à même de faire en plus d'un cas chez les gens que j'ai eus à traiter pour des accidents d'étranglement survenus dans une ancienne hernie ; les malades m'ont mainte fois affirmé que dans les jours qui avaient précédé, la hernie était sortie à plusieurs reprises plus volumineuse que de coutume, sans cause appréciable, et qu'ils avaient éprouvé une difficulté croissante à la faire rentrer. Je ne fais qu'indiquer ces accidents prémonitoires de l'étranglement, dont l'interprétation est difficile à saisir, pour indiquer la nécessité qui s'impose au chirurgien de redoubler de précautions en pareille occurrence et même de conseiller parfois un repos au lit prolongé. Celui-ci m'a paru le plus sur moyen que l'on ait de s'opposer à cette évolution lente et dont la nature exacte nous échappe, qui paraît se produire dans la hernie, et amener peu à peu la constitution d'un étranglement définitif.

Si j'ai autant insisté sur les considérations précédentes, c'était pour montrer que dans la plupart de nos observations l'agent de l'étranglement était haut situé et étroit; que c'était le plus souvent, probablement au moins, le collet du sac; parfois la partie supérieure du conduit vagino-péritonéal, ou tout au moins, comme dans le cas d'Ouvrard, l'anneau inguinal profond. Cette circonstance réalise la première des conditions pathogéniques de la fausse réduction qui nous occupe.

Les autres particularités relatives à l'étranglement lui-même, ne présentent pas d'intérêt : tantôt il résultait d'un effort violent (Pelletan); tantôt d'un écart de régime (Textor); souvent il s'était établi sans aucune cause occasionnelle appréciable (A. Key, Berger, etc.). Le

début même des accidents n'est pas indiqué dans toutes les observations; au moment de l'opération, dans les cas où il est signalé, il
datait de quatre jours (Pelletan), trois jours (Textor, Berger), quarante-huit heures (A. Key, Schede), vingt-quatre heures (Ouvrard).

Mais la hernie, pendant cette période intermédiaire entre le début
de l'étranglement et l'opération, avait presque toujours été soumise à des tentatives de réduction. Celles-ci, dans l'observation qui
m'est propre, n'avaient été faites que par le malade, et il est peu
probable que la force et l'insistance avec lesquelles il les avait pratiquées eussent pu préparer la voie à une fausse réduction en relâchant les connexions qui unissaient le sac, son collet et le péritoine
adjacent, aux anneaux fibreux et aux aponévroses abdominales. Il
n'en est plus de même, lorsque le taxis a été fait et réitéré par
divers médecins ou par l'opérateur; dans certains cas même, le
doute se change en certitude; ainsi le malade de Textor avait été
soumis à des tentatives multipliées de réduction qui s'étaient accompagnées d'une diminution de volume que l'on avait prise pour l'indice d'une réduction partielle : l'autopsie, en démontrant que l'intestin était fortement étranglé, mit à néant cette hypothèse; cette
illusion était donc probablement due à un commencement de réduction en masse. Dans l'observation de Schede, l'influence du taxis
paraît encore plus certaine; on sait que ce chirurgien s'est fait le
défenseur du taxis forcé poussé à ses dernières limites. Aussi quoiqu'il ait cru devoir opérer d'emblée, lorsqu'il nous dit que d'énergiques efforts avaient été dirigés par plusieurs médecins avec l'aide du
chloroforme, sommes-nous autorisés à croire qu'on était allé aussi
loin dans ces manœuvres qu'il était possible d'aller. Ce fut probablement pendant ces tentatives que se forma chez ce malade, comme
chez celui de Textor, l'énorme décollement du péritoine, qui pouvait
admettre les deux poings, décollement si vaste qu'au cours de l'opération, Schede y introduisant le doigt, fut persuadé qu'il était dans
la cavité péritonéale.

La preuve que le taxis peut agir de la sorte, nous est donnée par
les exemples si nombreux de réduction en masse d'une hernie étranglée (réduction avec le sac sous le péritoine), que l'on observe à la
suite des efforts immodérés, tentés pour obtenir la réduction; elle
est fournie surtout par les faits, dans lesquels l'intestin fut refoulé
dans le tissu cellulaire sous-péritonéal, au travers d'une rupture du
sac produite par le taxis; faits en tout semblables à ceux qui nous
occupent, à part la circonstance, que dans ceux-ci, la solution de
continuité du sac procédait d'une incision pratiquée pour le débridement, tandis que dans ceux-là, la rupture avait eu lieu sous l'in

fluence des pressions sans qu'aucune intervention sanglante eût été tentée : ces faits ont été d'abord observés et mis en lumière par Birkett [1]; aux trois observations réunies par ce chirurgien, Streubel en a joint trois autres rapporté par Reid [2] et par Diffenbach [3]. De véritables violences, exercées sur la hernie pour faire rentrer l'intestin, semblent avoir eu pour effet, d'abord de refouler en masse la partie supérieure de la hernie entre le péritoine et la face profonde de la paroi abdominale, puis de faire crever le sac herniaire, au point correspondant au décollement de la séreuse qui s'était produit de la sorte, enfin de repousser, au travers de cette déchirure du sac, l'anse intestinale qu'il renfermait dans le tissu cellulaire sous-péritonéal. Dans quelques-uns des cas que nous étudions, le premier acte, le décollement du péritoine par une réduction en masse partiellement opérée. paraît seul être imputable au taxis; puis l'opérateur, s'apercevant de l'inutilité de ses efforts pour réduire, aurait ouvert le sac, débridé l'anneau externe, qu'il prenait pour l'agent de l'étranglement, et, sentant au delà de la paroi, l'espace libre, créé dans le tissu cellulaire sous-péritonéal par le refoulement au loin du collet du sac et du péritoine adjacent, il y aurait poussé l'intestin, en se figurant le replacer dans la cavité abdominale.

Mais quelque important que soit le rôle que puissent avoir, comme cause prédisposante de l'accident qui nous occupe, la disposition de la hernie, son ancienneté, la nature et la situation de l'agent de l'étranglement; comme cause efficiente, les violences du taxis, c'est à l'opération mal dirigée, qu'il faut revenir pour découvrir et suivre en quelque sorte, son mode de production. Trois fautes, dans presque tous les cas, ont été successivement commises par les chirurgiens et ont abouti au résultat désastreux que l'on connaît :

On a laissé subsister l'agent de l'étranglement;

On a préparé une fausse route ;

On y a refoulé l'intestin par des manœuvres mal conduites.

A. Dans presque toutes les autopsies, on a trouvé que l'agent de l'étranglement ou tout au moins l'obstacle à la réduction, n'avait pas été levé : le cas de Pelletan, la 2º observation de Farabeuf, seuls manquent d'indication sur ce point.

Tantôt c'était un rétrécissement à la partie supérieure du trajet inguinal (Ouvrard), tantôt et le plus souvent, le collet du sac qui n'avait pas été incisé (Arnaud, Lawrence, Key, Zeis, Hulke, Schede,

1. Birkett (*Medico-chir. Transact.*, XLII, p. 147 et suiv.).
2. Reid (*Prov. med. and surg. Journal*, 1849, cité par Streubel, *loc. cit.*, p. 97).
3. Diffenbach (*Operative Chirurgie*, vol. II, p. 546).

Berger); tantôt c'était un obstacle que l'on ne pouvait prévoir. une
valvule formée par le repli séreux qui enveloppait le testicule en
ectopie (Textor), le cordon de l'artère ombilicale (Farabeuf, 2ᵉ cas).

Ces obstacles persistant, toutes les tentatives de réduction, même
après l'ouverture du sac, devaient êtres vaines.

B. Le chirurgien a bien souvent préparé la fausse route où il a
repoussé l'intestin. En parcourant les observations, on est étonné en
effet de l'étendue et de la multiplicité des débridements auxquels on
a eu recours. Comme ceux-ci ne portaient pas sur l'agent de l'étranglement, mais sur un point placé au-dessous de cet obstacle, les
anneaux fibreux quand c'était le collet du sac qui étreignait l'intestin, l'anneau inguinal externe, alors que l'étranglement siégeait à la
partie supérieure du trajet inguinal (cas de Pelletan, d'Ouvrard, de
Zeis, de Schede), l'incision ainsi pratiquée, au lieu de faciliter le
retour des viscères herniés dans le péritoine, ne faisait que créer un
passage conduisant de la cavité du sac dans le tissu cellulaire ou
dans les espaces inter-musculaires voisins. Nous voyons ces débridements intéresser l'arcade de Fallope et la région inguinale, dans
certains cas de hernie crurale (Lawrence, Hulke); on les a portés à la
fois en dedans, en dehors, en haut, dans les hernies inguinales, et
l'on a été jusqu'à blesser l'artère épigastrique (Textor). L'opérateur
ne se contentant pas d'avoir ouvert de la sorte une fausse route, l'a
le plus souvent agrandie et en a facilité l'accès, soit en promenant de
côté et d'autre son bistouri caché (Pelletan), pour s'assurer qu'il n'y
avait pas d'intestin engagé entre lui et la partie à inciser, soit par
l'exploration réitérée, faite avec le doigt (Textor, Zeis, Hulke, Berger);
enfin par des tractions exercées sur le sac au moyen d'érignes ou de
fils qui le traversaient (Zeis, Berger). Toutes ces tentatives faites
pour découvrir la cause de l'irréductibilité et pour en triompher,
n'ont abouti qu'à rendre plus facilement accessible et plus large la
voie où les efforts de réduction, rencontrant toujours le même obstacle du côté du ventre, devaient fatalement refouler l'intestin.

C. La résistance poussée parfois jusqu'à la brutalité, avec laquelle
le chirurgien cherche à réduire un intestin qui ne veut pas rentrer,
qui, lorsqu'on parvient à en repousser dans la profondeur quelques
anses, est remplacé par de nouvelles circonvolutions sortant du
ventre, est le dernier et le principal facteur de cet acte complexe,
dont le produit est la substitution d'un étranglement interne à un
étranglement externe. L'observation de Textor en est un exemple;
mais il n'est pas toujours besoin d'exercer de violence pour faire
glisser l'anse étranglée dans le tissu cellulaire sous-péritonéal; et
quand la cavité accidentelle où il peut se loger, a été bien préparée

par l'introduction répétée du doigt, les tractions exercées sur le sac, et toutes les manœuvres qui ont pour effet de relâcher les connexions celluleuses de cet organe, une pression très douce et très modérée peut suffire, comme dans le cas d'A. Key et dans le mien. Peut-être le sens suivant lequel on exerçait la pression doit-il être incriminé dans quelques cas, mais il est difficile de s'en rendre compte; quand on éprouve quelque peine à faire rentrer l'intestin après un débridement que l'on croit suffisant, on varie les efforts et on tente la réduction un peu dans toutes les directions, pour choisir celle où l'on trouve le moins de résistance. Les autopsies néanmoins qui nous montrent que l'intestin était refoulé en haut et en dehors, dans le plus grand nombre de cas de hernies inguinales, directement en arrière, dans les hernies crurales, semblent indiquer que les efforts avaient été généralement dirigés dans le sens où l'on est convenu de les faire agir.

IV. — Symptômes qui accompagnent et qui suivent la fausse réduction de l'intestin sous le péritoine.

La fausse réduction de l'intestin sous le péritoine s'annonce au moment même où elle s'opère, par un ensemble de caractères qui ne peuvent manquer d'attirer l'attention d'un chirurgien judicieux, familier avec l'opération de la hernie étranglée et prévenu de la possibilité d'un semblable accident.

Ultérieurement, la persistance des phénomènes de l'étranglement en lui montrant que le but de l'opération n'a pas été atteint, devrait l'engager à rechercher la cause de son inefficacité; mais il est inutile de dire à quel point il importe de ne pas laisser cet ordre de preuves se produire, et de savoir aussitôt reconnaître que l'on a fait fausse route au cours de la réduction, si les difficultés du cas particulier ou quelque faute contre les règles de l'opération vous y ont conduit à votre insu.

Or, les sensations insolites auxquelles donne lieu le refoulement de l'intestin, ont quelque chose de caractéristique, et je ne saurais mieux faire que de citer textuellement sur ce point, l'appréciation de Pelletan : « J'éprouvai, dit ce chirurgien, une impression extraordinaire lorsque je fis rentrer l'intestin, et je l'ai dépeinte en disant que j'avais *repoussé l'intestin au delà de l'anneau.* Lorsque l'intestin est réduit convenablement , il ne faut que le presser entre les doigts; il fuit, pour ainsi dire, ou semble se précipiter dans le ventre ; mais comme une disposition intérieure, telle que le volume des autres intestins, un amas de matières dans la portion la plus voisine de l'anneau, ou toute autre circonstance analogue, peuvent faire varier le mode de la rentrée de l'intestin, j'ai été peu frappé du vice de la réduction, et mon doigt introduit dans le ventre ne m'ayant rien témoigné d'extraordinaire, je l'ai crue exacte et régulière. »

La difficulté de la réduction qui force l'opérateur à multiplier les débridements et les pressions sur l'intestin, peut, comme dans les cas de Hulke et de Max Schede, où une partie de l'intestin dut être laissée dehors, se changer en une impossibilité absolue; l'anse intestinale parfois résiste tant aux efforts qu'on l'a vue menacée de se rompre (Zeis). Dans certains cas, alors que le chirurgien croyait réduire l'intestin étranglé qu'il refoulait seulement sous le péritoine par l'incision pratiquée sur le sac, de nouvelles portions de ce viscère sortaient par l'orifice herniaire agrandi par des débridements multipliés et remplaçaient les premières dans le sac (Textor, Zeis). Ce doit être là des exceptions. Voici dans le fait qui m'est propre ce que je remarquai : pendant que je pressais sur l'intestin, le sac ouvert étant saisi et fixé au moyen de pinces à pression continue, et que, sous mes efforts, je le voyais et le sentais diminuer de volume et se laisser refouler de plus en plus vers les parties profondes du trajet herniaire, il me semblait qu'il ne se réduisait en quelque sorte qu'à regret ; sa surface restait ferme et aussi tendue qu'au début, rien de son contenu ne me paraissait avoir été refoulé dans les bouts inférieur ou supérieur ; or, dans une réduction bien faite, la rentrée de l'intestin est en général précédée par la rentrée des matières qu'il renferme, par la diminution de sa tension intérieure et par l'affaissement de ses parois. Comme l'a dit Pelletan, au moment où il ne reste plus à l'orifice herniaire qu'une pointe intestinale, celle-ci s'enfuit en quelque sorte et disparaît d'elle-même, attirée dans le ventre comme par une force invisible qui n'est autre que la traction exercée sur elle par le mésentère. Au contraire, lorsque j'eus refoulé l'intestin à l'orifice inguinal profond, il me fallut encore le repousser au delà en employant pour le lui faire franchir la même force et la même insistance que j'avais dû mettre en usage pour l'amener jusque-là.

A cette difficulté de la réduction, vient se joindre, lorsque le refoulement graduel de l'intestin l'a rejeté derrière la paroi abdominale, un autre caractère non moins important : le doigt, introduit dans le trajet herniaire ne pénètre pas librement dans le ventre. On sent, au delà des anneaux, l'anse intestinale et l'on reconnaît sa surface élastique et tendue; on peut avec quelque attention apportée à cet examen, se convaincre qu'elle n'est pas mobile, libre dans le péritoine; mais qu'elle est fixe et qu'elle se présente au doigt qui la touche, toujours dans la même situation et dans les mêmes rapports.

Cette circonstance est notée dans plusieurs observations. Arnaud, chez l'opéré de M. de Manteville, dit qu'ayant introduit son doigt dans le ventre, il sentit l'intestin qui avait été réduit, extrêmement durci par les vents qu'il contenait. Dans l'observation de Textor, malgré la réduction il était toujours possible de voir et de sentir l'intestin « ce qui n'est point le cas, ajoute cet auteur, lorsque la réduction s'est faite franchement. » Chez la deuxième malade dont M. Farabeuf rapporte l'histoire, après chaque pseudo-réduction il restait une petite saillie molle et dépressible qui n'était autre que le coude formé par l'anse intestinale recourbée devant le cordon de l'artère ombilicale. J'eus pour ma part cette sensation de la façon la plus nette au point que je pus douter que je n'eusse fait une fausse réduction. Ce n'était pas la première fois en effet que j'avais occasion de la percevoir, et quoique dans le cas où je pus d'abord la constater, la guérison du malade n'ait pas permis de s'assurer de la nature exacte des accidents, il m'a toujours semblé impossible de les rapporter à autre chose qu'à une fausse réduction. Voici le résumé sommaire de ce fait qui, je le crois, a été publié par M. Desprès :

Je fus appelé à l'hôpital Cochin en 1877, pour opérer un homme d'âge moyen, atteint d'une hernie inguinale gauche étranglée et très serrée en apparence. Après avoir ouvert le sac je débridai en haut et en dehors (la hernie était fort oblique) ; mais quoique ce débridement eut été large, je ne pus réduire l'intestin qu'avec une extrême difficulté. Je me souviens encore que, refoulé tout à fait à l'orifice supérieur du trajet inguinal, il résistait encore aux pressions que j'exerçais sur lui ; et qu'alors même que je l'eus repoussé au-delà de cet anneau, et que j'eus pu constater qu'il était replacé en dedans de la paroi abdominale, je pouvais continuer à le sentir avec le doigt. Je fis la faute de m'en tenir à ces apparences de réduction et je fermai la plaie. L'opéré resta 10 ou 12 jours encore avec des phénomènes persistants d'étranglement moins pressants, il est vrai, bien qu'il continuat à vomir de temps à autre et qu'il ne rendit par l'anus ni matières ni gaz. Vers le 10e jour une fistule stercorale s'ouvrit dans la plaie et presque aussitôt le cours normal des matières se rétablit à son tour, de telle sorte qu'au bout de quelques mois le malade était guéri même de sa fistule.

Cette difficulté de la réduction, la possibilité de sentir l'intestin au fond de la plaie, la persistance des accidents d'étranglement, enfin la production d'une fistule stercorale au bout de quelques jours, ne peuvent s'expliquer ici que par une fausse réduction, quels qu'aient pu être le mécanisme de cette dernière et la nature de l'obstacle.

Aussi retrouvant les mêmes caractères au cours de l'opération dont j'ai donné la relation, je ne pus douter que je fusse en présence d'un de ces cas que le travail de M. Farabeuf m'avait fait connaître et où l'intestin est refoulé entre le péritoine et la paroi abdominale ; c'est ainsi que je pus, comme l'avait fait Arnaud, reconnaître l'erreur qui avait été commise ; mais moins heureux que ce dernier je ne la corrigeai qu'en partie.

Ainsi, et l'on ne saurait trop insister sur ce point, la grande difficulté de la réduction, la résistance que l'anse étranglée oppose jusqu'au dernier moment au refoulement, la possibilité, même après la réduction apparente, de la voir et de la sentir dans les parties profondes, tels sont les signes des fausses réductions qui nous occupent.

Parfois néanmoins ils peuvent être incomplets ou même manquer. Dans le fait d'A. Key il est dit que la réduction fut facile, dans un certain nombre d'autres (Zeis, Hulke, Max Schede), le doigt introduit dans le ventre pouvait s'y mouvoir librement et n'y rencontrait que de l'intestin libre. Il faut remarquer que, dans ces cas, les tentatives de taxis avaient été violentes et prolongées ; que, chez le malade de Key, il y avait eu une première réduction en masse de l'intestin avec le sac, que le décollement du péritoine était fort étendu, et qu'il se trouvait une cavité accidentelle formée dans le tissu cellulaire, tout prête à recevoir l'intestin. Il n'y a rien d'étrange à ce que, celui-ci tombant en quelque sorte dans une fausse route préparée à l'avance, il n'ait pas été nécessaire d'employer une grande force pour l'y repousser, qu'il ait pu y conserver une certaine mobilité, et que le doigt, prenant cette cavité pour la cavité abdominale, ait pu avoir la sensation d'anses libres et mobiles se déplaçant autour de lui. Pourtant la première fausse réduction dans le fait d'A. Key, les violences du taxis et l'impossibilité de tout réduire dans ceux de Hulke et Schede, auraient dû attirer l'attention de l'opérateur et l'engager à acquérir la parfaite conviction que la réduction était réellement obtenue.

Est-il besoin de rappeler la confirmation que l'évolution interrompue de l'étranglement donnerait aux présomptions nées de la difficulté de la réduction ?

Tous les malades, sujets de nos observations sont morts, sauf celui d'Arnaud chez lequel cet ingénieux opérateur découvrit la cause des accidents et les fit cesser. Ce fut la persistance de l'étranglement qui révéla l'existence de l'obstacle, et l'exploration digitale faite par Arnaud qui permit d'en préciser la nature, fait d'autant plus méritoire pour ce dernier, que le cas n'était plus récent et que le diagnostic, toujours difficile, est moins aisé pour un autre chirurgien que pour celui qui a commis l'erreur et qui peut mieux que tout autre remonter à sa source. Moins favorisé que cet auteur je ne pus reconnaître la faute où j'étais tombé, et y remédier que partiellement. On sait que mon opéré succomba le 10ᵉ jour seulement, par le fait de complications pulmonaires, après avoir vu se rétablir le cours des matières intestinales ; cependant, et quoi qu'après avoir levé l'étranglement, j'eusse pu introduire mon doigt dans le péritoine et y sentir l'intestin libre et mobile, la fausse réduction demeurait en partie : l'intestin n'était plus étranglé, le collet du sac ayant été largement divisé, mais une partie de l'anse était encore située entre le péritoine et la paroi, fixée ce point par des adhérences récentes. On voit la tendance qu'a l'intestin à garder la solution anormale où on l'a contraint à se loger, une fois le péritoine décollé, et la multiplicité des précautions dont il faut s'entourer pour éviter de retomber à nouveau dans la voie mauvaise où, comme dans toutes les fausses routes, on a d'autant plus de tendance à s'engager qu'on y est entré une première fois. Quoique chez mon malade, l'intestin ne fut plus étranglé, il était dans les conditions les plus favorables à la production d'une occlusion ultérieure, coudé sur lui-même et formant un éperon, maintenu d'ailleurs par les adhérences qui fixaient sa surface au fond du cul-de-sac sous-péritonéal d'où je ne l'avais qu'incomplètement fait sortir.

Quoi qu'il en soit, la continuation des accidents sera presque toujours la conséquence de la fausse réduction. Mais il importe de ne pas attendre que cette sorte de preuves vienne s'ajouter aux présomptions que les particularités inhérentes à l'opération elle-même ont pu faire naître. Sans parler de la perte de temps qui en résulterait, perte irréparable en matière d'étranglement herniaire, la cause et la nature des désordres seront d'autant plus obscures que l'on s'éloignera davantage de leur origine, et les moyens que le traitement chirurgical peut leur opposer, d'une application plus difficile et plus incertains dans leurs résultats. Éviter avant tout, reconnaître avec certitude, enfin faire cesser sans retard l'enclavement de l'intestin dans la position anormale, telle est la conclusion à laquelle doit aboutir cette étude.

V. — Conclusions pratiques.

I. Pour éviter de refouler l'intestin étranglé dans le tissu cellulaire sous-péritonéal au lieu de le remettre dans le ventre, le chirurgien qui opère une hernie devra tout d'abord se rappeler que cet accident est le plus souvent résulté de ce que le débridement n'avait pas porté

sur l'agent réel de l'étranglement, mais sur les parties situées au-
dessous ou autour de lui, l'anneau inguinal externe quand l'anneau
inguinal interne causait la constriction, les anneaux fibreux, quand
c'était le collet du sac qui étranglait l intestin. Il se souviendra qu'a-
près ce débridement plutôt mal dirigé qu'insuffisant , ce furent
des pressions trop fortes et trop prolongées sur un intestin *qui
résistait*, qui l'ont repoussé dans sa situation anomale. Accessoirement il faudra toujours avoir présent à l'esprit, que les tentatives
immodérées de taxis faites avant l'opération, surtout quand elles ont
été suivies des apparences d'une réduction partielle, qu'une fausse
réduction effectuée au cours même de l'opération, peuvent en décol-
lant le péritoine, créer une cavité sous-péritonéale en communication avec le sac par l'incision pratiquée pour le débridement, et prête
à recevoir l'intestin étranglé.

   Je suis convaincu que l'accident en question ne se présenterait
jamais si l'on pouvait s'assurer toujours de l'agent de l'étranglement
et de sa situation avant de pratiquer le débridement. Celui-ci n'a
pas besoin d'être étendu. Sans parler des dangers immédiats auxquels
il peut exposer, tels que la blessure de l'artère épigastrique, celle du
codon spermatique, etc... ces incisions très vastes ont l'inconvénient d'ouvrir largement le péritoine et de prédisposer à la péritonite, complication toujours à craindre malgré les garanties que donne
le traitement antiseptique. Leur conséquence encore plus certaine
est l'affaiblissement de la paroi abdominale en un point déjà faible
auparavant et, par conséquent, la tendance à la reproduction d'une
hernie plus difficile à contenir que la hernie première. Ces vastes
débridements sont du reste souvent inefficaces, et nous voyons que
dans plusieurs de nos observations ils ont été multipliés et étendus
en divers sens sans permettre davantage la réduction, sans prévenir
le refoulement de l'anse intestinale sous le péritoine et sans lever
même l'étranglement.

   Un petit débridement bien placé doit suffire ; mais la règle, facile
à établir est difficile à mettre en pratique : on est obligé le plus
souvent, précisément pour éviter l'incision trop étendue des plans
aponévrotiques, de débrider à l'aveugle, dans la profondeur, en se
guidant sur les sensations fournies par le doigt et non par la vue. Si
cette manière d'agir n'a souvent pas d'inconvénients, il faut absolument y renoncer lorsqu'après un premier débridement on sent que
l'intestin résiste à des efforts modérés de réduction et que la manière dont il diminue de volume sous les pressions sans diminuer
de tension fait croire qu'on le refoule plutôt qu'on ne le réduit. En
pareil cas il faut avoir la certitude d'avoir détruit l'obstacle qui s'op-

pose à la réduction, et cette certitude ne peut être donnée que par la vue. On agrandira donc les incisions extérieures assez pour que l'œil du chirurgien puisse plonger dans les parties profondes, on attirera au dehors le sac et son collet par des tractions très douces, afin de ne pas agrandir l'ouverture du corps du sac et de ne pas le détacher du collet, et le débridement sera fait en connaissance de cause avec le bistouri conduit sur la sonde cannelée introduite entre l'intestin et le lien constricteur qui l'étreint.

Nous reviendrons tout à l'heure sur la conduite qu'il faudrait tenir si l'obstacle à la réduction paraissait être plus profondément situé que le collet du sac et que les anneaux profonds. Supposons, pour le moment l'étranglement levé, l'intestin réduit; si ce dernier n'est pas franchement rentré dans le ventre, s'il n'a pas semblé devancer en quelque sorte les efforts de réduction et fuir devant le doigt, il ne faudra pas manquer d'introduire celui-ci à travers le trajet et ne déclarer la réduction parfaite que lorsque, promené tout autour de l'orifice herniaire, il aura pu sentir de toutes parts une vaste cavité, recouverte par une séreuse lisse, renfermant partout des anses lisses et mobiles, et qu'il aura constaté qn'en aucun point de la circonférence qu'il peut décrire, il n'y a de bride, de repli, de cul-de-sac, d'instestin fixé à la paroi, ou très tendu. Un excellent caractère, qui manque parfois, mais qui peut donner une confirmation immédiate de la réduction obtenue, est l'issue par le trajet herniaire, aussitôt après la rentrée de l'intestin, d'une certaine quantité de sérosité péritonéale.

Ainsi, débrider en connaissance de cause et en voyant ce que l'on fait, si la réduction paraît présenter quelque obstacle; n'user que d'efforts très modérés pour faire rentrer l'intestin; s'assurer qu'il diminue de consistance avant de diminuer de volume, qu'il rentre librement et presque de lui-même dans l'abdomen, et enfin explorer avec soin le trajet herniaire et la portion adjacente du péritoine, telles sont les précautions grâce auxquelles on pourra se convaincre qu'on n'a pas simplement substitué un étranglement à un autre au cours de l'opération.

II. Les constatations contraires et la persistance de l'étranglement permettront de reconnaître l'existence d'une fausse réduction. Nous avons suffisament indiqué ces symptômes et ces caractères pour qu'il soit inutile de les énumérer de nouveau. Deux points seulement méritent d'arrêter nos réflexions; ils sont d'une solution difficile et souvent irréalisable:

1. Quand l'opération a été faite plusieurs heures ou même un jour ou deux auparavant, que l'on manque de notions précises sur

les sensations perçues par l'opérateur, sur la manière dont la réduction a été obtenue, et que néanmoins les accidents d'étranglement persistent et pressent, le chirurgien pourra-t-il distinguer la fausse réduction des autres causes qui, même après une opération bien faite, amènent la continuation des désordres fonctionnels, particulièrement de ces pseudo-étranglements paralytiques, si fréquents lorsque l'étranglement herniaire a été intense et de longue durée? Cette question est commune à toutes les sortes de fausse réduction, et nous pouvons d'autant moins nous attarder à la discuter que nous ne possédons pas de réponse satisfaisante qui puisse s'appliquer à tous les cas : voici pourtant ce que l'on peut dire d'une façon générale.

La fausse réduction ne s'accompagne d'aucune détente, d'aucune sensation de mieux-être, même passagère; l'étranglement persiste avec toute son acuité, ce qui n'a pas lieu d'ordinaire quand l'intestin a été bien réduit et l'étranglement levé, même alors que les vomissements continueraient des jours entiers, que le ballonnement persisterait et qu'aucun gaz, qu'aucunes matières ne seraient rendus par les voies naturelles.

De plus la sensibilité douloureuse doit rester particulièrement marquée au niveau du point où l'intestin est venu se loger sous le péritoine; et, en explorant le ventre par une palpation attentive à ce niveau, l'on doit sentir une tuméfaction que l'on n'a jamais constatée dans les cas qui nous occupent, mais dont l'existence a été reconnue dans d'autres variétés de fausse réduction.

Enfin en rouvrant la plaie et en y introduisant le doigt, on découvrirait le corps du délit, l'intestin immobile et tendu, ou le coude qu'il forme à l'endroit où il est replié sur lui-même. Quant au caractère qui résulte de l'impossibilité de promener librement le doigt dans le ventre, l'on conçoit qu'il vaudrait mieux s'abstenir d'y recourir, d'autant plus que, lors même que l'intestin aurait bien été remis en place, les adhésions qui se font autour de l'orifice herniaire après l'opération pourraient bien enlever à cette constatation la rigoureuse précision qui en fait toute la valeur.

Par ces moyens, je pense que, même dans les cas anciens, lorsqu'on est appelé pour remédier aux accidents dus à une fausse réduction pratiquée par un autre, on peut arriver à reconnaître avec quelques chances sinon avec la certitude de toucher juste, quelles sont la nature et la source des accidents.

2. Lorsque l'on est convaincu que l'on est en présence d'une fausse réduction, peut-on supposer ou affirmer qu'elle est due au refoulement de l'intestin sous le péritoine plutôt qu'à une autre cause?

La question me paraît à vrai dire presque oiseuse. Dans certains cas, dans celui d'Arnaud, dans le mien, un peu d'attention a suffi pour reconnaître l'intestin coudé dans le tissu cellulaire sous-péritonéal et encore étranglé par le collet du sac. Il est probable que d'autres opérateurs, que Pelletan notamment, seraient arrivé à la même constatation, si leur attention eût été attirée sur cette éventualité possible. Mais en d'autres cas, lorsque l'obstacle à la réduction est profond, que c'est un cordon fibreux comme dans le fait de Farabœuf, une disposition anomale du testicule en ectopie, comme dans celui de Textor, un diagnostic rigoureux semble impossible. A quels signes distinguer si on a affaire au refoulement de l'intestin dans un sac propéritonéal congénital, ou derrière une bride, ou dans un sac intérieur, ou à sa torsion maintenue par des adhérences intestinales ou épiploïques, ou à d'autres conditions anatomiques dont aucune manifestation extérieure ne peut révéler l'existence? Reconnaître la fausse réduction est le devoir du chirurgien, mais là s'arrête ce qu'on peut attendre de son diagnostic jusqu'au moment où celui-ci s'éclaircira de lui-même et où l'opération complémentaire que l'on est amené à pratiquer, fera constater au moment de le détruire, l'obstacle qui s'opposait à la rentrée de l'intestin et la disposition vicieuse par laquelle il était retenu.

III. Lorsqu'on a la certitude qu'une fausse réduction a eu lieu, l'on doit arriver à la faire cesser au plus tôt et à remettre toutes choses en leur place. Pour y arriver il faut d'abord retirer l'intestin de la fausse position où il se trouve engagé; reconnaître et lever l'obstacle qui s'est opposé à sa réduction au cours de la première opération, et réduire l'anse ou les anses étranglées dans le ventre.

On parviendra le plus souvent sans peine à dégager l'intestin et à le faire sortir de la cavité sous-péritonéale où on l'avait refoulé, en exerçant sur lui quelques tractions très douces, aidées d'une pression soutenue exercée sur la paroi abdominale au niveau du point où une tuméfaction profonde indique l'existence du sac sous-péritonéal où il s'est réfugié. Cependant, ce premier temps de l'opération pourrait être rendu laborieux ou même impraticable par les adhérences que nous avons vues se produire entre l'anse étranglée et les parois de la cavité accidentelle où elle est située. Si la fausse réduction au lieu d'être récente remontait à quelques jours, l'on devrait donc s'attendre à rencontrer dans son accomplissement des difficultés sérieuses, peut-être même invincibles; nous avons vu qu'en pareille circonstance, Georges Arnaud n'avait pu faire ressortir l'intestin refoulé depuis trente-six heures sous le péritoine.

Que l'on ait, ou non, réussi à faire ressortir l'intestin, la nécessité s'impose de reconnaître avec précision la disposition exacte des par-

ties et la situation ainsi que la nature de l'obstacle qui en s'opposant
à la réduction, a causé l'erreur où était tombé l'opérateur. On peut
dans certain cas, y arriver en attirant légèrement l'intestin et le sac
au dehors, et en s'assurant de la sorte, que le collet de ce dernier
n'a pas été débridé, que c'est la constriction qu'il exerce qui s'oppose
à la réduction; mais quand l'intestin est fixé dans la situation anomale qu'il occupe par des adhérences, ou quand la cavité accidentelle qui le renferme est très vaste et le décollement du péritoine
fort étendu, cette manœuvre ne saurait suffire. Serait-il prudent de
chercher à travailler *en sous-œuvre* comme le fit Arnaud, et de vouloir reconnaître et débrider l'agent de l'étranglement ou l'obstacle
qui s'oppose à la réduction en opérant à l'aveugle ? Je ne le pense
pas : la complication qui nous occupe et dont on cherche à sortir, est
justement procédée de qu'au cours de l'opération on a pris le change
faute d'avoir déterminé avec certitude le point sur lequel devaient
porter les débridements; les tentatives réitérées d'exploration pratiquées avec le doigt où les instruments n'ont abouti qu'à frayer devant l'anse intestinale étranglée la fausse route où les efforts de réduction l'on refoulée; pour connaître l'erreur où l'on est tombé et pour
en sortir il faut s'aider de la vue, et ne pas craindre d'ouvrir, par des
incisions suffisantes, une voie assez large pour que toutes les parties constituantes de la hernie, contenant et contenu, puissent être
aisément passées en revue.

L'on agrandira donc l'incision qu'on avait pratiquée, on la conduira
en profondeur et en étendue, jusqu'à ce que la cavité accidentelle où
l'intestin est contenu soit largement ouverte et puisse être explorée
par la vue en tous sens. Et si la voie ainsi créée ne permettait pas de
constater la cause de la fausse réduction avec certitude, comme dans
les cas où l'obstacle à la rentrée de l'intestin est situé dans la cavité
abdominale et réside dans une de ces dispositions impossibles à prévoir et à reconnaître du dehors, telle que celles dont Textor a publié
un exemple, je n'hésiterais pas à conseiller d'avoir recours à la laparotomie. Plutôt que d'abandonner à lui-même un étranglement
dont on ne peut trouver la cause, l'on devrait ouvrir la cavité péritonéale et pousser les recherches aussi loin que l'exigeraient l'établissement d'un diagnostic certain et l'exécution du plan chirurgical
que celui-ci pourrait seul faire adopter.

Quoiqu'il soit difficile de proposer ici de règle générale, alors que
les conditions anatomiques de l'opération varient avec chaque cas
particulier, je pense que, pour ouvrir le ventre, il vaudrait mieux
avoir recours à l'incision latérale qui est ici d'autant plus indiquée
qu'elle est déjà commencée, et qu'elle conduit directement à l'orifice

herniaire profond, c'est-à-dire au point où se trouvent les obstacles
à reconnaître et à détruire. Si l'incision primitive, même agrandie,
ne pouvait suffire, rien ne s'opposerait à ce que l'on fît tomber sur
elle une autre incision perpendiculaire, remontant verticalement sur
l'abdomen et divisant dans une étendue déterminée par la profondeur
des recherches à faire et la difficulté des manœuvres à exécuter, les
divers plans de la paroi abdominale. Cette incision aurait peut-être
l'inconvénient d'exposer à la production ultérieure d'une éventration considérable, d'être moins favorablement située pour la réunion
que l'ouverture de la ligne blanche ; mais, en présence d'un cas qui
peut certainement compter parmi les plus difficiles de ceux que le
chirurgien a pour mission de résoudre, la considération des nécessités actuelles l'emporte, et de beaucoup, sur celle des opportunités
à venir.

Je ne saurais, en terminant, trop recommander, lorsque l'on a
dégagé l'intestin de la fausse position où il était retenu, d'apporter
la plus minutieuse attention à sa réduction. La cavité accidentelle
créée par le décollement du péritoine, est encore ouverte sur son
passage, et il ne faut pas s'exposer à reproduire ou à laisser subsister
en partie, comme cela m'est arrivé, le déplacement dont on a été
assez heureux pour reconnaître l'existence et faire disparaître la
cause.

APPENDICE.

Fausse réduction de l'intestin sous le péritoine à travers une déchirure du collet du sac.

La première partie de ce travail venait de paraître, lorsque je
reçus une lettre de M. le professeur Azam (de Bordeaux), me faisant connaître trois observations d'un accident analogue à celui
que je viens d'étudier, observations qu'il avait communiquées à
l'Académie de médecine, dans la séance du 6 avril 1875. Ces trois
faits, quoique mentionnés dans les *Bulletins de l'Académie*, n'y
ont pas été publiés ; aussi, M. le professeur Azam voulut-il bien
me confier le soin de les faire reproduire à la suite de ceux que je
viens de faire connaître. Bien qu'ils diffèrent de ceux-ci par quelques points sur lesquels j'aurai quelques courtes réflexions à présenter, on verra qu'ils constituent un important appoint et un utile
complément à l'histoire des fausses réductions de l'intestin sous
le péritoine dans l'opération de la hernie étranglée.

Obs. I. — (Azam). En 1863, mon collègue à l'hôpital Saint-André de
Bordeaux, M. Joseph Dupuy, opère, en ma présence, un jeune homme
d'une hernie inguinale étranglée, tout se passe comme à l'habitude ; mais
pour réduire l'intestin, le chirurgien doit rompre des adhérences anciennes
et user d'une certaine force. Malgré que l'intestin paraisse parfaitement
réduit, les accidents d'étranglement continuent et le malade succombe.

A la nécropsie, M. Dupuy et moi nous constatons qu'une petite portion
d'intestin avait été refoulée sous le péritoine pariétal décollé en arrière
du ligament de Fallope.

Obs. II. — (Azam). En mars 1865, on apporte à ma clinique une femme
de soixante-cinq ans atteinte de hernie crurale étranglée depuis deux
jours. L'opération ne présente rien de particulier, seulement l'intestin est
très adhérent en arrière au collet du sac; ces adhérences sont telles que
je suis obligé d'user d'une certaine force pour les déchirer avec les doigts.
Je réduis l'intestin. Cela fait, j'introduis mon doigt dans l'anneau sans
rencontrer aucun obstacle, cependant il me semble toucher comme le bord
d'une bride transversale que je n'hésite pas à considérer comme un reste
des adhérences rompues ; le lendemain, la malade rend par l'anus une
certaine quantité de matières fécales liquides, et la continuité du parcours
parait rétablie; néanmoins, les vomissements se renouvellent et la malade succombe le quatrième jour après l'accident.

La nécropsie rend parfaitement compte de cette terminaison inat-
tendue.

› La rupture des adhérences dont j'ai parlé plus haut a facilité la rupture du péritoine pariétal en-dedans et au-dessous de l'anneau ; cette rupture a été l'entrée, l'orifice d'une cavité accidentelle qui a la dimension
d'une petite noix; dans cette cavité est logé un segment de l'intestin comprenant la moitié environ de son calibre, l'autre moitié demeurée libre
a permis après l'opération le passage des matières fécales ; le malade a
donc succombé, malgré toutes les apparences d'une réduction complète, à
la continuation de l'étranglement dans une cavité sous-péritonéale accidentelle et artificielle.

La bride transversale que j'avais considérée comme un reste d'adhérences, était à n'en pas douter le bord supérieur de cette boutonnière.

Obs. III. — (Azam). En décembre 1868, un homme de vingt-six ans
entre à ma clinique pour une hernie inguinale étranglée depuis trois
jours; dès son entrée, le chef interne pratique le taxis avec chloroforme
et réduit la hernie sans trop de difficultés ; cependant les accidents d'étranglement persistent. Le lendemain matin à la visite, je constate que dans
la partie inférieure de la fosse iliaque il existe une tuméfaction profonde et
diffuse; pendant la nuit, les accidents se sont aggravés et la hernie s'est
reproduite, du moins en partie; heureux de cette circonstance qui me
permet d'aller à la recherche d'un collet que je suppose avoir été réduit
avec l'intestin et suivant la pratique de MM. Richet, Gosselin et d'autres

chirurgiens habiles, j'incise les tissus dans le but d'attirer au dehors et de débrider le collet du sac. Ce sac vide d'intestin ne contient qu'une masse épiploïque non étranglée, près d'elle mon doigt entre librement dans l'abdomen et rencontre sur le côté externe une anse intestinale très souple et une bride fibreuse transversale; considérant cette bride comment l'agent de l'étranglement, je la sectionne largement d'un coup de ciseaux dirigé sur mon doigt. Malgré mes recherches, je ne rencontre aucun collet de sac réduit.

Cependant j'ai encore des inquiétudes car j'ai entendu dire à Velpeau un jour à sa visite : « Si après avoir opéré une hernie vous avez dans l'esprit un doute né d'une circonstance inexpliquée, votre malade mourra ».

Quatre heures après, sous l'influence des vomissements qui ont continué, une anse énorme d'intestin de plus de 40 centimètres de long, sort du ventre, refoulant les pièces de pansement, et l'opéré meurt dans la nuit.

La nécropsie lève tous les doutes et éclaircit toutes les obscurités.

Dans le point où le péritoine de la fosse iliaque se réfléchit pour revêtir la paroi abdominale antérieure, en arrière et en dehors du ligament de Fallope, existe une ouverture comme une boutonnière d'environ 4 centimètres de long, faite accidentellement au travers de cette membrane : cet orifice est l'entrée d'une cavité de la dimension d'une grosse noix; sur le bord supérieur et près de l'angle externe de cette boutonnière, je retrouve la trace du coup de ciseaux donné pendant l'opération; cette cavité contient environ 5 centimètres d'intestin grêle ayant tous les caractère de l'étranglement.

Ainsi tout s'explique :

Le malade portait à son entrée une entérocèle étranglée et quelque adhérence ou quelque plicature dans un ancien collet. Le taxis avec anesthésie n'a pu faire reprendre à l'intestin le chemin qu'il avait survi et cet intestin a été refoulé au travers d'une déchirure du péritoine dans une cavité artificielle et accidentelle; c'est ainsi que la hernie a pu sembler réduite et que cependant les accidents ont continué avec présence d'une tuméfaction inexpliquée dans la fosse iliaque : la tuméfaction était due à l'anse intestinale refoulée sous le péritoine. Puis la hernie a semblé se reproduire, mais cette tumeur secondaire n'était constituée que par l'épiploon.

La bride rencontrée par le doigt n'était que le bord supérieur de la boutonnière, ouverture de la cavité accidentelle. Le hasard, ou une notion qu'instruit par l'expérience j'aurais aujourd'hui, auraient pu seuls éclairer mon exploration.

De ces observations, la troisième est un exemple nouveau de l'accident signalé par Birkett et auquel j'ai fait allusion en plus d'un endroit : il s'agit de la rupture du sac sous l'influence des manœu-

vres de réduction, et du refoulement par le taxis d'une partie
son contenu sous le péritoine, à la faveur de la solution de
nuité que la rupture avait créée dans les enveloppes de la
Le taxis en effet, avait été suivi dans ce cas des apparences d'
réduction partielle; en réalité, il y avait eu un commencement
réduction en masse, puis déchirure, sous l'influence des eff
croissants développés par l'interne qui cherchait à réduire
hernie, de la paroi du sac préalablement refoulée par ces efforts
au-dessus de l'anneau inguinal interne, enfin passage de l'in
que renfermait le sac dans le tissu cellulaire sous-péritonéal
travers de cette ouverture.

La persistance des accidents d'étranglement, la reproduction
partielle de la tumeur permirent à M. Azam de reconnaître l'existence d'une fausse réduction: mais, au cours de l'opération qu'il
fit pour en délivrer le malade, comme il ne trouva que de l'épiploon dans le sac et que le trajet herniaire lui parut libre, il se
borna à sectionner avec les ciseaux une bride que son doigt avait
rencontrée à la partie profonde de ce trajet. Ainsi que le démontra
l'autopsie, cette sensation de bride était donnée par le bord de la
boutonnière constituée par la rupture du sac qui avait donné passage à l'intestin.

Les deux premiers cas ont bien trait au refoulement de l'intestin
dans le tissu cellulaire sous-péritonéal au cours même de l'opération
de la hernie étranglée; mais le mode de production de l'ouverture
qui a permis au contenu du sac d'aller se loger dans le tissu cellulaire sous-péritonéal est différent de celui sur lequel nous avons
plus particulièrement insisté. Ce n'est plus ici l'incision pratiquée
pour le débridement, mais une déchirure produite par la division
d'adhérences anciennes existant entre l'intestin et le sac, qui a
donné lieu à l'orifice accidentel où l'anse étranglée est venue s'engager. Ainsi ces adhérences que, dans nos premières observations,
nous avons vu s'opposer à la rentrée de l'intestin dans la cavité
abdominale, peuvent jouer un rôle tout particulier dans la pathogénie de cette complication, puisqu'elles exposent le chirurgien,
dans les manœuvres que nécessite leur division, à créer la fausse
route qui met le sac en communication avec le tissu cellulaire
environnant.

La deuxième observation nous montre de plus qu'un simple pincement latéral de l'intestin retenu par une partie seulement de sa
circonférence dans la cavité accidentelle creusée sous le péritoine,
a pu suffire à déterminer la persistance de l'étranglement et la
mort, malgré le retour des évacuations alvines auxquelles la por-

tion du calibre intestinal restée libre donnait un passage suffisant. Il ne sert de rien en effet, d'avoir fait rentrer dans le ventre la plus grande partie des viscères herniés, si la moindre portion d'une anse intestinale reste engagée sous l'orifice herniaire ou se trouve retenue par quelqu'autre obstacle. Cette proposition reçoit du fait en question une démonstration péremptoire, qui doit engager le chirurgien, qui vient d'opérer une hernie étranglée, à s'assurer par tous les moyens possibles que la réduction est une réduction effective. Parmi ces derniers, il n'en est pas de plus sûr que l'introduction du doigt dans la cavité abdominale au travers du trajet de la hernie et l'exploration minutieuse de tous les environs de l'orifice herniaire avec l'extrémité de ce doigt porté dans le ventre; j'ajoute que cette recherche peut se faire sans aucun inconvénient, si-l'on a pris soin de s'assurer par une désinfection minutieuse que l'on ne risque pas d'introduire en même temps dans la cavité péritonéale les germes d'une inoculation septique.

Il est probable que cette exploration attentive pourrait, ainsi que je l'ai dit plus haut, mettre presque dans tous les cas un chirurgien prévenu de la possibilité de l'accident en question, sur la trace de la fausse réduction. Les observations de M. Azam nous en donnent encore une fois la preuve en même temps qu'elles nous révèlent comme nouvel élément de diagnostic un caractère que je me souviens parfaitement d'avoir constaté dans le cas qui m'est propre, mais sur lequel je n'avais pas suffisamment fixé mon attention.

Dans les deux derniers cas qu'il rapporte, l'éminent professeur de Bordeaux dit avoir senti avec le doigt porté au fond du trajet herniaire, une bride qu'il prit pour un reste d'adhérences qui n'avaient pas été divisées, et sur laquelle il pratiqua avec des ciseaux un débridement. Il put vérifier à l'autopsie que cette bride n'était autre chose que le contour de la déchirure du sac qui avait permis à l'intestin de se réfugier dans le tissu cellulaire sous-péritonéal. Moi-même, au cours de l'opération, après avoir dégagé l'intestin que j'avais une première fois refoulé sous le péritoine au travers de l'incision du sac, avoir largement débridé le collet du sac qui l'étreignait, et avoir réduit l'anse ainsi libérée dans la cavité abdominale, à ce que je croyais du moins, je pus constater avec le doigt introduit dans le ventre l'existence d'une bride assez lâche qui se fixait à la partie inférieure de l'orifice herniaire. Comme je pouvais pénétrer librement dans la cavité péritonéale où je sentais les anses intestinales mobiles, je n'attachai pas d'importance à cette découverte dont l'autopsie ne m'avait pas donné d'explication satisfaisante. Je sais maintenant que ce que j'avais pris pour une bride était le bord de la déchirure qui s'était produite à l'union du corps du sac et de son collet; mais comme cette déchirure était large et le péritoine décollé dans une assez grande étendue, la sensation perçue au lieu de rappeler une corde rigide et tendue, était celle d'un e membrane mince, flottante et mobile.

Il faut donc, aux phénomènes particuliers qui accompagnent la fausse réduction, à la possibilité de sentir, lorsqu'elle a été pratiquée, le coude que forme l'anse étranglée à la partie profonde du traj et herniaire, joindre la sensation que donne parfois au doigt la boutonnière que le débridement, ou la rupture d'adhérences ont ouverte dans le sac. Grâce à ces caractères, les opérateurs pourront, je l'espère, éviter désormais une erreur où leurs devanciers ne sont tombés que parce qu'ils ignoraient qu'elle pût se produire.

REVUE DES SOCIÉTÉS SAVANTES

CONGRÈS DE L'ASSOCIATION FRANÇAISE POUR L'AVANCEMENT DES SCIENCES,

Tenu à **Blois**, du 4 au 11 septembre 1884.

Section de chirurgie. — *Président :* M. NICAISE.

M. BESSETTE (d'Angoulême). — *Traitement de la gangrène spontanée par le thermo-cautère.* — M. VERNEUIL communique, au nom de M. le Dr Bessette, une observation de gangrène des orteils chez un alcoolo-diabétique. Le malade s'étant coupé un cor au cinquième orteil, il en résulta une petite plaie douloureuse sans tendance à la cicatrisation malgré les pansements avec la poudre de quinquina ; elle s'agrandit même, les bords se décollèrent, et l'articulation de la phalangette avec sa phalangine s'ouvrit. On amputa le cinquième orteil, mais les lambeaux se gangrenèrent ; M. Bessette appelé alors, constata que la gangrène avait gagné le quatrième orteil, et cerna le mal par des pointes de feu faites avec le thermo-cautère. Le sphacèle s'arrêta quelques jours, mais reprit bientôt sa marche et envahit le troisième orteil. L'examen des urines montra alors que le sujet était diabétique ; de plus il était alcoolique ; on amputa le quatrième et le cinquième métartasien ; on prescrivit le traitement anti-diabétique ; le sphacèle n'en continua pas moins et on dut faire l'amputation de Chopart, toujours avec le thermo-cautère. Pansement avec la solution phéniquée à 2,5 pour 100, sans réunion immédiate. A ce moment, le malade était moribond ; mais grâce au traitement réparateur, les forces se relevèrent et la plaie finit par se cicatriser. Quelques mois après, le diabète était guéri, et actuellement, un an après l'amputation, il n'y a pas de rétraction du tendon d'Achille, ni par conséquent d'ascension du talon.

M. VERNEUIL fait remarquer que la gangrène spontanée chez les diabétiques ne survient guère que lorsqu'ils sont en même temps alcooliques ; en outre, rappelant deux faits analogues communiqués par lui au Congrès de la Rochelle, il démontre les avantages de l'emploi du thermo-cautère en pareil cas, parce qu'il permet de cerner le mal, de le poursuivre dans sa marche, de l'arrêter après le sacrifice de quelques orteils ou d'une partie du pied, et qu'il est à la portée de tout le monde.

M. Morice a vu, en Sologne, un cas de gangrène chez un diabétique n'ayant pas eu de fièvres intermittentes, survenue à la suite d'une amputation d'orteil pour arthrite phalangienne, et malgré le pansement antiseptique ; le diabète ne fut reconnu qu'après et le traitement anti-diabétique n'arrêta pas la gangrène: on fit alors l'amputation du cinquième métatarsien au thermo-cautère, — le malade guérit bientôt de son amputation et de son diabète.

M. Meunier rapporte un fait analogue terminé avec succès par l'amputation de la jambe et un traitement approprié.

M. Verchère rappelle que le diagnostic du diabète n'est pas toujours facile en pareil cas, et qu'on est exposé parfois à opérer des malades qu'on ne croit pas diabétiques, parce qu'ils n'ont pas de glycosurie actuelle. Dans un cas de gangrène diagnostiquée diabétique par M. Duplay, il n'y avait plus de sucre dans l'urine six jours après ; si on avait vu le malade pour la première fois à ce moment, on aurait pu croire à une gangrène non diabétique; au bout de quinze jours, le sucre reparut. Il faut donc tenir compte, en cas de gangrène spontanée, de la possibilité du diabète intermittent.

M. Motais (d'Angers). — *De l'ongle chirurgical et ses applications en chirurgie.* — L'auteur présente un instrument analogue à l'ongle métallique d'Amussat, mais qui en diffère en ce qu'il ne dépasse pas l'ongle du chirurgien ; il est destiné à le doubler dans des opérations où l'ongle naturel ne serait pas assez résistant, pour décoller le périoste, gratter la cavité utérine, arracher les ganglions de l'aisselle, etc.

M. Nicaise pense que l'emploi de cet instrument est dangereux dans l'ablation des ganglions cancéreux de l'aisselle. Comme on ne voit pas ce qu'on fait, on s'expose à blesser les vaisseaux axillaires. Aujourd'hui on prolonge l'incision thoracique jusqu'à la face interne du bras, ce qui permet d'énucléer les ganglions avec les doigts et de faire toutes les ligatures nécessaires.

M. Duplouy (de Rochefort). — *Induration des corps caverneux et diabète.* — Présentation d'un malade atteint d'induration des corps caverneux siégeant vers le milieu de la verge, et donnant à cet organe, pendant l'érection, une courbure à convexité latérale qui empêche absolument le coït. Le malade, âgé d'une quarantaine d'années et très robuste, voudrait être débarrassé de cette lésion.

M. Verneuil rappelle qu'ayant rencontré cette lésion chez un diabétique, il a depuis examiné les urines des sujets qui en étaient atteints, et que neuf fois sur dix, il a trouvé la glycosurie. Ceux qui n'étaient pas diabétiques étaient goutteux. La connaissance de ce fait doit faire hésiter sur les opérations à pratiquer dans ces cas. Une opération sur le corps caverneux pourrait amener la gangrène de la verge, et d'autre part, les indurations enlevées feraient place à un tissu cicatriciel dont la rétraction pourrait reproduire la difformité qu'on se propose de corriger. Autre point qui concerne le diagnostic. Chez un malade, une de ces nodosités du corps caverneux s'est ulcérée et a pris toutes les apparences de l'épithélioma. Dans ce cas, la compression élastique a amené une diminution de la lésion.

(Après la séance, les urines du malade ont été examinées. Elles ne contenaient pas de sucre, mais des urates en grande quantité; de plus, le sujet avait une soif vive, et de temps en temps des troubles cérébraux, symptômes capables de faire soupçonner le diabète).

M. VERNEUIL. — *Des périostites rhumatismales éphémères.* — Cette affection a été observée chez deux malades manifestement arthritiques.

La première, âgée de quarante-quatre ans, a eu plusieurs attaques de rhumatisme articulaire aigu, de dyspepsie, de zona, de névralgies, une dermatose très rebelle; enfin elle présente un néoplasme considéré par l'auteur comme sous la dépendance de l'arthritisme, un fibrome utérin. L'année dernière, névralgie occipitale accompagnée de fièvre intermittente; le sulfate de quinine guérit la fièvre, mais non la névralgie. Au commencement de 1884, violente névralgie thoraco-brachiale avec douleurs vives du sein et rétraction du mamelon qui firent penser à un cancer au début; cette névralgie disparut à l'aide d'antiphlogistiques. Bientôt apparut à la partie moyenne de la face interne du bras droit une tuméfaction douloureuse, très dure, sans changement de coloration à la peau, adhérente à l'os, ovalaire, ayant environ 7 centimètres sur 5 transversalement. — Trois semaines après, autre tuméfaction très douloureuse, ayant les mêmes caractères, à la tempe droite, ayant 4 centimètres d'étendue et 4 ou 5 millimètres de saillie. Quelques jours après, autre tuméfaction de la moitié droite du corps du maxillaire inférieur. Celle de la tempe se ramollit, fluctua et parut vouloir suppurer; mais il n'en fut rien; les autres restèrent à peu près stationnaires. — La malade n'étant pas syphilitique, on ne put incriminer que le rhumatisme, et on prescrivit du salicylate de soude qui soulagea les douleurs, mais qu'on fut obligé de cesser à cause de l'intolérance de l'estomac.

Bientôt des nouvelles périostites se manifestèrent près de l'épine nasale, au niveau de la tête du sourcil, et vers la partie moyenne du tibia droit.

La seconde malade, âgée de quarante-six ans, atteinte de cancer avancé et inopérable du col de l'utérus, compte parmi ses ascendants des goutteux, des cancéreux, des asthmatiques, c'est-à-dire des arthritiques. Elle fut prise subitement d'une tuméfaction du bord externe de l'avant-bras, d'une étendue de 6 centimètres et qui n'était autre qu'une périostite du radius. A l'autre bras et au cou étaient deux autres nodosités rhumatismales datant de huit jours et en voie de résolution. Il y a quinze jours, la périostite du radius et les nodosités avaient changé de place, mais il s'était produit une petite saillie périostique sur le bord libre de la mâchoire inférieure. De plus, le premier devint douloureux à la pression en un point très circonscrit, ce qui permit de croire à une périostite, malgré l'impossibilité de constater la tuméfaction.

Dans ce dernier cas, les tuméfactions osseuses soulevaient une question intéressante de diagnostic, car on crut un moment à un cancer secondaire des os.

En résumé, les deux malades ont été prises de tuméfactions périostiques multiples, sans fièvre, sans rougeur de la peau; ce qui confirma l'opinion de leur nature rhumatismale, c'est que l'une des malades s'étant exposée à un courant d'air froid, vit subitement les douleurs reparaître et la tuméfaction temporale augmenter de volume.

Les auteurs n'ont pas encore décrit cette affection. M. E. Besnier, dans l'article Rhumatisme du *Dictionnaire encyclopédique*, parle de la possibilité de congestions subites du périoste. Depuis M. Meynet, de Lyon. en 1875, on a décrit des nodosités rhumatismales éphémères, variant du volume d'une lentille à une petite noisette, et paraissant siéger dans le périoste, mais elles ne ressemblent pas à ces périostites étendues, observées chez les deux malades de M. Verneuil.

M. J. Teissier (de Lyon) a vu une affection analogue siéger au tibia. On allait trépaner l'os, lorsqu'un zona se montra et disparut au bout de quelque temps; les douleurs périostiques cessèrent alors.

M. Potain a vu de nombreuses tuméfactions périostiques sur un rhumatisant; les unes disparurent, mais d'autres, fait assez rare chez les arthritiques, suppurèrent.

M. Soulez (de Romorantin). — *Déplacements de la rate hypertrophiée.* — L'auteur a vu quatre fois chez des malades de la Sologne des tumeurs abdominales constituées par la rate hypertrophiée et émigrée dans différents points de l'abdomen. Les malades, atteints en outre de cachexie palustre, ont été traités par le sulfate de quinine et le sulfate de cinchonidine, qui ont à la longue fait disparaître la tumeur splénique et la cachexie. L'auteur repousse dans ces cas l'ablation de la rate hypertrophiée, parce qu'elle est inutile, en ce sens qu'elle ne peut faire disparaître la cachexie palustre, et qu'elle est nuisible puisqu'elle expose à des hémorrhagies consécutives qui ont souvent amené la mort de l'opéré.

M. Duplouy (de Rochefort). — *Traitement des kystes hordéiformes du poignet et de la paume de la main.* — M. Duplouy emploie depuis plus de dix ans contre cette affection l'ignipuncture précédée de l'évacuation de la poche. Depuis deux ans, il a modifié son procédé de la manière suivante. Il fait une incision aux deux extrémités de la tumeur, puis pousse, à l'aide d'une seringue à hydrocèle, une injection phéniquée à 2 0/0 qui entraîne au dehors les grains hordéiformes. Le kyste une fois évacué, il fait sur la tumeur vingt à trente pointes de feu pénétrant profondément, puis applique un pansement de Lister. Chez deux malades opérés de cette manière il y a deux ans, le kyste ne s'est pas reproduit; mais l'auteur pense que ce procédé ne donnerait pas d'aussi bons résultats si les tumeurs étaient anciennes, surtout au point de vue du rétablissement des mouvements.

M. DEMONS (de Bordeaux) pense qu'on pourrait se dispenser de l'igni-puncture, dont il ne voit pas l'utilité, et qui lui paraît dangereuse pour pour les articulations voisines.

M. DUPLOUY dit n'avoir jamais eu d'accidents; il pense que les pointes de feu, tout en modifiant favorablement la constitution de la paroi kystique, cloisonne la poche, et, en cas de récidive, il est plus facile de guérir les petites poches isolées que la grande poche primitive.

M. DEMONS (de Bordeaux). — *De l'emploi des pointes métalliques pour fixer les os après les résections articulaires.* — Au genou cette opération présente des causes d'insuccès tenant à la difficulté de la coaptation des surfaces osseuses, et il peut en résulter des accidents : soulèvement du fémur en avant, douleurs vives, absence de cicatrisation, sphacèle des téguments, suppuration et clapiers purulents dans le creux poplité, etc. Pour y remédier, on a employé différents moyens de suture des os : le catgut et les fils de soie se rompent trop facilement; les fils métalliques sont meilleurs, mais difficiles à retirer. M. Demons préfère les pointes métalliques déjà employées en Allemagne et en Angleterre et qu'il appli-que de la manière suivante :

L'hémostase faite et les surfaces osseuses étant juxtaposées, on enfonce dans le tibia, à 2 centimètres de la section, une pointe d'acier qui, dirigée obliquement, va se fixer dans le fémur. On peut en placer une autre à côté et une troisième qui croise les deux autres, si besoin est. On applique un pansement antiseptique ordinaire et on retire les pointes au bout d'une vingtaine de jours; la consolidation est alors assez com-plète pour qu'on ne redoute plus l'écartement des deux os. Leur extrac-tion est très facile. Aucun accident ni pendant, ni après leur emploi. Les trous sont cicatrisés au bout de quelques jours.

Dans un cas de résection tibio-tarsienne, M. Demons a enfoncé avec le même succès des pointes dans le tibia et le calcaneum.

M. Demons n'emploie pas la bande d'Esmarch pour faire l'hémostase pendant l'opération à cause de l'hémorrhagie en nappe, abondante, qui se produit quand on l'a enlevée.

M. DUPLOUY partage l'opinion de M. Demons, sur l'inocuité et l'utilité des pointes métalliques pour fixer les os dans les résections; il les a employées avec succès dans un cas de résection de l'humérus pour pseudarthrose. Il trouve que l'hémostase avec la bande d'Esmarch peut être utile dans les plaies des artères, mais il croit qu'on a exagéré ses avantages dans les amputations et les résections.

M. DELORE est très disposé à adopter l'emploi des pointes pour remé-dier aux déplacements osseux après les résections, mais croit que la bande d'Esmarch facilite beaucoup l'opération et que l'hémorrhagie con-sécutive s'arrête assez facilement.

M. NICAISE rappelle que l'emploi des pointes n'est pas nouveau, Mal-gaigne a employé les griffes, et les pointes sont mentionnées dans l'ouvrage de M. Bérenger-Féraud sur le traitement des pseudarthroses.

Plusieurs chirurgiens, entre autres MM. Volkmann, Bœckel (de Strasbourg), etc. les utilisent. D'ailleurs les accidents auxquels on veut remédier par l'emploi des pointes ne s'observent que quand on n'emploie pas la méthode antiseptique ; avec elle, pas d'irritation, pas de contraction musculaire, pas de déplacement. Il est vrai qu'avec les précautions antiseptiques les accidents consécutifs à l'emploi des pointes sont presque nuls, ainsi que le prouvent encore les faits de M. Demons, et M. Nicaise est disposé à y recourir, le cas échéant. Quant à la bande d'Esmarch, elle est d'une grande utilité pendant l'opération, et *l'hémorrhagie consécutive peut être évitée en plaçant une grosse éponge sur la plaie*, que l'on comprime ainsi après avoir enlevé la bande élastique ; *on la laisse en place jusqu'à ce que le retour des téguments à leur couleur normale* indique que la paralysie des vaso-moteurs a cessé.

M. Delthil (de Nogent-sur-Marne). — *Traitement de la cystocèle vaginale.* — Relations de deux cas de cystocèle vaginale, avec cystite, traités et guéris en un mois et demi, par l'emploi simultané de la sonde de Sims à demeure et d'un ballon à air introduit dans le vagin. La guérison a été constatée six mois après. Ce procédé paraît préférable aux moyens palliatifs employés jusqu'ici sans bons résultats et aux opérations chirurgicales toujours dangereuses.

M. Delore (de Lyon) rappelle combien les modes de traitement de la cystocèle vaginale sont nombreux, et décrit celui qui lui est propre et qui consiste à combiner la cautérisation au fer rouge des culs-de-sac du vagin avec la sonde à demeure. La rétraction cicatricielle détermine la réduction de organes herniés.

M. Nicaise fait remarquer que de nombreux travaux écrits sur la pathogénie de la cystocèle ont attribué comme cause à cette affection le relâchement des fibres musculaires de la paroi antérieure du vagin, ce qui explique pourquoi elle est si rebelle et ne peut guérir que si l'on rend leur tonicité aux fibres musculaires, ou que si l'on remplace cette tonicité par la rétraction du tissu cicatriciel. Le procédé de M. Delthil est un des bons moyens qui peuvent remplir la première indication ; celui de M. Delore est très dangereux et d'une application difficile. La cautérisation du prolapsus, d'après la méthode de Bonnet, paraît préférable.

M. Delore (de Lyon). — *Du traitement des tumeurs érectiles par l'électrolyse.* — Ce moyen paraît préférable aux diverses méthodes de cautérisation, au perchlorure de fer en particulier, qui produisent des eschares et des cicatrices visibles, parce qu'il est d'une application facile et d'une précision très grande, permet de s'attaquer à tous les vaisseaux afférents de la tumeur avec une fine aiguille, et d'amener la guérison presque sans cicatrice, ce qu'on doit rechercher surtout quand la tumeur siège à la face. L'appareil employé par M. Delore est celui de M. Chardin, qui fonctionne au moyen d'une solution de bichromate de potasse. On doit en suspendre l'action au bout de cinq minutes environ, quand la

surface de la tumeur devient complètement pâle. C'est un procédé douloureux, et il est bon d'abréger la durée des séances chez les enfants.
Pour éviter l'hémorrhagie en retirant les aiguilles, on les fait tourner
entre les doigts, et il se forme un caillot sanguin qui bouche l'orifice
cutané. Au bout d'un certain temps, la pâleur de la tumeur diminue,
celle-ci gonfle, s'enflamme et suppure dans les points atteints par l'électrolyse; puis ces phénomènes s'atténuent, disparaissent, et on peut se
rendre compte du résultat obtenu. On peut alors faire une nouvelle
séance.

Pour les grosses tumeurs, qui nécessitent une large ablation, M. Delore
les pédiculise par la méthode de Rigal (de Gaillac), les fend ensuite, dis-
sèque la peau, applique dans le fond de la cavité un peu de pâte de
Canquoin recouverte de charpie et recoud la peau. Au bout de huit à
dix jours l'eschare se détache.

M. Henrot (de Reims) préfère se servir du thermo-cautère dans le
traitement des tumeurs érectiles et réserve l'électrolyse pour les anévrysmes, ceux de l'aorte par exemple, où il se propose d'obtenir des
dépôts de fibrine.

M. Duplouy ne voit aucun avantage dans l'emploi de l'électrolyse sur
celui du galvano-cautère ou du thermo-cautère parce que tous les phénomènes qui se produisent avec l'électrolyse ont lieu également avec
l'ignipuncture.

M. Delore répond que l'action de l'électrolyse est plus précise, mieux
limitée, et que les cicatrices qu'elle laisse sont moins apparentes.

M. Nicaise emploie avec succès l'ignipuncture faite avec de fines tiges
de platine chauffées par le polyscope de Trouvé.

M. Nicaise. — *Sur les causes de la localisation des cancers secondaires* (est publiée *in extenso* dans ce numéro de la *Revue de Chirurgie*).

M. Cartaz (de Paris). — *Paralysie vésicale consécutive à l'usage de
l'acide phénique en pansement.* — Chez une malade atteinte d'accidents puerpéraux graves à la suite d'une fausse couche, des injection-
phéniquées intra-utérines, répétées quatre fois par jour, firent disparaître ces accidents; mais aussitôt après survinrent des symptômes d'em,
poisonnement et une rétention complète d'urine; la vessie, paralysée
était remplie d'une urine noirâtre. On cessa l'emploi de l'acide phénique,
auquel on attribuait ces accidents, et on le remplaça par le sublimé. Au
bout de deux jours la rétention d'urine avait disparu.

Une autre malade, atteinte de fracture du col du fémur, eut des
eschares au sacrum qu'on pansa avec une solution phéniquée; les mêmes
accidents se produisirent et disparurent après la cessation des pansements phéniqués.

M. Verneuil pense qu'il faut attribuer la rétention d'urine au traumatisme, ainsi qu'on l'a observé un grand nombre de fois depuis longtemps.
D'autre part, il a vu souvent, chez des opérés pansés avec l'acide phénique, les urines devenir noires sans qu'il y ait rétention d'urine.

M. Nicaise n'a jamais vu la rétention d'urine à la suite de l'emploi de l'acide phénique; quelquefois il a observé de l'anurie, mais sans paralysie de la vessie.

M. Delthil. — *Traitement des fractures du tiers supérieur du fémur par l'abduction.* — Ce sujet a été déjà traité par l'auteur dans sa thèse inaugurale en avril 1869, avant les travaux de M. Hennequin. dont le livre date de 1877. Il cite trois cas nouveaux, où, grâce à cette méthode, le raccourcissement n'a été que d'un centimètre. Le fragment supérieur étant tiré en haut et en dehors par les muscles qui s'insèrent au grand trochanter, et l'inférieur en dedans par les adducteurs, il en résulte une déformation angulaire difficile à corriger et à peu près impossible à maintenir réduite. En ne changeant pas la position du fragment supérieur et en portant le fragment inférieur dans l'abduction celui-ci se trouvera donc dans la direction du premier et la cuisse sera droite. On peut employer alors tous les appareils, double plan incliné, gouttière, coussins, etc., sauf l'attelle axillaire, et appliquer l'extension et la contre-extension [1].

M. Cagny (de Senlis). — *Emploi de la ligature élastique dans la chirurgie vétérinaire.* — Le procédé opératoire consiste à étreindre les parties à sectionner avec un solide cordon de caoutchouc, et pendant que les deux bouts sont tirés en sens inverse, on les prend dans une anse de ficelle qu'on noue sur eux. De cette façon, ils ne peuvent ni se relâcher, ni se dénouer. On peut se servir aussi d'anneaux de caoutchouc de grandeurs et de grosseurs diverses. M. Cagny a employé ce procédé dans l'ablation de diverses tumeurs : fics, poireaux; dernièrement il a enlevé avec succès une tumeur vaginale du volume du poing chez une vache pleine, quinze jours avant le vêlage, qu'elle aurait certainement gêné. Il réussit également bien dans l'amputation de la queue chez le cheval. Ordinairement, on fait l'opération avec une guillotine et on arrête l'hémorrhagie avec le fer rouge; mais ce procédé est très douloureux, irrite considérablement le cheval, qui se jette à terre, se frotte, et provoque par la plaie des hémorrhagies consécutives, redoutables surtout à la campagne. Avec la ligature élastique la douleur est peu vive, l'agitation moins grande, la section se fait peu à peu en deux mois ou deux mois et demi, et laisse une cicatrice déprimée, en forme de coupe.

1. Dans une lettre insérée dans le *Progrès médical* du 15 novembre 1884, page 954, M. Hennequin, se fondant sur un travail publié dans les *Archives de médecine* de décembre 1868, et janvier et février 1869, a réclamé pour lui la priorité de l'idée soutenue par M. Delthil.
Le rapprochement des dates permet de supposer que les deux travaux ont été faits simultanément, leurs auteurs ignorant chacun de leur côté ce que l'autre étudiait, et d'autre part M. Hennequin a surtout en vue les fractures faites à l'union du tiers inférieur avec le tiers moyen, tandis que M. Delthil parle exclusivement des fractures du tiers supérieur.   H. P.

Dans la castration des béliers et des taureaux, ce procédé donne aussi de bons résultats; chez le cheval, la chute des parties sectionnées laisse après elle une plaie énorme par suite de la rétraction de la peau voisine; mais la cicatrisation n'en est pas moins très rapide; elle est complète en trois semaines.

Comme moyen hémostatique soit définitif, soit d'attente, la ligature élastique peut aussi rendre de grands services. Dans un cas de plaie de la radiale, chez un jeune garçon, M. Cagny arrêta ainsi l'hémorrhagie instantanément avec un anneau de caoutchouc, en attendant l'arrivée du médecin, qui fit alors les ligatures d'usage. Dans un cas de fracture de l'avant-bras chez l'homme il improvisa un appareil d'urgence avec deux planchettes, du linge et des anneaux de caoutchouc pour immobiliser le tout.

M. MEUNIER (de Blois). — *Epanchements pleuraux consécutifs aux cancers du sein.* — Dans deux cas, cette coïncidence existait, mais on ne put faire l'autopsie que dans un seul cas; on trouva des adhérences pleurales et un épanchement de deux litres du liquide ordinaire de la pleurésie franche. Les poumons étaient sains. L'auteur pense qu'il y a une relation directe entre le cancer du sein et les altérations pleurales.

M. Demons rappelle la récente communication de M. Verneuil à l'Académie de médecine et les différentes catégories d'épanchements pleuraux observés à la suite des cancers du sein. Il pense que dans les faits de M. Meunier l'épanchement résulte d'une propagation à la plèvre de l'inflammation de la plaie. Il ajoute qu'on a aussi observé des épanchements pleuraux coïncidant avec des cancers éloignés, de l'utérus par exemple, et dont l'explication est difficile à donner.

M. PINEAU (de Château d'Oléron). — *Observation de néoplasme consécutif à un traumatisme.* — Il s'agit d'une exostose sous-unguéale du gros orteil survenue trois ans après une contusion violente de l'orteil par la chute d'une poutre. Au bout de ce temps apparurent des douleurs vives, puis une tumeur qui souleva l'ongle et qui fut enlevée au bistouri. L'examen microscopique montra les éléments d'une exostose. La tumeur se reproduisit au bout de peu de temps; une nouvelle ablation fut suivie de la cautérisation avec le caustique Filhos et depuis six mois la guérison paraît assurée.

L.-H. PETIT.

57e CONGRÈS DES NATURALISTES ET MÉDECINS ALLEMANDS
Tenu à Magdebourg (Septembre 1884).

Section de Chirurgie

HAGEDORN, de Magdebourg. — *Désarticulation du genou.*

Ce chirurgien présente trois malades auxquels il a pratiqué la désarticulation du genou par le procédé du grand lambeau antérieur et du petit lambeau postérieur. Un de ces cas a guéri par première intention.

KRASKE (Fribourg en Brisgau) croit que le danger de gangrène du lambeau antérieur n'est pas très grand après la désarticulation du genou et qu'on peut l'éviter presque absolument en maintenant le moignon en extension parfaite à l'aide d'une attelle antérieure. Un de ses malades, qui avait subi la désarticulation du genou pour un ulcère de jambe avait déjà au bout de trois semaines un moignon capable de supporter le poids du corps. *

KÜSTER (Berlin) a fait trois désarticulations du genou sans suppuration ni gangrène. Il enlève la rotule, extirpe la bourse tricipitale et draine le cul-de-sac supérieur.

HAHN (Berlin) croit que l'opération de Gritti ne présente pas les inconvénients du procédé de Carden pour la désarticulation du genou : gangrène menaçante, suppuration et désunion des lambeaux. Il l'a faite quatre fois et a toujours obtenu la guérison par première intention. En clouant la rotule sur le fémur on évite la pression sur le lambeau antérieur et le membre est dans de meilleures conditions pour l'application d'un appareil prothétique. Ces opérations sont trop récentes pour qu'on puisse apprécier la valeur de ces moignons.

VOLKMANN (Halle) constate que la plupart des opérés par le procédé de Carden ne peuvent s'appuyer sur leur moignon qui s'atrophie à la longue. En est-il de même après l'opération de Gritti ?

PETERSEN (Kiel) a revu deux malades qui avaient subi depuis longtemps l'opération de Gritti et ne pouvaient ni l'un ni l'autre s'appuyer sur leur moignon.

BERGMANN (Berlin) ne connaît aucun procédé de désarticulation du genou qui permette d'éviter l'atrophie de la peau et l'amincissement du moignon.

HAGEDORN (Magdebourg) présente une femme de cinquante-trois ans, qui a subi en 1880 la désarticulation du genou. Le moignon ne présente aucune altération notable. Cette femme a d'abord pu marcher sans aucun autre appui que sa jambe de bois, mais elle est devenue si corpulente dans ces dernières années que des béquilles lui sont maintenant nécessaires pour les marches un peu longues. Le même chirurgien a reçu des nouvelles d'une cinquième malade, opérée aussi en 1880 pour un sarcome du tibia. C'est une jeune fille de dix-sept ans, maintenant bien développée et d'une santé florissante qui ne s'appuie que sur son moignon et peut même faire de grandes marches sans fatigue.

BERGMANN (Berlin). — *Néphrectomie.*

Cette opération est indiquée dans deux cas très différents : tumeur maligne du rein ou pyélonéphrite. Très dangereuse dans le premier cas (où la voie péritonéale est seule possible), à cause de la cavité purulente qui tend à se former derrière le péritoine et peut s'y ouvrir, à cause de la blessure possible des vaisseaux du mésocolon et de la gangrène de l'intestin correspondant, cette opération a donné, sur vingt-quatre cas, dix-sept morts pendant ou bientôt après l'intervention et seulement quatre guérisons. En outre la généralisation ganglionnaire existait presque toujours au moment de l'intervention. Beaucoup meilleur est le pronostic de la néphrectomie pour pyélo-néphrite. Sur quarante cas elle a donné vingt guérisons confirmées et seize morts (quatre cas sans renseignements). Dans un cas, l'auteur a cherché à obtenir la guérison par l'incision simple des poches purulentes; mais il a dû faire plus tard l'ablation de l'organe. L'hémorrhagie est toujours très faible. Sur quarante faits la lésion n'était bilatérale qu'une fois. Les quatre cas opérés par ce chirurgien ont guéri.

SONNEBURG (Berlin) a fait une opération de ce genre pour pyélonéphrite il y a trois semaines. Le rein enlevé était tout à fait incapable de servir à la sécrétion urinaire, et le malade rendit de l'urine normale aussitôt après l'opération, puis, sans raison apparente, survint de l'anurie bientôt suivie de mort avec des phénomènes urémiques. L'autopsie montra le péritoine sain, et le rein laissé, macroscopiquement et histologiquement intact. L'auteur ne peut expliquer par conséquent cette anurie que par la faiblesse des contractions du cœur. L'état du malade ne permettait pas de penser à des phénomènes de shock et de collapsus.

HIRSCHBERG (Francfort-sur-le-Main) recommande le cathétérisme de l'uretère pour préciser avant l'opération l'état du rein que l'on doit laisser.

BERGMANN (Berlin). — *Lithalopaxie hypogastrique.*

La taille hypogastrique est préférable à la litholapaxie parce qu'elle permet seule l'évacuation absolue et certaine de tous les calculs, v. B. l'a faite dix fois, plusieurs fois sur des sujets de plus de soixante-dix ans, et toujours avec succès. Il recommande l'emploi du ballon de Petersen et la suture de la vessie qui permet la guérison sans fistule, même quand la plaie cutanée ne se réunit pas par première intention.

VOLKMANN (Halle) pense que l'antiseptie doit faire disparaître de la chirurgie la lithotritie et la litholapaxie, opérations quelquefois mortelles et souvent suivies de récidive.

KÜSTER (Berlin) rapporte un cas dans lequel il enleva par la taille hypogastrique un débris de sonde, et méconnut l'existence d'un petit calcul enchâtonné dans un diverticule, que l'on ne trouva qu'à l'autopsie.

HEUSNER (Barmen) présente *un appareil* qu'il a fait construire pour une petite fille de sept ans atteinte, à la suite d'une paralysie infantile, de paralysie de tous les muscles du membre inférieur, sauf le psoas iliaque. Avec cet appareil l'enfant peut marcher facilement avec des béquilles.

HEUSNER. — (Barmen). *Résection de la hanche dans les luxations con-génitales.*

H. présente une malade de vingt ans à laquelle il a fait une résection de la hanche gauche pour une luxation congénitale qui était devenue dou-loureuse à l'âge de treize ans. Il décrit les caractères que présentait l'extré-mité supérieure du fémur qui était atrophiée. Le fémur du côté droit était aussi luxé; mais le membre de ce côté n'était pas douloureux. La malade peut maintenant marcher une demi-heure de suite avec un bâton.

PETERSEN (Kiel). — *Application du corset plâtré.*

Il recommande pour l'application du corset plâtré la suspension hori-zontale au moyen d'une écharpe de Bartwell, la tête et le bassin reposant sur la table. Le tronc étant suspendu par le point même où la colonne dorsale a une courbure anormale, on peut corriger plus complètement cette dernière (mal de Pott ou scoliose). Ce mode d'application ne de-mande pas grands préparatifs et ne nécessite pas une constriction aussi forte du thorax que quand l'appareil est appliqué pendant la suspension verticale, ce qui a l'avantage d'atrophier un peu moins les muscles du tronc.

PETERSEN (Kiel). — *Extirpation totale de la clavicule atteinte d'os-téomyélite.*

Jeune homme de dix-sept ans; le huitième jour de l'affection on enlève la clavicule à moitié dépouillée déjà de son périoste. La reproduction de l'os était complète au bout d'un mois et le malade pouvait travailler quinze jours plus tard; même bon résultat après l'ablation de la première phalange de l'indicateur sur une jeune fille; tandis que l'affection aban-donnée à elle-même chez un garçon de quinze ans, a duré près de deux mois et n'a pas été suivie de régénération osseuse. L'extirpation totale abrège donc la durée de l'affection et empêche la destruction du périoste.

ROSENBERG (Wurzbourg). — *Rupture de l'intestin. Suture. Guérison.*

R. est appelé auprès d'un homme de soixante-quinze ans, le second jour de l'étranglement d'une grosse hernie inguinale d'enfance, jamais contenue par un bandage et qui avait déjà présenté plusieurs fois des phénomènes d'étranglement. Des tentatives violentes de taxis avaient été faites par le malade et son entourage. R. trouve le sac rompu et sur les anses intestinales, en trois points différents, des érosions superficielles au niveau d'une desquelles l'intestin se rompt sous ses yeux. Ce chirur-gien fait une suture à la soie à ce niveau et au niveau des érosions qui n'intéressaient que la séreuse et réduit l'intestin dans l'abdomen. Le sac fut fixé par des points de suture, sans être réséqué, contre l'orifice her-niaire. La guérison se fit sans incident. Quatre mois plus tard, cet homme mourut de vieillesse : les points de suture avaient encore laissé une trace facilement reconnaissable sur l'instestin; l'orifice herniaire était complè-tement et solidement oblitéré bien que le malade n'eût porté aucun ban-dage après l'opération.

MIKULICZ (Cracovie). — *Laparotomie en cas de perforation dé l'estomac et de l'intestin.*

Que la perforation de l'estomac ou de l'intestin soit traumatique ou spontanée, la laparotomie est pour M. une *indicatio vitalis*. La péritonite déjà établie n'est pas une contre-indication, car elle peut guérir. On doit toujours opérer pourvu que les forces du malade le permettent. M. rapporte quatre cas de laparotomie. Dans le premier cas il s'agissait d'une pérityphlite compliquée de symptômes d'étranglement interne. On trouva deux litres de sérosité fétide dans le péritoine et un cœcum très adhérent, mais la perforation ne fut reconnue qu'à l'autopsie. Dans le second cas il s'agissait d'un volvulus qui fut réduit avec succès, les symptômes dataient d'une semaine. Dans le troisième cas, opéré soixante heures après le début des accidents, il s'agissait probablement d'une fièvre typhoïde ambulatoire. Les bords de la perforation furent avivés, réunis en fente longitudinale par douze points au fil de soie ; le malade guérit. Dans le dernier cas l'estomac était rompu au niveau de la petite courbure, la suture fut très laborieuse et le malade mourut au bout de trois heures.

KUSTER (Berlin). — *Résection de l'estomac.*

L'opération ne doit être tentée que pour les carcinomes petits et mobiles, les résections étendues nécessitant une lésion du mésocolon qui expose beaucoup à la gangrène de la portion correspondante de l'intestin. La laparotomie exploratrice peut être utilisée pour le diagnostic, elle est peu dangereuse ; mais elle permet encore de méconnaître quelquefois l'étendue et les caractères de la tumeur.

HEUSNER (Barmen). — *Sur les effets de la foudre sur l'homme.*

H. a eu l'occasion d'observer les effets de la foudre sur vingt personnes qui furent atteintes ensemble et dont quatre furent tuées sur le coup. Il décrit les principaux symptômes qu'il a observés chez ces individus.

STEIN (Francfort-sur-le-Mein) présente une toute petite *batterie galvanique* pour les opérations galvaniques, et divers appareils électriques.

LEISRING (Hambourg). — *Doigt à ressort.*

Une fille de dix ans se présenta à L. en se plaignant de ne pouvoir étendre le médius quand il était fléchi. L'obstacle à l'extension paraissait être une petite nodosité que l'on sentait quand le doigt était en flexion au niveau de l'articulation métacarpo-phalangienne. L'extension passive était brusque et douloureuse. L'incision montra que la gaine tendineuse contenait une certaine quantité de sérosité claire, et que la nodosité siégeait sur le tendon fléchisseur profond au niveau de son engagement dans la boutonnière du fléchisseur superficiel. La nodosité fut excisée, le tendon suturé et la guérison survint par première intention.

HAGEDORN (Magdebourg). — *Modification à l'opération du bec-de-lièvre.*

Pour éviter après l'opération du bec-de-lièvre une encoche ou une inégalité au niveau du bord libre de la lèvre, König a déjà exposé un procédé opératoire dans lequel il affronte en même temps que le bord libre un assez large lambeau de la lèvre(*Deutsche Zeitschr. f. Chir.* Vol. XIX, page 11). Mais il y a alors un point faible pour la réunion immédiate, c'est le point de rencontre des trois sutures. H. expose un procédé destiné à éviter cet inconvénient.

HAGEDORN. — *Fracture récidivante de la rotule.*

H. présente un malade qui s'est fracturé trois fois la même rotule dans l'espace d'un an et jouit aujourd'hui de toutes les fonctions de son membre. A ce propos il décrit l'appareil qu'il emploie pour maintenir rapprochés les fragments rotuliens, et qui permet d'obtenir la guérison en huit ou douze semaines (*Centralblatt f. chirurg.*, 1884, n° 45).

Section de gynécologie

HENNIG (Leipsig). — *Hydrocèle des femmes.*

H. ne connait que quarante et un cas de cette affection, dont deux lui sont personnels. Elle est due à la persistance du canal de Nuck. L'hydrocèle peut être une cause de stérilité, elle peut gêner et même empêcher l'accouchement. Son diagnostic est très difficile. Dans quelques cas rares il se forme dans l'hydrocèle des gaz putrides qui ne pénètrent cependant pas dans la cavité abdominale ; les gaz s'accumulent dans la moitié externe de l'hydrocèle. Un cas de ce genre avait fait penser à H. qu'une valvule semi-lunaire interrompait la communication entre l'hydrocèle et la cavité abdominale, opinion confirmée par les recherches de Zuckerkantl.

Sur les quarante et un cas connus, trente-trois furent opérés, seize avec succès complet, sept avec succès imparfait. Le traitement consiste dans le taxis et l'application d'un bandage jusqu'à ce que le canal soit fermé. En cas d'hydrocèle enkystée, une simple ponction, avec ou sans injection iodée, peut suffire ; dans d'autres cas, il faut ouvrir le sac et le faire suppurer ou l'extirper (*Semaine méd.*, 1884, n° 42).

Section d'ophthalmologie

GRAEFE (Halle). — *Exentération du globe oculaire.*

Dans certains cas, relativement peu nombreux il est vrai, l'énucléation de l'œil produit une méningite mortelle, aussi l'auteur a-t-il cherché à lui substituer une opération moins dangereuse et aussi efficace, ce qui n'est pas toujours le cas de la névrotomie optico-ciliaire par laquelle on a déjà cherché à la remplacer.

Dans tous les cas où l'énucléation est indiquée sauf pour les tumeurs intra-oculaires, G. pratique maintenant l'*exentération* du globe, opération qui consiste essentiellement après avoir réséqué la cornée, à évacuer le contenu du bulbe oculaire avec une cuiller mousse, en ne laissant que l'enveloppe formée par la sclérotique.

Ce chirurgien a fait quarante-deux fois cette opération, avec une réaction plus ou moins vive, mais qui n'a jamais duré plus de cinq jours, et a toujours obtenu comme résultat final un moignon non irrité et beaucoup plus propre à remplir la cavité orbitaire et à soutenir l'œil artificiel que l'espace de Ténon après l'énucléation (*Semaine méd.*, 1884, n° 42).

MAURICE HACHE.

SOCIÉTÉ DE CHIRURGIE
22 octobre. — 19 novembre.

Opération d'Estlander.

M. Lucas Championnière présente à la Société les côtes enlevées au malade qu'il a opéré à trois reprises différentes et dont il a parlé dans la séance du 8 octobre. Ce chirurgien lui a enlevé la première fois 5 côtes, à partir de la 3e, sur une étendue de 11 à 6 centimètres, en décembre 1883; la seconde fois, en juin 1884, quatre côtes à partir de la 4 (6 à 7 centimètres); enfin la troisième fois, 2 à 5 centimètres des 2e, 3e, 4e et 5e côtes; l'opération fut très laborieuse, surtout pour extraire le premier fragment, les deux dernières fois; elle fut très bien supportée, mais n'amena pas la guérison qui ne sera probablement jamais complète, malgré l'affaissement énorme déjà subi par le thorax. L'amélioration très grande qui a suivi ces interventions suffit pleinement à les justifier. M. Lucas Championnière insiste sur la rapide régénération des côtes qu'il a constatée chez le malade.

M. Berger avait terminé son rapport en disant de l'opération d'Estlander que c'était une opération relativement innocente et qui donnait ordinairement de bons résultats; les faits nouvellement connus lui font modifier ces conclusions et dire que cette opération a une certaine gravité et qu'elle n'est pas applicable à tous les cas. Les causes d'insuccès qui ont été invoquées sont les grandes dimensions de la cavité et l'épaississement de la plèvre. Dans le premier cas, il faut très sérieusement compter avec la gêne respiratoire, les phénomènes mécaniques du côté sain étant très entravés par la mobilité du sternum; la résection des premières côtes est surtout à éviter dans ces conditions. Quant à l'épaississement des parois de la plèvre, on peut lui opposer la résection de la plèvre par le procédé de Max Schede, mais le mode de guérison est très différent, la plèvre viscérale et la plèvre diaphragmatique quelquefois, comme dans le cas de M. Hermann, de Mulhouse, devant bourgeonner à ciel ouvert. Ce procédé n'est applicable qu'à de petites cavités, et il vaut mieux s'abstenir en présence d'une grande cavité avec épaississement considérable de la plèvre.

Somme toute, les indications de l'opération d'Estlander sont aujourd'hui assez précises, mais son pronostic est très incertain dans les cas limités. Il importe d'opérer largement dès le début, en se souvenant que les moyens d'exploration de la cavité pleurale sont souvent infidèles. Quant à la question de priorité, M. Berger la trancherait en faveur d'Estlander qui est le premier à avoir écrit quelque chose de précis sur ce sujet, avec observations à l'appui.

M. Gayet (de Lyon), sans faire de réclamation de priorité, tient à établir qu'il a conçu l'idée de cette opération avant le mémoire d'Estlander. On trouve en effet dans la thèse d'un de ses élèves, M. Chavalier (*Quelques mots sur l'aspiration continue dans le traitement des abcès à*

parois mobiles, Lyon, 27 janvier 1875, page 19) la phrase suivante :
« Toutefois on ne doit pas désespérer d'y arriver (à la guérison de l'empyème)..... puisqu'on voit les côtes se rapprocher et s'incurver dans la
guérison spontanée,..... *en mobilisant en partie la paroi thoracique
par la large résection d'une côte.* »

M. DUMÉNIL (de Rouen). — *Application de la colotomie aux fistules
vésico-intestinales.*

Ce travail est le complément de la communication faite par l'auteur
au Congrès de l'association française pour l'avancement des sciences de
1883 (*Revue de Chirurgie*, avril 1884, p. 241-255).

M. Duménil fit, en décembre 1883, une colotomie iliaque gauche à une
femme de trente ans dont les urines contenaient des matières fécales
d'une manière intermittente. Tout écoulement cessa par la fistule après
l'opération, quoique les matières passassent encore en partie par les
voies naturelles. Malheureusement, des accidents inflammatoires se
déclarèrent, et la malade succomba à une pneumonie hypostatique; la
fistule vésicale s'était rouverte quelques jours avant la mort. L'autopsie
fit reconnaître une cavité purulente communiquant d'une part avec la
vessie par un orifice étroit et de l'autre par deux trajets distincts avec
le rectum et l'intestin grêle. Le point de départ des accidents avait été
un phlegmon péri-utérin puerpéral.

L'échec est constant en cas de double communication intestinale, complication malheureusement presque impossible à reconnaître pendant la
vie. M. Duménil a fait la colotomie iliaque parce que c'est une opération
plus facile, mais l'anus lombaire donnerait sans doute de meilleurs
resultats, l'éperon étant plus constant à cause de la déviation plus considérable que l'on imprime à l'intestin, et la présence de l'éperon étant
nécessaire à la dérivation complète des matières. Dans le cas rapporté
plus haut, l'amélioration n'est survenue qu'à cause de l'étroitesse de la
fistule ne se laissant pas traverser par les matières solides, qui dépas-
saient seules l'anus iliaque.

M. VERNEUIL. — L'idée de notre confrère est parfaitement logique et justifiée par la pratique, mais il y a un inconvénient, c'est la persistance du
bout inférieur, encore parcouru par une partie des matières, même dans
la plupart des cas de colotomie lombaire. Madelung avait proposé de
fixer à la peau tout le bout supérieur en abandonnant dans le ventre le
bout inférieur suturé; on pourrait y substituer l'abouchement à la peau
des deux bouts intestinaux préalablement sectionnés, opération relativement facile sur l'S iliaque à cause de sa mobilité. Il est vrai que l'infirmité ainsi créée serait incurable; on pourrait réserver ce procédé au
traitement des grandes communications vésico-intestinales qui ont bien
peu de chances de jamais s'oblitérer.

M. GUÉNIOT. — Il y a de ces fistules qui guérissent spontanément : j'ai
vu une dame accouchée six ou huit mois auparavant qui rendait dans
ses urines d'une manière intermittente une quantité considérable de

matières fécales liquides et de gaz fétides. De concert avec M. Villemin, du Val-de-Grâce, je lui ai recommandé le repos dans une position où les matières ne passaient pas dans la vessie, en entretenant bien entendu la liberté du ventre, et la guérison a été complète sans aucune intervention. Il faut donc savoir attendre avant d'entreprendre une opération aussi grave.

M. Trélat. — Madelung a appliqué son procédé à deux malades qui ont succombé tous deux à des phénomènes septiques développés dans le bout inférieur. Sans vouloir discuter à nouveau la valeur des divers anus contre nature que la pratique pourra seule fixer, M. Trélat fait remarquer que l'éperon est toujours très prononcé dans l'anus lombaire; chez une malade qu'il a suivie longtemps, le nettoyage du bout inférieur n'était nécessaire que tous les deux mois environ.

M. Ledentu se demande si l'on ne pourrait pas chercher à attaquer directement la fistule en ouvrant la vessie par la taille hypogastrique.

M. Poulet, du Val-de-Grâce, lit un travail sur l'*hydarthrose tuberculeuse*.

M. Guermonprez (de Lille). — *Ectrodactylie avec conservation partielle du pouce et de l'auriculaire*. Rapport de M. Berger.

M. Guermonprez a présenté à la société dans la séance du 1er octobre le moule d'une main droite en pince de homard appartenant à un instituteur : le pouce et l'auriculaire existent seuls, entre les deux doigts est une sorte de métacarpien intermédiaire gênant un peu les mouvements. Cependant c'est avec cette main qu'il écrit.

M. Guermonprez a adressé à M. Berger un second fait, c'est un cas d'ectropodie sur le même type existant des deux côtés; les mains sont normales sauf un doigt palmé. Sur les pieds un sillon très profond sépare un avant-pied interne composé de deux métacarpiens supportant un gros orteil formé d'une seule phalange, et un avant-pied externe composé aussi de deux métacarpiens supportant une grosse phalange et un bourgeon indépendant. Ce sujet marche très bien et présente une tendance à l'opposition des deux moitiés du pied qui lui permet certains mouvements de préhension.

Les faits du premier ordre ne sont pas très rares (*Morel Lavallée, Bulletins de la Soc. chir.*, 20 juillet 1861; *Cruveilhier, Isid. Geoffroy-St-Hilaire, Etienne Geoffroy-St-Hilaire, Launay* [*Bull. Soc. anat.*, 1859] etc.) Les exemples d'ectropodie sont plus rares, peut-être parce que ces faits passent plus facilement inaperçus; M. Berger n'en a rencontré qu'un exemple, qu'il croyait inédit, mais qu'il a reconnu pour le malade présenté à la Société par Morel-Lavallée.

M. Berger montre encore le moule des mains d'un malade de M. Geoffroy : à la main droite le pouce est normal, l'index et le médius présentent une palmure cutanée, le médius porte un petit doigt surnuméraire inséré sur la première phalange et ne recevant aucun tendon, enfin les 4e et 5e doigts sont en syndactylie cutanée complète. Le malade est modérément habile de cette main. La main gauche est normale jusqu'au médius; au 4e doigt est annexé un doigt supplémentaire palmé articulé avec le métacarpien; l'auriculaire recourbé en crochet est ankylosé et atrophié.

Enfin M. Berger présente un exemple de difformité plus rare. Chez un sujet dont le bras droit est normal, on ne trouve dans l'avant-bras gauche que le cubitus sans vestige de radius; l'avant-bras est atrophié et plus court ainsi que l'humérus, la main est déjetée sur le bord radial et présente 4 doigts assez bien conformés et un pouce supplémentaire supporté par un pédicule cutané très étroit, sans métacarpien correspondant. Le malade est un charretier qui peut se servir de sa main. On sait qu'en cas d'absence du radius le pouce n'est jamais normal et manque ordinairement. Otto, de Breslau, a donné le dessin de deux mains présentant la même difformité.

Quant aux conclusions chirurgicales de M. Guermonprez, qui conseille quand les trois doigts du milieu doivent être sacrifiés, la désarticulation carpo-métacarpienne des métacarpiens correspondants pour donner une plus grande liberté aux mouvements. Cette désarticulation de la main, M. Berger la repousse, aggrave notablement le pronostic opératoire, et ne paraît pas devoir donner les résultats fonctionnels qu'en attend l'auteur. Du reste, cette assimilation d'une malformation à un résultat opératoire ou traumatique est trop hasardeuse pour pouvoir modifier les règles de chirurgie conservatrice aujourd'hui adoptées pour la main.

M. Berger a présenté à la Société un malade qui vient confirmer son opinion; l'ablation des métacarpiens n'avait pas donné la pince de homard.

M. NICAISE présente deux pièces d'*ectrodactylie*, recueillies à Clamart pendant son prosectorat et décrites dans la *Gazette médicale de Paris* de 1875. La main droite présente une ectrodactylie du médius dont la première phalange est située transversalement entre la tête des troisièmes et quatrièmes métacarpiens avec brachydactylie de l'annulaire. La main a été disséquée avec soin, et les parties molles correspondaient exactement à la déformation osseuse. Le musée de Clamart possède une pièce semblable. Sur la main gauche le 3e et 4e métacarpiens sont réunis; il n'y a pas de médius et la première phalange de l'auriculaire est augmentée de volume.

M. CRAS (de Brest). — *De l'antiseptie dans la ligature des artères dans la continuité, — anévrysmes de l'axillaire consécutif aux luxations de l'épaule.*

Dans la première partie de son très intéressant travail à l'appui duquel il apporte de nombreuses observations, M. Cras donne des exemples de ligature de grosses artères au catgut dans la continuité, sans rétablissement du calibre de l'artère après la résorption du lien constricteur comme le craignent un certain nombre de chirurgiens. Une ligature expérimentale faite sur un lapin avec du catgut n° 0 de Londres, a été retrouvée intacte le douzième jour. — Parmi les faits les plus intéressants citons une ligature de la carotide primitive faite pour une hémorrhagie secondaire par les branches de la carotide interne probablement, et guérie sans accidents ; et une ligature de l'iliaque externe avec du catgut n° 3, pour un anévrysme inguinal du volume d'une tête d'enfant, également suivie de guérison.

Dans la seconde partie de son travail, M. Cras étudie à propos d'une observation personnelle les anévrysmes axillaires consécutifs aux luxations de l'épaule.

Le malade dont il rapporte l'observation se fit le 24 juin 1882 une luxation sous-coracoidienne en tombant sur le bord d'une embarcation. Cette luxation fut presque immédiatement réduite par le médecin résidant qui fit faire des tractions par un seul aide. Le malade fut quelque temps dans un état syncopal après cette réduction, mais on ne remarqua rien qui nécessitât l'ablation du bandage contentif jusqu'au 4 juillet. A cette date, le malade fut pris subitement de douleurs très vives avec gonflement de la région axillaire ; le pouls radial était conservé. Au bout de quelques jours les symptômes s'accentuèrent et permirent de reconnaître l'existence d'un anévrysme diffus. Le malade fut alors amené à l'hôpital de Brest où M. Cras lia la sous-clavière avec du catgut, n° 3. Le malade guérit, mais resta longtemps paralysé, son état s'est amélioré depuis.

M. Cras fait suivre cette observation personnelle de l'analyse de toutes celles qui ont été publiées et qu'il a dépouillées ; il a rencontré souvent des indications fausses et des observations se rapportant à tout autre chose, notamment dans le mémoire de Callender, souvent cité avec éloge par les auteurs qui se sont occupés de la question. Ces observations montrent que la rupture artérielle peut se produire avant toute réduction ou après une réduction très sagement conduite.

M. Cras termine son travail par les conclusions suivantes :

1° La rupture artérielle est survenue 5 fois au moment de l'accident deux fois il s'agissait de luxations sous-glénoidiennes.

2° La rupture peut être d'abord incomplète et ne se compléter qu'au moment de la réduction.

3° Cet accident s'est produit aussi souvent après la réduction de luxations datant de moins de trois semaines, qu'après celle de luxations anciennes ; il s'agissait le plus souvent de sujets âgés.

4° Trois fois seulement les manœuvres de réduction avaient été faites par des rebouteurs.

5° Le lieu d'élection de la rupture paraît être au voisinage de l'origine de la scapulaire inférieure et de la circonflexe.

6° La meilleure intervention paraît être la ligature au-dessus de la rupture.

7° M. Cras recommande de tirer la sous-clavière non en dehors des scalènes, mais en dehors du scalène antérieur et sur la face antérieure qui forme un plan résistant, facilitant beaucoup la recherche et la dénudation de l'artère.

M. VERNEUIL. — Je me rappelle un cas du genre de ceux dont on a parlé M. Cras : il s'agit d'une femme de soixante ans, aliénée, à laquelle je réduisis sous le chloroforme une luxation de l'épaule. La malade défit son bandage à deux reprises, et le 15ᵉ jour je constatai la reproduction du déplacement; la famille refusa d'abord une nouvelle réduction, malgré l'avis de Nélaton et de Malgaigne appelés en consultation et n'y consentit qu'au bout d'un mois, époque à laquelle ces deux chirurgiens la pratiquèrent en tirant avec des moufles sur le bras en abduction à angle droit. Au bout de 15 jours l'appareil fut retiré, mais la malade accusa, pendant les mouvements, une douleur vive dans l'aisselle; elle avait un anévrysme axillaire. Toute opération fut refusée. La tumeur était encore stationnaire au bout d'un an.

M. LEDENTU. — Il faut distinguer au point de vue du diagnostic et du traitement les anévrysmes diffus communiquant avec l'articulation, dont a parlé M. Cras, et les anévrysmes circonscrits comme celui de M. Verneuil, probablement sans rupture complète des tuniques, comme dans les anévrysmes spontanés.

M. DUBOURG (de Bordeaux). *Hernie inguinale congénitale étranglée par bride fibreuse extérieure au sac. Kélotomie sans ouverture du sac. Réduction. Guérison.* Rapport de M. POLAILLON.

Un enfant de quatorze ans atteint de hernie inguinale congénitale avec ectopie testiculaire fut pris brusquement d'accidents d'étranglement après son repas. Les vomissements commencèrent au bout de deux heures. Un léger taxis n'ayant pas amené la réduction, l'enfant fut conduit à l'hôpital où M. Dubourg le vit treize heures après le début des accidents, déjà comateux, avec des symptômes cholériformes. La tumeur était bosselée, en forme de tablier. Après chloroformisation un léger taxis fut de nouveau tenté sans résultat; l'opération fut alors faite et l'auteur trouva en dehors du·sac une bride fibreuse donnant à la hernie son aspect bilobé; la réduction fut facile après incision de cette bride sans ouvrir le sac. Le testicule, atrophié, était appliqué contre l'anneau inguinal externe. Le malade guérit rapidement.

Dans ce cas, M. Polaillon aurait préféré faire l'incision du sac et la cure radicale avec suture de l'anneau, opération qui n'ajoutait pas de nouveaux dangers et permettait de s'assurer de l'état de l'intestin en ouvrant le sac; enfin et surtout elle aurait dispensé le malade du port d'un bandage pendant toute sa vie.

M. BERGER. — Ce cas soulève deux questions : celle de l'intervention et celle de la cure radicale. Au sujet de la première on sait que le taxis échoue presque toujours dans les hernies congénitales, mais il faut cependant faire des tentatives modérées, que M. Berger a vu réussir quelquefois. Dans le cas particulier un taxis, soutenu pendant dix à quinze minutes sous le chloroforme, était indiqué et aurait probablement réussi vu la cause de l'étranglement; les lésions intestinales sont exceptionnelles au bout de vingt-quatre heures.

Quant à la question de la cure radicale, il faut dire que la dissection du sac devient très difficile dans les cas compliqués d'ectopie testiculaire :

dans le cas de M. Dubourg, le mieux eût été de chercher à ramener le testicule à sa place par des tractions et en cas d'échec d'enlever ce testicule inutile et gênant pour le port d'un bandage ; on aurait fait en même temps la cure radicale, mais le malade aurait dû continuer néanmoins le port d'un bandage.

M. RICHELOT. — Il faut toujours ouvrir le sac herniaire, surtout quand on le résèque, car il peut contenir une anse aplatie et qui pourrait passer inaperçue ; et le mieux est d'en enlever le plus possible pour simplifier la plaie, quand son extirpation totale est impossible. On a peut-être exagéré la fréquence des difficultés de cette extirpation que M. Richelot a assez souvent faite, pour des hernies acquises il est vrai.

M. LUCAS CHAMPIONNIÈRE a vu la guérison persister au bout d'un an chez un opéré de cure radicale qui n'avait pas porté de bandage. La dissection du sac des hernies inguinales est quelquefois très difficile ; il ne faut du reste pas hésiter à enlever un testicule en ectopie, toujours sans valeur.

M. BOUILLY fait remarquer que le mode d'étranglement signalé ici est exceptionnel dans les hernies congénitales. La cure radicale ne donne que des résultats douteux et n'est pas aussi inoffensive qu'on le dit ; dans deux cas de hernie congénitale étranglée où la dissection du sac avait été laborieuse, M. Bouilly a eu des hémorrhagies consécutives graves, dont une a entraîné la mort par péritonite suppurée.

M. NICAISE. — Il m'est arrivé dans un cas de grosse hernie inguinale étranglée où je cherchais à faire la cure radicale de reconnaitre que la dissection du sac était impossible à moins de sacrifier le testicule, que je tenais à conserver : laissant alors le sac en place j'ai fait au-dessous de l'anneau six points de suture superposés ou en étages, et j'ai pratiqué une contre-ouverture à la partie inférieure du sac. C'était là une *cure radicale par cloisonnement du sac*. Celui-ci s'est oblitéré au-dessous de la suture et la hernie n'y pénétrait plus après la guérison du malade. J'ai revu des malades auxquels j'avais fait la cure radicale à propos d'un étranglement, tous avaient une récidive commençante.

M. TRÉLAT. — Il faut bien spécifier que la hernie congénitale du malade de M. Dubourg a subi un mode d'étranglement banal, accidentel, par bride extérieure au sac ; mode d'étranglement qui ne tient en aucune façon à la nature congénitale, à la constitution primitive de la hernie.

M. F. TERRIER. — *Hystérotomie.*

Il s'agit d'une malade qui présentait des crises douloureuses comparables à celles de l'accouchement et des poussées d'inflammation péritonéale. La circonférence de l'abdomen mesurait 114 centimètres, l'utérus était fixé derrière le pubis en haut et en avant. Une ponction exploratrice donna deux litres de liquide et permit de reconnaitre qu'on avait affaire à une tumeur utéro-cystique. L'opération fut très difficile à cause de l'étendue des adhérences ; la tumeur fut pédiculisée avec deux broches en croix et avec le ligateur Cintrat. M. F. Terrier craignit un moment d'avoir compris l'uretère droit dans le pédicule, mais il reconnut que l'organe soupçonné n'était qu'une trompe hypertrophiée. Le pédicule ne fut pas réduit. Quinze jours après l'opération, des accidents fébriles se déclarèrent, l'urine s'écoula à la surface du pédicule qui suppura abondamment et une tumeur apparut dans le flanc gauche ; c'était sans doute un abcès périnéphrétique en communication avec le pédicule utérin. M. Terrier mit une sonde à demeure et fit faire des lavages antiseptiques. Aujourd'hui l'état général de la malade est excellent, mais on ne peut savoir combien de temps il faudra encore lui laisser sa sonde à demeure.

M. Pozzi. — *Corps fibreux intra-utérin.*

M. Pozzi montre à la Société un corps fibreux qu'il a énucléé de la cavité utérine. Après être sortie plusieurs fois dans le vagin, cette tumeur avait fini par rentrer dans l'utérus et par y grossir, déterminant des métrorrhagies continuelles. L'utérus était volumineux, le col effacé et du diamètre d'une pièce de deux francs. On fit deux incisions de chaque côté du col et on administra du seigle ergoté, mais sans succès. M. Pozzi procéda alors à l'énucléation de cette tumeur à l'aide d'une spatule d'une courbure particulière; mais cette énucléation ne fut possible qu'après avoir sectionné les adhérences de la tumeur; cette section fut faite avec des ciseaux courbes, guidés par trois doigts de la main gauche introduits dans l'utérus après une nouvelle section de la lèvre antérieure du col. La décortication put alors être achevée, la tumeur fut libérée de ses dernières adhérences par torsion et extraite avec un petit forceps. Des injections antiseptiques furent faites aussitôt après.

Tout alla bien pendant cinq jours, puis une pneumonie droite se déclara et fut suivie au bout de trois jours de symptômes graves de péritonite qui cédèrent heureusement à des applications de sangsues et à des cautérisations transcurrentes de l'abdomen. C'est là un fait d'auto-inoculation ; la pneumonie a déterminé l'intolérance du traumatisme abdominal.

M. Schwartz. — *Goitre migrateur. Thyroïdectomie. Guérison* (voir séance du 20 décembre 1882 in *Revue de chir.*, n° de janvier 1883, page 69). *Goitre hypertrophique bilatéral. Thyroïdectomie. Troubles passagers de la voix et de la respiration. Guérison* (voir séance du 14 mars 1883, in *Revue de chirurgie*, n° d'avril 1883, page 315). Rapport de M. Richelot.

M. Richelot a employé un certain nombre de fois les injections interstitielles de teinture d'iode pure dans les goitres et en a obtenu de bons résultats; on voit la tumeur s'atrophier et s'affaisser par un mécanisme difficilement explicable. Ces injections sont absolument sans effet sur les tumeurs squirrheuses et colloïdes.

L'aphonie passagère succédant à la thyroïdectomie a été expliquée de différentes façons. On ne peut guère admettre l'opinion de M. Krishaber pour lequel tous ces troubles vocaux succèdent à la section des récurrents et qui invoque la régénération nerveuse quand ils sont passagers. M. Julliard (**Trente et une extirpations de goitres**, *Revue de chirurgie* **août 1883, p. 585**) l'explique par l'action des lavages irritants et du tiraillement de ces nerfs; il décrit des troubles secondaires pouvant survenir par compression de ces nerfs dans la cicatrice; MM. J. et A. Reverdin (**Note sur 22 opérations de goitre, Rev. méd. de la Suisse Romande, 1883, nᵒˢ 4-6**) sont du même avis.

M. LIEBRECHT [de Bruxelles], (**De l'excision du goitre parenchymateux. Bull. de l'Ac. royale de Belgique 1883, t. XVII, nᵒˢ 3 et 4**) a réuni les 322 observations connues de troubles vocaux post-opératoires, et n'a trouvé que 9 sections authentiques des récurrents, 4 sections supposées, 1 ligature certaine, 1 ligature supposée et 1 pincement; dans tous les autres cas, on ne pouvait penser à une lésion chirurgicale directe de ces nerfs; d'autre part, Riedel, après un lavage phéniqué, a observé un enrouement et une dyspnée mortelle. De l'examen de ces faits, M. Richelot conclut avec M. Schwartz que l'aphonie peut résulter de toutes les causes d'irritation des récurrents, compression, névrite, pincement, ligature et lavages irritants. On évitera cette dernière en se bornant à essuyer la plaie avec une éponge.

La dyspnée par lésion du récurrent a été moins étudiée; la gêne respiratoire peut reconnaître en effet après la thyroïdectomie bien des causes dont l'influence respective est bien difficile à mettre en lumière; l'examen des faits connus permet pourtant d'émettre une théorie à ce sujet. M. Schwartz a observé chez sa malade une dyspnée permanente avec besoin d'inspirations profondes, coïncidant avec la paralysie d'une corde vocale. D'autre part, on reconnaît en analysant les faits de blessure des récurrents que l'irritation de ces nerfs peut déterminer du spasme de la glotte et une dyspnée grave, mais ce spasme n'a jamais été constaté directement. On pourrait donc admettre deux variétés de dyspnée par lésion des récurrents, l'une par *paralysie de la glotte*, l'autre par *spasme de la glotte* consécutif à l'irritation du récurrent ou de son bout supérieur. La première variété est niée par M. Krishaber chez l'homme adulte, à cause du développement de la glotte interarythénoïdienne, elle ne saurait être grave en tous cas. Il n'en est pas de même de la seconde, et dans un cas personnel, c'est par ce mécanisme que M. Richelot a expliqué la terminaison fatale.

Il s'agissait d'une jeune fille de vingt ans avec un goitre très mobile, peu volumineux. M. Richelot cherche de suite les quatre pédicules vasculaires qui furent liés en masse, et fendit la glande sur la ligne médiane pour disséquer ses deux moitiés. L'anesthésie avait bien marché et la malade se réveillait quand elle fut prise de suffocation brusque avec cyanose et menace d'asphyxie : ces accidents disparurent par les moyens d'usage, mais la respiration resta anxieuse. Le lendemain matin, M. Richelot constata de l'aphonie et de la dyspnée, le soir à huit heures un accès de suffocation emporta la malade en sept quarts d'heure. A l'autopsie, on trouva les deux récurrents coupés et le bout supérieur du récurrent gauche compris dans une ligature, les pneumogastriques étaient intacts.

La même cause de mort se rencontre dans l'observation XXVIII des Reverdin, qui crurent devoir l'attribuer à une suffusion sanguine entourant les pneumogastriques. On peut donc dire que l'aphonie n'est pas inquiétante quand on est sûr de n'avoir pas coupé les récurrents, mais que toute cause d'irritation de ces nerfs peut être une cause de mort. Le manuel opératoire suivi par M. Richelot exposait d'ailleurs beaucoup à la prise du récurrent dans la ligature à cause des rapports intimes, bien étudiés aujourd'hui, de ce nerf avec l'artère thyroïdienne inférieure : aussi a-t-on renoncé aux ligatures en masse pour employer le meilleur et le moins trompeur des agents hémostatiques, le bistouri aidé des pinces à forcipressure.

En résumé, la thyroïdectomie est une très bonne opération, mais les accidents graves immédiats ou tardifs (crétinisme opératoire, etc.) qui peuvent la suivre ne permettent pas de la faire sans indication formelle, comme on s'y est laissé trop souvent entraîner, d'après la statistique de Liebrecht.

M. TERRILLON a enlevé il y a six semaines une tumeur du corps thyroïde à une fille de quarante ans, d'une santé médiocre, qui l'avait vue débuter en décembre 1883; l'extirpation fut longue et pénible, mais il n'y avait pas d'adhérences à la trachée, et les récurrents ne furent certainement pas touchés. Il s'agissait en effet d'un sarcome. Dès son réveil du chloroforme cette malade a présenté une raucité de la voix qui a déjà diminué et qui disparaîtra certainement. La plaie opératoire a d'ailleurs guéri sans accident. Chez une autre opérée M. Terrillon a vu ces troubles phonétiques durer cinq mois au bout desquels la voix a repris toute sa limpidité.

M. LUCAS CHAMPIONNIÈRE a opéré un goitre du volume du poing et demi chez une femme de cinquante-huit ans dont il déviait la trachée et qu'il gênait pour son travail. La raucité de la voix a duré 4 ou 5 jours; la respiration a été beaucoup plus facile aussitôt après l'opération ; on a noté une toux coquelucholde avec tendance au vomissement pendant quelques jours.

M. Lucas insiste sur l'excellent précepte donné par M. Reverdin d'aller jusqu'au tissu de la glande avant de tenter une dissection quelconque, ce qui simplifie beaucoup l'opération. Quant à la blessure des récurrents, on cherche à l'éviter en rasant la glande au plus près, mais il faut bien dire qu'on va un peu au hasard.

M. LEDENTU insiste sur un symptôme d'ailleurs signalé dans les classiques qui permet de reconnaître au début les tumeurs malignes du corps thyroïde; ce sont les douleurs à distance dans les régions mastoïdienne, temporale et fronto-orbitaire.

M. F. TERRIER conteste la fréquence de ce signe et sa valeur; à propos de l'anesthésie il rapporte un cas où l'asphyxie était imminente et où le chloroforme a pourtant été administré jusqu'au bout. Du reste il fait maintenant, avec M. Gouguenheim, usage de l'anesthésie chloroformique pour toutes les trachéotomies et s'en trouve très bien; la respiration est alors beaucoup plus régulière et la dyspnée s'apaise.

M. BERGER. — Le diagnostic des tumeurs malignes est très difficile; Rose qui a indiqué le premier les douleurs irradiées, tenait surtout compte de la dysphagie, qui précéderait la dyspnée en cas de cancer.

Pour ce qui est des injections interstitielles elles ont donné des succès, mais aussi des accidents graves, notamment la transformation d'un goitre simple en un goitre constricteur.

M. TERRIER signale un gargouillement spécial qu'il a perçu en faisant dans un goitre des injections interstitielles avec une solution saturée d'iodoforme dans l'éther. Il l'attribue à la volatilisation immédiate de l'éther à cette température; ce goitre était très vasculaire.

M. MARCHAND cite une observation de cancer du corps thyroïde enlevé depuis 14 mois, la malade est encore très bien portante. Il s'agissait d'un carcinome dont la nature histologique a été vérifiée au laboratoire du Collège de France.

M. LE DENTU. — *Hydrocèle graisseuse et filaire du sang.* — M. Le Dentu a fait quelques recherches à ce sujet à propos du cas qu'il a observé et dont il a entretenu la Société dans la séance du 14 décembre 1882 (voir *Revue de chirurgie*, n° de janvier 1883, page 73). Dans le liquide extrait par ponction des bourses de ce malade, M. Damaschino a trouvé des filaires.

Des travaux nombreux parus à l'étranger et bien résumés par Barth dans les *Annales de dermatologie* peu avant la communication de M. Le Dentu, ont montré qu'un certain nombre d'affections paraissaient liées à la présence de la filaire du sang. On a constaté la présence de ce parasite dans des cas de chylurie, d'hématochylurie, d'ascite, de pleurésie, et d'hydrocèle graisseuses, de varices lymphatiques avec ou sans épaississement des tissus (elephantiasis nœvoïde), dans une affection parasitaire de la peau appelée crocro du Brésil; enfin Mansen, médecin des douanes chinoises, qui a surtout étudié l'action de cet hématozoaire, croit qu'il peut déterminer l'éléphantiasis des Arabes.

Après un historique complet, M. Le Dentu expose les principaux détails de l'histoire naturelle de la filaire. C'est un ver nématoïde que l'on a surtout trouvé dans le sang à l'état d'embryon, pendant lequel il n'est visible qu'au microscope; à l'état adulte, la filaire peut mesurer jusqu'à 8 centimètres de long; on la compare alors à un cheveu. Pour trouver ces embryons dans le sang, il faut recueillir ce dernier pendant la nuit, c'est-à-dire pendant la période de repos du sujet (Mackensie). Comme d'autres parasites, la filaire a besoin pour parcourir toutes les phases de son développement de passer par plusieurs organismes; d'après les recherches de Mansen ce serait sur les moustiques que les embryons se développeraient : ils y passent à l'état de chrysalide et sont mis en

liberté à la mort de l'animal, à un état plus parfait d'organisation; ils
mesurent alors 1 milimètre de long et sont repris par l'alimentation, on
a pu constater leur présence à cet état dans l'eau. A l'état adulte, on n'a
encore rencontré la filaire du sang chez l'homme que dans le système
lymphatique, où elle pond des œufs d'où sortent des embryons prêts à
de nouvelles périgrinations.

Quant au rôle pathogénique de ce parasite il n'est pas encore bien
élucidé, et il peut exister chez des sujets qui ne présentent jamais aucun
accident. On leur a attribué la production d'accidents médicaux divers;
au point de vue chirurgical, Mansen distingue l'action des embryons qui
se disséminent dans le sang, et celle des œufs, plus volumineux, qui
sont arrêtés par les ganglions lymphatiques et s'y accumulent. L'obstruction totale des ganglions amènerait pour cet auteur l'éléphantiasis
des arabes, surtout au scrotum, et leur obstruction incomplète, des
varices lymphatiques et l'éléphantiasis nœvoïde.

Ces faits peuvent faire supposer que le parasite n'est pas étranger à la
production de certaines affections des pays chauds d'étiologie inconnue :
érysipèle à répétition simple, varices lymphatiques simples, lymphocèles
et engorgement de l'épididyme et du testicule. Ce dernier accident est
fréquent dans les pays intertropicaux sans cause appréciable, et sa
coïncidence avec une hydrocèle chyleuse a été notée plusieurs fois.

La nature, la composition et la provenance du liquide des épanchements
spéciaux qu'on observe dans ces conditions sont encore discutés. Pour
les uns ce serait du chyle pur, de la lymphe, et en faveur de cette opinion on peut invoquer l'analogie de la composition chimique et la densité des deux liquides, et les faits dans lesquels la rupture d'un gros chi-
lifère a pu être reconnue comme cause de l'épanchement, qui a paru aussi
quelquefois succéder à la compression d'un gros tronc lymphatique. Mais,
dans d'autres cas, la graisse ne peut pas provenir des lymphatiques; alors
surgissent des théories diverses. Pour M. Robin, dans la chylurie, la graisse
vient du sang sans altération nécessaire du rein, et peut-être consécutivement à l'irritation du foie par un parasite, le distomum hœmatobium.

Revenant plus spécialement à l'hydrocèle graisseuse, M. Le Dentu
insiste sur la coïncidence possible avec les engorgements testiculaires
signalés plus haut. Quant aux tentatives thérapeutiques, on a donné sans
résultat à l'intérieur, la santonine, l'acide salicylique, etc.; la glycérine a
été aussi employée à l'intérieur et en injections sans résultat probant.
Dans son cas, M. Le Dentu a dû faire deux injections iodées; le malade
est sorti de l'hôpital guéri en apparence, mais comme il n'a pas été revu,
on ne peut affirmer que la guérison ait été définitive.

M. BARTHÉLEMY. — *Rupture de l'urèthre. Ponction hypogastrique.
Uréthrotomie externe le cinquième jour. Mort.* Rapport de M. CHAUVEL.

L'auteur s'appuie sur une observation pour recommander la ponction
hypogastrique comme une opération palliative qui permet de faire l'incision périnéale dans de meilleures conditions. Il est vrai que MM. Le Fort

et Daniel Mollière conseillent cette pratique. Mais la plupart des chirurgiens et des maîtres actuels suivent une conduite tout opposée et recommandent l'incision périnéale précoce, immédiate. C'est la règle de conduite qu'a exposée M. Guyon dans son Rapport fait en 1876 sur une communication de M. Cras, et qu'il a confirmée depuis dans ses cliniques. D'après cet auteur, il faut en même temps introduire une sonde dans le bout postérieur de l'urèthre divisé; ce dernier point, moins capital, est contesté par quelques chirurgiens qui ne préfèrent ne mettre la sonde que plus tard.

Comme conclusion pratique M. Chauvel conseille avec la plupart des chirurgiens actuels, de traiter les ruptures de l'urèthre avec rétention par l'incision périnéale immédiate et la sonde à demeure.

M. Terrier. — *Sur l'emploi du chlorhydrate de cocaïne.*

M. Terrier a essayé cette substance sur deux malades en solution à 5 %. Le premier malade avait une affection ulcéreuse de la cornée toute spéciale et très ancienne, avec exsudation et sécrétion épithéliale. M. Terrier avait déjà deux fois enlevé une lamelle épithaliale à la surface de ces ulcérations, et l'opération avait été très pénible. Cette fois il a instillé dans l'œil 4 gouttes de chlorhydrate de cocaïne à 5 % : l'anesthésie oculaire était totale au bout de 7 minutes, malgré l'état inflammatoire de l'œil, et l'opération a pu être faite sans aucune douleur. La sensibilité avait reparu au bout de 17 minutes.

La seconde expérience a été faite sur un sujet intelligent, pharmacien, déjà opéré de cataracte et qui devait subir pour la seconde fois cette opération. Cinq minutes après l'instillation de trois gouttes de la même solution, l'anesthésie était complète à la surface de la cornée; la ponction et la contre-ponction ont été à peine senties, mais l'iridectomie a été douloureuse ainsi que la sortie du cristallin qui était assez gros. L'anesthésie de la cornée a rendu très facile le nettoiement du champ pupillaire.

La propriété anesthésiante de cet agent est donc incontestable; il est appelé à rendre de grands services.

M. Nicaise a expérimenté sur quatre malades l'action d'une solution de chlorhydrate de cocaïne d'origine française au cinquantième; avec trois gouttes il a obtenu une anesthésie complète dans trois cas et incomplète dans le quatrième; cette anesthésie est apparu en 1 à 2 minutes et n'a duré que 7 à 8 minutes, sans s'accompagner de dilatation pupillaire contrairement à ce qui a été signalé. L'effet moins énergique que celui qu'a obtenu M. Terrier peut s'expliquer par le titre différent de la solution, 2 % au lieu de 5 %. M. Nicaise n'a pas expérimenté l'action locale de cet agent sur le voile du palais et le pharynx, ni dans les cas de photophobie.

M. Chauvel a expérimenté plusieurs fois avec succès l'action du chlorhydrate de cocaïne sur le larynx.

M. Terrillon. — *Statistique chirurgicale de 1884.*

M. Terrillon présente à la Société la statistique du service de clinique chirurgicale de la Charité dont il vient d'être chargé pendant un an et dans lequel il s'est efforcé de mettre en pratique tous les préceptes de l'antiseptie, ce qui lui a donné les meilleurs résultats.

Maurice Hache.

REVUE ANALYTIQUE

I. — Système vasculaire.

<small>ANÉVRYSME ARTÉRIOSO-VEINEUX SPONTANÉ DE LA CAROTIDE INTERNE ET DU SINUS CAVERNEUX ; COMPRESSION DIGITALE DE LA CAROTIDE PRIMITIVE, PAS DE RÉSULTAT ; LIGATURE DE CETTE ARTÈRE ; DISPARITION DE LA PLUPART DES ACCIDENTS,</small> par le prof. **E. B. Sklifossovski** (*Lietopici khirurgitcheskago obchtchesva*, V. Moskvié, t. V, p. 92).

L'observation suivante a été lue à la Société de chirurgie de Moscou dans la séance du 17 mars 1882. A la fin du mois de janvier on amène à l'auteur un malade présentant les phénomènes suivants : exophthalmie avec œdème s'étendant aux paupières et à une partie des téguments du front. Dans la fente palpébrale, repli muqueux formé par la conjonctive de la paupière inférieure, chemosis, cornée trop peu transparente pour qu'on ait pu jusque-là examiner le fond de l'œil. Au toucher, le globe est dur, on dirait qu'il a été repoussé en avant par un corps étranger.

Anesthésie des paupières et de la peau de la moitié droite du front ; souffle très fort qu'on entend surtout au niveau du globe de l'œil et de la moitié droite de la tête, mais également perceptible dans les autres points du crâne ; le malade l'entend lui-même jour et nuit, il a de plus une douleur constante dans la moitié droite de la tête. C'est un homme de quarante-cinq ans, employé dans les bureaux de la guerre, menant une vie régulière, et chez lequel l'état général est bon. Le 4 décembre il commence à ressentir des douleurs dans la tête d'abord, mais qui s'irradièrent ensuite dans l'œil. Les phénomènes indiqués se développèrent dans l'espace de quelques heures. L'auteur discute ensuite le diagnostic ; il élimine le sarcome vasculaire et l'anévrysme par anastomose, à cause de l'apparition foudroyante des principaux symptômes et de l'absence de toute espèce d'accidents antérieurs. Le souffle et les battements indiquent clairement qu'il s'agit d'un anévrysme. Il siège probablement sur le trajet de la carotide interne à cause des troubles circulatoires veineux. Les accidents nerveux, troubles trophiques, anesthésie des téguments de la paupière et du front, suppression complète des mouvements du globe de l'œil indiquent que les nerfs sont plus ou moins intéressés. Citant ensuite le cas de Nélaton, M. Sklifosovski rappelle que chez son malade il n'y a pas eu le moindre traumatisme. On est obligé par conséquent d'admettre un processus pathologique d'une autre nature intéressant depuis longtemps les parois de l'artère. Dans tous les cas, si l'on suppose que la lésion a eu lieu au point où elle traverse le sinus caverneux, on pourra expliquer d'une manière satisfaisante tous les phénomènes observés, troubles circulatoires, troubles nerveux par compression des rameaux d'origine des moteurs oculaires commun et externe, du trochléaire, compression secondaire de la première branche du trijumeau par suite de la réplétion exagérée de la veine ophthalmique.

S'il s'agit d'un anévrysme artérioso-veineux, on doit se demander s'il est légitime de tenter une intervention chirurgicale. Le malade est surtout fatigué par le souffle qui lui enlève tout repos au point même de produire des accidents psychiques ; il n'est tranquille que quand il est dans un milieu tel, qu'il est rendu moins perceptible par les bruits extérieurs. Pour répondre à la question posée, il faut savoir d'abord si la guérison est possible, comment on peut l'obtenir et si en cas de succès d'une opération, les troubles trophiques disparaîtront, si le malade recouvrera la vue.

L'auteur analyse la statistique de Wolf renfermant 106 cas qu'il a pu réunir dans la littérature médicale. Deux appartiennent à M. Maklakov, membre de la Société. Dans 64 cas, on a fait la ligature de la carotide primitive ; dans 24 cas, il y a une guérison et restitution de la vue ; dans 17, cette restitution n'a pas eu lieu ; 10 fois, l'anévrysme resta tel qu'il était auparavant, enfin 14 opérations furent suivies de mort. Ces données prouvent que la guérison est possible et montrent par quel procédé on peut l'obtenir.

Brücke a déjà dit que pour cela il fallait que les parois vasculaires fussent vivantes, dans les cas contraire, on aurait à redouter une nouvelle rupture et la production d'un anévrysme faux. Chez notre malade, la tunique interne présente sûrement des inégalités, mais si la rupture a eu lieu dans le sinus caverneux, les inégalités du voisinage peuvent aider à obtenir la formation d'un caillot et la guérison sans intervention chirurgicale. Il faudrait pour la favoriser une diminution de la force impulsive du cœur, de la tension artérielle. Avant d'avoir recours à la ligature, on se décida à recourir à un autre moyen, d'autant mieux qu'il y a dans la littérature un certain nombre d'anévrysmes guéris par la compression digitale. On prescrit donc la position horizontale, le repos absolu, un régime très sévère (une tasse de bouillon et une demi livre de pain). Compression digitale de la carotide primitive pendant 10 minutes chaque heure, sauf la nuit. Après 70 séances on n'avait pas noté le moindre changement.

Le 12 février, ligature de la carotide primitive au niveau du cartilage cricoïde ; après la constriction du fil à ligature, le souffle disparut. Au bout d'une demi-heure, on put de nouveau l'entendre vers les angles externe et interne de l'œil. Le soir, les phénomènes cliniques étaient redevenus les mêmes qu'avant l'opération. La plaie se réunit par première intention à l'aide d'un pansement à l'iodoforme; puis, peu à peu, les symptômes alarmants diminuèrent. Au moment où l'auteur présenta le malade à la Société (trente-cinq jours après la ligature de [la carotide), on notait :

1° une insensibilité complète du globe de l'œil saillant ; 2° diminution notable de l'œdème conjonctival ; 3° plus de battements ; l'anesthésie de la paupière et de la moitié droite du front a disparu. En écartant les paupières, on voit que la cornée est transparente, qu'il existe une cataracte; céphalée très légère. Le souffle s'est notablement affaibli et le malade se trouve lui-même beaucoup mieux. Le globe de l'œil est mobile en dedans et en dehors, les battements et le souffle ont disparu d'abord, puis l'œdème palpébral et conjonctival a notablement diminué ; en dernier lieu les mouvements du globe de l'œil et la sensibilité sont en partie revenus. L'auteur croit que la cataracte secondaire dont on n'avait pu constater l'existence avant l'opération à cause du trouble de la cornée, était un trouble trophique dû à la compression de la première branche du trijumeau plutôt qu'à la ligature de la carotide.

Dr L. THOMAS.

MÉMOIRE SUR LA TORSION DES ARTÈRES, par Oscar Wanscher (*Arch. de méd. du Nord*, 1882, t. XIV, n° 1).

Le mémoire commence par un aperçu historique dans lequel l'auteur constate la faveur croissante dont a été l'objet ce procédé d'hémostase proposé voilà cinquante ans par Amussat.

La torsion peut être employée sur n'importe quelle artère; mais il faut isoler rigoureusement l'artère et la tordre lentement.

Trois agents concourent à produire l'hémostase : le caillot, l'accolement des membranes, et l'exudation périvasculaire.

Or la torsion favorise au premier chef l'adhérence des tuniques artérielles entre elles et permettrait jusqu'à un certain point de se passer de caillot.

D'ailleurs la statistique des hémorrhagies secondaire démontre qu'elles sont moins fréquentes après la torsion qu'après les ligatures, même au catgut.

Cependant si l'on peut encore discuter sur le plus ou moins d'opportunité d'une ligature au catgut, c'est-à-dire antiseptique, ou de la torsion, il est évident qu'en guerre où le pansement antiseptique est impossible, la torsion doit avoir la préférence sur n'importe quelle méthode. Même dans les cas où il s'agit d'oblitérer une artère qui émet une collatérale en un point rapproché de celui sur lequel porte la ligature. Des expériences instituées à cet égard ne laissent aucun doute sur la conduite à tenir. Mais, par excès de prudence, on peut ajouter un catgut très fin.

Quand une artère est bien tordue, elle ne se détord pas.

Quand elle est mal tordue, il peut se produire une hémorrhagie si c'est une grosse artère.

Mais si c'est une artériole, elle se détord lentement et, dans ces cas, l'hémorrhagie est le plus souvent évitée.

BARBULÉE.

ANÉVRYSME BRACHIO-CÉPHALIQUE GUÉRI PAR LES INJECTIONS D'ERGOTINE, par **Angelini Arnoldo** (*Annali Univers.*, vol. CCLXII, p. 306).

Chez un sujet, fils et frère de cardiaques, se développe lentement un anévrysme diffus vrai de l'arc aortique, du tronc brachio-céphalique, de la sous-clavière et de la carotide droite. Sous l'influence de l'impression du froid, il se forme un anévrysme faux consécutif sacciforme du tronc brachio-céphalique.

En présence des accidents formidables qui menaçaient la vie du malade l'auteur eut recours à l'emploi d'injections hypodermiques avec une solution concentrée d'ergotine. Il les répéta deux fois par jour pendant une semaine, puis tous les deux jours, tous les trois et tous les cinq, si bien qu'au bout de quatre mois la tumeur étant réduite de moitié, indurée et dense, le malade pouvait reprendre ses occupations journalières.

L. JULLIEN.

CONTRIBUTION AU TRAITEMENT DE L'ANGIOME ARTÉRIEL RAMEUX (ANÉVRYSME CIRSOÏDE), par le Dr **H. Kümmel** (*Langenbeck's Archiv.* 1882. Band XXVIII, s. 194, 213).

Dans ce travail se trouve publié un cas d'anévrysme cirsoïde chez un homme de cinquante-trois ans. L'extirpation de la tumeur fut pratiquée, après ligature préalable de l'artère carotide externe, et le malade guérit. Kümmel préconise fort ce traitement qu'il regarde comme le seul efficace. L'observation du malade est suivie d'un longue discussion où l'auteur passe successivement en revue tous les moyens de traitement des anévrysmes cirsoïdes et la pathogénie de l'affection. Rien de nouveau dans cette discussion, ni dans le choix du traitement que l'auteur lui-même fait remonter à Heine (1869).

H. GILSON.

TRAITEMENT DE L'ANÉVRYSME CIRSOÏDE PAR LA CAUTÉRISATION AVEC LES FLÈCHES DE CANQUOIN, par **de Saint-Germain** (in *Rev. mens. des mal. de l'enfance*, mars 1884, t. II, p. 3).

L'intervention chirurgicale est quelquefois nécessaire dans les anévrysmes cirsoïdes, lors du développement rapide et brusque de la tumeur, pouvant faire craindre sa rupture spontanée et une hémorrhagie d'autant plus à redouter qu'elle se produirait en l'absence du chirurgien. Dans les cas où il y a de violents battements, il faut commencer par employer des injections coagulantes qui ont pour but de paralyser dans une certaine mesure l'afflux sanguin dans la tumeur. Pour cela il est bon de se servir de la liqueur de Piazza qui a pour avantage inappréciable de produire un effet coagulant, mais non escharotique comme le perchlorure de fer. On cerne ensuite la tumeur avec une série de flèches de canquoin. A mesure que le sillon d'élimination se creuse, la cicatrisation marche progressivement de la circonférence au centre ; aussi, au moment de la chute définitive de l'eschare, la plaie à cicatriser ne représente en surface qu'une partie très minime de la perte de substance produite par la cautérisation initiale. Trois opérations faites dans ces conditions ont été couronnées de succès.

HARTMANN.

ELEPHANTIASIS DE LA JAMBE GUÉRI PAR LA LIGATURE DE LA FÉMORALE, par le Dr E. Weber de Cleveland (in *American Journal of med. Sciences*, n° 173, janv. 1884, p. 164).

Les premières opérations de cette nature furent pratiquées par le Dr Carnvehan, de New-York, en 1851, par Butcher, de Berlin, Bryant, de Guy's Hospital, et Alcott en 1866.

Dans le cas présent, il s'agit d'un homme de quarante ans, porteur d'un elephantiasis de la jambe gauche, qui mesurait 55 centimètres au niveau de la cheville, et 51 au niveau du mollet. L'état général étant mauvais, les battements du cœur mous, on dut préparer, par un régime tonique, le malade à l'opération, qui fut faite au sommet du triangle de Scarpa. Le membre fut entouré d'un bandage roulé en flanelle, et soumis à des applications d'une solution de carbonate de soude à 8 pour 1000, sous l'influence desquelles l'épiderme se détachait en larges plaques. Sauf un abcès au-dessous de la ligature, qui tomba au bout de trois semaines, la guérison survint sans encombres : un mois après l'opération, la jambe était revenue à 27 centimètres à la cheville, et 32 au mollet. Six mois après, le malade avait repris ses occupations, sans ressentir la moindre gêne du côté du membre atteint.

Dr LAURAND.

NOTE SUR UN CAS DE LYMPHADÉNIE CUTANÉE LIMITÉE ET SANS GÉNÉRALISATION, par Valade (in *Revue mens. des mal. de l'enfance*, juin 1884, t. II, p. 281).

Garçon de dix ans, présentant à l'entrée du conduit auditif gauche une petite tumeur qui, depuis quelques mois, occasionnait des suintements d'oreille. Cette tumeur du volume d'une fève était lisse, un peu rosée, assez molle, pédiculisée largement par des attaches peu résistantes. Bon état général. Rien sur le reste du corps. En un tour de pince, M. de Saint-Germain arracha la tumeur. Au microscope, tissu adénoïde. L'auteur oppose sa tumeur qu'il considère comme un cas de lymphadénie cutanée limitée sans altération de l'état général au mycosis fongoïde de Bazin, dont il nous trace un tableau un peu noir.

HARTMANN.

II. — Divers.

REMARQUES SUR LA RUPTURE DE LA VESSIE, par **Robert Weir** (in *the medical Record*, 29 mars 1884, t. XXV, p. 337).

De l'étude des différentes statistiques publiées résulte co fait que les ruptures intra-péritonéales sont presque invariablement fatales. Est-il donc possible de diagnostiquer non seulement la rupture vésicale, mais aussi le lieu de cette rupture, les ruptures intra-péritonéales d'avec les extrapéritonéales? On donne dans les livres un certain nombre de signes plus ou moins obscurs pour faire ce diagnostic. Un bon signe est le suivant : Quand la sonde, entrée dans la vessie, en a évacué le contenu et passe ensuite au delà, donnant issue à un flux d'urine intermittent, suivant les mouvements respiratoires et quelquefois d'un aspect différent de celui de la première urine retirée, on a affaire à une rupture. Si le cathéter est passé à travers la partie supérieure ou postérieure du réservoir urinaire, c'est une rupture intra-péritonéale. De plus, en injectant dans la vessie de l'eau très chaude, le malade sent, dans ce dernier cas, l'eau couler sur les intestins. Un autre signe important est la constatation d'une matité dans l'hypogastre, dans une ou les deux fosses iliaques. La constatation d'une infiltration sur les parties latérales et postérieure du rectum sera l'indice d'une rupture extra-péritonéale. En cas de doute, comme l'expectation est dangereuse, on fera la taille périnéale et l'on explorera la vessie. Lors de rupture extra-péritonéale, l'incision de la taille, prolongée du côté de l'infiltration, suffira pour placer un drain et guérir le malade ainsi que cela est arrivé dans une observation que rapporte ici M. Weir. Lors de rupture intra-péritonéale, il faut faire la laparotomie, suturer la vessie et faire la toilette du péritoine en lavant les intestins avec de l'eau préalablement bouillie, moins irritante pour la cavité abdominale que les solutions antiseptiques.

HARTMANN.

TUBERCULOSE DE LA TUNIQUE VAGINALE DU TESTICULE, par le Dr **M. Simmonds** (de Hambourg). *Deutsche zeit. f. Chir.*, 1882, vol. 18, cahiers 1er et 2e, page 157.

A l'époque où l'on discutait vivement la question de la pathogénie des affections caséeuses du testicule et qu'on ne faisait pas encore de distinction bien nette entre les masses caséeuses provenant d'une inflammation chronique, de la syphilis, de la tuberculose, ou enfin des tumeurs, la découverte des tubercules secondaires de la tunique vaginale aurait été d'une grande importance ; mais ce tubercule paraît avoir échappé à l'observation, car dans tous les ouvrages écrits sur la tuberculose du testicule, il n'en est jamais question ; au contraire, on le croyait impossible. Ainsi le Dr Simmonds cite les paroles suivantes du Dr Klebs : « La tunique vaginale, tout en faisant partie de la séreuse péritonéale, prend une attitude bien différente à l'état pathologique ; elle n'est pas sujette aux métas-

tases dues aux productions organoïdes ou tuberculeuses, si fréquentes
dans le péritoine. »

Le tubercule de la tunique vaginale n'est pourtant pas rare. Dans les
cas de tuberculose et de phtisie générale, tant que le testicule reste intact,
il est rare en effet de trouver le tubercule miliaire dans la séreuse. Si au
contraire l'état morbide est localisé dans le testicule et y a produit des
modifications étendues, on trouvera presque toujours la séreuse couverte
de tubercules aussi bien sur le feuillet pariétal que sur le feuillet viscéral.

Le Dr Simmonds a fait ses recherches dans 12 cas; 8 d'entre eux présentaient des tubercules de la tunique vaginale et l'auteur en rapporte l'observation détaillée dans son article; dans 3 cas la tuberculisation du testicule n'était qu'au début et dans le dernier cas le sac vaginal était vide.

A l'examen microscopique, le tubercule de la tunique vaginale ne présente rien de particulier.

Il est constitué par un nombre variable, de 1 à 3 tubercules miliaires,
logés dans du tissu cellulaire et présentant la structure type des petites
cellules rondes, de plus grandes épithélioïdes et des cellules centrales
géantes. Les tubercules de dimension un peu considérable sont caséeux.

Le point de départ des tubercules est toujours la séreuse même, mais
en même temps on observe quelquefois des tubercules venant des couches
supérieures de la tunique albuginée, formant des proéminences et
paraissant alors venir de la séreuse. Des petits kystes de la tunique vaginale peuvent aussi parfois être confondus avec le tubercule, mais le
diagnostic dans ce cas est facile à l'œil nu.

Dans son développement ultérieur, la tuberculose de la tunique vaginale ne diffère pas essentiellement de celle de toute autre séreuse, en
particulier de celle de la synoviale articulaire. Dans la majorité des cas
il n'y a que périorchite séreuse ou séro-fibrineuse : des cas plus rares
présentent une périorchite fongeuse avec perforation et fistule.

L'agrandissement de la fistule, favorisé par la disposition anatomique
amène enfin le prolapsus du testicule, fongus bénin.

La tunique vaginale, conclut le Dr Simmonds est donc aussi bien que le
testicule sujette à la tuberculose, et il est de toute nécessité de soumettre à
un examen attentif la tunique vaginale et d'en éloigner soigneusement
tout tubercule suspect dans les cas où les chirurgiens se bornent ordinairement au raclage des foyers caséeux du testicule.

                                        M. WILBOUSCHEWITCH.

———

CONTRIBUTIONS NOUVELLES A LA QUESTION DES OPÉRATIONS DANS LES MALADIES
DES POUMONS, par E. Bull (Arch. de méd. du Nord, 1882, t. XIV, n° 26).
    Cas de tuberculose des poumons. — Opération. — Confusion entre
une caverne et un pneumo-thorax limité.

Un homme de vingt-neuf ans entre le 6 mai 1882 dans le service de
M. Bull à l'hôpital de Christiania. Il présente les signes d'une tubercu-

lose avancée, toux, expectoration, émaciation, matité dans les deux fosses sus-claviculaires, bruit de pot fêlé dans la région sous-claviculaire gauche, souffle amphorique. Râles muqueux dans les deux poumons. De plus lorsque le malade tousse, on constate une saillie considérable et nettement limitée dans les premier et deuxième espaces intercostaux gauches près du sternum. On attribue cette saillie à une caverne superficielle limitée en avant par la plèvre adhérente et la paroi thoracique. On fait une ponction exploratrice dans le premier espace intercostal. Il sort un peu de sang. Le liquide est animé de mouvements isochrones au pouls, mais non à la respiration.

Immédiatement après la ponction, l'expectoration est teintée de sang.

On se décide à faire l'ouverture au moyen de l'incision, l'action des caustiques étant jugée trop lente. — Elle est pratiquée le 13 mai. Rien ne s'écoule par la plaie, on fait le drainage. Mais, le 14, dans un accès de toux, on voit sortir un liquide semblable à celui de l'expectoration.

L'écoulement devient très abondant.

L'état général du malade s'aggrave de plus en plus. La plaie est livide, blafarde. Le 18 mai, le liquide est franchement purulent.

Le 20, le malade meurt dans le collapsus.

A l'autopsie on trouve des tubercules ramollis dans les deux poumons, mais plus nombreux à gauche qu'à droite. Une caverne très étendue et très superficielle au sommet gauche, mais sa limite inférieure serait à 3 centimètres au-dessus de l'incision? Les ganglions bronchiques sont également atteints. Enfin il y a des ulcérations tuberculeuses dans l'intestin.

M. Bull a trouvé dans la littérature médicale 19 cas dans lesquels on a entrepris l'ouverture de cavernes pulmonaires. Mais deux fois seulement il s'agissait de cavernes tuberculeuses. Aussi lui paraît-il impossible de se prononcer sur l'utilité de l'établissement d'une fistule pulmonaire artificielle. Mais dans le cas même où l'avenir ferait admettre cette opération, il croit qu'il ne faudrait pas la pratiquer à une époque trop avancée. Lorsque les autres organes (foie, rate, rein) ont subi la dégénérescence amyloïde, l'établissement d'une fistule pulmonaire artificielle ne peut être qu'un moyen palliatif contre la décomposition du contenu de la caverne, ou bien encore contre l'irritation bronchique que ce contenu exerce en se vidant par les voies naturelles. Bien entendu on pratiquera le drainage et les autres moyens antiseptiques pour éviter l'infection de nouvelles portions pulmonaires.

Les cas qui paraissent devoir être les plus favorables sont ceux dans lesquels il y aura :

Une ulcération avancée stationnaire avec adhérences pleurales et pas de lésions graves dans le reste de l'appareil respiratoire.

E. BARBULÉ.

TRAITEMENT DES TUMEURS DU STERNUM ET DU MÉDIASTIN ANTÉRIEUR, par le
prof. E. Küster (*Berliner Klinische Wochenschrift*. 1883, p. 127).

Küster cite le cas d'un malade qui était porteur d'une tumeur située à
droite du sternum et qui fut diagnostiquée sarcome du médiastin antérieur. Plusieurs ponctions exploratrices démontrèrent d'ailleurs que la
tumeur était bien réellement solide. Küster entreprit l'extirpation de ce
néoplasme, décidé à l'enlever complètement et prêt à réséquer au besoin
deux côtes, à lier les mammaires internes et à intéresser, s'il le fallait, la
plèvre et le péricarde. L'opération fut en effet pratiquée au milieu de ces
péripéties, et le malade était encore vivant un mois après l'opération.
D'après Küster, il n'y aurait qu'un exemple d'une opération semblable
qui fut pratiquée par König (*Centralblatt für Chirurgie*, 1882, n° 42).

· H. GILSON.

ABCÈS DE LA RÉGION VERTÉBRALE POSTÉRIEURE CHEZ LES NOUVEAU-NÉS; DIFFI-
CULTÉS DE LEUR DIAGNOSTIC, par Guéniot (in *Revue mensuelle des maladies
de l'enfance*, t. I, p. 57, février 1883).

A propos de deux observations d'abcès siégeant sur la ligne médiane
postérieure et dans la profondeur de la région, présentant une tension et
même une certaine expansion de la tumeur sous l'influence des cris de
l'enfant, sans aucun œdème des téguments et avec conservation de leur
teinte normale, l'auteur insiste sur la difficulté du diagnostic de ces abcès
profonds de la région vertébrale postérieure et de certaines méningo-
cèles. Dans ces cas obscurs il n'y a qu'une ressource, c'est la ponction
exploratrice.

HARTMANN.

LA CONTRACTION MUSCULAIRE CAUSE DE CERTAINS ACCIDENTS AU BRAS, par le
Dr Hopkins (in *Philadelphia med. Times*, vol. XIII, n° 400, p. 428.
24 mars 1883.)

Dans l'un des cas, la contraction musculaire détermine la rupture du
tendon de la longue portion du biceps. Dans les trois autres, ce sont des
fractures de l'humérus, au tiers moyen, et l'autre au col anatomique.

L'auteur étudie à ce propos le mode d'action du levier brachial, la longueur du bras de levier, et la force déployée par les muscles pour élever
tels ou tels poids : il admet ainsi qu'un poids de cent-cinquante livres
doit amener soit une rupture musculaire, soit une fracture, la somme du
travail demandé pour cela aux muscles qui fléchissent l'avant-bras s'élè-
vant à environ cinq cent vingt-cinq kilos.

Dr LAURAND.

DEUX CAS D'OCCLUSION INTESTINALE CAUSÉE PAR DES ANOMALIES CONGÉNITALES DE L'INTESTIN ET DU PÉRITOINE, par **E. Tscherning** (*Arch. méd. du Nord*, 1883, t. XV.)

1° Un jardinier âgé de cinquante-six ans ressent des douleurs dans le bas-ventre et présente des phénomènes d'occlusion intestinale. Après cinq jours de traitement interne on lui fait la laparatomie antiseptique sans trouver l'agent occlusif, ni de signes de péritonite. Trois jours après l'opération, le malade mourait avec des signes persistants d'occlusion.

Autopsie quarante heures après la mort. Abdomen distendu par des anses intestinales. Au milieu on voit le cœcum et une partie du colon énormément distendus et flanqués de chaque côté de l'intestin grêle. Le duodenum fait deux ou trois trajets en 8 sous le foie. Le colon ascendant oblique en haut et à gauche passe par un trou du mésentère et adhère à ce trou. Pas de trace de péritonite ancienne. Les matières ne peuvent passer par le trou mésentérique; mais après avoir fait la préparation du mésentère et avoir porté le cœcum à droite, les matières se sont écoulées acilement.

Pour expliquer ce vice de conformation, il faut se reporter aux cas où l'on a trouvé le gros intestin à gauche de la colonne vertébrale et pourvu d'un mésentère commun avec celui de l'intestin grêle.

2° Un enfant né à terme et bien conformé meurt au bout de quatre jours avec des signes d'occlusion intestinale. A l'autopsie on trouve à 30 centimètres du cœcum un kyste sphérique d'environ 5 centimètres de diamètre implanté sur l'intestin au niveau de la ligne mésentérique ; l'examen histologique y montre tous les éléments d'une paroi intestinale, sauf les glandes. Au niveau du kyste l'intestin est tordu sur son axe. On ne peut expliquer la formation du kyste que par le diverticule de Meckel.

PLANCHARD.

———————

SUR L'OMPHALOCÈLE CONGÉNITALE, par **O. Lindfors** (*Arch. méd. du Nord*, 1883, t. XVI).

L'auteur en a observé deux cas. C'est une affection rare qui s'accompagne assez souvent de vice de conformation des organes génitaux et des membres inférieurs. — C'est une tumeur à parois transparentes, située dans la région ombilicale. Elle renferme différents viscères : Elle est enveloppée de deux lames constantes séparées par du tissu cellulaire : L'externe se continue avec le cordon, c'est l'amnios; l'interne est un reste de la paroi abdominale primitive (membrane de Rathke). On peut expliquer sa formation soit par un arrêt de développement, soit par l'action d'une cause mécanique.

Il y a 4 méthodes de traitement :

1° Pansement protecteur.

2° Compression avec la réduction (la plus mauvaise).

3° Ligature.

4° Opération radicale. C'est elle que l'auteur préfère : Il enlève le sac avive les bords de la peau et les sutures.

PLANCHARD.

CONTRIBUTIONS A LA QUESTION DE L'EXCISION DU CHANCRE SYPHILITIQUE PRIMAIRE, par E. Odmansson (*Arch. méd. du Nord*, 1873, t. XV).

L'auteur a opéré dans 28 cas l'excision de l'affection primaire. L'apparition du chancre datait d'une à deux semaines. Dans 5 cas il n'y avait d'engorgement ganglionnaire qu'à l'aine. La plaie opératoire a toujours guéri par première intention. 26 cas furent accompagnés de syphilis constitutionnelle, 7 fois les accidents secondaires se développèrent plus lentement que d'ordinaire. — 23 malades suivis pendant longtemps ont eu une syphilis bénigne. — D'après Bumm, il faudrait enlever en même temps que le chancre les ganglions de l'aine.

PLANCHARD.

LES RAINURES DE LA SURFACE CARTILAGINEUSE DE L'EXTRÉMITÉ INFÉRIEURE DU FÉMUR, CONSIDÉRÉES COMME ORGANES RUDIMENTAIRES, par le Dr Jacob Heiberg (*Arch. méd. du Nord*, 1883, t. XV).

Les rainures situées à l'extrémité inférieure du fémur et séparant la surface cartilagineuse qui correspond à la rotule de celle qui correspond au tibia ne sont pas dues à la pression continuelle des cartilages semilunaires correspondants. Par des moulages sur le cadavre H. a démontré que les cartilages ne correspondent avec les rainures ni par la forme, ni par la direction de la courbe, ni par la situation topographique. On en trouve chez les animaux qui portent leurs jambes toujours cambrées, aussi il faut les considérer comme des organes rudimentaires.

PLANCHARD.

BIBLIOGRAPHIE

———

Dé l'intervention chirurgicale dans le traitement et le diagnostic des tumeurs de la vessie dans les deux sexes, par le Dr **Alfred Pousson**, Masson, 1884.

Comme le montre l'historique très complet dont M. Pousson fait précéder sa thèse, la question du traitement chirurgical des tumeurs de la vessie plusieurs fois soulevée et diversement résolue par les anciens chirurgiens est entrée dans une voie toute nouvelle, grâce à la méthode antiseptique, comme tant d'autres opérations justement abandonnées auparavant. Fidèle aux principes de l'école française, l'auteur déclare, dès le début, qu'il repousse l'incision exploratrice au sens strict du mot; on ne doit intervenir qu'après avoir fait un diagnostic complet et ce diagnostic est aujourd'hui possible, grâce aux recherches de M. le Professeur Guyon.

La certitude et la précision du diagnostic des lésions qu'une opération est destinée à combattre, sont indispensables pour faire entrer cette dernière dans la pratique des chirurgiens prudents; aussi M. Pousson ne pouvait-il pas mieux plaider la cause qu'il défendait qu'en montrant, comme il l'a fait, comment on pouvait arriver à reconnaître l'existence, le siège les connexions, le volume et l'étendue d'une tumeur intra-vésicale. L'existence d'une tumeur vésicale se déduit des symptômes rationnels dont le principal est l'hémature abondante répétée, survenant et cessant brusquement sans cause appréciable, non influencée par le repos. Les signes physiques permettent de reconnaître ses caractères : ce sont la palpation hypogastrique et le toucher vaginal ou rectal, isolés ou combinés, le cathétérisme qu'on ne doit employer qu'avec une grande réserve, enfin l'exploration digitale de la vessie, après une opération préalable acceptable seulement chez la femme. Dans ce sexe, la tumeur peut faire saillie à travers l'urèthre, imposant ainsi le diagnostic; il importe de savoir qu'une tumeur se présentant dans ces conditions n'est pas nécessairement pédiculée. — Ces divers modes d'investigation sont étudiés très soigneusement au point de vue de leur valeur et des précautions qu'ils réclament. M. Pousson a eu l'heureuse idée de terminer ce chapitre par un tableau donnant en regard les renseignements cliniques et les lésions anatomiques observés chez les malades dont les observations et les pièces sont conservées au musée de l'hôpital Necker.

Dans la seconde partie de son travail, M. Pousson étudie d'abord les indications et contre-indications opératoires. La guérison est souvent passagère comme pour tous les cancers, mais presque toutes les opérations ont été suivies de la cessation des hémorrhagies et des douleurs ; les meilleurs résultats ont été obtenus chez la femme et à la période moyenne de la vie. Quant aux conditions locales, on peut opérer toute tumeur nettement mobile et pédiculée ; on doit l'opérer si elle s'accompagne d'hémorrhagies abondantes et de douleurs ; on ne doit toucher aux néoplasmes infiltrés et sessiles que la main forcée par des hémorrhagies profuses des douleurs intolérables, ou de la rétention d'urine ; il en est de même des tumeurs impalpables. La cystite et les lésions chroniques des reins ne sont pas une contre-indication, les adhérences de la vessie dégénérée aux autres organes, au petit bassin, ne permettent qu'une opération palliative, boutonnière périnéale ou sus-pubienne ; la généralisation du cancer de la vessie, possible, mais rare, est une contre-indication opératoire formelle. Les hématuries dans les cas pressants ne doivent pas faire différer l'opération. Le meilleur hémostatique, c'est l'ouverture de la vessie.

Étudiant ensuite les opérations exploratrices, M. Pousson préconise dans certains cas la dilatation de l'urèthre chez la femme ; il repousse chez l'homme comme infidèle, dangereuse, quelquefois impraticable, la boutonnière périnéale, l'incision hypogastrique est bien préférable ; elle est palliative sinon curative.

Comme opération d'extirpation chez la femme, le canal de l'urèthre est le chemin de prédilection : les procédés d'exérèse sont très variables : grattage, arrachement ; ces opérations sont généralement très peu sanglantes. Chez l'homme, l'avantage reste à l'incision hypogastrique sur la boutonnière périnéale. M. Pousson expose le manuel opératoire et distingue les cas où l'on doit favoriser la cicatrisation de la plaie vésicale et ceux où l'on doit maintenir la fistule béante. Enfin dans un dernier chapitre, il étudie la question de la résection de la vessie en cas de néoplasme sessile et conclut, avec MM. Bazy et Monod, que la résection de la paroi antérieure et des parois latérales serait possible. Il rapporte un cas de Norton dans lequel un papillome frangé a nécessité la résection d'un pouce carré environ de la base de la vessie chez la femme ; la fistule-vésico-vaginale consécutive a elle-même été opérée avec succès un mois après.

Cette analyse suffit à montrer l'intérêt et la valeur du travail de M. Pousson qui fait grand honneur à l'école de Necker.

                                                        M. H.

TRAVAUX A CONSULTER

De ιa tuberculose diffuse du péritoine, des tumeurs simulées produites par elle dans l'abdomen. Remarques sur le pronostic et le traitement, par König de Göttingue (*Centralblatt f. Chirurgie*, p. 81, 1884).

Suture de la paroi abdominale, par Alexandre Bako. Budapest. (*Centralblatt f. Chirurgie*, p. 801, 1883).

Contribution à l'étude des micrococcus qui donnent lieu chez l'homme à l'ostéomyélite aiguë, par Rosenbach (*Centralblatt f. Chirurgie*, p. 65, 1884).

De l'influence du traumatisme sur le développement des kystes hydatiques. Nouvelle observation par le Dr Kirmisson (*Archives générales de médecine*, novembre 1883, p. 513).

Précis d'accouchements à l'usage des étudiants et des sages-femmes, par le Dr Jallet. Paris, A. Delahaye et Lecrosnier, 1884.

De l'amplitude de convergence, par Mlle Ellaby, docteur. Paris, A. Delahaye et Lecrosnier, 1884.

Du traitement des formes graves de l'hystérie et de la neurasthénie, par le Dr Burkart (de Bonn), in *Sammlung Klin. Vorträge*, von R. Volkmann, n° 245, 1884.

Unser Hebammenwesen und das Kindbettfieber, par le professeur Schultze (d'Iéna). *Sammlung Klin. Vorträge* von R. Volkmann, n° 247, 1884.

De l'examen de la poitrine dans l'état sain et dans l'état morbide, par le Dr E. Thompson, traduit par M. de Foumartin. Paris, Lauwereyns, 1884.

REVUE DES JOURNAUX

ARCHIVES DE MÉDECINE DU NORD, 1883. Tome XV. — *J. Bjerrum*, Recherches sur le sens de la lumière et sur l'acuité visuelle (distinction des formes) dans différentes affections des yeux. — *E. Tscherning*, Deux cas d'occlusion intestinale, causée par des anomalies congénitales de l'intestin et du péritoine. — *Ivar Svensson*, Communications de la division chirurgicale de l'hôpital de Sablatsberg (Stockholm). — *Jacob Heiberg*, Les rainures de la surface cartilagineuse de l'extrémité inférieure du fémur, considérées comme organes rudimentaires. — *F.-W. Warfinge*, Sur le traitement antiseptique des maladies infectieuses en général et de la fièvre typhoïde en particulier. — *E. Bull*, Contributions ultérieures à la question des procédés opératoires dans les maladies des poumons. Cas de bronchectasie, incisions, thermocautère. Mort au bout de quatre semaines. — *E. Œdmansson*, Contribution à la question de l'excision du chancre syphilitique primaire. — *Ch. Leegaard*, Quelques mots sur la forme lisse de la lèpre au point de vue névropathologique. — *Georges Asp*, Contributions à la théorie du développement de l'organe terminal des nerfs. — *O. Bull*, Le sens des couleurs. — *O. Lindfors*, Sur l'omphalocèle congénitale.

DEUTSCHE ZEITSCHRIFT FÜR CHIRURGIE, Tome XIX, Cah. II et III. — *Albrecht*, Terminaison de l'arthrite fongueuse et résection de l'articulation. — *Snamensky*, Endothéliome et sarcome de la glande parotide. — *Reichel*, Etude sur la résection et suture de l'intestin. — *Rockwits*, Sur la thérapeutique de la paralysie de l'enfance.

Cah. IV et V. — *G. Passavant*, Trachéotomie dans le croup diphtérique. — *J. Albrecht*, Terminaison de l'arthrite fongueuse et résection de l'articulation. — *G. Ledderhose*, Ostéotomie subtrochantérienne double pour une ankylose des articulations coxo-fémorales. — *B. Beck*, Nouvelles observations sur la rupture d'organes importants de l'hypogastre. — *Snamensky*, Un cas de suture de nerf dans un traumatisme récent. — *Reinhold*, Contribution à l'étude du sinus cervical.

Cah. VI, 1884. — *Garré*, Adénite tuberculeuse et la nécessité d'une intervention précoce. — *Schædla*, Résultats du traitement de l'empyème sous l'influence de la méthode antiseptique. — *Prectorius*, Un cas d'extirpation du larynx.

KAPLAN.

ERRATUM

P. 850, ligne 6, au lieu de : par M. **A. D. Kin**, lire : par M. **A. D. Knie**.

Le directeur-gérant, FÉLIX ALCAN.

TABLE DES MATIÈRES

DU TOME QUATRIÈME

MÉMOIRES ORIGINAUX

REVUES GÉNÉRALES

SOCIÉTÉS SAVANTES

REVUES ANALYTIQUES

BIBLIOGRAPHIE

REVUE DES JOURNAUX

TRAVAUX A CONSULTER

VARIÉTÉS

NÉCROLOGIE

TABLE ANALYTIQUE DES MATIÈRES

DU TOME QUATRIÈME

—

Coulommiers. — Imp. P. BRODARD et Cⁱᵉ.

Lightning Source UK Ltd.
Milton Keynes UK
UKHW010909021118
331648UK00006B/161/P